中 华 医 学 会 儿 科 学 分 会 消 化 学 组
国家儿童健康与疾病临床医学研究中心儿童消化疾病诊治协同创新联盟 ｜组织编写

儿童消化病学

Pediatric Gastroenterology

主　编｜江米足　龚四堂

副主编｜王宝西　吴　捷　黄　瑛

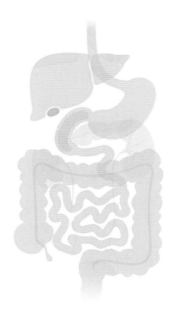

人民卫生出版社
·北 京·

图书在版编目（CIP）数据

儿童消化病学 / 江米足，龚四堂主编 . —北京：
人民卫生出版社，2023.9
ISBN 978-7-117-35228-4

Ⅰ.①儿…　Ⅱ.①江…②龚…　Ⅲ.①小儿疾病–消
化系统疾病 – 诊疗　Ⅳ.①R725.7

中国国家版本馆 CIP 数据核字（2023）第 172577 号

人卫智网　www.ipmph.com	医学教育、学术、考试、健康，	
	购书智慧智能综合服务平台	
人卫官网　www.pmph.com	人卫官方资讯发布平台	

儿童消化病学
Ertong Xiaohuabingxue

主　　编：江米足　龚四堂
出版发行：人民卫生出版社（中继线 010-59780011）
地　　址：北京市朝阳区潘家园南里 19 号
邮　　编：100021
E - mail：pmph @ pmph.com
购书热线：010-59787592　010-59787584　010-65264830
印　　刷：三河市宏达印刷有限公司
经　　销：新华书店
开　　本：889×1194　1/16　印张：43
字　　数：1243 千字
版　　次：2023 年 9 月第 1 版
印　　次：2023 年 10 月第 1 次印刷
标准书号：ISBN 978-7-117-35228-4
定　　价：298.00 元
打击盗版举报电话：010-59787491　E-mail：WQ @ pmph.com
质量问题联系电话：010-59787234　E-mail：zhiliang @ pmph.com
数字融合服务电话：4001118166　E-mail：zengzhi @ pmph.com

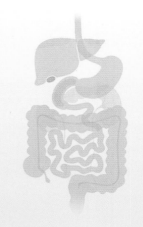

编委名单

（按姓氏笔画排序）

万朝敏　四川大学华西第二医院

王　莹　上海交通大学医学院附属新华医院

王丽波　吉林大学白求恩第一医院

王宝西　空军军医大学唐都医院

王建设　复旦大学附属儿科医院

方　峰　华中科技大学同济医学院附属同济医院

邓朝晖　上海交通大学医学院附属上海儿童医学中心

朱　莉　贵阳市儿童医院

刘海峰　上海交通大学医学院附属儿童医院

刘鸿圣　广州市妇女儿童医疗中心

江　逊　空军军医大学唐都医院

江米足　浙江大学医学院附属儿童医院

汤宏峰　浙江大学医学院附属儿童医院

汤绍涛　华中科技大学同济医学院附属协和医院

许春娣　上海交通大学医学院附属瑞金医院

孙　梅　中国医科大学附属盛京医院

李小芹　河南省儿童医院

李中跃　浙江大学医学院附属第四医院

李正红　中国医学科学院北京协和医院

李在玲　北京大学第三医院

吴　捷　首都医科大学附属北京儿童医院

吴　斌　福建医科大学附属第一医院

沈　淳　复旦大学附属儿科医院

张　琳　河北医科大学第三医院

张艳玲　首都儿科研究所附属儿童医院

张惠文　上海交通大学医学院附属新华医院

金　玉　南京医科大学附属儿童医院

钭金法　浙江大学医学院附属儿童医院

耿岚岚　广州市妇女儿童医疗中心

徐樨巍　清华大学附属北京清华长庚医院

高志刚　浙江大学医学院附属儿童医院

黄　瑛　复旦大学附属儿科医院

黄志华　华中科技大学同济医学院附属同济医院

龚四堂　广州市妇女儿童医疗中心

游洁玉　湖南省儿童医院

谢晓丽　电子科技大学医学院附属成都市妇女儿童中心医院

谢新宝　复旦大学附属儿科医院

楼金玕　浙江大学医学院附属儿童医院

詹江华　天津大学儿童医院

编写秘书　郑　伟　浙江大学医学院附属儿童医院

　　　　　　朱振亚　浙江大学医学院附属儿童医院

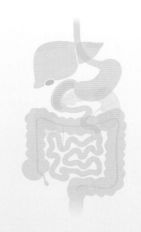

主编简介

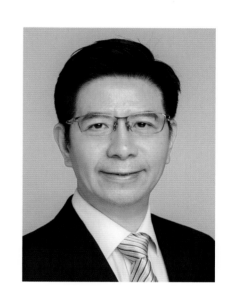

江米足,教授

主任医师,博士研究生导师,浙江大学医学院附属儿童医院儿童内镜中心主任。

现任中华医学会儿科学分会消化学组组长、中华医学会变态反应学分会儿童过敏性疾病学组委员、中华预防医学会微生态学分会儿科学组委员、浙江省医学会消化内镜分会委员、浙江省医学会儿科学分会消化学组组长等学术职务。担任 *BMC Pediatrics* 副主编,及《中华儿科杂志》《中华实用儿科临床杂志》《中国当代儿科杂志》《中国实用儿科杂志》等杂志编委。

从事儿科临床、科研和教学工作 30 余年,擅长儿童消化系统疾病诊治,特别是功能性胃肠病、胃肠动力障碍性疾病、幽门螺杆菌感染、消化内镜诊疗等。主持国家自然科学基金、浙江省重点研发计划等省部级以上课题 10 余项,荣获浙江省科学技术进步奖三等奖 3 项。共发表学术论文 180 余篇,其中 SCI 收录 60 余篇,包括 *Gastroenterology* 上的高质量论文。参编"十二五"普通高等教育本科国家级规划教材《小儿内科学》(第 5 版),国家卫生和计划生育委员会规划教材《儿童疾病与生长发育》第 1 版、第 2 版,国家卫生健康委员会"十三五"规划教材《儿科学》(第 4 版),高等学校"十四五"医学规划新形态教材《儿科学》(第 3 版)及《诸福棠实用儿科学》(第 9 版),主编《儿童消化系统疾病诊疗规范》《儿童牛奶蛋白过敏百问百答》等。

负责浙江省杰出青年科学基金项目,荣获第三届吴阶平 - 保罗·杨森医学药学奖二等奖、第五届"人民名医·卓越建树"荣誉称号和国家卫生健康委百姓健康电视频道"发现健康卫士"活动"2020 健康卫士"荣誉称号。

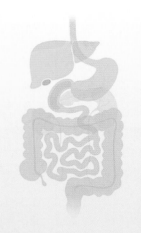

| 主编简介 |

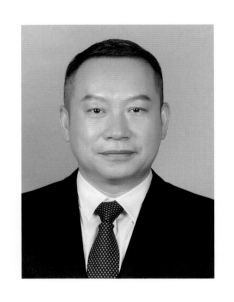

龚四堂,教授

主任医师,博士研究生导师,广州市妇女儿童医疗中心党委副书记,国家临床重点专科小儿消化专科负责人。

现任中国医师协会第五届儿科医师分会候任会长,中华医学会儿科学分会常委,中华医学会儿科学分会消化学组名誉组长,中华医学会肠外肠内营养学分会儿科学组副组长,广东省医学会儿科学分会名誉主任委员,广州市医学会副会长。担任《中国实用儿科杂志》副主编,*Nutrition* 副主编,《临床儿科杂志》常务编委,及 *World Journal of Pediatrics*(*WJP*)、《中华儿科杂志》等杂志编委。

主要从事儿童营养、胃肠道、肝脏疾病及病毒感染性疾病相关临床、教学和研究工作 30 余年。承担国家和省市基金多项。在国内外专业杂志上发表论文 300 余篇,SCI 130 余篇,发表在 *Cell*、*Nature Medicine*、*Cell Host & Microbe*、*Nature Microbe*、*Journal of Allergy and Clinical Immunology* 等,主编儿科专著 2 部,参编专著 20 余部。

序

消化系统是人体摄取能量以维持生命的重要系统,此系统的疾病主要是指食管、胃、肠、肝、胆或胰腺等出现器质性和功能性病变,临床上十分常见,严重危害儿童身心健康。消化系统疾病既可以局限于本系统,也可以累及其他系统及全身;而全身性或其他系统的疾病和精神神经因素,亦可引起消化系统的疾病和症状,因此,消化系统疾病的诊断是相对复杂、困难的。此外,当今时代,医学知识更新迭代迅速,循证医学、整合医学及精准医学等概念对传统经验医学产生了革命性冲击,传统疾病诊治的思维方式面临着极大的挑战。因此,编撰一本有关儿童消化系统疾病诊断和治疗的书籍对正确处理儿童常见消化系统疾病尤为重要。

江米足和龚四堂教授主编的这部《儿童消化病学》,遵循"准确、新颖、实用、全面"的编写方针,恪守循证理念,在编排和版式上尽可能方便查阅,在儿科消化学科教科书与临床实际诊疗过程之间架起一座桥梁。书稿特色之处为配有"导读"和"拓展知识点",一方面明确阐述该疾病诊疗的关键环节,另一方面清晰展示了疾病的当前研究现状及未来发展方向,是一本不可或缺的专业书籍,体现了医学应"博观约取,厚积薄发"的精神,因此欣之为序。

胃肠道健康是儿童身心健康的重要基石,而儿童健康才是实现健康中国梦的保证,这需要儿童消化学科有更快的发展,而本书的出版将有利于儿童消化系统疾病诊疗规范的下沉与普及,培养更多的儿童消化专科医生,对于实现中华民族伟大复兴的中国梦具有重要意义。让我们共同努力,为保障儿童健康,提高全民健康素质多作贡献,为实施《"健康中国 2030"规划纲要》、维护儿童的健康提供坚实的保障!

2023 年 9 月

| 前 言 |

　　儿童消化病学是一门新兴的学科,近年来发展迅速,涵盖胃肠道疾病、肝胆胰疾病、临床营养和肠道微生态。随着消化内镜技术、胃肠动力技术、影像技术和基因检测技术的进步,儿童消化系统疾病的诊断与治疗水平得到很大的提升,胃肠道疾病的诊断几乎没有盲区,消化系统相关的罕见病及遗传代谢性疾病诊断率也得到明显提高。随着社会、文化和经济的发展,人们的生活方式、饮食习惯和育儿观念发生了很大的变化,儿科消化系统疾病谱也在不断变迁,如消化系统感染性疾病发病率下降,而功能性胃肠病、胃肠道过敏性疾病、炎症性肠病等的发病率上升,对于儿童消化系统疾病规范化诊断和治疗提出了新的要求。

　　消化系统的主要功能是消化、吸收营养物质,也是人体最重要的免疫系统和内分泌系统。随着年龄的增长,消化道器官的发育和功能均经历从不成熟到成熟的过程。症状的发生因年龄而异,可能是生理性、功能性或器质性的,需要进行鉴别。消化系统的疾病可以表现出消化道外症状和体征,而消化道外器官的疾病也可表现类似消化道疾病的症状和体征,在鉴别诊断时应予以考虑。由于消化道症状和体征的非特异性,在诊断和治疗时可能涉及多个学科,一些疑难复杂疾病的诊治非常具有挑战性,需加强多学科团队的协作。

　　为了进一步提升儿童消化系统疾病的规范化诊治水平,全面了解儿童消化系统疾病基础和临床研究的最新进展,中华医学会儿科学分会消化学组组织全国知名的儿科专家编撰《儿童消化病学》一书。全书十三章,87 节,共 148 个单元,按消化系统器官进行分类,反映儿科消化领域最新临床研究成果,体现科学性、先进性、系统性、专业性和实用性,力求成为儿科医生特别是儿科消化专业医生的参考工具书,也适合小儿外科医生、全科医生、儿童保健医生和医学生阅读。

　　本书具有以下几大特色:一是全面,不仅有总论、消化系统常见症状、消化系统常见急诊和常见先天畸形,还有各种常见的消化系统疾病、临床营养、肠道微生态及消化道诊断与微创技术;二是专业,编委均为来自全国各大医院在临床医疗、教学和科研第一线,且具有丰富临床诊疗经验的知名儿科专家,以消化专业为主体,还有小儿外科、新生儿外科、病理学、影像学的专家;三是创新,《儿童消化病学》系首次出版,图文并茂,每一单元除了正文,还设置导读和拓展知识点栏目,便于读者迅速了解该单元的重点和进展;四是实用,每单元简明扼要、重点突出、指导性强,另配有诊疗和操作图,更利于理解和应用。

本书出版之际，恳切希望广大读者在阅读过程中不吝赐教，欢迎发送邮件至邮箱 renweifuer@pmph.com，或扫描封底二维码，关注“人卫儿科学”，对我们的工作予以批评指正，以期再版修订时进一步完善，更好地为大家服务。

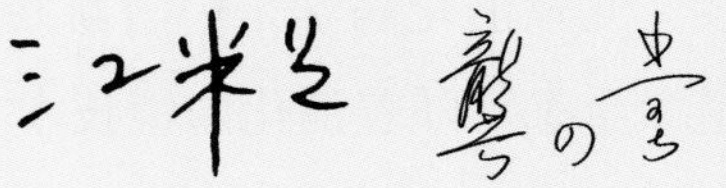

2023 年 9 月

获取图书配套增值内容步骤说明

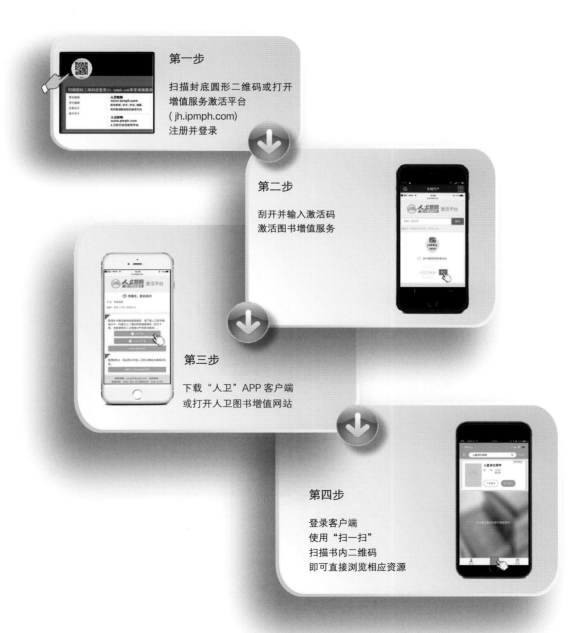

第一步

扫描封底圆形二维码或打开
增值服务激活平台
(jh.ipmph.com)
注册并登录

第二步

刮开并输入激活码
激活图书增值服务

第三步

下载"人卫"APP 客户端
或打开人卫图书增值网站

第四步

登录客户端
使用"扫一扫"
扫描书内二维码
即可直接浏览相应资源

| 目 录 |

❯ **第一章 总论**

第一节	消化系统解剖、发育与生理功能	1
第二节	消化系统疾病的特点及演变	8
第三节	儿童消化系统疾病常用诊疗技术	13
第四节	常见消化道疾病的病理诊断	17
第五节	无痛消化内镜的规范与创新	26
第六节	儿童液体疗法与电解质平衡	29

❯ **第二章 消化系统常见症状**

第一节	呕吐	39
第二节	吞咽困难	42
第三节	腹痛	45
第四节	腹胀	48
第五节	黄疸	54
第六节	肝脾大	60
第七节	腹水	65
第八节	肝功能异常	69

❯ **第三章 消化系统常见急诊**

第一节	消化道出血	76
第二节	消化道异物	80
第三节	消化道化学性烧伤	84
第四节	急性阑尾炎	89

第五节　急性腹膜炎　　94
第六节　肠梗阻　　100

❯ 第四章　消化系统常见先天畸形

第一节　食管畸形　　107
第二节　胃十二指肠畸形　　122
第三节　肠畸形　　136
第四节　肝胆胰畸形　　164

❯ 第五章　口腔与食管疾病

第一节　口腔与食管的发育与功能　　189
第二节　口炎　　191
第三节　食管动力与功能障碍　　194
第四节　食管静脉曲张　　205

❯ 第六章　胃与十二指肠疾病

第一节　胃十二指肠的发育与功能　　212
第二节　胃炎　　215
第三节　胃十二指肠溃疡　　222

❯ 第七章　肠道疾病

第一节　肠道的发育与功能　　227
第二节　腹泻病　　230
第三节　肠道炎症性及免疫性疾病　　242
第四节　肠道寄生虫　　268
第五节　肠衰竭　　273
第六节　蛋白丢失性胃肠病　　285
第七节　肠息肉　　290
第八节　肠套叠　　306

❯ 第八章 肝胆胰疾病

第一节	肝胆胰的发育与功能	313
第二节	病毒性肝炎	316
第三节	巨细胞病毒性肝炎	324
第四节	EB 病毒性肝炎	329
第五节	肝脓肿	332
第六节	非酒精性脂肪性肝病	337
第七节	药物性肝损伤	341
第八节	自身免疫性肝炎	345
第九节	婴儿胆汁淤积症	349
第十节	Caroli 病与 Caroli 综合征	357
第十一节	遗传代谢性肝病	361
第十二节	门静脉高压症	403
第十三节	肝硬化	408
第十四节	肝衰竭	414
第十五节	肝移植	420
第十六节	胆石症和胆囊炎症	425
第十七节	胰腺疾病	430

❯ 第九章 功能性胃肠病

第一节	功能性胃肠病总论	444
第二节	婴儿反流	446
第三节	婴儿肠绞痛	448
第四节	反刍综合征	453
第五节	周期性呕吐综合征	456
第六节	吞气症	460
第七节	功能性恶心和功能性呕吐	463
第八节	功能性腹泻	466
第九节	婴儿排便困难	467
第十节	功能性便秘	469
第十一节	非潴留性粪溺	474
第十二节	功能性消化不良	475
第十三节	肠易激综合征	481

第十四节 腹型偏头痛 486

第十五节 非特异性功能性腹痛 488

❯ 第十章 食物过敏

第一节 食物过敏总论 493

第二节 婴幼儿牛奶蛋白过敏 498

第三节 食物过敏相关胃肠道疾病 502

❯ 第十一章 临床营养

第一节 临床营养风险筛查和评定 529

第二节 肠外营养 535

第三节 肠内营养 544

❯ 第十二章 肠道微生态学

第一节 肠道微生态学总论 552

第二节 微生态制剂的临床应用 555

第三节 粪菌移植 561

❯ 第十三章 消化道诊断与微创技术

第一节 消化内镜技术 569

第二节 胃肠动力技术 590

第三节 呼气试验 608

第四节 影像学检查技术 614

第五节 十二指肠引流术 633

第六节 口服食物激发试验 637

第七节 微创技术 640

❯ 中英文名词对照索引

第一章 总 论

第一节 消化系统解剖、发育与生理功能

导 读

消化系统的大多数器官由原始消化管分化而成，由消化管和消化腺组成。消化管分为口腔、咽、食管、胃、小肠和大肠，消化腺分为大消化腺和小消化腺。小消化腺分布于消化管壁内，如口腔黏膜内小唾液腺、食管腺、胃腺、肠腺等；大消化腺包括 3 对大唾液腺、胰腺和肝。消化系统的基本功能是消化食物和吸收营养物质，还能排泄某些代谢产物。此外，消化系统还具有分泌功能，可分泌消化液和多种胃肠激素，并具有免疫功能。

一、消化系统的发生

消化系统（digestive system）的大多数器官由原始消化管分化而成。人胚第 3~4 周，胚盘向腹侧卷曲，形成圆柱状胚体，卵黄囊顶部的内胚层被卷入胚体内，形成一条头尾走向的封闭管道，称原始消化管或原肠。从头端至尾端，原始消化管依次分为 3 段，分别称前肠、中肠和后肠。中肠的腹部与卵黄囊相通，随着胚体和原始消化管的增长，卵黄囊相对变小，它与中肠的连接部逐渐变细，形成卵黄蒂。前肠主要分化为部分口腔底、舌、咽至十二指肠乳头之间的消化管、肝、胆囊、胆管、下颌下腺、舌下腺和胰腺，中肠将分化为从十二指肠乳头至横结肠右 2/3 部的肠管，后肠主要分化为从横结肠左 1/3 部至肛管上段肠管。这些器官中的黏膜上皮、腺上皮均来自内胚层，结缔组织、肌组织、血管内皮和外表面的间皮均来自中胚层。

（一）消化管

1. 口咽　在胚胎第 4 周时，胚体头端弯向腹侧，在口咽膜上方和下方形成额鼻突和心隆起。大约在第 22~29 天，原始咽两侧的间充质迅速增生，在额鼻突和心隆起之间，由头端至尾端先后形成 6 对左右对称的鳃弓。口咽的形成与额鼻突及第 1 对鳃弓密切相关。

（1）口腔的发生：第 1 鳃弓发生后不久，其腹侧分为上、下两支，分别称为上颌突和下颌突。左右两侧的上颌突、下颌突及其上方的额鼻突围成一个宽大的凹陷，称口凹，即原始口腔。左、右上颌突和下颌突向中线生长形成上下颌。上下颌形成后，两者间的裂隙称口裂。口裂起初很宽大，在第 2 个月，两侧上、下颌突向中线汇拢及上、下唇的形成，同侧的上、下颌突从分叉处向中线方向融合形成颊，口裂逐渐缩小。

（2）原始咽的发生：原始咽为消化道头端的膨大部，起自口咽膜，止于喉气管憩室起始部，呈左右宽、腹背窄、头端宽、尾端窄的扁漏斗形。口咽膜于第 4 周破裂，原始咽借原始口腔和原始鼻腔与外界相通，后发育成咽，尾端与食管相通。

（3）舌的发生：舌发生在口腔与咽的头端底部。第 4 周末，左、右下颌突内侧面的间充质增生，向口腔内形成 3 个突起，前方的一对为侧舌膨大，后方正中者称奇结节。侧舌膨大左右融合形成舌体的大部分，奇结节仅形成舌盲孔前方舌体的一小部分。第 2、3、4 鳃弓腹侧端之间的间充质增生，凸向咽腔，形成联合突和会厌突，前者发育为舌根，后者形成会厌。

2. 上消化道

（1）食管和胃的发生：食管由原始咽尾侧的一段原始消化道发育而成。其表面上皮由单层增生为复层，使管腔极为狭窄甚至一度闭锁。至第 8 周，过度增生的上皮细胞凋亡退化，食管腔重新出现。

胃原基出现于第 4 周，是位于食管尾侧的前肠形成的梭形膨大。第 5 周时，胃的背侧缘生长较快，形成胃大弯；腹侧缘生长缓慢，形成胃小弯。第 7~8 周时，胃大弯头端膨起，形成胃底。胃背系膜生长迅速发育为突向左侧的网膜囊，使胃大弯由背侧转向左侧，胃小弯由腹侧转向右侧。这样，胃沿胚体纵轴顺时针旋转 90°，并由原来的垂

直方位变成由左上至右下的斜行方位。

（2）十二指肠的发生：十二指肠由前肠尾段和中肠头段共同形成，两段的交界点即肝憩室的发生处。伴随着胃的旋转，十二指肠先形成一个突向腹侧的C形肠袢，而后转向右侧。由于十二指肠自身的旋转和胰头的迅速生长，十二指肠由腹腔正中转到腹腔右侧。后来，由于十二指肠背系膜的消失，使十二指肠大部固定于腹膜后位。

3. 下消化道

（1）空肠、回肠和结肠的发生：第4周时，由于卵黄囊变窄，使中肠变为一条与胚体长轴平行的直管，借背系膜连于腹后壁。第5周时，由于中肠增长速度比胚体快，致使十二指肠以下的一段中肠向腹侧弯曲，形成一矢状位的U形中肠袢。肠系膜上动脉行于中肠袢背系膜的中轴部位。中肠袢顶部与卵黄蒂相连并以此为界分为头、尾两支。

第6周时，中肠袢生长迅速，由于肝、肾的发育，腹腔容积相对变小，迫使中肠袢突入脐带中的胚外体腔即脐腔内，形成生理性脐疝。第6~8周，中肠袢在脐腔内继续增长，并以肠系膜上动脉为轴逆时针方向旋转90°，使中肠袢由矢状位转为水平位，即头支转至右侧，尾支转至左侧。这时，尾支出现一囊状突起，称盲肠突，是盲肠和阑尾的原基。

第10周时，由于腹腔容积增大，中肠袢开始从脐腔退回腹腔，脐腔随之闭锁。中肠袢在退回腹腔时，头支在前，尾支在后，同时逆时针方向再旋转180°，使头支转至左侧，尾支转至右侧。中肠袢退回腹腔及旋转过程至第11周才完成。在这一过程中，中肠袢继续发育。头支生长快，形成空肠和回肠的大部，占据腹腔中部。尾支变化较小，盲肠突以前的部分形成回肠尾段，盲肠突以后的部分形成横结肠的右2/3。盲肠突的近段形成盲肠，远段形成阑尾。退回腹腔初期，空肠和回肠位居腹腔中部；盲肠和阑尾位置较高，位居肝右叶下方；横结肠则位居上腹部，横过十二指肠腹侧。后来，盲肠和阑尾降至右髂窝，升结肠遂形成。当中肠袢退回到腹腔时，后肠的大部被推向左侧，形成横结肠的左1/3、降结肠和乙状结肠。

（2）直肠的发生与泄殖腔的分隔：后肠的末段膨大称泄殖腔，其腹侧与尿囊相连，末端以泄殖腔膜封闭。第4~7周，尿囊与后肠之间的间充质增生，由头侧向尾侧，由两侧向中线生长，形成一突入泄殖腔的镰状隔膜，称尿直肠隔，最后与泄殖腔膜融合，将泄殖腔分为腹、背两份。腹侧为尿生殖窦，主要发育为膀胱和尿道。背侧为原始直肠，发育为直肠和肛管上段。泄殖腔膜被分为腹侧的尿生殖窦膜和背侧的肛膜。肛膜外方为外胚层向内凹陷形成的肛凹。肛膜第8周破裂，肛凹加深并演变为肛管的下段。肛管上段的上皮来自内胚层，下段的上皮来自外胚层，两者的分界为齿状线。

（二）消化腺

1. 唾液腺的发生 大唾液腺共有3对，即腮腺、下颌下腺和舌下腺。腮腺原基在第6周中期发生于上颌突和下颌突之间，下颌下腺原基在第6周末发生于口腔底，舌下腺原基在第7周末发生于舌旁沟。

各唾液腺的发生过程大致相同。在将要发生腺体的部位，上皮细胞增殖并下陷到间充质内，形成上皮细胞索，这些分支状细胞索内逐渐出现管腔，最终发展为唾液腺的各级导管。其远端反复分支，末端膨大为球形细胞团，最终发育为腺泡。

2. 肝和胆囊的发生 第4周初，前肠末端腹侧壁内胚层上皮增生，形成一囊状突起，称肝憩室，是肝和胆囊的原基。肝憩室生长迅速并伸入到原始横膈内。肝憩室末端膨大，分为头、尾两支。头支较大，为肝原基。头支很快形成树枝状分支，近端分化为肝管及小叶间胆管，末端分支旺盛，形成肝细胞索，肝索上下叠加形成肝板。肝板与肝血窦围绕中央静脉，共同形成肝小叶。大约第6周，肝细胞间出现胆小管，第9~10周出现肝小叶。原始横膈中的间充质分化为肝内结缔组织和肝被膜。

胚胎肝的功能十分活跃。第6周时，造血干细胞从卵黄囊壁迁入肝，在肝血窦内、外形成大量原始血细胞集落并开始造血。在第6个月之后肝脏造血功能逐渐降低，至出生时基本停止。胚胎早期肝脏就开始合成并分泌多种血浆蛋白和甲胎蛋白（α-fetal protein，AFP）。第5~6个月，几乎所有肝细胞都能合成AFP。此后，AFP合成功能逐渐减弱，出生后不久即停止。第3个月，肝细胞开始分泌胆汁并开始行使解毒等功能。

肝憩室尾支较小，发育为胆囊和胆囊管。肝憩室基部则发育为胆总管，并与胰腺导管合并开口于十二指肠。

3. 胰腺的发生 第 4 周末,前肠末端腹侧近肝憩室的尾缘,内胚层细胞增生,向外突出形成腹胰芽,其对侧细胞增生形成背胰芽,分别分化为背胰和腹胰。由于胃和十二指肠的旋转和肠壁的不均等生长,腹胰转向右侧,背胰转向左侧,进而腹胰转至背胰下方并与之融合,形成一个胰腺。腹胰形成胰头的下份和钩突,背胰形成胰头上份、胰体和胰尾。在发育过程中,胰芽反复分支,形成各级导管及其末端的腺泡。第 3 个月时,部分细胞脱离上皮细胞索,形成腺泡间的细胞团,分化为胰岛并于第 5 个月开始行使内分泌功能。

二、消化系统的结构

消化系统由消化管和消化腺组成。消化管是从口腔至肛门的连续性管道,依次分为口腔、咽、食管、胃、小肠和大肠。消化腺分为大消化腺和小消化腺。小消化腺分布于消化管壁内,位于黏膜层或黏膜下层,如口腔黏膜内小唾液腺、食管腺、胃腺、肠腺等。大消化腺是实质性器官,包括三对大唾液腺(腮腺、下颌下腺和舌下腺)、胰腺和肝。

(一)口腔

口腔是消化道的起始部,其前壁为上、下唇,侧壁为颊,上壁为腭,下壁为口腔底,向前经过口唇围成的口裂通向外界,向后经咽峡与咽相通,表面被覆黏膜,包括舌(有味蕾)、牙齿和唾液腺等。

(二)咽

咽是上宽下窄、前后略扁的漏斗形肌性管道,成人长约 12cm。咽位于第 1~6 颈椎前方,上方固定于颅底,向下于第 6 颈椎体下缘平面连接于食管。

(三)食管

食管是一前后扁平的肌性管状器官,上端在第 6 颈椎体下缘平面与咽相接,下端约平第 11 胸椎体高度与胃的贲门连接。食管长度在新生儿为 8~10cm,1 岁时为 12cm,5 岁时为 16cm,学龄儿童为 20~25cm,成人为 25~30cm。食管可分为颈部、胸部和腹部。食管颈部为自食管起始端至平对胸骨颈静脉切迹平面的一段;胸部最长,位于胸骨颈静脉切迹平面至膈的食管裂孔之间;腹部最短,自食管裂孔至贲门。食管横径,婴儿为 0.6~0.8cm,幼儿为 1cm,学龄儿童为 1.2~1.5cm。

食管有 3 处生理性狭窄,是食管异物易滞留部位。第 1 狭窄为食管的起始处,相当于第 6 颈椎体下缘水平,距中切牙约 15cm;第 2 狭窄为食管在左主支气管的后方与其交叉处,相当于第 4、5 胸椎体之间水平,距中切牙约 25cm;第 3 狭窄为食管通过膈的食管裂孔处,相当于第 10 胸椎水平,距中切牙约 40cm。

(四)胃

胃是消化管中最膨大的部分。胃的生理容量随年龄增长而增长,一般来说,出生时为 7ml,4 天为 40~50ml,10 天后为 80ml,以后每月增加 25ml。1~3 个月时为 90~150ml,1 岁时为 250~300ml,3 岁为 400~600ml,5 岁时为 700~850ml,10~12 岁增至 1 300~1 500ml,成人约为 2 000ml。

胃的形态可受体位、体型、年龄、性别和胃的充盈状态等多种因素的影响。婴幼儿的胃大多呈水平位,位置高于成人 1~2 椎体,3 岁以后逐渐接近成人。胃在完全空虚时略呈管状,高度充盈时可呈球囊形。

胃分前、后壁,大、小弯,入、出口。胃前壁朝向前上方,后壁朝向后下方。胃大弯大部分凸向左下方,胃小弯凹向右上方,其最低点弯度明显折转处称角切迹。胃的入口称贲门,位于第 11 胸椎体左侧,出口称幽门,约在第 1 腰椎体右侧。贲门左侧,食管末端左缘与胃底所形成的锐角称贲门切迹。

胃分为 4 部分:贲门部、胃底、胃体和幽门部,上方通过贲门与食管相连,下方通过幽门连接于十二指肠。贲门附近的部分称贲门部,界域不明显;贲门平面以上,向左上方膨出的部分为胃底,胃底最高点在左锁骨中线外侧,可达第 6 肋间隙高度;自胃底向下至胃角切迹处的中间大部分称胃体;胃体下界与幽门之间的部分称幽门部,临床上也称胃窦。幽门部的大弯侧有一不太明显的浅沟称中间沟,将幽门部分为右侧的幽门管和左侧的幽门窦。幽门管长约 2~3cm;幽门窦通常位于胃的最低部。

(五)小肠

小肠是消化管中最长的一段,分十二指肠、空肠和回肠 3 部。肠管的长度随年龄而增长,儿童肠管相对比成人长,新生儿肠管总长度约为身长的 8 倍,婴幼儿为 6 倍,而成人则为 4~5 倍。在成人小肠长 5~7m,在儿童平均小肠全长为 300cm,十二指肠 20~40cm。

1. **十二指肠**　十二指肠介于胃与空肠之间，除始、末两端被腹膜包裹，较为活动之外，其余大部分均为腹膜外器官，被腹膜覆盖而固定于腹后壁。十二指肠整体上呈 C 形，包绕胰头，可分为上部、降部、水平部和升部。十二指肠上部近侧与幽门相连接的一段肠管为十二指肠球，肠壁薄，管径大，黏膜面光滑平坦，无环状襞，长约 2.5cm。降部中份后内侧壁上有一纵行的皱襞称十二指肠纵襞，其下端的圆形隆起称十二指肠大乳头，为肝胰壶腹的开口处。十二指肠与空肠转折处形成的弯曲称十二指肠空肠曲，其上后壁被一束由肌纤维和结缔组织构成的十二指肠悬肌固定于右膈脚上。十二指肠悬肌和包绕于其下段表面的腹膜皱襞共同构成十二指肠悬韧带，又称 Treitz 韧带。

2. **空肠与回肠**　空肠和回肠上端起自十二指肠空肠曲，下端接续盲肠。空肠和回肠一起被肠系膜悬系于腹后壁，合称为系膜小肠。空、回肠都具有消化管典型的四层结构，其黏膜除形成环状襞外，还有密集的绒毛，增加了肠黏膜的表面积。空肠和回肠的形态结构不完全一致，但变化是逐渐发生的，故两者间无明显界限。空肠与回肠的特点见表 1-1-1。

表 1-1-1　空肠、回肠特点

	空肠	回肠
位置	近侧 2/5 左腰区和脐区	远侧 3/5 脐区、右腹股沟区和盆腔内
管径	较大	较小
管壁	较厚	较薄
血管	血管较多	血管较少
颜色	颜色较红，呈粉红色	颜色较浅，呈粉灰色
肠系膜厚度	从上向下逐渐变厚，脂肪含量越来越多	
肠系膜内血管分布	动脉弓级数较少（有 1~2 级），直血管较长	动脉弓级数较多（可达 4~5 级），直血管较短
淋巴滤泡	孤立淋巴滤泡	孤立淋巴滤泡+集合淋巴滤泡（Peyer 斑）

（六）大肠

大肠是消化管的下段，成人全长 1.5m，在儿童平均 130~150cm，直肠 5~7cm，肛管 2~3cm。大肠分为盲肠、阑尾、结肠、直肠和肛管 5 部分。结肠和盲肠具有三种特征性结构，即结肠带、结肠袋和肠脂垂。在正常情况下，大肠管径较大，肠壁较薄。

1. **盲肠**　盲肠是大肠的起始部，长约 6~8cm，下端为盲端，上接续升结肠，左侧与回肠相连接。盲肠位于右髂窝内，体表投影在腹股沟韧带外侧半的上方。

回肠末端向盲肠的开口称回盲口，此处肠壁内的环形肌增厚，并覆以黏膜而形成上、下两片半月形的皱襞称回盲瓣。

2. **阑尾**　阑尾是从盲肠下端后内侧壁向外延伸的一条细管状器官，长度因人而异，一般长约 5~7cm，偶有长达 20cm 或短至 1cm 者。阑尾缺如者极为罕见。成人阑尾的管径多在 0.5~1.0cm 之间。阑尾根部较固定，阑尾口多数在回盲口后下方约 2cm 处开口于盲肠。阑尾根部的体表投影点，通常在右髂前上棘与脐连线的中、外 1/3 交点处，该点称 McBurney 点。阑尾体和尖游动性较大，与回盲部的位置关系有多种，可在回肠下、盲肠后、盲肠下、回肠前及回肠后位等。

3. **结肠**　结肠是介于盲肠与直肠之间的一段大肠，整体呈 M 形，包绕于空、回肠周围。结肠分为升结肠、横结肠、降结肠和乙状结肠 4 部分。结肠的直径自起端 6cm，逐渐递减为乙状结肠末端的 2.5cm，这是结肠腔最狭窄的部位。

4. **直肠**　直肠是消化管位于盆腔下部的一段，在第 3 骶椎前方起自乙状结肠，沿骶、尾骨前面下行，穿过盆膈移行于肛管。直肠上端与乙状结肠交接处管径较细，向下显著膨大称直肠壶腹。

5. **肛管**　肛管的上界为直肠穿过盆膈的平面，下界为肛门。肛管内面有 6~10 条纵行的黏膜皱襞称肛柱，各肛柱下端彼此借半月形黏膜皱襞相连，称肛瓣。通常将各肛柱上端的连线称肛直肠线，即直肠与肛管的分界线；将连接各肛柱下端与各肛瓣边缘的锯齿状环行线称肛管齿状线。

肛管齿状线上、下部的比较见表 1-1-2。

（七）肝

肝是人体内最大的腺体，也是人体内最大的实质性器官。年龄越小，肝脏相对越大。出生时肝脏重约 120~130g，占体重 4%~5%；生后肝脏的重量较体重增长慢，5 岁时重约 650g，占体重 3.3%；我国成年人肝的重量男性为 1 230~1 450g，

表 1-1-2 肛管齿状线上、下部的比较

	齿状线以上	齿状线以下
来源	内胚层的泄殖腔	外胚层的原肛
内表面	黏膜	皮肤
覆盖上皮	单层柱状上皮	复层扁平上皮
动脉来源	直肠上、下动脉	肛门动脉
静脉回流	直肠上静脉→肠系膜下静脉→脾静脉→肝门静脉	肛门静脉→阴部内静脉→髂内静脉→髂总静脉→下腔静脉
淋巴引流	肠系膜下淋巴结和髂内淋巴结	腹股沟浅淋巴结
神经分布	内脏神经	躯体神经

女性为 1 100~1 300g,约占体重的 2%~3%。

1. 肝的位置 肝大部分位于右季肋区和腹上区,小部分位于左季肋区。

肝上界与膈穹窿一致,3 岁以前在右锁骨中线平第四肋间隙,以后随年龄增大下移到第五肋间隙。肝上界可用下述三点的连线来表示,即右锁骨中线与第 5 肋的交点,前正中线与剑胸结合线的交点,左锁骨中线与第 5 肋间隙的交点。

肝下界与肝前缘一致,右侧与肋弓一致;中部超出剑突下约 3cm;左侧被肋弓掩盖。故在体检时,在右肋弓下不能触到肝。但在幼儿,由于腹腔容积较小,肝体积相对较大,前缘常低于肋弓。正常儿童肝脏界限:肝脏缘下界,正常新生儿至 1 周岁,在右锁骨中线上,右肋缘下 1~3cm 可触及,边缘钝;3 岁以内大部分在右肋缘下 1~2cm;4 岁以后大多在肋弓以内不易扪及,仅少数能在 1cm 之内触及;7 岁以上绝大部分不能扪及。在呼吸时,肝可随膈的活动而上下移动,平静呼吸时,肝的上下移动范围为 2~3cm。

2. 肝外胆道系统 肝外胆道系统包括胆囊和输胆管道(肝左管、肝右管、肝总管和胆总管)。

(1)胆囊:胆囊位于肝下面的胆囊窝内,为贮存和浓缩胆汁的囊状器官,呈梨形,长 8~12cm,宽 3~5cm,容量 40~60ml。

胆囊分底、体、颈、管 4 部分,胆囊底是胆囊突向前下方的盲端,体表投影位于右腹直肌外缘或右锁骨中线与右肋弓交点附近,称为墨菲点。胆囊体是胆囊的主体部分,向后逐渐变细,约在肝门右端附近移行为胆囊颈,三者无明显界限。胆囊颈狭细,在肝门右端常以直角起于胆囊体,与胆囊管相续。胆囊管比胆囊颈稍细,长约 3~4cm,直径 0.2~0.3cm,在肝十二指肠韧带内与其左侧的肝总管汇合,形成胆总管。

(2)肝管与肝总管:肝左、右管分别由左、右半肝内的毛细胆管逐渐汇合而成,出肝门后汇合成肝总管。肝总管长约 3cm,下行于肝十二指肠韧带内,并在韧带内与胆囊管以锐角结合成胆总管。

(3)胆总管:胆总管由肝总管与胆囊管汇合而成,一般长约 4~8cm,直径 0.6~0.8cm,可分为十二指肠上段、十二指肠后段、胰腺段和十二指肠壁内段。胆总管在肝十二指肠韧带内下行与胰管汇合,形成一略膨大的共同管道称肝胰壶腹(或称 Vater 壶腹),开口于十二指肠大乳头,周围有肝胰壶腹括约肌包绕,在胆总管末端及胰管末端周围亦有少量平滑肌包绕,以上三部分括约肌统称为 Oddi 括约肌。

(八)胰腺

胰是人体第二大的消化腺,由外分泌部和内分泌部组成,形状狭长,质地柔软,呈灰红色。出生后 3~4 个月时胰腺发育较快,胰液分泌量也随之增多。胰腺在新生儿时期约重 2~3.5g,长 4~5cm,厚 12mm,到 1 岁时约重 10g,4~5 岁时约重 20g,10~12 岁时约重 30g,至成年期胰腺长 17~20cm,宽 3~5cm,厚 1.5~2.5cm,重 82~117g。胰腺位于腹上区和左季肋区,横置于第 1~2 腰椎体前方,并紧贴腹后壁,上缘约平脐上 10cm,下缘约相当于脐上 5cm 处。

胰分头、颈、体、尾 4 部分,各部之间无明显界限。胰头为胰右端膨大的部分,位于第 2 腰椎体的右前方,其上、下方和右侧被十二指肠包绕。在胰头的下部有一向左后上方的钩突。胰颈是位于胰头与胰体之间的狭窄扁薄部分,长 2~2.5cm。胰体位于胰颈与胰尾之间,占胰的大部分,横位于第 1 腰椎体前方,向前凸起。胰尾较细,行向左上方至左季肋区,在脾门下方与脾的脏面相接触。

三、消化系统的功能

消化系统的基本功能是消化食物和吸收营养物质,还能排泄某些代谢产物、分泌消化液和多种胃肠激素。食物在消化道内被分解为可吸收的小分子物质的过程,称为消化,包括机械性消化和化学性消化,两种方式互相配合,共同作用,为机体的新陈代谢源源不断地提供养料和能量。经消化后的营养成分透过消化道黏膜进入血液或淋巴液的过程,称为吸收。未被吸收的食物残渣则以粪便的形式被排出体外。消化和吸收是两个相辅相成、紧密联系的过程。

(一) 消化腺的分泌功能

人每日由各种消化腺分泌的消化液总量可达6~8L,主要由有机物(含多种消化酶、黏液、抗体等)、离子和水组成,主要功能为:①稀释食物,利于物质吸收;②提供适宜的 pH 环境;③由消化酶水解食物中的大分子营养物质,便于吸收;④保护消化道黏膜。

(二) 消化系统的内分泌功能

1. 胃肠激素 消化道从胃到大肠的黏膜层内存在 40 多种内分泌细胞,合成和释放的多种激素主要在消化道内发挥作用,因此把这些激素合称为胃肠激素。

消化道主要内分泌细胞的名称、分布和分泌的物质列于表 1-1-3 中。

表 1-1-3 消化道主要内分泌细胞的种类、分布及分泌物

细胞名称	分泌物质	细胞所在部位
α 细胞	胰高血糖素	胰岛
β 细胞	胰岛素	胰岛
δ 细胞	生长抑素	胰岛、胃、小肠、大肠
G 细胞	促胃液素	胃窦、十二指肠
I 细胞	缩胆囊素	小肠上部
K 细胞	抑胃肽	小肠上部
Mo 细胞	胃动素	小肠
N 细胞	神经降压素	回肠
PP 细胞	胰多肽	胰岛、胰腺外分泌部、胃、小肠、大肠
S 细胞	促胰液素	小肠上部

胃肠激素的生理作用极为广泛,但主要在于调节消化器官的功能,包括:①调节消化腺分泌和消化道运动;②调节其他激素的释放;③营养作用。

主要胃肠激素的生理作用及引起其释放的刺激物列于表 1-1-4 中。

2. 脑-肠肽 消化道和中枢神经系统内双

表 1-1-4 五种主要胃肠激素的主要生理作用及引起释放的刺激物

激素名称	主要生理作用	引起释放的刺激物
促胃液素	促进胃酸和胃蛋白酶分泌,使胃窦和幽门括约肌收缩,延缓胃排空,促进胃肠运动和胃肠上皮生长	蛋白质消化产物、迷走神经递质、扩张胃
缩胆囊素	刺激胰液分泌和胆囊收缩,增强小肠和大肠运动,抑制胃排空,增强幽门括约肌收缩,松弛壶腹括约肌,促进胰腺外分泌部生长	蛋白质消化产物、脂肪酸
促胰液素	刺激胰液及胆汁中的 HCO_3^- 分泌,抑制胃酸分泌和胃肠运动,收缩幽门括约肌,抑制胃排空,促进胰腺外分泌部生长	盐酸、脂肪酸
抑胃肽	刺激胰岛素分泌,抑制胃酸和胃蛋白酶分泌,抑制胃排空	葡萄糖、脂肪酸和氨基酸
胃动素	在消化间期刺激胃和小肠的运动	迷走神经、盐酸和脂肪

重分布的肽类物质统称为脑-肠肽。目前已知的脑-肠肽有 20 多种,如促胃液素、缩胆囊素、胃动素、生长抑素、神经降压素等。

(三) 消化管各部位的消化和吸收功能

1. 口腔内消化和吞咽 食物的消化是从口腔开始的,在口腔内,通过咀嚼和唾液中酶的作用,食物得到初步消化,被唾液浸润和混合的食团经吞咽动作通过食管进入胃内。

(1) 唾液的分泌:由大、小唾液腺分泌的混合液即为唾液,生理作用包括:①湿润和溶解食物;②唾液淀粉酶可水解淀粉为麦芽糖;③清除口腔内食物残渣,稀释与中和有毒物质,保护和清洁口腔;④某些进入体内的重金属(如铅、汞)、氰化物和狂犬病毒可通过唾液分泌而被排出。

(2) 吞咽:吞咽是指食团由舌背推动经咽和食管进入胃的过程。当食物进入食管后,刺激食管壁上的机械感受器,反射性地引起食管下括约肌舒张,允许食物进入胃;食团进入胃后,食管下

括约肌收缩,防止胃内容物反流。

2. 胃内消化 胃是消化道中最膨大的部分,具有储存和初步消化食物的功能。

（1）胃液的分泌:胃对食物的化学性消化是通过胃黏膜中多种外分泌腺细胞分泌的胃液来实现的。胃液的主要成分有盐酸（HCl）、胃蛋白酶原、黏液和内因子,其余为水、HCO_3^-、Na^+、K^+ 等无机物。胃液的成分、来源和作用详见表 1-1-5。

表 1-1-5　胃液的成分、来源和作用

成分	来源	作用
盐酸,也称胃酸	壁细胞	激活胃蛋白酶原,并提供适宜的酸性环境;使蛋白质变性,利于蛋白质的水解;杀灭细菌;促进促胰液素和缩胆囊素分泌;有利于小肠对铁和钙的吸收
胃蛋白酶原	主细胞、颈黏液细胞、贲门腺和幽门腺的黏液细胞以及十二指肠近端的腺体	在胃酸作用下转变成有活性的胃蛋白酶,可水解食物中的蛋白质
内因子	壁细胞	保护维生素 B_{12} 免遭肠内水解酶的破坏;促进维生素 B_{12} 的吸收
黏液和碳酸氢盐	胃黏膜表面的上皮细胞、泌酸腺、贲门腺和幽门腺的黏液细胞	润滑,减少粗糙食物对胃黏膜的机械损伤;保护胃黏膜免受 H^+ 和胃蛋白酶的化学性损伤

（2）胃的运动:胃能够储存和磨碎食物,使之与胃液充分混合,形成食糜,并将食糜逐步排入十二指肠。食物由胃排入十二指肠的过程称为胃排空。

3. 小肠内消化和吸收 小肠内消化是整个消化过程中最重要的阶段,食物在经过小肠后消化过程基本完成。

（1）胰液的消化功能:胰液由胰腺的腺泡细胞和小导管管壁细胞分泌,具有很强的消化能力,无色无嗅,pH 为 7.8~8.4。

胰液具体的成分和作用见表 1-1-6。

（2）胆汁的消化功能:胆汁的作用为:①促进脂肪的消化;②促进脂肪和脂溶性维生素 A、D、E、K 的吸收;③中和胃酸及促进胆汁自身分泌。

表 1-1-6　胰液的成分、作用

成分		作用
无机物	HCO_3^-、Cl^-、Na^+、K^+、Ca^{2+}	中和进入十二指肠的胃酸,使肠黏膜免受强酸腐蚀;提供小肠内多种消化酶的最适 pH 环境
有机物	胰淀粉酶	水解淀粉为糊精、麦芽糖
	胰脂肪酶	分解三酰甘油为脂肪酸、一酰甘油和甘油
	辅脂酶	辅助胰脂肪酶发挥作用
	胆固醇酯酶	水解胆固醇酯
	磷脂酶 A	水解卵磷脂
	胰蛋白酶	由胰蛋白酶原激活形成,可分解蛋白质,激活糜蛋白酶原
	糜蛋白酶	分解蛋白质,凝乳作用,激活羧基肽酶原、核糖核酸酶原和脱氧核糖核酸酶原
	羧基肽酶	作用于多肽末端的肽键,释出具有自由羧基的氨基酸
	核糖核酸酶原、脱氧核糖核酸酶原	使核酸部分水解为单核苷酸

（3）小肠液的作用:小肠内有两种腺体:十二指肠腺又称勃氏腺（Brunner gland）,可保护十二指肠黏膜上皮,使之免受胃酸侵蚀;小肠腺又称李氏腺（Lieberkühn crypt）,分泌液为小肠液的主要部分,其分泌的肠激酶能将胰液中的胰蛋白酶原活化为胰蛋白酶。另外,在小肠上皮细胞的刷状缘和上皮细胞内含有多种消化酶,如肽酶、蔗糖酶和麦芽糖酶等,可将寡肽和双糖分解为氨基酸和单糖。

（4）小肠的吸收功能:小肠是主要的吸收部位,水、无机盐（钠、铁、钙、Cl^- 和 HCO_3^-）、碳水化合物、蛋白质、脂肪、胆固醇以及大部分维生素均可在小肠被吸收。

4. 大肠的功能 大肠的主要功能在于吸收水分和无机盐,同时还为消化吸收后的食物残渣提供暂时储存场所,并将食物残渣转变为粪便。

（1）大肠液的分泌:大肠液是由在肠黏膜表面的柱状上皮细胞及杯状细胞分泌的,富含黏

液和 HCO_3^-，pH 为 8.3~8.4，能保护肠黏膜和润滑粪便。

（2）大肠的排便功能：食物残渣在结肠内停留的过程中，一部分被结肠黏膜吸收，剩余部分经结肠内细菌的发酵和腐败作用后形成粪便。粪便中除食物残渣外，还包括脱落的肠上皮细胞、大量的细菌和机体的某些代谢产物，比如由肝排出的胆色素衍生物，由血液通过肠壁排至肠腔中的某些金属，如钙、镁、汞等的盐类。

（3）大肠的吸收功能：大肠可吸收大部分水、电解质、肠内细菌合成的维生素 B 复合物和维生素 K 以及由细菌分解食物残渣产生的短链脂肪酸。

（四）肝脏的功能

肝脏是人体内最大的消化腺，也是体内新陈代谢的中心站，具有分泌、免疫、合成、代谢等多种功能，在胚胎时期还有造血功能。肝脏的主要生理功能为：

1. 肝脏分泌胆汁的功能 肝细胞能不断地生成胆汁酸和分泌胆汁，每天有 800~1 000ml 的胆汁，经胆管输送到胆囊。

2. 肝脏在物质代谢中的功能 肝脏可调节糖、激素代谢，合成蛋白质、脂肪酸、胆固醇、磷脂等；人体 95% 的维生素 A 都储存在肝内，另外，肝脏可储存和代谢维生素 C、D、E、K、B_1、B_6、B_{12}、烟酸、叶酸等多种维生素以及铁和铜。

3. 肝脏的解毒功能 肝脏是人体的主要解毒器官，能保护机体免受损害，使毒物分解成为比较无毒的或溶解度大的物质，随胆汁或尿液排出体外。

4. 肝脏的防御和免疫功能 肝脏是最大的网状内皮细胞吞噬系统。肝静脉窦内皮层含大数量的库普弗细胞（Kupffer cell）吞噬血液中的异物、细菌、染料及其他颗粒物质。

5. 肝脏的其他功能 除上述功能外，肝脏还能调节循环血量、机体热量的产生和水电解质的平衡，合成多种凝血因子，包括凝血因子 II、VII、IX、X。

（五）胰腺的内分泌功能

胰岛为胰腺的内分泌部，是呈小岛状散在分布于外分泌腺泡之间的内分泌细胞团，主要分泌胰岛素和胰高血糖素。胰岛素是促进物质合成代谢、维持血糖水平稳态的关键激素，对机体能源物质的储存及生长发育有重要意义。与胰岛素的作用相反，胰高血糖素是一种促进物质分解代谢的激素，动员体内能源物质的分解供能，主要靶器官是肝。

（吴捷）

第二节 消化系统疾病的特点及演变

导 读

消化系统是由口腔、食管、胃、肠、肝、胰腺及肠道微生物组成的复杂系统，其主要功能是消化吸收营养物质，也是人体最重要的免疫系统和内分泌系统。随着年龄的增长，消化道器官的发育和功能均经历从不成熟到成熟的过程。症状的发生因年龄而异，可能是生理性、功能性的，或者是器质性的，需要进行鉴别。在儿童消化系统疾病诊疗过程中，要结合其年龄及生长发育特点综合分析考虑，部分症状和体征如果是生理性或功能性的，不需要任何干预。要区分相关的症状和体征是发育不成熟还是其致病因素所致，掌握消化系统疾病特点及演变规律等。科学合理选择实验室检查，尽可能首选非侵入性和对儿童影响小的方法，治疗上遵循少用药或选择毒副作用小的药物。本节主要介绍胃肠道、肝、胆、胰疾病的特点及肠道微生物的演变。

消化系统是由口腔、食管、胃、肠、肝、胰腺及肠道微生物组成的复杂系统，其主要功能是消化吸收营养物质、分解合成机体所需相关物质、排泄机体分泌和消化后的残渣，及机体免疫调节，还是人体最大的微生物生长贮存处，是人体最重要的免疫系统和内分泌系统。儿童消化道与成人不同,约3岁时其发育和功能均接近成人,如3岁前儿童食物从液态到固体、从乳类到自然多样、从单一到复杂的渐变过程。免疫功能从不成熟到逐渐成熟,因此3岁前儿童消化系统易患感染性疾病,如各种病原所致腹泻病、轮状病毒性肠炎、细菌性肠炎等;过敏性疾病,如牛奶蛋白过敏;免疫性疾病,如炎症性肠病等。因发育不成熟导致功能不全,易发生胃食管反流、溢乳等症状,除遗传性疾病、结构异常性疾病外,随年龄增长,这些症状逐渐减轻直至消失。如果生后早期出现严重消化系统的疾病,大多可能由基因异常或结构异常所致。儿童时期消化系统肿瘤性疾病发生较成人低。婴幼儿可发生功能性胃肠病,各年龄阶段不尽相同,随着年龄增长类似成人。因此,在对儿童消化系统疾病诊疗过程中,结合其年龄及生长发育特点综合分析考虑,部分症状和体征不需要任何干预,但要充分认识并予以鉴别,是发育不成熟还是致病因素所致,并掌握消化系统疾病特点及演变规律等。在检查方面尽可能首选非侵入和对儿童影响小的方法,治疗上遵循少用药或选择毒副作用小的药物。本节主要将介绍胃肠道、肝、胆、胰疾病的特点及肠道微生物的演变。

一、胃肠道疾病特点及演变

胃肠道功能随年龄增加而发育成熟。新生儿或婴儿的胃肠道症状大多是生理性的,但年龄较大时可能是病理性的。胎儿早在妊娠12周可吞下羊水,而营养吮吸至妊娠34周左右产生。协调吞咽固体的口腔和咽部运动在生后4个月逐渐形成,在此之前舌头是向上和向外的推力,挤压乳头排出乳汁,而不是推向食管入口。1月龄时开始有甜和咸味觉。基于生理发育和营养需要,大约4个月可添加固体食物,母乳喂养建议在6个月前添加固体食物。婴儿在进食时吞下空气,打嗝可防止胃胀。婴儿舌系带相对较短,如不干扰饮食或说话,通常不需要治疗。

婴幼儿进食非衡定不变,会喜欢吃某种食物或拒绝进食,或往往只吃有限种类的食物,父母应计算几天内营养摄入量,不要只关注婴幼儿的饮食种类。婴儿期和青春期是快速生长的时期,所需营养量大,而幼儿和学龄前儿童相对进食量下降,主要评估生长发育是否正常。厌食症意味着长期的食欲不振,是消化系统疾病的常见表现。饱腹感是由胃或上段小肠的膨胀刺激传入大脑,肠道中的化学感受器受营养的影响,进食影响食欲中枢的传入达下丘脑,这可能会受到疼痛、肠道疾病和情绪紊乱影响。与食欲相关的调节因子会影响消化系统的功能,如激素、瘦素和血糖等。

反流常发生在1岁以内,大多表现为溢乳,不伴有其他症状,反流量通常约为15~30ml,偶尔量会大,每天可以发生几次,80%的婴儿6个月时反流逐渐消失,90%的婴儿12个月时消失,如伴并发症或反流持续,可能是病理性的,需要详细地评估。胃食管反流合并并发症,则诊断为胃食管反流病,需要及时治疗。呕吐是一个高度协调的反射过程,膈肌的剧烈下降和腹肌的收缩与贲门的放松,使胃内容物反流到食管。许多急性或慢性疾病过程都可导致呕吐。胃肠道梗阻引起的呕吐可能是由肠道内脏传入神经刺激呕吐中枢所介导。消化道的非阻塞性病变也可引起呕吐,如胃肠、胰腺、肝脏、胆道疾病和消化道外的疾病。因此,对呕吐的病因要具体地分析。

吞咽困难分为口咽部吞咽困难和食管性吞咽困难,口咽吞咽困难是指口腔转移到食管时,食管吞咽困难是指食管到胃发生了梗阻。原发性食管运动障碍导致蠕动功能受损和吞咽障碍,儿童中罕见。食管结构缺陷多在婴儿时期出现吞咽困难,食管外压迫以原发疾病而定。继发性食管炎(胃食管反流病、嗜酸性粒细胞性食管炎、慢性食管感染)的食管狭窄,偶尔以吞咽困难为首发症状。

腹泻时粪便中液体和电解质的过度流失。急性腹泻的定义是婴儿突然出现过多稀便,>10g/(kg·d),年龄较大的儿童大便量>200g/d,持续<14天。正常情况下,婴儿每天的大便量约为5g/(kg·d);成人的大便量增加到200g/d。腹泻的病理机制是肠道溶质运输和吸收水份的紊乱,分为分泌性和渗透性,分泌性腹泻是各种原因肠道分泌大量液体,超过肠黏膜吸收能力。粪便渗透压主要由电解质组成,离子间隙<50mOsm/kg或更少。渗透性腹泻是摄入高渗透性药物或食物的消化分解不完全致肠腔内渗透溶质负荷增加,肠腔内液体超过肠黏膜吸收能力,腹泻量比分泌性腹泻量小,禁食减轻或停止,阴离子间隙>100mOsm/kg。

儿童对腹痛的感知和耐受性差异较大，准确评估器质性和非器质性（功能性）腹痛非常重要。通常功能性腹痛患儿生长发育正常，无熟睡后疼痛，根据疼痛的性质、位置、表现特点和是否有报警征可鉴别功能性和器质性。炎症性病变可降低疼痛阈值，胆汁或血性呕吐、黄疸、肝脾肿大可致背部或脐以外部位的疼痛。内脏疼痛往往是钝痛，大多数情况下，疼痛和压痛较难准确定位。肝脏、胰腺、胆道、胃或近端小肠、远端小肠、盲肠、阑尾或近端结肠的疼痛在肚脐处；大肠远端、尿路或盆腔器官的疼痛通常在耻骨上。阑尾炎引起的疼痛最初见于脐周围区域，横结肠的疼痛通常见于耻骨上区域。疼痛的放射不利于诊断，如胆绞痛的疼痛放射到右肩胛骨下角，胰腺疼痛放射到背部，肾绞痛放射到同一侧的腹股沟区域。当病变的内脏接触到腹膜壁层或腹壁等部位时，疼痛就局限于那个部位。消化道外疾病可引起腹痛，肺炎时可放射到腹部引起腹痛。

婴幼儿经常发现腹胀，特别是大量进食后。这可能是由于较弱的腹部肌肉组织，相对较大的腹部器官和前倾的姿势。1岁时常会触诊右肋缘以下1~2cm处的肝脏，正常的肝脏质地柔软。常可触及柔软的脾脏尖。较瘦的儿童，脊柱很容易触及，覆盖的结构可能被误认为是肿块，还可以看到主动脉的搏动。降结肠常可触及粪便。腹胀和腹部肿块的增大可由腹壁肌肉组织的张力减弱或液体、气体或固体含量的增加引起。弥散的肿块可发生在管腔、管壁、大网膜、肠系膜、先天性消化道异常、囊肿、肿瘤和炎症肿块等。便秘的儿童中，经常发现可移动的、无压痛的粪便块。肝、脾、膀胱和肾脏的病理性增大可引起腹胀。

胃肠道出血可发生在胃肠道的任何部位，食管、胃或十二指肠的出血可引起呕血，可呈咖啡渣；大出血可能是鲜红色。柏油色表示远端出血部位或回肠远端上方的大出血。回肠远端上方的中度至轻度出血可引起黑便，十二指肠或以上的大出血也可引起黑便。胃肠道黏膜的侵蚀性损伤是出血最常见的原因，血管畸形是儿童罕见的原因，较难识别。评估出血部位、量和可能的病因，再根据评估结果进行相应处理。

哺乳期的婴儿粪便的量、颜色和性状个体间差异很大。出生后最早的粪便由胎粪组成，常在48小时内排完。随着喂食的开始，粪便变为绿棕色，常含有凝乳块，4~5天后呈黄棕色。正常婴儿大便频率从几天1次到每天12次不等，母乳喂养的婴儿早期可能出现频繁的量少而稀的粪便，2~3周后出现软便，一些哺乳婴儿可能1~2周不排便，然而有正常的肠蠕动，粪便的颜色除了有血液或没有胆红素产物外，多为正常。由于咀嚼不良，婴幼儿的粪便中含有摄入固体食物残渣，这是正常现象。新生儿期真正的便秘很可能继发于巨结肠、假性肠梗阻或甲状腺功能减退等。自发排便依赖于由直肠肌肉中的压力感受器引起的排便反射。因此，粪便潴留也可能是直肠肌肉、骶脊髓传入和传出纤维，或腹部和骨盆底肌肉的病变。无论便秘的原因如何，直肠内坚硬、粗大的粪便排出困难并排便疼痛。粪便嵌塞常见，结肠近端的液体内容物会渗透到粪便周围流出肛门，常被误认为腹泻并不当处理，要仔细鉴别。

二、肝、胆、胰疾病的特点及演变

急性或慢性的肝脏细胞损伤导致肝脏结构和功能的改变，可由病毒感染、药物或毒素、缺氧、免疫紊乱或先天性代谢等引起。损伤导致炎症细胞浸润或细胞死亡（坏死），随后是瘢痕形成（纤维化）的愈合过程，并可能是结节的形成（再生）。肝硬化是进行性肝病的最终结果。胆汁淤积是对肝外或肝内胆汁流量阻塞引起损伤的一种替代或伴随反应。通常通过胆汁排出的物质，如胆红素、胆固醇、胆汁酸和微量元素在血清中积累。肝活检标本中可见肝实质内胆汁色素堆积。在肝外梗阻中，胆色素可在小叶内胆管或整个实质可见胆湖或梗死。肝内胆汁淤积症可致肝细胞的损伤和功能下降。

对于特发性新生儿肝炎，在散发性病例中，60%~70%的患者恢复正常，没有肝结构或功能损伤。大约5%~10%的患儿有持续的炎症或纤维化，小部分是严重的肝病，如肝硬化。婴儿通常在病程早期死于出血或败血症。家族性特发性新生儿肝炎中，20%~30%可恢复；10%~15%肝硬化，需要进行肝移植。部分新生儿胆汁淤积的疾病发展至成人慢性胆汁淤积。因此，应详细评估患有高结合性胆红素血症且年龄较大的儿童和青少年的急性和慢性病毒性肝炎、α1-抗胰蛋白酶缺乏症、威尔逊病（Wilson disease）、与炎症性肠病相关的肝病、自身免疫性肝炎、药物诱导肝损伤和肝内胆汁淤积综合征等。其他原因包括由胆石症引起的梗阻、肿瘤和药物引起的肝炎。

无并发症急性胰腺炎患儿预后良好,约4~5天内恢复。由创伤或全身性疾病所致胰腺炎,预后通常与原发疾病相关。儿童慢性胰腺炎通常是由基因突变或先天性胰腺或胆管系统异常引起的。位于7号染色体长臂上的PRSS1基因(阳离子胰蛋白酶原)、位于5号染色体上的SPINK1基因(胰腺胰蛋白酶抑制剂)、囊性纤维化基因(CFTR)以及糜蛋白酶C基因(CTRC)的突变均可能导致慢性胰腺炎,可用磁共振胰胆管造影和内镜逆行胰胆管造影评估,其预后因病变而异。急性胰腺炎反复发作所致慢性胰腺炎,慢性或复发性炎性腺泡和胰岛细胞的损伤导致纤维化反应,活化的淋巴细胞,巨噬细胞和干细胞在胰腺内的晚期细胞数量增加,产生不可逆病理改变。

三、肠道微生物的演变

胎儿的肠道在母体内通常是无菌的,生后数小时细菌始经口、鼻、肛门等处侵入,但在正常情况下胃及十二指肠几乎没有细菌。肠内菌群与食物成分以及周围环境的细菌污染程度有关,单纯母乳喂养儿,其正常粪便中的细菌以双歧杆菌占绝对优势,故大便染色涂片中几乎全系革兰氏阳性细菌(双歧杆菌),其他如嗜酸杆菌、大肠埃希菌、产气乳酸杆菌等含量极少。人工喂养或混合喂养儿,肠道内大肠杆菌、嗜酸杆菌、双歧杆菌及肠球菌所占比例几乎相等,大便染色涂片中以革兰氏阴性细菌占优势。这种区别主要是由于乳类中蛋白质和碳水化合物的比例和成分不同所致。母乳含碳水化合物较多,蛋白质较少;牛乳中含蛋白质较多,相应地使分解蛋白质的大肠杆菌在肠内繁殖增多。人乳中的乳糖可促进双歧杆菌的生长和繁殖,抑制大肠杆菌的生长;而牛乳具有相反的作用,肠道内的细菌还能合成维生素K及B族维生素。正常肠道菌群对入侵的致病菌有一定拮抗作用,并参与免疫调节、促进黏膜屏障功能以及肠道营养代谢作用等。大量使用抗生素后,可使肠道正常菌群失调,对致病菌的拮抗作用及其生物作用减弱,导致消化功能紊乱。

微生物群在哺乳动物生理学的发展中发挥着越来越复杂的作用,与肠内肠道、免疫系统、血液系统、代谢-内分泌系统和神经系统的发展。微生物群如何促进人类发育过程的细节仍在深入研究中;在其他哺乳动物系统中的建模预测,早期肠道微生物的相互作用刺激肠道黏膜的发育。在新生儿和幼年动物模型中,延迟或缺失的肠道微生物定植导致上皮细胞发育不完全,肠隐窝变平,血管系统紊乱,酶功能严重降低,包括碱性磷酸酶和葡萄糖苷酶。"人源化老鼠"从丰富多糖的低脂饮食到"西方化"高脂肪和单糖饮食,放线菌门和厚壁菌门增加和拟杆菌门减少,肥胖患者也观察到厚壁菌门增加和拟杆菌门减少。

微生物组、炎症和免疫组成的生物体对于早期免疫编程、免疫耐受和免疫发展的平衡至关重要。细胞产生多种受体来识别微生物配体为模式识别。微生物会刺激这些细胞受体,以激活和抑制炎症途径。这些受体相互作用的结果包括趋化因子和细胞因子的产生、细胞的分化和发育、代谢的改变以及细胞死亡和生存程序的刺激,所有这些都取决于细胞的类型、细胞的状态和刺激的大小。微生物对这些微生物识别系统的刺激在发展过程中是非常重要的。

肠道微生物组的组成和活动是肠-脑轴重要部分。动物模型研究表明,微生物群改变了下丘脑-垂体-肾上腺系统。无菌小鼠与常规定植的小鼠相比,易发生应激-焦虑行为,并伴有皮质醇和促肾上腺皮质激素水平的升高。肠道微生物群可能改变大脑活动的另一种机制是通过它产生的代谢物。在发酵牛奶中添加双歧杆菌,同卵双胞胎和小鼠并没有显著改变肠道微生物组成,但改变了其转录组,增加肠道短链脂肪酸,这可以减轻人类的悲伤情绪行为。口服和非肠道抗生素治疗可导致肠道微生物群的迅速和显著的改变,一般来说抗生素疗程结束后4周肠道菌群基本恢复。

四、消化道外疾病所致消化道疾病

消化道外的器官的疾病可产生类似消化道疾病的症状和体征,在鉴别诊断时应予以考虑。对于生长发育正常的儿童,进行病史询问和体格检查后,无需行过多的检查,即可开始治疗。超重、体重减轻和发育不良可能与病理过程有关,通常需要全面和详细的评估,见表1-2-1。

表 1-2-1 引起消化道症状的原因

消化道疾病		引起儿童消化道症状的一些非消化道原因
厌食症	全身性疾病	炎症、肿瘤性、心肺损害
	医源性	药物治疗、不悦的治疗饮食
	抑郁症	
	神经性厌食症	
呕吐	先天性代谢性疾病	
	药物	化疗药物、非甾体抗炎药、抗生素等
	颅内压增加	颅脑外伤、脑积水、脑肿瘤等
	感染	全身感染、泌尿道感染、中耳炎等
	肾上腺功能不全	
	功能性疾病	心因性呕吐、腹型偏头痛等
	妊娠	
	中毒	
	肾脏病	
腹泻	感染	全身感染、泌尿道感染、中耳炎等
	肿瘤	神经母细胞瘤
	心包炎	
	肾上腺功能不全	
	药物	抗生素、泻药等
便秘	甲状腺功能减退症	药物
	脊柱裂	
	发育迟缓	
	脱水	尿崩症、肾小管病变等
	药物	麻醉剂等
	铅中毒	
	婴儿肉毒中毒	
腹痛	肾脏疾病	肾盂肾炎、肾盂积水、肾绞痛等
	炎症性疾病	盆腔炎、心内膜炎、盆腔骨髓炎、椎间盘炎症、肌炎、系统性红斑狼疮等
	感染性疾病	肺炎、腰肌脓肿、全身感染性疾病
	卟啉病药物	
	血管性水肿	
	腹性偏头痛	
	家族性地中海热	
	虐待	身体虐待、性虐待等
	心因性	学校恐惧症、抑郁症、社交障碍等
	镰状细胞危象	
	药物	
腹胀或肿块	腹水	肾病综合征、肿瘤、心力衰竭、心包炎等
	弥漫性肿块	肾母细胞瘤、肾积水、神经母细胞瘤、肠系膜囊肿、肝母细胞瘤、淋巴瘤等
	妊娠	
黄疸	溶血性疾病	
	尿路感染	
	脓毒症	
	甲状腺功能减退	
	垂体功能减退	

(龚四堂)

第三节　儿童消化系统疾病常用诊疗技术

导　读

随着医疗技术的进步,儿童消化系统疾病的诊疗技术除了传统的影像学检查外,消化内镜主要是胃镜和结肠镜逐渐得到推广和应用。近年来,胶囊内镜、小肠镜、超声内镜和内镜微创技术如内镜下逆行胰胆管造影检查、内镜下隧道肌切开术、内镜下逆行阑尾炎治疗术等逐渐应用于儿科临床,极大地提高了儿童胃肠道疾病的诊疗水平。胃肠动力检测技术和呼气试验丰富了儿童消化道疾病的诊断手段。生物反馈主要用于难治性功能性便秘的治疗,而粪菌移植对于抗生素相关性腹泻尤其是艰难梭菌感染有比较充分的循证依据。

消化系统包括从口腔到肛门的消化道及肝胆胰等实质性脏器,随着新技术的引进和推广,儿童消化系统疾病的检查方法渐趋多样化和专业化。尤其是内镜技术的发展,为消化道疾病可视化手段。临床上常用的消化系统疾病检查方法有胃肠道影像、消化道内镜、胃肠动力学检查和呼吸试验,主要的消化道诊疗技术(gastrointestinal technology)介绍如下。

一、胃肠影像学

(一)腹部 X 线片

腹部 X 线片是小儿消化系统影像学的基本检查方法,简单方便,小儿容易接受。主要用于胃肠道穿孔、肠套叠、肠梗阻、腹部肿块、脏器异位、组织钙化、消化道先天畸形如食管闭锁、肛门闭锁等疾病,及不透 X 线异物的诊断。根据病情及诊断的需要可取仰卧位、立位、水平侧位、倒立侧卧位等进行摄片。

(二)腹部超声

腹部 B 超检查是一种物理检查方法,原理是基于人体内各器官、组织的密度不同,超声波进入人体后能产生不同的反射、折射、吸收、衰减,通过反射波在 B 型超声仪器上可显示人体内部器官影像。腹部 B 超能迅速地检查出肝、胆囊、胆管、脾、胰、肾、肾上腺等腹部脏器的大小、形状变化,是否处于正常位置,有否受到周围肿块或脏器的压迫,能确切地判定腹腔内肿物的部位以及与周围脏器的关系,能准确地辨别出肿物是实质性的还是液体性囊肿、血肿及脓肿等,也能初步判断肿块的性质,对于腹痛、呕吐、黄疸等消化道症状的鉴别诊断具有较大价值。因为是无伤性检查,临床上应用较为广泛,检查前最好空腹。

(三)消化道造影

消化道造影在儿科临床应用广泛,常用于诊断各种消化道疾病。造影检查能观察儿童消化道病变的形态及功能改变,同时也可反映消化道外某些病变的范围。常用造影剂有阴性造影剂和阳性造影剂,前者有空气和氧气;后者有钡剂和碘剂。钡剂造影分为普通硫酸钡造影、双重气钡造影及气钡灌肠造影 3 种。碘造影剂有油质和水溶性两类。

1. **消化道造影**　多用于上消化道先天发育异常或疾病的检查,如食管闭锁、食管气管瘘、食管狭窄、食管裂孔疝、贲门失弛缓症、先天性肥厚性幽门狭窄、十二指肠隔膜、肠旋转不良及膈疝等。还可通过全面细致观察上消化道各部位黏膜及其充盈状态,评估相关的病变,如胃、十二指肠溃疡,也可评估有无胃食管反流的发生,但对于胃食管反流的诊断存在较高的假阳性和假阴性。而全消化道造影还可用于小肠及结肠疾病的诊断,也可评估胃肠道造影剂的通过时间。

2. **定时钡餐造影**(timed barium esophagram,TBE)　为患者吞服一定量的钡剂,分别测量食管 1 分钟、2 分钟和 5 分钟的残余钡剂的宽度和高度。该检查方法被认为优于传统钡餐造影,对于食管动力功能障碍性疾病的诊断较具价值。

3. **钡灌肠**(barium enema)　主要用于先天性巨结肠及类缘病、肠闭锁、结肠息肉及直肠发育不良等结直肠发育异常疾病的诊断,急腹症不做该检查。婴幼儿钡灌肠,检查当日不给固体食物,检查前 3 小时禁食,可以不清洁灌肠;但学龄前期和学龄期儿童在检查前必须清洁灌肠。

(四)电子计算机体层扫描

腹部电子计算机体层扫描(computed tomography,CT)主要用于全面了解腹腔内病变情况。

适用于肝脏、胆囊和胰腺疾病的诊断,也可以用于腹部包块、腹膜后肿瘤、小肠和腹部血管性病变的检查。螺旋 CT 扫描可增快扫描速度,减少呼吸运动造成的伪影。静脉造影剂增强扫描可清楚地显示腹部脏器血管的解剖,还可区别肿瘤和正常组织。

CT 小肠成像(CT enterography,CTE):在进行静脉造影剂显影的同时,通过口服肠道对比剂使小肠充盈,提高对肠壁病变的观察准确性。有研究认为 CTE 对于活动期小肠炎症的敏感度明显较小肠钡餐造影高。适用于各种小肠梗阻性疾病、克罗恩病、肿瘤等,能高度精确地显示黏膜病变、肠壁增厚及肠外并发症,也能清楚地确定肿瘤的大小和数量。CTE 检查时不易受肠道蠕动影响,检查迅速,花费时间短,图像更清晰、更直观,常用于克罗恩病小肠放射影像的全面评估。

(五)磁共振成像术

腹部磁共振成像术(magnetic resonance imaging,MRI)主要适用于肝脏肿瘤,特别是血管瘤与囊性病变的诊断,对于局限性脂肪浸润显示较清。MRI 的血管显影成像优于 CT,特别是磁共振血管造影对肝脏病变的血管显示更为清晰。

磁共振小肠成像(magnetic resonance enterography,MRE),在进行静脉造影剂显影的同时,通过口服肠道对比剂使小肠充盈,对小肠黏膜和肠壁的观察能力增强。MRE 可以从多个序列的角度对小肠进行观察,软组织分辨率高,无辐射,适用于连续性多次检查,检查时间较长,容易受肠道蠕动影响。MRE 可以反映小肠黏膜愈合情况,其诊断准确性高,是一种用于评估克罗恩病小肠炎症活动的可靠检测方法。

二、消化道内镜技术

消化道内镜技术是诊断和治疗消化道疾病的可靠手段。随着内镜技术的发展,电子内镜已普遍应用于儿科临床,加之高性能的电视监视器,图像清晰,能清楚观察到消化道黏膜的细微病变,并可采用多种方式记录和保存图像,便于会诊与教学,为诊断、治疗消化道疾病提供了良好的条件。内镜检查除了可以观察消化道黏膜病变外,还可以做黏膜组织活检及微生物学检查。目前,消化内镜检查技术已成为儿科较普遍开展的项目。近年来,消化内镜微创治疗技术在儿科也得到了快速的发展,除了传统的消化道异物钳取术、息肉摘除术、内镜下止血术、食管狭窄扩张术、食管静脉曲张硬化剂治疗术外,内镜下逆行胰胆管造影检查(endoscopic retrograde cholangiopancretography,ERCP)、经口内镜食管下括约肌切开术(peroral endoscopic myotomy,POEM)等也逐渐应用于儿科临床。

(一)儿童上消化道内镜检查

儿童上消化道内镜检查(upper gastrointestinal endoscopy)又称胃镜检查或食管胃十二指肠镜检查,其优点是直观、准确、全面,病变发现率高。通过胃镜检查,可以发现食管、胃及十二指肠内炎症、溃疡、憩室、息肉、血管瘤及血管扩张等。小儿胃镜检查适应证主要为上腹疼痛、呕血、黑便、咽下困难或咽下疼痛、反复呕吐、误服异物等。

(二)儿童结肠镜检查

结肠镜(colonoscopy)主要用于大肠病变的检查。儿童的大肠病变有结肠炎、息肉、炎症性肠病、血管畸形、憩室等。肠息肉是引起儿童下消化道反复出血的主要原因。结肠镜检查可在直视下观察大肠息肉病变的部位、大小、数量,并初步判断其性质,也可行活体组织检查和结肠息肉电凝电切术等。因此,结肠镜检查主要适用于小儿便血、慢性腹泻、息肉、炎症性肠病等疾病的诊断,也可行内镜下介入治疗操作,如息肉摘除、异物取出、狭窄扩张及止血等。

(三)儿童超声内镜检查

超声内镜检查(endoscopic ultrasonography,EUS)是经超声胃镜、肠镜导入高频微型超声探头,通过体腔在内镜直视下对消化道管壁或邻近脏器进行超声扫描。由于超声探头接近病变部位,使图像分辨率明显提高。同时,在消化道管腔内进行超声扫描,避免了体外超声检查时皮下脂肪、肠腔气体和骨骼系统对影像的干扰,可获得清晰的消化道管壁的各层次结构和周围邻近脏器的超声显像。主要用于消化道管壁、黏膜下肿块组织来源及其性质、与邻近脏器关系的初步判断。

(四)儿童小肠镜检查

小肠长约 3~5m,肠管盘曲折叠,又位于胃和结肠之间。双气囊小肠镜是小肠疾病新的检查手段,为小肠腔内病变的识别与诊断提供了帮助。其与普通内镜的区别,即在内镜头部有一气囊,内镜外再置有一气囊的外套管,通过气囊的来回充气、放气和外套管移行、钩拉等动作,使内镜插入小肠深处,达到检查目的。目前主要用于儿童原因不明肠道出血、慢性腹泻或小肠疾病的检查,也可进行小肠息肉等微创摘除治疗。

(五)胶囊内镜

胶囊内镜也是小肠病变诊断手段之一。其工作原理是受检者通过口服内含微型摄像头和信号转导系统的胶囊,借胃肠道蠕动使其在消化道内移行并拍摄图像,再利用体外的图像接收和成像工作站,了解受检者的消化道情况。本方法的优点是无痛苦、无创伤,缺点是发现病灶后不能做活体组织检查或作内镜下治疗。使用前需排除肠道狭窄或梗阻。小年龄儿童因吞咽胶囊困难,可在胃镜辅助下将胶囊送入十二指肠。

(六)内镜下逆行胰胆管造影检查

ERCP是将十二指肠镜插到十二指肠降段,经内镜活体组织检查孔道插入造影导管进入十二指肠乳头开口部,向胆管或胰管注入造影剂,作X线胰胆管造影。ERCP是胰胆系统重要的微创诊治方法,在小儿主要运用于肝内外胆道梗阻如胆总管扩张、反复发作性胆源性胰腺炎等检查。随着内镜器械的发展,在做ERCP检查的同时,可行十二指肠乳头肌切开术、乳头肌球囊扩张术、胰胆管支架引流术等内镜下治疗。

三、胃肠动力学检查

(一)食管动态pH监测

采用的pH玻璃或锑电极(儿科常用锑电极),放置在食管下括约肌(lower esophageal sphincter,LES)上缘以上3~5cm处,其间不限制活动,力求接近生理状态,数据储存在可携带的pH记录仪上,可持续监测24小时,由电脑进行数据处理。在检查过程中记录进餐、体位变化的起止时间和症状发生的时间,检测结束后分析反流和症状之间的相关性。食管下端pH降到4.0以下持续15秒以上为一次酸反流,监测指标有食管pH<4的次数、总食管pH<4的时间占总监测时间的百分比(亦称为酸反流指数,reflux index,RI)及其立位和卧位时百分比、反流持续时间≥5分钟的次数、最长反流持续时间和Boix-Ochoa综合评分或DeMeester综合评分,其中以酸反流指数和综合评分最具诊断价值。监测24小时食管下端pH变化,反映昼夜酸反流的发生和反流的程度,在胃食

管反流病的诊治和鉴别诊断中有较高的价值。也适用于非心源性胸痛、反流症状严重但疗效不满意寻找原因、非典型症状的反流患者如咳嗽、哮喘等的病因确定,及抗反流手术和抗反流药物疗效的评价。

(二)传统测压法

根据测压原理的不同,可分为微量水灌注测压系统和固态测压系统。水灌注系统大致包括测压导管、灌注泵及连接两者的压力感受装置。在灌注泵的一定压力支持下,测压导管的侧孔以一定的速度缓慢出水,导管位于胃肠道管腔内,具有一定压力的胃肠道壁作用于出水孔,出水受到一定的阻力,此阻力传到压力感受器上被感知,从而间接得出了相应胃肠道的腔内压力。固态测压系统的压力感受点直接位于测压导管上,不需水灌注,其压力感受的原理又可细分为固态环绕电容压力感应与固态环绕液态压力感应。测压导管可分为4侧孔、6侧孔和8侧孔导管,水灌注测压系统主要采用液压毛细管灌注系统(hydraulic capillary infusion system),灌注速度降到0.6ml/min或更小,提供更精确的数据。通常采用牵拉法用于食管测压、直肠肛门测压、胃内压测定、Oddi括约肌测压等。消化道测压是诊断胃肠动力障碍性疾病及研究胃肠道生理功能的重要方法。

(三)高分辨率测压

可分为食管高分辨率测压(high-resolution manometry,HRM)和肛管直肠高分辨率测压:测压导管压力感受器排列更密集(可达到每1cm分布一个压力感受器),插管一步到位,无需牵拉,可同步测定食管或肛管直肠不同部位的压力、蠕动及括约肌收缩和松弛情况;在图像显示上,不再采用线性图的方式,引入地形学中时空图的显示技术,得出的图像直观而细致,提高了诊断的准确性及简单性。由于其高效细致的数据采集能力和简洁直观的数据显示方法,与传统测压技术相比显示出了其优越性。目前高分辨率测压分为两种:水灌注系统和固态测压系统,肛管直肠高分辨率测压导管与食管高分辨率测压导管的不同之处是其头端带有气囊,便于模拟排便动作时注气。食管高分辨率测压可同步测定食管上、下括约肌,近段食管(骨骼肌)、食管骨骼肌平滑肌移行区(transition zone,TZ)、中远段食管(平滑肌)的压力,使食管测压变得快速而高效。对贲门失弛缓

症、硬皮病、弥漫性食管痉挛、食管裂孔疝等有很高的诊断价值。肛管直肠高分辨率测压可同步测定直肠内压、肛管括约肌松弛压、缩窄压及肛门直肠抑制反射等。

(四) 食管阻抗测定

根据物质传导性不同,阻抗(impedance)也有不同的原理,当不同物质(气体、液体、固体)通过两个电极时产生的阻抗是不同的。多通道腔内阻抗(multichannel intraluminal impedance,MII)是将含有 6~7 个阻抗感受器(电极)的一根导管置于食管中,每个电极之间的距离相同,根据其阻抗值的不同和变化情况,了解食管反流物的性质和走行状态。阻抗值偏离基线≥50% 时被认为发生了一次反流,液体反流时阻抗值下降,气体反流时阻抗值增加。阻抗技术目前多与 pH 监测或者 HRM 联用,分别称为 24h pH-MII 技术和高分辨率测压阻抗(high-resolution impedance manometry,HRIM)技术。

1. **24h pH-MII 技术** MII 技术可以了解食管内容物的物理性质(气体、液体)、走行状态(吞咽和反流),pH 探头可以了解食管内容物的化学酸碱度,因此该二项技术联用可以明确反流的发生以及反流物的理化性质,最终区分酸反流(pH<4.0)、弱酸反流(pH 4.0~7.0)和非酸反流(pH>7.0),并能区分是气体反流、液体反流还是混合反流,对于明确胃食管反流病的病因有重要意义。

2. **HRIM 技术** 将 HRM 与阻抗相结合,可以在了解食管各部分压力状况的同时明确食团被蠕动推进和通过胃食管连接部进入胃内的过程,多方位地明确食管动力状况。同时,还可了解胃食管反流的发生与一过性食管下括约肌松弛的关系,有助于深入了解胃食管反流的发病机制。

(五) 胃电图

胃电活动测定也是检查胃运动功能的主要方法之一。在人体应用的方法有腔内胃电记录和体表胃电记录。体表胃电记录技术,即胃电图(electrical gastrography,EGG)是一种非侵入性检查方法,其定量指标包括胃电活动的主频率、正常胃慢波所占时间百分比,了解有无胃动过速、胃动过缓及其他动力紊乱。

(六) 核素检查

将标记核素的液体与固体食物给试验者服用后,用 γ 照相机直接观察其在食管内动态移行情况,并用记录器与起始计数比较得出单位时间的排空率和胃半排空时间,了解胃排空情况及胃食管反流、十二指肠胃反流测定。

(七) 超声检查

采用 B 型实时超声或三维实时超声检查,进食一定量的液体餐后,观察胃窦、胃体、幽门及十二指肠的动态运动情况,并可将胃排空情况量化,得出胃排空和半排空时间。

四、呼气试验

(一) 氢呼气试验

哺乳动物在新陈代谢过程中不产生 H_2,呼气中的 H_2 是由肠道细菌发酵碳水化合物而产生。在某些病理情况下,肠黏膜上皮细胞上双糖酶如乳糖酶、蔗糖酶、麦芽糖酶或异麦芽糖酶缺乏或活性低下,相应的乳糖、蔗糖和麦芽糖不能被消化直接进入结肠,经结肠细菌发酵产生的 H_2 大部分从肠道排出,14%~21% 被吸收入血液循环,经肺呼气中排出,这就是呼出气中 H_2 的来源。通常应用气相色谱法检测收集的呼出气中的 H_2。正常人呼出氢气浓度服糖后比服糖前增加不超过 20×10^{-6} 倍,碳水化合物吸收不良者,呼出氢气为正常人的 2~6 倍,凡超过 20×10^{-6} 有诊断意义。氢呼气试验主要用于诊断乳糖吸收不良、蔗糖吸收不良、小肠细菌过度生长,并可测定胃肠道传输时间。

(二) 二氧化碳呼气试验

CO_2 是能量代谢的终末产物,当口服或静脉注射 ^{13}C 标记化合物后,经一系列代谢最终以 CO_2 形式从肺排出。每隔一定时间收集呼出气体,经液闪测定检测呼出气中 $^{13}CO_2$ 含量,用于检测脂肪吸收不良、乳糖吸收不良、小肠细菌过度生长及评价肝功能等。^{13}C 尿素呼气试验还可以用于检测幽门螺杆菌感染。^{13}C 为稳定性放射性核素,无放射性,适用于儿童。

五、治疗技术

(一) 生物反馈治疗

生物反馈治疗是一种生物行为疗法,通过电子工程技术,把一些不能或不易被人体感知的生理和病理活动,转化为声音、图像等可被或易被感知的信息,利用生物反馈机制,以达到治疗疾病的目的。近 30 年来,生物反馈技术广泛应用于小儿功能性便秘和大便失禁等肛直肠功能紊乱的治疗。通过电脑屏幕显示的卡通图像,指导患儿如何有效收缩和放松肛门肌肉,纠正患儿的异常肌电活动,如排便时肛门括约肌与腹肌间的矛盾运动。在模拟排便时收缩腹肌,同时放松肛门肌肉,并保持一段时间;在模拟缩窄肛门时进行向心性收缩,而放松腹肌,以达到排便的协调性,从而完成正常的排便过程。通过反复强化训练,使患儿的症状得到缓解,并达到治愈的目标。

(二)粪菌移植

粪菌移植(fecal microbiota transplantation,FMT)是将健康人粪便中的功能菌群,移植到患者胃肠道内,重建新的肠道菌群,以治疗胃肠道疾病及肠道外的疾病。FMT 属于菌群移植技术中的一种。2013 年 4 月,美国 Surawicz 等将 FMT 首次写入临床指南,用于治疗复发性艰难梭菌(clostridium difficile)感染,这是 FMT 在现代医学史上的标志性进步。但中国传统医学用人粪治疗人类疾病,见于公元 300—400 年间,东晋时期,葛洪《肘后备急方》(也称《肘后方》)记载,用人粪便治疗食物中毒、腹泻、发热并濒临死亡的患者。FMT 作为重建肠道菌群的有效手段,已用于艰难梭菌感染等多种菌群相关性疾病的治疗和探索性研究,并被认为是近年的突破性医学进展之一。FMT 也用于炎症性肠病、顽固性便秘等疾病的治疗,其远期疗效及并发症尚待评估。

粪菌移植是通过一系列的分离纯化供者的粪便菌群后进行移植,可分为发酵扩增、新鲜移植及冻存三种状态的移植粪菌。粪菌移植途径分为上消化道、中消化道、下消化道 3 种途径。上消化

道途径主要指口服粪菌胶囊;中消化道途径包括通过鼻肠管、经皮内镜胃造瘘空肠管;下消化道途径包括结肠镜、灌肠、结肠造瘘口以及经内镜肠道插管或置植管术(transendoscopic enteral tubing,TET)等。FMT 的安全性成为临床决策的首要考虑因素,最容易发生不良事件的受者是免疫状态差和肠道溃疡严重的患者,而最严重的不良事件是麻醉状态下呕吐物误吸。同时,FMT 必须遵循其医学伦理学原则。

综上,消化系统疾病诊疗技术各有特点,要根据患儿年龄、疾病特点、医院的条件进行合理选用,相互补充、相互印证,以最简单的方法、最小的代价、最快的速度达到确诊的目的。胸腹部 X 线片是小儿消化系统影像学的基本检查方法,主要用于消化道畸形、穿孔、梗阻、异物等的诊断。消化道造影检查能观察小儿消化道病变的形态及功能改变,常用的有钡餐造影和钡灌肠造影。腹部 CT 扫描主要适用于肝脏、胰腺疾病的诊断,也可用于腹部包块、腹膜后肿瘤、小肠和腹部血管性病变的检查。MRI 主要适用于肝脏肿瘤,特别是血管瘤与囊性病变的诊断。胃镜检查,可以发现食管、胃及十二指肠病变,还可进行上消化道异物钳取和止血等介入治疗。结肠镜主要用于大肠病变的检查,也可进行息肉摘除等介入治疗。24 小时食管 pH 和阻抗监测,在胃食管反流病的诊断和鉴别诊断中有较高的价值。氢呼气试验,主要用于乳糖吸收不良、蔗糖吸收不良、小肠细菌过度生长的诊断和胃肠道传递时间的测定等。

(江米足)

第四节　常见消化道疾病的病理诊断

导　读

儿童消化道的病理学标本主要为活检标本及手术切除标本。随着内镜技术的普及与发展,消化道黏膜活检是儿童病理诊断中最常见的项目之一,常被用来证实临床的诊断、随访特殊病变或疾病的进展。活检还被用于确定炎症性肠病的范围、病变程度及对治疗的反应,或发现癌前病变及肿瘤等。切除标本包括切取部分组织用于诊断,或完全切除病变(例如息肉切除术、巨结肠根治术等),既是治疗性的,又是诊断性的。临床医师将根据病变的性质及诊断的需要决定活检或切除方式。详细的临床信息及准确的取材部位有利于组织标本的正确诊断。儿童消化道疾病众多,本节仅对部分儿童常见疾病的病理诊断作一简单介绍。

儿童消化道的病理学标本主要为活检标本及手术切除标本。随着内镜技术的普及与发展，消化道黏膜活检（digestive tract mucosal biopsy）是儿童病理诊断（pathological diagnosis）中最常见的项目之一，常被用来证实临床的诊断、随访特殊病变或疾病的进展。

一、食管常见疾病的病理诊断

食管活检最常用于证实食管炎的诊断，儿童常见食管炎标本多为轻度非特异性炎症及反流性食管炎、嗜酸性粒细胞性食管炎，而感染性食管炎（细菌、病毒、真菌）及化学性食管炎等标本少见。

反流性食管炎的组织学表现主要为基底细胞增生（>上皮厚度的15%~20%）；固有层血管乳头延伸至>1/2~2/3黏膜高度；上皮内中性粒细胞或嗜酸性粒细胞浸润（0~15个/高倍视野）（图1-4-1）。严重的可见糜烂和溃疡（图1-4-2）及

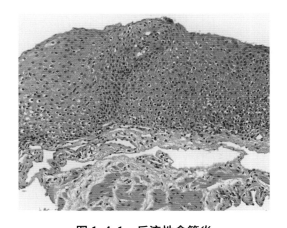

图1-4-1　反流性食管炎
基底细胞增生，固有层血管乳头延伸伴上皮内嗜酸性粒细胞浸润。HE，×20

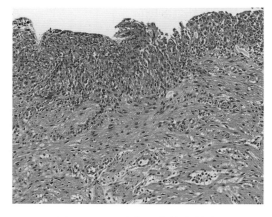

图1-4-2　重度反流性食管炎
食管黏膜明显糜烂伴大量炎症细胞浸润。HE，×20

Barrett食管（食管下端鳞状上皮被化生的柱状上皮所代替）。检查胃食管反流性疾病的活检组织时，应评估多种组织学特征。对于反流性食管炎的病理诊断，以上特征没有一种是绝对的标准，虽然乳头的延伸是一种有用的反流指标，但所有组织学改变对于支持诊断都是有帮助的。在缺乏用药史或没有特异性微生物的情况下，活检组织显示食管炎，很有可能是由于胃食管反流性疾病引起的，特别是食管下端的活检组织病变。食管活检的主要目的是支持食管炎诊断或排除胃食管反流病以外的疾病，如嗜酸性粒细胞性食管炎、Barrett食管、食管感染和食管的克罗恩病等。

嗜酸性粒细胞性食管炎组织学表现主要为：①嗜酸性粒细胞计数≥15个细胞/高倍视野（HpF）；②食管近端和远端同时有嗜酸性粒细胞浸润；③浅表的嗜酸细胞性微脓肿；④质子泵抑制（proton pump inhibitors，PPI）治疗2个月后嗜酸性粒细胞浸润持续存在；⑤其他常伴有基底细胞增生、细胞间隙扩张以及乳头突延长（图1-4-3）。不同食管炎组织学表现常常重叠。取材部位及组织学特征对于区别嗜酸性粒细胞性食管炎和反流性食管炎有帮助（表1-4-1）。

二、胃常见疾病的病理诊断

儿童胃疾病包括先天性结构异常、各种胃炎、

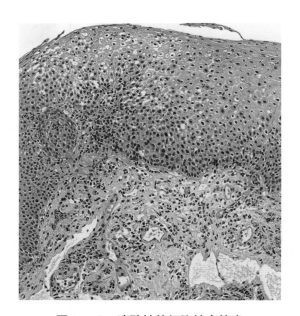

图1-4-3　嗜酸性粒细胞性食管炎
细胞间水肿，基底细胞增生，血管乳头延伸伴大量嗜酸性粒细胞浸润。HE，×20

表 1-4-1 嗜酸性粒细胞性食管炎和
反流性食管炎的鉴别要点

典型特征	嗜酸性粒细胞性食管炎	反流性食管炎
近端受累	有	没有
远端受累	有	有
上皮增生	有	有
嗜酸性粒细胞数量	>20~24/HPF	0~15/HPF

代谢性和变性疾病及肿瘤等。其中胃炎是最常见的病理诊断。各种病因所致的胃黏膜炎性病变通称为胃炎。在病理上主要根据浸润的炎症细胞不同分为急性胃炎(以中性粒细胞浸润为主)及慢性胃炎(以淋巴细胞、浆细胞浸润为主);若在慢性胃炎基础上同时伴有中性粒细胞浸润时,又称为慢性"活动性"胃炎;根据固有腺体有无萎缩,慢性胃炎又分为非萎缩性胃炎和萎缩性胃炎两类。若按照胃炎的分布位置可分为胃窦胃炎、胃体胃炎和全胃炎。另有少部分特殊类型的胃炎或胃病,如化学性胃炎、淋巴细胞性胃炎、肉芽肿性胃炎、嗜酸性粒细胞性胃炎、胶原性胃炎、放射性胃炎、感染性(细菌、病毒、霉菌和寄生虫)胃炎等,需要强调的是这些病理诊断必须结合临床资料和内镜所见。

对于最常见的慢性胃炎,需对 5 种组织学变化(包括慢性炎症病变、活动性、萎缩、肠化、幽门螺杆菌感染)进行半定量分析。5 个指标分别分成 4 个等级,即无、轻度、中度、重度。无此项病理变化的可不予标注。根据国内 2017 年发表的慢性胃炎胃黏膜活检病理诊断共识,分级方法用下述标准,与新悉尼系统的直观模拟评分法(visual analogue scale)并用,病理诊断要报告每个部位活检标本的组织学变化。

1. 慢性炎性病变 根据黏膜层慢性炎症细胞的密集程度和浸润深度分级,两者不一致时以前者为主。正常:单个核细胞(淋巴细胞、浆细胞和单核细胞)每高倍视野不超过 5 个,如数量略超过正常而内镜下无明显异常,病理可诊断为基本正常。轻度:慢性炎症细胞较少并局限于黏膜浅层,不超过黏膜层的 1/3。中度:慢性炎症细胞较密集,不超过黏膜层的 2/3。重度:慢性炎症细胞密集,占据黏膜全层。计算密度程度时要避开淋巴滤泡及其周围的小淋巴细胞区(图 1-4-4)。

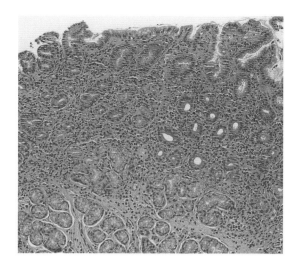

图 1-4-4 中度慢性胃炎
固有膜淋巴细胞、浆细胞浸润,位于 2/3 的黏膜层。HE,×20

2. 活动性 慢性炎性病变背景上有中性粒细胞浸润。轻度:黏膜固有层有少数中性粒细胞浸润。中度:中性粒细胞较多存在于黏膜层,可见于表面上皮细胞、小凹上皮细胞或腺管上皮内。重度:中性粒细胞较密集,或除中度所见外还可见小凹脓肿(图 1-4-5)。

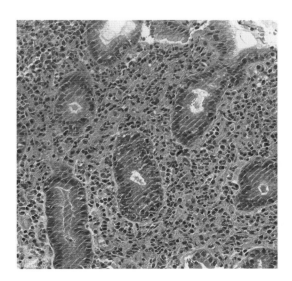

图 1-4-5 慢性中度活动性胃炎
固有膜内见淋巴细胞、浆细胞及中性粒细胞浸润,上皮内见中性粒细胞浸润。HE,×40

3. 萎缩 萎缩是指胃固有腺减少。萎缩程度以胃固有腺减少各占 1/3 来计算。轻度:固有腺体数减少不超过原有腺体的 1/3;中度:固有腺体数减少介于原有腺体的 1/3~2/3 之间;重度:固有腺体数减少超过 2/3,仅残留少数腺体,甚至完全消失。局限于胃小凹区域的肠上皮化生不能计入萎缩。黏膜层出现淋巴滤泡的区域不用于评估萎缩程度,应观察其周围区域的腺体情况来决定。

4. 幽门螺杆菌(Helicobacter pylori,H.pylori) 观察胃黏膜黏液层、表面上皮、小凹上皮和腺管上皮表面的 H.pylori。无:特殊染色片上未见 H.pylori。轻度:偶见或小于标本全长 1/3 有少数 H.pylori。中度:H.pylori 分布超过标本全长 1/3 而未达 2/3 或连续性、薄而稀疏地存在于上皮表面。重度:H.pylori 成堆存在,基本分布于标本全部。对炎性病变明显而 HE 染色未见 H.pylori 的,可以使用免疫组织化学染色或吉姆萨染色,也可按各病理室惯用的染色方法进行检测(图 1-4-6)。

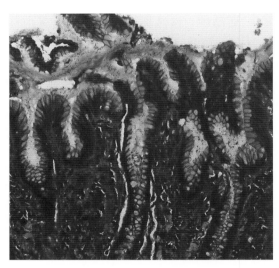

图 1-4-6 重度幽门螺杆菌感染
H.pylori 成堆存在,基本分布于标本全长。吉姆萨,×40

5. 肠上皮化生 轻度:肠上皮化生区占腺体和表面上皮总面积 1/3 以下(图 1-4-7);中度:肠上皮化生区占腺体和表面上皮总面积的 1/3~2/3;重度:肠上皮化生区占腺体和表面上皮总面积的 2/3 以上。

6. 其他组织学特征 出现不需要分级的组织学变化时需注明,分为非特异性和特异性两类。前者包括淋巴滤泡、小凹上皮增生、胰腺化生和假幽门腺化生等,后者包括肉芽肿、密集的嗜酸性粒细胞浸润、明显上皮内淋巴细胞浸润和特异性病原体等。

儿童活检标本慢性胃炎的病理诊断有以下一

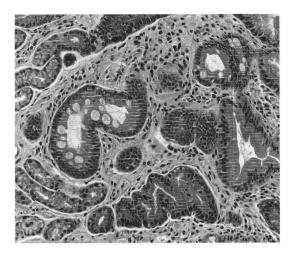

图 1-4-7 慢性胃炎伴轻度肠上皮化生
胃黏膜局部灶性肠上皮化生。HE,×40

些注意点:①儿科病例中腺体萎缩及肠上皮化生极少发生,肠化与萎缩的相关性不强,早期儿童阶段肠化的发生可能与炎症程度关系不大,可能是干细胞突变的结果,也可能是决定祖细胞分化方向的表观遗传(epigenetic)事件的结果。②H.pylori 感染也是儿童慢性胃炎常见病因,组织学上常见活动性病变,但中性粒细胞成分比成人报道的要轻。③胃黏膜中淋巴滤泡增生很可能是儿童的幽门螺杆菌感染,需要仔细寻找病菌。④儿童炎症性肠病(inflammatory bowel disease,IBD)时上消化道病理改变并不少见,应重视上消化道活检标本病理观察;尤其是局灶增强性胃炎在儿童 IBD 中常见。局灶增强性胃炎指灶性胃小凹或腺体周围有小灶淋巴细胞组织细胞聚集,常伴有中性粒细胞浸润(图 1-4-8)。病理上与局灶活动性胃炎有重叠。

胃炎的病理诊断应包括部位、分布特征和组织学变化程度,有病因可循的要报告病因。并关注以下特殊类型的胃炎的病理特征。

自身免疫性胃炎又称 A 型胃炎,血清抗壁细胞抗体和抗内因子抗体通常阳性,可有恶性贫血。病变主要累及胃底/体,而胃窦部病变轻微;胃底/体黏膜呈不同程度炎症细胞浸润可伴腺体萎缩、假幽门腺化生或肠化生。

肉芽肿性胃炎指胃内出现巨噬细胞及其演化的细胞增生所形成的边界清楚的结节状病灶。伴有肉芽肿的胃炎通常见于克罗恩病,但也见于结节病,或继发于传染病,如结核病和真菌病。炎症

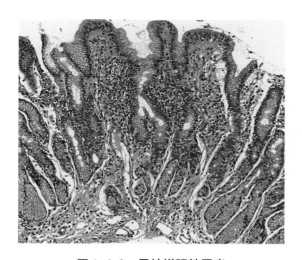

图 1-4-8　局灶增强性胃炎
灶性胃腺体周围有淋巴细胞、组织细胞等炎症细胞聚集。HE，×20

的累及可能超出黏膜肌层的边界。

　　嗜酸细胞性胃炎通常以胃远端和十二指肠近端为目标，可能对所食物质有过敏反应。组织学表现为黏膜和黏膜下层有大量嗜酸性粒细胞浸润及上皮内成簇嗜酸性粒细胞。嗜酸性粒细胞脱颗粒及嗜酸性粒细胞分布异常（图 1-4-9）。由于正常胃肠道嗜酸性粒细胞的数量缺乏共识，机械的套用数量标准有时会引起临床误诊。

　　胶原性胃炎的组织学特征包括固有层淋巴浆细胞增多、嗜酸性粒细胞增多、表面上皮内淋巴细胞增多、表面上皮损伤和脱落，上皮下厚度常超过 10μm 胶原不规则沉积，包裹扩张的毛细血管，上皮下增厚的胶原带以Ⅲ型和Ⅵ型胶原为主，胶原

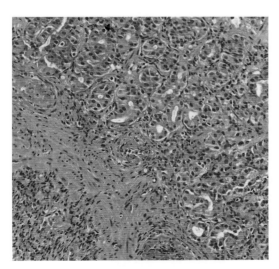

图 1-4-9　嗜酸性粒细胞性胃炎
黏膜和黏膜下层有大量嗜酸性粒细胞浸润。HE，×40

可用 Masson 三色染色和天狼猩红特殊染色显示（图 1-4-10）。

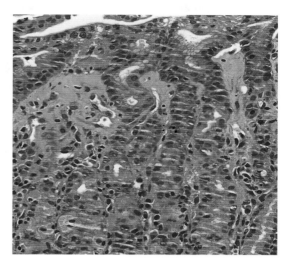

图 1-4-10　胶原性胃炎
固有层淋巴浆细胞及散在嗜酸性粒细胞浸润，上皮下见厚度超过 10μm 胶原不规则沉积。HE，×40

三、肠道常见疾病的病理诊断

　　儿童肠道疾病包括先天性结构异常、各种肠炎及吸收不良、代谢性和过敏性疾病及肿瘤等。常见的包括 IBD 及先天性巨结肠的病理诊断。

（一）IBD 的病理诊断

　　近年来，国内 IBD 在儿童的发病率逐年上升。病理诊断对 IBD 的综合诊治非常关键。但 IBD 的病理表现无特异性。单纯黏膜活检无法单独诊断 IBD，需结合临床、内镜等综合考虑。国内外对 IBD 规范化病理诊断的共识建议：无论是克罗恩病（Crohn's disease，CD）还是溃疡性结肠炎（ulcerative colitis，UC），初次肠镜检查应至少活检 5 个部位（至少包括末端回肠、升结肠、横结肠、降结肠及直肠）。结肠镜检查时要进入回肠末端，并对各部位黏膜进行多点活检（如回肠、盲肠、升结肠、横结肠、降结肠、乙状结肠和直肠），组织标本应取自病变部位以及相邻的外观正常的肠黏膜，怀疑克罗恩病的病例，溃疡边缘多取材，有助于提高肉芽肿的发现率。无论有无上消化道症状，胃镜检查及黏膜活检值得在所有疑似 IBD 患儿中推广。

　　IBD 病理上属于慢性肠炎。黏膜活检中慢性肠炎有以下病理特征：①肠黏膜隐窝结构改变和

消失,或伴小肠黏膜绒毛萎缩;②肠黏膜腺体的化生性改变,如幽门腺化生或结肠脾曲以远黏膜帕内特细胞化生;③肠黏膜基底部浆细胞增多。肠黏膜存在隐窝结构改变或化生同时有包括浆细胞在内的慢性炎症细胞的浸润(不局限于黏膜浅层),诊断慢性结肠炎或慢性回肠炎较为合适,在儿童黏膜基底部若有明显浆细胞浸润也可考虑慢性回(结)肠炎,多见于IBD(图1-4-11和图1-4-12)。

1. UC的病理诊断　UC表现为累及直肠的弥漫性、连续性病变。组织学常显示为慢性活动性结肠炎而缺乏肉芽肿。

多数UC的手术标本病理诊断常不困难,但活检诊断尽量在抗感染治疗前进行。治疗后的内镜活检标本可能缺乏溃疡性结肠炎的表现,或炎症不呈弥漫性,或隐窝结构恢复正常,对病理诊断造成困难。活检中若中标本数量少或缺乏直肠活检组织的情况下,诊断常比较困难,对病变不弥漫或病变不够典型,可仅作描述性诊断,不必勉强作出倾向性诊断。描述性诊断(如轻度慢性活动性结肠炎等)对临床诊断也常有较大价值。

在儿童人群中,UC临床表现和组织病理学可分为三个阶段:活动期、缓解期和静止期。活动期最具体的特征是隐窝结构的改变及明显隐窝炎,并可能有隐窝脓肿(图1-4-13)。上皮细胞表现出不同程度的变性和再生,杯状细胞明显减少。固有层可充血水肿,含有大量的混合性炎症细胞浸润。缓解期UC的一个重要特征是组织表现随时间变化,隐窝仍然可扭曲和分叉,表面可呈绒毛状,杯状细胞在隐窝中重新出现,固有层的炎症减轻并可能成为局灶性。静止期时隐窝萎缩变形。黏膜肌层与隐窝基底之间有间隙,杯状细胞存在,可有帕内特细胞化生和隐窝内分泌细胞增多,常缺乏活动性炎症,但显微镜下的炎症常持续存在。实际上这些分期常缺乏明显界线,组织学缓解也

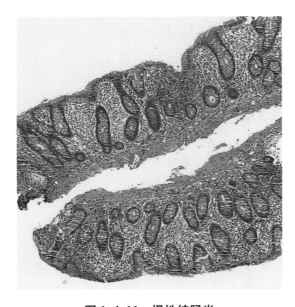

图1-4-11　慢性结肠炎
隐窝轻度扭曲分支,固有层明显淋巴浆细胞浸润,基底浆细胞增多。HE,×20

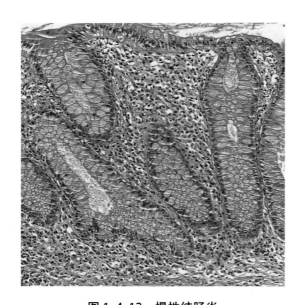

图1-4-12　慢性结肠炎
隐窝扭曲分支,小灶帕内特细胞化生,固有层淋巴浆细胞及散在嗜酸性粒细胞浸润。HE,×40

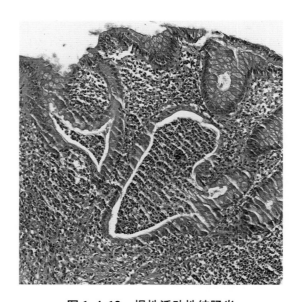

图1-4-13　慢性活动性结肠炎
固有层淋巴浆细胞、中性粒细胞及嗜酸性粒细胞浸润,隐窝脓肿形成。HE,×40

尚无确切定义。

2. CD 的病理诊断　CD 可累及胃肠道的任何部位,但最常见的表现为局限性回肠炎、回肠结肠炎、结肠炎或肛周疾病。与 UC 不同,它的表现为节段性、跳跃性分布。病变复杂,最具特征性的组织学改变包括炎症呈节段性分布、全层炎和非干酪性坏死性肉芽肿。手术标本大体形态及活检标本内镜观察与镜下形态同样重要(表 1-4-2)。组织学上肠黏膜可完全正常及与慢性病变/活动性并存。炎症细胞成分由淋巴细胞、浆细胞为主,可不同程度混有组织细胞及粒细胞等,它们的密度随取材的部位而不同。中性粒细胞较 UC 或感染性结肠炎少,但也可发现隐窝脓肿。肉芽肿是诊断 CD 的重要指标,由上皮样组织细胞、多巨细胞和淋巴细胞组成(图 1-4-14 和图 1-4-15)。CD 的肉芽肿遍布肠壁,可在炎症黏膜和内镜下正常黏膜中见到,有的肉芽肿非常微小。融合肉芽肿伴中央坏死常提示肺结核的诊断。但肉芽肿并不存在于所有 CD 患儿中。当有肉芽肿时,以下特征被认为是诊断 CD 最有帮助的:炎症呈斑片状,隐窝变形或杯状细胞缺失相对较少,基底淋巴浆细胞聚集。但在活检标本中,阿弗他溃疡和裂隙状溃疡罕见。

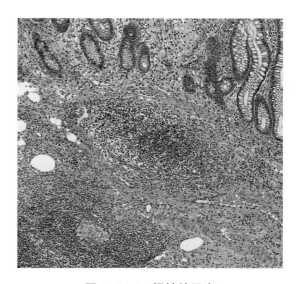

图 1-4-14　慢性结肠炎
黏膜全层炎症伴淋巴组织内微小肉芽肿形成。HE,×20

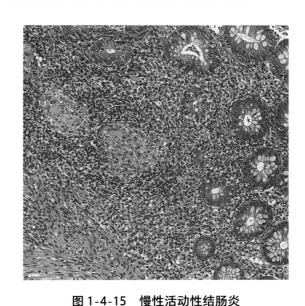

图 1-4-15　慢性活动性结肠炎
隐窝活动性炎症,固有层多样炎症细胞浸润,多个非干酪样肉芽肿形成。HE,×40

表 1-4-2　克罗恩病(CD)和溃疡性结肠炎(UC)病理表现对比

病理表现	CD	UC
受累节段	回肠与结肠(消化道任何节段)	结肠与直肠(倒灌性回肠炎)
分布	节段性病灶	连续性病灶
炎症浸润	全层	黏膜及黏膜下
肠壁狭窄及瘘管	常见	罕见
溃疡	口疮样或裂隙样深溃疡	针尖样或不规则浅溃疡
炎性假息肉	可见	常见
炎症累及深度	肠壁全层	黏膜及黏膜下浅层
淋巴组织增生	常见	罕见
隐窝脓肿	罕见	常见
肉芽肿	60% 出现	多无
裂隙状溃疡	存在	无
上皮黏液分泌	轻度减少	明显减少
神经纤维增生	常见	罕见

儿童活检标本 IBD 的病理变化与成人相似,但儿童 IBD 病例上消化道病理改变常见,包括淋巴细胞性食管炎、局灶性胃炎、十二指肠炎症和上皮样肉芽肿等。部分儿童(主要是 10 岁以下儿童)UC 病变可以呈片状分布,直肠可相对或绝对豁免,而且肠道黏膜隐窝结构异常可不明显。长时间腹泻的较小婴儿大肠黏膜活检标本可见轻度隐窝结构改变,不要误诊为 IBD。感染性结肠炎是儿童常见病变,与 IBD 临床及内镜可相似;组织学主要区别为隐窝结构正常,中性粒细胞明显浸润,炎症主要位于浅表黏膜。部分免疫功能低

下或个别 IBD 患儿可合并病毒及真菌感染,组织学及免疫组化常可发现病原体(图 1-4-16)。肠道慢性肉芽肿性疾病好发于 5 岁以下儿童,临床和病理都与克罗恩病非常相似,要注意鉴别。婴儿好发过敏性肠炎,可有便血症状,常累及直肠,需要与溃疡性结肠炎鉴别。

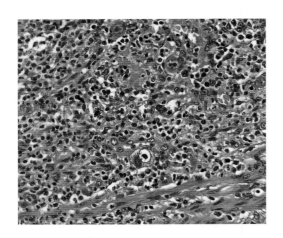

图 1-4-16 巨细胞病毒肠炎
肠壁炎性组织内见巨细胞病毒包涵体。HE,×40

(二)先天性巨结肠的病理诊断

先天性巨结肠又称先天性无神经节细胞症,希尔施普龙病(Hirschsprung disease,HD),病理改变以大肠远端神经节细胞完全缺如为特征。HD 的基本病理变化包括:结肠远段黏膜下及肌间神经丛中的神经节细胞缺如;黏膜下层及肌间神经纤维增生(图 1-4-17)。病理科在诸如 HD 的术前诊断、术中决定手术切缘及术后确定最终诊断等方面均发挥着重要作用。

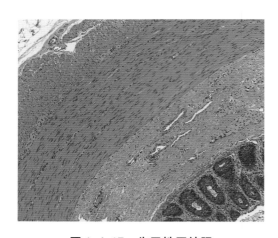

图 1-4-17 先天性巨结肠
结肠远段黏膜下及肌间神经丛中神经纤维增生,神经节细胞缺乏。HE,×10

巨结肠根治术术前诊断:抽吸直肠活检适用于 HD 的术前诊断。理想情况下,应在齿状线上方 2~5cm 处进行 2~3 次活检,包含有明显的黏膜下层。石蜡包埋时应保证肠黏膜面与切面垂直,进行 3~4 μm 厚的连续切片。每个活检标本至少应有 20 个以上常规 HE 染色切面及必要免疫组化染色,以识别任何存在的神经元。组织学上,正常的直肠活检包含黏膜下层的神经元簇,而 HD 患者的活检没有神经元,但黏膜下神经丛增生肥大(图 1-4-18)。由于接近齿状线 1cm 以内肠壁组织内神经节细胞可稀少或缺乏,在这种情况下,不能试图诊断为 HD。当然,如果活检发现明显的神经元,则可以排除诊断(图 1-4-19)。即"HD 在活检水平被排除",因为病理医生不可能准确地知道活检距肛门边缘的距离,活检也可能取在缺

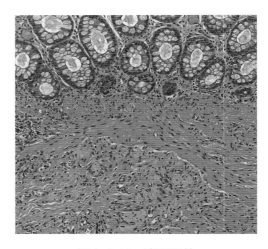

图 1-4-18 直肠活检
黏膜下神经丛增生,神经节细胞缺乏。HE,×20

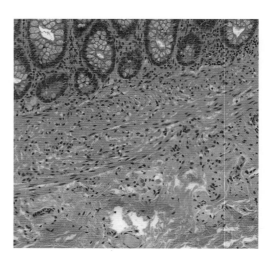

图 1-4-19 直肠活检
黏膜下神经丛内神经节细胞存在。HE,×20

乏神经元节段以上。

根据文献报道,多种抗体可以帮助辨认神经节细胞,如 NSE、S-100 蛋白、PHOX2B 等。HD 肠壁中存在较为特异的乙酰胆碱酯酶(AChE)和钙视网膜蛋白(Calretinin)染色模式,可使用组织化学染色及免疫组织化学染色识别。目前研究表明,Calretinin 与 AChE 一样敏感和特异,能用于石蜡切片,且仅需黏膜层即可满足染色要求,是目前最常用的辅助诊断手段,有助于提高诊断的准确率(图 1-4-20、图 1-4-21)。在儿童直肠活检中,石蜡包埋切片 HE 染色和使用 Calretinin 标记物的免疫染色已成为 HD 诊断的"新"标准。

目前术中快速诊断大多仅限于了解手术切缘

的神经节细胞分布情况,确保手术切缘达到正常肠段。

根治术切除肠管能用于 HD 的最终确认,特别是某些少见的巨结肠类型(如全结肠型无节细胞症、超短段型巨结肠等);了解无神经节肠段的长度;了解切缘神经节细胞的分布、发育情况及炎症程度等。

HD 主要是与非神经节细胞缺如的便秘性疾病鉴别,如所谓的"先天性神经节细胞减少症""肠神经元发育不良 A 型""肠神经元发育不良 B 型""神经节细胞不成熟"等,这些疾病的概念、命名和诊断标准均存在较大的争议。HD 最重要的特征是存在无神经节细胞肠段,而其他疾病均存在神经节细胞。

四、消化道常见息肉的病理诊断

儿童消化道息肉状病变相对常见,多为炎性息肉及错构瘤性息肉,肿瘤性病变少见。

(一)炎症性息肉

炎症性息肉(inflammatory polyp)由肉芽组织、腺体和肉芽组织的混合物或几乎正常的黏膜组成。常继发于消化道各种炎症性疾病之后,如 UC、CD、慢性感染性肠炎等。由于炎症的损伤使肠黏膜发生溃疡,上皮破坏,继之上皮再生修复,纤维组织增生,增生的纤维组织与残存的岛状黏膜构成息肉,即所称的假息肉间质慢性炎症细胞浸润(图 1-4-22)。它们由肉芽组织、腺体和肉芽组织的混合物或几乎正常的黏膜组成。活检可与肿瘤性息肉(腺瘤)鉴别。

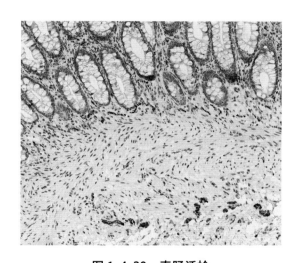

图 1-4-20 直肠活检
正常肠段黏膜及黏膜下存在较多 Calretinin 染色阳性纤维。免疫组化,×20

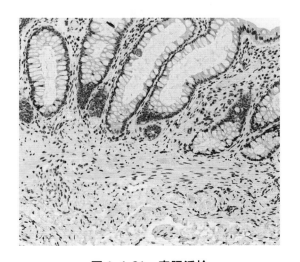

图 1-4-21 直肠活检
先天性巨结肠黏膜缺乏 Calretinin 染色阳性纤维。免疫组化,×20

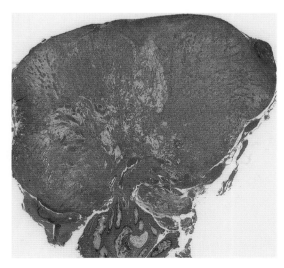

图 1-4-22 炎症性息肉
成片炎性肉芽组织息肉状增生。HE,×4

（二）幼年性息肉

幼年性息肉（juvenile polyp）是儿童最常见的良性错构瘤性息肉，通常位于直肠及乙状结肠。幼年性息肉直径通常在数毫米到 3.0cm 之间，为红色或暗红色的圆形或卵圆形肿块，偶呈分叶状，大部分有蒂，息肉切面可见大小不一的囊腔，腔内充满灰白色黏液或灰黄色脓性液体，因此也叫"潴留性息肉"。镜下，息肉由分化成熟的腺管组成，腺管由发育良好的黏液柱状上皮组成，多无异型，部分腺管因大量黏液潴留而扩张成大小不等的囊腔，腺腔内伴崩溃的细胞碎屑和黏液，上皮细胞变得扁平乃至消失。间质，常伴有充血、水肿及大量炎症细胞浸润，表面上皮常有坏死、脱落，常有糜烂及肉芽组织增生（图 1-4-23）。

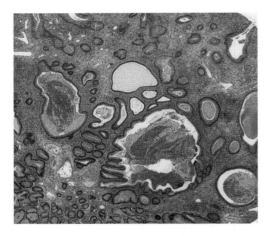

图 1-4-23　幼年性息肉
息肉由分化良好的腺管及水肿的炎性间质构成，部分腺腔不同程度扩张，囊壁衬黏液柱状上皮，囊内可充满崩溃的细胞碎屑和黏液。HE，×10

幼年性息肉病是常染色体显性遗传病，结直肠幼年性息肉≥5 枚，结肠外其余胃肠道幼年性息肉，或全胃肠道有幼年性息肉，或发现幼年性息肉并有幼年性息肉病家族史，应与多发性幼年性息肉区分，组织学与散发幼年性息肉相同，但有一定的恶性潜能。

（三）P-J 息肉

P-J 息肉（Peutz-Jeghers polyps，PJP）通常是波伊茨-耶格综合征（Peutz-Jeghers syndrome）的一部分，该综合征是常染色体显性遗传性疾病，多见于儿童及年轻人，除息肉外，伴有口周和其他部位的色素斑，P-J 息肉可分布于全胃肠道，以空肠最常见，其次是回肠和结肠，直肠少见。大体见息肉通常为多发性，集簇分布于某一肠段，大小不等。镜下最典型的特征是在息肉的中心可见分支状、杂乱无章排列的平滑肌束（树形结构），在低倍镜下很容易识别（图 1-4-24）。平滑肌束周围的上皮与正常消化道上皮相似，黏膜上皮排列可紊乱。在较大的息肉，常可见增生的黏膜上皮移位到肠壁深层，不要误诊为浸润性腺癌。发生在胃和结肠的平滑肌束不明显，常易与幼年性息肉混淆。

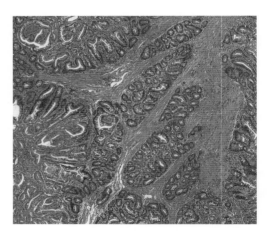

图 1-4-24　P-J 息肉
息肉中心见分支状、杂乱无章排列的平滑肌束。HE，×10

（汤宏峰）

第五节　无痛消化内镜的规范与创新

导　读

无痛内镜技术顺应医学发展的需求，在无痛、安全、无恐惧的状态下完成检查和治疗，使患儿在诊疗过程中享受到生理和心理的双重舒适。无痛内镜技术的规范化开展需要关注麻醉和内镜操作两个方面。微创化和智能化是儿童内镜技术发展的方向，推动了儿童消化学科的发展。

一、无痛消化内镜出现的背景

消化内镜自20世纪80年代末开始运用于儿科。1984年,浙江大学医学院附属儿童医院叶瑞云教授在全国率先建立儿童胃肠镜室,至此揭开了儿童消化内镜检查的序幕。随后,北京及上海多家综合及儿童专科医院相继开展了儿童消化内镜诊治技术,儿童消化内镜开始在全国蓬勃发展起来。由于普通胃镜、肠镜检查为侵入性操作,长期以来胃镜仅在口咽部黏膜表面麻醉状态下进行,胃镜置入口腔后刺激咽后壁,多数患儿会出现咽部不适、恶心、呕吐、呛咳、流涎,甚至躁动不安、咽喉黏膜损伤出血、憋气、喉头痉挛等危险症状;在肠镜操作中,肠管被牵拉、刺激、人为肠襻或肠腔扩张、痉挛等,可刺激引发强烈的自主神经反射,造成患儿紧张焦虑和恐惧,从而不能配合完成检查。因此,多数患儿恐惧或拒绝内镜检查,从而延误病情、贻误治疗时机。内镜操作的刺激还可使患儿循环系统发生应激反应,严重者造成心肺功能损害,检查质量难以得到有效保证。另外,内镜下治疗技术常常需要较长时间的配合,部分患儿因难以坚持而最终放弃治疗。因此,临床上亟须安全、舒适、无痛苦、副作用少的检查,无痛内镜技术的创新,使患儿在"睡眠"中完成检查和治疗,不仅能大大提高胃肠道疾病的诊治率,也顺应为患儿提供人文关怀、舒适化服务的现代医学需要。现代麻醉技术诱导更迅速、平稳,麻醉后苏醒快而安全,使无痛消化内镜(painless digestive endoscopy)技术广泛应用于临床。儿童消化系统疾病谱与成人差异较大,儿童消化内镜检查的重点关注于消化道内异物、先天发育畸形、炎症性疾病和过敏性疾病等。

二、儿童无痛消化内镜的规范

(一)儿童无痛消化内镜麻醉的规范化

2019年由中华医学会消化内镜学分会麻醉协作组制定的《常见消化内镜手术麻醉管理专家共识》指出:严重心脏疾病、重要器官功能失代偿、严重的呼吸道感染、严重的哮喘等均为消化内镜麻醉的相对禁忌证。排除禁忌证后实施全身麻醉应满足的条件:①手术室:包括沟通室、麻醉准备室、内镜操作室、复苏室等不同功能的独立区域。②设备:麻醉机、监护仪、氧供、输液装置、复苏器械如喉镜、负压吸引器等;手术前确认所有仪器功能和抢救药品种类齐全。麻醉前需由主治医师(含)以上资质的麻醉科医师评估患儿的全身状况、合并症、器官功能、相关用药(心血管药物、抗凝药物、糖尿病药物等)等,依据评估结果选择合适的麻醉方式,签署知情同意书,告知麻醉风险及注意事项。部分患儿麻醉后可出现副作用如头晕、头痛、恶心、呕吐、腹痛、腹胀、便血、谵妄等,需专科医师评估后给予对症处理。

(二)儿童无痛消化内镜的规范化

内镜的选择:依据年龄、体重以及疾病状况选择合适的内镜。

内镜检查的绝对禁忌证:包括呼吸衰竭、心力衰竭、消化道穿孔及腹膜炎等。排除禁忌证后,内镜检查前需专科护理人员给予人文关怀、健康宣教及有效沟通,缓解患儿及家长的焦虑、恐惧情绪,告知术前饮食限制和肠道准备(合并消化道梗阻,如食管狭窄、幽门痉挛或梗阻、胃动力不足则延长禁食时间)。主管医师应详细询问患儿病史、完善辅助检查;注意有无松动的牙齿、有无扁桃体肿大等,避免操作过程中窒息的发生。

肠镜检查前需完善肠道准备,结肠镜检查术前患儿需进行饮食管理和肠道清洁准备,<2岁患儿可继续母乳或奶粉喂养,选择生理盐水灌肠或联合开塞露行肠道准备;≥2岁患儿无渣饮食,可口服聚乙二醇电解质散(50~75ml/kg),总量分2次给药,结肠镜检查前1天晚上给予总量的2/3,检查当天麻醉要求禁食时间4~6小时,在禁食开始之前的2小时服完余量。经口小肠镜检查的患儿检查前12小时禁食,2~4小时禁水;经肛小肠镜检查的患儿除上述肠道准备,需常规应用西甲硅油或二甲硅油消泡剂可改善内镜视野清晰度,减少误诊率,缩短小肠镜操作时间,降低不良反应发生率。

三、儿童无痛消化内镜培训的规范化

我国儿科消化内镜的器械及技术应用与国际一流水平的差距不大,但在消化内镜规范化培训上存在较大的差距。既往儿科无痛消化内镜培训在三级儿童专科医院进行,缺乏国家级规范标准化培训基地,也无相关培训教材和设备。但儿童无痛内镜技术需要考虑儿童的特殊生理和心理特点,要求从业医师具备较高的专业素质。对于儿科内镜医师的培养,必须通过专科培训或者是继续教育来完成。因此,消化内镜中心培训基地的建立可以更好地完成该目标。

首先,培训是儿科内镜规范化诊治的基础,近年来国家卫生健康委员会医政司专门组织了全国的儿科消化内镜专家成立了儿科内镜专家组,初步确立了中国儿科消化内镜诊断技术管理规范及儿童内镜培训基地的标准。严格掌握儿科无痛消化内镜诊疗技术的适应证和禁忌证,合理使用镇静镇痛技术,制定适合中国国情的儿童无痛消化内镜诊疗相关指南及专家共识,做到制度层面的规范化。

其次,要做到培训模式的规范化,不同培训基地需要统一标准化培训,使用标准的培训教材,使得不同培训基地培训出的学员具有同质性,诊断报告互认性。不同的培训基地既要有规范的理论学习和临床实践课程,还要有标准的技术操作,及统一标准的考核,从而做到技术层面的同质化。

四、创新

(一)微创化

随着内镜技术的蓬勃发展,如息肉摘除、消化道内异物钳取术、硬化剂注射治疗食管静脉曲张、良性食管狭窄球囊扩张与支架治疗、经皮内镜引导下胃造瘘术、经内镜逆行性胰胆管造影术(endoscopic retrograde cholangio-pancreatography,ERCP)、超声内镜下胰腺假性囊肿穿刺引流术等内镜下微创技术也越来越广泛地应用于儿科临床。近些年,内镜黏膜切除术(endoscopic mucosal resection,EMR)和内镜黏膜下剥离术(endoscopic submucosal dissection,ESD)、内镜下逆行性阑尾炎治疗术(endoscopic retrograde appendicitis therapy,ERAT)和经口内镜下肌切开术(peroral endoscopic myotomy,POEM)、经口内镜下幽门肌切开术(G-POEM)、经直肠内镜下肌切开术(perrectal endoscopic myotomy,PREM)、经自然腔道内镜手术(natural orifice transluminal endoscopic surgery,NOTES)也发展越来越迅速。内镜微创技术的发展,能够实现在尽可能创伤小的前提下解除患儿的病痛,具有不影响患儿生活质量、并发症少、住院时间短、患儿及家属接受度高的优点。

(二)智能化

21世纪以来,信息技术飞速的发展影响多个医学领域。随着新型算法和海量信息存储、传输技术的发展,人工智能(artificial intelligence,AI)技术成为当前大数据时代最闪耀的明星。消化内镜的重要特征之一就是会产生大量包含丰富信息的医学图像,因此,高效并且准确地提取图像信息的人工智能辅助系统将逐步融合成消化内镜领域的一部分,也会成为消化内镜未来发展的重要趋势。在消化内镜检查中,基于人工智能的辅助诊断系统主要能够通过分析、识别检查图像,提供病变是肿瘤性还是非肿瘤性的信息,并初步判断组织学结果。在结肠镜领域,发现并摘除结直肠息肉是预防结直肠癌发生、发展的最重要措施,因此结直肠息肉的识别和检出成为人工智能应用的主要场景。目前,在肠镜的图像或视频中,检出和鉴别结直肠息肉的灵敏度均>95%,具有较大的研究发展潜力。除此之外,很多国际团队探索了人工智能在窄带成像下对亚实体息肉、腺瘤性息肉、侵袭性病变鉴别方面的应用效能显著提升。与此同时,人工智能辅助在实时判别息肉方面也取得很多进展,通过优化算法和提升算力,能够将每帧图像处理时间缩短至1秒之内,这种即时辅助系统有望在肠镜诊疗过程中成为临床医师的得力助手。

人工智能技术在内镜质量控制和培训方面也具备很大的潜力。消化内镜的质量控制和培训都是系统性工程。伴随着我国整体内镜诊疗数量的激增,对内镜检查质量控制和医师培训需求的矛盾日益凸显。我国在2014年成立国家内镜质量控制专家组,2017年成立国家内镜质量控制中心,初步建立了国家-省-地(市)和哨点医院的三级质量控制体系网络,并依托网络平台确立了12项核心质量控制指标。内镜质量控制的核心也是遵循计划-执行-检查-处理(plan-do-check-act,PDCA)循环实现,涉及内镜运行的每个环节。受限于落后的数据填报采集方式、数据标准化程度不高等因素,我国内镜质量控制还有很大提升空间,不同的智能算法能够在传报数据分析预警、洗消环节监控、设备数据分析、内镜图像评分和视觉辅助等多个方面发挥作用。在培训方面,研发基于智能算法的模拟培训软、硬件平台也会有很好的前景。

1. 消化内镜超级微创手术　超级微创手术是在保证器官结构完整性的基础上祛除病变,实现"治愈疾病,恢复如初"的目标,超级微创技术主要通过经隧道通道、经自然腔道通道、经穿刺通道、经多腔隙通道等四大通道实现,手术名称包括:病变部位+病变性质+通道+超级微创切除/取出/引流术的方法。超级微创手术广泛应用于消化道占位、贲门失弛缓症、胃肠道固有肌层肿瘤、胰腺感染性坏死、胰腺囊性肿瘤等诸多方面,成为临床消化内镜主流手术方式之一。

2. 儿童无痛消化内镜研究展望　儿童无痛消化内镜的进步使其在儿童消化道疾病的诊断敏感性和诊断范围上不断提高和扩大。适应儿童的新型研发装备为消化道疾病患儿提供了更加安全、微创、经济的治疗。人工智能及仿真模拟训练系统使得儿科消化内镜医师培训更加规范化,内镜培训基地更加专业化,助力儿童健康事业发展。

（李小芹）

第六节　儿童液体疗法与电解质平衡

导　读

体液平衡是指机体内液体容量、渗透压、酸碱度以及各种溶质的相对稳定,保持体液平衡是维持新陈代谢的必要条件。儿童容易发生体液平衡失调,水、电解质和酸碱平衡紊乱是儿科常见的临床问题,处理不当甚至可危及儿童生命。水、电解质、酸碱失衡的诊断依赖于临床表现及实验室生化检查及血气分析检查。治疗必须根据病史及实验室检查采取合适的液体疗法。液体疗法需注意液体的总量、液体的性质及输液的速度。

体液(body fluid)是人体重要组成部分,保持体液平衡(body fluid balance)是维持正常新陈代谢的必要条件。体液平衡主要是容量、渗透压、酸碱度以及各种溶质的相对稳定,以保证组织细胞进行正常生理活动。儿童尤其是婴幼儿由于体液占体重比例较大、各器官功能发育尚未成熟、新陈代谢旺盛以及机体调节功能差等生理特点,更容易发生体液平衡失调。因此,水、电解质和酸碱平衡紊乱是儿科常见的临床问题,处理不当甚至可危及儿童生命,临床医师需全面了解和掌握生理和病理条件下体液平衡的特点以正确地进行液体疗法。

一、体液的生理平衡

(一)体液总量与分布

体液包括两部分:细胞外液和内液,前者分布于血浆和组织间隙,后者分布于细胞内。年龄越小,体液总量相对越多,这主要是间质液的比例较高,而血浆和细胞内液量的比例则与成人相近。在新生儿早期,常有体液的迅速丢失,可达体重的5%或更多,即所谓的生理性体重下降,此时婴儿逐渐适应宫外的环境。至1岁时,体液降至约占体重的70%,在8岁时达成人水平(60%)。体液占体重的比例在婴儿及儿童时期相对保持恒定,这意味着此时体内脂肪及实质成分的增加与体液总量的增加是成比例的。在青春期,开始出现因性别不同所致的体内成分不同。由于体内脂肪在男女性别间的差异,体液总量在男性占体重的60%,而在女性为55%。不同年龄的体液分布见表1-6-1。

表1-6-1　不同年龄的体液分布(占体重的百分比)

年龄	细胞外液			细胞内液
	总量	血浆	间质液	
足月新生儿	78	6	37	35
1岁	70	5	25	40
2~14岁	65	5	20	40
成人	55~60	5	10~15	40~45

（二）体液的电解质组成

细胞内液和细胞外液的电解质组成有显著的差别。细胞外液的电解质成分可以通过血浆精确测定。正常血浆阳离子主要为 Na^+、K^+、Ca^{2+} 和 Mg^{2+}，其中 Na^+ 含量占血浆阳离子总量的 90% 以上，对维持细胞外液的渗透压起主导作用。血浆阴离子主要为 Cl^-、HCO_3^- 和蛋白，这 3 种阴离子的总电荷与总阴离子电位差称为未确定阴离子（undetermined anion，UA），主要由无机硫和无机磷、有机酸如乳酸、酮体等组成。组织间液的电解质组成除 Ca^{2+} 含量较血浆低 1/2 外，其余电解质组成与血浆相同。细胞内液的电解质测定较为困难，且不同的组织间有很大的差异。细胞内液阳离子以 K^+、Ca^{2+}、Mg^{2+} 和 Na^+ 为主，其中 K^+ 占 78%。阴离子以蛋白质、HCO_3^-、HPO_4^{2-} 和 Cl^- 等为主。

（三）儿童水的代谢特点

健康儿童尽管每天的水和电解质摄入量有很大的波动，但体内液体和电解质的含量保持着相对的稳定，即水的摄入量大致等于排泄量。

1. 水的生理需要量　儿童水的需要量大，交换率快，其主要原因为儿童生长发育快、活动量大、机体新陈代谢旺盛；摄入热量、蛋白质和经肾排出的溶质量均较高；体表面积相对大、呼吸频率快使不显性失水较成人多。细胞组织增长时需积蓄水分，也要增加水的摄入，但以每天计算，其量是很少的。按体重计算，年龄愈小，每日需水量愈多。不同年龄儿童每日所需水量见表 1-6-2。

表 1-6-2　儿童每日水的需要量

年龄/岁	需水量/($ml \cdot kg^{-1}$)
<1	120~160
1~3	100~140
4~9	70~110
10~14	50~90

2. 水的丢失　机体主要通过肾（尿）途径排出水分，其次为经皮肤和肺的不显性失水和消化道（粪）排水，另有极少量的水贮存于体内供新生组织增长。正常情况下，水通过皮肤和肺的蒸发，即不显性失水，主要用于调节体温。汗液属显性失水，也是调节体温的重要机制，与环境温度及机体的散热机制有关。不显性失水常不被引起注意，但在较小的早产儿其量是相当可观的。每天人体水含量的 1/4 左右是通过皮肤和肺蒸发水分而丧失的，其含电解质甚微。小婴儿尤其是新生儿和早产儿要特别重视不显性失水量，新生儿成熟度愈低、体表面积愈大、呼吸频率快、体温及环境温度高、环境的水蒸气压越小以及活动量大，不显性失水量就多。不显性失水量不受体内水分多少的影响，即使长期不进水，机体也会动用组织氧化产生的和组织中本身含有的水分来抵偿，故在供给水分时应将其考虑在常规补液的总量内。儿童不同年龄的不显性失水量见表 1-6-3。

儿童水代谢旺盛，年龄愈小，出入量相对愈多。婴儿每日水的交换量为细胞外液量的 1/2，而成人仅为 1/7，故婴儿体内水的交换率比成人快 3~4 倍。因婴儿对缺水的耐受力差，在病理情况下如进水不足同时又有水分继续丢失时，由于肾脏的浓缩功能有限，将较成人更易脱水。

3. 水平衡的调节　肾脏是唯一能通过其调节来控制细胞外液容量与成分的重要器官。蛋白质的代谢产物和盐类（主要为钠盐）是肾脏主要的溶质负荷，必须有足够的尿量使其排出。肾脏水的排出与抗利尿激素（antidiuretic hormone，ADH）分泌及肾小管上皮细胞对 ADH 的反应性有密切关系。正常引起 ADH 分泌的血浆渗透压阈值为 280mOsm/L，血浆渗透压变化 1%~2% 即可影响 ADH 分泌。当液体丢失达总量的 8% 或以上时，ADH 分泌即显著增加，严重脱水使 ADH 增加呈指数变化。

儿童的体液调节功能相对不成熟。正常情况下，水分排出的多少主要靠肾脏的浓缩和稀释功

表 1-6-3　儿童每日不显性失水量

年龄/体重	早产/足月新生儿				婴儿	幼儿	儿童
	750~1 000g	1 001~1 250g	1 251~1 500g	>1 500g			
不显性失水 [ml/(kg·d)]	82	56	46	26	19~24	14~17	12~14

能调节。肾功能正常时,水分摄入多,尿量就多;水分摄入量少或有额外的体液丢失(如大量出汗、呕吐、腹泻)而液体补充不足时,机体即通过调节肾功能,以提高尿比重、减少尿量的方式来排泄体内的代谢废物,最终使水的丢失减少。儿童年龄愈小,肾脏的浓缩和稀释功能愈不成熟。新生儿和婴幼儿由于肾小管重吸收功能发育尚不够完善,其最大的浓缩能力只能使尿液渗透压浓缩到约 700mOsm/L(比重 1.020),即在排出 1mmol 溶质时需带出 1.0~2.0ml 水;而成人的浓缩能力可使渗透压达到 1 400mOsm/L(比重 1.035),只需 0.7ml 水即可排出 1mmol 溶质,因此儿童在排泄同等量溶质时所需水量较成人为多,尿量相对较多。当摄水量不足或失水量增加时,易超过肾脏浓缩能力的限度,发生代谢产物滞留和高渗性脱水。另一方面,正常成人可使尿液稀释到 50~100mOsm/L(比重 1.003),而新生儿出生一周后肾脏稀释能力虽可达成人水平,但由于肾小球滤过率低,水的排泄速度较慢,若摄入水量过多又易致水肿和低血钠症。年龄愈小,肾脏排钠、排酸、产氨能力也愈差,因而也容易发生高血钠症和酸中毒。

二、水与电解质平衡失调

(一)脱水

脱水是指由于水的丢失过多和摄入量不足引起的体液总量,尤其是细胞外液量的减少。脱水时除水分丢失外同时伴有钠、钾和其他电解质的丢失。脱水的严重程度取决于水和电解质丢失的速度及幅度,而脱水的性质则反映了水和电解质

(主要是钠)的相对丢失率。

1. 脱水的程度　一般根据体液丢失量占体重的百分比来评价脱水的程度。但临床实践中,患者常有体液丢失的病史而无近期体重记录,因此,应根据脱水体征如前囟、眼窝、皮肤弹性、尿量和循环情况等临床表现综合分析判断(表 1-6-4)。不同性质的脱水其临床表现也不尽相同,现以临床最为常见的等渗性脱水为例,可以将脱水程度分为轻、中、重三度。

(1)轻度脱水:表示有 3%~5% 体重或相当于 30~50ml/kg 体液量的减少。

(2)中度脱水:表示有 5%~10% 的体重减少或相当于体液丢失 50~100ml/kg。

(3)重度脱水:表示有 10% 以上的体重减少或相当于体液丢失 100~120ml/kg。

中度与重度脱水的临床体征常有重叠,有时单位体重液体丢失量难以精确计算。

2. 脱水的性质　常常反映了水和电解质的相对丢失量,临床常根据血清钠及血浆渗透压水平对其进行评估。血清电解质与血浆渗透压常相互关联,因为渗透压很大程度上取决于血清阳离子,即钠离子。低渗性脱水时血清钠低于 130mmol/L;等渗性脱水时血清钠在 130~150mmol/L;高渗性脱水时血清钠>150mmol/L。临床上以等渗性脱水最为常见,其次为低渗性脱水,儿童高渗性脱水很少见。

脱水的不同性质与病理生理、治疗及预后均有密切的关系。详细的病史常能提供估计失水性质与程度的信息,故应详细询问患者的摄入量与

表 1-6-4　不同脱水程度的症状和体征

	轻度(体重的 3%~5%)	中度(体重的 5%~10%)	重度(>体重的 10%)
心率增快	无	有	有
脉搏	可触及	可触及(减弱)	明显减弱
血压	正常	体位性低血压	低血压
皮肤灌注	正常	正常	减少,出现花纹
皮肤弹性	正常	轻度降低	降低
前囟	正常	轻度凹陷	凹陷
黏膜	湿润	干燥	非常干燥
眼泪	有	有或无	无
呼吸	正常	深,也可快	深和快
尿量	正常	少尿	无尿或严重少尿

排出量、体重变化、排尿次数、一般状况及儿童的精神状况。当患儿腹泻数天，补充水量正常而摄入钠盐极少时，常表现为低渗性脱水；当高热数天而摄入水很少时，将配方奶不正确地配成高渗或使用高渗性液体时，可出现高血钠症。急性腹泻时脱水多为等渗性。

3. 临床表现 在等渗性脱水，细胞内外液无渗透压梯度，细胞内容量保持原状，临床表现视脱水的轻重而异，很大程度上取决于细胞外液的丢失量。应注意在严重营养不良儿往往对脱水程度估计过重。眼窝凹陷常被家长发现，其恢复往往是补液后最早改善的体征之一。

低渗性脱水时，细胞内液渗透压较高，水由细胞外进入细胞内，使循环容量因水向细胞内转移更进一步减少，严重者可发生循环不良，血压下降，内脏血管发生反射性收缩，肾血流量减少，肾小球滤过率减低，尿量减少，出现肾前性肾功能障碍。低渗性脱水时细胞外液的减少程度相对较其他两种脱水明显，临床表现多较严重。除一般脱水现象如皮肤弹性降低、眼窝和前囟凹陷外，多有四肢厥冷、皮肤花斑、血压下降、尿量减少等休克症状。营养不良患儿发生腹泻易发生低渗性脱水。

高渗性脱水时，水从细胞内转移至细胞外使细胞内外的渗透压达到平衡，导致细胞内容量降低，细胞外液得到了细胞内液体的补充，使临床脱水体征并不明显，主要表现为烦渴、高热、烦躁不安、皮肤黏膜干燥。高渗性脱水可使神经细胞脱水、皱缩，脑血管扩张甚至破裂出血，亦可发生脑血栓，表现为肌张力增高、惊厥、昏迷、脑脊液压力降低等，可留有中枢神经系统后遗症。

(二) 钾代谢异常

正常血清钾浓度为 3.5~5.5mmol/L，当血清钾 <3.5mmol/L 时为低血钾症 (hypokalemia)，当血清钾浓度>5.5mmol/L 时为高血钾症 (hyperkalemia)。低(高)血钾症临床症状的出现不仅取决于血钾的浓度，更重要的是与血钾浓度变化的速度有关。

1. 低血钾症

（1）病因：①钾摄入量不足：长期不能进食，液体疗法时补钾不足。②钾丢失增加：如呕吐、腹泻、各种引流、胃肠减压，使用排钾利尿剂，低血镁症，原发性失钾性肾病（远端肾小管酸中毒、醛固酮增多症等），肾小球旁器增生症（Bartter 综合

征），库欣综合征（Cushing syndrome）等。③钾分布异常：输液纠正酸中毒过程中，由于血液被稀释、钾随尿量的增加而排出，酸中毒纠正后大量 K^+ 进入细胞内，以及糖原合成时消耗钾，均导致血清钾骤降；低钾性周期性瘫痪、碱中毒和胰岛素治疗，以及使用 β-肾上腺素能兴奋剂、茶碱等药物及氯化钡中毒均可引起钾向细胞内转移。

（2）临床表现：①神经肌肉：可表现为精神萎靡，骨骼肌兴奋性降低，可表现为肌无力（弛缓性瘫痪、呼吸肌无力）、腱反射消失。②胃肠道平滑肌：兴奋性降低可表现为恶心、呕吐、腹胀、肠麻痹、腹壁反射消失等。③心血管：心肌收缩无力、心脏扩大。表现为心音低钝、心动过速、心力衰竭、猝死。心电图示 T 波低平、S-T 段下降、Q-T 间期延长、出现 U 波、室上性或室性心动过速、室颤，亦可发生心动过缓和房室传导阻滞、阿-斯综合征。④泌尿系统：长期缺钾可导致肾小管上皮细胞空泡变性，对抗利尿激素反应低下、浓缩功能减低，出现多饮、多尿、夜尿。肾小管泌 H^+ 和回吸收 HCO_3^- 增加，氯的回吸收减少，发生低钾、低氯性碱中毒，此时伴反常性酸性尿，可增加肾脏产氨而导致肝性脑病。还由于膀胱功能受损，可导致尿潴留，慢性缺钾可造成间质性肾炎。⑤其他：缺钾还可使胰岛素分泌受抑制、糖原合成障碍，易发生高血糖症。

（3）治疗：①治疗原发病；②轻度低血钾症患者可口服氯化钾每日 200~300mg/kg；③重度低血钾症需静脉补钾，全日总量一般为 100~300mg/kg（10% KCl 1~3ml/kg），忌将钾盐静脉推注，应均匀分配于全日静脉输液中，浓度一般不超过 0.3%（新生儿 0.15%~0.2%），每日补钾总量静脉滴注时间不应少于 6~8 小时。肾功能损害无尿时影响钾排出，此时补钾有引起高血钾的危险，故必须见尿补钾，膀胱中有潴留尿或治疗开始前 6 小时内曾排过尿即可视为有尿。由于细胞内钾恢复较慢，治疗低钾血症须持续补钾 4~6 天，甚至更长。在治疗过程中如病情好转，可由静脉补钾改为口服补钾。

2. 高血钾症

（1）病因：高血钾症常见病因有：①肾衰竭、肾小管性酸中毒、肾上腺皮质功能低下等使排钾减少；②休克、重度溶血以及严重挤压伤等使钾分布异常；③由于输入含钾溶液速度过快或浓度过高等。

（2）临床表现:高血钾症的主要表现为神经、肌肉症状:高血钾症时患儿精神萎靡,嗜睡,手足感觉异常,腱反射减弱或消失,严重者出现弛缓性瘫痪、尿潴留甚至呼吸麻痹;心电图异常与心律失常;高血钾症时心率减慢而不规则,可出现室性期前收缩和心室颤动,甚至心搏停止。心电图可出现高耸的 T 波、P 波消失或 QRS 波群增宽、心室颤动等。心电图的异常与否对决定是否需治疗有很大帮助。

（3）治疗:高血钾时,所有的含钾补液及口服补钾必须终止,其他隐性的钾来源,如抗生素、肠外营养等也应注意。当血钾>6~6.5mmol/L 时,必须进行心电监测以评估心律失常情况。高血钾治疗有两个基本目标:①防止发生致死性的心律失常;②去除体内过多的钾。为了减少心律失常而采取的降低血钾的措施往往是快速有效的,但是并不能去除体内过多的钾。快速降低高钾引起的心律失常风险的措施包括:通过快速静脉应用 5% 碳酸氢钠 3~5ml/kg,或葡萄糖加胰岛素（0.5~1g 葡萄糖/kg,每 3~4g 葡萄糖加 1U 胰岛素）,促进钾进入细胞内,使血清钾降低;β_2-肾上腺素能激动剂如沙丁胺醇（salbutamol）5μg/kg,经 15 分钟静脉应用或以 2.5~5mg 雾化吸入常能有效地降低血钾,并能持续 2~4 小时;以 10% 葡萄糖酸钙 0.5ml/kg 在数分钟内缓慢静脉推注,使心肌细胞膜稳定,可对抗高钾的心脏毒性作用,但同时必须监测心电图。上述方法都只是短暂的措施,体内总钾并未显著减少。将过多的钾从体内清除的措施包括:采用离子交换树脂（如聚苯乙烯磺酸钠）、血液或腹膜透析或连续血液净化（continuous blood purification,CBP）等,这些措施效果常较明显。此外,对于假性醛固酮增多症,应用氢氯噻嗪常有效。见图 1-6-1。

（三）酸碱平衡紊乱

正常儿童血液 pH 与成人一样,均在 7.35~7.45 之间。pH<7.35 为酸中毒,pH>7.45 为碱中毒。发生酸碱平衡紊乱（acid-base imbalance）时,如果机体通过缓冲系统的代偿,使血液的 pH 仍保持在正常范围时则称为代偿性酸中毒或碱中毒。如果不能代偿致 pH 低于或高于正常范围,则称为失代偿性代谢性（或呼吸性）酸中毒（或碱中毒）。常见的酸碱失衡为单纯型（呼酸、呼碱、代酸、代碱）,有时亦出现混合型。人体调节 pH 在较稳定的水平取决于两个机制:①理化或缓冲机制;②生理机制:主要为肾脏和肺直接作用于缓冲机制。

1. 代谢性酸中毒　代谢性酸中毒（metabolic

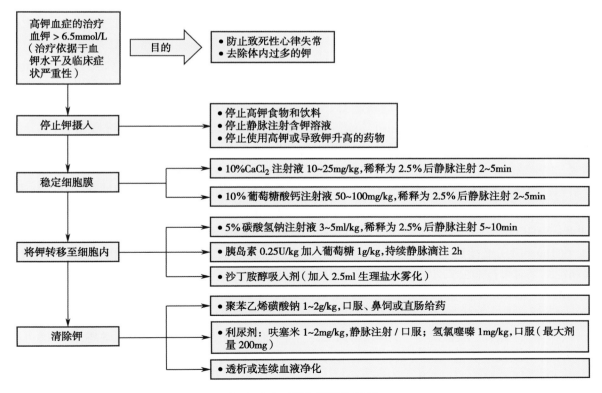

图 1-6-1　高血钾症的治疗

acidosis）临床最常见，根据阴离子间隙（anion gap，AG）值将其分为正常 AG 型（AG 值 8~16mmol/L）和高 AG 型（AG 值>16mmol/L）两型。正常 AG 型代谢性酸中毒主要是失碱引起，见于：①碱性物质从消化道或肾脏丢失。如腹泻，肾小管酸中毒，小肠、胰、胆管引流，应用碳酸酐酶抑制剂（乙酰唑胺）或醛固酮拮抗剂等。②摄入含氯物质过多，如长期应用含氯的盐类药物如精氨酸、赖氨酸等，经过代谢，引起 H⁺ 堆积，形成酸中毒。③静脉输入过多不含 HCO_3^- 的含钠液如生理盐水，造成血液中 HCO_3^- 被稀释，引起稀释性酸中毒。高 AG 型主要是产酸过多所致，如组织缺氧时细胞无氧酵解增强引起的乳酸增加，糖尿病酮症酸中毒，饥饿性酮症和水杨酸中毒等。

（1）临床表现：根据血液 HCO_3^- 的测定结果，临床将酸中毒分为轻（18~13mmol/L）、中（13~9mmol/L）、重（<9mmol/L）三度。轻度酸中毒症状不明显，主要靠病史和血气分析作出诊断。典型酸中毒表现为精神萎靡或烦躁不安、呼吸深快、有时可有面红或唇红、腹痛、呕吐、昏睡、昏迷。酸中毒时细胞通过 H⁺-K⁺ 交换使细胞外液 K⁺ 增高，可导致心律失常和心力衰竭。酸中毒时血浆游离钙增高，在酸中毒纠正后下降，可使原有低钙血症的患儿发生手足抽搐。新生儿和小婴儿的呼吸代偿功能较差，酸中毒时其呼吸改变可不典型，往往仅有精神萎靡、拒食和面色苍白等。

（2）治疗：积极治疗缺氧、组织低灌注、腹泻等原发病。正常 AG 型代谢性酸中毒处理原则为减少 HCO_3^- 的损失和补充碱剂增加碱储备、中和 H⁺；高 AG 型原则为改善微循环和机体缺氧状况。轻度酸中毒经病因治疗后通过机体代偿可自行恢复，不需碱剂治疗；一般主张 pH<7.3 时可静脉补给碱性液体，常首选碳酸氢钠（NaHCO₃）。在紧急情况下，可暂按提高血浆 HCO_3^- 5mmol/L 计算（1.4% NaHCO₃ 或 1.87% 乳酸钠 3ml/kg 可提高 HCO_3^- 约 1mmol/L），必要时 2~4 小时后可重复；有血气测定结果时可按照公式计算，碱剂需要量=剩余碱（BE）负值×0.3×体重（kg）。因为 5% 碳酸氢钠 1ml=0.6mmol，故所需 5% 碳酸氢钠（ml）=|BE|×0.5×体重（kg），一般首次给予计算量的 1/2，根据治疗后情况及复查血气决定是否继续用药。重度酸中毒伴重度脱水时，可用 1.4% NaHCO₃ 每次 20ml/kg（总量不超过 300ml），起到既纠酸又扩

容的作用。在通气功能障碍时不宜用碳酸氢钠，用后可发生 CO_2 潴留反而使酸中毒加重。新生儿、缺氧、休克和肝功能不全时不宜使用乳酸钠。在纠酸过程中由于钾离子进入细胞内液使血清钾降低，游离钙也减少，应注意补钾和补钙。

2. 代谢性碱中毒 代谢性碱中毒（metabolic alkalosis）是由于体内 H⁺ 丢失过多或 HCO_3^- 蓄积所致。主要见于：①严重呕吐或胃液引流导致的氢和氯的丢失，如常见的先天性肥厚性幽门狭窄、先天性失氯性腹泻；②摄入或输入过多碳酸氢盐；③严重低钾血症，肾脏碳酸氢盐的重吸收增加，使用大剂量皮质激素、Bartter 综合征（肾小球旁器增生症）、脱氧皮质酮分泌增多、使用大剂量青霉素、氨苄西林等含有肾脏不能回吸收的阴离子（使远端肾小管 H⁺、K⁺ 排出及 Na⁺ 回吸收增多）、肾衰竭、使用呼吸机使高碳酸血症迅速解除等。

（1）临床表现：典型表现为呼吸慢而浅、头痛、烦躁、手足麻木、低血钾症，血清中游离钙降低而导致手足抽搐。

（2）治疗：去除病因，停用碱性药物，纠正水电解质平衡失调。轻症给予 0.9% 氯化钠液静脉滴注，补充部分阴离子（氯离子）即可。严重者（pH>7.6；HCO_3^->40mmol/L；Cl⁻<85mmol/L）可给予氯化铵治疗。对高碳酸血症迅速解除所引起的代谢性碱中毒，首先应调节呼吸机参数，使 $PaCO_2$ 回升到患者原来耐受水平，以后再逐渐降低。

3. 呼吸性酸中毒 呼吸性酸中毒（respiratory acidosis）是由于通气障碍导致体内 CO_2 潴留和 H_2CO_3 增高所致，通常见于：①呼吸道阻塞：如喉头痉挛或水肿、支气管哮喘、呼吸道异物、分泌物堵塞、羊水或胎粪吸入等；②肺和胸腔疾病：如严重肺炎、呼吸窘迫综合征、肺不张、肺水肿、气胸、大量胸腔积液等；③呼吸中枢抑制：脑炎、脑膜炎、脑外伤、安眠药和麻醉药过量等；④呼吸肌麻痹或痉挛：感染性多发性神经根炎、脊髓灰质炎、严重低血钾、破伤风等；⑤呼吸机使用不当所致 CO_2 潴留。

（1）临床表现：除原发病表现外，常伴有低氧血症及呼吸困难，高碳酸血症可引起血管扩张，颅内血流增加，致头痛及颅内压增高，严重时可出现中枢抑制。

（2）治疗：积极治疗原发病，改善通气和换气功能，排除呼吸道阻塞。重症患儿应行气管插管

或气管切开、人工辅助呼吸,低流量氧气吸入。

4. 呼吸性碱中毒

呼吸性碱中毒(respiratory alkalosis)是由于通气过度使血液 CO_2 过度减少、血 H_2CO_3 降低所致。见于:①神经系统疾病:脑膜炎、脑肿瘤或外伤;②低氧:严重贫血、肺炎、肺水肿、高山病等;③过度通气:紧张、长时间剧烈啼哭、高热伴呼吸增快、心理疾病、机械通气使用不当导致的 CO_2 排出过多;④水杨酸中毒(早期);⑤CO 中毒。

(1)临床表现:突出症状为呼吸深快,其他症状与代谢性碱中毒相似。

(2)治疗:主要是病因治疗,呼吸改善后,碱中毒可逐渐恢复。纠正电解质紊乱,有手足抽搐症者给予钙剂。

5. 呼吸性酸中毒合并代谢性酸中毒

呼吸性酸中毒合并代谢性酸中毒是较常见的混合型酸碱平衡紊乱,由于换气功能障碍导致 CO_2 潴留,同时伴有缺氧、进食不足、脱水和休克等情况,此时既有 HCO_3^- 降低,又有 CO_2 潴留,血浆 pH 明显下降。治疗上应积极治疗原发病,在处理代谢性酸中毒的同时保持呼吸道通畅,必要时须应用呼吸机促进潴留 CO_2 的排出。

三、液体疗法时常用液体种类及补液途径

常用液体包括非电解质和电解质溶液。其中非电解质溶液包括饮用水及 5% 或 10% 葡萄糖溶液等,因葡萄糖在体内迅速被代谢而产生热量、H_2O 及 CO_2,故可将葡萄糖溶液视为无张力溶液。电解质溶液指含有氯化钠、氯化钾、乳酸钠、碳酸氢钠和氯化铵等一种或几种溶质的液体,以及它们的不同配制液(表 1-6-5)。

口服补液盐(oral rehydration salts,ORS)是 20世纪 70 年代起世界卫生组织(WHO)推荐用以治疗急性腹泻合并脱水的一种液体,即标准 ORS。研究证实 2% 左右的葡萄糖是促进肠道吸收水和钠盐的最佳浓度,通过小肠上皮细胞刷状缘的膜上存在着 Na^+-葡萄糖共同载体显著增加水、钠的吸收。1984 年 WHO 又推荐一种新的 ORS 配方,用枸橼酸钠 2.9g 取代原配方中的碳酸氢钠,使产品更便于保存,且口味较好,患儿较易接受,该配方在市场上相应的产品称为"ORS Ⅱ"。20世纪 90 年代后,多中心、随机、双盲临床研究显示,与标准 ORS 比较,低渗 ORS 可以减少排便量,缩短病程,减少计划外静脉输液及防止高血钠症的发生。WHO 确认了这些研究成果,并于 2002年推荐出低渗 ORS 配方(ORS Ⅲ):NaCl 2.6g,枸橼酸钠 2.9g,氯化钾 1.5g,葡萄糖 13.5g,加水至 1 000ml 配成,总渗透压为 245mOsm/L。此外,有研究表明将标准 ORS 配方 1.5 倍稀释,其电解质浓度相当于 1/2 张,用于治疗及预防脱水也能取得满意的效果(表 1-6-6)。

ORS 适用于轻度或中度脱水患儿,重度脱水、呕吐频繁、意识障碍、呼吸困难、急腹症及新生儿一般不宜采用口服补液。根据 2020 版《儿童急性

表 1-6-5　常用的电解质溶液成分及其渗透浓度

溶液种类	电解质浓度/(mmol·L^{-1})					渗透浓度/(mOsm·L^{-1})
	Na^+	K^+	Cl^-	HCO_3^-/乳酸根离子	Ca^{2+}	
生理盐水	154	—	154	—	—	308
林格液	146	4	155		2.5	310
乳酸钠林格液	130	4	109	28	1.5	274
2:1 溶液	158	—	105	53		316
1.4% 碳酸氢钠液	167	—	—	167		334
1/6M 乳酸钠液	167	—	—	167		334
血浆	142	5	105	24		315
3:4:2 液(2/3 张)	105	—	70	35		210
3:2:1 液(1/2 张)	79	—	51	28		158
1:1 含钠液(1/2 张)	77		77			154
口服补液盐(ORS)	90	20	80	30		220

表 1-6-6　不同 ORS 成分及电解质浓度

	电解质浓度/(mmol·L⁻¹)				电解质	
	Na^+	K^+	Cl^-	HCO_3^-	mOsm/L	张力
标准 ORS	90	20	80	30	220	2/3
ORS II	90	20	80	30	220	2/3
低渗 ORS（ORS III）	75	20	65	30	170	>1/2
标准 ORS 1.5 倍稀释	60	13.3	53.3	20	147	1/2

感染性腹泻病诊疗规范》推荐:从患儿腹泻开始,就给予口服足够的液体以预防脱水,给予口服补液盐或米汤加盐溶液,在每次稀便后补充一定量的液体（<6 个月者,50ml;6 个月~2 岁者,100ml;2~10 岁者,150ml;10 岁以上的患者随意）直至腹泻停止;如果患儿发生轻至中度脱水:应用口服补液盐,用量（ml）=体重（kg）×（50~75）,4 小时内服完,密切观察患儿病情,4 小时后评估脱水情况,及时调整补液的方案。液体疗法是儿科临床医学的重要组成部分,其目的是维持或恢复正常的体液容量和成分,以确保正常的生理功能。液体疗法包括了补充生理需要量、累计损失量及继续丢失量。上述每一部分都可独立地进行计算和补充。例如,对于空腹将接受外科手术的儿童,可能只需补充生理需要量和相应的电解质;而对于腹泻患儿则需补充生理需要量、累计损失量和继续丢失量。由于体液失衡的原因和性质非常复杂,在制订补液方案时必须全面掌握病史、体检和实验资料及患儿的个体差异,分析三部分液体的不同需求,制订合理、正确的输液量、速度、成分及顺序。一般情况下,肾脏、肺、心血管及内分泌系统对体内液体平衡有较强的调节作用,故补液成分及量如基本合适,机体就能充分调整,以恢复体液的正常平衡;但如上述脏器存在功能不全,则应较严格地选择液体的成分,根据其病理生理特点选择补液量及速度,并根据病情变化而调整。

1. 生理需要量　生理需要量涉及热量、水和电解质。维持液量和电解质直接与代谢率相关,代谢率的变化可通过碳水化合物、脂肪和蛋白质氧化影响内生水的产生。肾脏的溶质排出可影响水的排出。正常机体 25% 的水是通过不显性失水丢失的,热量的产生必然会影响到水的丢失,故正常生理需要量的估计可按热量需求计算,一般

按每代谢 100kcal 热量需 100~150ml 水;年龄愈小需水相对愈多,故也可按简易计算表计算（表1-6-7）。

表 1-6-7　生理需要量的四种计算方法

体表面积法:
1 500ml/BSA（m²）/d

100/50/20 法:

体重（kg）	液体量
0~10	100ml/(kg·d)
11~20	1 000ml+超过 10kg 体重数×50ml/(kg·d)
>20	1 500ml+超过 20kg 体重数×20ml/(kg·d)

4/2/1 法:

体重（kg）	液体量
0~10	4ml/(kg·d)
11~20	40ml/h+超过 10kg 体重数×2ml/h
>20	60ml/h+超过 20kg 体重数×1ml/h

不显性失水+测量损失法:
400~600ml/(m²·d)+尿量（ml）+其他测得的损失量（ml）

生理需要量取决于尿量、大便丢失及不显性失水。正常大便丢失常可忽略不计,不显性失水约占液体丢失的 1/3,在发热时增加（体温每增加 1℃,不显性失水增加 12%）,肺不显性失水在过度通气,如哮喘、酮症酸中毒时增加,在有湿化功能的人工呼吸机应用时肺不显性失水降低。在极低出生体重儿,不显性失水可多达每天 100ml/kg 以上。

电解质的需求包括每日出汗、正常大小便、生理消耗的电解质等,变化很大。平均钾、钠、氯

表 1-6-8　各种体液损失成分表

体液	Na$^+$/(mmol·L^{-1})	K$^+$/(mmol·L^{-1})	Cl$^-$/(mmol·L^{-1})	蛋白/(g·dl^{-1})
胃液	20~80	5~20	100~150	—
胰液	120~140	5~15	90~120	—
小肠液	100~140	5~15	90~130	—
胆汁液	120~140	5~15	50~120	—
肠造瘘口损失液	45~135	5~15	20~115	—
腹泻液	10~90	10~80	10~110	—
正常出汗	10~30	3~10	10~25	—
烫伤	140	5	110	3~5

的消耗量约 2~3mmol/100kcal。生理需要量应尽可能口服补充,不能口服或口服不足者可以静脉滴注 1/5~1/4 含钠液,同时给予生理需要量的钾。发热、呼吸加快的患儿应适当增加液量输入;营养不良者应注意热量和蛋白质补充;必要时用部分或全静脉营养。

2. 补充累计损失量　根据脱水程度及性质补充,即轻度脱水约 30~50ml/kg(体重);中度为 50~100ml/kg;重度为 100~120ml/kg。通常对低渗性脱水补 2/3 张含钠液;等渗性脱水补 1/2 张含钠液;高渗性脱水补 1/5~1/3 张含钠液(液体张力=等张含钠液/液体总量),如临床上判断脱水性质有困难,可先按等渗性脱水处理。补液的速度取决于脱水程度,原则是:先快后慢,先盐后糖,见尿补钾,纠酸补钙。对伴有循环不良和休克的重度脱水患儿,开始应快速输入等张含钠液(生理盐水或 2∶1 等张液)按 20ml/kg 于 30 分钟~1 小时输入。其余累计损失量补充常在 8~12 小时内完成。在循环改善出现排尿后应及时补钾。对于高渗性脱水,需缓慢纠正高血钠症(每 24 小时血钠下降<10mmol/L),也可在数天内纠正。有时需用张力较高甚至等张液体,以防血钠迅速下降出现脑水肿。

3. 补充继续丢失量　在开始补充累计损失量后,由于腹泻、呕吐、胃肠引流等损失可能继续存在,以致体液继续丢失,如不予以补充将又成为新的脱水、电解质紊乱。补充继续丢失的原则是异常丢失多少及时补充多少,这就需要根据每一个患儿、每日的情况,做出具体的判断(表1-6-8)。

(王宝西)

参考文献

[1] 王天有,申昆玲,沈颖.诸福棠实用儿科学.9版.北京:人民卫生出版社,2022.

[2] 王卫平,孙锟,常立文.儿科学.9版.北京:人民卫生出版社,2018.

[3] 高英茂,李和.组织学与胚胎学.北京:人民卫生出版社,2011.

[4] 柏树令,丁文龙.系统解剖学.北京:人民卫生出版社,2018.

[5] 王庭槐.生理学.北京:人民卫生出版社,2018.

[6] 江米足,龚四堂.中华医学会儿科学分会消化学组历史沿革与发展.中华儿科杂志,2015,53(04):248-251.

[7] 江米足.儿童消化内镜的发展与思考.中国当代儿科杂志,2022,24(4):350-353.

[8] 中华医学会消化内镜学分会儿科协作组.中国儿童胃镜结肠镜检查规范操作专家共识.中华消化内镜杂志,2019,36(1):6-9.

[9] 黄瑛,耿岚岚,楼金玕,等.麻醉状态下儿童择期结肠镜检查肠道准备专家共识.中国循证儿科杂志,2021,16(02):81-87.

[10] 中华医学会儿科学分会消化学组,《中华儿科杂志》编辑委员会.中国儿童消化道异物诊断、管理和内镜处理专家共识.中华儿科杂志,2022,60(05):401-407.

[11] 江米足,游洁玉,李小芹,等.儿童小肠镜临床应用管理专家共识.中国当代儿科杂志,2022,24(10):1069-1077.

[12] 儿童急性感染性腹泻病诊疗规范(年版)编写审定专家组.儿童急性感染性腹泻病诊疗规范(2020年版).中国医药科学,2020,10(21):249-256.

[13] 中华医学会病理学分会消化病理学组筹备组.慢性胃炎及上皮性肿瘤胃黏膜活病理诊断共识.中华病理学杂志,2017,46(2):289-293.

［14］肖书渊,姜支农,刘秀丽.炎症性肠病病理鉴别诊断.杭州:浙江大学出版社,2018.

［15］FENOGLIO-PREISER CM. Gastrointestinal Pathology: An Atlas and Text. 3rd ed. Philadelphia:Lippincott Williams & Wilkins,2007.

［16］PUTRA J,JEFFREY D,GOIDSMITH M.Daily Dilemmas in Pediatric Gastrointestinal Pathology.Surgical Pathology Clinics,2020,13（3）:399-411.

［17］ABUQUTEISH D,PUTRA J.Upper gastrointestinal tract involvement of pediatric inflammatory bowel disease:A pathological review.World Journal of Gastroenterology, 2019,25（16）:1928-1935.

［18］GREENBAUM LA. Electrolyte and acid-base disorders// Nelson textbook of pediatrics. 20th edition. Philadelphia: Elsevier,2016:346-391.

［19］KEARNS GL,ABDEL-RAHMAN SM,ALANDER SW, et al. Developmental pharmacology-drug disposition action therapy in infant and children. N Engl J Med, 2003,349:1157-1167.

［20］HAHN S,KIM S,GARMER P. Reduced osmolarity oral rehydratic on solution for treating dehydration caused by acute diarrhea in Children. Cochrane Database Syst Rev,2002,（1）:CD002847.

［21］COLIN D,RUDOLPH J. Rudolph's Pediatrics. 22nd edition. New York:The McGraw-Hill Commpanies,Inc, 2017:1362-1375.

第二章 消化系统常见症状

第一节 呕 吐

导 读

呕吐是儿童常见的消化系统症状，是由自主神经、胃肠肌肉和中枢神经系统反射引起，导致食管、胃或肠道呈逆蠕动，并伴有腹肌强力痉挛性收缩，从而迫使食管或胃内容物从口、鼻腔涌出。多种胃肠道疾病以及肠外疾病均可引起呕吐，涉及诊断及鉴别诊断广泛，容易误诊。完善必要的检查明确病因，针对病因治疗十分重要。同时急性期可使用药物对症治疗。若明确为消化道畸形、急腹症、颅内占位等疾病，需外科干预。

呕吐（vomiting）是儿童常见的消化系统症状，是由自主神经、胃肠肌肉和中枢神经系统反射引起，导致食管、胃或肠道呈逆蠕动，并伴有腹肌强力痉挛性收缩，从而迫使食管或胃内容物从口、鼻腔涌出。严重剧烈的呕吐甚至会导致患儿呈呼吸暂停的窒息状态，若呕吐物被吸入，可导致肺部感染。反复多次呕吐会引起水电解质酸碱紊乱。慢性长期呕吐会影响营养物质摄入，导致营养不良和生长发育迟缓。

【病因】

胃肠道疾病或胃肠道外疾病均可引起呕吐，且不同年龄段儿童呕吐的疾病谱不尽相同：

1. 内科性疾病所致呕吐

（1）消化道感染：病毒或细菌感染引起的急性肠炎、急性胃肠炎等均可出现呕吐表现。常见的病毒病原体有轮状病毒、诺如病毒、肠道腺病毒等。其中，诺如病毒引起的呕吐较剧烈，且可出现聚集发病的流行病学特征。

（2）胃肠道疾病：大多数胃肠道器质性疾病，均可出现呕吐，如慢性胃炎、幽门螺杆菌感染相关胃炎、食管炎、胃食管反流病、腹型过敏性紫癜、急性胰腺炎、急性胆囊炎等。

（3）全身感染性疾病：如呼吸道感染、扁桃体炎、支气管肺炎等，引起咽部充血水肿，咽反射敏感或影响胃肠功能后可引起呕吐。

（4）功能性胃肠病：如功能性消化不良、周期性呕吐综合征等功能性胃肠病，如有警示症状和体征需排除消化道器质性病变、神经系统疾病和全身疾病等因素后，符合罗马Ⅳ标准方可诊断。

（5）食物蛋白过敏性胃肠病：如食物蛋白诱导小肠结肠炎综合征，常发生在摄入过敏原后不久出现较为剧烈的呕吐，易误诊，注意鉴别诊断。回避过敏原呕吐能够减轻，再次接触过敏原症状加重。

（6）心血管系统疾病：如暴发性心肌炎，该病起病急骤，发展迅猛，患儿一般情况差，可出现生命体征不平稳。由于早期症状不典型，易误诊，预后凶险。

（7）中毒：药物、食物或毒物中毒可表现为急性呕吐，呕吐物可能有异味，伴有中毒的其他器官症状表现。

（8）内分泌代谢紊乱：遗传代谢性疾病或内环境紊乱，如酮症酸中毒、高氨血症、氨基酸代谢异常等，均可出现呕吐。呕吐后也会加重内环境紊乱，导致症状持续或加重。

（9）颅内感染：颅内感染引起脑水肿，颅内压增高可出现呕吐。此类呕吐常为急性起病，表现剧烈，呈喷射性，急性发作且不伴有恶心等前驱症状，伴有神经系统症状体征（如头痛、嗜睡、惊厥、昏迷等）。小脑或前庭功能异常者，症状可随体位改变而发生。

2. 外科性疾病所致呕吐

（1）外科急腹症：如肠套叠（图2-1-1）、急性阑尾炎、机械性肠梗阻（图2-1-2）、腹膜炎等常有呕吐表现，并伴有剧烈腹痛等其他消化道表现。

（2）消化道梗阻及畸形：任何原因引起胃肠道梗阻均可引起呕吐。先天性消化道畸形，如食管闭锁、食管裂孔疝、胃扭转、贲门失弛缓症、幽门梗阻、十二指肠隔膜、肠旋转不良、肠扭转及肠梗

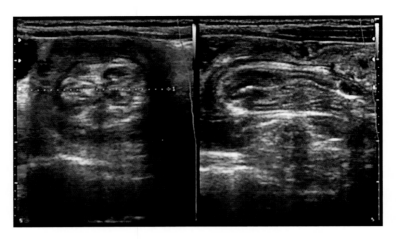

图 2-1-1　肠套叠 B 超
同心圆征

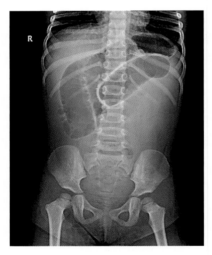

图 2-1-2　机械性肠梗阻腹部 X 线片
充气的小肠袢,呈"鱼骨刺"状,扩张肠曲影

阻、消化性溃疡瘢痕梗阻等。急性肠梗阻常伴有腹胀、腹痛、肛门排便排气停止等表现。

（3）颅内占位:颅内占位包括肿瘤、颅内出血导致颅内压增高后引起呕吐,起病缓急不一,可伴或不伴有中枢神经系统症状。

【临床表现】

对于呕吐的患儿需进行详细的病史采集和体格检查,多数情况下通过病史和体格检查可以分析呕吐病因,必要时完善相关检查确诊。此外,还需要注意呕吐导致的脱水、内环境电解质紊乱的相应临床表现。

1. 病史询问　包括呕吐发生时间、缓急;呕吐的方式、呕吐量、颜色、气味;与进食的关系;有无恶心、腹痛、腹泻、便血等伴随症状;有无神经系统症

状,如头痛、头晕、耳鸣等;既往有无腹部手术史、既往病史、用药史等。注意观察呕吐物性质,如含咖啡色物质,提示存在胃部出血;幽门及胃部病变呕吐胃内容物中不含胆汁;十二指肠下部病变则呕吐物含胆汁;低位肠梗阻可见呕吐物带有粪质。

2. 体格检查　重点进行腹部查体,包括腹部外形、疼痛的触诊、包块触诊、肠鸣音、移动性浊音等。此外,注意患儿的精神状态,有无脱水征,需要进行神经系统查体;注意心音强度、心率、心律等心血管系统体征。

【辅助检查】

常规检查,包括血、尿、粪便常规。血生化检查,了解转氨酶、肾功能、电解质、血糖等,进行血气分析,综合评估是否存在酸碱、电解质紊乱,有无因脱水、食欲缺乏导致血容量不足,引起肾前性损伤。

根据病因不同,进行有针对性的辅助检查,如怀疑腹腔内病变,行腹部 B 超、腹部增强 CT 检查;怀疑肠套叠,行胃肠道彩超检查;怀疑消化道发育畸形,行消化道造影检查;怀疑食管及胃部病变,行胃镜检查,若考虑幽门螺杆菌感染,可行快速尿素酶或 ^{13}C 尿素呼气试验;怀疑胃食管反流病,行 24 小时动态食管 pH-阻抗监测;怀疑颅内占位,行头颅 CT 或 MRI 检查;怀疑颅内感染,行脑脊液检查;怀疑食物过敏,行过敏原检查、激发试验等;怀疑遗传代谢内分泌疾病,可行代谢筛查以及基因检测。

【鉴别诊断】

呕吐是常见的消化系统症状,鉴别引起呕吐的原因是治疗的基础。不同年龄段儿童呕吐病因有所区别(表 2-1-1)。

表 2-1-1 不同年龄段呕吐常见原因

年龄	常见病因
新生儿	坏死性小肠结肠炎、喂养不耐受 食管闭锁、胃扭转 肠闭锁、肠旋转不良、先天性巨结肠、肛门或直肠闭锁 颅内出血、硬膜下血肿、缺血缺氧性脑病、颅内感染
婴幼儿	急性胃肠炎、急性肠炎、全身感染 胃食管反流病 功能性胃肠病,如周期性呕吐综合征、功能性消化不良 急腹症:肠套叠、肠梗阻等 食物蛋白诱导小肠结肠炎综合征 食管裂孔疝、贲门失弛缓症、先天性肥厚性幽门狭窄、胃扭转、十二指肠隔膜、环状胰腺 颅内感染、颅内占位、脑积水 遗传代谢性疾病
学龄前及学龄儿童	急/慢性胃炎、急性肠炎 消化性溃疡 胃食管反流病 嗜酸性粒细胞性食管炎、嗜酸性粒细胞性胃肠炎 食物蛋白过敏性胃肠病、腹型过敏性紫癜、乳糜泻 功能性胃肠病,如周期性呕吐综合征、功能性消化不良 急腹症:阑尾炎、腹膜炎、肠梗阻、肠套叠等 急性胰腺炎、急性胆囊炎 心肌炎、暴发性心肌炎 颅内感染、颅内占位、脑水肿 遗传代谢性疾病、酮症酸中毒 食物中毒 精神心理因素所致躯体功能障碍,如神经性呕吐 妊娠

【治疗】

治疗原则:去除病因,对症治疗,缓解症状,减少因呕吐导致的并发症。

1. 病因治疗 对于有明确原因导致的呕吐,首先根据病因进行治疗。如食物蛋白诱导的小肠结肠炎综合征,进行过敏原回避及低敏配方粉治疗(氨基酸配方粉或深度水解蛋白配方粉);上消化道畸形导致的呕吐,根据情况进行内镜介入治疗或手术干预;颅内占位引起的呕吐,降颅内压及脑外科手术治疗;胃食管反流病引起的呕吐,进行促进胃动力及抑酸治疗等。

2. 药物治疗 急性呕吐时可使用药物缓解症状,包括抑酸或抗酸药、促胃肠动力药等,使用时应注意药物的适用年龄及不良反应。

(1)抑酸药和中和胃酸药:可用于胃食管反流病、消化性溃疡、食管炎、急慢性胃炎等引起的呕吐,包括质子泵抑制剂(proton pump inhibitors,PPI)和 H_2 受体阻滞剂。PPI 主要有奥美拉唑、兰索拉唑、泮托拉唑、雷贝拉唑等。PPI 在餐前 0.5~1 小时口服,疾病和年龄不同,PPI 种类的选择、剂量及使用的疗程不一,注意使用适应证,儿科常用奥美拉唑。H_2 受体阻滞剂能阻断组胺与壁细胞 H_2 受体结合,抑制胃酸分泌。常用药物西咪替丁、雷尼替丁(8 岁以上)、法莫替丁。

中和胃酸药,如铝碳酸镁、氢氧化铝凝胶等,于呕吐急性期使用。

(2)促胃肠动力药:如多潘立酮,能增加食管下括约肌的张力,改善胃十二指肠动力,促进胃排空,具有一定止吐作用,要注意神经系统及心血管系统副作用。1 岁以下婴儿慎用。

(3)其他药物:中枢性止吐药物,如昂丹司琼,为强效、高度选择性的 5-羟色胺受体拮抗药,可用于化疗、放疗药物及术后的剧烈呕吐,近年来也用于周期性呕吐综合征的剧烈呕吐,能够明显缓解症状。赛庚啶可用于周期性呕吐综合征的治疗。

3. 外科治疗 外科性疾病所致的呕吐则需考虑外科手术干预。随着腹腔镜在儿科的应用,腹腔镜手术应用前景越来越广泛。

🌐 **拓展知识点**

呕吐作为最常见消化道症状之一,胃肠道疾病以及肠外疾病均可引起,明确病因,对于缓解症状十分重要。其中,心血管疾病、神经系统疾病及外科急腹症在急性呕吐的鉴别诊断中需要特别关注。近年来,随着社会的发展,心理因素在青少年儿童的反复呕吐以及难治性周期性呕吐中需要特别注意,必要时多学科进行心理量表评估等专业心理咨询或治疗,及使用抗抑郁、抗焦虑等精神心理科药物。

(谢晓丽 熊励晶)

第二节　吞咽困难

导　读

口咽喉部及食管生理结构异常、神经肌肉反射异常等都可导致吞咽困难,对儿童的生长发育、心理造成不良影响甚至危及生命。其病因复杂,在仔细全面地询问病史和体格检查后,需对吞咽困难及口咽喉及食管等结构和功能进行评估,明确病因尤为重要。吞咽造影检查和软式喉镜吞咽功能检查是诊断的金标准。治疗时间长、难度大,需要多学科团队密切配合,包括消化科、耳鼻喉科、康复科、心理科、营养科、放射科等。早期诊断和个体化治疗可改善预后,部分患儿症状可持续终生。营养管理、管饲及胃造口替代喂养、改良饮食、吞咽功能训练等措施有助于改善吞咽功能和营养状态,部分患儿需要内镜介入及手术治疗。

吞咽是一种复杂的反射性动作,是口咽部随意肌群的收缩、食管括约肌的松弛以及食管平滑肌节律性蠕动等一系列有顺序而协调的动作,将进食的食物推送至胃内。吞咽动作受延髓等高级神经中枢支配,Ⅸ、Ⅹ、Ⅻ脑神经对吞咽尤为重要。

吞咽困难(dysphagia)指在咀嚼和准备将食团从口腔运送到舌后部,再转移入食管的过程中出现障碍。可导致儿童营养摄入不足,严重影响生长发育,易出现误吸、吸入性肺炎甚至窒息危及生命。随着医学的进步,早产和患有复杂疾病的婴幼儿存活率提高,儿童吞咽困难发病率逐渐增加,约0.9%,在神经发育障碍的儿童中患病率更高。

【病因和发病机制】

食物从口腔到达胃的过程中发生任何异常均可导致吞咽困难。吞咽困难的病因见于:

1. **早产**　早产儿神经系统发育不成熟,吸吮-吞咽-呼吸活动不协调,容易误吸,若合并神经系统损伤、呼吸道感染、气管插管等,可并发吞咽困难。

2. **解剖结构异常**　上气道阻塞如后鼻孔狭窄及闭锁、鼻腔肿物、腺样体肥大、唇腭裂、声带麻痹、声门下狭窄、喉-气管重建、喉软化等解剖结构异常。

3. **口咽部疾病**　口咽炎、口咽损伤(机械性、化学性)、咽后壁脓肿等。

4. **食管疾病**　食管解剖异常如食管闭锁、食管狭窄、气管食管瘘、贲门失弛缓症(图2-2-1)等可导致持续性吞咽困难。各种食管炎(嗜酸性粒细胞性食管炎、反流性食管炎、腐蚀性食管炎、真菌性食管炎)等(图2-2-2)。嗜酸性粒细胞性食管炎者,由于食管嗜酸性粒细胞的浸润,可继发食管功能障碍。胃食管反流病者长期的反流可导致食管慢性炎症,使局部黏膜感觉和喉部反射减弱,导致吞咽困难。食管异物等也可导致吞咽困难。

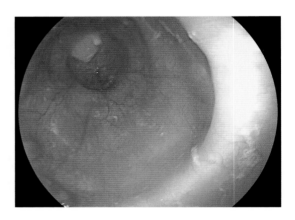

图2-2-1　贲门失弛缓症
女,6岁,吞咽困难伴间断呕吐1年余

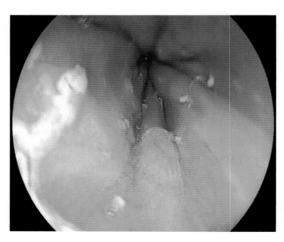

图2-2-2　食管炎Ⅱ级
女,5岁,吞咽困难伴胸骨后不适1个月余

5. 神经肌肉疾病 包括支配吞咽动作的神经中枢受损害和参与吞咽的肌肉的器质性损害或功能失调,见于各种原因导致的延髓性麻痹(球麻痹)、脑性瘫痪、重症肌无力、食管吞咽肌麻痹、有机磷农药中毒等。脑瘫可影响有意识的口腔运动及损害神经依赖的反射性吞咽,85%~90% 的患儿会出现吞咽困难。其他神经系统疾病如脑血管意外、脑外伤、脑肿瘤等也可并发吞咽困难。

6. 精神性吞咽困难 心因性、癔症、神经官能症等。

【临床表现】

1. 常见的临床表现 进食或喝水时呛咳、哽噎,进食困难或进食习惯改变,也可出现咀嚼困难或疼痛,最终导致饮食摄入不足,体重减轻。

2. 吞咽障碍并发症

(1)误吸:指将口咽部内容物或胃内容物吸入声门以下呼吸道的现象,可引起反复肺部感染,甚至窒息危及生命。误吸是吞咽障碍最常见且需即刻处理的并发症。

(2)肺炎:吸入带有病原菌的口咽部分泌物或经过口咽部的食物等,导致肺的化学性损伤和感染。

(3)内环境紊乱及营养不良:吞咽困难将减少经口进食量,导致脱水、电解质紊乱及营养不良,增加患者的病死率和不良预后,长期吞咽困难可引起儿童生长发育障碍。

(4)心理与社会交往障碍:因不能经口进食、进行管饲等原因,可能产生抑郁、社交隔离等精神心理症状,甚至可出现语言发育迟滞或障碍。

【吞咽困难的评估】

在仔细全面地询问病史和体格检查,需对吞咽困难及口咽喉和食管结构进行评估。目前仪器评估主要包括吞咽造影检查(videofluoroscopic swallowing study,VFSS)和软式喉镜吞咽功能检查(fiberoptic endoscopic evaluation of swallowing,FEES)。

1. 临床吞咽评估

(1)详细询问病史和体格检查:包括起病时间及缓急,是否为进行性、持续性还是间歇性,有无胃灼热、反酸、吞咽疼痛、食物反流、呃逆、呛咳、发音困难等表现,及其与饮食性质的关系,是否合并情绪、精神因素。有无肌无力及神经肌肉疾病史,有无呼吸道、消化道畸形、消化道异物及吞食

强酸强碱病史。食物的摄入方式及摄入量、体重变化等。体格检查时注意有无上呼吸道的阻塞和炎症、进食前后肺部听诊、神经系统体征、有无特殊综合征面容等。

(2)口颜面功能和喉部功能评估:

1)口颜面功能评估:包括唇、下颌、软腭、舌等与吞咽有关的解剖结构的检查,包括完整性、对称性、感觉敏感度、运动功能等,以及咀嚼肌的力量。

2)吞咽相关反射功能:包括吞咽反射、咽反射、咳嗽反射等。

3)喉功能评估:包括音质和音量的变化,发音控制和范围,主动的咳嗽及喉部的清理,喉上抬能力等方面。

(3)进食评估:没有呼吸问题或危重情况,能按指令配合的患儿可做容积-黏度测试(volume-viscosity swallow test,V-VST),主要用于吞咽困难安全性和有效性的风险评估。测试时选择的容积分为少量(3ml)、中量(5ml)、多量(10ml),稠度分为低稠度(水样)、中稠度(浓糊状)、高稠度(布丁状),按照不同组合,观察患者吞咽情况,判断进食有无风险,出现吞咽相关咳嗽、吞咽后声音沙哑、血氧饱和度下降5%,甚至窒息、流泪考虑误吸,需要暂停测试或对症处理。对有进食能力的患者还可进行直接摄食评估,观察是否有意识地进食,包括摄食的流畅性、安全性及协调性。

2. 仪器吞咽评估 临床吞咽评估无法了解吞咽的潜在病理生理机制,并可能漏诊误吸,因此仪器检测仍是吞咽困难的重要诊断手段,包括吞咽造影检查和软式喉镜吞咽功能检查。

(1)造影检查:VFSS是通过观察正侧位成像对整个吞咽过程进行详细的评估和分析,是确定吞咽困难的金标准。在 X 线透视下,对口、咽、喉、食管的吞咽运动进行特殊造影,记录所看到的动态影像,并加以分析,是检查吞咽功能最常用的方法。对于无吞咽动作、不能经口进食的患者不适合此检查。VFSS 不能定量分析咽肌收缩力和食管内压,不能反映咽的感觉功能。

(2)内镜检查:FEES 也是确定吞咽困难的金标准。通过软式喉镜在监视器直视下,观察患者呼吸、咳嗽、发声和食物吞咽过程中鼻咽部、喉部各结构如会厌、杓状软骨和声带等的功能情况,对吞咽障碍的诊断和治疗具有指导意义,VFSS 和 FEES 各

有优势,推荐两者结合应用,优势互补(表 2-2-1)。

表 2-2-1　VFSS 与 FEES 检查的优缺点比较

指标	FEES	VFSS
吞咽观察	直视	只能视频透视
咽部残留的位置和程度	直观、敏感	不能发现唾液残留
误吸	可观察吞咽前后的误吸,不能观察吞咽中误吸	吞咽前、中、后误吸均能观察到
操作要求	床旁即可	需放射科完成 需患者配合
侵入性	是	否
电离辐射	无	有
进食评估	需添加食品级染料	需添加钡剂

此外,胃镜检查对诊断食管疾病具有价值,可做活组织病理检查。若考虑食管疾病所致吞咽困难,需完善此项检查。

(3)测压检查:包括咽高分辨率测压(high-resolution manometry,HRM)、食管上括约肌(upper esophageal sphincter,UES)测压、咽自动阻抗测压(automated impedance manometry,AIM)。AIM 结合咽高分辨率测压和多通道腔内阻抗测定可进行食团流量和压力分布的综合分析。AIM 可筛选需要对环咽肌进行治疗的患者,对评估 UES 松弛特性有重要价值。

(4)其他评估:包括 24 小时多通道食管阻抗-pH 测定,监测胃食管及咽喉是否有反流;超声检查,动态反映吞咽器官的活动,但分辨率较差;表面肌电图,无创记录静息状态下和吞咽运动时肌肉活动的生物电信号,评估表浅肌肉的功能。

3. 此外,X 线片、CT、磁共振及上消化道造影可结合临床情况有选择地应用。

【治疗】

吞咽困难的病因可能是多因素的,治疗时间长,需要多学科团队密切配合,包括消化科、耳鼻喉科、康复科、心理科、营养科、放射科等。正确识别病因是治疗成功的关键(诊治流程见图 2-2-3)。

1. **营养管理**　推荐使用肠内营养,不能经口进食满足营养需求的,可考虑管饲喂养,严重者可考虑内镜下胃造瘘、胃空肠造瘘。若不能满足需

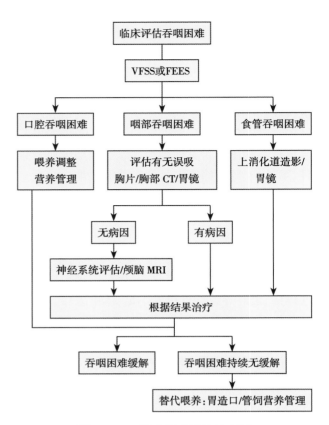

图 2-2-3　吞咽困难诊治流程图

求或有禁忌证的,可选择部分或全肠外营养。

2. **吞咽功能训练**　口腔感觉训练、口腔运动训练、气道保护方法、表面肌电生物反馈训练等可改善生理功能,提高吞咽的安全性和有效性。口腔训练是恢复吞咽功能的基础训练,通过大脑皮质感觉运动的神经调控机制,改善咀嚼、舌的感觉及功能活动。气道保护方法旨在增加患者口、咽、舌骨-喉复合体等结构的运动范围,增强运动力度,增强患者的感觉和运动协调性,避免误吸。

3. **饮食调整**　通过调节食物的性状可让部分吞咽困难患者安全有效进食,包括调节食物的稠度,食物性状、量,及喂养姿势。

4. **内镜介入及手术治疗**　当存在解剖结构异常时需要内镜介入或手术干预。贲门失弛缓、食管狭窄、吻合口狭窄、瘢痕性狭窄等可进行内镜下介入治疗。康复及对症治疗无效的严重吞咽困难、反复误吸的患者,可外科手术治疗,如改善误吸、重建气道保护手术、改善吞咽的手术等。

5. **药物辅助治疗**　如缓解胃食管反流引起的吞咽困难,可使用质子泵抑制剂如奥美拉唑、雷贝拉唑等。

(谢晓丽　杜敏)

第三节　腹　痛

导　读

腹痛是儿科常见的症状。腹痛按病因分为器质性和功能性,器质性又包括内科疾病和外科疾病,外科疾病以急腹症为代表。腹痛按病程分为急性腹痛和慢性腹痛。

对病史的详细询问及规范的体检是诊断的基石,对婴幼儿来说,由于表达不清及对体检的不配合,在腹部体检时,尤其在疑似急腹症时,可采取的方法有对比检查法、三层六区检查法、三次核对检查、镇静或睡眠后检查。识别为急腹症的患儿,应为其建立绿色通道,使其尽快得到及时救治。儿童慢性腹痛大部分是功能性的,但是识别其中的器质性疾病是鉴别诊断中的关键。

腹痛(abdominal pain)是儿科常见的症状。由于儿童对腹痛的感知和耐受性有相当大的差异,加上婴幼儿无法主诉或监护人描述不清,临床诊断和鉴别诊断较有难度。

【病因和发病机制】

腹痛按病因分为器质性疾病和功能性疾病,器质性疾病包括内科疾病和外科疾病,外科疾病包括急腹症和非急腹症,以急腹症为代表。在儿科普通门诊就诊的腹痛,急腹症占 2%;在急诊室就诊的腹痛,急腹症占 20%~30%。

疼痛的感觉中枢在中央后回的皮质,它可以接受来自身体两侧的冲动。在腹部传递疼痛刺激的神经纤维主要有两种,在皮肤和腹壁肌肉中,

A 纤维传递剧烈的局部性疼痛,来自内脏、腹膜的 C 纤维传递定位较差的钝痛。这些传入纤维在背根神经节内有胞体,一些轴突越过中线,上传到延髓、中脑和丘脑。

腹痛的发病机制包括:①机械刺激:牵拉是主要因素,包括腹部内脏器官的膨胀、收缩、牵引、压迫及扭转等。腹部脏器对针刺和刀割相对不敏感。②化学刺激:炎症或缺血时释放如 P 物质、缓激肽、5-羟色胺、组胺和前列腺素类,刺激黏膜感受器。③牵涉痛:有时机体会将源自腹部的疼痛误认为来自远离受累器官的部位,或者将腹部外病因引起的疼痛误认为是腹部病变引起。牵涉痛通常累及与内脏传入神经汇合至相同脊髓水平的皮区。④痛觉的阈值因人而异。⑤肠-脑轴互动异常:功能性腹痛现在被认为是一种肠-脑轴互动异常的疾病,其症状产生与以下一种或多种因素有关:动力紊乱、内脏高敏感性、黏膜和免疫功能的改变、肠道菌群的改变以及中枢神经系统处理异常。其发病机制涉及复杂的生物-心理-社会因素。

【临床表现】

腹痛分为内脏痛、躯体痛和牵涉痛。

1. 内脏痛　可以是迟钝的或剧烈的,定位往往不准确。肝、肾、阑尾及腹膜等炎症引起的包膜牵扯多表现为持续性钝痛。肠管、胆道、输尿管等管状器官的肌肉痉挛或梗阻并痉挛可以引起绞痛,多为阵发性。阑尾炎病初表现为牵涉性脐周痛,之后向右下腹转移;阑尾炎穿孔早期、卵巢扭转表现为急性、重度、局限性疼痛;肠套叠表现为

间歇性绞痛;胃肠炎表现为弥漫性疼痛或隐痛;肝炎和胆囊炎表现为右上腹痛;胃炎、消化性溃疡表现为上腹痛;胰腺炎表现为固定的脐周和/或剑突下疼痛,常放射至背部;肾结石表现为腰痛放射至腹外侧区和腹股沟区;便秘表现为间歇性疼痛,通常在左侧腹。

2. **躯体痛** 往往很强烈,通常为局部性的,当发炎的内脏接触到壁腹膜或腹壁时,疼痛局限于该部位。弥漫性腹膜炎则引起全腹痛、强直、肌紧张、反跳痛、皮肤感觉过敏。还有一种腹壁痛,较少见,是由于各种原因造成腹内压升高,压迫腹壁前皮神经,又称前皮神经卡压综合征,表现为腹直肌外缘的局限性疼痛,特点是绷紧腹壁肌肉时疼痛加重。

3. **牵涉痛** 腹部的病因,放射到腹部以外的部位疼痛,比如十二指肠穿孔放射到右肩,胆绞痛放射到背中部,胰腺炎放射到背下部,肾或尿道结石放射到肋颈角,子宫或直肠痛放射到骶骨,胃溃疡放射到后背等。或者腹部外的病因,牵涉到腹部表现为腹痛,心脏疾病比如心肌梗死、心肌炎和心包炎,肺部疾病比如胸腔积液、肺炎和肺栓塞,肌肉骨骼疾病如肋软骨炎、肋骨骨折、胸椎间盘突出和肌肉痉挛,泌尿生殖疾病如睾丸扭转、卵巢扭转、盆腔炎、泌尿系感染、异位妊娠、卵巢囊肿和血肿,全身疾病如糖尿病酮症酸中毒、甲亢、系统性红斑狼疮、尿毒症、血管炎、镰状细胞病和卟啉症,感染性疾病如链球菌性咽炎、EB病毒感染、单核细胞增多症、落基山斑疹热、带状疱疹和莱姆病。

【辅助检查】

常用的实验室检查包括血常规、尿液分析、粪便检查、血生化、C反应蛋白、血气分析、电解质、红细胞沉降率等。常用的影像学检查包括腹部超声、腹部X线片、腹部CT、消化道造影、消化内镜等。

1. **腹部X线片** 能清楚显示腹腔内游离积气和腹腔及肠管内的气液面,对胃肠道穿孔、肠梗阻有较高的诊断价值。可作为急腹症的影像首选方法。

2. **腹部超声** 可探查腹部脏器、腹腔内病变,其无创、经济、便捷、可检测血流动力学参数等优点使其在临床上广泛使用,对于被气体或骨骼遮盖的组织或器官探查受限,也受操作者技能或经验影响。儿童常见的急腹症比如阑尾炎、肠套叠、肠扭转和腹内疝在超声下具有特征性改变,超声在辅助诊断嵌顿疝、先天性胆总管囊肿、胆囊炎、急性胰腺炎、肠梗阻、腹部急性外伤、泌尿系统结石、胆囊结石、胆道和肠道蛔虫症方面也具有重要的诊断价值。

3. **腹部CT** CT检查是腹部X线和超声检查的重要补充,尤其是考虑肿瘤或外伤时具有诊断优势。平扫为急腹症CT检查的常用方法,可发现大多数急腹症导致的异常表现。增强检查主要用于与血管有关的急腹症、腹内脏器损伤、脏器炎症及腹腔脓肿,用于了解肠梗阻时是否伴有供血障碍。但CT检查时,X线辐射剂量要高于常规摄片X线检查,因而选用CT时要严格掌握适应证。

4. **消化道造影** 钡剂或空气灌肠检查,主要用于肠套叠所致梗阻以及先天性肠旋转不良等,对于肠套叠,大部分病例还可通过加压空气灌肠进行复位。上消化道造影检查可用于上消化道梗阻以及先天性肠旋转不良等。

5. **消化内镜** 胃镜用于检查胃十二指肠疾病,结肠镜用于检查结直肠疾病,胶囊小肠镜及气囊辅助小肠镜用于检查小肠疾病。消化内镜检查对于发现消化道炎症、溃疡、出血、息肉、狭窄及占位性病变具有直观的优点,还可以取活检做病理组织学检查或进行内镜下治疗。

【诊断与鉴别诊断】

腹痛的病因复杂,加上患儿尤其是婴幼儿往往表达不清,加大了诊断的难度。病程几小时至1天的腹痛通常称为急性腹痛。对急性腹痛来说,识别急腹症是关键,也要注意不同的年龄有不同的疾病倾向,以及跟性别相关的疾病。慢性腹痛是指发病缓慢、病程长,或急性发病后时发时愈的腹痛。慢性腹痛与急性腹痛病因常相互交错,加大了诊断的难度。

1. **急腹症** 腹痛持续6小时以上,腹部局部性体征为压痛、肌紧张、肿物、肠型,以上各项具有固定的位置、固定的范围、固定的性质,多次检查不变,为典型的急腹症。

(1)急腹症分类:①局部炎症类:按照压痛的位置可作出诊断,如阑尾炎、胆囊炎、胰腺炎、卵巢扭转等。②肠梗阻类:以肿物为主征,代表肠腔内梗阻,如肠套叠、蛔虫团或异物团堵塞;以肠型为主征,代表肠腔外梗阻,如肠粘连、索带压迫、肠扭绞和嵌顿疝。③腹膜炎类:局灶性或蔓延性,如阑尾炎引起的腹膜炎;原发性或血源性腹膜炎,腹水感染性,比如肝或肾病的腹水继发感染、原发性胆汁性腹膜炎;穿孔性,如创伤穿孔、消化性溃疡穿孔和伤寒穿孔;坏死性,如绞窄性肠梗阻。

（2）体检:腹部体检时无论是婴幼儿还是年长儿,都要充分暴露腹部及会阴部,婴幼儿要打开尿片,年长儿裤子要褪至大腿中部。婴幼儿平卧位,年长儿平卧加双腿屈曲,医生站在患儿右侧。婴幼儿往往不能配合腹部体检,造成了诊断的困难。以下四种方法可以协助体检,特别是急腹症时,对于发现固定的腹部阳性体征,有重要意义:①对比检查法,分三步:第一步,家长在患儿头部安慰患儿,握住患儿双手。医生双手分别按压腹部左右、上下,比较哭闹反应。第二步,放开患儿左手,允许其自由活动,医生双手同时按压腹部左右、上下,任凭患儿以左手抵抗,患儿一般先尽力推开压痛点处医生的手,抵抗一侧常为压痛部位。第三步,医生一手压迫压痛点,另一手压其他部位,对照患儿自由的左手抵抗情况及哭闹情况,以便更明确压痛点疼痛程度及范围。同样对比方法观察腹肌紧张,凭手感及压下深度体会肌紧张程度,随患儿哭闹呼吸,无腹肌紧张侧检查之手渐渐压下,而有腹肌紧张侧检查之手不能压下。②三层六区检查法:腹部分为浅、中、深层,左右、上下、中及直肠指检双合诊。三层为:浅层抚摸腹壁观察皮肤疼痛过敏(阑尾蛔虫,蛲虫)及急性肠梗阻之肠型(注意扪到的肠型宽度与张力),中层按压测紧张、压痛,深层探索肿物及深压痛。③三次核对检查:检查的时机为初诊时、常规检查后、回家前或入院前。器质性病变的压痛紧张必须恒定,要求"三固定",经过 3 个不同的时间,以明确体征固定性。若 3 次中有一次检查阴性,则不能称为固定性,需继续观察。④镇静或睡眠后检查:以上诊断仍不肯定时可以在睡眠后再重复检查,阳性者更有肯定意义。镇静一般可以水合氯醛口服或灌肠,10% 水合氯醛 0.5ml/kg,婴幼儿最多不超过每次 10ml。

2. 腹痛按年龄鉴别诊断 不同的年龄有不同的疾病倾向,所有年龄都常见的疾病比如阑尾炎、肠梗阻、胃肠炎、便秘、上呼吸道感染、泌尿道感染、肠系膜淋巴结炎和溶血性尿毒症综合征等;婴幼儿常见的疾病如婴儿肠绞痛、腹股沟疝、肠套叠、肠旋转不良、肠扭转和乳糖不耐受等;学龄前及学龄期儿童常见的疾病如功能性腹痛、过敏性紫癜、单核细胞增多症和肠扭转等;青春期儿童常见的疾病如功能性腹痛、炎症性肠病、单核细胞增多症、卵巢或睾丸扭转、月经相关疾病、异位妊娠、盆腔炎、性传播感染和大网膜梗死等。

3. 慢性腹痛 慢性腹痛病因分为器质性和功能性,大部分是功能性的,在询问病史时要注意含有以下要素:①腹痛是持续性还是间歇性及其频率和持续时间;②进食会让疼痛减轻、加重还是有何不同;③排便会让疼痛减轻、加重还是有何不同;④锻炼运动会让疼痛减轻、加重还是有何不同;⑤减轻疼痛的方法是药物、食物、休息还是分散注意力;⑥加重疼痛的因素是食物、锻炼运动、学业压力、学校受欺凌还是家庭压力。按照功能性胃肠病罗马Ⅳ诊断标准,功能性腹痛分为 4 类,即功能性消化不良、肠易激综合征、腹型偏头痛以及功能性腹痛-未分类。当腹痛有以下报警症状时提示可能有器质性疾病:年龄<5 岁、发热、持续呕吐、不愿意进食、持续右上腹痛、胃肠道出血、关节炎、直肠周围病变、非意向性体重减轻、生长缓慢、青春期延迟、炎症性肠病或消化性溃疡家族史。确定哪些儿童患有器质性疾病是鉴别中的重点。

【处理原则】

1. 器质性腹痛 接诊患儿时首先评估其生命体征及循环状况,若不稳定,则首先给予抢救治疗。如果确诊为急腹症,应立即建立绿色通道,使其尽快得到救治。其余则根据不同的病因给予相应的治疗。

2. 功能性腹痛 首先要向监护人和孩子解释诊断。功能性腹痛涉及复杂的生物-心理-社会模式,可能需要多学科的方法来管理,包括饮食管理、生活方式及睡眠习惯的调整,心理治疗比如认知行为治疗、催眠疗法,以及药物治疗比如抗抑郁药物、解痉剂、镇痛剂治疗等。治疗的主要目标并不一定是完全消除疼痛,而是恢复正常的生活方式,包括有规律的上学、正常的睡眠和参加课外活动。

🌐 **拓展知识点**

1. 急腹症　对婴幼儿来说,由于表达不清及对体检的不配合,腹部体检时可采取的方法有对比检查法、三层六区检查法、三次核对检查、镇静或睡眠后检查,可以帮助发现固定的腹部阳性体征。对于确诊为急腹症的患儿,应为其建立绿色通道,使其尽快得到及时的治疗非常关键。

2. 慢性腹痛　儿童慢性腹痛大部分是功能性的,但是识别其中的器质性疾病是鉴别诊断中的关键,有报警症状时提示器质性疾病的可能。

3. 儿童腹痛的研究展望　对器质性腹痛来说,主要是寻求更先进、无创的检查及治疗方法。功能性腹痛病因复杂,研究其确切的发病机制、早期筛查及开展经济有效的治疗研究,在临床诊治中分析患者病因的倾向性并给予个体化治疗,均具有重要意义。

（耿岚岚）

第四节　腹　胀

导　读

腹胀是临床诸多疾病的表现形式,不同年龄段儿童腹胀病因和临床特点也不尽相同。临床诊断需结合病史、查体和必要的检验、检查综合判断。腹部超声及 X 线或 CT 检查是临床上常用于腹胀诊断和鉴别诊断的方法。轻症腹胀多以胃肠胀气为主,对症处理多能很快缓解;重症腹胀病因复杂,常由严重的小儿内、外科疾病引起,须按照急症处理,其次消除病因,缓解症状,提高生活质量。

【概述】

腹胀(abdominal distension,或 abdominal bloating)为儿童临床上常见症状,既可以是消化系统疾病本身的症状表现,亦可以是全身性疾病或其他系统疾病的伴随或继发症状。至于腹胀的概念较为模糊,是一种很难用语言准确表达的感觉。腹胀是诸多疾病的表现形式之一,由于其症状不特异、定义不确切、发生率高,且不同年龄段儿童腹胀病因和临床特点也不尽相同,故在临床病因查找和诊治上带有一定困难。腹胀常由腹腔和/或肠腔内积气、积液、腹内包块、肠道麻痹等引起,包括腹膨隆型腹胀和非腹膨隆型腹胀。腹膨隆型腹胀(abdominal distension)表现为腹胀伴有腹围增加,腹胀的程度可用腹围来衡量;非腹膨隆型腹胀(abdominal bloating)表现为自觉腹部胀满而不伴有腹围增加。一般来讲,非腹膨隆型腹胀多系功能性胃肠道疾病(functional gastrointestinal disorders,FGID)患儿的常见主诉。轻症腹胀多以胃肠胀气为主,对症处理多能很快缓解;重症腹胀病因复杂,常由严重的小儿内科和小儿外科疾病引起,须按急症处理,不然可造成酸碱失衡、水电解质紊乱和营养不良等后果,严重者甚至死亡。故对临床上就诊的腹胀患儿应详细询问病史,全面体格检查和必要的辅助检查,综合分析判断后方能作出正确的病因诊断。

【病因】

引起儿童腹胀的原因很多,可以是饮食不当所致消化功能紊乱;也可以是外界气候突然变化刺激胃肠道所致,以及不适当活动,尤其在饭后剧烈运动等情况。儿科医生更关注的是病理因素所致腹胀包括阑尾炎、肠梗阻、肠套叠、低血钾症,或者腹水、腹腔肿物等,临床早期识别,积极治疗,减少并发症的发生。

1. 胃肠道胀气　胃肠道内产气过多或排气障碍均可导致胃肠胀气。胃肠道产气过多的原因:①吞咽大量气体。②消化不良或进食较多植物纤维素、豆类等。③呼吸衰竭时肺部换气功能障碍,CO_2 排出障碍,静脉血液中 PCO_2 高于肠腔

中 PCO_2,气体向肠腔内弥散而发生腹胀。④小肠细菌过度生长和碳水化合物不耐受,过量的小肠细菌使碳水化合物发酵产生气体而导致腹胀。如果对碳水化合物不耐受,可引起渗透负荷增加而加重腹胀。⑤肠道排气障碍,如急性胃扩张、胃轻瘫、机械性或麻痹性肠梗阻、慢性假性肠梗阻、肠道炎症、全身感染及心力衰竭等因素可致肠动力功能障碍,影响肠道气体排出而致腹胀。

2. 腹水 各种原因所致体液进入腹腔速度超过腹膜吸收速度即可形成腹水,如肝内静脉回流受阻所致如门静脉高压、低蛋白血症、肾病综合征、肝硬化等,腹腔内肿瘤或结核。在小儿腹水中最常见的原因是低蛋白血症。

3. 腹腔内肿物 主要指腹腔内占位性病变如先天性肝囊肿、巨大脾脏、卵巢囊肿、肾盂积水、肿瘤等原因,压迫肠道黏膜影响排气而致腹胀。

4. 胃肠运输功能受损和内脏敏感性增强 有研究提示,腹胀与肠道内气体运输紊乱、肠道对肠腔内容物感觉障碍有关。如功能性腹胀患者胃肠道排空明显减慢,提示功能性腹胀的发生与胃肠道运动功能减弱有关;焦虑、抑郁等这些不良情绪可增强内脏敏感性,使正常的生理运动被感知为异常的疾病状态。也有研究表明,肠易激综合征(irritable bowel syndrome,IBS)患者存在对胃肠道内气体的处理障碍,运输功能受损和内脏敏感性增强引起非腹膨隆型腹胀,又通过肠脑神经通路放大,同时也受焦虑、抑郁等因素影响。

5. 腹膈协同失调 即矛盾的腹膈反应,在一些慢性腹胀患者中会出现与肠内气体增加的正常生理反射相反的腹膈反应。如功能性腹胀患者腹部 CT 扫描有明显的腹壁突出和膈肌下降,使相对狭小的腹腔内气体增加。

6. 其他因素 如小肠细菌过度生长可引起肠道运动和感觉障碍。各种原因所致肠道微生态失衡可通过影响免疫系统而导致肠道炎症,进而发生肠运动功能障碍,出现腹胀。在新生儿腹胀病因中,杜立中等总结了 201 例新生儿腹胀原因,发现肠道先天畸形和新生儿坏死性小肠结肠炎是新生儿腹胀的主要因素。李中跃等分析了 1 561例腹胀患儿的病因分析,发现肠梗阻、阑尾炎是婴幼儿期腹胀的主要原因。

【诊断】

对于出现腹胀症状的患儿,应详细追问病史,进行全面体格检查、必要的实验室和影像学检查,结合患儿年龄特点等综合分析判断。

1. 病史

(1)年龄:不同年龄段儿童其腹胀原因差异较大。新生儿期以先天性肠道畸形、感染为主要原因。就单一病因而言,早产儿腹胀第一位病因为败血症,其次为先天性巨结肠;足月儿则以先天性巨结肠为第一位病因。婴儿期、幼儿期、学龄前期、学龄期及青春期则以肠梗阻为主要病因,阑尾炎为第二位病因。就腹胀伴随症状而言,婴幼儿多以呕吐为主要伴随症状,大年龄儿童则以腹痛为主,青春期以呕吐、腹痛为主要伴随症状。

(2)症状:详细了解患儿腹胀的特点及伴随症状,如有无发热、呕吐、腹痛、腹泻、便秘、便血、黄疸、全身水肿、呼吸困难等症状。了解腹胀的发生发展状况。

(3)既往史:了解患儿的既往疾病史很重要,如是否曾患有肝胆疾病、慢性腹泻、严重感染、多器官功能障碍综合征,以及腹部外伤、手术史等。

(4)饮食、生活习惯:了解患儿生活习惯、近期的饮食情况,如是否食入过量豆类、花生、薯类等易引起腹胀的食物,乳糖酶缺乏患儿食入乳制品也可引起腹胀。

2. 体格检查 腹胀患儿常呈急性或慢性病容,严重者因影响呼吸而不能平卧。

(1)腹部查体:

1)望诊:腹部膨隆高出胸部,呈均匀性圆形隆起(图 2-4-1),有时可见肠型;当全腹胀呈均匀圆形隆起,脐部凹陷应考虑肥胖或胃肠道胀气,

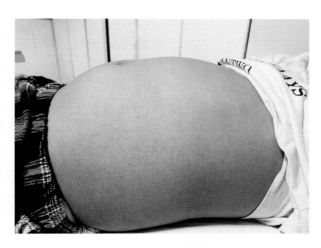

图 2-4-1 腹胀

若脐凸出多为腹水或腹内肿物;局限性腹胀如右上腹胀多见于肝大,右下腹胀可能系阑尾周围脓肿;中上腹胀多见于胃肠道疾病;左上腹胀常由脾大引起;腰部胀满,多为来自腹膜后的肾脏肿瘤;下腹胀多见于尿潴留。腹壁发红多见于新生儿腹膜炎、巨结肠合并小肠结肠炎或肠坏死。门静脉高压症可见腹壁静脉怒张。重度腹胀时腹壁发亮,阴囊肿胀积液;腹膜炎时阴囊可发红。腹胀患儿易出现脐疝和腹股沟疝,注意不要漏诊腹股沟疝嵌顿。新生儿注意检查肛门,不要漏诊肛门闭锁。

2)触诊:胆道闭锁患儿可触及肿大的肝脾;肠梗阻、腹膜炎患儿腹部拒按,有压痛、反跳痛;肿瘤患儿可触及巨大包块,当伴有大量腹水时,腹部有波动感,移动性浊音阳性,肝脾和肿物可触及不清。

3)叩诊:肝浊音界消失提示有胃或肠穿孔;叩鼓音多为肠胀气,叩实音多为实质性肿块,移动性浊音多为腹水。

4)听诊:肠鸣音亢进或呈高调肠鸣音提示有机械性肠梗阻;肠鸣音减弱或消失提示有肠麻痹。

(2)直肠指检:需了解有无肛门直肠狭窄、直肠后以及盆腔内肿物,指检后有无气便排出、指套是否染血等。

3. 实验室检查

(1)血常规:白细胞升高、C反应蛋白(C-reactive protein,CRP)增高、血沉增快多提示存在炎症反应如肺炎、肠道炎症、炎性包块等;白血病、恶性实体肿瘤时可见肿瘤细胞;生化检查中血清白蛋白浓度<30g/L时多提示低白蛋白血症,多见于肾病综合征等;腹腔积液时可存在电解质紊乱,如低钾、低血钠症等;肝硬化、肝腹水等肝脏病变时常存在肝功能异常;凝血功能分析提示存在血凝异常如弥散性血管内凝血(disseminated intravascular coagulation,DIC)等。

(2)呼气试验检测:是评估碳水化合物消化不良的指标。测试物质包括葡萄糖、乳果糖、果糖、山梨糖醇、蔗糖和菊粉。结肠中未吸收的碳水化合物在发酵过程中产生的气体扩散到体循环,并通过呼吸排出,故在呼吸中气体可以被量化。氢气和甲烷是肠道微生物发酵产生的气体。

(3)腹腔穿刺:需在影像学检查证实存在腹腔积液后进行,以免刺穿肠管,腹腔穿刺液可行微生物、细胞学、甲胎蛋白、常规及生化等检查。漏出液多为非炎症引起;渗出液多见于炎症、肿瘤或物理化学刺激所致;穿刺液为不凝血,多见于肝脾等实质脏器破裂、血友病腹腔内出血等;血性穿刺液多见于绞窄性肠梗阻、坏死性小肠炎、出血坏死性胰腺炎、卵巢扭转等;脓性穿刺液多考虑原发性或继发性腹膜炎;淡黄色穿刺液多见于机械性或麻痹性肠梗阻、低蛋白血症、肝硬化腹水;含粪质穿刺液多考虑肠穿孔;胆汁性穿刺液多考虑胆道或十二指肠破裂;尿性腹水多考虑膀胱破裂、尿道梗阻等。

4. 辅助检查

(1)腹部立位X线片:腹胀时可见膈肌抬高,两侧腹壁外隆,胀气扩张的肠管,肿大的肝脏轮廓,尿潴留时下腹正中扩张的膀胱轮廓,巨大肿瘤时的软组织影,机械性或麻痹性肠梗阻时的肠腔内液气平面,坏死性小肠结肠炎时肠壁和门静脉积气,以及急性胃扩张时的胃扩张影像等变化。

(2)钡灌肠检查:可提示先天性巨结肠、肠旋转不良、肠闭锁等。

(3)超声检查:可提示肝脾大、肠套叠(横切面呈"同心圆"或靶环状块影)、肠旋转不良、腹腔积液、肿瘤、肾盂积水等。

(4)腹部CT:可提示肝脾大、肠旋转不良、腹腔积液、肿瘤,以及肝、脾、胰、肾挫裂伤和机械性肠梗阻等。

(5)胃肠镜检查:当怀疑胃出口阻塞、胃轻瘫、胃肠道器质性疾病、功能性胃肠病伴警示症状或常规处理疗效不佳时,胃肠镜检查是必要的,还可对肠胃黏膜组织进行活检,行组织病理检查以排除器质性疾病引起的腹胀。

(6)胃肠功能:4小时核素胃排空检查是诊断胃轻瘫或快速胃排空的标准试验。用核素显像或无线运动胶囊进行完整的胃肠运输评估,可能对运动障碍或便秘患者有用。胃气压仪或单光子发射计算机断层成像术(single photon emission computed tomography,SPECT)可识别胃调节功能受损,目前这些检查还未普及。

(7)肛门直肠的功能测试:肛门直肠压力测量法是评价肛门直肠疾病最广泛使用的试验,结肠造影可评估结直肠的解剖和功能。

因不同年龄腹胀患儿临床特点及病因存在

差异,需临床医生综合患儿病史、临床特点、相关检查等对腹胀患儿病因进行准确判断,避免漏诊、误诊。

【诊断与鉴别诊断】

引起儿童腹胀的原因复杂多样,无论在发病机制、好发年龄、临床表现形式、实验室和影像学以及临床转归等方面均具有自身特点,与成人有一定的差异,分析时应结合病史、临床特征、体征及相应辅助检查,大部分病例能诊断明确,但也有一些病例在诊断鉴别上比较困难。腹胀评估时应首先判断是胀气、腹水还是腹部包块等,排除任何导致腹胀的器质性原因是至关重要的,包括坏死性小肠结肠炎、先天性巨结肠、肠狭窄、肠旋转不良、糖原贮积症、吞气症等,以腹胀为主要表现的部分疾病也可危及生命。因此,尽快明确腹胀病因显得尤为重要。

1. 先天性肥厚性幽门狭窄（hypertrophic pyloric stenosis,HPS）　系幽门环形肌肥厚致幽门管腔狭窄所致的上消化道不全梗阻,常在出生后2~4周出现症状,主要表现为喂奶后数分钟出现呕吐,上腹部局限性胀气,而下腹部较凹陷或平坦。查体时可在右侧腹直肌外缘与右肋缘下交界处深部扪到枣核或橄榄大小的肿物,光滑,硬度如软骨,能移动。钡剂X线检查可见胃蠕动波亢进,胃内钡剂潴留,见幽门管前后壁肌肉肥厚,幽门管细长(图2-4-2)。

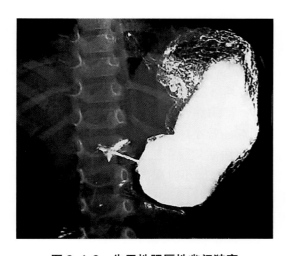

图 2-4-2　先天性肥厚性幽门狭窄

2. 先天性巨结肠（Hirschsprung's disease）
系结肠远端无神经节细胞,肠管运动功能障碍,粪便淤积于近端结肠导致肠管扩大肥厚而形成巨结肠。表现为生后胎便排出延迟、顽固性便秘、腹胀、呕吐、营养不良和发育迟缓,直肠指检排出恶臭气体及大便。钡剂灌肠可显示典型痉挛段、移行段及扩张段,成"漏斗状"(图2-4-3)。

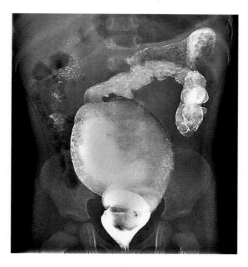

图 2-4-3　先天性巨结肠钡剂灌肠

3. 肠痉挛（enterospasm）　只是一种症状而非疾病,是由于肠壁平滑肌阵发性强烈收缩而引起阵发性腹痛,是婴儿阵发性哭闹的常见原因之一。临床多表现为突然发生的阵发性腹部绞痛,以脐周明显,因婴儿不能诉说,常以突然哭吵、烦躁不安表达。腹部检查全腹胀、腹肌紧张,可历时数分钟至数十分钟后突然缓解入睡,间歇期如正常儿一样,可反复发作数次达数天之久。腹部无固定压痛区,无包块。腹部B超、腹部透视、胃肠钡餐、空气或钡剂灌肠等检查无异常。

4. IBS　由多种因素引起的慢性、反复性发作的、以肠道运动功能障碍为主,无器质性病变的肠道功能紊乱综合征。以腹痛、腹胀、腹泻、便秘为主诉,可伴有焦虑等症状,多是机体应激反应与心理因素相互作用的结果,不同个体可能涉及遗传、环境、心理、社会和胃肠感染等因素导致胃肠动力改变、"微生物-脑肠轴"相互作用紊乱、自主神经和激素变化等,伴有精神障碍(如恐慌、焦虑、创伤后应激紊乱等)、睡眠障碍和心理应对障碍患者,但心理因素与IBS之间确切联系不十分清楚。临床上患儿每个月至少有4天出现腹痛,或与排便有关,或伴有排便频率的改变,或伴有大便性状的改变,持续2个月以上。便秘为主的儿童,腹痛不会随便秘的好转而缓解,X线钡剂灌肠检查无阳性发现,或仅有结肠激惹现象,结肠镜检有肠蠕动亢进或痉挛,无黏膜及组织学检查异常。

5. 慢性假性肠梗阻(chronic intestinal pseudo-obstruction,CIPO) 是一种肠道运动功能障碍性疾病,特点反复发作或持续存在,具有机械性肠梗阻症状,但无机械性梗阻证据,分为原发性和继发性CIPO。儿童大多为原发性CIPO,病因包括肠神经元发育不成熟、数量减少、神经节炎症,或肠道肌层发育异常,或肠壁间质细胞发育异常等。主要表现为腹胀,可伴呕吐、腹痛、便秘。查体腹膨隆,可见肠型、压痛明显,无腹肌紧张及反跳痛。叩诊鼓音,肠鸣音减弱或消失。腹X线片示:肠扩张、充气、伴短小气液平,要排除机械性肠梗阻。

6. 肠套叠(intussusception) 是婴幼儿期最常见的肠梗阻,80%发生于2岁以下儿童,病因不清楚,临床表现为阵发性腹痛、呕吐,可有果酱样、暗红色或鲜红色血水样脓血便,腹部扪及腊肠样包块,听诊可闻及肠鸣音亢进,晚期(48小时后)发生肠穿孔腹膜炎时,腹胀加重、腹肌紧张、压痛明显、腹壁静脉扩张,甚至出现腹水征。影像学检查表现:①钡剂灌肠:在X线透视下可见钡剂在结肠受阻,出现杯状、钳状、球形、圆柱形阴影;②腹部B超检查:在套叠部位横切面呈"同心圆"或靶环状块影,纵切面呈"套筒"块影。

7. 低血钾症(hypokalemia) 血清钾浓度低于3.5mmol/L,是临床上引起小儿腹胀的常见原因之一。主要由于钾摄入不足、丢失过多或钾在细胞内外液中的重新分布而致。临床表现为:①神经肌肉兴奋性降低,如精神萎靡、反应低,躯干和四肢肌肉无力,重者出现弛缓性瘫痪、腱反射减弱或消失,平滑肌受累可出现腹胀、便秘、肠鸣音减弱,重者可致肠麻痹;②心血管症状:心音低钝、心律失常、血压降低,心电图T波增宽、低平或倒置,出现U波,两者可融合为一个宽大的假性T波,Q-T间期延长,S-T段下降,可出现房性或室性期前收缩或室颤等心律失常的变化,或致房室传导阻滞或心动过缓;③低钾低氯性碱中毒。

8. 急性胃肠功能衰竭(acute gastrointestinal failure) 常发生在危重症过程中,无论感染性或非感染性因素,如严重感染、脓毒症、窒息、创伤、休克等所致的危重症,都可引起胃肠功能衰竭,表现为腹胀、肠鸣音减弱或消失、吐咖啡色液体,常提示病情加重,预后不良。

9. 坏死性小肠结肠炎(necrotizing enterocolitis,NEC) 是以小肠广泛出血坏死为特征的胃肠道疾病,起病急、病情重、进展迅速,临床常以腹痛、腹胀、腹泻、便血为主征,全身中毒症状严重,病死率高。多见于早产儿和低出生体重儿,表现为腹胀、肠鸣音减弱或消失、呕吐、血便、全身中毒症状,严重者可发生休克及DIC。年长患儿腹痛常突然发生,婴幼儿则表现为哭闹不安、四肢屈曲紧张、腹部拒按、呕吐、腹泻、便血,初为黏液水样便,继为血水样或果酱样便,次数频繁。腹胀明显伴有压痛,肠鸣音早期亢进,以后减弱、消失,如有穿孔可出现腹膜炎现象,全身中毒症状严重,腹部X线检查可见肠壁积气。

10. 急性阑尾炎(acute appendicitis,AA) 是儿科较常见的急腹症,5~12岁多见,细菌感染及阑尾管腔梗阻等是可能致病因素,一般分型为单纯性(卡他性)阑尾炎、化脓性阑尾炎及坏疽性阑尾炎,后两类可造成阑尾穿孔。典型阑尾炎表现为转移性右下腹疼痛、呕吐、腹胀、发热、右下腹固定压痛伴肌紧张及反跳痛,血白细胞总数增高及中性粒细胞比例上升。阑尾彩超示阑尾管径增粗,局部水肿,阑尾周围渗出以及网膜包裹、结构紊乱等。

11. 腹部肿块 由于先天异常、肿瘤、炎症等各种原因形成腹腔内或腹膜后的肿块。临床表现为腹部不同部位腹胀或全腹胀,如肝大可引起右侧腹胀、肾脏肿瘤可致双侧腹胀。如肿瘤晚期可出现发热、贫血、疼痛、消瘦等全身性症状,腹部彩超、CT等均可发现相应肿物。

12. 肾病综合征(nephrotic syndrome) 多因素引起的肾小球基底膜通透性增加,导致血浆内大量蛋白质从尿中丢失的临床综合征,表现为大量蛋白尿[24小时尿蛋白>50mg/(kg·d)]、低白蛋白血症(血清白蛋白浓度<30g/L)、高脂血症(血胆固醇>5.7μmol/L),明显水肿,严重者可有腹腔积液。

【治疗】

治疗原则:首先处理急症,其次消除病因,最后缓解症状,提高生活质量。

1. 急症处理

(1)胃扩张、肠梗阻:应禁食,胃肠减压,纠正水及电解质紊乱,补充血容量、改善微循环,以及抗生素应用等。出现下列情况时应及时手术,如中毒症状加重,脉搏、呼吸异常、体温上升、脱水不能纠正;腹胀加重,出现腹肌紧张、压痛、腹腔穿刺液中有脓细胞或红细胞或粪液样物,钡剂不能下行或固定一处不变。

(2)腹腔积液:积极治疗原发病,少量积液可自行吸收,大量腹腔积液患儿可行腹腔穿刺术放液减轻压迫症状,并注意同时补充白蛋白及使用利尿剂。

2. 病因治疗 针对病因抗感染、改善肝脏代谢、纠正白蛋白及电解质紊乱、手术切除肿瘤、纠正肠道菌群失衡等。

3. 对症治疗

(1)促胃肠动力性药物:需排除胃肠道梗阻后方可使用,如多潘立酮:每次每千克体重0.3mg,每日3~4次。应在饭前15~30分钟服用,若饭后服用,吸收会有所延迟。注意用药年龄及心血管系统并发症。

(2)促进肠道气体的排出:西甲硅油主要用于腹胀不适,婴儿每次1ml,喂乳前或喂乳后喂服;1~6岁儿童:每次1ml,每日3~5次;6~14岁儿童:每次1~2ml,每日3~5次。二甲硅油:儿童每次2~4ml,1日2~3次,饭后或两餐间口服,用量应根据患者症状轻重进行适量增减等。

(3)纠正电解质紊乱。

(4)微生物调节剂:益生菌如酪酸梭菌活菌、双歧杆菌三联、四联制剂等可减少产气细菌或改变其代谢活动,从而减少过度发酵所致腹胀。

4. 一般治疗 儿童腹腔胀气多由不当饮食引起,应尽早识别患儿不耐受的食物,减少肠道食物残渣的过度发酵;建议少食多餐,避免过度饮用含碳酸饮料;少吃含有吸收不良的糖醇,如山梨醇、甘露醇、木糖醇和甘油等食物;减少豆类、薯类食品摄入等,采用低发酵、低聚糖、二糖、单糖、多元醇等饮食改善IBS患儿的腹胀;临床营养师与儿科医生应密切合作,制定合理膳食,改善临床症状;适当的运动有助于促进消化。

5. 生物反馈治疗 功能性胃肠病所致腹胀者,经过生物反馈治疗可有效减少膈肌和肋间肌收缩,减少主观腹胀和腹围(图2-4-4)。

【预防】

健康儿童可通过改变饮食习惯如少食多餐,避免过度饮用含碳酸饮料,减少含果糖或山梨醇(糖)的食物、豆类、薯类食品摄入等,增加运动促进胃肠蠕动。对于腹胀患儿要及时纠正电解质紊乱,预防电解质紊乱引起的肠道蠕动障碍;应用抗生素患儿可预防性应用微生态制剂预防抗生素导致的肠道菌群紊乱;积极治疗原发病,预防腹胀的发生。

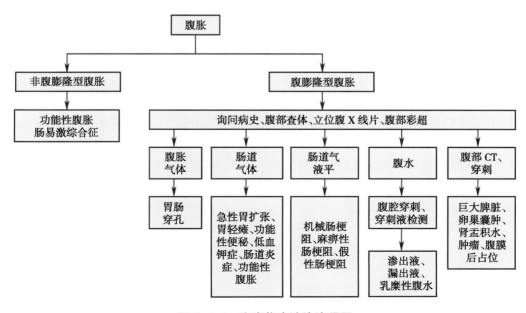

图 2-4-4 腹胀临床诊治流程图

🌐 **拓展知识点**

1. 由于儿童腹胀病因复杂,不同年龄段其临床特征也不尽相同,临床上需详尽追问病史、规范体格检查和进行合理的辅助检查,及时诊断和鉴别诊断,明确病因是本病的难点。

2. 腹胀研究展望　目前对于腹胀的研究多聚焦在功能性腹胀的发病机制及治疗方面,尤其是与内脏神经高敏感性、肠道微生态失衡、心理共患病的关系。针对腹胀的治疗最主要是病因治疗,饮食干预、肠道微生态调整和心理疗法也是拓展的方法。

（张琳　郭城）

第五节　黄　疸

导　读

黄疸是指由于血清胆红素升高引起的皮肤、黏膜和巩膜黄染。按照胆红素的不同性质,可将黄疸分为以非结合胆红素升高为主的黄疸与以结合胆红素升高为主的黄疸。引起黄疸的原因包括胆红素生成过多、胆红素转化障碍、肠肝循环增加、结合胆红素摄取与排泄障碍、胆汁合成与排泄障碍等。黄疸可根据血生化检查作出初步分类,再根据临床表现及辅助检查确定性质和病因。不同病因引起的黄疸,其临床特征、治疗原则及预后各不相同。

黄疸（jaundice）是指由于血清胆红素升高引起的皮肤、黏膜和巩膜黄染。正常血清总胆红素为 $1.7\sim17.1\mu mol/L$（$0.1\sim1mg/dl$）。总胆红素介于 $17.1\sim34.2\mu mol/L$（$1\sim2mg/dl$）时,临床不易察觉,称为隐性黄疸或亚临床黄疸;总胆红素超过 $34.2\mu mol/L$（$2mg/dl$）时,出现肉眼可见的黄疸,称为显性黄疸。新生儿因毛细血管丰富,当血清胆红素超过 $85\mu mol/L$（$5mg/dl$）才出现明显肉眼可见的黄疸。

【胆红素的代谢】

约 80%~85% 胆红素来源于血液循环中衰老的红细胞。后者经肝、脾、骨髓来源的单核巨噬细胞吞噬破坏,降解为血红蛋白,血红蛋白在组织蛋白酶的作用下形成亚铁血红素和珠蛋白,珠蛋白被蛋白酶、肽酶分解为氨基酸供体内再利用,亚铁血红素在微粒体加氧酶催化下生成胆绿素,胆绿素在还原酶催化下还原为胆红素。另外,15%~20% 胆红素来源于肝内含有亚铁血红素的蛋白质和骨髓幼稚红细胞的血红蛋白。

胆红素按照是否和葡糖醛酸结合,分为非结合胆红素（unconjugated bilirubin,UCB）与结合胆红素（conjugated bilirubin,CB）。通过高效液相色谱法可将胆红素进一步分为 α 胆红素（UCB）、β 胆红素（单葡糖醛酸 CB）、γ 胆红素（双葡糖醛酸 CB）与 δ 胆红素（CB 与白蛋白共价结合）。UCB 指没有经过葡糖醛酸化的胆红素,不溶于水,不能由肾脏排出,因此几乎不出现于尿液中。UCB 与血清白蛋白结合,通过血液循环运送至肝脏,与白蛋白分离后经肝细胞与肝血窦之间的狄氏间隙摄取,与 Y 蛋白和 Z 蛋白结合,在有机阴离子转运多肽（organic anion transport polypeptide,OATP）1B1 和 OATP 1B3 的作用下通过基底外侧膜主动输送至肝细胞,并与细胞质中的配体结合运送至肝细胞光面内质网的微粒体,在尿苷二磷酸葡糖醛酸转移酶 1A1（uridine diphosphate glucuronosylotransferase 1A1,UGT1A1）的作用下与葡糖醛酸结合,转化为 CB。CB 通过肝细胞顶膜的转运体多药耐药蛋白 2（multidrug resistant protein 2,MRP2）从肝细胞经胆管排入肠腔,在回肠末端与结肠在肠道菌群的作用下脱去葡糖醛酸,形成尿胆原。大部分尿胆原从粪便排出,称为粪胆原。约 10%~20% 尿胆原可被肠黏膜重吸收,经门静脉入肝,其中大部分再次转变为CB,又随胆汁排入肠道,构成"肠肝循环"。小部分尿胆原（<4mg/d）经体循环随尿排出。CB为水溶性,部分可经肝细胞基底侧膜的多药耐药蛋白3（multidrug resistant protein 3,MRP3）进入血窦,在OATP1B1和OATP1B3的作用下被下游肝细胞重新摄取,小部分可从血窦直接进入体循环,通过肾小球滤过从尿中排出（图2-5-1）。

【黄疸的分类】

胆红素检测方法包括湿化学法、干化学法、高效液相色谱法（high-performance liquid chromatography,HPLC）、分光光度法、荧光探针法、单克隆抗体法及传感器法。湿化学法中以重氮法在临床检验中最为常见,结合胆红素可与重氮试剂（如凡登白试验）作用产生紫红色的偶氮化合物,而非结合胆红素由于存在分子内氢键,需要加速剂（如咖啡因、苯甲酸钠等）破坏胆红素氢键后才可与重氮试剂反应。根据能否与重氮试剂直接反应,将胆红素分为直接反应胆红素和间接反应胆红素,即:直接胆红素和间接胆红素。传统的凡登白试验因准确性差,现已被淘汰。HPLC与干片法检测具有更高的准确性,临床应用正逐步增多。前者可以检测α胆红素、β胆红素、γ胆红素与δ胆红素,后者可检测总胆红素、CB、未结合胆红素与δ胆红素。按照胆红素的不同性质,可将黄疸分为以UCB升高为主的黄疸与以CB升高为主的黄疸。

1. 以非结合胆红素升高为主的黄疸 UCB是指未与葡糖醛酸结合的胆红素,它可通过与血

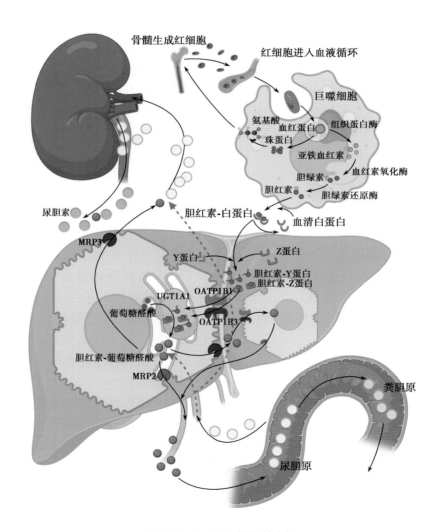

图 2-5-1 胆红素代谢途径
注:UGT1A1:尿苷二磷酸葡糖醛酸转移酶 1A1;OATP1B1:有机阴离子转运多肽 1B1;OATP1B3:有机阴离子转运多肽 1B3;MRP2:多药耐药蛋白2;MRP3:多药耐药蛋白 3

清白蛋白可逆性结合运输至肝内。此外,血中还存在未与白蛋白结合的 UCB,称为蛋白非结合型胆红素,正常人血清含量极少,如增加可发生胆红素脑病。UCB 可通过 HPLC 检测 α 胆红素获得,或通过计算总胆红素与 CB 的差值获得。以 UCB 升高为主的黄疸可见于肝前性黄疸、UGT1A1 病及母乳性黄疸等。

2. 以结合胆红素升高为主的黄疸 CB 是指 UCB 进入肝脏后,在 UGT1A1 作用下与葡糖醛酸结合产生的胆红素。CB 可通过干片法直接检测获得,也可通过计算 HPLC 中 β 胆红素与 γ 胆红素的总和获得。值得注意的是,直接胆红素实际包括了参与快反应(60 秒)的大部分 CB,以及因环境破坏氢键而参与直接反应的少量与白蛋白结合的 UCB,因此直接胆红素并不等同于 CB。在长期黄疸的患者中,当总胆红素较高时,需考虑直接胆红素占总胆红素的比例以除外 δ 胆红素的影响。因此当直接胆红素超过 17.1μmol/L,且超过总胆红素的 20%;或结合胆红素超过 17.1μmol/L 就应作为胆汁淤积症处理。以 CB 为主的黄疸可见于胆汁淤积症、单纯高结合胆红素血症与肝功能不全等。

【发病机制与临床表现】

1. 以 UCB 升高为主的黄疸

(1)胆红素生成过多:肝前性黄疸为胆红素生成过多导致的黄疸,最常见于溶血性黄疸。凡能引起溶血的疾病,均可能发生溶血性黄疸。在溶血性疾病中,大量红细胞被破坏,生成过量的 UCB,超过肝细胞摄取、结合、转化和排泄的能力,同时溶血引起的贫血、缺氧、红细胞破坏释放出毒性物质,影响了肝细胞对胆红素的代谢功能,使 UCB 在血中潴留发生黄疸。

溶血性黄疸表现为皮肤或巩膜轻度黄染,呈浅柠檬色,不伴皮肤瘙痒。急性溶血时可有发热、寒战、头痛、呕吐、腰痛、贫血和血红蛋白尿的表现,严重者可伴急性肾衰竭;慢性起病者则有贫血、脾大等临床表现。

(2)胆红素转化障碍:UGT1A1 是一种光面内质网的跨膜蛋白,可将肝细胞摄取的 UCB 转化为单葡糖醛酸胆红素(β 胆红素)与双葡糖醛酸胆红素(γ 胆红素)。UGT1A1 病是一组因 *UGT1A1* 基因变异导致其功能丧失而出现以血清 UCB 升高为主要表现的综合征,可发生于生后不久至成年期,其临床症状的严重程度与 UGT1A1 残余功能水平相关,包括吉尔伯特综合征(Gilbert syndrome,GS)和克里格勒-纳贾尔综合征(Crigler-Najjar syndrome,CNS)。

GS 为常染色体隐性遗传疾病,是由于 *UGT1A1* 基因非编码区(启动子区)突变、错义突变或基因多态性,导致其功能降低至 10%~40%,肝细胞摄取 UCB 功能障碍及微粒体内 UGT1A1 不足,血中 UCB 增高而出现的黄疸。GS 发病率为 3%~7%,男女发病比例约为 10:1。患者多在青春期之后发病,新生儿期常有黄疸消退延迟或母乳性黄疸病史。GS 患者常表现为慢性、间歇性的皮肤及巩膜黄染,发作时可伴乏力、易疲劳及消化道症状,余全身情况良好。体检除轻度黄疸之外,无其他异常体征。GS 为良性疾病,预后良好。

CNS 又称先天性 UGT1A1 缺乏症,为常染色体隐性遗传病,是由于 *UGT1A1* 基因严重突变导致肝细胞缺乏 UGT1A1,UCB 不能形成 CB,血中 UCB 增多而出现黄疸,发病率为(0.6~1)/1 000 000。根据 UGT1A1 失功能情况,CNS 又分为 CNS Ⅰ型与 CNS Ⅱ型。前者 UGT1A1 双等位基因完全失功能,患者血清胆红素可高达 340~850μmol/L,使用苯巴比妥治疗无反应,易发展为核黄疸,预后极差,应通过换血和光疗将胆红素维持在 150μmol/L 以下,并争取在脑损害发生前进行肝移植;后者 *UGT1A1* 基因点突变导致酶活性降低(约保留 10% 的功能),血清胆红素介于 100~400μmol/L,苯巴比妥治疗可使血清胆红素可下降 40%~80%。

(3)肠肝循环增加:各种原因引起的胎粪排泄延迟、肠道内 β-葡糖醛酸苷酶含量及活性增高,均可促使胆红素肠肝循环增加,导致血清 UCB 升高。前者可见于先天性肥厚性幽门狭窄、先天性巨结肠、饥饿、喂养延迟等,后者见于母乳性黄疸。

婴儿母乳性黄疸常出现于生后 1 周,2 周左右达高峰,一般状况良好,无溶血或贫血表现,停喂母乳 24~48 小时黄疸可明显减轻,多于生后 3 个月内黄疸消退。实验室检查血清 UCB 升高,其他检查均正常。

2. 以 CB 升高为主的黄疸

(1)CB 摄取与排泄障碍:由于肝细胞对 CB 的摄取与排泄缺陷而引起血清 CB 升高的黄疸是一组常染色体隐性遗传病,可发生于生后不久至青少年期,包括杜宾-约翰逊综合征(Dubin-Johnson syndrome，DJS）和罗托综合征（Rotor syndrome，RS），实验室检查仅表现为 CB 轻中度升高，而未见其他异常。

DJS 是由于编码三磷酸腺苷依赖性 MRP2 转运体的 ABCC2 基因突变，导致肝细胞对 CB 及某些阴离子（如靛青绿、X 线造影剂）向毛细胆管排泄发生障碍，同时编码 MRP3 的 ABCC3 基因表达上调，导致通过 MRP3 进入血液循环的 CB 增加而发生黄疸。肝脏活检可见小叶中心区域肝细胞内含有棕褐色色素颗粒。DJS 为良性疾病，无需特殊治疗。部分 DJS 婴儿期可出现胆汁淤积症，肝活检可为新生儿肝炎表现，此期熊去氧胆酸治疗可能有效，要注意脂溶性维生素补充。

RS 是一种罕见的常染色体双基因隐性遗传病，由于编码 OATP1B1 与 OATP1B3 的 *SLCO1B1* 和 *SLCO1B3* 均突变，破坏了下游肝细胞对上游肝细胞经 MRP3 排出的 CB 的再摄取，导致血中 CB 增高。与 DJS 相比，RS 具有以下特点：①肝活检完全正常，无 DJS 典型的肝细胞色素沉积；②磺溴酞钠血浆清除延迟，无第二次高峰出现；③肝胆动态闪烁显像中肝脏不显影或浅淡显影，肝脏摄取缓慢，心脏血池持续可见，肾脏排泄明显；④尿中粪卟啉总量增加，异构体 I 增加。RS 预后良好，无需特殊治疗。

（2）胆汁合成与排泄障碍：胆汁在肝细胞（75%）和胆管细胞（25%）中产生，主要成分包括水、胆汁酸（12%）、磷脂（4%）、胆固醇（0.7%）和结合胆红素（0.1%）。根据胆汁生成的机制，胆汁流可分为胆盐依赖性胆汁流和胆盐非依赖性胆汁流两种类型。前者是主动耗能过程，可摄取 80% 的结合胆盐及不足 50% 的游离胆盐；后者依赖于电解质（K^+、Na^+ 等）的转运及 HCO_3^- 的分泌，可转运胆盐及其他有机阴离子、阳离子与某些中性化合物。肝细胞对各种胆汁成分的摄入和排泄依赖于钠离子-牛磺胆酸共转运蛋白（sodium taurocholate cotransporting polypeptide，NTCP）、OATP、MRP2、多药耐药 P-糖蛋白 1 型（multidrug resistance P-glycoprotein type 1，MDR-1）、MRP3、胆盐输出泵（bile salt export pump，BSEP）等多种肝胆膜转运体。胆汁由肝细胞分泌至毛细胆管后，经肝管和胆总管流入十二指肠；或由肝管和胆囊管流入胆囊贮存，待消化需要时再由胆囊排出流入十二指肠。任何原因导致胆汁酸合成缺陷、

小管膜转运蛋白受损或肝内外胆管水平的胆汁流动受阻均可引起血中结合胆红素升高，临床上表现为胆汁淤积。根据病变部位，胆汁淤积性黄疸可分为肝内性、肝外性和混合性。

胆汁淤积性黄疸尿色深，粪便颜色可变浅或呈白陶土色，可伴有皮肤瘙痒、肝大等表现，消化道症状较轻。实验室检查血清胆红素升高，以 CB 升高为主，尿胆红素试验阳性，尿胆原及粪胆原减少或缺如，血清碱性磷酸酶及总胆固醇可增高，血清转氨酶可有轻至中度增高（详见本书第八章）。

【黄疸的诊断与鉴别诊断】

1. 确认是否为真性黄疸

（1）应在良好的自然光线下观察患者巩膜、黏膜与皮肤有无黄染，轻度黄疸最早见于巩膜或舌系带黄染。

（2）应与进食过多的南瓜、胡萝卜、西红柿及柑橘等高色素物引起的色素沉着、贫血及巩膜脂肪沉积相鉴别：色素沉着以手掌黄染为著，贫血表现为皮肤黏膜苍黄，但两者均不会出现巩膜黄染；巩膜脂肪沉积表现为巩膜黄染呈不均匀块状，以内外眦显著，但皮肤颜色正常。

（3）检测血清胆红素是否增高。

2. 确定黄疸的性质和病因 应详细询问病史，进行全面的体格检查，根据胆红素分类明确是结合胆红素升高的黄疸，还是非结合胆红素升高的黄疸，然后再结合必要的实验室及特殊检查进行综合分析判断，作出黄疸的病因诊断（图 2-5-2）：①询问病史：包括患者的年龄、性别、体重、居住地、生活习惯、毒物接触史、饮酒史、服药史、肝炎接触史、输血与注射史、周围人群发病史、乏力、食欲、既往史、疫苗接种史与家族史等，婴儿还需注意出生史、喂养史及母孕期病史与围产史。②症状与体征：体格检查应注意皮肤黏膜颜色及伴随症状，如发热、皮疹、皮肤瘙痒、腹痛、肝脾大、胆囊肿大或缺如、淋巴结肿大、腹水、大小便异常、出血倾向以及各器官系统相应体征。③实验室及其他辅助检查：常规检查包括血细胞计数（注意包括网织红细胞及红细胞形态）、尿常规（注意尿胆原和胆红素）、粪常规、血生化和腹部超声等。根据黄疸不同类型还需进行相应检查，如骨髓穿刺、血清铁、铜蓝蛋白测定、病原体抗原和抗体及核酸测定、自身抗体测定、凝血功能测定、遗传基因测定、放射线/CT/磁共振等其他影像学检查、内镜或

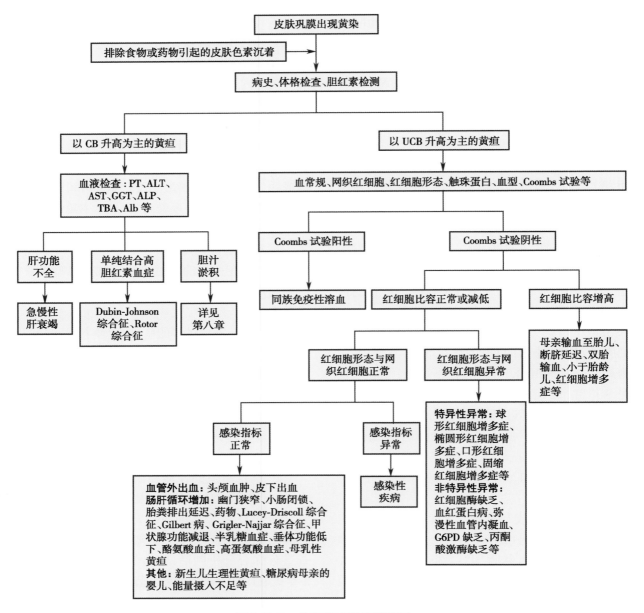

图 2-5-2　儿童黄疸的诊断流程
注：CB：结合胆红素；UCB：非结合胆红素；PT：凝血酶原时间；ALT：谷丙转氨酶；AST：天冬氨酸氨基转移酶；GGT：γ-谷氨酰胺转肽酶；ALP：碱性磷酸酶；TBA：总胆汁酸；Alb：白蛋白

介入诊断检查、眼科检查(角膜后胚胎环、白内障、K-F 环等)、活组织检查等。

3. 黄疸的病因鉴别

(1)以 UCB 升高为主的黄疸：

1)年长儿：

A. 溶血性疾病：包括不同血型输血后溶血、地中海贫血、红细胞酶缺陷(6-磷酸葡萄糖脱氢酶、丙酮酸激酶、己糖激酶缺乏)、红细胞膜缺陷(如先天性球形红细胞增多症、遗传性椭圆形红细胞增多症)、自身免疫性溶血及蛇毒、毒蕈、阵发性

睡眠性血红蛋白尿引起的溶血。临床上可有溶血相关病史，如输血史、特殊用药史、感染或溶血家族史，可出现贫血的表现,实验室检查血清总胆红素多轻度升高，以 UCB 升高为主，CB 轻度升高或正常。尿中尿胆原显著增加，尿胆红素可稍增加。急性溶血性黄疸可出现血红蛋白尿，尿液隐血试验阳性，但镜检无红细胞。血液检查除贫血外，还可能表现为网织红细胞增加、髓系红细胞系列增生旺盛及血清触珠蛋白降低等，免疫性溶血性黄疸还可见抗人球蛋白试验(Coombs 试验)阳性。

B. UGT1A1病:包括GS、CNS。实验室检查可见血清UCB升高,UGT1A1活性减低或完全无活性。GS患者除轻度黄疸外,无其他临床表现,血清总胆红素通常<70μmol/L;CNS Ⅰ型患者黄疸严重,血清胆红素常>340μmol/L,可伴有胆红素脑病,苯巴比妥治疗无效;CNS Ⅱ型黄疸较轻,血清胆红素常<340μmol/L,多无神经系统症状,苯巴比妥治疗胆红素水平降低超过30%。UGT1A1病可结合临床表现、生化及基因检测等加以鉴别。

C. 其他系统疾病:包括甲状腺功能减退、垂体功能低下、21-三体综合征等。可通过甲状腺功能检查、垂体磁共振检查、相关激素水平检测及染色体核型分析等检查加以鉴别。

D. 药物、毒物:磺胺类、水杨酸、维生素K₃、吲哚美辛、毛花苷丙等可与胆红素竞争Y、Z蛋白结合位点,噻唑类利尿剂能使胆红素与白蛋白分离,增加血胆红素水平。可通过询问服药史、毒物与药物接触史、毒物筛查等检查进行鉴别。

2)新生儿:新生儿期胆红素的代谢和其他年龄阶段相比有显著的特点,包括胆红素生成多、血浆白蛋白联结胆红素的能力不足、肝细胞处理胆红素能力差及肠肝循环增加等。对于新生儿期出现的以UCB升高为主的黄疸,应考虑:

A. 生理性黄疸:生理性黄疸是新生儿期常见表现,发生率约60%~80%,具有以下特点:一般情况良好;足月儿生后2~3天出现黄疸,4~5天达高峰,5~7天消退,最迟不超过2周;早产儿多于生后3~5天出现黄疸,5~7天达高峰,7~9天消退,最长可延迟到3~4周;每日血清胆红素升高<85μmol/L(5mg/dl)或每小时<0.85μmol/L(0.5mg/dl)。新生儿生理性黄疸为排他性诊断,通常预后良好,无需特殊治疗。

B. 病理性黄疸:新生儿病理性黄疸常与胆红素生成过多、肝脏胆红素代谢障碍及胆红素排泄障碍等多种病因相关。出现以下情况需考虑病理性黄疸:生后24小时内出现的黄疸;血清总胆红素值达到相应日龄及相应危险因素下的光疗干预标准,或每日上升超过85μmol/L(5mg/dl),或每小时上升>0.85μmol/L(0.5mg/dl);黄疸持续时间长,足月儿>2周,早产儿>4周;或黄疸退而复现;血清结合胆红素>17μmol/L(1mg/dl)。新生儿病理性黄疸的高危因素包括孕产妇和新生儿两方面,前者包括早产、血型不合、先兆子痫、妊娠期高血压疾病、妊娠期糖尿病及分娩问题等,后者以溶血、窒息、缺氧、酸中毒、脓毒血症、高热、低体温、低蛋白血症、低血糖等多见。引起新生儿UCB升高的疾病包括新生儿溶血病、母乳性黄疸、败血症、甲状腺功能减退、GS、CNS、出血性疾病(如头颅血肿、皮下血肿、颅内出血、肺出血和其他部位出血)、胎粪排出延迟(先天性肥厚性幽门狭窄、先天性巨结肠、先天性肠道闭锁、饥饿、喂养延迟)、脐带结扎过迟等。病理性黄疸需结合生后小时龄或日龄胆红素值、高危因素及其他辅助检查来综合评估和判断,并给予相应的治疗措施。

(2)以CB升高为主的黄疸:以CB升高为主的黄疸包括胆汁淤积综合征、单纯性高结合胆红素血症(DJS、RS)与急慢性肝衰竭。对于新生儿期出现的以UCB升高为主的黄疸,还应注意鉴别胆道闭锁、新生儿肝炎、败血症、半乳糖血症等其他遗传代谢性疾病等(详见本书第八章)。

【治疗】

1. 以UCB升高为主的黄疸 新生儿生理性黄疸与母乳性黄疸通常无需治疗,可自行缓解。当母乳性黄疸婴儿胆红素>342μmol/L时需光疗。其他以UCB升高为主的黄疸的治疗原则为去除病因与防治胆红素脑病。

(1)去除病因:儿童期黄疸病因复杂,应积极寻找原因并采取相应的治疗措施。

(2)光照疗法:当新生儿总胆红素水平达到生后小时龄或日龄胆红素值光疗标准时需进行光疗,光源可选择波长425~475nm的蓝光、波长510~530nm的绿光或波长550~600nm的白光。较大儿童和成人应用光疗的经验有限,建议较大儿童当血清胆红素≥200μmol/L进行光疗,当血清胆红素≥300μmol/L需住院进行光疗。长期光疗的儿童在青春期,由于皮肤变厚、皮肤色素沉着增加以及体表面积与体重的比值降低,光照疗法效果变差。目前光照疗法(一日8~12小时)是CNS Ⅰ型主要治疗手段,患者需终生接受光疗直至肝移植。1例CNS Ⅰ型成年女性妊娠期间每日加强光疗10~14小时,且每2周输注一次白蛋白(1g/kg),最终避免胆红素脑病婴儿的产生。

(3)药物治疗:药物治疗包括转氨酶诱导剂

［苯巴比妥 3~5mg/（kg·d）］、胆红素结合剂（磷酸钙、奥利司他）、血红素加氧酶抑制剂（锡原卟啉、锌原卟啉）等。

（4）血浆置换：血浆置换是危急情况下快速降低血清胆红素浓度最有效的方法，用以防止胆红素脑病的发生。

（5）输注白蛋白：当血清胆红素水平接近换血值，且白蛋白水平<25g/L 的新生儿，可补充白蛋白 1g/kg，以增加胆红素和白蛋白的联结，减少血液中游离胆红素。若白蛋白水平正常，则无需额外补充白蛋白。

（6）肝移植：肝移植可使血清胆红素水平迅速恢复正常，是 CNS Ⅰ 型唯一的根治性疗法。肝移植主要包括原位肝移植和辅助性部分原位肝移植两种，CNS Ⅰ 型患者肝移植后 1 年、5 年、10 年存活率分别为 86%~100%、81%~95%、79%~92%。

（7）肝细胞移植：研究显示 CNS 患者在肝细胞移植后高胆红素血症获得了有限且短暂的缓解。肝细胞移植可作为等待肝移植患者临时替代的治疗方法。

（8）基因治疗：研究显示，导入正常的 *UGT1A1* 基因后，Gunn 大鼠的血清胆红素下降。但基因治疗在人类 CNS 中应用的长期有效性和安全性尚未明确。基于重组腺相关病毒载体的基因治疗是未来治疗 CNS 的潜在方法。

2. 以 CB 升高为主的黄疸　胆红素代谢障碍引起的 DJS、RS 通常无需治疗，其他以 CB 升高为主的黄疸根据病因不同治疗原则不同（详见本书第八章）。

拓展知识点

1. 胆红素脑病　胆红素脑病是由于非结合胆红素通过血脑屏障对基底核及各种脑干神经核的毒性作用导致中枢神经系统的功能障碍，是新生儿高胆红素血症最严重的并发症，其发生率约占患儿总数的 4.0%。胆红素脑病的诊断主要依据患儿高胆红素血症及典型的神经系统临床表现，头颅磁共振成像和脑干听觉诱发电位可以辅助诊断。然而，胆红素脑病可防、难治，积极预防胆红素脑病是关键。如患儿有急性胆红素脑病表现，应立即进行换血疗法与光疗以及时、快速降低血中胆红素浓度、防止病情进展。若干预不及时，患儿后期可能出现肌张力增高、角弓反张、激惹、发热、惊厥，甚至死亡。治疗主要包括换血疗法、光照疗法与药物治疗。目前正在研究的可用于防治胆红素脑病的药物包括金属卟啉、米诺环素、牛磺酸及柠檬酸盐功能化四氧化三锰纳米颗粒等，其主要通过影响胆红素代谢及拮抗其神经毒性发挥作用。

2. 儿童黄疸研究展望　主要聚焦于先天性非溶血性黄疸的发病机制的研究，尤其是遗传性胆汁淤积的致病机制；基因治疗在遗传性黄疸的应用；胆汁酸谱对儿童黄疸的诊治价值；针对儿童黄疸的药物研发。

（张宜琼　王建设）

第六节　肝脾大

导　读

　　儿童肝脾大指肝脏和脾脏体积增大。肝脏和脾脏大小在各年龄会有很大差异，由于儿童的正常解剖生理特点，年龄愈小，肝脏相对愈大。特别要强调的是正常的肝脏质地柔软。凡有质地变硬，一定是病理的体征。引起肝脾大的原因甚多，涉及感染、代谢性疾病、血液系统疾病、结缔组织病、心血管疾病、先天畸形、囊肿及肿瘤等疾病。而当病理发生时，很难由表征确定是由于某种原因造成的。因此，每个病例均需进行全面且详细的体格检查。对于诊断不明的肝脾大，必要时做肝、脾穿刺，淋巴结、皮疹的活组织检查，以及做 CT 或磁共振成像等检查以辅助诊断。

儿童肝脾大（hepatosplenomegaly）指肝脏和脾脏体积增大。生理情况下,肝脏和脾脏大小在各年龄段会有较大差异,由于儿童的正常解剖生理特点,年龄愈小,肝脏相对愈大。按照体格检查触诊,各年龄组儿童右侧锁骨中线处肋下可触及肝脏的正常值为:新生儿期 2.0~2.5cm,婴儿期 2.0cm,幼儿期 1.5cm,学龄前期 1.0cm,学龄期 0.5cm 或触诊不到。脾脏在正常新生儿及婴幼儿有时在左侧肋下可触,最大不超过 1cm,其他各年龄段应触及不到。由于年龄、身高、体重、腰围及 BMI 不同,邻近器官的病变对肝脏、脾脏位置上升或下移会有一定的影响,要明确肝脏、脾脏的真实大小,单纯运用体格检查的触诊对肝脏、脾大进行评估具有一定的局限性,还需要通过影像学检查来进一步确定。腹部超声是最常用检查方法之一,具有无创、简单、无辐射,已经成为儿童判断肝、脾大的首选方法,肝、脾各年龄段大小正常值见表 2-6-1。正常肝脏质地柔软、表面光滑、边缘锐利。凡有质地变硬、表面粗糙、边缘钝,无论是否肿大都需考虑病理性改变。

肝脏和脾脏是人体腹腔内的两个重要器官。肝脏具有营养、代谢、生物合成、转化和解毒、分泌胆汁等生理功能。脾脏是体内最大最重要的周围淋巴器官,位于血液循环的通路上,有滤过血液和针对入侵的各种抗原(包括感染原和致敏原)产生免疫应答等重要功能;且储存血细胞及血小板。尽管这两个器官生理功能和解剖位置不同,但是临床上由于各种疾病引起的肝、脾大并不少见。

【病因和流行病学特征】

引起肝脾大的原因甚多,涉及感染、代谢性疾病、血液系统疾病、结缔组织病、心血管疾病、先天畸形、囊肿及肿瘤等疾病。而当病理发生时,很难由表征确定是由于某种原因造成的,因此,每个病例均需进行全面且详细的体格检查。

从新生儿到婴儿,从儿童到青少年,儿童肝脏疾病的疾病谱非常广泛,而且许多疾病仅限于儿童人群。慢性肝脏疾病不仅明显影响儿童的生活质量及寿命,也给家庭及社会带来了沉重的精神及经济负担。美国每年大约有 1.5 万名儿童因为肝病住院治疗。婴儿期以胆汁淤积性疾病为主,包括胆道闭锁和各种原因的肝内胆汁淤积症,发生率约 1/2 500。儿童及青少年肝脏疾病主要有代谢性疾病、慢性肝内胆汁淤积症、肥胖相关性脂肪性肝炎、药物或毒素引起的肝损害以及病毒性肝炎等。在国内,儿童肝脏疾病的流行病学资料非常缺乏,但多数学者认为我国儿童肝脏疾病发生率明显高于西方国家。

表 2-6-1　各年龄儿童肝脏、脾脏的纵向长度

年龄/月	肝脏右叶纵向长度/mm		脾脏纵向长度/mm	
	平均值	标准差	平均值	标准差
1~3	64	10.4	53	7.8
4~6	73	10.8	59	6.3
7~9	79	8.0	63	7.6
12~30	85	10.0	70	9.6
36~59	86	11.8	75	8.4
60~83	100	13.6	84	9.0
84~107	105	10.6	85	10.5
108~131	105	12.5	86	10.7
132~155	115	14.0	97	9.7
156~179	118	14.6	101	11.7
180~200	121	11.7	101	10.3

摘自:Konus OL. Normal liver, spleen, and kidney dimensions in neonates, infants, and children: evaluation with sonography. AJR American Journal of Roentgenology, 1998, 171（6）:1693-1698.

各种病毒性肝炎曾是各年龄阶段最主要的肝脏疾病。近年来，随着人民生活水平的提高、卫生条件的改善、疫苗接种的普遍开展、输血前筛查的实施等，病毒性肝炎的发生率普遍下降，非感染性肝脏疾病所占比例不断上升，尤其是与肥胖相关的非酒精性脂肪性肝病已成为新的流行病。

【诊断流程】

肝脾大原因诸多，发病机制也不尽完成相同，为了更好地分析原因，进行鉴别诊断，我们根据肝脾大发生的顺序，分为：①先有肝大，继以脾大；②肝脾同时大；③先有脾大，然后累及肝脏，发生肝脾大。

详细询问既往病史和体格检查结果：如患儿既往有肝病史，体格检查先有肝大，继而又发现脾大，那么患儿可能患有肝病，反之，先有脾大病史，那么就需要考虑可能引起脾大的常见疾病；根据病因的不同，各项检查应有所侧重。

1. 血常规、尿常规、粪便常规检查 应注意有无白细胞计数增多及分类比例异常，有无异型细胞、有无贫血；大便常规检查观察有无寄生虫卵或成虫，血生化、凝血、血气分析检查等了解肝功能损害程度，相关病原体检查明确感染的原因。

2. 骨髓检查、溶血指标、自身抗体的检查，明确是否血液病或自身免疫性疾病引起的肝脾大。

3. 影像学检查 肝脾超声检查，腹部 CT、磁共振胰胆管成像（magnetic resonance cholangio-pancreatography，MRCP），明确肝、脾大程度及占位性病变，胰胆管病变。

4. 肝、脾穿刺及活组织检查 明确病变的原因及程度。

5. 食管、胃镜检查 明确是否有食管-胃底静脉曲张。

6. 代谢组学检查 寻找与代谢紊乱相关的原因。

7. 基因组学 寻找与遗传代谢相关的肝、脾大原因。

肝、脾大可以是局部肝脾本身疾病的原因，也可能是全身疾病的一种表现，应逐层分析：

1. **感染因素** 感染是引起肝、脾大的主要原因，且常常伴有不同程度的发热，主要有各种细菌感染引起的败血症、脓毒血症、全身性炎症反应综合征（systemic inflammatory response syndrome，SIRS）、伤寒、结核、布氏杆菌感染；EB 病毒、巨细胞病毒（cytomegalovirus，CMV）、嗜肝病毒感染；寄生虫感染如阿米巴肝病、疟疾、黑热病、血吸虫病、华支睾吸虫病、肝棘球蚴病、弓形虫病；霉菌感染如组织胞浆菌病、放线菌病；螺旋体感染如先天性梅毒、回归热等。

2. **非感染性疾病** 包括先天性胆道畸形及胆汁淤积性肝病、脂肪肝、药物性中毒性肝炎，自身免疫性肝病、肝硬化、门静脉高压、门静脉海绵样变性、斑替综合征等。

3. **血液系统疾病** 如溶血性贫血，营养性贫血，急、慢性白血病，恶性淋巴瘤，骨髓增生异常综合征，嗜血细胞性淋巴组织细胞增多症，朗格汉斯细胞组织细胞增生症，血色病等。

4. **免疫系统疾病** 如自身免疫性肝炎、系统性红斑狼疮、幼年型类风湿性关节炎、自身免疫性淋巴细胞增生综合征等。

5. **心血管系统疾病** 如先天性心脏病、心肌病等引起充血性心力衰竭、慢性缩窄性心包炎、肝静脉阻塞等。

6. **先天代谢性疾病（贮积病）** 与铜、铁代谢相关的 Wilson 病、含铁血黄素沉积；与糖原贮积相关的糖原贮积症，尿素循环障碍；与溶酶体相关的沃尔曼病（Wolman disease）、鞘脂贮积病（尼曼-皮克病、戈谢病、GM1 神经节苷脂贮积症、黏多糖贮积症）、胆固醇酯贮积症、肝细胞内质网贮积症（α_1-抗胰蛋白酶缺乏、无纤维蛋白原或低纤维蛋白原血症）等。

7. **占位性病变** 肝肿瘤、肝囊肿、肝血管瘤、肝脓肿、脾脓肿等。

肝脾大诊断流程图见图 2-6-1A、B、C。

【鉴别诊断】

1. 肝大为主 应考虑感染性疾病，如肝脓肿、病毒性肝炎、肝包囊虫病等；心血管病如充血性心力衰竭、慢性缩窄性心包炎；先天性胆道畸形及胆汁淤积性肝硬化、坏死性肝硬化早期；代谢性疾病如肝糖原贮积症、肝豆状核变性；肝肿瘤、肝囊肿等。

2. 脾大为主 应注意溶血性贫血，脾脏的囊肿、脓肿、血管瘤、淋巴管瘤等，以及斑替综合征。

3. 肝、脾都有不同程度肿大 感染性疾病有伤寒、巨细胞包涵体病、弓形虫病、先天性梅毒、血

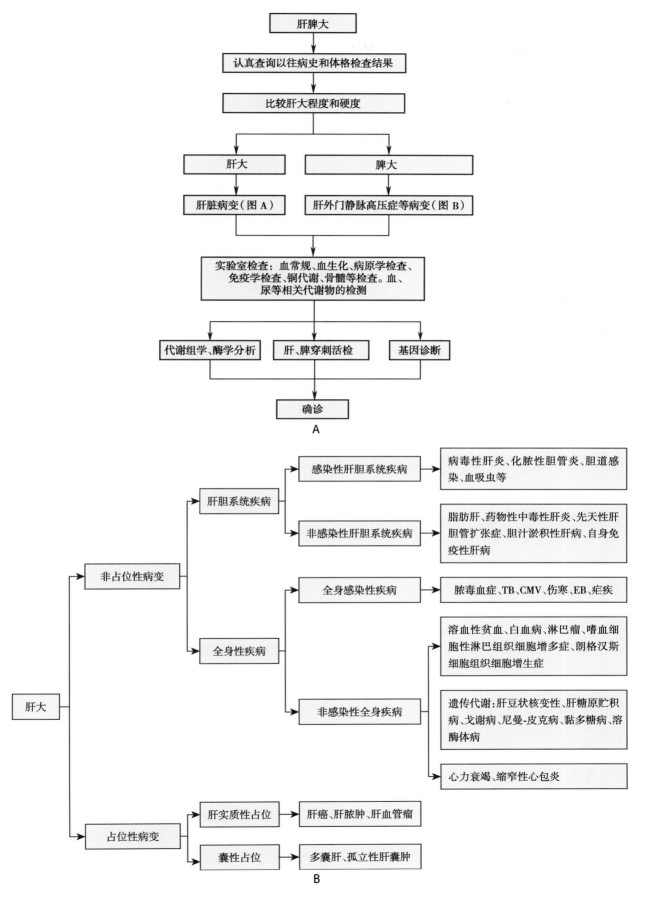

A

B

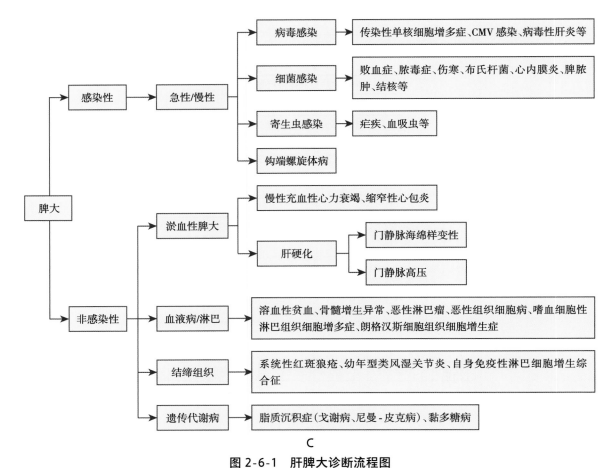

图 2-6-1 肝脾大诊断流程图
A. 肝脾大鉴别诊断流程；B. 肝大鉴别诊断流程；C. 脾大鉴别诊断流程

吸虫病、钩端螺旋体病、急性粟粒性肺结核等；非感染性疾病有营养性缺铁性贫血、营养性巨细胞性贫血、全身型类风湿性关节炎、黏多糖病，以及白血病、恶性网状细胞病、郎格汉斯细胞组织细胞增生症、系统性红斑狼疮等。

4. 起病急缓、病程长短以及肝脾大程度 通常急性感染所致的肝脾大程度相对较轻，而且起病急、病程短；慢性感染和遗传代谢性疾病则起病缓慢，病程长，肝脾大程度较重，恶性肿瘤则肝脾大呈迅速发展倾向。轻度肝大见于肝炎的早期、伤寒等；中度肝大见于慢性肝炎、肝硬化、肝脓肿、肝囊肿、先天性胆道畸形等；重度肝大要考虑肝糖原贮积症、黏多糖病、血吸虫病，以及慢性缩窄性心包炎等。脾脏中度至重度肿大要考虑慢性粒细胞性白血病、慢性疟疾、黑热病、遗传性球形红细胞增多症、戈谢病、溶血性贫血。肝脾均有中度至重度大要考虑朗格汉斯细胞组织细胞增生症，充血性肝、脾大等原因。

5. 伴随的症状、体征伴发热常提示感染性疾病、结缔组织病、朗格汉斯细胞组织细胞增生症等；伴黄疸提示肝炎、胆道梗阻、溶血病等；伴急性贫血应注意各种急性溶血病，有慢性进行性贫血应注意珠蛋白生成障碍性贫血（地中海贫血）；肝脾大伴淋巴结肿大、贫血和皮肤黏膜出血应考虑白血病；若肝大、肝功能损害后，逐渐出现神经、精神症状，如构语困难、动作笨拙、震颤等，应考虑是否为肝豆状核变性。若肝脏持续肿大，新生儿期即出现低血糖表现，且多次发作，应考虑糖原贮积症。珠蛋白生成障碍性贫血除慢性进行性贫血及肝脾大外，其特殊面容如头大、额骨隆起、颧骨凸出、鼻梁低平、眼距增宽以及面部表情呆滞等外貌表现有助于诊断。若肝脏在短时间内进行性肿大，伴发绀、烦躁不安、心动过速、呼吸急促，心脏听诊发现心音低钝或奔马律等，则提示急性心功能不全。

【治疗及预防】

儿童肝脾大的发展往往是一个从轻到重的过程，对每个环节进行合理控制均会阻止疾病的发展。大量研究已经证实，在查清病因的基础上及时治疗原发病,在疾病的早期干预可有效地延缓甚至阻断疾病的进展。因此对儿童肝脾大首先需要明确病因后进行病因治疗。

随着乙肝疫苗的广泛接种、医疗、生活水平的提高、饮食结构的改变、基因等诊断技术的提高,儿童肝脏疾病谱也发生了变化,感染性疾病、病毒性肝炎发病率明显下降,非感染性肝病如非酒精性脂肪性肝病(nonalcoholic fatty liver disease,NAFLD)等正逐渐成为儿童期最常见的慢性肝病之一。

NAFLD 作为一种生活方式病近年来发病率显著上升,青少年是进展性 NAFLD 的最易感人群,在男孩中比女孩中更普遍。需要加强公共健康意识和宣传,促进健康饮食、运动和生活方式改善,预防 NAFLD 发生。

随着分子医学的进步,越来越多的由遗传因素引起的儿童肝脏疾病被认识。同时,随着治疗手段的发展,遗传性肝脏疾病的预后得到改善,越来越多由遗传因素引起的肝病儿童会进入成年期;许多遗传性肝病在儿童期和成年期会有不同的临床表现,在儿童期的早期诊断、随访和干预对长期预后有显著的影响。儿童肝脏疾病谱的变化以及越来越多遗传性肝病儿童进入成年期,对于肝病专科医生,包括成人肝病专科医生现有的知识结构提出了更大的挑战,必须加强儿童和成人肝病专科医生间的交流和合作,更新知识,共同努力,使肝病儿童有更好的康复。

拓展知识点

1. **遗传性肝病** 患有慢性肝病或急性肝衰竭的儿童通常有潜在的遗传疾病基础,往往不仅引起肝脏疾病,同时也会有多系统受累。这些疾病通常表现为表型重叠,缺乏特定的实验室检测指标,这可能导致诊断延误和治疗不当。遗传性肝病的诊断依赖于广泛的生化和组织学研究,这些研究通常昂贵、耗时,并受到特定生化测试的可用性和研究人员经验的影响。近年来,基于二代测序(next-generation sequencing,NGS)的全外显子组测序(whole exome sequencing,WES)和全基因组测序(whole genome sequencing,WGS)已广泛应用于临床,三代测序技术即单分子测序技术是未来主要发展方向。

2. **肝脏超声弹性技术** 肝脏剪切波弹性成像(shear wave elastography,SWE)可以用以评估肝脏硬度,以期为慢性肝病的治疗和随访提供额外的帮助。SWE 因其简便、无创以及能够定量评估不同脏器的弹性数值使得该技术已成为评估脏器弹性程度的诊断技术,已被广泛应用于临床协助诊断疾病。

(金玉 刘志峰)

第七节 腹 水

导 读

腹水的临床表现与积液量多少有关,当积液量较少时,患者可无症状,随着积液量的增加,可表现为腹胀和腹部不适、恶心、呕吐、呼吸困难等。腹腔穿刺是明确腹水病因的最快速且有效的方法。腹水的治疗包括针对原发病的治疗和针对腹水的治疗两个方面,轻中度腹水的治疗主要是限制钠盐摄入和使用利尿剂,腹腔穿刺大量放腹水和白蛋白输注是大量腹水的首选治疗方法,顽固性腹水还可能需要经颈静脉肝内门静脉系统分流术、腹腔静脉分流和肝移植等治疗。

在正常生理状态下,腹腔内仅有少量液体,对内脏起润滑作用。腹水(ascites)是指腹腔内液体的病理性积聚,其病因复杂多样,可以涉及多系统和多种疾病。根据腹水产生原因及性质不同,可分为漏出性腹水、渗出性腹水、乳糜性腹水和血性腹水。

【病因和发病机制】

先天性或新生儿腹水较罕见,常见的原因有

宫内感染、代谢疾病、心脏结构和节律紊乱,少见的如血液系统疾病、泌尿生殖系统疾病等。在儿童中,肝、肾和心脏疾病是最常见的原因,在印度,蛋白质能量营养不良和结核病是另外两个常见的原因。

腹水根据基础病理生理学可将病因分类如下:

1. 门静脉高压　见于肝硬化、酒精性肝炎、急性肝衰竭、肝小静脉闭塞病、充血性心力衰竭、缩窄性心包炎、血液透析相关腹水(肾源性腹水)等。

2. 低白蛋白血症　如肾病综合征、蛋白丢失性肠病、重度营养不良等引起。

3. 腹膜疾病　如恶性肿瘤、感染性腹膜炎(如结核或真菌感染)、嗜酸性粒细胞性胃肠炎(浆膜型)、肉芽肿性腹膜炎、腹膜透析(合并腹膜感染)等。

4. 其他病因　如乳糜性腹水、胰性腹水(如因胰管破裂)、黏液性水肿、腹腔积血及泌尿系统损伤等。

腹水发病机制涉及的因素很多,包括血浆胶体渗透压降低、肝内血流动力学改变和门静脉高压、肝脏淋巴液外漏及回流受阻、肾脏血流动力学改变、水钠潴留、激素代谢紊乱、内毒素血症、腹膜毛细血管通透性增加、腹腔脏器穿孔破裂等,各因素通常共同作用,其本质为血管内外液体、机体内外液体交换平衡的失调。

【临床表现】

1. 腹水表现　儿童腹水量较少时可无症状或仅表现为异常体重增加,随着腹水量的增多可表现为腹胀、腹部膨隆。大量腹水时,患儿腹部膨隆呈蛙腹状,脐部凸出;膈肌上升影响呼吸,可致患儿呼吸困难或端坐呼吸;腹水压迫下腔髂总静脉,影响下肢静脉回流,可致下肢水肿;腹部查体移动性浊音阳性,大量腹水可有液波震颤。

2. 原发病的表现　腹水因病因不同伴有不同原发病的表现,如心源性可有发绀、颈静脉怒张、心脏扩大、心前区震颤、心律失常、心脏杂音等体征。肝源性常有皮肤巩膜黄染、蜘蛛痣或肝掌、腹壁静脉曲张、肝脾大等体征。肾源性可有面色苍白、周围水肿等体征。发热、腹部压痛、腹壁有柔韧感考虑感染性腹膜炎可能。消瘦、恶病质、淋巴结肿大或腹部有包块多为恶性肿瘤。蛋白丢失性肠病常有水肿、腹泻等表现。因此,应注重病史询问及体格检查,有助于初步判断腹水病因。

【辅助检查】

1. 影像学检查　腹部超声检查是最经济、实用的无创诊断方法,少量腹水即可检出,必要时可进行腹部 CT 及磁共振成像(magnetic resonance imaging,MRI)。这些影像学检查可以帮助估计腹水的量、测量门脉的宽度及血流速率,判断是否存在门静脉高压、肝脾大、有无肿瘤、血栓,有无淋巴结肿大,肾脏及其肾周围有无病变等。心脏超声检查有助于判断有无心肌、心包或心瓣膜疾病。疑有淋巴管阻塞时,可进行淋巴管造影和淋巴显像检查。

2. 腹腔穿刺　腹腔穿刺抽取腹水进行相应的检查是鉴别腹水性质最有效的方法,是确定病因的必要检查程序,穿刺通常在腹壁的左下象限,也可依据腹部超声定位进行。所有新发腹水的患儿都需进行腹腔穿刺。

3. 实验室检查　腹水常规检测项目包括一般外观分析、细胞计数和分类计数、细菌培养、总蛋白及血清-腹水白蛋白梯度(serum-to-ascites albumin gradient,SAAG)等。

(1)外观:澄清腹水通常见于肝硬化,混浊腹水通常见于感染,乳白色腹水提示乳糜性腹水,血性腹水可见于恶性肿瘤或穿刺创伤等。

(2)腹水细胞计数:有核细胞计数指包括浆膜间皮细胞在内的有核细胞计数。必须排除浆膜腔穿刺损伤引起的有核细胞数的增高。漏出液有核细胞数常 $<100 \times 10^6/L$,渗出液有核细胞计数常 $>500 \times 10^6/L$。腹水的红细胞计数通常低于 $1\ 000/mm^3$,约为 $10\ 000/mm^3$ 时腹水可呈粉红色。腹水的红细胞计数 $>50\ 000/mm^3$ 定义为血性腹水。中性粒细胞计数 $\geqslant 250/mm^3$,提示自发性细菌性腹膜炎(spontaneous bacterial peritonitis,SBP)可能。中性粒细胞超过 $1\ 000/mm^3$ 常见于腹水化脓性渗出液及结核性早期渗出液。淋巴细胞增高主要见于慢性炎症,如结核、梅毒、肿瘤或结缔组织病所致渗出液。嗜酸性粒细胞增高常见于嗜酸性粒细胞性胃肠炎(浆膜型)和寄生虫病所致渗出液,也可见于结核性渗出液吸收期、系统性红斑狼疮、间皮瘤等。漏出液主要见单个核细胞(包括淋巴细胞、单核细胞、间皮细胞等),以淋巴细胞和间皮细胞为主;渗出液以中性粒细胞等多种类有核细胞为主,见表 2-7-1。

表 2-7-1 腹水渗出液与漏出液鉴别

检验项目	渗出液	漏出液
外观	混浊、不透明或血性	清晰、透明,淡黄色
相对密度	>1.018	<1.015
总蛋白量（g/L）	>40	<25
葡萄糖（mmol/L）	<3.33	接近血糖水平
腹水/血清蛋白质比值	>0.5	<0.5
乳酸脱氢酶（U/L）	>正常血清 LDH 上限的 2/3	<正常血清 LDH 上限的 2/3
积液/血清 LDH 比值	>0.6	<0.6
有核细胞数（×10⁶/L）	>500	<100
有核细胞分类	急性炎症以中性粒细胞为主,慢性炎症或恶性疾病以淋巴细胞为主	淋巴细胞为主,可见间皮细胞

（3）腹水培养:如果考虑患儿存在腹水感染,如出现发热、腹痛、氮质血症、酸中毒或意识模糊,则需要行腹水培养。常规腹水培养总阳性率为 40%~60%,而床边直接用血培养瓶接种 10ml 腹水液,阳性率增加至 90%。

（4）腹水蛋白:漏出液总蛋白浓度<25g/L,渗出液总蛋白浓度>40g/L,此分类在临床中有时会遇到不符的情况。现推荐采用 SAAG 区分腹水性质,血清白蛋白浓度减去腹水白蛋白浓度的差值即为 SAAG,两项数值应在同日获取。SAAG≥11g/L 提示患者存在门静脉高压,准确度为 97%;SAAG<11g/L 表明患者不存在门静脉高压（表 2-7-2）。SAAG 升高可发生于任何导致门静脉高压的疾病,对肝硬化所致腹水不具有特异性。腹水蛋白浓度在腹水性质判断上尽管存在一些问题,但腹水总蛋白浓度仍有一定价值。该参数不随 SBP 的发生而变化,并且总蛋白浓度<10g/L 的患者发生 SBP 的风险高。

（5）葡萄糖:漏出液葡萄糖含量与血清相似;渗出液因病原体、炎症、肿瘤细胞等消耗葡萄糖而减低,腹水/血清葡萄糖比值<0.5 见于积脓、结

表 2-7-2 利用血清和腹水白蛋白差值梯度（SAAG）鉴别腹水

SAAG≥11g/L	SAAG<11g/L
肝硬化	腹膜肿瘤
酒精性肝炎	结核性腹膜炎（不伴肝硬化）
充血性心力衰竭	胰性腹水（不伴肝硬化）
暴发性肝功能衰竭	胆道破裂
Budd-Chiari 综合征	肾病综合征
静脉闭塞性疾病	系统性红斑狼疮
门静脉闭塞	肠梗阻
黏液性水肿	低白蛋白血症
妊娠急性脂肪肝	良性卵巢疾病

核性腹膜炎、恶性肿瘤和风湿免疫性疾病等所致腹水。

（6）乳酸脱氢酶:乳酸脱氢酶（lactate dehydrogenase,LDH）比葡萄糖分子大,较不容易进入腹水。在肝硬化所致无并发症腹水时,腹水/血清 LDH 比值约为 0.4。发生 SBP 时,腹水 LDH 水平升高,其比值亦随之增高。如果比值超过 0.6 尤其是>1.0 时,提示腹腔中有 LDH 产生或 LDH 被释放入腹腔,可见于感染、肠穿孔或肿瘤。

（7）腹水细胞学检查:如果怀疑患者存在腹膜肿瘤,可以行腹水细胞学检查。

（8）其他:腹水其他检查项目见表 2-7-3。

表 2-7-3 腹水其他检查项目临床意义

项目	水平	意义
甘油三酯	>200mg/dl	乳糜性腹水
淀粉酶	>1 000U/L 或是血清水平的 5 倍	胰性腹水或肠穿孔
碱性磷酸酶	>240U/L	小肠穿孔、空腔脏器损伤
胆红素	>6mg/dl,超过血清胆红素	肠或胆囊穿孔、胆总管囊肿破裂
腺苷脱氨酶	>20~40U/L	结核性腹水
腹水/血清葡萄糖比值	<0.5	积脓、结核性腹膜炎、恶性肿瘤、风湿免疫性疾病

【诊断】

腹水的诊断较为容易,依据腹胀等临床症状,查体腹部膨隆、移动性浊音阳性即可初步诊断,腹

部影像学检查可以确定腹水的量及腹部脏器等情况。

【鉴别诊断】

1. 腹水的鉴别诊断主要是病因的鉴别,需要结合病史、体格检查及辅助检查,其中最重要的是腹腔穿刺,根据腹水的相关实验室检查辨别原因。

2. 腹水还需要和其他可引起腹部膨隆的疾病鉴别,如肝大、脾大、肠梗阻、腹腔肿瘤等,通过查体及腹部影像学检查,比较容易鉴别。

【治疗】

1. 病因治疗 针对不同病因治疗原发病,如对原发性肝病、心脏及肾病的治疗,出血性胰腺炎的对症治疗,结核感染抗结核治疗,合并 SBP 时给予抗感染治疗,应根据腹水细菌培养结果选择敏感抗生素。

2. 针对腹水的治疗

(1)轻中度腹水的治疗:

1)限制钠盐摄入:对于儿童腹水,大多数指南建议限制食用盐摄入。年龄较大的儿童和青少年,每日盐的摄入量可以为半茶匙(2~3g/d)或 1~2mg/(kg·d),但对于年龄较小的儿童和婴儿,氯化钠的摄入量不应>1g/d(每日 1/4 茶匙)。用餐时应避免吃咸零食和添加盐,如泡菜、薯片、酱、海盐等。当血钠<120mmol/L 时,需要限制液体。

2)利尿剂:儿童中常用的利尿剂有醛固酮拮抗剂(螺内酯)和袢利尿剂(呋塞米)。螺内酯比呋塞米更有效,但其起效时间较慢。螺内酯的起始剂量为 1~3mg/(kg·d),最多为 6~9mg/(kg·d),最大量不超过 400mg/d,因其半衰期 5~7 天,应每 3~5 天酌情调整剂量。呋塞米常规剂量为 1~2mg/(kg·d),根据治疗反应的不同,剂量会以 0.5~1mg/(kg·d)逐渐增加,最大剂量为 6~12mg/(kg·d)(≤12 岁患者最大剂量 80mg/d,12~18 岁患者最大剂量 120mg/d)。螺内酯和呋塞米联合治疗可缩短住院时间,维持正常血钾,推荐作为复发性腹水患者的初始治疗。在获得满意的疗效后,双药联合治疗可改为螺内酯单药治疗。然而,对于第一次发生腹水的儿童,螺内酯的单一治疗可能是首选。治疗的目标是液体负平衡达 ≥10ml/(kg·d)〔即出量-入量≥10ml/(kg·d)〕或体重减轻 0.5kg/d。较高的液体负平衡可能导致血浆容量减少和肾功能下降。在腹水消退后,应减少利尿剂的剂量,并尽可能停止使用。对于有肾功能损害或电解质紊乱

的儿童,应谨慎使用利尿剂。应用利尿剂期间应每日监测包括体重、腹围、外周水肿、出入量记录、24 小时尿钠排泄值或尿钠/钾比值,以及每日钠、钾和肌酐的血生化值。

(2)大量腹水的治疗:大量腹腔穿刺抽液术(large-volume paracentesis,LVP)和白蛋白输注是大量腹水的首选治疗方法。其定义为去除≥50ml 腹水液/kg 体重,通常联合输注 20% 的白蛋白及呋塞米,应注意监测电解质。在成人中,LVP 已被证明比单独使用利尿剂更有效、更安全且可以缩短住院时间。然而,LVP 可能与穿刺后循环功能障碍(post-puncture circulatory dysfunction,PPCD)有关,主要特征是有效血容量减少,可以通过缓慢输注 0.5~1g/kg 白蛋白预防。LVP 对肾脏水钠潴留没有影响,因此去除腹水后仍需要继续使用利尿剂,以防止再积累。对于伴有相关弥散性血管内凝血的儿童,应避免使用 LVP。不建议在穿刺前常规预防性使用新鲜冷冻血浆或血小板。

(3)顽固性腹水的治疗:顽固性腹水是指对饮食限钠和高剂量利尿剂治疗无反应的腹水。主要分为 2 种类型:①利尿剂抵抗型:由于对限钠和利尿剂治疗无反应,腹水不缓解或早期复发;②利尿性难治性腹水:因为利尿剂引起的并发症,无法使用有效的利尿剂剂量,腹水不缓解或复发。顽固性腹水治疗需要考虑 LVP 联合白蛋白输注(如上所述)、经颈静脉肝内门静脉系统分流术(transjugular intrahepatic portosystemic shunt,TIPS)、腹腔静脉分流和肝移植等。

(4)TIPS:是经颈静脉入路,在门静脉的分支与肝实质内肝静脉分支之间建立人工分流通道,可有效降低门静脉压力,常用于治疗肝硬化门静脉高压引起的食管胃底静脉曲张破裂出血和顽固性腹水。在预防腹水复发方面比 LVP 更有效,但 30%~50% 的患者行 TIPS 后可发生肝性脑病。其他并发症包括分流器官血栓形成和狭窄等。对于患有严重肝肾衰竭、伴有活动性感染或严重心肺疾病的患者,应避免使用 TIPS。腹腔-静脉分流治疗顽固性腹水的并发症较多,目前已很少使用。

(5)肝移植:是所有终末期肝病合并顽固性腹水患者的唯一挽救生命的治疗方式,但存在供体较少、价格昂贵等问题,且移植后并发症较多,因此限制了其临床应用。

　　腹水超滤浓缩回输技术（concentrated ascites reinfusion therapy，CART）是指在无菌密闭系统中，通过特定装置把腹水引出体外，利用透析器，使腹水在一定压力下透过特定孔径的半透膜，通过扩散、对流、超滤等，将水、电解质、尿素氮等中小分子物质滤出，而蛋白质等大分子被保留和浓缩，回输到腹腔内，进而吸收入血。CART 治疗可迅速纠正水钠潴留，增加腹水白蛋白浓度，增加血浆胶体渗透压和有效循环血容量，减轻肾动脉受压，纠正肾脏血流灌注不足，提高肾小球滤过率，降低肝肾综合征的发生率。与腹腔穿刺放液相比，CART 治疗时间较长，腹腔内压力变化缓慢，避免腹压骤降引起的有效循环不足。治疗后患者腹水明显减少，腹胀、呼吸困难缓解，精神症状明显改善。CART 适用于肝硬化所致的顽固性腹水以及恶性肿瘤、肾病综合征、急性肾衰竭、系统性红斑狼疮引起的腹水。如下情况不适合 CART 应用：①严重凝血功能障碍；②近 2 周内有食管和/或胃底静脉曲张破裂出血者；③有明显黄疸和肝性脑病征象者；④原发性腹膜炎患者；⑤严重心肺功能障碍、电解质紊乱者；⑥腹部皮肤感染者；⑦肝癌破裂导致的血性腹水；⑧包裹性腹腔积液患者。CART 可有效治疗顽固性腹水，但仅仅是对症支持治疗，缓解症状。CART 对远期生存率是否有影响，有待进一步行大样本随机对照试验研究。

（徐樨巍　宋琳）

第八节　肝功能异常

导　读

　　肝功能异常是儿科常规检查项目，需得到临床医生关注。肝功能异常可能由感染、遗传代谢病、肝内外胆管发育障碍、毒物和药物中毒、血液系统疾病、肿瘤、自身免疫性疾病、原发性硬化性胆管炎等原因造成。肝功能异常可能伴随发热、黄疸、神经系统症状、低蛋白血症等多种临床表现，在诊断时需注意结合临床症状、体征及其他检查结果综合判断，治疗以对症治疗、保肝治疗和病因治疗为主。

　　肝脏是人体内最大的实质性腺体器官，最主要功能是物质代谢功能，此外还有分泌、排泄、生物转化及胆红素、胆汁酸代谢等多种生理功能。儿童时期肝脏储备功能发育尚未完善，患肝脏及其他系统疾病时，均可不同程度地发生肝功能障碍。因此，肝功能检查是儿科疾病诊疗常规检查项目，肝功能异常（abnormal liver function）需得到临床医生关注，进一步明确病因。

【病因】

　　1. **感染**　病毒如肝炎病毒、腺病毒、Epstein-Barr 病毒、巨细胞病毒、风疹病毒、单纯疱疹病毒、埃可病毒、柯萨奇病毒、微小病毒 B19 等，细菌如金黄色葡萄球菌、大肠埃希菌、沙门氏菌、厌氧菌、李斯特菌等，特殊病原体如结核分枝杆菌、真菌感染、梅毒螺旋体、钩端螺旋体、弓形虫感染等均可引起肝功能异常。

　　2. **药物**　部分药物本身或其代谢产物对肝脏有毒性作用。临床常见可以引起肝脏损害的药物，包括阿司匹林、对乙酰氨基酚、尼美舒利、红霉素、磺胺类、抗结核菌药物、抗癫痫药。近年来研究发现，一些中药成分，如雷公藤等，也可以引起肝脏损害。

　　3. **化学毒物**　多种化学毒物可能引起肝细胞损伤，造成肝功能异常，包括乙醇、有机磷农药、有机氯农药、二氯乙烷、二氧化二砷、铅等，其对肝脏的损害程度取决于与毒物接触的剂量、时间及个体差异等。

　　4. **遗传代谢障碍**　多种遗传代谢病伴随肝功能异常，如碳水化合物代谢异常、氨基酸代谢异常、有机酸代谢病、肉碱与线粒体脂肪酸代谢障碍、脂类代谢异常、嘌呤代谢异常、黏多糖贮积症、肝豆状核变性（Wilson's disease）、遗传性血色病、尼曼-皮克病、Citrin 蛋白缺陷症、过氧化物酶体病等；近些年，儿童非酒精性脂肪性肝病发病率逐渐升高，可能为遗传代谢病的肝脏表现或继发于肥胖，可仅表现为肝功能异常，需引起关注。

5. 胆道相关疾病　肝内、外胆管发育障碍如胆道闭锁、肝内胆管发育不良、胆总管囊肿等，胆道炎症如急性胆管炎、原发性硬化性胆管炎等。

6. 其他　肠外营养相关性胆汁淤积、自身免疫性肝炎、血液系统疾病、肿瘤、自身免疫性疾病、风湿性疾病、甲状腺功能亢进等全身性疾病也可引起肝脏损伤，造成肝功能异常。

【临床表现】

1. 发热　在感染相关性肝炎、肝脓肿、肝硬化合并自发性腹膜炎、全身性疾病合并感染时可出现发热，注意完善相关病原学检查。

2. 黄疸　在多种肝脏疾病中，肝功能异常与黄疸可同时出现。严重肝功能损伤累及胆道系统可造成胆汁淤积，而在重症胆汁淤积或胆道梗阻时引起胆汁反流损伤肝细胞时也可造成转氨酶升高。另外，在 Wilson 病患者中，铜沉积造成血液系统受累可引起溶血性贫血，造成黄疸。

3. 低蛋白血症　血清白蛋白由肝细胞的粗面内质网合成，是正常人体血清中的主要蛋白质组分。肝细胞病变时，白蛋白合成减少。由于白蛋白半衰期较长，因此在急性肝细胞病变时，血白蛋白减少就不太明显，但在慢性和大量肝细胞病变时就会明显减少，故临床上常作为慢性肝病和重症肝病的一个指标。

4. 神经系统症状　在 Wilson 病患者中，铜沉积于神经系统可引起相应神经系统损伤，造成神经系统症状，可表现为程度不等的锥体外系症状，多在 10 岁以后出现。而在肝性脑病时，患儿可伴有复杂的神经精神症状，包括性格改变、行为异常、睡眠紊乱，神经系统体征可有反射亢进、肌张力增高、非持续性肌阵挛、踝阵挛阳性、扑翼样震颤，深昏迷时则各种反射均消失。

5. 肝脾大　感染、肝硬化前期、血液系统疾病、遗传代谢病、先天胆道系统发育异常、免疫异常、肿瘤及囊肿等疾病造成的肝功能异常可能均伴有肝脾大。

6. 腹部包块　肝脏肿瘤、肝囊肿、肝棘球蚴病及腹部肿瘤查体时可能在腹部触及包块，需完善影像学检查明确病因。

7. 凝血功能异常　除凝血因子Ⅷ和组织因子外，正常肝脏几乎能合成所有凝血因子。肝脏疾病时，最易出现维生素 K 依赖性凝血因子，如凝血酶原、凝血因子Ⅶ、Ⅸ和Ⅹ的减少。严重肝脏疾病时，凝血因子Ⅴ和纤维蛋白原的合成也减少。在胆汁淤积患者中，由于肠道胆盐缺乏，影响脂溶性维生素 K 的吸收，维生素 K 依赖性凝血因子不能被激活，引起凝血障碍。

8. 脂代谢异常　内源性胆固醇 80% 由肝脏合成，肝细胞功能不良时，可引起胆固醇合成减少，主要表现为高密度胆固醇水平下降；胆道阻塞时，血中出现一种异常的低密度脂蛋白，称阻塞性脂蛋白 X，同时血液中胆固醇含量可增高。此外，在 Wolman 病和胆固醇酯累积病时，因先天性缺乏溶酶体内酸性酯酶，发生胆固醇酯在肝内累积，血胆固醇值却增高。肝病时，血清甘油三酯水平也可升高，肝衰竭时，血清甘油三酯水平下降。而在脂质代谢障碍性疾病中，患儿也可能出现血清甘油三酯水平异常。

9. 糖代谢异常　肝脏是维持人体血糖稳定的重要器官，参与糖原的合成、分解和异生。肝脏释放的葡萄糖是空腹时血糖的唯一来源，肝脏有活动性病变时糖代谢发生异常。另外，在多种遗传代谢病中，如 Citrin 蛋白缺乏症、肝糖原贮积症等，均可能伴随糖代谢异常。

10. 肾功能异常　肝豆状核变性患者出现肾脏损伤时可有血尿和蛋白尿。另外，肝衰竭晚期患儿可出现肝肾综合征，患儿可出现少尿或无尿及氮质血症，如果肝病能逆转，肾功能可改善。

11. 脂溶性维生素缺乏　肝脏损伤可引起脂溶性维生素如维生素 A、D、E、K 代谢和吸收障碍，出现暗适应障碍（夜盲症）、出血倾向和骨质疏松。

12. 贫血　当存在血红蛋白合成障碍时可出现贫血。

【辅助检查】

1. 反映肝细胞损害的酶学检查

（1）丙氨酸氨基转移酶（alanine aminotransferase，ALT）（旧称谷丙转氨酶）：反映肝细胞损害最直接、最敏感的指标。ALT 增高程度与肝细胞损害数量不成正比，轻中度肝损害时，ALT 越高，提示病变越严重，但在重症肝炎伴急性肝功能衰竭时,肝细胞在短时间内坏死、凋亡,无能力生成ALT,此时血清ALT值正常甚至降低,而血清胆红素却显著升高,出现所谓"酶-胆分离"现象,指示预后不良。除肝细胞外,肌细胞中也含有ALT,例如肌营养不良时,ALT明显升高,应注意鉴别。

(2)天冬氨酸氨基转移酶(aspartate aminotransferase,AST)(旧称谷草转氨酶):人体分布广泛(心肌、肝、骨骼肌),不如ALT特异反映肝细胞损害。正常AST值略高于ALT,成人AST/ALT比值约为1.15。由于ALT主要分布在肝细胞的细胞质水溶相中,而AST主要分布于线粒体,当肝细胞变性和细胞膜通透性增加时,存在于细胞质水溶相中的ALT逸出,AST/ALT比值下降;而病变严重时,AST也从线粒体释放出来,AST/ALT比值上升。在慢性肝炎或肝硬化时,由于AST清除缓慢,AST/ALT比值也升高。临床注意非肝源性疾病也可出现ALT和AST升高,而单纯AST升高(ALT正常)不能诊断肝功能损伤,需和其他心脏或代谢性疾病鉴别。

(3)γ-谷氨酰转移酶(γ-glutamyl transpeptidase,γ-GT/GGT):分布在肝细胞的毛细胆管侧和整个胆管系统,为胆汁淤积指标之一,但在一些代谢性肝细胞性胆汁淤积症中GGT正常,如进行性家族性肝内胆汁淤积症(除3型外)。

(4)碱性磷酸酶(alkaline phosphatase,AKP):广泛分布于肝脏、骨骼、肠、肾和胎盘等组织,经肝脏向胆外排出,胆汁淤积时可升高。但要注意鉴别诊断,如婴幼儿暂时性高磷酸酶血症(transient hyperphosphatasemia of infancy and early childhood,THI),是指婴幼儿在无肝病或骨疾病的情况下其AKP活性呈暂时、孤立的显著升高。而对于高度疑似THI儿童,应避免进行不必要的检查(如骨扫描等),在2~3个月后重新进行评估,若AKP仍未恢复正常,宜进一步进行广泛而深入检查,以排除肝或骨异常。

(5)5'-核苷酸酶(5'-nucleotidase,5'-NT):5'-NT广泛存在于人体各组织,在肝内,主要存在于胆小管和窦状隙膜内,在胆道阻塞性疾病如胆汁淤积时5'-NT可升高。

2. 血清胆红素测定 血清总胆红素检测结果可见到下列3种异常情况:

(1)高间接胆红素血症:即血中只有间接胆红素增高,直接胆红素却正常或微增(直接胆红素比例不超过总胆红素的20%)。红细胞破坏引起的胆红素生成增多如新生儿溶血病、红细胞酶缺陷、红细胞形态异常、血红蛋白病等可引起高间接胆红素血症。此外,若患儿红素-尿嘧啶核苷二磷酸葡糖醛酸转换酶(uridine diphosphoglucuronyl transferase,UDPGT)的活力降低,未能将正常的间接胆红素完全转变成直接胆红素,就发生高间接胆红素血症。此类情况发生较早,如Crigler-Najjar综合征、Lucey-Driscoll综合征、Gilbert综合征等。值得注意的是,先天性甲状腺功能减退亦可引起肝脏UDPGT活性降低,同时影响肝脏胆红素的摄取和转运,甲状腺功能检测有助鉴别。

(2)高直接胆红素血症:即血中只有直接胆红素增高,或者直接胆红素值很高,影响肝脏充分转化间接胆红素的作用时,可伴有间接胆红素轻微增加。主要见于胆汁淤积综合征、进行性家族性肝内胆汁淤积症、Citrin蛋白缺乏症、Rotor综合征和Dubin-Johnson综合征等。

(3)高混合性胆红素血症:指患儿血中间接胆红素和直接胆红素值均增高,这主要见于下列两种情况:①胆汁淤积综合征的病情发展和加剧时,使较大量的肝细胞受损,如发生胆汁淤积性肝炎或胆汁淤积性肝硬化时,肝细胞病变也参与其中,不能充分将间接胆红素转变成直接胆红素,在高直接胆红素血症的基础上发展成为高混合性胆红素血症,而仍以直接胆红素增高为主。②急性感染性肝炎如急性甲型黄疸型肝炎和婴儿巨细胞病毒性黄疸肝炎等时,弥漫性肝细胞受损,使间接胆红素转化障碍;又因大量肝细胞发生肿胀和坏死、增生等病变,肝内胆管受压、扭曲等,使胆流不畅和反流,从而引起血清中间接胆红素和直接胆红素均增高。

3. 总胆汁酸(total bile acid,TBA) 是胆固醇经肝组织代谢的最终产物,其生理作用不仅能促进脂类乳化及消化,还可以防止胆石生成。胆汁淤积性肝病时常与直接胆红素、AKP和GGT同时升高。在临床上当发现明显胆汁淤积的患者,血清TBA不升高,和/或GGT不升高的情况下,要高度怀疑先天性胆汁酸合成缺陷。TBA增高并与其他肝功能指标变化不同步、不平行,如钠牛磺胆酸共转运多肽(sodium taurocholate cotransporting polypeptide,NTCP)缺陷病,是*SLC10A1*基因变异引起的遗传性胆汁酸代谢病。

4. 血氨 氨对中枢神经系统有高度毒性,肝脏是唯一能解除氨毒性的器官。在肝硬化、暴发性肝衰竭等肝脏严重疾病时,如果 80% 以上肝组织破坏,此种合成功能发生障碍,血氨就会显著增高并在中枢神经系统聚集,引起肝性脑病。此外,患先天性尿素循环障碍时,血氨可增至很高,但不一定都有脑病表现。上消化道出血、尿毒症和肝外门脉系统分流亦可引起血氨增高,注意鉴别。

5. 铜蓝蛋白 铜蓝蛋白降低能早期筛查肝豆状核变性患儿。典型肝豆状核变性患儿血清铜蓝蛋白通常低于正常下限的 50%,即 <0.1g/L。约 20% 杂合子携带者血清铜蓝蛋白水平降低,通常在 0.1~0.2g/L 之间。约有 5%~20% 的患儿血清铜蓝蛋白水平正常。

6. 甲胎蛋白(alpha fetoprotein,AFP) 甲胎蛋白在临床上常作为诊断肝脏恶性肿瘤的指标,畸胎瘤患儿亦可明显升高。新生儿出生后血 AFP 值较成人显著增高,以后随着年龄增长而减少,大约在 3 月龄后接近成人正常值。在肝细胞大量增殖时,无论成人或小儿患者,都可见到血 AFP 值增高。

7. 脂肪代谢相关指标 ①胆固醇:主要在肝合成,肝损害时降低,单纯梗阻性黄疸时升高;②甘油三酯:人体内含量最多的脂类,含量过高会引起脂肪肝,正常肝脏合成的甘油三酯和磷脂、胆固醇、载脂蛋白形成极低密度脂蛋白分泌入血,肝病和梗阻性黄疸时升高;③载脂蛋白:血浆脂蛋白中蛋白质部分称为载脂蛋白,主要在肝合成,急性肝炎时常下降。

8. 凝血功能 凝血功能检测能早期发现凝血功能异常,临床上常用的检测方法有凝血酶原时间、凝血酶时间和活化部分凝血活酶时间。

9. 血糖、白蛋白检查 血糖减低可见于肝脏活动性病变或遗传代谢性肝病。血浆白蛋白减低常见于慢性或重症肝病时。

10. 病原学检查 病原体感染引起的肝功能异常应积极寻找感染依据。

11. 血、尿遗传代谢病筛查及基因检测 对于怀疑遗传代谢性肝病的患儿,可完善血、尿遗传代谢病筛查,必要时完善基因检测以明确诊断。

12. 影像学检查 对于怀疑胆道梗阻性疾病和肿瘤性疾病的患儿需进行影像学检查明确梗阻及占位部位。

【治疗】

1. 对症治疗 对于合并多脏器损伤者,应注意脏器功能保护及支持,维持水、电解质及酸碱平衡;合并胆汁淤积的患儿应注意维持排便通畅,防止便秘;合并低蛋白血症者可酌情补充白蛋白,对于存在凝血功能障碍的患儿可酌情输注凝血因子或冷沉淀。

2. 病因治疗 病因明确者,应积极治疗原发病,如存在感染的患儿积极抗感染治疗,药物及毒物中毒应停药、停止接触毒物,必要时行血浆置换。遗传代谢病患儿可根据相应共识或指南采取合适的治疗方案,如肝糖原贮积症口服生玉米淀粉、Citrin 蛋白缺陷症采取去乳糖饮食、肝豆状核变性采取低铜饮食、锌制剂和口服青霉胺等。专科疾病如血液系统疾病、肿瘤、自身免疫性疾病等建议就诊于专科门诊。

3. 保肝治疗 保肝药是能够改善受损害的肝细胞代谢,促进肝细胞再生,增强肝脏解毒功能,达到改善肝脏病理以及肝功能的药物。儿童选用时要注意年龄、禁忌证等。

(1)促进代谢性药物及维生素:门冬氨酸钾镁、氨基酸制剂、水溶性维生素、肌苷、三磷酸腺苷、辅酶 A 等。

(2)肝细胞再生类:

1)多烯磷脂酰胆碱:细胞膜的重要组分,特异性地与肝细胞膜结合,促进肝细胞膜再生,协调磷脂和细胞膜功能,降低脂肪浸润,增加细胞膜防御能力,起到稳定、保护、修复细胞膜的作用。注意:制剂中含有苯甲醇,新生儿和早产儿禁用。成人静脉滴注 5~10ml(232.5mg/5ml)/d,也可口服,儿童一般根据年龄酌减。

2)促肝细胞生长素:刺激新生肝细胞 DNA 合成,促进肝细胞再生。多用于重症肝炎。

(3)解毒类:

1)还原型谷胱甘肽:补充失去还原状态的谷胱甘肽水平,减少肝细胞膜和线粒体氧化损伤,提高肝脏解毒能力。适用于病毒性肝病、药物性或中毒性肝损伤、脂肪肝等,还可用于化放疗保护等。静脉滴注剂量 30mg/(kg·次),或根据年龄予 0.6~1.2g/d。

2)葡醛内酯:在体内可与含有羟基或羧基的毒物结合,形成低毒或无毒结合物,由尿排出体外,保护肝脏和解毒。适用于急慢性肝炎的辅助用药。剂量:口服 0.1~0.2g/次,3 次/d;静脉输注 0.1~0.2g/d。

(4)抗炎类药:甘草甜素制剂,如复方甘草酸苷,肝细胞保护作用明显;同时还具有类似糖皮质激素的抗炎、抗过敏作用。剂量:注射剂 20ml/40mg,通常 1 日 1 次,20ml 静脉滴注。可依年龄、症状适当增减。口服:25mg/片,成人 1 次 2~3 片,小儿 1 次 1 片,日 2~3 次。

(5)降酶药:

1)联苯双酯:五味子的中间体,我国首创的降酶药。剂量:每次 0.5mg/kg,3 次/d。

2)双环醇:联苯双酯结构类似物。对抗肝脏多种炎症因子,清除自由基,具有防止肝纤维化,增强蛋白质合成促进肝细胞再生等作用。剂量:1.5~3mg/(kg·d),2 次/d 口服。注意:降低血清 ALT 作用肯定,对 AST 作用不明显;容易反弹,长期应用,缓慢减量。

(6)利胆药:

1)腺苷蛋氨酸:通过使质膜磷脂甲基化而调节肝脏细胞膜的流动性,并通过转硫基反应促进解毒过程中硫化产物的合成。剂量:30~60mg/(kg·d)。

2)熊去氧胆酸:促进胆酸排泌并抑制其重吸收;抑制胆固醇的合成,促进其排泌和转化;抑制炎症;清除自由基抗氧化;调节免疫;拮抗疏水性胆酸细胞毒作用,保护肝细胞。剂量:10~30mg/(kg·d),2~3 次/d。禁忌证:急性胆囊炎、胆管炎和胆道阻塞(胆道闭锁);胆囊不能在 X 射线下被看到、胆结石钙化、胆囊不能正常收缩以及经常性胆绞痛。

3)考来烯胺:一种阴离子结合树脂,在肠道中与胆汁酸结合成不溶性复合物,经粪便排出,以降低血清胆汁酸,可缓解因胆汁酸过多沉积于皮肤导致的瘙痒。剂量:250~500mg/(kg·d)。儿童建议从小剂量开始,根据治疗反应逐渐调整。

4)苯巴比妥:作用机制:提高 Na^+-K^+-ATP 酶活性,促胆汁排泄;促进胆固醇形成胆汁酸成分。每日 5~10mg/kg,分次口服。7 日显效,疗程 4~8 周。

5)中药:如退黄汤、茵栀黄口服液等。注意中药长期使用可能的副作用。

(7)降血氨:如门冬氨酸鸟氨酸,通过产生两种氨基酸——鸟氨酸和门冬氨酸,作用于两个主要的氨解毒途径——尿素合成和谷氨酰胺合成。注意:遗传代谢病、尿素循环障碍者禁用。

🌐 拓展知识点

1. 肝功能异常病因诊断新技术 肝功能异常病因复杂,随着检测技术的发展,很多过去病因未明的肝功能异常得以确诊,如自身免疫性肝炎、药物性肝损伤和遗传代谢性肝病。其中基因检测和肝脏病理组织检查发挥重要作用。数百种遗传代谢性肝病为单基因疾病,呈现常染色体隐性遗传、共显性或伴性遗传。因此基因检测可作为诊断的重要手段,如 Citrin 蛋白缺陷症、肝豆状核变性、血色病、阿拉杰里(Alagille)综合征及进行性家族性肝内胆汁淤积症等遗传代谢性肝病都随着基因检测技术的进步被进一步认识。通过基因检测,可明确其诊断及分型,有助于指导临床诊疗方案的制订并推动新治疗手段的发展。目前单基因 Sanger 测序、多基因芯片(Panel)测序、全外显子组测序(WES)、全基因组测序(WGS)等基因测序技术均已在临床开展,有望成为病因不明的肝功能异常诊断的重要手段。另一方面,尽管目前无创检测技术不断发展和进步,肝脏穿刺病理活检仍为肝病鉴别诊断的有效手段,病毒性肝炎、尼曼-皮克病、非酒精性脂肪性肝病、药物性肝损伤等疾病的肝脏病理组织学均有特征性改变。因此,对于诊断困难、病程较长、治疗效果差的肝功能异常患儿应尽早行肝脏穿刺病理活检明确病因。超声引导下经皮肝穿刺组织病理学检查成功率高、安全性好、副作用少,联合特殊染色法、免疫组化等技术可提高疾病的诊断率,在未来可进一步推广。

2. 儿童肝功能异常研究展望 主要聚焦于肝功能异常病理机制的研究,识别肝衰竭早期及并发症出现的危险因素;遗传代谢性疾病与肝功能异常的关系;针对不同病因的肝功能异常的治疗;开展我国肝功能异常的临床流行病学调查,制定符合我国特点的肝功能异常诊断治疗指南和策略。

(吴捷)

参考文献

[1] 耿岚岚,刘明南,龙高,等.儿童功能性胃肠病罗马Ⅳ标准.中华儿科杂志,2017,55(1):4-14.

[2] 王刚,李在玲,谢晓丽,等.儿童质子泵抑制剂合理使用专家共识(2019年版).中国实用儿科杂志,2019,34(12):977-981.

[3] 中华医学会儿科学分会消化学组.食物过敏相关消化道疾病诊断与管理专家共识.中华儿科杂志,2017,55(7):487-492.

[4] 中国吞咽障碍康复评估与治疗专家共识组.中国吞咽障碍评估与治疗专家共识(2017年版)第一部分评估篇.中华物理医学与康复杂志,2017,39(12):881-892.

[5] 中国吞咽障碍康复评估与治疗专家共识组.中国吞咽障碍评估与治疗专家共识(2017年版)第二部分 治疗与康复管理篇.中华物理医学与康复杂志,2018,40(1):1-10.

[6] 孙娜.儿童吞咽困难的评估方法研究进展.国际儿科学杂志,2018,45(4):264-266.

[7] 王天有,申昆玲,沈颖.诸福棠实用儿科学.9版.北京:人民卫生出版社,2022.

[8] 赵茜茜,张国强,李中跃.儿童腹胀的临床特点及病因分析.中国当代儿科杂志,2019,21(10):1022-1027.

[9] 赵祥文,肖政辉.儿科急诊医学.5版.北京:人民卫生出版社,2022.

[10] 万学红,卢雪峰.诊断学.9版.北京:人民卫生出版社,2018.

[11] 张敏,朱世殊.实用简明儿童肝脏病学.北京:科学出版社,2020.

[12] 杜立中,马晓路.新生儿高胆红素血症诊断和治疗专家共识.中华儿科杂志,2014,52(10):745-748.

[13] 王建设.发展儿科肝脏病学,提高儿童肝病诊治水平.临床肝胆病杂志,2012,28(12):881-883.

[14] 白洁,郑素军.重视和推进对遗传代谢性肝病的认识和研究.实用肝脏病杂志,2021,24(2):153-155.

[15] 彭姗姗,杨永峰.遗传代谢性肝病的临床特征及诊断思路.临床肝胆病杂志,2019,35(8):1663-1666.

[16] 郭姝,徐樨巍,宋琳,等.儿童小肠淋巴管扩张症47例临床分析.中华儿科杂志,2017,55(012):937-941.

[17] 王洪丽,耿岚岚,龚四堂,等.儿童浆膜病变型嗜酸性粒细胞性胃肠炎1例并文献复习.临床儿科杂志,2020,38(5):390-394.

[18] 丛玉隆.实用检验医学.上册.北京:人民卫生出版社,2009:164-165.

[19] 张鑫赫,李异玲.肝硬化顽固性腹水治疗现状.实用肝脏病杂志,2020,23(05):154-157.

[20] 宋琳,徐樨巍.儿童蛋白丢失性肠病.中国实用儿科杂志,2019,34(11):899-902.

[21] 叶珊,詹学.原发性小肠淋巴管扩张症的研究进展.中华临床医师杂志(电子版),2016,11(v.3;No.23):114-117.

[22] 侯力美,曹建彪.腹水超滤浓缩回输治疗顽固性腹水的研究进展.北京医学,2014,(3):214-216.

[23] 王卫平,孙锟,常立文.儿科学.9版.北京:人民卫生出版社,2018.

[24] 张福奎.美国肝病学会2011年血色病诊疗指南要点.肝脏,2011,16(04):330-331.

[25] 李桂源,吴伟康,欧阳静萍.病理生理学.2版.北京:人民卫生出版社,2011.

[26] 王大刚,朱剑功,蔡硕,等.非嗜肝病毒感染所致肝损伤患者的病因及免疫功能分析.检验医学与临床,2017,14(z2):71-73.

[27] 倪鑫,申昆玲,沈颖.北京儿童医院诊疗常规——内科诊疗常规.2版.北京:人民卫生出版社,2016.

[28] FREEDMAN SB,WILLIAMSON-URQUHART S,HEATH A,et al. Multi-dose Oral Ondansetron for Pediatric Gastroenteritis:study Protocol for the multi-DOSE oral ondansetron for pediatric Acute GastroEnteritis(DOSE-AGE)pragmatic randomized controlled trial. Trials,2020,21(1):435.

[29] MCABEE GN,MORSE AM,COOK W,et al. Neurological Etiologies and Pathophysiology of Cyclic Vomiting Syndrome. Pediatr Neurol,2020,106:4-9.

[30] ARVEDSON JC,LEFTON-GREIF MA. Instrumental Assessment of Pediatric Dysphagia. Semin Speech Lang,2017,38(2):135-146.

[31] LAWLOR CM,CHOI S. Diagnosis and Management of Pediatric Dysphagia:A Review. JAMA Otolaryngol Head Neck Surg,2020,146(2):183-191.

[32] VISWANATHAN S,JADCHERLA S. Feeding and Swallowing Difficulties in Neonates:Developmental Physiology and Pathophysiology. Clin Perinatol,2020,47(2):223-241.

[33] PAPACHRISANTHOU MM,DAVIS RL. Clinical practice guidelines for the management of gastroesophageal reflux and gastroesophageal reflux disease:birth to 1 year of age. J Pediatr Health Care,2015.

[34] ROSEN R,VANDENPLAS Y,SINGENDONK M,et al. Pediatric gastroesophageal reflux clinical practice guidelines:joint recommendations of the North American Society for Pediatric Gastroenterology,Hepatology,and Nutrition and the European Society for Pediatric Gastroenterology,Hepatology,and Nutrition. J Pediatr Gastroenterol Nutr,2018,66(3):516-554.

［35］AYERBE JIG,HAUSER B,SALVATORE S,et al. Diagnosis and management of gastroesophageal reflux disease in infants and children:from guidelines to clinical practice. Pediatr Gastroenterol Hepatol Nutr,2019,22（2）:107-121.

［36］RUTTURA F,BRONZINI F,CAMPIGOTTO M,et al. Refractory gastroesophageal reflux disease:a management update. Front Med,2021,8:765061.

［37］LACY BE,CANGEMI D,VAZQUEZ-ROQUE M. Management of Chronic Abdominal Distension and Bloating. Clinical Gastroenterology and Hepatology, 2021,19（2）:219-231.

［38］KELLY DA. Diseases of the Liver and Biliary System in Children（4th ed）. London:John Wiley & Sons Ltd, 2017.99-126.

［39］RANUCCI G,DELLA CORTE C,ALBERTI D,et al. Diagnostic approach to neonatal and infantile cholestasis: A position paper by the SIGENP liver disease working group. Dig Liver Dis,2022,54（1）:40-53.

［40］FUJIWARA R,HAAG M,SCHAEFFELER E,et al. Systemic regulation of bilirubin homeostasis:Potential benefits of hyperbilirubinemia. Hepatology,2018,67 （4）:1609-1619.

［41］VAN DE STEEG E,STRÁNECKÝ V,HARTMANNOVÁ H,et al. Complete OATP1B1 and OATP1B3 deficiency causes human Rotor syndrome by interrupting conjugated bilirubin reuptake into the liver. J Clin Invest,2012,122 （2）:519-528.

［42］OFLIVER E. EASL clinical practice guidelines on the management of ascites,spontaneous bacterial peritonitis, and hepatorenal syndrome in cirrhosis. Journal of Hepatology,2010,53（3）:397-417.

［43］BAVDEKAR A,THAKUR N. Ascites in Children. Indian Journal of Pediatrics,2016,83（11）:1-7.

［44］BESA DF,MC FERNÁNDEZA,MALLAA I,et al. Management of cirrhotic ascites in children. Review and recommendations. Archivos Argentinos de Pediatria, 2017,115（5）:505-511.

［45］AITHAL GP,PALANIYAPPAN N,CHINA L,et al. Guidelines on the management of ascites in cirrhosis. Gut,2021,70（1）:9-29.

［46］GHASEMZAD M,HASHEMI M,LAVASANI ZM,et al. Novel Gene-Correction-Based Therapeutic Modalities for Monogenic Liver Disorders. Bioengineering（Basel）, 2022,9（8）:392.

第三章　消化系统常见急诊

第一节　消化道出血

导　读

消化道出血的表现根据出血源的位置、出血的严重程度和患者的年龄而不同。消化道出血的诊断方法包括详细的病史收集和体检、实验室评估和最适当的诊断流程的应用。仔细监测患者的血流动力学状态和评估有无其他合并症，以指导临床治疗决策。内镜是评估和诊断消化道出血的首选方法，可在稳定和复苏后，以及症状出现后 24 小时内实施。内镜的目的是确定消化道出血的位置和病因，以及适当的内镜下治疗。

消化道出血（gastrointestinal bleeding，GIB）可发生于任何年龄，儿童时期的消化道出血，除消化道本身的疾病外，也可能是全身性疾病的局部表现。造成消化道出血的病因与成人不同，年龄越小，对失血的耐受力越差，易发生失血性休克；反复少量出血，久之可导致贫血。不同部位出血致病原因不同，出血部位以十二指肠悬韧带作为分界标志，十二指肠悬韧带以上的消化道出血称为上消化道出血（upper gastrointestinal bleeding，UGIB），包括食管、胃、十二指肠、胰腺、胆道出血；十二指肠悬韧带以下的消化道出血称为下消化道出血（lower gastrointestinal bleeding，LGIB），包括小肠、结肠和直肠出血。

【流行病学】

目前缺乏儿科消化道出血的流行病学研究，文献中关于儿童胃肠道出血的流行病学资料很少。2006—2011 年美国急诊科数据库分析发现，与胃肠道出血相关的儿科急诊科就诊人数不到 45 万人次（年龄自出生至 19 岁，中位年龄 9 岁），其中 UGIB 占 20%、LGIB 占 30%。

【病因】

不同年龄段儿童消化道出血病因不同，各年龄组引起消化道出血的常见病如下：

1. **新生儿期的常见疾病**

（1）新生儿咽下综合征：新生儿吞咽下母亲血液。

（2）新生儿消化性溃疡：多为缺血缺氧性脑病、颅内出血等引起的应激性溃疡。

（3）新生儿反流性食管炎：胃食管反流引起。

（4）新生儿出血症：由于维生素 K 依赖因子缺乏。

（5）新生儿出血性小肠结肠炎：与缺氧、感染、早产等有关。

（6）新生儿肠旋转不良：可引起肠缺血坏死。

2. **婴幼儿期的常见疾病**

（1）食管炎：多为胃食管反流引起。

（2）胃炎：多病因引起的胃部炎症。

（3）消化性溃疡：多为感染、颅内压增高、手术后应激等引起的继发性黏膜损伤。

（4）肠套叠：好发于回盲部。

（5）梅克尔憩室：卵黄管退化不全，肠端未闭所致的发育畸形。

（6）感染性结肠炎：多为侵袭性细菌感染肠道所致。

（7）食物过敏相关胃肠道疾病。

3. **儿童期的常见疾病**

（1）消化性溃疡：常为胃酸、胃内酶分泌增多引起的原发性溃疡。

（2）门静脉高压症：可致食管、胃底静脉曲张继而破裂出血。

（3）腹型过敏性紫癜：主要表现为胃肠道症状。

（4）直肠及结肠息肉：主要表现为慢性便血。

（5）溃疡性结肠炎。

（6）血管畸形：各种胃肠道血管瘤等。

（7）全身出血性疾病：如血友病、白血病等。

【临床表现】

1. **UGIB**　根据 UGIB 的严重程度，可分为严重或临床严重，轻微或临床轻微。当 UGIB 与血流动力学不稳定有关时,血红蛋白(hemoglobin, Hb)下降(>2g/dl)和/或需要输血,称为上消化道大出血。根据出血的部位、发生率和病因,UGIB的表现可能是以下几种类型:

(1)呕血:呕吐的血可能呈鲜红色或咖啡色,或多或少,可能伴有血凝块。当血红蛋白与胃液中的胃酸接触时,就会变成酸性血红蛋白。鲜红色表示出血剧烈,即血红蛋白没有时间转化为酸性血红蛋白或来自食管的出血。

(2)黑便:黑便是黑色的柏油状粪便。产生黑便所需的最低血液量为 60ml,血液在肠道内一般停留至少 6 小时。有黑便病史可提示出血量。

(3)隐性出血:少量肉眼看不见但可通过化学试验(如大便潜血试验)发现的少量出血。

2. LGIB 在大多数情况下,LGIB 是自限性的。大多数(80%)在急诊科的 LGIB 病例顺利出院。然而,诸如梅克尔憩室、血管畸形出血等导致的贫血或溃疡性结肠炎严重发作时,往往会出现危及生命的 LGIB。

便血提示下消化道出血,颜色与出血部位及出血量有关。小肠上部少量出血,血液在消化酶及肠内细菌作用下,也可使粪便变为黑色。结肠及直肠出血,粪便颜色多为红色,部位越往下,颜色越鲜红。

不明原因消化道出血(obscure gastrointestinal bleeding,OGIB)是指上消化道内镜检查、结肠镜检查和小肠影像学检查结果均阴性,仍持续或反复发作的消化道出血。其病变部位主要位于小肠。

【辅助检查】

确定消化道出血后选做以下辅助检查:

1. 血常规 血红蛋白、红细胞计数、血细胞比容均下降,网织红细胞增高,可以提示出血的严重程度。

2. 大便常规 大便潜血试验阳性对消化道出血的诊断有肯定价值。

3. 肝肾功能检查 除继发于肝病的消化道出血外,肝功能大多正常;大量出血时血尿素氮(blood urea nitrogen,BUN)增高,可能与红细胞在小肠消化过程中氨基酸分解代谢有关。

4. 腹部 B 超检查 作为诊断肠套叠、肝硬化、门静脉海绵样变性的辅助检查。

5. 内镜检查

(1)胃镜检查:是 UGIB 定性、定位诊断的首选方法,对食管、胃和十二指肠出血的部位、原因和严重程度均有较准确的判断。UGIB 12~48 小时内进行检查,其准确率较高,但应掌握适应证,保证生命体征平稳。

(2)结肠镜检查:是诊断回肠末段、结肠、直肠出血病变部位和性质的主要方法。疑诊下消化道出血均是结肠镜检查的适应证,并可针对病变的种类采取相应的内镜下止血治疗。对于 LGIB,结肠镜检查的诊断率为 48%~90%。

(3)胶囊内镜:可提高不明原因的消化道出血病灶检出率,但价格较贵,不能进行镜下活检及治疗。但作为一种非侵入性检测,可以在不需要麻醉的情况下对于难以到达的肠道部分检查并提供高分辨率图像。OGIB 是使用胶囊内镜的常见适应证,诊断率为 38.4%。

(4)小肠镜检查:通常适用于曾经做过胶囊内镜或计算机断层血管造影(computed tomographic angiography,CTA)检查的 OGIB 患者,以定位病变。对于推测病变在小肠者及原因不明的消化道出血,均可以应用小肠镜检查。目前国内应用较多的为双气囊推进式小肠镜,其对 OGIB 的诊断率为 50%~77%。

6. X 线造影检查 在急性活动性出血时或中止出血 48 小时内不宜做,一般在出血停止和病情稳定数天后进行。钡餐和钡灌肠可以观察全消化道的形态和功能,对消化道畸形和位置异常的诊断价值较高,因对出血定位诊断帮助不大,一般在内镜检查后作为补充检查手段。

7. 血管造影 对于反复消化道出血而内镜及 X 线检查未能发现病变时,可作选择性动脉造影,常选择腹腔动脉、肠系膜上动脉和肠系膜下动脉造影,是血管病变引起消化道出血的唯一诊断方法。检查时机选择在出血的活动期,当出血量在 0.5ml/min 以上时可显示造影剂外溢,从而确定出血部位。CTA 和磁共振血管造影术(magnetic resonance angiography,MRA)是肠系膜血管造影术的有价值的替代方法,因为它具有较小的侵入性和较低不良事件的风险。在急性出血的情况下,CTA 的敏感性和特异性分别为 70%~90% 和 99%~100%。

8. 核素扫描 主要适用于急性消化道出血的定位诊断和慢性间歇性消化道出血部位的探测。如果出血量>0.1~0.4ml/min,这种扫描可以检测到出血,灵敏度高于血管造影,而特异性相对较差。在检查开始后 12~24 小时进行额外的延迟成像,可进一步提高检测的敏感性。^{99m}Tc 腹部扫描特别适用于胃黏膜异位先天性病变的诊断,如梅克尔(Meckel)憩室、肠重复畸形。应用 ^{99m}Tc 标记红细胞,将标记好的红细胞注入患儿静脉,在出血部位有 ^{99m}Tc 不断漏出,同时做腹部扫描。对于小肠出血的原因、部位不清、内镜不能探到、怀疑动静脉畸形、间断性复发性便血时,均可用扫描技术。

【诊断及鉴别诊断】

对消化道出血的患儿,首先要确定消化道出血诊断,并对出血量和速度进行估计,确定可能的原因和稳定血流动力学状态,同时判断出血持续还是停止,尽可能地明确病因及出血部位(图 3-1-1 和图 3-1-2)。

一般诊断流程如下:

1. 判断是否为消化道出血 呕血者应排除鼻咽部出血和咯血。若出血急骤、量多,大量鲜红

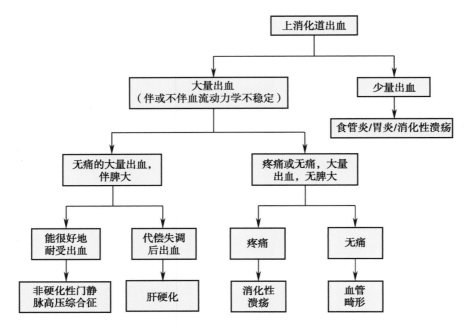

图 3-1-1 儿童上消化道出血的临床分析

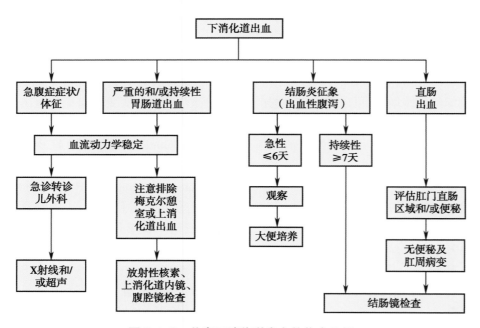

图 3-1-2 儿童下消化道出血的临床分析

色的血液从口中涌出,尤其是大咯血者,和上消化道出血相似;大量咯血时,血液咽入消化道,可引起呕血或黑便,临床上需注意鉴别。黑便者应注意铁剂、铋剂、活性炭、动物血等摄入的影响。

2. 估计出血量及速度 消化道任何部位出血量大于 5ml 大便潜血阳性,黑便表明出血量超过 50ml,呕血量 250~300ml 或急性失血量超过血容量的 1/5,慢性失血量超过血容量的 1/3 可显示循环衰竭的症状和体征。

3. 判断是否为活动性出血 当出现以下情况表明消化道有活动性出血:

①心率增快,血压下降;②反复呕血或黑便增多,稀薄便,甚至呕鲜红色血,排暗红色粪便、柏油样便,肠鸣音活跃;③虽经补液、输血等,周围循环衰竭表现未见明显改善;④红细胞计数、血红蛋白、血细胞比容等持续下降,网织红细胞计数持续升高;⑤补液与尿量足够的情况下,血尿素氮持续或再次增高;⑥鼻胃管灌洗出血性液体。

【治疗】

1. 一般治疗 卧床休息,严密观察心率、血压和毛细血管充盈时间等生命体征,以确定是否需要早期液体复苏。缺氧者给予氧气吸入。呕血者应保持呼吸道通畅以防窒息,呕血停止后 12 小时即可进流质饮食。根据估计的失血量决定补液量,如急性失血,血红蛋白低于 70g/L,可予以输血。

2. 药物治疗

(1)抑制胃酸分泌的药物:体液以及血小板诱导的止血作用只有在 pH>6.0 时才会发生作用。因此,抑制胃酸分泌,提高 pH 值对控制上消化道出血以及胃黏膜异位如梅克尔(Meckel)憩室糜烂出血具有重要意义。临床常用质子泵抑制剂(proton pump inhibitors,PPI)和组胺-2 受体拮抗剂(H$_2$ 受体拮抗剂)。PPI 疗效优于 H$_2$ 受体阻滞剂,5 种可用 PPI:埃索美拉唑、兰索拉唑、奥美拉唑、泮托拉唑和雷贝拉唑,注意儿童用药年龄的限制。急性期推荐给药途径为静脉注射,在活动性出血时,以 1~3mg/kg 的剂量输注 1 小时,维持 24 小时胃 pH>6。H$_2$ 受体阻滞剂剂量:西咪替丁 20~30mg/(kg·d);雷尼替丁 5~10mg/(kg·d);法莫替丁 0.5~0.9mg/(kg·d),静脉注射,每天 2 次。

(2)生长抑素及其类似物:具有减少内脏血流量,降低门脉压力,抑制多种胃肠激素分泌的作用,但不伴全身血流动力学改变。临床常用的两

种,奥曲肽是生长抑素的八肽衍生物,它产生选择性内脏血管收缩,减少门静脉流入,从而间接减少静脉曲张血流量,剂量 2~5μg/(kg·h)静脉维持。施他宁是一种生长抑素 14 肽,半衰期短,约 3~5 分钟,首剂 3.5μg/kg 静脉推注,继以 3.5μg/(kg·h)静脉维持。

(3)血管升压素:具有收缩内脏血管,减少门脉血流量,降低门脉压力作用。多用于门静脉高压食管胃底静脉曲张破裂出血,不良反应较大。

(4)β 受体阻滞剂:如普萘洛尔、纳多洛尔和卡维地洛,已在成人门静脉高压中被广泛研究,并已被证明通过阻断 β$_1$ 和 β$_2$ 受体减少心输出量和收缩内脏血管来降低门脉压力。目前还没有高质量的随机对照试验评价儿童应用的安全性和有效性。β 受体阻滞剂的适当剂量尚未确定,目前范围从 2mg/(kg·d)到 8mg/(kg·d),以降低 25% 的心率变化为目标,是否能有效降低儿童门脉压力和静脉曲张破裂出血的相关风险尚不清楚。

3. 胃管止血 主要用于上消化道出血。

(1)充分减压:有效的胃减压可减少胃区的含血量,抽出胃液和积血有利于血液凝固,除去胃黏膜表面的游离氢离子,可防止胃黏膜糜烂或溃疡持续加重,有利于病变修复。

(2)药物灌注:去甲肾上腺素 2~3mg 加生理盐水 20ml 胃管内注入,间隔 4~6 小时重复,作用时间短,疗效欠佳。

4. 内镜下治疗 用于活动性出血和识别其他高危症状,高危病变包括可见血管不出血的溃疡和溃疡中有血块的渗出。

(1)内镜直视下局部喷洒止血药物:凝血酶 2 000U 溶于 20ml 生理盐水。

(2)内镜下直结肠息肉高频电凝切除术:绝大多数儿童直结肠息肉都可以安全有效地通过内镜切除,避免不必要的手术干预。

(3)组织黏合剂止血治疗。

(4)硬化剂治疗:内镜直视下对曲张静脉内及静脉旁路应用硬化剂,使局部血栓形成,静脉管壁增厚,管腔闭塞,静脉周围黏膜凝固坏死纤维化,从而达到止血目的。主要适用于食管、胃底静脉曲张破裂出血。常用硬化剂有 5% 鱼肝油酸钠、95% 酒精等。酒精通过其黏膜脱水作用达到止血作用,它的使用在成人患者的研究较多,而在儿童的研究经验不足。

（5）食管静脉曲张套扎术：用于食管静脉曲张。静脉曲张结扎带已被证明在消除静脉曲张方面比硬化疗法更有效，再出血率更低，但由于结扎带适配器的直径相对较大，不能用于婴儿。

（6）金属夹止血治疗：用于食管、胃底静脉曲张破裂出血，息肉切除术后立即或延迟出血以及黏膜活检后持续出血。金属夹提供机械填塞，不会造成组织损伤。

（7）其他：电凝止血、微波止血、激光光凝止血。

5. 介入治疗 在各种影像学方法的引导下经皮穿刺和/或插入导管对疾病进行治疗。如果药物或内镜治疗不能控制出血，可采取介入放射治疗。血管造影术对定位隐蔽性出血的来源往往有效。

6. 胃 - 食管三腔二囊管压迫止血 是治疗食管、胃底静脉曲张破裂出血的传统方法之一，目前应用趋于减少。

7. 手术治疗 手术治疗适应证：

（1）经内科治疗效果不佳，呕血或黑便次数增多，呕血转鲜红色，黑便转为暗红色伴肠鸣音亢进。

（2）急性大失血时，给足够的血容量补充后，循环血量仍未见改善或好转后又恶化。

（3）经积极治疗，红细胞计数、血红蛋白及血细胞比容继续下降。

（4）急性出血时经快速补液和输血后，中心静脉压仍有波动。

（5）在补液和排尿足够的情况下，血尿素氮持续上升。

拓展知识点

不明原因消化道出血（obscure gastrointestinal bleeding，OGIB）是指上消化道内镜检查、结肠镜检查和小肠影像学检查结果均阴性，仍持续或反复发作的消化道出血。其病变部位主要位于小肠。

OGIB 占所有儿童 GIB 病例的 5%，根据有无临床明显出血，可分为显性或隐性出血。OGIB 一般由于粪便隐血试验阳性和/或缺铁性贫血考虑诊断。病因取决于发病年龄（如婴儿、儿童、青少年）和胃肠道出血的位置。OGIB 可能是活跃的，如黑便、便血或呕血，也可能是不活跃的，显示间歇性出血。在大约 75% 的 OGIB 病例中，病变在小肠的远端，最远达回肠末端。中等程度出血的来源与年龄有关，儿童更容易出现小肠息肉、梅克尔憩室、血管畸形、克罗恩病和肠道重复畸形。

对 OGIB 的诊断方法，内镜和结肠镜检查阴性后，可采用视频胶囊内镜（video capsule endoscopy，VCE）进行小肠内镜检查。气囊辅助小肠镜（balloon assisted endoscopy，BAE）如单气囊小肠镜（single balloon endoscopy，SBE）或双气囊小肠镜（double balloon endoscopy，DBE）是二线技术，具有治疗和诊断的优势，诊断率可达 70%~100%，在 VCE 阳性后进行 BAE 检查的诊断率明显更高。

（江米足 郑伟）

第二节 消化道异物

导 读

消化道异物多数无临床表现，儿童自诉吞咽疼痛、吞咽困难、胸痛、胸骨后异物感，或仅表现为恶心，婴幼儿以反复哭闹、进食习惯改变、唾液分泌增加等为主要症状。内镜是诊断消化道异物的金标准，也是首选的治疗方案，但要严格掌握异物处理原则及内镜手术治疗指征。

消化道异物（foreign body in the digestive tract）是指在消化道内不能被消化且未及时排出而滞留的各种物体。是儿科常见急症之一，6 个月~6 岁为高发年龄段。儿童消化道异物种类繁多，包括硬币、玩具、磁铁、果核、纽扣电池、鱼刺等。大多数患儿无临床症状，可自行排出体外，但也有些异物因排出困难或危险性大且并发症多需要手术治疗。

1. **依据异物的形状、性质分类** ①钝性异物：以硬币最为常见，约占 42%~61%；②尖锐异物：最常吞入的尖锐异物有枣核、螺丝钉、针等；③电池：电池在儿童消化道异物中约占 6.8%~10.8%，其中纽扣电池最常见；④磁性异物：如磁珠、磁棒，发病率有逐年增长趋势；⑤长形异物：棒棒糖棒、塑料勺、笔帽、钉子、笔等；⑥其他异物：食物、胃石、毛发、超强吸水聚合物等。

2. **按异物的危险度分类** ①非高危消化道异物：多为钝性异物，造成伤害的风险相对较低；②高危消化道异物：毗邻重要器官与大血管的异物、腐蚀性异物、尖锐异物、磁性异物等属于高危异物。

【诊断】

1. 临床表现

（1）大多数儿童异物吞入是无症状的。

（2）异物嵌顿在食管，表现为反复哭闹、拒食、饮食习惯改变、流涎、咽下不适或疼痛、进食时或进食后呕吐等。有异物误吞史突然出现咳嗽、气促等呼吸系统症状者，需警惕异物嵌顿造成食管周围软组织肿胀进而压迫气管的可能性。尖锐异物穿透食管壁，移位入纵隔可诱发纵隔脓肿，形成食管气管瘘。异物滞留于食管第二狭窄处，有刺入主动脉弓风险，形成食管主动脉瘘，可诱发致命性出血风险。

（3）胃及十二指肠异物多无临床症状，少数可引起呕吐、上腹部疼痛等症状。较大异物可引起幽门梗阻，出现呕吐或出现胃蠕动波。

（4）小肠异物：体积较大异物可嵌顿小肠，易出现腹痛、腹胀、呕吐等肠梗阻表现；尖锐异物刺破肠壁诱发消化道穿孔，可出现腹膜炎相关临床表现。

（5）结肠异物：多数可排出体外。若滞留在回盲部阻塞阑尾口，可出现右下腹压痛、反跳痛等症状。

2. 辅助检查

（1）喉镜检查：异物位于口咽部、食管入口上方者，首选喉镜检查。

（2）X 线检查：用于金属或高密度异物的数量、大小、形态、位置和是否有并发症等判断。X 线下不显影的异物可以通过碘水造影协助诊断，也可判断消化道管腔狭窄及是否存在瘘道〔采用碘帕醇注射液（15g/50ml），按碘：水=1：1 比例配制，以口服方式给药，食管内异物用量 5~20ml，胃及十二指肠异物用量随年龄增加而递增〕。X 线还可评估尖锐异物对颈椎水平食管周围软组织的损伤。

（3）CT 检查：CT 诊断异物的敏感度为 70%~100%，特异度为 70%~94%。对于 X 线不显影，有明确误吞异物史或高度怀疑异物的患儿，或可疑食管异物穿孔者均可借助高分辨率 CT 协助诊疗。结合气道及食管三维重建，可评估异物的位置、大小及是否存在穿孔等并发症。

（4）电子胃镜检查：拟诊上消化道异物而喉镜或影像学检查结果阴性的患儿，电子胃镜检查既能诊断又能进行内镜下治疗。

（5）化验室检查：血常规、肝肾功能，凝血功能、血型、术前四项（乙肝、丙肝、艾滋病、梅毒）等检查。

【鉴别诊断】

1. 幽门梗阻 临床表现为呕吐、上腹部饱胀感、嗳气、腹痛，营养障碍，上腹部膨隆及压痛、蠕动波及振水音。X 线检查可见胀大的胃泡，内镜检查可确诊梗阻及病因。

2. 消化道出血 临床表现为呕血、黑便或血便等，出血量少者无临床症状，出血量多者伴随贫血、血容量减少，甚至失血性休克。消化内镜检查确诊出血部位及病因。

3. 消化道穿孔 表现为腹痛剧烈，伴发热、恶心、呕吐、休克等症状。既往有慢性、周期性、反复性发作病史，X 线检查可见膈下游离气体。

【治疗】

儿童消化道异物应快速确诊，若不能自行排出，评估异物的性质及嵌顿部位，查无禁忌证后尽早拟定手术方案。年龄<3 岁、合并基础疾病、异物形状尖锐、嵌顿于食管且滞留时间>24 小时等是并发症发生的高危因素。因此，误吞异物一经确诊，应急诊取出；若邻近重要器官与大血管的异物、易损伤黏膜或血管而导致穿孔等并发症的尖锐异物、腐蚀性异物、磁性异物等高危异物，应组织消化内镜、胸外科、胃肠外科、耳鼻喉科、ICU、影像科等多学科会诊（multidisciplinary team，MDT），拟定最佳治疗方案。

1. 消化道异物的处理原则 儿童消化道异物治疗前应先进行风险评估，详细了解异物的种类、数目、大小、形状、质地、滞留部位、滞留时间、有无并发症以及与毗邻组织的关系等,评估患儿生命体征,尽早拟定处理方案。非高危消化道异物大多数无需干预即可排出,对于评估不能及时自行排出体外的异物,消化内镜是首选治疗;如果为高危异物,需行紧急内镜治疗;若已出现严重并发症,或经评估内镜诊疗可能出现严重并发症,需外科手术干预或 MDT 共同讨论制订方案(图 3-2-1)。

内镜处理的禁忌证:①绝对禁忌证:a. 心、肺、脑功能障碍不能耐受内镜诊疗者;b. 异物为袋装毒品者。②相对禁忌证:a. 瘘管形成者;b. 局部脓肿、积气者;c. 可疑或明确穿孔者;d. 内镜下取出后可能导致器官损伤、大出血等严重并发症者。

内镜处理时机:根据患儿年龄、临床表现、异物种类、形状和大小、滞留部位和时间及有无并发症等情况决定处理时机。原则上,高危异物和/或有严重并发症时以紧急内镜处理为主。①需紧急内镜(2~6 小时)处理的异物:纽扣电池、尖锐异物,及引起食管完全梗阻和/或呼吸困难、气促等气管受压合并梗阻症状的食管异物;②需急诊内镜(<24 小时)处理的异物:磁性异物、食管钝性异物(包括硬币)、胃或十二指肠内钝性异物直径>2.5cm 或长度>6.0cm;③需择期内镜(>24 小时)处理的异物:胃、十二指肠及下消化道异物未达急诊内镜处理标准的钝性异物,及其他危害较小或可能自然排出的异物。

2. 术前准备

(1)知情同意:实施内镜操作前,术者应与患儿家属沟通,告知其操作适应证、目的、替代方案、可能存在的风险,术中、术后可能出现的并发症,并由患儿监护人签署书面知情同意书。

(2)镇静与监护:术前应对患儿病情及全身状况作全面评估,选择合适的镇静和麻醉方式,须有麻醉专业资质的医生配合。操作过程中应监测患者生命体征。

(3)建立静脉通道。

(4)患者准备:内镜检查前需要禁食 6 小时,禁饮 2 小时。查无手术禁忌证,能够耐受内镜手术操作。

(5)器械准备:①内镜准备:根据患儿年龄大小及营养状况选用合适外径的内镜,儿童选用 8.9~9.2mm 外径内镜,婴幼儿可选择 5.9~7.8mm

外径内镜。②钳取器械:常规钳取器械包括活检钳、异物钳(鼠齿钳、鳄嘴钳等)、圈套器、异物网篮、异物网兜等。还可配合保护器材:对尖锐异物、不规则异物、腐蚀性异物选用外套管、透明帽。

(6)术前讨论:对疑难病例建议多学科术前讨论,结合病史、化验检查、影像学资料权衡内镜操作的获益与风险,制订切实的诊疗方案,并详细书写讨论记录。

3. 手术步骤

(1)异物的寻找:患儿取左侧卧位,常规进行内镜检查,范围包括左右梨状窝、食管、胃、十二指肠球部及降部,在检查时应仔细寻找异物。胃内异物常常位于胃大弯侧的黏液湖中,较难发现。黏液湖中胃液较多者可边抽吸胃液边寻找。若混有食物残渣者应注水冲洗后,再仔细寻找。小肠异物需小肠镜探查,结肠异物选择结肠镜检查。

(2)异物的钳取:发现异物后,可根据异物的大小和形态选用不同的钳取器械,并根据情况选择透明帽或外套管辅助将异物取出。外套管可以保护食管及咽喉部黏膜组织,取多个异物或食物嵌塞时允许内镜反复通过,在取尖锐异物时可保护食管黏膜免受损伤。圆形金属异物,多嵌顿于食管生理性狭窄处,可用磁性异物取出器快速取出;或透明帽联合异物钳,钳夹金属异物。若金属异物嵌顿于食管入口处,内镜附件不能打开,可将其推至胃内,再使用附件取出。棒棒糖棍等长条样异物,透明帽联合圈套器套,使异物轴向与食管平行,助手辅助患者头后仰,使异物顺利通过咽喉。枣核、鱼刺等尖锐异物,钳紧异物后将尖锐端收入透明帽内。误吞纽扣电池,需第一时间安排内镜急诊取出。术后留置鼻胃管至溃疡、穿孔处,胃肠减压器持续引流,同时留置胃空肠营养管,鼻饲营养支持治疗。误吞多个磁铁若不能同步排出时,磁铁与食管、胃、十二指肠、小肠等组织相互吸,导致消化道穿孔,若多次影像学检查异物固定位置,需内镜联合外科剖腹探查。

4. 术后并发症及处理　异物取出后再次进镜检查食管黏膜损伤情况,判断是否发生并发症,并给予合理的处理。

(1)黏膜损伤:病变位于食管上段不伴反流者给予鼻胃管喂养;病变位于中下段或胃内,选择鼻空肠营养管喂养,同时抑酸和黏膜保护剂治疗。

（2）感染或呼吸系统感染:广谱抗生素控制感染,同时管饲营养支持。

（3）纵隔、颈部、胸腔、腹腔积脓:应尽早行脓肿清创引流术,部分患儿需多部位、多次引流。

（4）出血:多数为黏膜糜烂渗血,可局部喷洒盐酸肾上腺素、凝血酶等药物;若血管破裂活动性出血,可用电凝钳或金属夹止血。

（5）食管穿孔:对于<2cm的急性新鲜穿孔给予金属夹夹闭;若周围组织水肿或炎性渗出明显,需全身抗感染,局部胃管引流,同时放置鼻空肠营养管或胃空肠造瘘管,建立早期的肠内营养通路支持治疗,多数保守治疗可治愈。直径≥2cm,内镜直视下置入覆膜支架,维持食管管壁完整性,多数穿孔可自愈。

（6）食管气管瘘和食管狭窄是异物远期并发症。食管气管瘘多数不能自愈,置入气道支架或置入消化道支架是最主要也是最有效的治疗方法之一。瘘口<10mm,内镜经电灼、氩离子凝固术破坏瘘的黏膜组织,产生新生肉芽,使其重新粘连愈合。瘘口≥10mm需穿孔后8~12周进行外科手术治疗。异物刺破食管壁穿孔,异物刺激及局部炎症反应性增生,导致局限性食管狭窄,多数经过扩张可治愈。

5. 外科手术指征

（1）经保守或内镜取异物失败,症状严重,排出有困难者。

（2）出现有腹膜炎体征者。

（3）X线表现异物嵌顿在某一部位,经过1周无移动或有刺破重要脏器危险者。

（4）合并有消化道出血或梗阻者。

（5）异物形成内瘘或脓肿者(图3-2-1)。

【预防】

儿童消化道异物可发生在各个年龄段,通过科普宣传相关知识预防,早期家庭识别,及时送医院就诊,以免导致严重的并发症。嘱托儿童避免口含小件物品习惯。药品和危险的物品放在专柜或儿童接触不到的地方。不选择有"危险"的玩具给儿童玩,对于幼儿可能误吞的物品,不作为玩具。

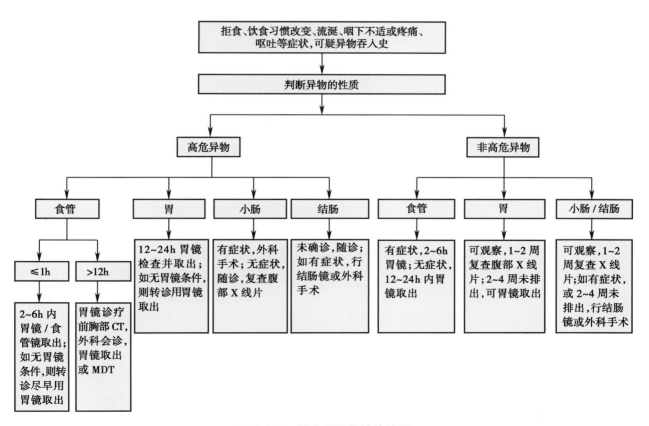

图 3-2-1 消化道异物诊治流程

1. 复杂性食管异物（complex foreign body in esophageal，CFBE）　是指异物嵌顿压迫食管、刺破食管壁或发病后不当处理导致食管穿孔，形成食管瘘、食管气管瘘、游走性食管异物，继发纵隔感染、脓胸、脓气胸或全身脓毒血症及主动脉破裂等致命并发症，若诊断及治疗不当可危及患者生命。需要通过多层螺旋 CT 判断异物位置及周边食管组织情况，内镜检查进一步确诊及制订诊疗方案。复杂性食管异物的治疗包括：①内镜下食管肌切开异物取出术；②外科开胸手术或胸腔镜取异物。

2. 儿童消化道异物研究展望　通过科普宣传相关知识预防，早期家庭识别，及时送医院就诊，以免导致严重的并发症。研发适合儿童消化道解剖特点的内镜系统及辅助器械，能够快速地取出异物及处理并发症。

（李小芹）

第三节　消化道化学性烧伤

导　读

误服强酸、强碱等腐蚀性物质除可引起流涎、拒食、呕吐、呕血等上消化道黏膜损伤症状外，还可引起严重的并发症如：穿孔、食管气管瘘、食管及幽门狭窄等。需行颈部、胸腹部 CT 及 24 小时急诊胃镜协助评估病情，必要时内镜下保留大号鼻胃管支撑食管组织。远期瘢痕狭窄，需要内镜扩张、药物注射、支架及外科手术等综合治疗，维持患儿的正常生长发育。

消化道化学性烧伤（chemical burns of the digestive tract）是指吞服强酸、强碱等腐蚀性物质造成的消化道损伤，可引起食管扭曲变形、穿孔、节段性狭窄、纵隔脓肿、侵蚀主动脉破裂大出血等严重并发症，甚至导致死亡，临床处理甚为棘手，影响患儿的生长发育。可发生在任何年龄段，约80% 的发生于儿童，是儿科急症之一，需要内镜、外科手术和药物综合治疗，以获得最佳效果。临床医生接诊后必须紧急评估并及时做出合理诊治，降低并发症的发生。

【流行病学】

儿科误服腐蚀性物质多发生于 5 岁以下的儿童，以 3 岁以下幼儿风险最大。据报道，发达国家儿科腐蚀性异物摄入事件的发生率约（5~518）/100 000。儿童误服的腐蚀性异物以家用的强酸强碱类用品（如清洁剂、含氯石灰、火碱、除锈剂、食用碱及锂锰电池等）、强氧化剂等居多，其中最常见的腐蚀剂是含有氢氧化钠和氢氧化钾的强碱液的家用清洁剂。20%~40% 摄入腐蚀性物质的患者可能导致食管损伤。约 1/3~3/4 的腐蚀性异物造成深度烧伤是由于误服强碱，1/3 的食管狭窄由误服氢氧化钠引起。而酸性物质因其特殊气味故而误服率相对较低，其发生率在亚洲和欧洲要高于非洲、美洲和大洋洲。据报道，儿童摄入酸后消化道狭窄发生率为 2.9%~15.3%。

【病因和发病机制】

吞服酸或碱等腐蚀性物质多为儿童意外摄入，3 岁以下患儿主要是无人看顾或监护人疏忽所致。而部分年长患儿则系有自杀倾向故意服用腐蚀性物质。

意外摄入含强碱（pH>12）或强酸（pH<2）的物质多会导致严重的口腔、咽部、食管和胃的烧伤，而十二指肠及气道灼伤相对较少。消化道黏膜损伤时，消化道廓清作用显著下降，食糜附着管腔，易诱发局部感染，使损伤黏膜不能愈合，后期局部黏膜反复炎症刺激增生、纤维化、食管管腔不

规则狭窄、幽门变形或狭窄,使消化道蠕动、排空功能受损,出现喂养及吞咽困难。儿童腐蚀损伤后 24 小时内出现上皮细胞变性,机体处于高代谢或负氮平衡状态;1 周内穿孔风险高,2 周后肉芽组织增生开始愈合收缩,此过程可能持续数月,可导致狭窄形成。

误服腐蚀性物质造成的组织损伤模式取决于腐蚀物的性质,碱性和酸性物质具有不同的组织损伤模式。吞服 pH>12 的强碱,可导致食管液化坏死,组织快速溶解,消化酶被释放,进而引起周围组织溶解。碱性化学物质还可导致暴露的黏膜早期破损,渗透更深,进而加重损伤,造成组织液化性坏死及脂肪皂化,导致穿孔。

吞服 pH<2 的酸性腐蚀剂易发生凝固性坏死造成组织损害。组织黏膜的完整性是阻止损伤的屏障,且食管黏膜表面呈轻度碱性,有助于中和酸性腐蚀剂,防止损伤进一步加重。因而,与碱性腐蚀剂相比,酸性腐蚀剂对食管损伤相对较轻,穿孔和死亡的风险也相对较低。酸性腐蚀剂对胃黏膜损害较严重,可致胃窦部黏膜糜烂、出血及溃疡,后期发生幽门前区或幽门瘢痕狭窄。

而误服纽扣电池除了碱性物质泄漏,产生氢氧自由基迅速提高负极周围组织的 pH 导致的腐蚀性损伤外,还有因与食管黏膜形成环路引起的放电作用、重金属刺激和压力性坏死的因素。

【临床表现】

误服腐蚀性异物的临床表现取决于物质的类型、数量和物质的物理形式。固体碱附着在口和咽部,对这些区域造成的损害要大于食管。而液体形式腐蚀物会迅速通过口和咽,对食管产生较大的腐蚀性损伤。

1. 消化道症状　腐蚀性物质摄入的患儿急性期(1~5 天),黏膜糜烂、水肿、溃疡、坏死,患儿可出现口腔、舌头及咽喉部水肿、糜烂、流涎、拒食、呕吐、呕血、胸痛、腹胀及腹痛等症状;缓解期(6~14 天),食管黏膜水肿减轻及消退,管腔不同程度扩大再通,患儿仅可流质饮食;瘢痕形成期(15 天以后),黏膜溃疡面大量胶原结缔组织增生形成瘢痕,瘢痕挛缩使食管再次出现狭窄,患儿可出现进食困难。

2. 消化道外症状　部分患儿可出现上呼吸道水肿,伴有声音改变、喘鸣或呼吸窘迫。若血管受到侵蚀,可能会出现呕血。若食管或胃穿孔,则可

出现纵隔气肿、纵隔炎、气腹和腹膜炎相应体征。

急性期并发症:除了局部影响外,还可能诱发全身炎症反应综合征(systemic inflammatory response syndrome,SIRS)、败血症和严重的分解代谢状态,导致死亡。

远期并发症:主要包括出血、狭窄、瘘管形成、肺部并发症和消化道恶性肿瘤。出血发病率较低,通常在摄入 3~4 周后发生。狭窄形成是最常见的晚期并发症,通常在摄入后 2 个月(3 周~1 年)内出现,以食管狭窄最常见,幽门狭窄多见于强酸摄入,部分强碱可引起咽部狭窄。化学性腐蚀伤可引起食管气管瘘、食管纵隔瘘、食管胸腔瘘、食管主动脉瘘等。肺部并发症以肺不张和肺炎较常见。高达 30% 的化学性腐蚀伤患者会发展为食管癌。

【辅助检查】

1. 电子计算机断层扫描(computed tomography,CT)　CT 扫描可能比早期内镜检查更详细地评估食管和胃壁的透壁损伤和坏死程度,在评估穿孔先兆或已确定的胃穿孔方面,它比内镜检查更有价值。2019 年世界急诊外科学会指南认为 CT 检查能够正确评估腐蚀伤造成的食管和胃的透壁性坏死严重程度,并将其分级(表 3-3-1)。Ⅰ级可暂不行内镜检查及居家观察;Ⅱ级通常表示需要内镜检查,并短期内静脉注射皮质类固醇激素进行药物治疗;Ⅲ级表示需要急诊手术。因此 CT 检查对于治疗方案的选择和评估预后至关重要。

表 3-3-1　化学性腐蚀伤的 CT 影像分级

等级	CT 影像
Ⅰ级	器官组织黏膜正常
Ⅱ级	黏膜水肿后增强明显,伴有软组织炎症改变
Ⅲ级	器官组织增强对比后强化缺失

2. 胃镜检查　食管胃十二指肠镜检查是非常必要的,通常于摄入腐蚀性异物 12~48 小时内进行。超过 24 小时局部黏膜可能会发生大面积水肿、坏死,此时胃镜检查出血、穿孔风险增加。误服腐蚀性异物最常见的损伤是食管损伤,内镜下食管损伤分级详见表 3-3-2、图 3-3-1。

3. 消化道造影　多在缓解期行碘造影剂检查,可以了解食管损伤的大致范围。可见到黏膜

表 3-3-2 食管腐蚀性损伤内镜分级

等级	内镜下损伤程度	等级	内镜下损伤程度
0 级	食管黏膜正常	Ⅲa 级	食管有局部或散在坏死
Ⅰ 级	食管黏膜水肿充血	Ⅲb 级	食管广泛坏死
Ⅱa 级	表层有分泌物或浅表溃疡	Ⅳ 级	内镜检查之前或检查时穿孔
Ⅱb 级	食管有深部或周边损伤		

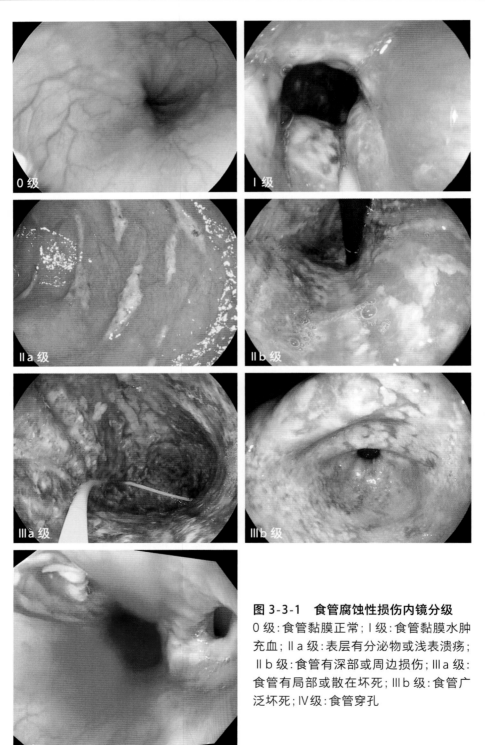

图 3-3-1 食管腐蚀性损伤内镜分级
0 级:食管黏膜正常;Ⅰ级:食管黏膜水肿
充血;Ⅱa 级:表层有分泌物或浅表溃疡;
Ⅱb 级:食管有深部或周边损伤;Ⅲa 级:
食管有局部或散在坏死;Ⅲb 级:食管广
泛坏死;Ⅳ级:食管穿孔

不规整、局部痉挛、充盈缺损或狭窄;若造影剂外溢提示食管穿孔或食管瘘,还可评估狭窄发展及治疗的反应(图3-3-2)。

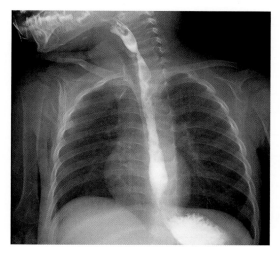

图 3-3-2　食管腐蚀性损伤食管狭窄消化道造影
可见食管上、中段黏膜不规整,局部痉挛、充盈缺损或狭窄

4. 实验室检查　术前完善血常规、肝肾功能、凝血功能、血型、术前四项(乙肝、丙肝、艾滋、梅毒)等检查,以评估一般情况。

【诊断】

误服腐蚀性异物的诊断需结合病史、临床症状以及辅助检查。对疑似吞服腐蚀性有害物质的儿童,观察临床上有口腔、舌头及咽喉部水肿、糜烂、上颚和咽喉的白色涂层、流涎、拒食、呕吐、呕血、胸痛、腹胀及腹痛等症状,考虑消化道化学性烧伤。若出现声音嘶哑、发音困难、喘鸣、咳嗽或呼吸急促可能表明气道受损。需第一时间确定吞服有害物的性质、物理形态、pH、吞服剂量、吞服时间及吞服的意图。24 小时内完善颈、胸部以及腹部CT,并进行内镜检查评估黏膜损伤程度,超过 48 小时延迟内镜检查可能会增加穿孔的风险。对于怀疑有胃肠道穿孔、口腔坏死和气道受损的患者,通常禁止进行内镜检查。

【鉴别诊断】

1. 食管裂孔疝　是指胃通过异常宽大的食管裂孔突入胸腔内,主要是构成膈肌食管裂孔的右膈脚发育缺陷所致。临床上常伴有胃食管反流病,可有反复呼吸道感染或生后即发生的呼吸困难。上消化道钡餐造影和/或高分辨率食管测压可明确诊断。

2. 幽门梗阻　临床表现为呕吐、上腹部饱胀感、嗳气、腹痛,营养障碍,上腹部膨隆及压痛、蠕动波及振水音。X 线检查可见胀大的胃泡,内镜检查可确诊梗阻及病因。

3. 贲门失弛缓症　临床表现为咽下困难、食物反流和下端胸骨后不适或疼痛。儿童发病率较低,上消化道钡餐造影和/或高分辨率食管测压、CT 可协助诊断。

【治疗】

儿童化学性腐蚀伤相对成人发病率较高,一旦明确诊断需立即评估病情,采取有效治疗方案。规范管理的目的主要是尽可能将其风险降到最低,有效控制早期并发症、预防远期并发症、保持营养自主权和保障患儿生活质量。诊治流程见图3-3-3。

1. 院前管理　入院前需确认是否摄入并识别腐蚀剂的种类、明确病因(意外与故意)和摄入时间、明确是否同时服用药物。并应避免可能导致腐蚀剂重复通过食管或有吸入腐蚀剂风险的动作(仰卧位、洗胃、摄入稀释剂等)以及试图中和pH,以上操作可能会加剧现有的伤害。

2. 急性期管理　给予抗感染、禁食、激素、静脉补液、镇静、止痛,伴有喉及会厌损伤出现呼吸困难者,应立即气管插管或气管切开辅助通气。黏膜糜烂渗血者,可局部喷洒盐酸肾上腺素、凝血酶等药物。避免使用洗胃及酸碱中和剂,因酸碱中和时产生气体和热,加重组织黏膜损伤。留置胃管或空肠营养管作为管饲通道,还可对食管或幽门起到支撑作用,胃管不易进入胃内者行胃造口或空肠造口术维持营养。

3. 早期手术　上消化道广泛坏死、穿孔和严重出血,伴随血流动力学不稳定,或纵隔、颈部、胸腔、腹腔积脓者死亡率高,常需要紧急抢救和急诊手术修复治疗。手术有胸腔闭式引流、纵隔扩清术、食管切除、颈部食管外置以及食管胃切除等,后期再行食管或胃重建。

4. 远期后遗症

(1)消化道狭窄:消化道化学性烧伤在 3 周后可出现狭窄,80% 的儿童在 2 个月内形成瘢痕狭窄。治疗一般为内镜下球囊扩张术、内镜下切开术、药物局部注射或支架置入。

1)内镜下球囊扩张术:内镜下扩张治疗包括球囊扩张和探条扩张,是治疗儿童消化道狭窄的

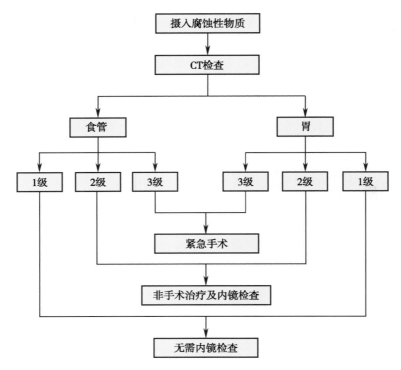

图 3-3-3　儿童误服腐蚀性异物诊治流程图

有效方法。临床上多在 2 个月后选择内镜直视下球囊扩张治疗食管狭窄。具体操作：①胃镜插入食管或胃内定位狭窄部位，再通过胃镜活检孔插入扩张球囊；②在胃镜直视引导下将球囊插入狭窄口，使球囊位于狭窄部中间，逐渐加压达到所需球囊压力值，每次持续 3 分钟后放气解除压力，间隔 3 分钟，再次加压 3 分钟，如此重复 3 次，术后根据扩张后狭窄部大小，选用不同口径胃镜通过狭窄口，记录扩张后狭窄口直径及长度；③每次使用球囊大小采用比狭窄口直径大 2~4mm 的球囊开始扩张，由小开始逐渐递增；④术后狭窄口均可见局部渗血，可予 0.04‰ 去甲肾上腺素对渗血部位喷洒。

2）内镜下切开术（endoscopic incision，EI）：对于难治性狭窄经反复扩张无法达到临床疗效，可选择放射状切开缓解狭窄。EI 在内镜直视下可控切开深度及范围，较球囊扩张更加安全有效，延长缓解时间，降低出血、穿孔等并发症。EI 适用于消化道化学性烧伤狭窄、短段及膜状狭窄等。具体操作：长段型狭窄可采取推进式切开方式，沿食管纵轴自狭窄处近端至远端推进式放射状切开瘢痕组织；短段型采用纵向切开吻合口狭窄环，由浅入深直至切开瘢痕处与正常食管壁融合，狭窄环消失。

3）药物局部注射：类固醇激素具有抗炎和抗成纤维细胞增生的作用，临床应用于治疗化学性烧伤并预防瘢痕狭窄。对于腐蚀性消化道狭窄患儿于扩张或切开后，联合曲安奈德 3、6、9、12 点四个象限多点注射治疗，浓度为 10mg/ml，每次 0.25ml。

丝裂霉素可抑制成纤维细胞的胶原合成，成纤维细胞活性减弱可减少胶原合成及瘢痕形成。可用于反复扩张或类固醇注射治疗无效的难治性食管狭窄。临床多用外鞘管保护下局部喷洒、涂抹，或局部多点注射，浓度为 0.4mg/ml，扩张或切开后在 3、6、9、12 点四个象限局部注射，每点注射 0.1~0.2ml。

4）支架置入术：对于中下段食管长段狭窄、幽门狭窄患儿反复扩张效果不佳者，可选择食管支架置入术。主要为自膨胀金属覆膜支架、自膨胀塑料支架、可降解生物支架。全覆膜支架置入术也逐渐应用于腐蚀性食管狭窄的治疗，预防狭窄效果优于后期球囊扩张治疗，即便是覆膜支架，两端肉芽也会向内生长，支架在食管内放置时间以 4~6 周为宜。支架置入期间需密切观察食管局部坏死、压迫主动脉弓诱发大出血、食管支架移位引发窒息等严重并发症。

（2）食管瘘：各种原因引起的食管与毗邻管

腔的异常通道即食管瘘。目前针对食管瘘的治疗方法主要有外科手术治疗、内镜下治疗及保守治疗。手术治疗包括一期缺损修补术、缺损切除术、改道术及食管切除术。

（3）肺部并发症：化学性腐蚀物在口咽部存留时间过长、小气道损伤后出血、溃疡及肉芽组织阻塞等因素可引起吸入性肺炎、肺不张等肺部并发症，应及早对症抗感染、纤维支气管镜检查和手术等治疗。

（4）胃食管反流病（gastroesophageal reflux disease，GERD）：严重食管病变使正常食管功能段缩短，及局部收缩运动障碍发生胃食管反流，导致 GERD。质子泵抑制剂（proton pump inhibitors，PPI）为治疗 GERD 的一线药物［奥美拉唑剂量 $0.5\sim1.0mg/(kg\cdot d)$］，早餐前 30 分钟顿服。

（5）上消化道恶性肿瘤：腐蚀性溶液摄入后食管癌的发病率增加了 1 000~3 000 倍，极少数误服异物患者可发展为胃癌。一旦确诊尽早手术、放化疗等治疗。

> **拓展知识点**
>
> 1. 难治性狭窄的治疗　消化道化学性烧伤可引起食管长段狭窄，或幽门狭窄，临床上需反复扩张，风险大，效果差，易出现并发症。因此在疾病初期如何预防狭窄仍是重点，对于消化道黏膜浅表损伤者（内镜检查Ⅱa级程度），早期口服喂养可有效防止狭窄。接诊时放置大号的鼻胃管有助于支撑狭窄和防止食管不规则狭窄。对于远期瘢痕狭窄，需要内镜扩张、药物注射、内镜下切开、支架及外科手术等综合治疗来降低狭窄复发率，维持患儿的正常生长发育。
>
> 2. 儿童化学性腐蚀伤研究展望　进一步明确儿童化学性腐蚀伤准确的干预时机；阻滞强酸强碱持续伤害的药物研究等。

（李小芹）

第四节　急性阑尾炎

> **导　读**
>
> 急性阑尾炎的诊断主要依据病史、腹部体征和辅助检查。对于临床症状和体征并不典型的患儿，往往存在诊断上的困难，需要进一步的超声和 CT 检查避免延误治疗。目前对于不论何种类型的儿童急性阑尾炎，均应早期手术治疗，并力求在阴性阑尾切除率和阑尾穿孔率之间寻求一平衡点。近年来，随着微创理念的普及、腔镜技术的广泛应用、循证医学模式的建立，加速康复外科（ERAS）在阑尾炎患者的临床应用中具有一定价值。

急性阑尾炎（acute appendicitis，AA）是儿童最常见急腹症之一，5 岁以后随着年龄增长，发病率逐渐增高。3 岁以下特别是 1 岁以内的阑尾炎很少见，但误诊率高，穿孔率可达 40%。根据阑尾炎发生发展过程，临床上将 AA 分为单纯性、化脓性及坏疽性阑尾炎。尽管阑尾炎是一种相对常见的疾病，但在许多情况下，儿童阑尾炎的诊断仍具有挑战性。如何减少误诊和漏诊，是儿童 AA 诊治中的关键问题。

【流行病学】

AA 约占小儿外科急性腹痛的 20%~30%，可以发生于任何年龄，多见于较大儿童，男性发病率略高于女性。发病高峰期出现在 10~19 岁阶段；学龄前儿童不太常见，约占该病的 5%。阑尾炎穿孔的比例从 15% 到 50% 不等，穿孔的发生率与年龄、性别、家长对疾病的认识程度等因素有关。尽管 AA 的发病集中于学龄期儿童，但对于低年龄儿童的发病仍不容忽视。

【病因和发病机制】

1. **阑尾管腔梗阻**　小儿阑尾管腔窄小、易扭曲，粪便残渣（包括肠石、食物残渣等）或淋巴组织增生引起阑尾管腔堵塞，但少数情况下也可由异物、寄生虫和肿瘤导致梗阻。阑尾管腔梗阻后腔内压力增高，造成阑尾缺血及黏膜屏障破坏，进而导致细菌过度生长并继发炎症反应，病理上多表现为阑尾管腔肌壁、周围组织水肿和中性粒细胞浸润。

2. 病原菌感染 细菌感染多被认为是阑尾腔梗阻或炎症的继发性结果，但原发性细菌感染也可能是 AA 的病因。对于阑尾原发性细菌感染所致炎性病变，目前多认为与口腔内定植菌迁移和阑尾内菌群紊乱相关。病毒性感染疾病和 AA 发病也有一定联系，目前推测病毒感染可能引起淋巴组织增生而致阑尾腔梗阻，其途径可能为病毒通过肠道到达阑尾淋巴组织，但免疫功能低下或病毒性肺炎患者有可能经血源性传播。真菌感染引起的 AA 罕见，目前仅有少数病例报告，其多见于免疫功能不全和中性粒细胞减少的患者。

3. 遗传及基因易感性 尽管目前没有发现与 AA 明确相关的基因位点，但家庭成员有阑尾炎病史的儿童比无家族史的发病率更高，但家族性倾向也许可以用环境因素来解释，比如家族中某些相似的饮食习惯、生活作息等，这提示遗传和环境因素可能在 AA 的发生发展中起共同作用。

【临床表现】

AA 的临床表现依小儿年龄和阑尾炎病理改变不同而异，一般年龄越小，临床表现越不典型，病程进展越快。AA 的典型表现是腹痛逐渐从脐周转移到右下腹，并可见恶心、呕吐、畏食、发热和腹泻等症状。然而，仅有不到 1/2 的患病儿童表现出上述典型症状，这些症状对 AA 的预测价值相对有限。症状的持续时间从常见的 24~48 小时至 5 天以上不等。穿孔性阑尾炎在 24 小时内患病的儿童中并不常见，通常在症状出现 48 小时后发生。穿孔最初可能伴随着疼痛的减轻，随后可能变为弥漫性疼痛。由于在低龄儿童中阑尾穿孔率高而症状体征不典型，使得对这一部分患儿的临床处

理极为棘手，需要得到儿科医师的高度重视。

【辅助检查】

1. 实验室检查 白细胞（white blood cell，WBC）计数和中性粒细胞绝对计数（absolute neutrophil count，ANC）升高在 AA 诊断中具有重要意义。单纯性阑尾炎的 WBC 和 ANC 增多，WBC 可升高到 1 万~1.2 万/mm³，化脓性阑尾炎可高达 1.2 万~1.4 万/mm³；有脓肿形成或弥漫性腹膜炎时甚至在 2 万/mm³ 以上。中性粒细胞占 85%~95%，有时见中毒颗粒。但也有多达 20% 的 AA 患者白细胞上升不明显。因此，WBC 诊断阑尾炎的敏感性和特异性在不同研究中差异很大，为 70%~80% 和 60%~68% 不等。有报道测定血清 C 反应蛋白明显增高，血浆纤维结合蛋白值降低。尿、便常规检查一般无特殊改变，如阑尾位于输尿管附近时，或阑尾周围脓肿形成时，尿内可有少量红细胞，病情较重时大便内可有少量脓球。

2. 影像学检查

（1）超声检查：超声检查具有方便、快速、无创、重复等优势，是诊断不明确儿童的首选影像学检查，灵敏度和特异性分别约为 88% 和 94%。但超声结果与操作者经验密切相关，结果也有很大差异。怀疑阑尾脓肿形成时，腹部超声有诊断意义。阑尾发炎后肿胀显影，有报道阑尾直径超过 26mm，可确诊阑尾炎，或阑尾腔直径超过 7mm，也可考虑阑尾炎的诊断（图 3-4-1）。也可观察到阑尾腔内是否存在肠石（图 3-4-2），超声还可显示腹腔内渗出液的多少、阑尾周围脓肿的大小部位，对异位阑尾炎也能协助诊断。

（2）CT 检查：腹部 CT 扫描常用于疑似阑尾炎的检查，完成迅速且高度准确，敏感性和特异性均约为 95%。CT 检查发现阑尾腔直径超过

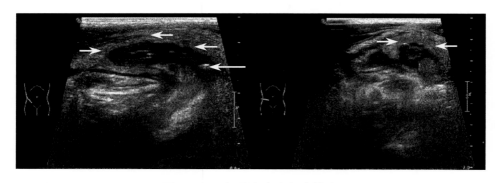

图 3-4-1 阑尾炎患者超声检查
可见阑尾肿胀，阑尾周围脂肪回声增强（短箭头标注），阑尾腔内探及粪石回声（长箭头标注）

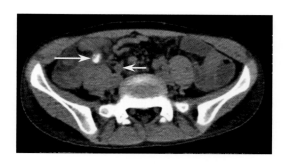

图 3-4-2　阑尾炎患者腹部 CT 平扫
可见阑尾腔内高回声粪石（长箭头标注），阑尾（短箭头标注）向内侧走行，周围组织间隙模糊，可见炎性渗出

6mm，或阑尾壁厚度超过 1mm，同时伴有阑尾周围积液，则可诊断阑尾炎。CT 可辅助判断阑尾周围脓肿或阑尾炎性包块等，但结果正常不能排除阑尾炎诊断。CT 在识别穿孔方面的准确性较低，根据术前 CT 扫描无法对患者进行分类。CT 扫描具有辐射风险，应尽量减少疑似阑尾炎儿童的 CT 检查。

（3）磁共振成像（magnetic resonance imaging，MRI）检查：MRI 很少用于疑似阑尾炎的检查，但其敏感性、特异性和准确性较好，且没有辐射损伤。MRI 检查的可用性、扫描时间和成本是导致其缺乏使用的主要因素。改进的 MRI 技术具有更快的成像时间、更好的分辨率、更低的成本和更高的可用性，可能成为以后的选择。

（4）X 线检查：X 线检查多用于疾病的鉴别诊断。以腹胀为主者可行 X 线检查，有助于鉴别肠梗阻、胃肠穿孔、坏死性肠炎等。

3. 腹腔穿刺　对疑难病例应做腹腔穿刺以协助诊断；对阑尾周围脓肿贴近腹壁者，可试行穿刺，或在超声引导下穿刺引流。

【诊断】

多数患者需要结合评分系统以及影像学检查明确诊断。

Alvarado 评分和儿童阑尾炎评分（pediatric appendicitis score，PAS）是根据症状、体格检查结果和实验室检测值预测阑尾炎的已被广泛认可的两个评分系统。

Alvarado 评分由 8 个部分组成，总分为 10 分，包括转移性腹痛、食欲缺乏、恶心/呕吐、右下腹压痛、右下腹反跳痛、体温>37℃、白细胞总数>10 000/mm³、中性粒细胞百分比>75%（表 3-4-1）。

PAS 评分由 8 个部分组成，总分为 10 分，包括转移性腹痛、食欲缺乏、恶心/呕吐、右下腹压痛、咳

表 3-4-1　Alvarado 评分

转移性腹痛	1
食欲缺乏	1
恶心/呕吐	1
右下腹压痛	2
右下腹反跳痛	1
体温>37℃	1
白细胞总数>10 000/mm³	2
中性粒细胞百分比>75%	1
总分	10

嗽跳跃时右下腹痛、体温升高、白细胞>10 000/mm³、中性粒细胞百分比>75%（表 3-4-2）。

表 3-4-2　PAS 评分

转移性腹痛	1
食欲缺乏	1
恶心/呕吐	1
右下腹压痛	2
咳嗽跳跃时右下腹痛	2
体温升高	1
白细胞总数>10 000/mm³	1
中性粒细胞百分比>75%	1
总分	10

两种评分都被分为低危（1~3）、中危（4~7）、高危（8~10）三种范围提示患有阑尾炎的可能性，多数怀疑阑尾炎的患儿，Alvarado 评分为 5~8 分或 PAS 分数为 4~7 分者需要继续结合腹部影像学检查的方法进行诊断。

影像学检查腹部超声阑尾炎主要征象为：阑尾壁充血水肿，或直径>7mm；次要征象：阑尾肠石，或可见阑尾脂肪回声。多数患者需要结合评分以及超声检查明确诊断。

近些年，多种机器学习算法应用于开发医学研究中的多元决策标准。多种学习模型被开发应用于阑尾炎的诊断上，如朴素贝叶斯分类算法、KTH 最短路径算法、支持向量机算法、广义线性模型算法、随机森林算法、决策树算法。但目前还未开发出公认的算法模型，今后还需进一步探索。

【鉴别诊断】

1. 急性肠系膜淋巴结炎　多与上呼吸道感染同时存在，病程发展缓慢，胃肠道症状不明显；

腹痛以脐周为主,无阵发性加剧,右下腹无固定压痛;腹部 B 超检查可见肠系膜淋巴结肿大。

2. 急性胃肠炎 可有不洁饮食史,发热、呕吐和腹泻;腹痛部位不固定,肠鸣音活跃;白细胞计数无明显升高,大便常规见白细胞和脓细胞。

3. 右髂窝脓肿 脓肿一般位于腹股沟管内侧,较阑尾脓肿位置偏低,略向外侧;患儿髋部呈被动屈曲,Thomas 征阳性;局部穿刺可见脓液。

4. 肠套叠 多为 2 岁以内婴幼儿,阵发性哭闹,呕吐,发病后 2~12 小时出现暗红色果酱样便,在右下腹或肝脏下方摸到包块。B 超可见腹腔内不均质混合回声团,形态规则,横切面时呈"同心圆征"或"靶环征"可诊断。

5. 嵌顿疝 发病急,腹痛,伴呕吐,腹股沟或阴囊可以摸到紧张有触痛的包块。

6. 急性完全性肠梗阻 急性腹痛,阵发性加剧,频繁呕吐,腹部胀气,停止排气排便。可见于腹腔内索带粘连压迫、梅克尔憩室索带绞窄压迫或肠系膜裂孔疝等。

7. 急性胰腺炎 急性上腹痛、呕吐和发热。查体:上腹部有压痛。血、尿淀粉酶明显增高。腹部 B 超胰腺肿胀,或胰腺周围有积液可诊断。

8. 卵巢囊肿蒂扭转 右侧的卵巢囊肿蒂扭转可引起右下腹疼痛,因囊肿有淤血、坏死产生血性渗液,刺激腹膜出现压痛、反跳痛及肌紧张,症状与阑尾炎相似,但白细胞总数不如阑尾炎时增高明显。做腹部直肠双合诊可触及球形包块,右下腹穿刺可抽出血性液体。盆腔超声检查可明确诊断。

9. 原发性腹膜炎 女孩多见,高热,体温可升至 40℃左右;持续性腹痛伴呕吐,查体全腹压痛、反跳痛及肌紧张,右下腹无固定压痛点;白细胞升高常在 2 万/mm³ 以上;腹腔穿刺可得到稀薄脓液,涂片为革兰氏阳性球菌。

10. 尿路结石 多为阵发性绞痛,向会阴部放射,伴血尿。超声和泌尿系统造影可明确诊断。

11. 右下肺炎、胸膜炎 右下肺和胸腔的炎性病变,可反射性引起右下腹痛,有时可误诊为急性阑尾炎。但肺炎及胸膜炎常常有咳嗽、咳痰及胸痛等明显的呼吸道症状,胸部体征如呼吸音改变及湿啰音等。腹部体征不明显,右下腹压痛多不存在。通过胸部 X 线可明确诊断。

【治疗】

不论何种类型 AA,在患者全身情况良好时,常规术前准备后,均应尽早手术。有高热时应降温,积极准备 3~4 小时后手术。其中,单纯性阑尾炎以手术为宜,遇特殊原因时可以保守治疗。保守治疗期间,动态检查腹部情况。化脓性阑尾炎、坏疽性阑尾炎等合并扩散性腹膜炎者:尽早手术切除阑尾。阑尾脓肿患者在病程超过 5 天,脓肿直径<5cm 时,使用抗生素、中药和支持治疗;脓肿直径≥5cm,发热、腹痛经抗生素治疗无法控制,也可在 B 超引导下穿刺引流或手术引流,术中见阑尾易于切除时,可一并切除。特殊情况下如 3 天以上症状稳定好转,腹膜炎已有局限趋势、右下腹摸到浸润肿块者,可先试行非手术治疗,以免感染扩散;待炎症肿块吸收或形成脓肿后,再酌情延期阑尾切除术。有腹膜炎和全身中毒症状时,置鼻胃管,静脉输液,给予广谱抗生素和甲硝唑抗感染治疗。

1. 非手术疗法

(1)抗生素:首选药物为针对革兰氏阴性杆菌及阳性球菌的广谱抗生素和甲硝唑,遵循联合、足量、有效的原则,抑制需氧菌及厌氧菌的生长。同时应禁食、输液,纠正脱水和电解质紊乱。

(2)局部疗法:如果局部已有脓肿形成,可用清热解毒中药外敷,并配合理疗等。

2. 手术治疗

(1)阑尾切除术:首选右下腹部麦氏切口,适用于诊断明确,无严重并发症的患儿,在脐与髂前上棘连线的中外 1/3 的交点上,与腹外斜肌方向平行。对诊断尚不确定或阑尾已穿孔形成全腹膜炎时,可采用右侧经腹直肌探查切口。盲肠若无粘连宜移出腹壁,然后沿结肠带寻找阑尾,阑尾系膜应缜密缝扎,防止滑脱后出血。阑尾切除后的残端,一般埋藏在荷包缝合中,不使其在腹腔暴露。盲肠有水肿、充血或炎症浸润时浆膜脆弱,缝合荷包易引起撕裂,不宜勉强牵拉损伤肠壁,否则术后容易并发肠瘘,不如用阑尾系膜覆盖残端。

放置腹腔引流指征:①阑尾穿孔后腹腔有大量脓性渗出液,特别是脓液稠厚带有粪臭味;②阑尾脓肿切开后阑尾根部炎症严重,阑尾不能切除或根部无法得到良好处理,术后可能产生残端破溃发生肠瘘者;③阑尾与周围组织紧密粘连,分离时广泛渗血可能引起血肿者。

(2)腹腔镜下行阑尾切除术:近年来腹腔镜下阑尾切除术因具有缩短住院时间、降低伤口感染发生率以及降低术后发生粘连性肠梗阻风险的优势,在临床中已广泛开展。腹腔镜技术对异位阑尾炎意义更大，可以很方便地探查整个腹腔，并且可以发现阑尾炎以外的病变。主要有以下 2 种方法：

1）经脐单孔腹腔镜阑尾切除：由于儿童盲肠移动度较大，可采用经脐单孔腹腔镜阑尾切除，手术后不遗留切口，符合微创、美观。首先在脐部做 1.0cm 切口，可在直视下插入 Trocar，造成人工气腹后，插入腹腔镜，探查腹腔，经操作通道插入阑尾抓钳，牵起阑尾尖端，提到脐孔下，拔出腹腔镜同时，将阑尾经脐部创口提到腹腔外，常规切除阑尾。

2）常规腹腔镜阑尾切除术：脐部操作同上，制造气腹后，在左右下腹各做小切口放置 5mm 或 3mm Trocar，右侧孔放置阑尾抓钳，左下腹置操作器械，用阑尾抓钳牵起阑尾，置入钛夹钳，在阑尾系膜上放置钛夹后用电凝剪刀切断，分离达阑尾系膜根部置钛夹或置线结扎后远端 0.3cm 处剪断，残端电凝，从 10mm 的 Trocar 内取出阑尾。目前腹腔镜技术和止血设备发展迅速，阑尾系膜可用超声刀等直接切断，不需结扎。

近年来，智能机器人臂辅助 3D 高清腹腔镜系统手术切除儿童阑尾炎已有初步应用，较为安全和有效。该技术提供的图像画面立体感强，视野清晰；智能机器人臂辅助明显减少了手术助手的疲劳；术中及术后情况与常规腹腔镜手术基本相同。

拓展知识点

1. 一般认为，儿童急性阑尾炎一经确诊不论何种类型原则上早期积极手术，但何时手术存在某些争议，一部分小儿外科医生认为病程超过 3 天，局部形成阑尾周围脓肿者，可以首先静脉滴注抗生素，保守治疗，控制感染；对于脓肿较大的患者可在 CT 或超声引导下经皮穿刺置管引流，炎症控制后 6~8 周再行延迟性阑尾切除术。

2. 穿孔性阑尾炎　大约 30% 的阑尾炎患儿会出现阑尾炎穿孔，而阑尾炎穿孔儿童发生腹腔内脓肿的风险约为 20%，而非穿孔的阑尾炎儿童发生腹腔内脓肿的风险<0.8%，对于阑尾炎穿孔患儿的处理仍存在一些争议。现在有三种治疗方案：全程只使用抗生素、抗生素使用期间切除阑尾、发现时即手术。现在多数小儿外科医生选择在抗生素使用期间切除阑尾，但这会导致复发率增加。

另一个有争议的点在于抗生素使用期间手术切除的时机，有证据表明延迟手术的患者总体并发症、伤口感染、腹腔脓肿、肠梗阻和再手术的发生率显著降低。

3. 阑尾类癌　阑尾类癌发生率大约占所有阑尾切除患者的 1% 左右，目前争议的焦点问题是否行扩大切除手术。如果肿瘤>2cm，有明显的转移征象，需要做右半结肠切除术。如果直径<1cm，没有明确的转移征象时，可以行单纯阑尾切除术。但是对于直径介于 1~2cm 大小肿瘤的患儿，治疗上没有给出明确的方向。

4. 加速康复外科（enhanced recovery after surgery，ERAS）　强调在整个围手术期，根据疾病和患者的个性化特点，在手术前进行个体化的评估，旨在减轻患者手术过程中的应激反应，促进术前身体状态的稳定并优化器官功能，从而实现早期康复。在急诊手术时，术前准备时间短，如何通过术中、术后的治疗方案优化，而达到加速康复的目的仍然需要探讨。已有证据显示急性阑尾炎围手术期应用 ERAS 概念，可促进儿童康复，减少术后停留时间，降低再入院率和再手术率。

根据 ERAS 理论，儿童急性阑尾炎切除后 6 小时内尽量卧床休息，头应侧卧，防止呕吐物吸入呼吸道，术后 6~8 小时可深呼吸，多翻身，锻炼四肢，尽量下床，避免肠粘连。术后第二天可以正常进食，先采取流质和半流质食物，并采取高蛋白食物促进伤口愈合。

5. 儿童急性阑尾炎研究展望　聚焦于阑尾炎的精确诊断，引入基因组学、转录组学、蛋白质组学和代谢组学等精准医学技术以提高阑尾炎的诊断敏感性和特异性。未来应使用这些新颖的策略，通过床旁技术将精准医疗整合到临床实践中。

（詹江华）

第五节　急性腹膜炎

导　读

急性腹膜炎（acute peritonitis）是一种常见的外科急腹症，指腹膜壁层和/或脏层因各种原因受到刺激或损害而发生的急性炎症反应。儿童典型急性腹膜炎有较明确的病史及压痛、肌紧张、反跳痛等典型腹部体征，但因大网膜发育不全、回盲部位置尚不固定、腹肌发育不完善等原因，诊断较成人更为困难。根据是否有腹腔内原发感染灶可分为原发性和继发性两类，杀灭病原体，治疗原发病，清除残留感染灶，及时的手术干预及营养支持是治疗的关键。

一、原发性腹膜炎

原发性腹膜炎（primary peritonitis，PP）是指腹腔内无明确来源的细菌所引起的炎症或穿孔的急性化脓性感染。临床表现较为复杂，尤其是与慢性肝病、肾病的关系密切（包括胆道闭锁、囊性纤维化、先天性肝纤维化、系统性红斑狼疮等），且发病率极低（<1%），易与一些疾病相混淆，误诊率较高。发生在儿童的大多数病例伴有腹水，腹水发生感染，常与慢性肝脏疾病或肾病综合征有关。病原菌一般经血液、淋巴或经肠壁、女性生殖系进入腹腔而引起急性化脓性感染。包括自发性细菌性腹膜炎和结核分枝杆菌、肺炎球菌、奈瑟菌感染相关的腹膜炎（后者易发生在青春期前，因为青春期前局部 pH 和黏膜适合于细菌生长）。在早期的报道中，发现女孩多见，约为男孩 3 倍。近年来的报道中，证实男孩和女孩的比率相当，有些患者引起腹膜炎的细菌可以在呼吸道、尿道，甚至口腔中培养出同样的细菌。

【病原菌】

细菌多为溶血性链球菌，最多见的致病菌是 A 族链球菌、肺炎双球菌、肠球菌、金黄葡萄球菌及革兰氏阴性肠道细菌。通过腹腔穿刺行细菌革兰氏染色如果为阳性球菌，并除外肺炎和泌尿系统感染大多可以作出诊断。近些年，革兰氏染色阴性菌感染性原发性腹膜炎并不少见，且多见于同时患有肾病综合征的患儿身上。

【感染途径】

细菌进入腹腔有以下途径：

1. 血行播散致病菌　如肺炎双球菌和链球菌从呼吸道或泌尿系统的感染灶，通过血行播散至腹膜。婴儿和儿童的原发性腹膜炎大多属于这一类，大多数患儿发病前有上呼吸道感染的病史，有时早期血培养可发现与腹腔脓液中相同的细菌。

2. 上行性感染　来自女性生殖道的细菌，通过输卵管直接向上扩散至腹腔，好发于女孩，而且部分患儿有外生殖道分泌物增多。腹腔渗液与生殖道分泌物中培养出相同的细菌。

3. 直接扩散　如泌尿系统感染时，细菌可通过腹膜层直接扩散至腹膜腔，又如新生儿腹壁或脐部的感染可向腹腔内扩散直接引起腹膜发炎。

4. 淋巴道感染　有些病例有明显的胸肺部感染病史，细菌经淋巴管穿过膈肌而至腹腔引起感染。

5. 透壁性感染　正常情况下，肠腔内细菌是不能通过肠壁的，大量腹水、腹泻等情况可能会损害肠壁膜，破坏宿主和肠道细菌之间平衡，并改变肠道菌群构成，使侵袭性细菌取代相对稳定的原始菌群。并且在某些情况下，如肝硬化合并腹水、肾病、猩红热或营养不良等情况而引起机体抵抗力低下时，会影响机体辨别细菌能力和免疫功能；其次，由于充血、水肿，肠壁通透性改变，屏障作用削弱，肠腔内细菌即有可能通过肠壁进入腹膜腔，引起腹膜炎。

【病理生理】

细菌进入腹腔后，受到炎症刺激的脏腹膜和壁腹膜可发生充血、水肿、渗出及炎症细胞浸润。起初的渗液为浆液性，一方面可以稀释腹腔内毒素，以减轻对腹膜的刺激。另一方面也可以导致严重脱水、蛋白质丢失和电解质紊乱。随病情进展，渗出液中逐渐出现大量中性粒细胞、巨噬细胞、可吞噬细菌及微细颗粒。加上坏死组织、细菌和凝固的纤维蛋白，使渗出液变为混浊，呈混浊性渗液或呈稀薄脓性液。因渗液量大而纤维蛋白含量较少，形成局限性脓肿者较少。链球菌脓液稀，很少产生纤维蛋白性粘连。葡萄球菌、大肠埃希氏菌及肺炎球菌引起的脓较稠,粘连较多。感染控制后,脓液即被吸收,腹腔内纤维蛋白性粘连也于 1 周内吸收,部分患儿腹内有浆膜破坏或坏死组织,即会留下广泛而顽固的肠粘连,是引起粘连性肠梗阻的潜在因素。

当出现腹膜炎后,如果患儿的自身免疫力强,细菌的致病毒力弱,病变损害轻,治疗及时恰当,则腹膜炎可向好转方向发展;如炎症消散,腹膜病变自行修复而痊愈;感染局限可能形成膈下脓肿、盆腔脓肿或肠间隙脓肿等。患儿体弱,病变严重,治疗不恰当或不及时则感染可迅速扩散而形成弥漫性腹膜炎。此时腹膜严重充血、广泛水肿、炎性渗出不断增加,血容量急骤减少,甚至导致循环衰竭。腹腔内积存脓液较多时,肠管浸泡在脓液中,胃肠壁也高度充血水肿,同时肠管内积存大量液体和气体,肠管高度膨胀、肠蠕动减弱或消失,形成麻痹性肠梗阻。由于腹膜吸收了大量的细菌和毒素,可产生毒血症、败血症或中毒性休克。膨胀的肠管可迫使膈肌升高,从而影响心脏功能。下腔静脉回流受阻,回心血量进一步减少,气体交换也受到一定障碍,加之高热毒血症和败血症、脱水、酸中毒、中毒性休克加深等,最后可导致多脏器衰竭(multiple system organ failure,MSOF)。这可能是急性化脓性腹膜炎的主要致死原因。

【临床表现】

发病可隐匿也可急骤,一般无前驱症状。患儿可能有先前耳部或呼吸道感染病史,或者患有新生儿败血症、脐部感染、肾病综合征或系统性红斑狼疮等疾病。除原发病表现外,患儿一般表现为急性腹痛、寒战发热和白细胞升高,常伴有呕吐。严重时患儿可表现急性病容、面色苍白、脉快而弱甚至意识模糊等全身中毒症状。腹部体征有全腹膨隆、压痛、腹肌紧张明显(除幼儿)、肠鸣音消失、移动性浊音阳性等。可以根据原发性腹膜炎的病理改变和临床表现将其分为轻症型和重症型。

1. **轻症型**　腹膜及肠壁轻度充血、水肿,无明显脓苔,腹腔内有少量淡黄色、无臭味稀薄脓液,此类患儿病情进展缓慢,腹痛较轻微。患儿轻度脱水,体温 37.8~38.5℃,无明显中毒症状。体格检查可见腹部轻度腹胀,无明显腹肌紧张,肠鸣音减弱。白细胞计数多在(12~20)×10⁹/L。

2. **重症型**　患儿起病急骤,腹痛剧烈,有胃肠道刺激症状如呕吐、腹泻。多数患儿呈谵妄或昏迷状态,常有低血压和心率加快伴浅快的呼吸,特别是肝硬化腹水患儿更为严重。体温 39℃以上,严重者可达 41℃。体格检查可见全腹膨胀,腹肌紧张较明显,有压痛及反跳痛,肠鸣音消失,多数患儿表现为麻痹性肠梗阻。白细胞计数多为(20~60)×10⁹/L,但重危者降至 6×10⁹/L 以下。部分患儿由于大量毒素吸收引起机体中毒及脓毒血症,甚而导致死亡。

由于原发性腹膜炎时发生炎症的腹膜面积一般较大,早先使用过皮质类固醇可能减轻腹膜炎的临床表现而延误诊断,因此一旦发病,往往病情都比较重。有时可引起失血性休克和中毒性休克,即一开始就表现为重症型。

【辅助检查及诊断】

由于儿童原发性腹膜炎的症状体征无特异性,因此目前尚无确切诊断的标准。

1. **血常规**　末梢血白细胞可高达(20~40)×10⁹/L,中性粒细胞可增高到 90% 以上,但白细胞可能受肝硬化患者的脾功能亢进影响而减少,从而形成假阴性结果。

2. **腹腔穿刺**　可行诊断性腹腔穿刺(图 3-5-1),穿出腹水混浊,可抽出稀薄脓液,腹水 pH<7.35,白细胞计数达到或超过 250 个/mm³,有 1/2 以上是中性粒细胞。涂片经革兰氏染色,可显示单一的革兰氏阳性或阴性菌,常可找到双球菌或链球菌,腹水培养阳性。女性患者必要时可行妇科检查和经阴道后穹隆穿刺抽脓。脓液主要分为渗出液与漏出液,两者之间可以进行鉴别(表 3-5-1)。

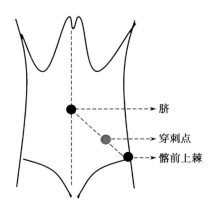

图 3-5-1　急性腹膜炎穿刺点示意图

表 3-5-1 漏出液与渗出液的鉴别要点

	漏出液	渗出液
形成因素	非炎症	炎症、肿瘤或其他因素
外观	淡黄,透明或微浊	黄色、血色、多混浊
细胞比重	<1.018	>1.018
细胞分类	淋巴细胞为主	急性感染以中性粒细胞为主;慢性以淋巴细胞为主
细胞总数	$<300×10^6/L$	$>1\,000×10^6/L$
李凡它试验(黏蛋白定性)	阳性	阴性
蛋白电泳	以白蛋白为主,球蛋白比例低于血浆	电泳图谱近似血浆
蛋白定量	<25g/L	>40g/L

3. 超声检查 早期表现为肠系膜增厚、回声增强,腹腔积液伴积液内散在细小光点回声(脓液)。部分患儿肠系膜淋巴结肿大、局部肠管肠壁增厚及肠腔积液,考虑为炎症反应所致,而非特异性表现。

4. X 线 腹部 X 线片可见大肠、小肠扩张,继发于肠壁增厚的肠袢分离。

5. CT 表现为腹膜增厚、粘连,一般结节状增厚少见,可有腹腔渗液或少量腹腔积液,肠管及肠系膜血管扩张,密度中等至透明,肠系膜脂肪组织密度中等至明显增加或条状密度增加,可强化。当原发性腹膜炎进一步发展至穿孔时,CT 表现为腹腔游离气体影、腹腔积液、肠系膜条纹征、肠管壁增厚、壁腹膜增厚、肠扩张等征象。

除以上方法外,还可结合磁共振成像(magnetic resonance imaging,MRI)等其他检查,与继发性腹膜炎进行鉴别诊断。

一般根据患儿突然出现剧烈腹痛和高热,甚至表现中毒性休克,全腹压痛及肌紧张,化验全血白细胞明显增高等表现,应考虑原发性腹膜炎。如果患儿同时患有呼吸道感染、新生儿败血症、脐部感染、肾病综合征或系统性红斑狼疮等疾病之一,就更应考虑此病。可结合诊断性腹腔穿刺、腹部 B 超、X 线检查等。

【鉴别诊断】

需要鉴别的疾病有:

1. 继发性腹膜炎 鉴别原发性或继发性腹膜炎比较困难,最终诊断可能只有在剖腹探查时才能作出。原发性腹膜炎不同于继发性腹膜炎常有症状逐渐加重,体征逐渐明显的特点。

继发性腹膜炎在小儿外科中最常见的原因是阑尾穿孔性腹膜炎,是鉴别诊断中最重要的疾病。其特点是具有典型的转移性右下腹痛病史,起初病情较轻,体温逐渐升高,中毒症状和白细胞升高在初期并不明显,腹部疼痛和腹肌紧张以右下腹为著,而原发性腹膜炎则一开始就呈广泛性腹胀、肌紧张和压痛。但要注意,婴幼儿阑尾炎经常在就诊时就已经出现阑尾穿孔腹膜炎,此时患儿全身中毒症状明显,高热,白细胞可达 $20×10^9/L$ 以上,这种情况下需要注意鉴别。

2. 急性出血坏死性肠炎 起病急骤,表现为腹痛、腹泻、便血及全身中毒症状,早期亦可出现中毒性休克。洗肉水样或果酱样便伴有腥臭味为其特点,腹部体征多不明显,腹部 X 线片示肠壁内积气征、肠间隙增宽等有助于疾病的鉴别。

3. 中毒性菌痢 有季节性发病特点,多见于夏季。发病急,高热、恶心、呕吐、阵发性腹痛伴腹泻,严重者可出现中枢神经系统症状,如嗜睡、谵妄、惊厥等,全腹可有压痛。但是菌痢患儿排便次数增多,并且为黏液脓血样便。

4. 肺炎 婴幼儿肺炎的早期胸部症状不明显时,常有腹痛、呕吐、寒战、高热、白细胞升高等,腹部可出现腹胀,与原发性腹膜炎表现相似。应认真观察,随着病情发展患儿可出现呼吸急促、鼻翼扇动,胸部 X 线可明确诊断。

5. 新生儿败血症或脐部感染 引起的腹膜炎临床表现为突然发生呕吐、腹胀、便秘。腹壁及阴囊内常见水肿、腹壁静脉怒张并常见脐下发红。腹部无肠型,可有压痛、肠鸣音消失。腹部 X 线片可见到肠麻痹(结肠同时胀气)及多数散在低张力液平面,同时可见腹水现象,注意有无游离气体。

【治疗】

原发性腹膜炎原则上以保守治疗为主,一方面是腹膜有很强渗出功能,分泌渗出液以稀释和减轻刺激;另一方面,大部分致病菌"原发灶"来自血液途径,经抗生素治疗,大多数患儿治愈。术前诊断困难及保守治疗无好转,部分原发性腹膜炎也需要手术治疗。

1. 非手术治疗　一般认为有以下情况可采用非手术治疗：①早期病例，腹腔渗液不多，病情不严重，特别是有肝病、肾病者应保守治疗为主；②病情严重、神志不清、持续高热，或伴有其他重要器官感染者手术可能加重病情或引起并发症，可能促进器官功能不全甚至死亡者更应根据病情慎重选择手术。

非手术治疗的原则和方法主要针对细菌感染及其一系列的并发疾病，主要包括以下四部分：

（1）抗生素治疗：根据腹腔穿刺液涂片或细菌培养的结果，选择相应的抗生素。

1）革兰氏阳性细菌感染：如果原发性腹膜炎致病菌是单一革兰氏阳性细菌，如链球菌及肺炎球菌感染，首选青霉素，特别是大剂量应用时疗效更佳。但青霉素过敏者或肝肾功能差的患者不宜使用，也有部分患者对青霉素耐药，如青霉素过敏则用红霉素或头孢菌素。以新青霉素或头孢菌素治疗葡萄球菌感染；氨苄西林（氨苄青霉素）治疗大肠埃希氏菌感染。

2）混合感染：如果原发性腹膜炎为混合感染，选用头孢曲松（头孢三嗪），抗菌谱广，对革兰氏阳性和阴性细菌都有良好的疗效，半衰期长（12小时），每天只需静脉注射1次，对呼吸道感染疗效好，肝脏和肾脏毒副作用小。喹诺酮类抗生素对革兰氏阳性和阴性细菌都有效，对呼吸道和泌尿系感染疗效特别好，出现耐药性的少，但该类药物影响儿童骨骼发育，不适于儿童使用。

总之，对原发性腹膜炎要用高效、广谱、副作用小的抗生素。肾病综合征伴发腹膜炎时，保守治疗多可痊愈，不需手术治疗。

（2）支持治疗：给予新鲜冷冻血浆或成分输血，配合肠外营养支持；患儿情况好转后，尽快恢复肠内营养，可改善患儿一般情况。

（3）纠正脱水及电解质紊乱。

（4）患儿半卧位，持续胃肠减压，以减轻腹胀，使肠道休息。

保守治疗应是积极和诊断性的，需要密切观察24~48小时，其间若病情仍未见好转甚或加重者，考虑手术探查。

2. 手术治疗　儿童原发性腹膜炎手术指征不明确。手术可证实诊断，排除部分继发性腹膜炎（如阑尾穿孔）；可将脓液引出，减少毒素吸收改善中毒症状，吸出的脓液也可作细菌培养及药物敏感试验，有利于抗生素的选择。

（1）术前准备：手术前要进行必要的术前准备，包括纠正水与电解质失衡、补液、输血、应用抗生素等，必要时要降温和抗休克治疗。

（2）手术方法：包括开放性手术及微创手术。

开放手术切口宜采用右下腹探查切口，进腹后要先吸取脓液用于细菌培养。再有顺序地进行腹腔探查。确定为原发性腹膜炎后，吸净脓液。用大量生理盐水彻底进行腹腔冲洗，冲洗后腹腔内可以注入抗生素。原则上应在不增加患儿手术打击的基础上，尽量缩短手术时间，促进患儿尽快恢复。

微创手术及应用腹腔镜治疗腹膜炎，其优点为：①腹腔镜手术较开腹探查创伤小，可以直视探查肝脏的膈面、膈肌及盆腔；②还可根据术中所见具体病变决定手术方式及选择切口；③住院时间短、花费低、术后美容效果好。

缺点为：①腹腔镜操作受操作医师经验所限；腹腔镜需要建立 CO_2 气腹，气腹压力可能造成脓液扩散，压力过大还有发生空气栓塞的危险，虽属少见，但一旦发生后果十分严重；②置入第一枚套管（trocar）时，容易损伤腹腔内血管、肠管；③腹膜炎患者大多有腹腔肠管胀气，不利于腹腔镜操作；④对于一些深部组织的病变，腹腔镜无法探查明确。

（3）术后处理：手术后要继续补液、输血、应用抗生素、补充维生素，还要禁食、胃肠减压，必要时吸氧等。

二、继发性腹膜炎

继发性腹膜炎（secondary peritonitis，SP）是由于腹腔内脏器的炎症扩散、梗阻坏死、穿孔破裂或手术创伤所引起的腹膜炎症反应。常见致病菌为大肠埃希氏菌、肠球菌、铜绿假单胞菌、变形杆菌及厌氧菌，多为混合感染；葡萄球菌、链球菌等革兰氏阳性菌是消化道穿孔所致腹膜炎的主要致病菌；金黄色葡萄球菌是手术污染所致腹膜炎的主要致病菌；白念珠菌、金黄色葡萄球菌是腹膜透析相关腹膜炎的主要致病菌。

【病因】

本病继发于腹腔内原发病灶的感染扩散，根据早期原发病的不同可分为以下情况：①腹腔内脏器的急性炎症：急性阑尾炎多见，也可见于急性胆囊炎或其他器官化脓性炎症播散；②消化道内容物漏入腹腔：如消化道溃疡穿孔、急性化脓性胆囊炎穿孔、阑尾蛔虫穿孔、外伤性消化道穿孔、膀胱破裂、术后吻合口瘘等；③腹腔内脏器缺血性坏死：如出血性坏死性胰腺炎、绞窄性肠梗阻、坏死性小肠结肠炎等；④与透析相关的腹膜炎：如导管处表皮细菌移位、腹膜透析患者行侵入性内镜检查如结肠镜检查等。

【病理生理】

在腹膜炎的初期，腹膜受微生物、胆汁或胃肠道内容物刺激后引起机体免疫反应，产生大量炎性因子，并释放组胺等血管活性物质，使血管通透性增加，发生充血水肿；早期渗出液为浆液性，中性粒细胞、巨噬细胞和补体及各类炎症因子等起到主要的杀菌作用，渗出液中的纤维蛋白还可防止感染扩散，当患儿抵抗力强、致病菌毒力弱、原发病灶损害较轻时，腹膜炎趋于自愈或形成局限性脓肿。

随着炎症反应的加重，当患儿抵抗力较差、致病菌毒力较强时，坏死组织、细菌、细胞碎片、凝固的纤维蛋白使渗出液由浆液性逐渐变为脓性，并在原发病灶周围形成纤维粘连，局限性腹膜炎迅速扩散为弥漫性腹膜炎，腹腔内大量脓性渗出液包绕肠管，肠壁在炎症刺激下充血水肿，肠蠕动减少甚至停止，成为麻痹性肠梗阻。同时，免疫炎症因子可通过肠系膜淋巴管从腹水进入体循环，细菌或内毒素入血，引起败血症；腹腔内大量渗液导致患儿大量水、电解质、蛋白丢失，如未及时补充血容量，可引起低血容量性休克、内脏血管收缩、多器官功能衰竭。

【临床表现】

症状与原发性腹膜炎相似，但本病是先有腹腔内原发病灶的症状，且根据原发病灶的不同，腹膜炎症状可以突然出现，也可逐渐发展而来。

1. **腹痛** 最常见的临床症状，腹痛多从原发病灶处开始，多有明显压痛，有时可伴有反跳痛和肌紧张，但儿童腹肌尚未发育完善，肌紧张不明显；当感染扩散至全腹时，可引起弥漫性腹膜炎，腹痛也从原发病灶处的局限性压痛发展为全腹弥漫性疼痛；弥漫性腹膜炎还可引起肠麻痹，肠鸣音减少或消失，广泛肠腔内积气，腹胀明显。

2. **恶心、呕吐** 腹膜炎初期，恶心、呕吐等消化道症状多由腹膜受到刺激后反射性引起，较轻微，呕吐物多为胃内容物；当出现弥漫性腹膜炎及肠麻痹时，呕吐多由于肠道不完全梗阻引起，呕吐次数增多，呕吐物内可见黄绿色胆汁甚至含臭味的肠道内容物。

3. **全身中毒症状** 当感染扩散至全腹引起弥漫性腹膜炎时，患儿可有高热、呼吸急促、血压下降、四肢发凉、精神差等症状，提示缺水、血容量低、感染性休克，如不及时纠正患儿水、电解质平衡，恢复有效循环容量，可有生命危险。当患儿体弱、抵抗力低下时，体温可不高，甚至降低。

【辅助检查】

1. **实验室检查** 白细胞总数和中性粒细胞数明显升高，患儿免疫力低下或感染严重时，白细胞可不高；完善肝功能检查，排除慢性肝病。

2. **超声检查** 可协助作出病因诊断。了解阑尾情况及胆囊、胆总管情况，是否伴发肠道异常、肿瘤等。可显示腹腔内积液的量，为腹腔内积液穿刺做定位引导。急性腹膜炎时，由于腹腔内或肠道积气，会影响超声检查结果。

3. **X 线检查** 腹膜外脂肪线模糊甚至消失，提示腹膜炎。腹部 X 线片可见广泛肠管充气，肠腔内见气液平提示肠麻痹；若见膈下游离气体，提示胃肠道穿孔；若见腹膜后积气影，提示十二指肠腹膜后穿孔或坏死性胰腺炎形成包裹性脓肿；若见软组织内气泡影，提示产气性厌氧菌感染。

4. **CT** 可协助作出病因诊断。可了解阑尾是否增粗以及阑尾腔内肠石梗阻情况，不受腹腔或肠道内气体影响，可详细了解腹腔内各脏器的情况及腹腔积液的量，是否存在腹腔内肿瘤破裂引起的可能性，是术前评估手术方式的重要依据。

5. **诊断性腹腔穿刺** 腹腔穿刺液可抽出脓性液体，镜检见大量白细胞即可确诊。急性阑尾炎穿孔时可见含臭脓性穿刺液；胃肠道穿孔时穿刺液为黄绿色、可伴食物残渣或粪渣样物、可有臭味；急性重症胰腺炎时可抽出血性液，穿刺液化验显示淀粉酶明显升高。如穿刺出不凝血，考虑患儿为腹腔内出血，存在肿瘤破裂引起出血等可能性，应结合超声、CT 检查做出术前准确的评估。还可行穿刺液细菌培养及药敏试验，以指导临床用药。

【诊断】

继发性腹膜炎是在腹腔内原发病的基础上

加重迁延而来,其临床表现复杂且缺乏特异性,尤其腹膜炎早期尚未形成肌紧张时,应仔细询问病史,认真查体,根据腹痛、腹胀、腹膜刺激征、恶心、呕吐、肠鸣音减弱或消失等症状和体征,结合超声、腹部 X 线片、CT 及腹腔穿刺等检查可明确诊断。

【鉴别诊断】

1. 原发性腹膜炎　两者症状相似不易鉴别。原发性腹膜炎患者多有严重肝、肾疾病既往史,重点在于原发性腹膜炎无腹腔内原发病灶,但腹腔穿刺液细菌检查阳性,结合腹部影像学检查可帮助诊断。

2. 急性胃肠炎　也有发热、腹痛、恶心呕吐等症状,但腹痛多为阵发性不伴肌紧张;恶心、呕吐也多发生于腹痛前,而腹膜炎则是恶心、呕吐多出现在腹痛之后;此外,患儿多有腹泻、不洁饮食史等。

3. 急性肾盂肾炎　女孩多见,肾区压痛显著,但患儿早期多诉单侧局限性腹痛,可伴轻度肌紧张及恶心、呕吐等症状,注意鉴别;尿常规显示脓尿有助于明确该诊断。

【治疗】

1. 非手术治疗　当患儿腹痛局限,生命体征稳定,尚无感染扩散风险时,可采用非手术治疗。

(1)禁食:减少胃肠道内容物,减轻消化道负担及消化液的分泌,当胃肠道穿孔时还可减少消化道内容物漏入腹腔,降低感染风险。

(2)胃肠减压:减轻胃肠道胀气,改善胃肠壁血运,减少消化液通过胃肠道瘘口漏入腹腔,有利于胃肠道运动的恢复。

(3)补液及营养支持:急性弥漫性腹膜炎患者存在大量体液丢失,应及时补液、纠正水电解质平衡,必要时补充血浆及白蛋白。足量补液的标志为:患儿外周循环稳定、尿量增多(每小时>15ml)、精神尚可。

(4)抗菌药物治疗:疑有腹腔感染者应立即行腹腔穿刺或灌洗术,取腹腔液做细菌培养及药敏试验,同时根据患者病史或体征行经验治疗。①如胃十二指肠穿孔引起的腹膜炎多为革兰氏阳性菌,可使用青霉素或头孢类;下消化道穿孔多为肠杆菌、厌氧菌等,可使用甲硝唑。②如腹膜透析引起的腹膜炎,应拔除导管,行临时血液透析。除非有脓毒症全身表现时行静脉抗生素治疗,否则应首选腹腔内注射,常用的有 β-内酰胺类抗生素。对于真菌性腹膜炎,可先口服酮康唑 200~400mg/d,每天 1~2 次行经验性治疗;还可静脉使用两性霉素 B,克霉唑 60mg/(kg·d),每天 4 次;两性霉素 B 可引起低钾血症,使用过程中应注意监测患儿电解质水平。当患儿原发病灶已得到有效控制,且无并发症时,抗菌药物使用一般为 5~7天;但对伴有并发症的持续性腹腔感染,抗菌药物的使用时间可适当延长,停药指征为:腹膜炎体征完全消失,体温、白细胞计数正常 3 天以上。继发性腹膜炎早期如严格控制原发病灶、及时足量的抗菌药物使用,可有效控制腹膜炎症反应。但当有局限性积脓或脓肿形成后,抗菌药物难以到达脓肿内部,需手术治疗。

2. 手术治疗　若患儿一般情况恶化,症状和体征持续加重,应及时考虑手术治疗。积极纠正患儿水电解质平衡、低容量血症所致的各器官组织低灌注状态、低蛋白血症的同时,清除原发病灶、清除残余感染灶和防止感染复发。

(1)清除原发病灶,控制感染源:①如胃肠穿孔早期、内镜检查导致的医源性穿孔等,可行单纯的穿孔缝合修补术,无需切除病灶即可控制感染。②对于阑尾化脓穿孔、胆囊穿孔、小肠坏死穿孔等,需手术切除原发病灶,并将腹腔内坏死组织污染物清理干净。③由于腹腔透析导致的真菌性腹膜炎,应及时拔除原腹腔透析管,消除感染源,另行置入新透析管,用含有两性霉素 B、氟胞嘧啶的腹透液作腹腔冲洗,不仅可以抗真菌,还能减轻腹膜粘连;或改行血液透析,待感染控制 2~3 周后,插入透析管进行腹透。

(2)清除腹腔内残留感染灶,防止感染扩散:①消化道穿孔的手术注意将腹腔内的消化道内容物清除干净,可于术中使用生理盐水联合抗生素反复冲洗腹腔,直至吸出液澄清;若为阑尾蛔虫穿孔,则严格清除腹腔内残留寄生虫并联合全身抗寄生虫药物治疗。②术后留置腹腔引流管,便于观察吻合口生长情况,及时引流腹腔内渗出液,防止慢性脓肿形成。

拓展知识点

1. 临床少见的细菌,如鼠伤寒沙门氏菌等引起的紧急手术的急性腹膜炎,严重时除腹膜炎外还可导致肠穿孔、胆囊受累、输卵管炎等表现。可采用相应的检查方法,如血清学抗体滴度、实验室检查等明确诊断。此时则需要临床医生根据患儿情况及自身经验采取合适的诊治方法,以免延误病情,是一个较大的挑战。

2. 急性腹膜炎根据引起腹膜炎微生物污染来源和性质分类为原发性及继发性腹膜炎,目前还有其他亚分类,如第三类腹膜炎(tertiary peritonitis)——目前尚无其明确定义,多指在成功的抗微生物治疗和手术治疗原发性或继发性腹膜炎后,超过 48 小时仍无法控制的感染。有研究表明,第三类腹膜炎患者再手术时未发现明确腹腔内感染灶,但渗出浆液中可培养出相应微生物。

3. 在治疗方法上目前由于腹腔镜技术的进步,最终腹腔镜是否可以替代开腹探查术,仍需进一步研究。但腹腔镜可以先用于探查,初步找出引发腹膜炎的病因,然后根据病因选择适合的手术方案。也可用于临床症状不典型及诊断不明确的腹膜炎,保守治疗无好转,影像学检查难以确诊,临床症状极为可疑的闭合伤,不能确定是否需急诊剖腹探查等情况均可考虑应用腹腔镜探查明确诊断,指导治疗。

4. 急性腹膜炎患儿合并肝、肾综合征,由于多脏器功能减退、自身免疫力下降、长期进行腹膜透析、营养水平低下、白蛋白水平低以及抗生素治疗时间长均与腹膜炎发生率较高有关。需要此类腹膜炎预防策略或临床实践指南来减少和预防其发生。

（詹江华）

第六节　肠梗阻

导　读

肠梗阻指任何原因引起的肠内容物通过障碍。病因复杂,依据其年龄不同、是否有手术病史,发生原因不同。其临床表现主要为腹痛、呕吐、腹胀及停止肛门排气排便。肠梗阻的诊断需要结合临床表现、体格检查以及辅助检查的结果。治疗主要分为保守治疗与手术治疗,手术治疗又分为开腹手术与腹腔镜手术,应根据患儿病情进行选择。

肠梗阻(intestinal obstruction)指任何原因引起的肠内容物通过障碍,为常见的外科急腹症之一。肠梗阻不但可引起肠管形态与功能改变,还可导致一系列全身性病理生理改变,严重时可危及患儿生命。儿童肠梗阻依据病因可分为机械性肠梗阻与动力性肠梗阻,机械性肠梗阻较为常见,

需手术解除梗阻,动力性肠梗阻通常通过保守治疗可逐渐恢复。依据梗阻程度分类可分为完全性和不完全性肠梗阻,根据病情发展快慢又可分为急性和慢性肠梗阻。依据肠管有无血运障碍可分为单纯性肠梗阻与绞窄性肠梗阻,单纯性肠梗阻仅有肠内容物通过受阻,而绞窄性肠梗阻因血运障碍可引起肠坏死、穿孔,严重时危及患儿生命。

【病因和发病机制】

1. 机械性肠梗阻

(1)粘连性肠梗阻:粘连性肠梗阻多发生于小肠,可分为先天性及后天性两类。先天性肠粘连:胎儿期发生肠坏死、肠穿孔可导致胎儿期腹膜炎,即胎粪性腹膜炎,出生后可发生粘连。后天性肠粘连:多由腹部手术粘连造成,也可由腹腔感染、炎症、创伤、异物刺激、肿瘤等造成。腹膜受到上述炎症或损伤刺激后,机体存在纤溶系统主导的损伤愈合过程,产生粘连,部分粘连可逐渐被机

体吸收,而有些则长期残留,最终形成粘连性肠梗阻。

（2）肠套叠:肠套叠是指某段肠管及相应肠系膜套入与其相连的肠腔内,并导致肠内容物通过障碍,为儿童肠梗阻常见病因。急性肠套叠多为原发性,是婴儿期特有的疾病,常发生于1岁以内,尤以4~10个月的婴儿多见,春末夏初发病率最高。原发性肠套叠的病因目前尚不清楚,可能与饮食习惯改变、婴儿期回盲部活动性大、上呼吸道感染及病毒感染等有关。慢性肠套叠一般为继发性,年龄超过2岁,应高度怀疑继发性肠套叠的可能。慢性肠套叠多继发于肠器质性病变如息肉、肿瘤或梅克尔憩室等,病情可延续数周以上,临床症状不典型。腹膜后肿瘤、先天性巨结肠术后的患者亦有发生肠套叠的可能,大部分术后肠套叠都发生在小肠,需尽快行手术探查。

（3）先天性消化系统畸形:十二指肠狭窄或者闭锁、环状胰腺、先天性肠旋转不良、小肠闭锁等先天性疾病可引起上消化道梗阻,呕吐症状出现得比较早,腹胀不是很明显,一般需要尽快手术治疗,先天性巨结肠、肛门闭锁可引起低位、完全或不完全性肠梗阻,临床上可表现为反复的腹胀、便秘。

（4）肠扭转:肠扭转是一段肠袢沿肠系膜长轴旋转或两段肠袢扭缠成结而造成闭袢性肠梗阻,多为绞窄性。儿童肠扭转好发于小肠,通常在系膜过长或过度游离、肠袢根部系膜炎症或粘连导致相对缩窄、肠旋转不良、肠系膜动脉压迫等解剖因素基础上,由肠内容物增加、突然体位改变、剧烈运动等诱发。肠扭转后肠腔受压变窄,扭转、压迫影响肠管的血液供应,需及时处理,延误诊治预后较差。

（5）肠腔阻塞:肠异物阻塞可为食入异物、胆石、肠石或粪便、钡剂、寄生虫等。蛔虫是儿童期消化道常见寄生虫,在国内20世纪60~70年代是引起儿童期肠梗阻的主要原因之一,随着人民生活质量和医疗水平的提高,现已少见。肿瘤侵犯或压迫也可导致肠道梗阻,但在儿童少见。

（6）脐疝与腹股沟疝:脐疝为婴儿常见疾病,自愈率很高,对于直径<1cm的脐疝,1岁以内约90%以上可以自愈。当患儿哭闹、咳嗽使腹腔内压力升高时,疝内容物突出疝环,可产生梗阻,但很少发生嵌顿(发病率<1%);腹股沟疝在儿童中几乎都是斜疝,鞘状突未闭是其发病因素,嵌顿疝为儿童腹股沟斜疝最常见的并发症,若未能及时处理,可发生绞窄性肠梗阻从而造成严重后果。

（7）腹内疝:是腹腔内器官(主要为胃和肠管)从正常位置通过有发育缺陷的、病理性的或者正常的孔隙进入到异常位置,引起空腔脏器梗阻的一类疾病。腹内疝在儿童中发病较少,是引起肠梗阻的少见原因。例如,十二指肠旁疝、盲肠周围疝、小网膜孔疝、肠系膜裂孔疝、大网膜裂孔疝等。

2. 动力性肠梗阻 动力性肠梗阻无器质性肠腔狭窄,是因神经抑制或毒素刺激致肠壁肌运动紊乱,可分为麻痹性肠梗阻与痉挛性肠梗阻。麻痹性肠梗阻较为常见,多发生于腹腔术后早期、腹部创伤、低钾血症及弥漫性腹膜炎患儿,腹胀显著,无阵发性绞痛等,肠蠕动减弱或消失;痉挛性肠梗阻较为少见,可由急性肠炎、慢性铅中毒等诱发,患儿有明显的腹绞痛,伴肠鸣音亢进,可出现渐进性的腹胀。

【临床表现】

不同原因引起肠梗阻表现不同,其共同表现为腹痛、呕吐、腹胀及停止自肛门排气排便。

1. 腹痛 机械性肠梗阻常表现为阵发性绞痛,患儿哭闹不安,腹痛同时常伴有高亢肠鸣音,麻痹性肠梗阻腹痛常不明显,如腹痛间断期不断缩短,发展为剧烈持续性腹痛,患儿哭闹不止,应警惕绞窄性肠梗阻。

2. 呕吐 根据梗阻位置不同,呕吐出现时间及呕吐物性质也存在一定差异。高位梗阻呕吐出现较早,呕吐较频繁,呕吐物为胃十二指肠内容物;低位梗阻呕吐出现较晚,初为胃内容物,后期为粪汁样物。如呕吐物为血性或棕褐色,需警惕绞窄性肠梗阻。

3. 腹胀 其程度与梗阻部位及性质有密切关系。高位小肠梗阻由于频繁呕吐无明显腹胀,但有时可见胃型。低位小肠梗阻则呈全腹胀,结肠梗阻多为周边性腹胀,麻痹性肠梗阻腹胀显著,并为均匀性腹胀,腹部隆起部均匀对称为肠扭转等闭袢性肠梗阻特点。腹壁较薄患者,常可见肠管膨胀,出现肠型。

4. 停止自肛门排气排便 完全性肠梗阻发生后梗阻部位以下肠管空虚,临床表现为停止排气排便。但在梗阻初期或不完全性肠梗阻时积存气体和粪便仍可排出,临床需注意鉴别,当绞窄性肠梗阻发生时可排黏液血性便。

5. 全身表现 早期单纯性肠梗阻患者全身状况一般无明显变化,晚期患儿因持续性呕吐、脱水及电解质紊乱可导致血压下降、脉搏细速、皮肤弹性减退等症状。绞窄性肠梗阻患儿可出现全身中毒症状及休克。

【辅助检查】

1. 实验室检查 单纯性肠梗阻早期实验室检查变化不明显。后期因脱水和血液浓缩,可出现血红蛋白值及血细胞比容升高,尿比重增高。血气分析与血生化检查可了解酸碱失衡、电解质及肝肾功能的情况。绞窄性肠梗阻时,白细胞及中性粒细胞计数可明显增加,呕吐物及粪便检查可见大量红细胞或隐血检查阳性。

2. X线检查 一般在肠梗阻发生4~6小时后,X线检查可显示肠腔内气体,摄片可见气胀肠袢和液平面,为肠梗阻诊断主要方式(图3-6-1~图3-6-3)。高位小肠梗阻X线检查见上腹部有扩张的空肠袢,肠黏膜呈鱼刺状;低位小肠梗阻X线检查见全部小肠胀气,梯状液平面布满全腹;结肠梗阻可见胀大的肠袢,起始于左下腹部;绞窄性肠梗阻时,可见孤立、突出胀大的肠袢,不因时间而改变位置。

3. 腹部CT 腹部CT在肠梗阻的鉴别诊断方面更为实用。在鉴别梗阻部位,识别危险情况,排除并发症方面更有优势。多层螺旋CT范围大且减少了运动伪影和漏扫,不受患儿体型及肠腔

内气体的影响,诊断急性绞窄性小肠梗阻的效能更高,但存在辐射损伤和增强扫描存在碘过敏风险(图3-6-4、图3-6-5)。

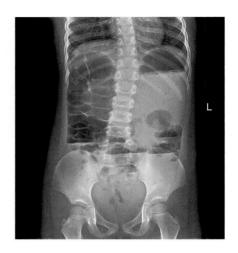

图3-6-2 中腹部可见充气略扩张肠管影,结肠可见气粪影

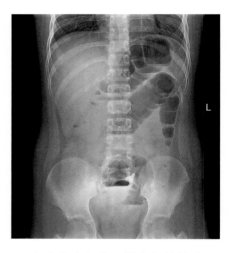

图3-6-3 左中上腹部分肠管充气较扩张,可见少许小气液平面

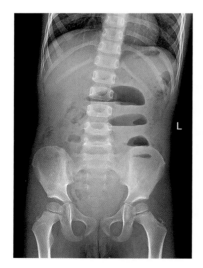

图3-6-1 左中腹部可见部分肠管充气扩张,可见气液平面

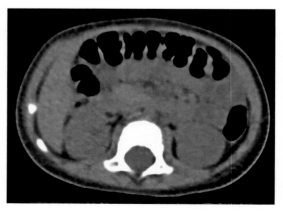

图3-6-4 腹部CT肠梗阻征象,横结肠有扩张积气

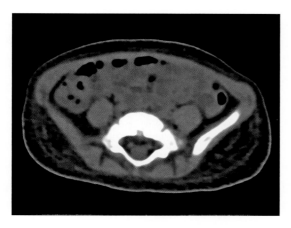

图 3-6-5 腹部 CT 肠梗阻征象,小肠积液比较明显

4. **钡剂灌肠造影检查** 为传统放射学诊断方法,当怀疑肠套叠、肠扭转或结肠肿瘤时,可做钡剂灌肠检查,现已少用。

5. **其他有创诊断技术** 对于出现腹腔积液的患儿,腹腔穿刺术具有一定鉴别诊断价值,但必须在超声引导下谨慎进行。若肠管出现绞窄,腹腔穿刺可抽出血性液体;若在此基础上合并大肠埃希氏菌感染,穿刺液可合并粪臭味;若低位绞窄病情进展发生肠穿孔,可抽出粪汁样液体。腹腔镜技术可以对诊断不明确的病例进行探查,不仅可以协助诊断,还可以制订进一步治疗方案,在一定程度上减少手术探查的盲目性和不必要的创伤。通过以上检查诊断为肠梗阻,腹腔穿刺术抽出血性或混浊性腹水者考虑出现绞窄。

【诊断】

临床上应首先明确肠梗阻的存在,再鉴别是完全性肠梗阻还是绞窄性肠梗阻,最后排除一些特殊类型的肠梗阻。一般在出现症状 6 小时以内很难明确诊断,因此需严密观察患儿的症状及体征,反复检查腹部至少 3 次,对不能合作的幼儿应包括一次睡眠下检查,方可诊断或排除肠梗阻。肠梗阻的诊断需要结合临床表现、体格检查以及辅助检查的结果。

1. **临床表现** 当出现腹痛、腹胀、呕吐、停止排气排便症状时,应高度怀疑肠梗阻。

2. **体格检查** 查体前,嘱患儿排空膀胱,取仰卧位,屈髋屈膝,放松腹壁。协助患儿暴露腹部及腹股沟区,避免漏诊嵌顿疝。

(1)视诊:患儿腹部膨隆,部分可见肠型和蠕动波。

(2)触诊:部分由胎粪、肿瘤、寄生虫等所导致的梗阻,可于腹部触及肿块,而多数粘连性肠梗阻并无法触及肿块,但可触及局部压痛点,病情严重者可触及膨胀的肠袢。

(3)叩诊:由于肠腔内积气,叩诊多为鼓音。移动性浊音多为阴性,若出现绞窄坏死,叩诊可为阳性。

(4)听诊:肠梗阻患儿听诊右下腹为佳。正常肠鸣音为 3~5 次/min,机械性梗阻患者肠鸣音多亢进(听诊>10 次/min),可闻及特征性气过水声,严重时可呈金属样音调,而麻痹性肠梗阻患者肠鸣音可能减弱甚至消失。

3. **辅助检查** 目前诊断肠梗阻最直接的检查是腹部 X 线片,腹部 CT 有助于肠梗阻的鉴别诊断。此外,实验室检查、腹腔穿刺术和腹腔镜等有创检查技术对于肠梗阻的诊断与鉴别诊断具有重要意义。

【鉴别诊断】

1. **急性阑尾炎** 典型表现为转移性右下腹痛,可同时伴发恶心、呕吐、畏食、发热和腹泻等症状,持续时间从 24~48 小时至 5 天以上不等。Alvarado 评分的内容包括转移性腹痛、畏食、恶心/呕吐、右下腹压痛、反跳痛、体温>37℃、白细胞总数>10 000mm³、中性粒细胞百分比>75%,评分结果分为低危(1~3)、中危(4~7)、高危(8~10)。超声可见阑尾壁充血水肿,或直径>7mm;阑尾肠石,或可见阑尾脂肪回声。将评分结果以及超声检查相结合方可明确诊断。

2. **先天性肥厚性幽门狭窄** 主要特征为幽门环肌层肥厚、幽门管狭窄和胃排空延迟。表现为呕吐、消瘦、黄疸,右上腹部可触及橄榄样肿块,典型者可见左上腹胃蠕动波。超声检查诊断标准包括反映幽门肿块的三项指标:幽门肌层厚度 ≥4mm、幽门管长度 ≥18mm、幽门管直径 ≥15mm,其中厚度为最主要指标。上消化道造影检查显示胃扩张、蠕动波增强、排空延迟;幽门管腔狭窄,呈线样征、双轨征、鸟嘴征;幽门管径增长。

3. **急性胰腺炎** 以上腹部疼痛为主,伴畏食、恶心、频繁呕吐、发热或黄疸。患儿常呈抱膝屈曲体位,一般自诉腹痛位于脐周或脐上。腹膜炎体征明显,血、尿淀粉酶显著升高。腹 X 线片显示小肠较均匀积气和扩张,胰腺区可见钙化灶,十二指肠"C"形框扩大。增强 CT 显示肿大的胰腺结构模糊,胰周脂肪层消失或胰周积液,胰腺内有皂泡状密度减低区,且与胰腺实质的密度对比在增强后更明显。

4. 胃十二指肠穿孔 相对少见。学龄期儿童,有溃疡史,突然发作的剧烈腹痛伴有急腹症的临床表现,病情发展迅速,腹肌高度紧张,可呈"板样腹",肝浊音界缩小或消失。肠鸣音消失,全腹鼓音,腹腔穿刺可抽出气体、血性液体、食物残渣或粪臭味液体,腹 X 线片可见膈下游离气体。

【治疗】

1. 保守治疗 腹痛呕吐时轻时重,腹部触诊无压痛,无中毒症状,可暂不手术。无血液循环障碍的粘连性肠梗阻、单纯麻痹性或痉挛性肠梗阻、寄生虫、异物或肠石引起的堵塞性肠梗阻、腹腔结核所致的肠梗阻应先行保守治疗。

(1)立即禁食,行胃肠减压,等待肠管水肿消退,恢复规律性蠕动;及时纠正因频繁呕吐导致的血压降低与电解质酸碱平衡紊乱;可给予肠外营养支持,防止营养不良,加速康复。

(2)早期非绞窄性肠梗阻,肠蠕动停滞而产生的菌群失调与内毒素血症,应用抗感染药物常可治愈。

(3)气腹严重可行腹腔穿刺减压,同时密切关注患儿生命体征变化。

2. 外科治疗 治疗目的为解除肠梗阻,祛除狭窄及顽固性粘连,忌广泛分离粘连。病程时间较长、反复发作的单纯性肠梗阻,需要尽早手术,并配合术前准备与术后恢复。畸形、肿瘤或条索粘连压迫引起的完全性和绞窄性肠梗阻必须进行手术治疗;腹痛剧烈、中毒症状发展迅速或腹部体征已明确,不要等待,应立刻手术;休克患儿,若经 2 小时以上抢救无效,应在继续纠正休克同时手术治疗;不能排除广泛粘连或腹腔病变时,可向胃肠减压管内注射 50% 钡剂 100~200ml,每 6 小时观察,肠管蠕动情况及梗阻投影位置,出现肠麻痹者应立即手术治疗。

(1)开腹探查:可复位肠套叠或肠扭转,去除肠内异物;可找到肠管粗细交界处与引起梗阻的主要粘连点行粘连松解;若出现肠管坏死,应将肠管提出腹外,迅速贯穿缝合腹壁后切除坏死肠段,手术力求简单,切口应足够长,根据患儿恢复情况行拆线吻合或双孔肠造瘘;若粘连严重不易找到

梗阻点,可于开腹后小心分离肠管,经胃十二指肠注气观察肠祥膨胀顺序,最后膨胀处距离梗阻点最近;若梗阻不能去除,可于梗阻近端和远端行单纯侧侧吻合或端侧吻合;广泛粘连性肠梗阻应避免一切不必要的分离操作。近年来,随着吻合器技术的发展,吻合器吻合(stapled anastomosis,SA)正在逐步替代部分消化系手工缝合(manual suture,MS),具有切割流畅、不损伤组织、接刀切钉成钉效果好、易操控等优点。通过与人工智能及机器人技术结合的方式进行创新、改良,吻合器正在走向智能时代。

(2)腹腔镜治疗:传统开腹手术创伤大,再粘连发生率高,而腹腔镜下粘连松解术具有术者操作精准、损伤小、对腹腔脏器干扰少、术后恢复快、预防再粘连、切口美观等优点。对于轻、中度肠粘连可快速安全松解,但对于腹腔粘连严重,镜下松解粘连困难,应直接采取传统开腹手术。近年来多项临床研究表明,在综合术者操作技术并严格把握手术适应证的情况下,可取得满意效果。随着技术的提高,达·芬奇(Da Vinci)手术机器人设备的应用范围正逐步拓展。与腹腔镜手术相比,机器人手术系统可获得高清影像,具有更好的灵巧性、抖动过滤功能,可使术者的手术操作更加精准。可清楚显示结肠系膜血管弓和腹腔解剖结构,具有保证肠管血供、避免损伤、节约手术时间等优点。

🌐 **拓展知识点**

1. **粘连性肠梗阻的诊治要点** 粘连性肠梗阻的诊断首先要有肠梗阻,并且由粘连引起。对于粘连性肠梗阻,首要目的为解除肠梗阻,而不是清除粘连。手术治疗过程中勿过分牵扯肠系膜,以免造成血压骤降。在切除坏死肠祥时,应简化操作步骤,将肠祥和肠系膜一并切除,避免毒素大量被吸收。

2. **儿童肠梗阻研究展望** 治疗策略的改进,有助于儿童肠梗阻的早期诊断,及时精准治疗。慢性继发性肠梗阻的病因治疗,对于不典型症状的准确判断至关重要。多学科诊疗(multi-disciplinary diagnosis and treatment,MDT)模式是近年来医学领域积极倡导的诊疗模式,包含外科、麻醉、护理、手术护理、营

养、心理、康复等学科,以及患者和其亲属的配合,加速康复外科(enhanced recovery after surgery,ERAS)是基于此模式提出的一种围手术期管理的全新理念,尽量减轻术中机体的应激反应,阻断传入神经对应激信号的转导,从而减少手术创伤、改善患儿长期生活质量,在儿童肠梗阻的治疗中具有广泛前景。

3. 假性肠梗阻　临床上存在肠梗阻症状,但不存在肠腔内梗阻。可以有内分泌失调、神经-肌肉发育异常、药物等原因引起。患者经常性发生恶心、呕吐、腹胀、便秘等临床表现,影像学检查可有肠道传输减慢,小肠或大肠扩张积气等表现。临床上可使用胃肠促动力药,提高胃排空及肠道蠕动功能,尽量不采用外科手术治疗。

(詹江华)

参考文献

[1] 王跃生,张敬,李小芹,等. 儿童上消化道异物所致并发症及其危险因素分析. 中国当代儿科杂志,2020,22(7):774-779.

[2] 王跃生,张敬,李小芹,等. 儿童食管异物致继发性食管气管瘘临床内镜表现及处理. 中华实用儿科临床杂志,2021,36(11):861-864.

[3] 中华医学会儿科学分会消化学组,《中华儿科杂志》编辑委员会. 中国儿童消化道异物诊断、管理和内镜处理专家共识. 中华儿科杂志,2022,60(5):401-407.

[4] 魏绪霞,朱立平,徐俊杰,等. 儿童食管异物及腐蚀伤所致狭窄的内镜治疗. 中国小儿急救医学,2019,(04):257-262.

[5] 蔡威,张潍平,魏光辉. 小儿外科学.6版. 北京:人民卫生出版社,2020.

[6] PAPACHRISANTHOU MM,DAVIS RL. Clinical practice guidelines for the management of gastroesophageal reflux and gastroesophageal reflux disease:birth to 1 year of age. J Pediatr Health Care,2015,29(6):558-564.

[7] ROSEN R,VANDENPLAS Y,SINGENDONK M,et al. Pediatric gastroesophageal reflux clinical practice guidelines:joint recommendations of the North American Society for Pediatric Gastroenterology,Hepatology,and Nutrition and the European Society for Pediatric Gastroenterology,Hepatology,and Nutrition. J Pediatr Gastroenterol Nutr,2018,66(3):516-554.

[8] AYERBE JIG,HAUSER B,SALVATORE S,et al. Diagnosis and management of gastroesophageal reflux disease in infants and children:from guidelines to clinical practice. Pediatr Gastroenterol Hepatol Nutr,2019,22(2):107-121.

[9] RUTTURA F,BRONZINI F,CAMPIGOTTO M,et al. Refractory gastroesophageal reflux disease:a management update. Front Med,2021,8:765061.

[10] KRAMER RE,LERNER DG,LIN T,et al. Management of ingested foreign bodies in children:a clinical report of the NASPGHAN Endoscopy Committee. J Pediatr Gastroenterol Nutr,2015,60(4):562-574.

[11] TRINGALI A,THOMSON M,DUMONCEAU JM,et al.Pediatric gastrointestinal endoscopy:European Society of Gastrointestinal Endoscopy(ESGE)and European Society for Paediatric Gastroenterology Hepatology and Nutrition(ESPGHAN)Guideline Executive summary. Endoscopy,2017,49(1):83-91.

[12] BIELECKI JE,GUPTA V. Caustic Ingestions//StatPearls[Internet]. Treasure Island(FL):StatPearls Publishing,2022 Jan.

[13] MARK K,FERGUSON. Caustic Ingestion-The Haves and the Have Nots. JAMA Surg,2022,157(2):119.

[14] CHALLINE A,MAGGIORI L,KATSAHIAN S,et al. Outcomes Associated With Caustic Ingestion Among Adults in a National Prospective Database in France. JAMA Surg,2022,157(2):112-119.

[15] BONAVINA L,CHIRICA M,SKROBIC O,et al. Foregut caustic injuries:results of the world society of emergency surgery consensus conference.World J Emerg Surg,2015,26(10):44.

[16] HOLLENBACH M,TÜNNEMANN J,STRUCK MF,et al. Endoscopic findings and outcome in caustic ingestion of acidic and alkaline agents in adults:A retrospective analysis. Medicine(Baltimore),2019,98(35):e16729.

[17] LI Y,LANGWORTHY J,XU L,et al. Nationwide estimate of emergency department visits in the United States related to caustic ingestion. Dis Esophagus,2020,33(6):doaa012.

[18] HOFFMAN RS,BURNS MM,GOSSELIN S. Ingestion of Caustic Substances. N Engl J Med,2020,382(18):1739-1748.

[19] MENSIER A,ONIMUS T,ERNST O,et al. Evaluation of severe caustic gastritis by computed tomography and its impact on management. J Visc Surg,2020,157(6):469-474.

[20] RENTEA RM,PETER SDS,SNYDER CL. Pediatric appendicitis:state of the art review. Pediatr Surg Int,2017,33(3):269-283.

［21］ STRINGER MD. Acute appendicitis. J Paediatr Child Health,2017,53（11）:1071-1076.

［22］ RENTEA RM,ST PETER SD. Pediatric Appendicitis. Surg Clin North Am,2017,97（1）:93-112.

［23］ HODGE SV,MICKIEWICZ B,LAU M. Novel molecular biomarkers and diagnosis of acute appendicitis in children. Biomark Med,2021,15（12）:1055-1065.

［24］ AL MOKALI K,AL SANNAA Z,AL MUTAIRI F,et al. Factors influencing occurrence of peritonitis in Saudi children on peritoneal dialysis. BMC Pediatrics,2020, 20（1）:42.

［25］ GROTELÜSCHEN R,HEIDELMANN L M, LÜTGEHETMANN M,et al. Antibiotic sensitivity in correlation to the origin of secondary peritonitis:a single center analysis. Scientific Reports,2020,10（1）:18588.

［26］ FACCIORUSSO A,ANTONINO M,ORSITTO E,et al. Primary and secondary prophylaxis of spontaneous bacterial peritonitis:current state of the art. Expert Review of Gastroenterology & Hepatology,2019,13（8）: 751-759.

［27］ ROSS J T,MATTHAY M A,HARRIS HW. Secondary peritonitis:principles of diagnosis and intervention. BMJ （Clinical Research ed.）2018,361:k1407.

［28］ MASEDA E,GIMENEZ M-J,GILSANZ F,et al. Basis for selecting optimum antibiotic regimens for secondary peritonitis. Expert Review of Anti-infective Therapy 2016,14（1）:109-124.

［29］ BAIU I,HAWN MT. Small Bowel Obstruction. JAMA, 2018,319（20）:2146.

［30］ GUELFAND M,HARDING C. Laparoscopic Management of Congenital Intestinal Obstruction:Duodenal Atresia and Small Bowel Atresia. J Laparoendosc Adv Surg Tech A,2021,31（10）:1185-1194.

［31］ CATENA F,DE SIMONE B,COCCOLINI F,et al. Bowel obstruction:a narrative review for all physicians. World J Emerg Surg,2019,14:20.

第四章　消化系统常见先天畸形

第一节　食管畸形

一、先天性食管闭锁/气管食管瘘

> **导读**
>
> 先天性食管闭锁(EA)/气管食管瘘产前主要表现胎儿上颈部盲袋症、羊水过多、胃泡消失/小胃泡等,生后主要表现为吞咽受阻和进食后呛咳。胃管放置受阻折回、结合辅助检查(摄片、近端食管造影、CT 扫描食管气管三维重建)可明确诊断。手术是治疗食管闭锁/气管食管瘘的唯一方法。不同类型 EA 手术方式不同,手术原则尽可能利用自身食管吻合断端以恢复食管连续性,同期修补气管食管瘘。

先天性食管闭锁/气管食管瘘(congenital esophageal atresia,EA/tracheo-esophageal fistula,TEF)是消化道常见先天畸形疾病之一。17 世纪 70 年代开始对这一疾病有描述与报道,但直至 19 世纪 70 年代末才有学者提出手术治疗食管闭锁的可能性。20 世纪早期,EA 手术成功率低、总体死亡率仍很高,在当时被认为是严重先天疾病。我国的第一例Ⅲ型食管闭锁治愈病例是在 1957 年由上海第一医学院中山医院(现复旦大学附属中山医院)石美鑫团队完成。到目前,国内各大儿童诊疗中心报道的食管闭锁总体治愈率可达 90% 及以上,一些经济发展迅速的地区和城市,二级诊疗单位也在开展 EA 手术治疗。EA 术后常见并发症包括吻合口狭窄、吻合口瘘、气管食管瘘复发、气管软化、胃食管反流、食管炎等,可能影响生存质量;同时 EA 常合并其他畸形,增加治疗难度,亦可能影响预后。因此,临床上规范 EA 围手术期评估与治疗,处理相关并发症/合并畸形,重视 EA 术后长期食管功能随访,进一步关注与提高 EA 术后长期生活质量是关键、热点问题。

【流行病学】

总体发病率约为 1/(3 000~4 000)。有文献报道在英格兰利物浦地区 EA/TEF 的发生率在存活新生儿中为 1/3 000;芬兰发病率为 1/2 440,美国及澳大利亚发病率为 1/4 500。大部分文献中显示 EA 男女发病率相等,也有少数文献提示男性发病稍多。EA/TEF 在孪生婴儿中更为常见。孕期接触致畸药物是发生 EA 高危因素,如沙利度胺、阿霉素等。

【病因和发病机制】

EA 的发病机制尚不明确,无统一理论揭示病因与机制。

1. **遗传与基因**　EA/TEF 常可发生在 18-三体(爱德华综合征)以及 21-三体(唐氏综合征)患儿中,另有 10% 的 EA/TEF 病例表现为非特异性染色体异常,如易位、缺失和复制,提示其发病与染色体异常相关。同时,EA/TEF 在家族中有垂直及横向散发的病例报道,提示其可能为多基因遗传疾病。家族中如有一个 EA 孩子出生,其后出生的孩子 EA 发病率约为 3%~4%,明显高于正常人群。文献报道 EA/TEF 也可与 Feingold 综合征、Holt-Oram 综合征、DiGeorge 综合征、多脾综合征、Pierre Robin 综合征、CHARGE 综合征等有关。近几年来,有研究对 EA 患儿常规进行新生儿 Panel 检查,发现 CHARGE 综合征相关基因检测阳性病例数较 DiGeorge、多脾等其他综合征为多。

2. **动物模型**　EA/TEF 动物模型可以更好地通过基础研究理解胚胎发育以及研究控制前肠发育的基因。给怀孕第 8~9 天的鼠类腹腔注射阿霉素(doxorubicin),可产生多样表型的 EA 动物模型。这些幼鼠也被证明与 VACTERL 综合征有关(脊椎、直肠、心脏、气管、食管、肾脏以及四肢发育异常)。鼠类模型出现 VACTERL 综合征还与 Shh 基因、器官形成转录因子 Gil-2 和 Gil-3 的敲除有关。Gil-2-/- 和 Gil-3-/- 双变异发生 VACTERL

综合征,提示 Shh 基因在前肠发育的控制基因中扮演重要角色。

3. 胚胎学　尚没有统一的胚胎学理论能够成功解释所有类型 EA/TEF 的发生。EA/TEF 所有的病理改变出现在人类胚胎第 5 周。因此,影响 EA/TEF 发生的因素应在胚胎第 5 周之前。

(1)食管再贯通障碍:胚胎期实心的十二指肠是个正常发育过程,之后管腔再贯通形成管状十二指肠,而管腔再贯通障碍导致十二指肠闭锁。推断食管也存在类似情况,食管再贯通障碍理论虽可以解释单纯 EA 的发生,但不能解释气管食管瘘的发生。

(2)食管气管隔发育/分隔异常:胚胎发育中原始前肠腹侧会发育成为支气管树,之后外侧上皮嵴融合并与前肠形成分隔,融合后的背侧发育形成食管。而在融合、分隔过程中发生异常,可解释 TEF 发生原因,但仍不足以解释所有类型的EA/TEF。

【临床表现】

1. 产前临床表现　胎儿在宫内会吞咽羊水,而 EA 胎儿因吞咽羊水受阻,闭锁近端食管存在扩张,可在超声检查时发现胎儿上颈部盲袋,提示闭锁食管近端呈囊状扩张;EA 胎儿因吞咽羊水受阻,常可表现有羊水过多;同时羊水无法进入闭锁远端的食管及胃肠道,表现为胃肠道无充盈、胃泡消失,或少量充盈小胃泡。

2. 生后临床表现　生后口咽部大量黏稠泡沫并向口鼻外不断溢出,如产前无典型表现未诊断、生后未早期发现,可能会给新生儿尝试第一次喂水/奶,而在第一次喂养后即刻出现呛咳,水/奶汁从鼻孔或口部溢出,出现误吸、青紫、呼吸困难等症状。需要清理呼吸道、消化道分泌物时,发现不能将胃管经鼻腔或口置入胃内,吸引管受阻折回。

3. 病理分型　通常采用 GROSS 五型分类方法。

Ⅰ型:食管上下端均闭锁,没有 TEF,一般食管两断端距离较远,属于狭窄意义上的长段缺失型 EA,而广义长段缺失型 EA 指食管两断端间距≥3cm/3 个椎体(图 4-1-1)。Ⅱ型:食管上端与气管形成瘘管,远端食管闭锁。Ⅲ型:近端食管闭锁,远端食管与气管形成瘘管,最常见,占 85% 左右(图 4-1-2);食管两断端间距≥2cm 为Ⅲa 型,食管两断端间距<2cm 为Ⅲb 型。Ⅳ型:食管近远端均与气管形成瘘管。Ⅴ型:食管无闭锁,但存在

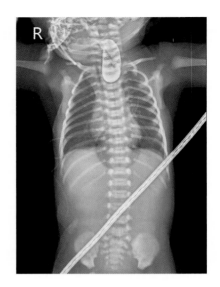

图 4-1-1　Ⅰ型 EA 不合并 TEF

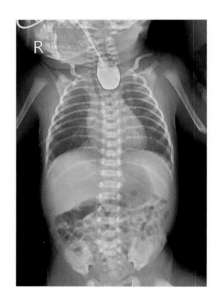

图 4-1-2　EA 合并存在 TEF

气管食管瘘,也称为 H 型瘘管,也因为瘘管斜着从气管延伸至食管,更确切地可称为 N 型。

4. 合并畸形　约 50% 以上的 EA/TEF 患儿合并一项或多项其他畸形,最常见 VACTERL 综合征:V,vertebral anomaly,脊柱畸形;A,anal atresia,肛门闭锁;C,cardiac anomaly,心脏畸形;T,trachea anomaly,气管畸形;E,esophageal anomaly,食管畸形;R,renal anomaly,肾脏畸形;L,limbs,肢体;表现为 3 个或 3 个以上脏器的发育异常。EA 与 CHARGE 综合征相关的畸形是指:C,眼缺陷;H,心脏病;A,后鼻孔闭锁;R,发育迟缓;G,生殖器发育不全;E,伴有耳聋的耳畸形。EA 与 SCHISIS 综合征相关畸形包括脐疝、脐膨出、神经管缺陷、

唇腭裂以及性腺发育不良。

EA合并气管软化亦较常见,另可合并气管、支气管解剖异常,合并肺发育不全、肠重复畸形囊肿、先天性囊腺样畸形以及隔离肺等畸形。其他罕见的合并畸形包括喉气管食管裂以及EA合并食管下段狭窄。

【辅助检查】

1. **产前检查** 孕期超声检查高度疑诊EA胎儿,可完善胎儿磁共振、胎儿心超、胎儿染色体核型及基因芯片检查。全面评估胎儿是否合并多发畸形、染色体异常或基因片段微缺失、微重复等。孕期需超声定期随访胎儿羊水量、生长发育等情况。

2. **生后检查** 查体注意口腔有无软腭裂、会阴部及肛门、上下肢体有无异常,评估是否合并肛门畸形、肢体异常;腹部脏器超声、心脏超声和脊柱X线片,评估是否合并肾脏、肝脾、心脏、脊柱发育异常;颈胸部CT扫描及气管、食管三维重建,评估有无气管、肺部发育异常、观察有无气管食管瘘和位置;喉镜、支气管镜检查,评估会厌部发育、有无气管软化等情况。

3. **胸腹联合X线片和食管造影** 放置鼻胃管时特征性地感受到胃管在近端食管盲端受阻,不能顺利插入胃部,此时颈胸部摄片提示鼻胃管盘曲在近端食管盲端或折回。为排除可能的假象,可向近端食管注射2~3ml气体或0.5~1ml水溶性造影剂作为对照剂,摄片见造影剂不能进入远端食管,明确诊断。同时可了解闭锁近端食管位置。

EA患儿腹部摄片主要了解胃肠道有无气体充盈、肠道充气是否均匀等情况,以辅助判断有无TEF、瘘管粗细、有无合并消化道异常。当EA患儿腹部摄片见胃肠道气体充盈,提示存在TEF;当胃泡扩张明显且大量肠道充气、腹胀明显时,提示TEF瘘管可能比较粗大,需警惕消化道穿孔;肠道见"双泡征",提示EA合并十二指肠梗阻;结肠扩张明显需排除直肠肛门畸形。

【诊断】

1. **产前诊断** 产前超声检查胎儿上颈部盲袋和胃泡小/消失,拟诊胎儿EA,羊水可以过多或正常。胎儿磁共振可以提高胎儿EA诊断率。孕中期完善胎儿心脏超声和染色体、基因芯片检查。<28周EA合并严重、多发畸形或染色体异常可选择性终止妊娠。EA胎儿建议至母胎医学中心或有复苏、转运能力的诊疗中心分娩。分娩后新生儿禁食、禁水。产前诊断EA可明显减少因喂养发生的误吸和吸入性肺炎。但EA产前诊断率约30%~50%。

2. **生后诊断** 生后典型临床表现,口吐泡沫、进食后呛咳、发绀,即应考虑EA。完善各项辅助检查,可以明确诊断和评估合并畸形。同时需要评估合并畸形是否危及生命或是否需要急诊处理。EA存在危及生命(合并先天性心脏病引起严重缺氧、肠旋转不良合并中肠扭转等)或需要急诊处理(肛门闭锁、肠闭锁及肠穿孔等)的合并畸形时,治疗更为复杂。

【鉴别诊断】

诊断不明确前需要与容易发生新生儿呼吸困难、呛咳症状的疾病鉴别。

1. **新生儿肺炎** EA患儿常常合并肺炎,很多EA患儿因新生儿肺炎收治入院后经检查发现食管问题。因此对新生儿肺炎患儿胸部摄片时需关注观察颈部有无扩张食管盲袋影或胃管盘曲折回,可尝试插入胃管进一步鉴别。

2. **羊水吸入** 羊水吸入也可引起新生儿呼吸困难、发绀、呕吐等症状。需要与EA相关症状鉴别。后者引起的相关症状可反复发生,需手术治疗后才能缓解或消失。

【治疗】

治疗原则:EA诊断明确,手术是唯一治疗方案。目前,EA往往采用择期/限期手术。出现严重呼吸窘迫、大量胃扩张合并穿孔风险等情况需考虑急诊手术。手术以恢复食管连续性、结扎气管食管瘘为主要目的。

1. **术前、麻醉后硬支气管镜检查** 用于明确诊断,评估气管与闭锁远端食管之间瘘的位置,排除有无闭锁近端食管气管瘘,排除喉气管食管裂。

2. **手术操作** 传统开放手术,目前更多采用胸腔镜手术,运用越来越广泛;部分诊疗中心已开展机器人手术。无论是何种手术路径或方式,以最常见的Ⅲ型EA/TEF而言,主要的手术步骤包括充分游离近端食管、适度游离远端食管并结扎/缝扎TEF、近远端食管端端吻合。推荐术中通过吻合口留置胃管入胃。

Ⅰ型EA手术方式争议较多,其处理依然是儿外科手术热点问题之一。在尽量以自身食管吻合的前提下,各种食管延长方法或食管替代手术均有报道和采用。多数Ⅰ型EA患儿先行胃造瘘术,采用各种方法促进食管延长,这些方法包括自然等待生长法、Foker外牵引、腔镜下内牵引、近/远端食管盲端探条扩张内应力延长、磁力磁场牵引、近端食管翻转皮瓣、Livaditis延长、Scharli手术(横向或斜向切开胃小弯侧并形成管状结构达到延长食管目的)等,通过延长食管达到延期的食管端端吻合。食管替代手术包括有结肠、小肠和胃。前两者已经被广泛应用多年,而翻转的胃管成形经胸骨后代食管手术目前被整体胃移位手术所代替。胃移位手术的优势在于可以新生儿期一期根治长段缺失型EA同时不需要胃造瘘术,其缺点为解剖位置异常、胃扩张与胸腔耐受性差异、反流等。

Ⅴ型(H型或N型)TEF瘘管开口多位于胸腔入口处,大多数可通过颈部切口修补瘘管。少数瘘管位于胸腔,则需胸腔镜或开胸手术完成瘘管修补。应尽可能切断瘘管、分别缝合气管瘘口和食管瘘口,减少瘘管复发。

3. 合并畸形处理 对合并畸形宜根据疾病轻重缓急安排先于、同期或之后再处理。如EA合并室间隔完整型大动脉转位,可能需要先行心脏病矫治同时结扎TEF或行胃造瘘,延期EA根治术;EA合并十二指肠闭锁或无肛,可在情况稳定时同时进行处理;EA合并半椎体或多指畸形则可分次手术。

4. 合并早产儿呼吸窘迫综合征(respiratory distress syndrome,RDS) 早产儿合并肺发育不成熟,需要呼吸机辅助通气。呼吸机辅助通气情况下,TEF有可能导致腹胀及横膈抬高,而需要外急诊科手术干预。首先是需尽快离断或结扎瘘管。处理瘘管后,如情况稳定,可一期食管端端吻合。情况不稳定,需择期再安排食管端端吻合。这类患儿也很容易因胃穿孔而导致突然情况恶化。一旦出现,需急诊手术结扎瘘管可以挽救生命;细针穿刺腹腔减压、开腹手术修补穿孔同时行胃造瘘,以便术后利用胃造瘘进行喂养。

5. 术后处理 术后转入NICU,进行监测及呼吸支持。如有胸腔引流,必须连接水封瓶引流。继续静脉补液及广谱抗生素使用;食管吻合满意者待情况稳定后可以撤离呼吸机;食管吻合口张力较大者,建议3~5天镇静镇痛及机械通气,可

能更有利于吻合口愈合。术中放置胃管通过吻合口入胃者,术后48小时可以通过胃管开始肠内营养喂养,患儿耐受后逐渐增加管饲量。术后1周左右行食管造影检查,提示没有吻合口瘘情况下,开始经口喂养。

6. 术后相关并发症及处理

(1)吻合口瘘:多数为造影时发现的小泄漏,临床症状不明显;大吻合口瘘不常见,多在术后早期表现为张力性气胸或胸腔引流管出现唾液;吻合口完全破裂罕见。发生吻合口瘘,保持引流通畅、放置引流管、静脉广谱抗生素、肠外营养,多数吻合口瘘可自愈。吻合口完全断裂时需再手术;吻合口瘘保守治疗失败、不可控制的败血症时需行颈部食管造口和胃造口。

(2)吻合口狭窄:术后普遍存在一定程度的吻合口狭窄,但术后早期即出现症状的严重吻合口狭窄不多见。术后出现喂食困难及相关呼吸道症状时,需考虑吻合口狭窄,应安排食管造影检查。处理狭窄的方法是扩张。目前主要有透视下球囊扩张和胃镜下探条扩张。扩张的严重并发症为食管穿孔,可危及生命。扩张后可发生再狭窄,需要多次反复扩张,应结合造影、24小时食管pH监测、内镜检查等排除或评估胃食管反流因素。顽固性狭窄、扩张治疗无效情况下需要再手术治疗。

(3)气管食管瘘复发:5%~15%的病例发生TEF复发。TEF复发可能与吻合口瘘有关,但同时需要考虑有无遗漏近端食管气管瘘可能。症状包括反复肺部感染以及进食呛咳。有时胸部X线片可表现气性食管,食管造影可以发现一部分瘘管,但确诊率不高。怀疑TEF复发为明确诊断和确认瘘管位置,目前多采用支气管镜或结合食管镜检查。支气管镜仔细检查气管内瘘管开口,可置管或不置管经瘘管凹陷内注入甲基蓝染料;同时食管镜检查食管内是否有染料进入。治疗诊断明确的复发TEF方法很多,多数采用再手术修补瘘管,再手术的路径有胸腔镜或开放手术,但再手术后仍有约10%~22%的瘘管再复发。也有采用内镜下治疗复发瘘管,胃镜下钳夹确切的瘘管食管端开口,有时需要多次操作以达到有效治疗,优势在于创伤小,缺点在于可能需要多次操作且总体闭合率稍低于手术。其他治疗方法还包括透热电灼瘘管、Nd:YAG激光(镭射激光)夹闭、硬化

剂注射、组织黏合剂以及纤维蛋白胶堵塞瘘管等，疗效也有待于进一步证实。倾向针对首次瘘管复发首选手术，但对手术高危患者或已经多次瘘管复发患者，或再手术合适时机前可选择内镜治疗。

（4）胃食管反流：EA 术后发生胃食管反流的比例较高，可表现反复肺炎、呼吸急促、呼吸暂停、发绀等症状，造成生长发育落后、食管炎和食管狭窄。一旦出现症状，应尽早给予积极治疗。体位治疗配合严格的饮食调理、加上配方奶提供足够能量，以及夜晚选择性使用持续经鼻饲管喂食和白天频繁性少量喂食，对部分患儿是有效的治疗策略。如果呕吐严重，可联合使用食物增稠剂、抗酸药、H_2 受体拮抗剂、质子泵抑制剂等。保守治疗失败，需手术治疗。包括部分胃底折叠术（Thal术）和 360° 包绕胃底折叠术（Nissen 术），前者术后吞咽困难的发生率较低。胃底折叠术后有可能加重吞咽困难，并可潜在导致食管蠕动异常。EA 患儿较单纯胃食管反流患者有较高的胃底折叠失败率和较明显的术后并发症，因此，需要长期密切随访，及时发现问题。

（5）气管软化：EA 可合并不同程度的气管软化。主要表现为特征性犬吠样咳嗽，或呼吸喘鸣、呼吸暂停，严重者血氧饱和度降低以及心动过缓；常与进食相关，甚至发生危及生命的"死亡发作"。部分气管软化术后早期表现为撤离呼吸机困难。评估气管软化程度前，需先排除严重胃食管反流和 TEF 复发；机械通气依赖程度和呼吸窘迫程度、特征性喘鸣、慢性 CO_2 潴留和死亡发作频次可用来简单评估气管软化程度；更客观地评估可在患儿自主呼吸情况下进行支气管镜检查。气管的管腔在呼气时前后压缩，呈现出剑鞘一样的外观，提示气管软骨软化塌陷。有时近端食管扩张向后压迫呼吸道，对气管软化起到进一步恶化作用。除气管软化外，还可存在支气管软化，蔓延至左右主支气管。气管软化多为自限性疾病，以对症治疗为主。持续性正压通气（continuous positive airway pressure，CPAP）是采用较多且有效的过渡性治疗方式。气管软化危及患儿生命时需要外科干预；包括主动脉固定术及气管支架技术。前者通过主动脉向前牵拉，缓解其对气管的压迫、缓解症状，但无法解决气管支气管软化。后者目前国内亦有少数医院在开展，成功救治病例逐渐增加。

拓展知识点

1. 诊断和治疗难点 EA 诊断并不难，需要注意的是合并畸形的评估与预后判断。EA 早期治疗难点在于长段缺失型（Ⅰ型）EA 的手术治疗、气管食管瘘复发再手术以及合并畸形的治疗。而 EA 长期随访中需要密切关注胃食管反流、食管功能障碍相关症状和呼吸道症状的治疗，及生存质量评估与改善。

2. 技术创新 EA 早期治疗提倡微创性手术，胸腔镜运用已非常广泛。对于尚不能开展胸腔镜手术的儿外科治疗中心，更多倾向采取腋前线手术切口，较传统第三、四肋间开放性手术切口更为美观，还可减少相当部分的骨骼并发症。也有利用磁场原理，将磁力吸引用于 EA 治疗，有成功病例，但尚有争议。

3. 研究展望 有报道 EA 术后 Barrett 食管炎发生率可达 8%；部分病例最终发展为食管腺癌。虽目前两者相关因素还不明确，但其强调了 EA 术后长期随访的重要性。同时 EA 患儿心理评估测试显示相比正常人群，其成年后学习、情感交流与行为存在较大困难，尤其是合并其他重要先天畸形或新生儿期需要长时间机械通气的高危人群，其认知功能明显受损。因此，如何帮助 EA 患儿更健康地度过青少年以及成年，并且可以指导成年后的医学治疗及手术救治，可能是今后临床关注的重点。

（沈淳）

二、食管裂孔疝

导读
食管裂孔疝是由于包绕食管的膈肌发育不良、解剖结构异常导致抗反流机制缺失，临床表现为频繁呕吐、胃食管反流等一系列症状的疾病。可分为食管裂孔旁疝、滑动型疝和混合型疝。上消化道造影可明确诊断。新生儿、小婴儿滑动型疝先保守治疗；保守治疗症状不缓解或出现相关并发症、旁疝及混合型疝为手术治疗适应证。手术目前多采用腹腔镜，主要目标延长腹腔内食管段、缩小食管裂孔和胃底折叠重建 His 角。

食管裂孔疝（esophageal hiatal hernia）是小儿胃食管反流性疾病中的一种。胚胎发育过程中，膈肌从第 10 胸椎水平包绕食管下段形成膈食管裂孔。由于先天性原因导致膈肌食管裂孔、膈下食管段、胃之间这些结构发生异常，出现膈下食管、贲门、胃底随腹压上升而进入纵隔以及胃内容物向食管反流，称之为食管裂孔疝。1853 年，Bowditch 通过尸检时首次描述了该疾病；直至 1900 年，Eppinger 医生首次在患者行 X 检查中诊断出食管裂孔疝；1931 年，Findley 和 Kelly 首次报道了新生儿期食管裂孔疝。20 世纪 60 年代，美国的 Nissen 医生提出通过手术治疗食管裂孔疝等胃食管反流疾病，具有革命性意义。Nissen 手术及其衍生而来的一些术式沿用至今。

【流行病学】

由于小的裂孔疝或滑疝，临床症状不典型，未行影像学检查时易漏诊，因此食管裂孔疝真正发病率不易统计。随着影像学技术的进步，该病的检出率有上升趋势。有欧美地区报道食管裂孔疝发病率高达 0.5%，但出现症状的可能仅占 5%。文献报道的食管裂孔疝男女比例约为 3∶1。

【病因和发病机制】

正常解剖结构是食管裂孔位于食管后方，可容纳一指尖，裂孔中有迷走神经前后干、肝后淋巴管、胃左血管的食管支通过。食管周围的脂肪垫由食管固有筋膜、胃膈韧带以及部分脂肪和淋巴组织共同构成，使食管末端 3~4cm 固定于膈肌下面，并随膈肌运动。同时，正常情况下的胃悬韧带，沿胃小弯直至贲门分裂牵拉，使食管与胃小弯纵轴形成 30°~50° His 角，当其收缩紧张时加深了贲门切迹，使食管进胃的角度变锐，防止胃内容物的反流。由于解剖结构异常导致的膈肌食管裂孔增大、膈下食管段变短、His 角之间结构发生异常，可发生膈下食管、贲门或胃底随腹压上升而进入纵隔，从而出现胃食管反流相关症状。

食管裂孔疝根据病理可分为：滑动型、旁疝和混合型三种。

1. **滑动型**　此型在新生儿中最常见，约占 90%。由于食管裂孔增大、腹腔段食管长度变短、His 角变钝及食管下括约肌松弛和食管蠕动功能减弱，因此当腹压增大时，腹腔段食管、贲门和胃底依次滑入膈上，平卧后回纳，从而构成滑动型食管裂孔疝。食管黏膜长期受反流酸性物质的刺激，发生炎症，易溃疡出血，晚期炎症可波及食管肌层及食管周围组织，形成食管炎和食管周围炎，最终使食管纤维化，造成食管狭窄短缩、瘢痕狭窄。严重的反流有时会进入气管造成误吸，反复出现呼吸道感染，新生儿可突发窒息死亡。

2. **旁疝**　不常见，约占食管裂孔疝的 3.5%。其主要特点是胃食管连接处结构正常，仍位于腹腔，但胃底通过食管裂孔旁疝入胸腔而位于膈肌之上。当胚胎早期食管两侧隐窝发育过程中，食管裂孔后方膈肌出现缺损，胃大弯及部分胃体沿贲门及幽门长轴方向突向食管后方，达到膈上，形成食管旁疝。此型食管下段贲门位置、腹腔段食管长度以及胃 His 角未受影响，因而胃食管反流现象很少出现。但胃底疝入胸腔可能并发扭转、嵌顿而出现相关症状。

3. **混合型**　随患儿年龄增加，该型所占比例增加。也是手术的常见类型。其主要特征是胃食管连接处位于胸腔同时胃底也疝入胸腔，其既有滑动型食管裂孔疝的临床表现（胃食管反流），又有食管旁疝的临床表现（胃底扭转、嵌顿）。临床上一般将>30% 的胃体疝入胸腔的食管裂孔疝称为巨大疝。

另外，食管裂孔疝的疝内容物除了胃以外还可含有其他的腹腔脏器，如小肠、结肠、脾脏或大网膜，有学者将其称为Ⅳ型食管旁疝。

【临床表现】

婴幼儿发病多见，临床表现也多变。呕吐是最常见症状，但很多病例是在反复发作后才发现与诊断。

1. **呕吐**　80%~90% 左右的新生儿及婴幼儿出现呕吐，可生后第一周即发生，平卧或夜间较为频繁，轻微的仅溢奶，严重可呈喷射性，呕吐与进食无明显相关性。呕吐物可含有胆汁，严重黏膜损伤情况下也可含咖啡色血性呕吐物，也需要与胃底嵌顿做鉴别。随病程延长，部分患儿的呕吐症状可由于食管下段纤维化狭窄而出现缓解。

2. **便血**　严重的反流性食管炎可引起呕血，也可引起慢性便血，导致患儿慢性失血性贫血，甚至营养性发育不良。

3. **吞咽困难**　反流性食管炎逐渐加重，食管下段肌层受累，出现纤维化，导致食管短缩、食管狭窄,贲门胃底疝入胸腔,临床表现为呕吐症状缓解,但却出现吞咽困难。

4. 呼吸道症状 胃食管反流多见于夜间,往往可造成误吸,上呼吸道反复出现感染,近 1/2 患儿以此前来就诊,故久治不愈的呼吸道感染需考虑该病。部分患儿有过敏体质,误吸时可造成过敏性哮喘发作。

5. 胃底嵌顿伴腹膜炎 胃底进入胸腔,胃排气不畅,引发潴留性胃炎、溃疡、出血,胃底可发生扭转,甚至嵌顿,出现梗阻症状。患儿胸闷、呼吸急促、胸骨后疼痛。肺部呼吸音减弱,发生嵌顿时上腹部可出现腹膜炎体征。

【辅助检查】

1. X 线片 部分食管裂孔疝在胸部 X 线片上即可表现。

2. 钡餐检查 可明确胃食管连接处解剖结构异常情况,判断是否食管肌层运动异常,并粗略判断食管清除率。钡餐检查显示>30% 胃疝至膈上提示巨大疝,具手术指征(食管裂孔疝见图 4-1-3);钡餐检查显示有胃黏膜向上滑动,但胃食管交界区无明显上移者,结合临床症状考虑滑动型疝。

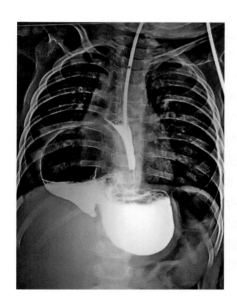

图 4-1-3 巨大食管裂孔疝

3. 食管 pH 动态 24 小时监测 是评估反流情况的重要实验室依据。检测将微电极置于食管下括约肌上方约 3~5cm 处,24 小时动态监测,并记录进食、睡眠、体位、呕吐的起止时间。pH<4 定为酸性反流,计算反流持续时间、次数,分析与进食、体位等关系,并根据 DeMeester 评分判断病理性反流,并制订治疗方案。

4. 食管压力的测定 对制订手术方案及疗效评价有一定意义。食管下段有高压区,发生食管裂孔疝时,高压区压力下降。

5. ^{99m}Tc 核素扫描 是胃动力学检查的重要参考指标之一。可以准确反映胃食管反流,对其进行动态观察,并判断食管清除率及食管的排空情况。还可与食管 pH 监测同时进行,将食管的运动与 pH 变化结合进行判断。

6. 内镜及活检 内镜可直接观察食管黏膜充血、水肿、糜烂、出血、狭窄及潴留情况,贲门松弛度,胃黏膜疝入食管的多少,食管、胃黏膜交界上移的程度等。能完成活检,对诊断食管炎有高度的敏感性和特异性,有助于炎症程度的判断及治疗后评估。

7. CT 检查 可以更精确计算疝囊大小和清楚辨认疝内容物,还可以排除其他肺或纵隔疾病。如单纯用于诊断,不比钡餐造影更具优势,通常为可选检查。

8. 胎儿磁共振 已有报道胎儿磁共振诊断胎儿期食管旁疝和巨大裂孔疝。

【诊断】

频繁呕吐以及反复的呼吸道感染,影响患儿生长发育,需考虑到本病,结合 X 线钡餐、食管下段测压、食管 pH 动态 24 小时监测、内镜等检查可确定诊断。需要注意的是,临床诊断存在胃食管反流不一定就有食管裂孔疝,但诊断食管裂孔疝多数情况会有胃食管反流。对一些滑疝患儿,可能需要多次反复检查才能发现胃底贲门组织疝入横膈之上。

【鉴别诊断】

需要与不存在解剖结构异常的胃食管反流鉴别。新生儿和数月内的小婴儿,当进食或哭闹后胃腔充满液体或气体、胃内压力升高,一活动或一咳嗽时,可发生一定量的反流,引起呕吐,可以是正常表现,一般不影响生长发育。如果症状持续,且加重、出现呕吐咖啡样物、反复肺炎、影响正常生长发育、体重不增、消瘦等,需要考虑胃食管反流病,需要进一步检查明确是否存在解剖结构异常。

【治疗】

食管裂孔疝治疗目的主要是:消除反流、缓

解压迫、预防食管炎症及胃扭转嵌顿。滑动型疝的手术治疗可根据临床症状轻重和反流程度适当延后。食管旁疝和混合型疝由于有胃出血、穿孔、梗阻、扭转危险及呼吸系统症状,通常主张手术治疗。

1. 保守治疗　新生儿、小婴儿上消化道造影提示小型滑动型疝可先保守治疗。将患儿置于60°~90°半卧位,给予少量多次稠厚食物,同时适当使用 H_2 受体拮抗剂或质子泵抑制剂。疗程通常为3个月左右。定期复诊行食管钡餐检查,观察疝形状变化。疝增大、反流加重、食管炎症明显且临床症状难以缓解时需考虑手术治疗。

2. 对于保守治疗无效的滑疝、旁疝及混合型食管裂孔疝,需要手术治疗。

（1）手术适应证:①出现严重食管炎、溃疡、出血、狭窄、脏器嵌顿等并发症的食管裂孔疝;②食管旁疝和巨大裂孔疝;③正规保守治疗无效;④出现生长发育落后、严重贫血等全身情况。

（2）手术禁忌证和相对禁忌证:早产儿或体重<2kg、耐受性差的新生儿;合并其他严重先天畸形;心肺功能不良;严重肺部感染急性期。

（3）手术目的主要包含4点:①回纳疝内容物;②切除松弛的疝囊;③缝合膈肌脚以缩小膈肌裂孔;④胃底折叠重建 His 角。部分患儿病程时间较长,食管下段因胃食管反流引起狭窄,抗反流手术同时进行食管扩张。

（4）手术治疗:

1）经胸手术:食管裂孔增大明显,有胃扭转、粘连严重或食管过短者可经胸手术。经胸手术可以切断肺下韧带,暴露纵隔,切除疝囊,食管后左右膈肌角缝合2~3针,最后关闭食管膈肌边缘,但无法经胸完成胃底折叠抗反流手术。

2）经腹手术:单纯地将疝入胸腔脏器回纳,切除疝囊,并修补食管裂孔,很多患儿仍然会有呕吐症状,需要行胃底折叠术。可采用左上腹横切口,离断左肝三角韧带,充分游离食管下段2~4cm,注意避免损伤迷走神经,用导尿管或纱布向下牵拉食管,暴露两侧膈肌脚,修补食管裂孔。修补时需保留1cm的空隙,或者根据患儿体重在食管内放置不同直径的支撑管,以免缝合膈肌脚后造成狭窄。

继而行胃底折叠术。根据不同包绕程度分为完全包围的 Nissen 术和前方包围210°的 Thal 术以及食管后方包绕270°的 Toupet 术等。Nissen 术是将胃底组织经食管后方包绕360°后在前壁汇合(食管裂孔疝见图4-1-4),缝合3~4针。包绕的松紧以通过术者示指为度,包绕的长度,一般婴幼儿为1~2cm,儿童为2~3cm。Nissen 术包绕长度>3cm 术后易出现吞咽困难。Thal 术则将胃壁210°部分折叠,使胃底处胃前壁片状附于食管,长度达2~4cm,起到瓣膜启闭作用。

如何选择胃底折叠术目前尚无统一标准。一般认为,对严重反流宜选 Nissen 术,抗反流效果比较确切;对伴有食管下端狭窄同时需抗反流手术,可选 Thal 术或 Toupet 术,术后食管梗阻并发症较少。对术中判断有幽门梗阻或迷走神经损伤,术中可同时行幽门成形术或幽门环肌切开术。

3）腹腔镜手术:目前腔镜手术逐渐成为标准式式。从最早的5孔腔镜操作完成食管裂孔疝修补和胃底折叠术,到目前比较通用的3孔操作,直至现已有单孔腔镜/机器人操作完成相关手术的报道。腹腔镜操作时,患者取截石位,主刀医师可站于患者两腿之间。以3孔操作为例,经脐部置入目镜,取左锁骨中线平脐和右锁骨中线平脐或略偏上,为术者操作孔。先将患儿肝脏左叶通过缝线悬吊方式暴露手术视野,可省去助手的

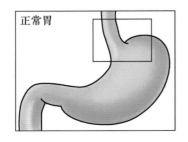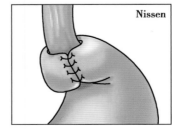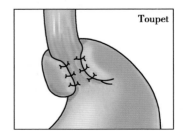

图 4-1-4　Nissen、Toupet 手术示意图

辅助操作孔。其余腔镜下的手术步骤基本同开腹手术。

3. 术后处理 术中没有损伤食管和胃,术后可以尽早进食。国内常规留置胃肠减压并禁食2~3天,根据胃肠减压量安排拔除胃管和开始肠内喂养时间。国外有报道术后最早6~8小时开始进食少量流质。如果术中有/可疑损伤食管或胃,术后5~7天先行上消化道造影,造影未见异常可以进食。术后造影还可了解裂孔修补和胃底包绕情况、术后贲门位置、食管下端是否因包绕有狭窄等。术后早期注意患儿呼吸情况,必要时复查胸部 X 线片。预防性抗生素应用通常不超过48 小时。一般建议术后一个月进食流质和半流质为主。

4. 并发症及预后 术后可能出现的并发症有吞咽困难、裂孔疝复发、肺炎、气胸、肠梗阻、胃瘫等。术后出现吞咽困难,一般先保守治疗 4~6 周,无改善采用食管扩张术。胃瘫通常保守治疗4~8 周可自行好转,如超过 8~12 周胃瘫不能缓解,需要考虑幽门成形术。气胸、肠梗阻需要根据症状决定是否外科干预。少量气胸可以密切观察,中大量气胸出现相关症状需要引流;动力性或粘连性肠梗阻保守治疗,而机械性完全性肠梗阻需要手术探查。

食管裂孔疝术后主要问题是复发。具体可分为无症状解剖复发、合并反流症状解剖复发、解剖正常但反流症状严重的复发及术后吞咽困难四类。文献报道复发率在 7%~40% 之间变动。复发的可能原因有膈肌脚修补处撕裂、膈肌修补过于松弛导致胃底折叠部疝入胸腔、胃底折叠缝合线断裂、折叠部下滑或包绕位置错误、过度胃膨胀等。因此,减少复发的主要措施是充分游离食管下段,确切缝合膈肌裂孔及正确包绕胃底。复发再手术造成食管或胃穿孔率约为 3%~7%。再术中如发生胃穿孔,应即刻修补;如发生食管穿孔,全层缝合穿孔处,同时将抗反流包绕食管的胃组织包绕至穿孔近端,并在术中放置鼻胃管至远端胃内。

食管裂孔疝手术预后通常良好。即使复发再次手术修补后仍能恢复。对于多次复发患儿排除手术因素外,需要排除是否存在胶原发育障碍。

拓展知识点

食管裂孔疝诊断并不困难,需要重视的是评估是否合并神经系统疾病、胶原发育障碍等因素,这些因素可能影响食管裂孔疝术后功能恢复。治疗难点在于术后复发再治疗指征与再手术方式的选择。食管裂孔疝手术修补过程中,食管裂孔周围组织过多分离,导致迷走神经损伤出现术后胃瘫,也是术中需要重视的情况,多次食管下端手术操作,术中可预防性幽门成形术,减少术后胃出口梗阻的发生。目前,经单孔腹腔镜完成食管裂孔疝修补及胃底折叠术已为成熟技术,开展机器人手术已成为新的发展方向。食管裂孔疝复发机制的基础研究有所开展,主要着重于肌纤维细胞功能与胶原细胞愈合能力研究,尚未有明确结论。

（沈淳）

三、食管狭窄

导 读

儿童食管狭窄是儿童食管因机械性阻塞或动力异常导致的食管内容物通过障碍为特征的病变。主要表现为吞咽困难、呕吐、呛咳及营养不良等临床症状。上消化道钡餐造影是诊断该疾病应用最为广泛的方法,可辅助明确狭窄段的位置、狭窄直径和长度等。该病治疗方式有多种,不同治疗方法适应证及临床疗效各异,其中内镜下球囊扩张是临床上应用较多的治疗方法。术前需对狭窄部位进行全方位的评估,选择合适的治疗方式,多数患儿经内镜治疗后均可缓解临床症状。因食管狭窄治疗存在一定操作风险,因此手术应谨慎操作,一旦出现并发症需及时处理。

【概述】

儿童食管狭窄（esophageal stenosis）在临床并不少见,狭窄多以良性疾病为主,可引起吞咽困难、呕吐、摄食减少、呛咳等症状,易造成患儿营养不良、生长发育滞后、肺部感染,严重时可影响患儿智力发育甚至导致死亡。而且,由于食管狭窄易反复,病程迁延,常需多次扩张治疗,术前准确评估选择适宜的治疗方式,对提高临床效果,减少并发症,降低医疗费用支出以及提高患儿生活质量具有重要意义。

【病因及分类】

临床上导致儿童食管狭窄常见的病因主要有以下四种原因:先天性食管狭窄、食管术后吻合口狭窄、化学腐蚀性食管损伤及食管运动功能异常等,其中化学腐蚀性损伤更为常见(图 4-1-5)。

1. 先天性食管狭窄　先天性食管狭窄是指生后就存在的因发育过程中气管与食管隔膜基底部或食管侧嵴过度增生而导致的狭窄,临床上可分为肌层肥厚型、气管迷入型及蹼型狭窄等三种类型。狭窄多见于食管中下段,发生原因可能是由于发育过程中食管绒毛柱状上皮细胞被过度生长的鳞状上皮所取代。患者多于幼年发病,常合并先天性食管闭锁、先天性肠闭锁、先天性心脏病等疾病。

2. 食管术后吻合口狭窄　食管吻合口狭窄是食管手术后的常见并发症,一般发生于手术后3 个月以上,发病率约为 18%~50%,常见于食管闭锁食管吻合术后、食管重建术后及先天性食管狭窄术后。吻合口处狭窄主要表现为瘢痕组织增生,术后第 1~2 周内为急性炎症期,主要表现为局部炎症细胞浸润,大量细胞因子及炎症介质等激发组织内成纤维细胞增殖、活化及分泌大量细胞外基质的始动因素,并最终导致纤维化及狭窄形成。一般术后 4 周局部组织纤维化程度降低并逐渐趋于稳定。

3. 食管化学腐蚀性狭窄　化学腐蚀剂灼伤所致食管狭窄是儿童食管良性狭窄的最常见病因,常见于 5 岁及以下儿童,多与儿童好动且识别能力差有关。常见的儿童误食物包括强酸强碱类清洁用品、药品、化妆品等物质。其组织损伤严重程度除了与化学腐蚀剂的 pH、浓度及腐蚀部位、范围有关外,还与患儿就诊时间、腐蚀剂在食管存留时间、食管损伤后感染程度及年龄有关。腐蚀剂在食管中下段停留较长,其与黏膜接触时间延长,故灼伤部位以食管中下段及生理狭窄区多

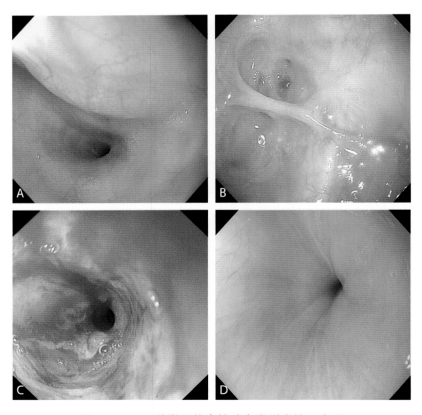

图 4-1-5　四种常见的食管狭窄类型内镜下表现
A. 先天性食管狭窄;B. 食管闭锁术后吻合口狭窄;C. 化学腐蚀性食管狭窄;
D. 贲门失弛缓症

见。一般食管烧伤后 1 周局部坏死形成,此阶段烧伤界限清楚,穿孔风险较高,肉芽组织逐步填充伤口的过程可持续数月,通常 80% 的儿童在 8 周内形成狭窄,一旦狭窄形成,大多需要反复扩张治疗。

4. 食管运动功能异常所致食管狭窄　食管运动功能障碍所致狭窄的常见原因包括食管上括约肌功能紊乱、弥漫性食管痉挛、贲门失弛缓症及反流性食管炎等,在儿童中以贲门失弛缓较为常见。贲门失弛缓的发生可能与先天性因素、精神因素、基因疾病等因素有关,食管下括约肌(lower esophageal sphincter,LES)松弛障碍为其重要的病理生理基础,通常内镜下可见贲门部 2~5cm 狭窄区,其上段食管伴有不同程度扩张,食管钡餐造影检查可见"鸟嘴样"改变(图 4-1-6)。

【临床表现】

食管狭窄最典型的症状是吞咽困难、呕吐,同时还可能有胃灼热、胸骨后疼痛等其他食管症状,随病程延长可引起全身症状。

1. 吞咽困难　是食管狭窄最典型、最主要的症状,最初常为吞咽固体困难,逐渐进展为吞咽液体困难。吞咽困难可能随病程的进展产生变化,如食管出现较严重的炎症及水肿,即可出现吞咽困难;随着炎症和水肿的减轻,吞咽困难也会逐渐减轻;之后如形成瘢痕,吞咽困难又会逐渐加重。

2. 局部不适　患儿在出现吞咽困难时,或出现吞咽困难前,往往都会出现局部不适症状,多表现为胃灼热、胸骨后或剑突下烧灼感、刺痛等。

3. 呼吸系统症状　因吞咽困难、呛咳、胃食管反流病等可导致吸入性肺炎、反复呼吸道感染,甚至诱发哮喘,表现为慢性咳嗽、咽部不适、喘息、呼吸困难等。

4. 全身症状　吞咽困难或吞咽时不适的症状加重,可导致患儿进食减少,营养不良,贫血消瘦,导致生长发育迟缓,严重者甚至引起死亡。

【疾病诊断】

疾病的诊断主要根据病史、临床表现以及相关检查如影像学、内镜、消化道测压等。患儿吞咽困难症状常用奥格尔维 & 阿特金森(Ogilvie & Atkinson)评分法进行评估(表 4-1-1)。

表 4-1-1　奥格尔维 & 阿特金森
(Ogilvie & Atkinson)吞咽困难评分

奥格尔维 & 阿特金森(Ogilvie & Atkinson)评分	
0 级	无吞咽困难,可正常饮食
I 级	偶尔发生,能够进食一些固体食物
II 级	能进半流饮食
III 级	仅能进流质饮食
IV 级	完全的吞咽困难

上消化道造影可提供狭窄长度及部位的初步判断,目前在临床应用较为广泛,可明确狭窄段的位置、类型、狭窄直径和长度等(图 4-1-7),常用造影剂钡餐及碘海醇注射液。

CT/MRI 检查可帮助评估患儿食管狭窄的情

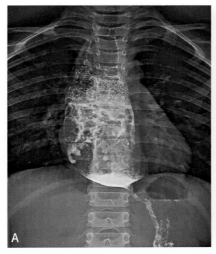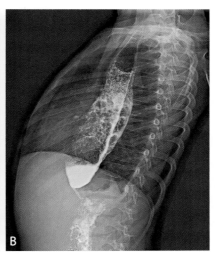

图 4-1-6　贲门失弛缓症食管钡餐造影检查
可见"鸟嘴征"。A. 正位片;B. 侧位片

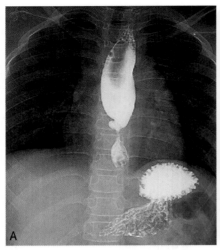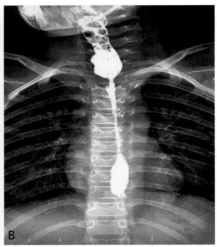

图 4-1-7 食管狭窄患儿上消化道造影检查
A. 显示短段型食管狭窄;B. 显示长段型食管狭窄

况,是否存在有畸形和结构的异常,例如腔外压迫、软骨组织等。

内镜是对食管狭窄直视下的有效评估手段,普通胃镜能大致观察食管黏膜病变并做活检检查,超声内镜可对食管黏膜被腐蚀的深度及狭窄环作初步的诊断。

高分辨食管测压技术和食管 24 小时 pH-阻抗监测近年来发展较快,可用于贲门失弛缓症的分型和预后判断以及食管闭锁术后食管蠕动障碍等功能性疾病的诊断。

【治疗方式】

1. **一般治疗** 主要是支持治疗,包括对食管损伤较为严重的患儿,需要留置鼻胃管。一方面可用于通过胃管喂食、给药,避免饮食对食管造成进一步损伤;另一方面,鼻胃管留置食管内还可起到支撑作用,防止食管狭窄进行性加重而形成闭锁。

2. **药物治疗** 食管狭窄的药物治疗主要是通过药物抑制损伤组织的纤维化和瘢痕形成,以减轻因瘢痕导致的永久性食管狭窄。常用的药物包括曲安奈德、甲泼尼龙等糖皮质激素类药物,另外,质子泵抑制剂奥美拉唑可抑制胃酸分泌,对食管狭窄的治疗有辅助作用。药物治疗仅可缓解部分症状,且存在个体差异。

3. **手术治疗** 疾病治疗主要依靠手术干预。目前临床常用的治疗方法有食管重建手术、内镜下药物注射、沙氏探条扩张、球囊扩张术、支架置入术、针刀放射状切开及经消化道腔内磁压榨吻合术等,不同治疗方法适应证及临床疗效各异。

(1)食管重建术:是既往治疗复杂型腐蚀性食管狭窄常用方法之一,手术适应证为:①食管闭锁无法扩张的;②食管穿孔,经保守治疗不能愈合或愈合后吞咽困难达Ⅲ级及以上;③支架放置术后患儿仍有食管狭窄、吞咽困难达Ⅲ级及以上。常见的手术方式有管状胃代食管术、结肠代食管术、小肠代食管手术等,但由于手术相对复杂、难度高、创伤较大以及术后并发症所致部分患儿术后生活质量较差,另外,手术方式、手术时机、食管狭窄段的存留及食管替代物的选择仍存在较大争议,目前临床上应用较为谨慎。

(2)探条扩张术:沙氏探条是临床上最常用的探条。使用时将导丝经内镜活检孔道穿过食管狭窄部,退镜后根据狭窄程度选择适合直径的探条,沿导丝送入,由小到大逐级扩张,尽可能将狭窄段扩至最大程度并保持数分钟后退出,再做胃镜检查以了解狭窄环扩张后情况及有无并发症发生。由于探条扩张是运用外力使狭窄环周纤维组织撕裂及局部肌层断裂,从而使食管腔扩张并达到松弛食管的目的,此法常用于吻合口狭窄及化学腐蚀性狭窄治疗,但操作为非直视下对食管狭窄段进行机械性扩张,扩张的分寸难于把握,目前该方式已少用。

(3)球囊扩张术:内镜下球囊扩张术是目前临床上应用较广泛的治疗儿童腐蚀性食管狭窄的方法之一,球囊扩张包括 X 线透视下的球囊扩张和内镜直视下(through-the-scope,TTS)的球囊扩张,其中 TTS 球囊扩张较为常用。其原理是通过导丝引导将一个细的带球囊软管通过在胃镜直视下放置于狭窄段中央或最狭窄部位,通过往球囊里注水或注气使球囊扩张,从而对狭窄的食管壁产生一环形均匀的张力垂直作用于食管壁,进而达到扩张效果(图 4-1-8)。球囊直径应由小到大逐渐扩张以降低穿孔率,有报道称超过 80%~90% 食管狭窄患儿可通过内镜下的球囊扩张获得临床缓解。

（4）内镜下药物注射:食管狭窄常用的药物包括激素和化疗药物,如曲安奈德、甲泼尼龙、丝裂霉素、博来霉素等。目前被临床认可的主要是类固醇激素以及丝裂霉素,可通过与内镜下扩张联合来提高疗效,并可减少扩张次数及并发症。

糖皮质激素其机制可能为利用糖皮质激素抑制局部免疫反应,在炎症早期可减轻烧伤后组织水肿,抑制毛细血管扩张,减少白细胞迁移及降低吞噬细胞活性,抑制炎症反应;在瘢痕形成期则可抑制毛细血管及成纤维细胞增生,减少胶原沉积,减轻瘢痕组织。目前国内外内镜下食管狭窄治疗后应用类固醇激素多为狭窄局部注射应用,其剂量、浓度、频次尚无统一定论。

ESGE/ESPGHAN 已将丝裂霉素列为潜在有效的治疗手段之一。丝裂霉素作用原理是抑制 DNA 的合成,并通过抑制 RNA 的合成来抑制成纤维细胞的胶原合成,多项研究报道丝裂霉素对治疗难治性食管狭窄有效。关于丝裂霉素的使用浓度、时间并无统一标准,目前研究主要认为丝裂霉素的有效剂量浓度是 0.1~0.4mg/ml,其中以 0.4mg/ml 最为常用,可采取脱脂棉蘸取和局部组织注射的方法。

博来霉素是常见的化疗药物,其可以抑制转化生长因子表达,降低成纤维细胞活性,减少胶原蛋白沉积,而过度成纤维细胞增生和胶原蛋白合成是术后慢性炎性增生和瘢痕形成的重要机制,因此博来霉素具有抗狭窄的作用(图 4-1-9)。有报道称博来霉素在抗瘢痕形成方面优于丝裂霉素,但目前博来霉素治疗消化道术后狭窄方面的报道相对较少。

（5）食管支架置入术:内镜下置入食管支架能迅速缓解患儿吞咽困难和梗阻症状,解决患儿经口进食问题。随着支架技术和工艺的改进,目前临床上有越来越多的食管支架应用于临床,根据狭窄直径不同选择适宜大小的支架,在胃镜引导下通过输送器定位置入食管支架达到扩张目的。目前儿童常用的为 Z 形或镍钛合金记忆支

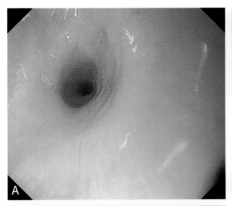
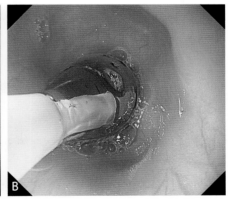
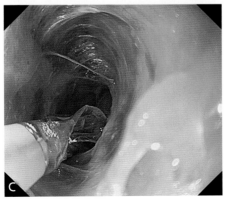

图 4-1-8　食管狭窄球囊扩张治疗
A. 显示食管管腔明显狭窄;B. 放置适宜大小的球囊进行扩张治疗;C. 扩张完成后,可见狭窄口明显扩大

架（图 4-1-10）。改良的 Z 形支架骨架间采用软连接，使支架适合于各种弯曲变形部位，具有良好的纵向顺应性及稳定性。而镍钛记忆合金支架具有热记忆效应，在 0~4℃可随意变形，遇冷收缩，随温度升高可逐渐恢复弹性，约 24 小时达到最大直径，持久发挥扩张作用，支架与组织生物相容性好，异物感轻（图 4-1-11）。由于目前临床上尚无统一应用于食管狭窄患儿的支架，因此，儿童食管支架必须依据患儿狭窄的位置、长度、狭窄程度情况专门定制。

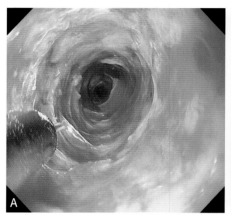
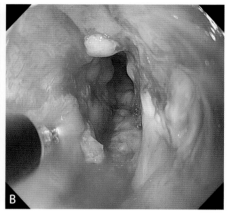

图 4-1-9 食管狭窄患儿药物注射治疗

A. 一例腐蚀性食管狭窄球囊扩张后注射曲安奈德进行治疗；B. 一例食管吻合口狭窄球囊扩张后注射博来霉素进行治疗

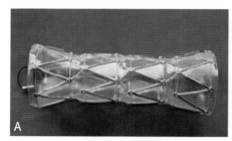
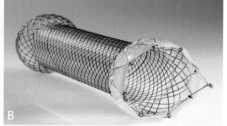

图 4-1-10 儿童常用的食管支架

A. 改良的 Z 形食管支架；B. 全覆膜镍钛合金食管支架

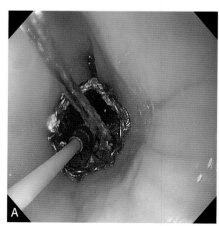
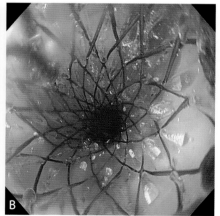

图 4-1-11 全覆膜镍钛合金食管支架植入治疗食管狭窄

A. 支架通过输送装置送至狭窄处进行释放；B. 释放的食管支架随体温而逐渐打开

（6）其他方法：内镜用针刀等可对狭窄环行放射状切开，但切开深度需达到肌层才能确保有效。术后配合使用支架可降低食管狭窄复发的概率。内镜下放射状切开术适用于食管膜状狭窄和先天性食管纤维肌肉性狭窄、长度<1cm 的食管外科术后吻合口狭窄、食管腐蚀性狭窄等。需要指出的是：对于长段型食管狭窄甚至闭塞的患儿，强行切开可能加剧瘢痕增生，导致食管穿孔和严重的纵隔感染。

【内镜治疗的并发症及其处理】

1. **出血**　扩张后若反复大量呕吐鲜血，应考虑活动性出血，可重新行内镜检查及镜下止血，并全身用药。

2. **感染**　术后感染发生机会较少，但不可忽视扩张创面引起局部感染及反流误吸导致的呼吸道感染，一旦发生应积极处理。

3. **穿孔**　穿孔为食管狭窄扩张治疗最严重的胃肠道急症之一，穿孔一旦发生，可有出血、皮下气肿、剧烈胸痛、心动过速及呼吸衰竭等，继发纵隔及胸腔感染，随着炎症的进展可迅速发展为败血症及休克，临床风险极高。据报道其病死率为 10%~46%。食管穿孔位置可分为颈段、胸段和腹段。

（1）颈段食管穿孔：穿孔发生时有肌紧张、呼吸困难，常伴有颈部皮下气肿。

（2）胸段食管穿孔：常有肌紧张、呼吸困难、呕血、发绀，胸部听诊可及纵隔气肿的捻发音即 Hamman 征。随着炎症的进展可出现心动过速、呼吸衰竭、败血症及休克等。

（3）腹段食管穿孔：主要表现为肌紧张、心动过速及气腹等症状，可迅速发展为败血症及休克，穿孔波及后心包时可发生食管心包瘘。

治疗原则：皮下气肿发生时需紧急头皮针穿刺将气体引出。

非手术治疗：禁食、补液、胃肠减压、抗感染、保守治疗。

手术治疗：纵隔-胸腔闭式引流、食管支架封堵、心胸外科手术治疗等。

4. **反流性食管炎**　发生率较高，食管黏膜经常受酸和胆汁反流的刺激，可发生黏膜溃疡、炎症，甚至形成肉芽、瘢痕，收缩引起狭窄。术后常规胃肠减压。术后用抑酸剂及黏膜保护剂。生活中，应避免暴饮暴食，少进油腻食物。

5. **狭窄复发及再狭窄**　食管狭窄扩张后部分患者会近期复发，可再行扩张（热切与冷切）、球囊扩张+抗瘢痕药物内镜下注射或者全覆膜金属支架治疗等。

6. **支架治疗相关并发症**　支架移位多为下移或脱落进入胃中，对已发生移位的支架可采用内镜下调整或移除重置新支架。炎性息肉增生多为支架留置时间偏长，支架两侧的异物刺激作用所致，可使用抑酸剂或加大支架两端的硅胶膜裙，降低炎性息肉发生，支架移除后炎性息肉多可自行好转。

> ⊕ **拓展知识点**
>
> 近几年来，稀土磁体已开始用于儿科临床实践。经消化道腔内磁压榨吻合术（magnetic compression anastomosis，MCA）是借助于特殊的"非接触性"磁场力的特点对压榨在两磁环间的组织产生持续稳定的压力导致组织缺血坏死而使管腔再通的微创手术方法，该技术需先行胃造瘘术，通过磁铁个数调控磁力，保持两端轻度吸引即可，磁体 7 天左右会逐渐汇合，但是磁力过大易导致损伤。目前仅有个案报道，尚需要更多的病例来验证。

（刘海峰　汪星）

第二节　胃十二指肠畸形

一、先天性肥厚性幽门狭窄

导　读

先天性肥厚性幽门狭窄是小婴儿消化道常见疾病之一。主要病理改变为幽门环肌纤维异常增生肥厚引起胃出口梗阻。临床症状多表现为生后 3~5 周、进行性加重、非胆汁性、喷射状呕吐。查体多见胃蠕动波和扪及右上腹幽门包块。B 超诊断标准为幽门肌厚度 ≥4mm，幽门管长度 ≥15mm，或幽门狭窄指数 >50%。临床症状、查体和超声检查不能明确时，上消化道造影可辅助诊断。幽门环肌切开术为标准手术，手术效果及预后良好。

先天性肥厚性幽门狭窄，也称为肥厚性幽门狭窄（hypertrophic pyloric stenosis, HPS）是指由于幽门环肌增厚、造成胃出口梗阻而引起的疾病。1888 年，由 Hirschsprung 首先报道了这一疾病。1907 年，Dufou 和 Fredet 首先提出用外科手术方法治疗 HPS，取得部分疗效。1912 年，Rammstedt 简化了 HPS 的手术方法，仅切开肥厚肌层，不予缝合，获得更满意的治疗效果。目前 Fredet-Rammstedt 幽门环肌切开术沿用至今，是 HPS 的首选手术方法。

【流行病学】

HPS 是小婴儿常见消化道疾病之一。一般男孩居多，男女比约（4~5）:1；多为第一胎足月儿，未成熟儿较少见。发病有地区和种族差异，白种人发病更常见，非洲、亚洲相对较低，我国 HPS 发病率大约 1/（1 000~3 000）。HPS 发病有一定家族倾向，有家族史时第一胎宝宝患病风险增加 5 倍；同时虽然 HPS 在男孩中更常见，但母亲患病比父亲患病更易引起后代患病，母亲患 HPS 其子女发病率可达 20%。HPS 发病也可能与季节有关，以春秋两个季节多见，可能与季节性病毒感染有关。约 7%HPS 患儿合并其他疾病，其中以食管裂孔疝和腹股沟疝最常见。

【病因和发病机制】

HPS 病因和发病机制尚不清楚。可能的病因与机制有：

1. **基因和环境因素**　HPS 发病的种族多样性、性别差异性、季节变化、家族史以及特定人种 ABO 血型发病差异等表现，均提示基因与环境因素可能与 HPS 有关。虽然未证实有 HPS 特异性基因，但目前已发现遗传易感位点，如 16p12-q13、16q14、11q14-q22 和 Xq23。认为基因和环境因素参与发病，显示为多因素遗传模式，多基因改变达到阈值或多个基因位点间相互作用可能导致 HPS 发生。与 HPS 相关的环境因素还包括喂养方式（母乳喂养与人工喂养）、围产期大环内酯类药物使用史、孕妇吸烟史等。

2. **消化道自身因素**　包括神经丛发育与神经递质变化、胃肠激素异常等因素。有文献指出增生的幽门环肌中肌间神经丛和神经纤维数量正常但发育不成熟或数量减少可能是引起 HPS 的病因，但也有学者认为其可能是继发性改变。比较认可的观点之一是一氧化氮缺乏可能是 HPS 病因之一。一氧化氮是胃肠道主要抑制性神经递质，可使幽门括约肌松弛，而 HPS 患儿幽门环肌中一氧化氮合成酶缺乏，可能导致幽门肌松弛功能障碍，肌肉持续收缩，继发痉挛性肥厚。其他胃肠肽如脑啡肽、P 物质、血管活性肠肽等肽能神经纤维和递质减少也可能与 HPS 发病有关。多种神经介质或细胞因子可通过不同通路引起幽门环肌细胞结构和功能变化，导致疾病发生。增生的幽门环肌免疫组织化学检测显示成纤维细胞、纤维连接蛋白、蛋白多糖、硫酸软骨素、肌间线蛋白、弹性蛋白和胶原蛋白增多，共聚焦显微镜可见异常扭曲增粗的神经纤维，这些改变与造成幽门管腔部分或完全梗阻密切相关。

【临床表现】

1. **呕吐**　属于早期主要症状，进行性加重、非胆汁性、喷射性呕吐是其典型症状。呕吐多在出生 2~8 周出现，最常见于生后 3~5 周，也有更早（生后 1 周）或更晚（生后 3~4 个月，罕见）。早产儿早期症状不典型、病程进展缓慢，诊断时间可能晚于足月儿。多数 HPS 患儿早期呕吐并不频繁或剧烈，可仅表现为溢奶，逐渐进展为几乎每次进食后发生剧烈喷射状呕吐。呕吐物常为所进未消化奶汁或奶块，有时因胃炎或食管炎出血可呈现褐色或咖啡色。患儿呕吐后仍有强烈的进食欲望与饥饿感,需要再进食缓解哭闹症状。

病程长 HPS 患儿可表现为营养不良,出现体重增加缓慢、不增或下降;可因摄入减少、数日排便 1 次,及肠道内的胆红素还未转化就从大便中排出,表现为饥饿便,可呈绿色稀便。少数患儿可表现为腹泻症状被误认为胃肠炎。随病程进展如未能及时诊治,可发生严重脱水、嗜睡。呕吐丢失富含 Cl^-、H^+ 的胃酸可导致低氯血症和代谢性碱中毒;长期呕吐还可导致肾脏保 Na^+ 排 K^+ 并分泌 $KHCO_3$、H_2CO_3,结果出现矛盾性的酸性尿。

2. 黄疸 临床上,约 1%~2% 的 HPS 患儿,以间接胆红素升高为主,可出现黄疸。原因不明,以往认为可能由幽门肿块或扩张的胃压迫胆道引起,但目前更倾向与反复呕吐、摄入不足导致肝脏葡萄糖醛酰基转移酶活性下降有关。HPS 相关黄疸一般在术后可迅速消退。

3. 腹部体征 全腹质软,但以上腹部膨隆较明显,下腹部平坦。大多数患儿在进食后于上腹部可见胃蠕动波,自左肋下向右上腹移动后消失。呕吐后胃蠕动波可能不明显,通过进食试验(少量喂食 5% 葡萄糖溶液或奶)更易看到。触诊右上腹肋缘下腹直肌外缘处,可扪及特征性的橄榄样幽门肿块,约 1~2cm 大小,稍可活动。肿块在进食后、胃膨胀情况下扪及有困难,在呕吐后、安静、腹肌松弛情况下更容易扪及,检出率较高。

4. 实验室检查 临床上有脱水的婴儿可表现不同程度的低氯低钾性碱中毒,血 pH、PCO_2 升高。

【辅助检查】

超声检查(ultrasound examination,UE)是 HPS 首选无创的检查和诊断方法,敏感性和特异性极高,接近 100%。HPS 超声诊断标准为幽门肌层厚度 ≥4mm,幽门管长度 ≥18mm,幽门管直径 ≥15mm,其中厚度为最主要指标。临床上也经常用幽门狭窄指数评估肌层厚度。幽门狭窄指数=(肌层厚度×2/幽门管直径)×100%。幽门狭窄指数>50% 有临床意义。很多情况下超声检查前要求禁奶 6 小时,尽量减少膨胀的胃及过多胃内容物对幽门肌层厚度与管径暴露与测量的影响,但禁食也可能会影响超声检查过程中观察幽门管开合和食物通过情况。

上消化道造影(upper gastrointestinal series,UGI)主要用于体格检查与超声诊断仍不明确情况下的检查。造影显示幽门管腔狭窄细长(幽门肥厚性狭窄见图 4-2-1),表现"线样征""双轨征";幽门肌层增厚突起,呈"肩胛征",幽门前区呈"鸟嘴样"突出,提示 HPS。

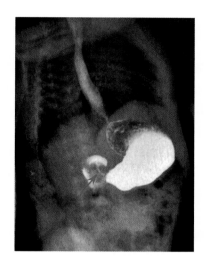

图 4-2-1 上消化道造影片
红色箭头处显示幽门管细长

【诊断】

依据生后 2 周逐渐出现并加重、非胆汁性、喷射状呕吐、左上腹胃蠕动波、右上腹部触及橄榄样肿块,HPS 基本可以诊断。临床表现不典型者,需要超声和/或上消化道造影检查。

【鉴别诊断】

鉴别诊断包括常见的喂养不当、胃食管反流、幽门痉挛、胃肠炎等,以及少见的幽门前瓣膜、幽门重复畸形、幽门肌层异位胰腺组织等。

1. 喂养不当 由于喂奶过多、过急,或人工喂养时奶瓶倾斜致过多气体吸入胃内,也可导致新生儿呕吐。喂养不当引起的呕吐,防止喂奶过多过急,进食后轻拍后背排出胃内气体,呕吐可缓解,临床症状非进行性加重。

2. 幽门闭锁或幽门前瓣膜 少见消化道畸形。临床表现与肥厚性幽门狭窄极为相似,但前者发病更早。约 30%~45% 幽门闭锁可合并大疱表皮松解症、先天性皮肤发育不全或先天多发肠闭锁等;幽门前瓣膜常位于幽门前 1~3cm,可呈风袋状。上消化道造影和腹部 B 超对本病术前诊断有重要意义。上消化道造影提示幽门梗阻而腹部超声检查幽门环肌和幽门管表现正常,应高度怀疑幽门闭锁或幽门前瓣膜症。

3. 胃食管反流　小婴儿尤其早产儿中十分常见,绝大多数为生理性。临床表现为喂奶后呕吐,约 85% 生后第一周即出现呕吐,呕吐多于喂奶后特别是平躺时发生;而竖抱患儿即可防止。上消化道检查可见胃内造影剂向食管反流。主要采用体位治疗和调整饮食,如喂养增稠、糊状食物。

4. 胃扭转　可以是全胃或部分胃按系膜轴或器官轴旋转,引起相关症状。表现为生后数周内出现溢奶或呕吐,呕吐物为奶汁,不含胆汁,偶呈喷射性,一般在喂奶后特别是移动患儿时呕吐更明显。体检可见上腹膨胀而下腹平坦,腹壁柔软,肠鸣音正常。上消化道造影检查可确诊。体位治疗多有效,一般在 3~4 个月后症状自然减轻或消失。

5. 幽门痉挛　多在出生后即出现呕吐,为间歇性、不规则呕吐;非喷射状,呕吐次数不定,呕吐量较少,呕吐程度也较轻。上腹部可见胃蠕动波,但触不到肿块。超声检查幽门肌层无肥厚。造影检查无典型幽门狭窄征象,幽门管部分开放。阿托品治疗幽门痉挛效果较好,可使症状消失。

6. 食管裂孔疝　呕吐与肥厚性幽门狭窄相似。鉴别主要依靠上消化道造影检查。食管裂孔疝主要表现为食管与胃连接部位异常或贲门、胃底疝入纵隔,腹段食管缩短。

【治疗】

1. 术前准备　术前充分准备非常重要。需纠正水电解质紊乱。一般经过 24~48 小时多可纠正脱水和低钾低氯碱中毒。伴有严重代谢、体液紊乱的患儿不宜过多过快补液。血清碳酸氢盐恢复正常(<30mEq/L)常晚于体液量、血钾、血氯的恢复。稀释性低氯血症不需干预。高胆红素血症在术后可消退。术前有严重贫血、营养不良者,应输血及肠外营养支持。

2. 治疗方法　以往对不能耐受手术或麻醉病例,有采用静脉和口服阿托品治疗者,但疗程较长、效果并不可靠。目前 Fredet-Ramstedt 幽门环肌切开术是 HPS 标准手术方法,且采用最多的是腹腔镜下操作,安全有效,术后胃肠功能恢复快。典型的 HPS 术中肉眼见幽门管延长增厚呈苍白色肌肉团块,长约 2~2.5cm,直径约 1~1.5cm。沿幽门管长轴纵行切开环肌,用幽门肌分离钳或蚊式钳钝性分离肌肉直至黏膜层膨出,梗阻解除(幽门肥厚性狭窄见图 4-2-2)。

术中应避免肌层分离过程中发生胃肠穿孔。一旦术中发现有穿孔,应及时修补穿孔处。如术中发现幽门近十二指肠处黏膜穿孔,用可吸收线间断缝合穿孔处并以大网膜覆盖,并在原肌层切开的 180° 或 90° 侧面再行肌层切开。

HPS 术后早期喂养有利于快速康复并缩短住院时间。目前多采取麻醉苏醒后 4~8 小时开始喂水,无呕吐即开始喂奶,逐渐加量至建立全量肠道喂养。HPS 总体预后良好。

部分患儿术后早期可能出现不同程度呕吐,多数症状较术前缓解且很快恢复;但如术后持续呕吐无缓解、时间超过 5 天,需要进一步影像学检查,以明确是否存在肌层切开不全;术后出现腹胀、血感染指标异常升高、腹膜炎等症状,腹部 X 线片提示气腹,需要考虑消化道穿孔。肌层切开不全、消化道穿孔需要再手术探查。

> 🌐 **拓展知识点**
>
> 1. 治疗难点　HPS 手术并发症不多,但十二指肠穿孔是较为严重的并发症。术中发现十二指肠穿孔可以及时修补,但术后发生的十二指肠穿孔危害性更大,除需要再手术

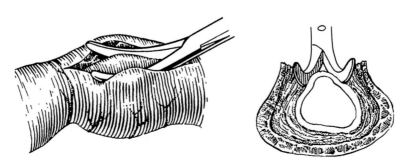

图 4-2-2　分离钳/蚊式钳钝性分离肌层至黏膜层膨出(正侧位示意图)

外,如未及时诊断,可出现感染性休克危及生命,术后需要密切观察腹部症状,警惕腹胀、发热等相关症状。

2. 技术创新　传统开放手术取右上腹横切口,之后改为经脐弧形切口更为美观,目前腹腔镜手术成为常规首选,安全有效、手术和住院时间缩短。内镜下球囊扩张幽门管以改善临床症状的,也有成功病例报道,但临床应用较少。近年来,随着成人胃镜食管下括约肌切开术(peroral endoscopic myotomy,POEM)的技术发展与推广,部分儿童诊疗中心开展了胃镜下幽门环肌切开术治疗 HPS,其优势与疗效仍需进一步积累数据与评估。

(沈淳)

二、新生儿胃穿孔/胃壁肌层缺损

导　读

胃壁肌层缺损是引起新生儿胃穿孔的原因之一,虽少见,但病情危重,合并感染性休克时死亡率较高。穿孔一般在生后 3~5 天发生,发病前症状非特异性、不典型,穿孔发生后可表现为腹胀、感染症状加重。大量腹腔游离气体、胃泡消失是 X 线片典型征象。手术是唯一的治疗方案。早期诊断和及时正确治疗可提高救治成功率,救治成功后预后良好。

新生儿胃穿孔(gastric perforation in newborn)临床虽少见,但病情可进展快而凶险,合并感染性休克情况下,死亡率较高,有文献报道在 35%~72% 之间。发生新生儿胃穿孔的常见原因有胃壁肌层缺损、胃壁缺血缺氧或远端梗阻等,除此之外,新生儿留置胃管不当、特殊基础疾病(膈疝、食管闭锁合并食管气管瘘等)时不恰当的新生儿窒息复苏或机械通气造成医源性胃穿孔亦有相关报道。早期临床上对新生儿胃穿孔认识不足,易进展严重而致死率较高。目前提高认识、早期诊断和及时正确的治疗,新生儿胃穿孔救治成功率明显提高。

【流行病学】

新生儿胃穿孔发病率约 1:3 000;占国内新生儿急诊的 2% 左右。7 日龄内新生儿、早产及低出生体重为高危因素。男性发病多于女性;文献报道黑色人种发病率高于白色人种。

【病因和发病机制】

除原发疾病、医源性因素造成的胃穿孔存在明确病因外,绝大多数新生儿胃穿孔病因尚不清楚。目前有以下几种病因:

1. 胃壁肌层发育缺陷　胚胎早期来自中胚叶的胃环形肌形成最早,从食管下端至胃底和大弯部发展;胚胎第 9 周,出现斜肌,最后形成纵肌。胚胎晚期肌层发育较快,可能于胃底近贲门处形成肌层缺陷。临床上胃穿孔也多见于此处,且多见于未成熟儿。

2. 胃壁血管发育异常　主要是由于胃壁血管异常致胃壁发育障碍。患儿出生后吞下气体和奶汁,胃迅速膨胀、内部压力增高,持续压迫胃壁,最终使非常薄的地方发生坏死穿孔。有时呕吐也可造成胃内压突然明显增高而出现破裂。

3. 胃壁局部缺血　当发生产程过长、围产期窒息等缺氧情况时,机体将对缺氧做出防御,为保护重要脏器血流、非重要脏器消化道胃壁血流减少,胃壁组织局部缺血可导致坏死穿孔。

4. 梗阻或机械性因素　幽门闭锁、十二指肠梗阻等疾病可引起远端出口梗阻导致胃体严重扩张、胃内压增高,压力超过正常新生儿胃壁可承受的压力,可导致胃壁大弯侧浆肌层血运不足,继而胃壁肌层撕裂或分离、坏死而造成破裂;放置胃管不当可因机械性损伤引起胃穿孔。

【临床表现】

胃壁肌层发育缺损的穿孔一般发生在生后 3~5 天,也有发生在其他先天性畸形手术后。发生前无明显前驱症状,部分病例可表现拒乳、精神萎靡、嗜睡及呕吐,多数患儿胎粪排出史正常。穿孔发生后,大量气体进入腹腔,使横膈抬高,影响肺部气体交换,患儿出现气促、呼吸困难及发绀。同时胃内容物进入腹腔,引起继发性腹膜炎表现,毒素吸收使全身情况迅速恶化,出现面色苍白、体温不升、心率快、心音低钝、四肢皮肤发花等感染性休克表现。

体格检查见全腹膨隆明显,腹壁皮肤发亮,水肿,浅表静脉怒张,腹肌紧张,压痛阳性,叩诊有移动性浊音,肠鸣音减少或消失。

术中可见穿孔多位于胃大弯近贲门部,胃壁

肌层缺损的范围较广泛，不只是局限于穿孔部位。肌层缺损的周围组织呈青紫色（胃壁肌层缺损见图 4-2-3）。

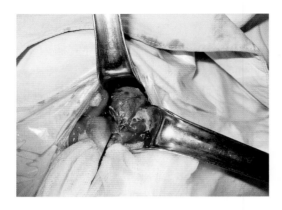

图 4-2-3　术中所见胃大弯处胃壁肌层缺损导致胃壁黏膜膨出、穿孔

【辅助检查】

腹部 X 线片显示气腹、胃泡消失，膈肌抬高及肠管向中央集中但充气正常即可确诊。

腹腔穿刺：抽出大量气体。

组织学检查可见穿孔处肌层黏膜和血管都有异常。穿孔部位附近的黏膜变薄，胃腺发育不良，有的地方无胃腺。黏膜下肌层非常薄，穿孔处则无肌纤维。黏膜及黏膜下组织中血管分布稠密并充血扩张。有的可见弥漫性出血，但很少有炎症改变。

【诊断】

根据病史、临床表现、体征并结合 X 线片典型表现、腹腔穿刺抽出大量气体，新生儿胃穿孔的诊断并不困难。

【鉴别诊断】

1. 胎粪性腹膜炎　产前检查可表现胎儿肠管扩张、腹水、腹腔钙化等；出生时已存在的肠穿孔未被粘连所包裹，生后迅速发展为细菌性腹膜炎。表现生后频繁呕吐，腹部膨隆，严重时影响呼吸而出现呼吸困难、发绀等症状。查体见腹壁静脉怒张，腹壁水肿发红，甚至阴囊或阴唇水肿，体温不升，皮肤发花，呈中毒性休克表现。腹部正侧位片提示横膈抬高及膈下游离气体，腹部不透明，肠道见少量气体或巨大液气平，部分可见钙化斑块。

2. 新生儿自发性肠穿孔（spontaneous intestinal perforation，SIP）　可表现为腹胀，腹部立位 X 线片提示膈下游离气体，但全身情况好，腹膜炎体征可不明显。具体可见第七章第三节。

【治疗】

手术是唯一治疗方案。一经诊断应立即术前准备，尽早手术治疗。

1. 术前准备　积极术前准备对保证手术顺利进行并取得良好效果非常重要。术前准备时间不应过长，一般建议 2~3 小时，治疗重点是改善呼吸、循环系统并控制中毒性休克相关症状；一旦患儿全身情况有所好转，尿量达到 ≥1ml/（kg·h），血 pH≥7.3，即刻手术，可以显著降低死亡率。

（1）建立静脉通路：尽快静脉输注生理盐水晶体液、血浆或人血白蛋白 20ml/kg 扩容，纠正水、电解质和酸碱平衡紊乱。

（2）呼吸道管理：出现严重腹胀影响呼吸循环，应腹腔穿刺吸出腹腔内气体，缓解症状。出现呼吸困难和发绀者，予以吸氧；二氧化碳潴留、呼吸衰竭应气管插管呼吸机辅助通气。

（3）保暖：置保暖箱，温度保持在 31~35℃，改善低体温或维持体温。

（4）留取血标本：交叉配血，检查血常规、电解质、血气分析、凝血功能等。

（5）静脉广谱抗生素：防治脓毒血症。

2. 手术　麻醉后取左上腹横切口或肋缘下弧形切口，进腹腔后先探查胃穿孔部位、大小及周围组织关系，检查有无合并其他胃肠道畸形。无论穿孔大小原则上均应做修补缝合术。先将穿孔边缘坏死组织切除，至胃壁边缘组织新鲜出血，然后将残存的胃壁组织先全层缝合，再作浆肌层内翻缝合。当发生大片胃壁肌层缺损或广泛坏死时，需行部分胃或胃大部切除。一般不推荐胃造瘘术。当修补胃壁组织局部血运不理想的情况下可选择胃造瘘术。关闭腹腔切口前可用温生理盐水冲洗腹腔，并放置腹腔引流。

3. 术后监护及处理　至 NICU 继续监护、维持生命体征；继续保暖，防止发生硬肿症；继续积极抗感染治疗，术后如果有中毒性休克，可很快进展为肾衰竭、呼吸衰竭及弥散性血管内凝血（disseminated intravascular coagulation，DIC）而死亡，必须加强感染防治；继续呼吸管理，保留气管插管呼吸机辅助通气；为减轻脓毒血症必要时进行血浆置换；为改善微循环加用血管活性药物。注意补液、监测尿量。

术后早期要积极进行营养支持治疗。术后患儿呼吸、循环系统稳定后即可开始肠外营养支持治疗。术中也可留置空肠营养管,术后肠功能恢复后可以早期经空肠营养管肠内喂养、微量泵持续泵入,在达到肠内营养需要量 50%~60% 时可以逐渐减少肠外营养。若术中不能留置空肠营养管,术后给予持续胃肠减压直至胃肠功能恢复后,先给少量糖水,无呕吐再给等量配方乳,以后逐渐增加奶量。

4. **预后**　新生儿胃穿孔的预后取决于就诊时间、发病至手术的间隔时间、术前全身情况及胃壁缺损大小等因素。早期明确诊断并积极手术,术后给予有效的呼吸循环支持、合理营养支持及抗感染治疗,其总体预后良好。

> ### 🌐 拓展知识点
>
> 　　诊断与治疗难点:近年来,随着早产儿、极低/超低出生体重儿救治技术尤其呼吸支持技术的发展与进步,其存活率不断提高。早产儿留置胃管、CPAP 正压通气等相关因素引起的胃穿孔病例有所增加。术前鉴别早产儿胃穿孔还是自发性肠穿孔(SIP)存在一定困难,对于明确的胃穿孔需要积极手术,而极低/超低出生体重儿部分 SIP 可通过腹腔引流术根治。当临床上术前判断困难时,倾向积极手术探查。
>
> 　　手术修补穿孔的胃壁组织不难,而术中明确胃穿孔是重点。胃前壁穿孔容易诊断,而胃后壁网膜囊包裹后小穿孔不容易发现和诊断。在明确气腹而未发现其他部位消化道穿孔时,需要仔细寻找穿孔部位。
>
> 　　早产儿胃穿孔病理机制是否与胃壁肌层缺损有关,抑或两者是完全不同的病理机制,目前尚未研究,可能是今后的研究方向之一。

(沈淳)

三、胃扭转

> ### 导　读
> 　　胃扭转为胃的全部或部分位置发生变化,导致出现腹痛、呕吐等非特异性表现。目前钡餐造影为最具价值的诊断方法。本病可根据不同情况进行保守治疗、内镜及手术治疗。

胃扭转(gastric volvulus)为胃正常位置的固定机制障碍或其邻近器官病变导致胃移位,胃的全部或大部,大、小弯位置发生变化,导致形态变换。

【流行病学】

胃扭转临床较少见,男童发病率明显高于女童,年龄越小,发病率越高,多发生在 1 岁之前。

【病因和发病机制】

正常情况下,胃长轴由肝胃韧带、胃脾韧带、胃结肠韧带固定,横轴由胃膈韧带和附着于腹膜后的十二指肠固定。若韧带过长、松弛、缺如或撕裂导致胃固定不良,则可引起胃扭转。发育正常的膈肌可保持腹腔脏器的位置正常,如有食管裂孔疝(旁疝)、膈疝、膈膨升时,也经常发生胃扭转。胃溃疡、胃肿瘤、胃扩张、结肠胀气、剧吐、胃逆蠕动增强等均可引起胃扭转。根据扭转方向,胃扭转可分为 3 种类型:①器官轴型(纵轴型),胃大弯沿胃的纵轴(贲门与幽门的连线)向上旋转,常见旋转 180°;②系膜轴型(横轴型),以胃的横轴(胃大、小弯中点的连线)为轴心,从左向右或从右向左扭转,以旋转 90° 常见;③混合型,有系膜轴型和器官轴型两种胃扭转同时存在的特点,较罕见。

根据胃扭转的程度,可以分为全胃和部分胃扭转。扭转<180° 者,可自行复位。扭转>180° 者可造成血液循环障碍,使胃壁缺血、坏死、穿孔。

【临床表现】

儿童胃扭转的临床表现,主要取决于病情缓急。

1. **急性胃扭转**　发展迅速,临床表现非特异性,类似高位肠梗阻,小婴儿以腹痛(哭闹不安)、无胆汁性呕吐为主要表现。年长儿可表现为严重上腹绞痛,并伴有 Brochardt 三联征:①早期呕吐,随后为难以消除的剧烈干呕;②上腹膨胀伴腹痛,但两侧髂窝平坦;③不能插入胃管。

2. **慢性扭转**　在年长儿更多见,主要表现进食时或进食后不久胃不适胀气、消化不良,或为反复性上腹绞痛伴呕吐或干呕、嗳气。呕吐日久可影响生长发育,表现消瘦。改变体位,右前倾位呕吐减轻,左侧或平卧位加重,多无腹部阳性体征。

婴儿生后不久即表现呕吐,也可延迟数周才发病,呕吐多发生在喂奶后不久,呕吐物不含胆汁可混有血液,呕吐物量比幽门肥厚性狭窄少。大龄儿童可诉突发上腹剧痛,向背部及肩部放射。

扭转>180°者,常合并胃坏死、穿孔。患儿有腹膜炎、休克的表现。

【辅助检查】

1. **X 线片**　在胃内气体液体较多时,腹部 X 线片可见双胃泡、双气液平,胃大弯向上反转,横于膈下。

2. **钡餐造影**　是确诊胃扭转的首选方法。胃扭转的解剖学分型可分为器官轴型和系膜轴型:①器官轴型特点:较为常见,食管黏膜与胃黏膜有交叉现象,胃大弯位于胃小弯之上,幽门窦部高于十二指肠球部,垂直向下,使十二指肠球部呈倒吊状,双胃泡双液面,食管腹段延长且开口于胃下方(图 4-2-4)。②系膜轴型典型特点:胃黏膜呈十字交叉,幽门位置提高至贲门平面,胃底向右下。食管腹段不延长,胃影中可见两个液平面(图 4-2-5)。

3. **内镜检查**　胃扭转时内镜检查进镜困难,

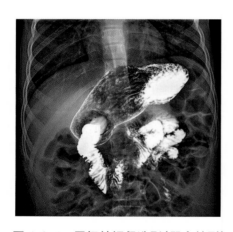

图 4-2-4　胃扭转钡餐造影(器官轴型)

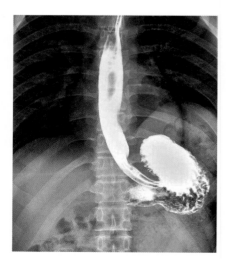

图 4-2-5　胃扭转钡餐造影(系膜轴型)

齿状线和胃黏膜皱襞扭曲,胃腔内解剖结构位置改变,如大小弯、前后壁颠倒、幽门口移位、胃腔扩大远端呈锥形狭窄,进镜时有阻力等,充分注气后可复位。

【诊断】

有呕吐、腹痛等临床症状,再根据腹部 X 线片及钡餐造影可确诊。

【鉴别诊断】

1. **高位小肠扭转**　高位小肠梗阻的呕吐较胃扭转急剧、频繁,且量较多,并含有胆汁,同时小肠扭转所致的腹痛较胃扭转剧烈,呈持续性,有肠鸣音亢进,腹部 X 线片表现也不同,可鉴别。

2. **先天性肥厚性幽门狭窄**　主要表现为生后 2 周开始的反复呕吐,呈喷射性、进行性加剧,呕吐物不含胆汁,患儿多伴营养发育不良,腹部超声及钡餐造影可帮助鉴别。

3. **急性胃扩张**　本病以上腹胀痛为主,腹痛不严重。有恶心及频繁无力的呕吐;呕吐物含胆汁,量多。胃管易插入,并能抽出大量液体和气体。患者有脱水及代谢性碱中毒,早期出现休克。

4. **急性胃炎**　本病有突发上腹疼痛,并伴有呕吐。①本病呕吐较急性胃扭转频繁,量较多,可混有胆汁,而胃扭转不含有胆汁;②本病可插入胃管,而胃贲门完全性扭转不能插入胃管;③X 线检查胃扭转可发现两个胃泡影,而急性胃炎无此征象。

5. **胃肠道外肿块**　如在脾囊肿、胰尾囊肿等病变时,胃被推压向上向内向右移位,从而使胃形态改变,此时胃镜检查应注意胃小弯位置或食管与胃黏膜关系,腹部 CT 等影像学检查可帮助鉴别。

【治疗】

1. **保守治疗**　小婴儿胃扭转多为脾胃韧带或胃结肠韧带松弛而致胃固定不良,多数可随患儿生长发育而自行矫正;可行体位疗法。喂奶时抱起患儿,将上身向右前倾,防止患儿哭闹。喂奶后拍背数次,再取头高右侧前倾卧位 30 分钟。

2. **胃镜诊断和治疗**　胃镜复位方法:胃镜通过贲门后先注气扩张胃体腔,然后循腔进镜,以确定胃扭转的类型、部位、方向、程度,依胃扭转的类型采取不同方法的复位。若胃体腔潴留液过多,应首先吸出液体,然后注气循腔进镜,根据扭转方向逆时针或顺时针旋转镜身并向前推进,若能看见幽门,继续注气即可复位,有时需要数次方能复位。如果侧卧不能进入胃窦腔时让患者仰卧位容易复位。

3. 手术治疗　手术治疗多为针对病因治疗。分为开腹手术和腹腔镜手术,前者具有手术暴露清晰、易于操作等优点,后者具有手术创伤小、恢复快等优点,最终选择视患者具体状况而定。

（1）手术适应证:①急性完全性胃扭转;②发现引起胃扭转病因(溃疡、肿瘤、食管裂孔疝、膈疝、间位结肠等)需要手术者,可同时手术解决胃扭转;③经保守复位后反复发作者。

（2）手术方式:在胃体复位以后,根据所发现的病理变化进行相应的处理。食管裂孔病变和膈肌病变可进行修补或胃底折叠术;如果已经存在胃壁坏死、穿孔则应视情况行胃穿孔修补、局部切除或大部切除术。若术中发现不能用手术解决的病理情况,则做胃固定术。胃固定术的术式有多种,最简单的方法是固定于前腹壁(将胃结肠韧带和脾胃韧带致密地缝到前腹壁腹膜上)或空肠,后者与胃空肠吻合相同,但不做吻合口。

> 🌐 **拓展知识点**
>
> 　　胃扭转临床表现多无特异性,多排 CT (multidetector computed tomography,MDCT) 的多平面重建(multiplanar reformations,MPRs) 对于胃扭转的诊断以及解剖学异常病因、并发症有较良好的诊断价值,有利于后续的治疗方案选择。有多项病例报道将内镜下胃缩减术成功应用于急性胃扭转的治疗,认为没有严重解剖异常的患者是内镜下胃缩减术的良好适用对象。

（刘海峰　冯玉灵）

四、先天性幽门闭锁及幽门前隔膜

> **导　读**
> 　　先天性幽门闭锁及幽门前隔膜均为罕见的消化道畸形,可引起患儿的胃出口梗阻症状,先天性幽门闭锁患儿出生后即出现频繁呕吐,而幽门前隔膜患儿由于其隔膜常有小孔,故临床多表现为间歇性的呕吐。呕吐症状出现的早晚与隔膜口大小密切相关,部分患儿到青春期甚至成年才发病。上消化道造影是疾病诊断最常用的手段,另外,呕吐病史及孕产期异常也有助于疾病诊断。外科手术是治疗此类疾病最主要的手段,但对于幽门前隔膜,也可采用内镜微创的手段进行治疗,隔膜部分切除是手术成功的关键。

　　先天性幽门闭锁(congenital pyloric atresia,CPA)是一种较为罕见的消化道畸形、临床常表现为出生即出现频繁呕吐等胃出口梗阻症状,部分病例可合并胃穿孔、胃出血以及大疱性表皮松解症(epidermolysis bullosa,EB)等。幽门前隔膜(prepyloric diaphram)属于胃隔膜(gastric diaphragm,GD)中的胃窦型隔膜,是一种罕见的胃出口梗阻性疾病,其主要特征在于幽门前存在一个环形的黏膜隔,使得胃腔在幽门前缩窄。

【流行病学】

　　新生儿 CPA 主要症状为非胆汁性呕吐,约占所有胃肠道闭锁的 1%,发病率约为新出生婴儿的 1/10 万,有家族性发病倾向,可能与染色体隐性遗传有关。幽门前隔膜发病率与 CPA 类似,约为 1/10 万,隔膜常位于隔的中央或偏于一侧,大小 2~3cm,可耐受人工扩张,见于儿童和成人。

【病因及分类】

　　CPA 患儿常表现为单一畸形发病,国外也有报道该病合并其他畸形的发生率为 43.8%~54.5%,比如 EB、多发性小肠闭锁畸形、食管闭锁、唐氏综合征及先天性心脏病等。CPA 的病因目前尚不明确,有报道认为,由于血液循环障碍缺血坏死或其他原因,引起胚胎期前肠发育过程中腔化障碍所致。另有报道指出,在胚胎期第 5~12 周,由于幽门管黏膜的机械或化学损伤,导致黏膜剥脱、粘连,随后纤维愈合继发闭锁。此外,有研究表明合并 EB 的家族性 CPA 较为多见,其发病有家族性常染色体隐性遗传可能,而无合并症的家族性 CPA 较为少见。

　　CPA 主要分为 3 种病理类型:①隔膜型闭锁,约占 57%,也被称为幽门型胃隔膜;②实质性闭锁,约占 34%;③盲端型闭锁,约占 9%,远近两端完全隔离呈盲端。

幽门前隔膜目前认为是胚胎期前肠发育为胃和十二指肠时分化不良形成的,是由于局部内胚层组织过度增生的结果,其组织学构成与胃黏膜相同。隔膜中央多有小孔,可通过食物。

【临床表现】

呕吐是该类疾病最主要的临床表现。

CPA 患儿生后即出现频繁呕吐,呕吐物不含胆汁,无胎便及排气。上腹部比较饱满,有时可见胃蠕动波,中下腹部则平坦。持续性反复呕吐并进行性加重,呕吐丢失大量胃液后,可引起脱水及低氯性低钾性碱中毒,若不及时治疗和手术常可导致死亡。

幽门前隔膜患儿呕吐呈间歇性发作,常发生在进食后,不含胆汁,呕吐后症状缓解。可有体重不增或体重下降,造成贫血、营养不良等症状。这种疾病有时无法与其他胃出口梗阻性疾病区别,非典型的临床表现常可导致误诊。

【疾病诊断】

随着产前诊断技术的提高,约 60% 的结构性出生缺陷可在产前即可诊断。在产前孕期超声检查中,CPA 往往表现为单个扩张的胃泡,没有双泡征,而且扩张的胃泡在超声检查过程中,其大小及形状没有改变,92% 的 CPA 患儿产前有羊水过多病史,所以产前超声检查对于 CPA 的早期诊断有较大帮助。

1. X 线及上消化道造影检查 CPA 患儿腹部 X 线立位片显示胃腔扩大,胃内存孤立气泡,贮有大的液平面,而肠腔内无气体,消化道造影往往显示胃出口完全性梗阻,呈盲袋状改变。

幽门前隔膜患儿 X 线片常表现为胃腔扩大,消化道造影显示为狭窄近侧呈"耳状面"改变,胃内造影剂排空受阻,狭窄面远侧与幽门间形成小室样充盈区,也被称为"双球征",若狭窄面两侧均充盈造影剂,则隔膜显示呈光滑的切迹状(图4-2-6)。

2. 腹部 CT 检查 CT 检查对疾病有辅助诊断作用,主要可用于胃出口梗阻性疾病的排除诊断,部分幽门前隔膜患儿腹部 CT 检查可见胃窦与十二指肠之间见有小室样结构(图4-2-7)。

3. 胃镜检查 胃镜检查是诊断胃出口梗阻性疾病最直接、最准确的诊断方法。CPA 患儿胃镜检查无法看到幽门结构,而幽门前隔膜患儿胃镜可以看到"双幽门",即胃镜直接通过两个

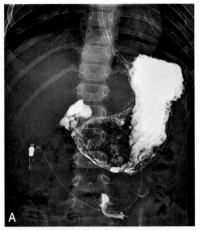
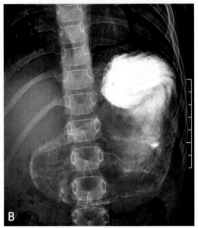

图 4-2-6 幽门前隔膜患儿消化道造影表现
A. 显示胃出口不完全梗阻造影剂通过幽门管缓慢,幽门管狭窄;B. 显示胃腔明显扩张

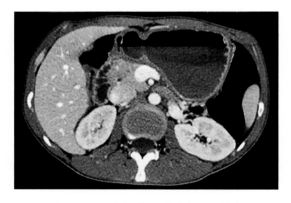

图 4-2-7 幽门前隔膜腹部 CT 检查
胃窦与十二指肠之间见有小室样结构

"幽门口"才能到达十二指肠球部,如隔膜直径偏小,也可使用超细内镜进行探查从而明确(图4-2-8)。

【鉴别诊断】

1. 先天性肥厚性幽门狭窄 先天性肥厚性幽

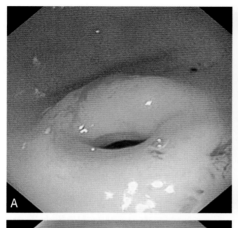
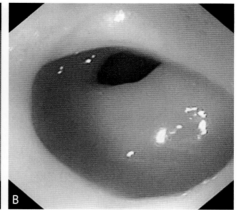
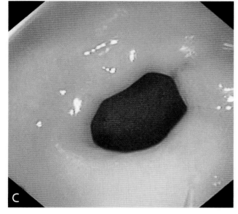

图 4-2-8　一例幽门前隔膜患儿胃镜下图片
A. 胃窦处近似幽门的胃隔膜——"假幽门"; B. 普通胃镜无法通过，使用超细内镜探查，通过"假幽门"开口可见真幽门; C. 真正的幽门开口

门狭窄多为出生 2~3 周出现症状，表现为进行性加重的喷射状呕吐，腹部触诊可触到橄榄状的幽门肿物。超声检查可证实幽门肿物的存在。超声检查的标准包括幽门肥厚度≥4mm，幽门管长度≥18mm，幽门管直径≥15mm，以幽门肥厚度为最主要指标。上消化道造影显示幽门管狭窄的"线"征或"肩"征亦可辅助诊断和鉴别。

2. 胃窦部憩室　胃窦部憩室是指胃壁的局限性袋状扩张或囊样突出。多数患儿无症状，需与幽门前隔膜相鉴别，上消化道造影可鉴别，前者常显示胃窦有一囊袋状影向腔外突出，一般无幽门梗阻表现。

【疾病治疗】

手术是治疗 CPA 的唯一方法。CPA 手术治疗方式的选择，取决于不同的病理分型。对于隔膜型 CPA，一般建议采用隔膜切除及 Heineke-Mickulicz 幽门成形术。对于盲端型 CPA，多采用胃-十二指肠端端吻合术。对于实质性闭锁，多数仍采用实质段幽门管切除、胃-十二指肠端端吻合术，但这种方法可能会引起胆汁反流碱化胃液继发的远期相关并发症。

对于幽门前隔膜，传统的治疗方法为外科手术隔膜切除+必要时幽门成形术，内镜技术的不断发展为隔膜类疾病微创治疗提供了契机，目前此类疾病也可以采用球囊扩张联合电刀切除的方式进行治疗，目前已有相关的病例研究报道，取得了良好的治疗效果。

> 🌐 **拓展知识点**
>
> 新生儿 CPA 虽然临床上较为罕见，早期诊断明确手术探查指征并不困难，但对于合并 EB 或多发性肠闭锁、胃穿孔等 CPA 患儿，病死率较高达到 50%。无合并症的 CPA 患儿，针对不同病理类型选择合适手术方式，早期手术，术后积极纠正水、电解质紊乱，往往预后良好。幽门前隔膜可根据隔膜情况分别采取外科或手术内镜微创治疗，往往可取得较好的临床效果。

（刘海峰　钭金法）

五、十二指肠隔膜

导　读

先天性十二指肠隔膜是导致儿童十二指肠梗阻的重要原因之一,反复呕吐、营养不良及生长发育受限是该病的主要临床症状。隔膜可出现在十二指肠的任何部位,但以壶腹附近最多见。手术是治疗隔膜唯一有效的治疗方法,既往主要的治疗方法是外科干预,行隔膜切除和十二指肠纵切横缝术。目前内镜技术的发展已经改变了十二指肠隔膜的治疗方式,内镜下的球囊扩张联合隔膜切除可取得媲美外科手术的效果,而且具有微创、恢复快的特点。

十二指肠隔膜(duodenal septum)包括十二指肠膜式狭窄和闭锁,是婴幼儿时期十二指肠梗阻的重要原因之一,发病率约为 1:(10 000~40 000),可在新生儿、婴幼儿及儿童期出现症状,症状出现早晚与隔膜孔大小有关。患儿长期有呕吐症状,可导致营养不良、消瘦、贫血和生长发育障碍,严重影响儿童的健康。

【病因和发病机制】

十二指肠膜式狭窄与闭锁病因尚不十分清楚,一般认为是由于胚胎期肠管腔化不全所致。即在胚胎第 5 周起,肠管内上皮细胞过度增生而致肠腔闭塞,然后在充实的上皮组织内出现许多空泡并不断扩大相互融合,使肠管再次贯通。由于某种原因使肠管重新腔化发生中断即可能在肠腔内某段有一横贯肠腔的膜状组织。该病除十二指肠发育异常外,常并存十二指肠邻近脏器及其他系统如心血管、泌尿生殖系统及 21-三体综合征等畸形。

十二指肠闭锁与狭窄可发生于十二指肠的任何部位,以十二指肠第二段壶腹部附近最为多见,其隔膜多由少量肌纤维及两层黏膜构成,可为完全性或隔膜含有一小孔,小孔的直径从 0.1~1.0cm 不等,且多为偏心性。

病理改变:膜式狭窄为不完全性梗阻,其梗阻近端肠管肥厚,扩张程度与肠腔狭窄程度及病程长短有关。

【疾病分类】

国内有学者在 1979 年依据隔膜形成将先天性十二指肠隔膜分为四型:无孔型(见于新生儿期)、有孔型(小孔位于中央或偏向一侧)、风袋型(因胃和十二指肠强力蠕动使隔膜与肠壁附着处松弛延长,向远端脱垂,日久形成风袋状盲袋)及多发型(同时存在 2 处或 3 处隔膜)。

【临床表现】

呕吐是本病的主要症状,呕吐出现的时间与隔膜是否有小孔及孔隙的大小密切相关。无孔型发生于新生儿,患儿生后即可发生梗阻症状,一般在生后 1~3 天,呈持续性,若不及时手术常可导致死亡。有孔型隔膜患儿由于食物可以通过小孔,但通过较困难,呕吐症状出现较晚,多数在患儿添加固体食物后出现,呈间歇性,呕吐物以宿食为主,含或不含胆汁。如隔膜位于 Vater 壶腹部以上,呕吐物多无胆汁样的胃内容物;如隔膜位于 Vater 壶腹部以下,呕吐物多为含胆汁样的胃内容物。

【疾病诊断】

十二指肠隔膜症的诊断方法有腹部 X 线片、腹部 B 超、上消化道造影、胃镜,或者术中发现病变。

1. 腹部立位 X 线片检查　本病具有较典型 X 线表现。显示高位肠梗阻,十二指肠扩张和梗阻,表现为"双泡征",即胃和十二指肠内各有一个气液平面,余腹部未见气体。如十二指肠远端闭锁也可表现为"三泡征",即胃和十二指肠降段、水平段各有一个气液平面。如梗阻以上十二指肠潴留液体,仅胃泡含气时则表现为"单泡征"。但也有 X 线无特异改变者,需要结合临床症状及上消化道造影确诊。

2. 上消化道造影　是诊断十二指肠隔膜症的重要手段,也是诊断该症使用最多的检查方法,可直观显示隔膜的具体位置,盲端的"刀切征"为先天性十二指肠隔膜的典型征象(图 4-2-9)。另外,影像检查时造影剂的选择须谨慎,患儿较小、体质较差及易发生呛咳的患儿应选碘海醇等水溶性造影剂,可避免硫酸钡误入气道对患儿造成的伤害。

3. 腹部 CT 检查　可查看胃及十二指肠局部解剖关系,了解扩张及梗阻情况,并可辅助诊断和排除其他十二指肠梗阻性疾病。

4. 腹部 B 超　超声检查操作简单、无创、无辐射,且患儿腹壁较薄,有助于判断病变位置。

5. 胃镜检查　胃镜是上消化道疾病一种直观、准确的检查方法,既可以诊断该疾病,又可以用于疾病的内镜下治疗(图4-2-10)。

【鉴别诊断】

1. 环形胰腺　上消化道造影时,十二指肠隔膜处为扩大的盲端呈"风兜状"或"刀切状",环

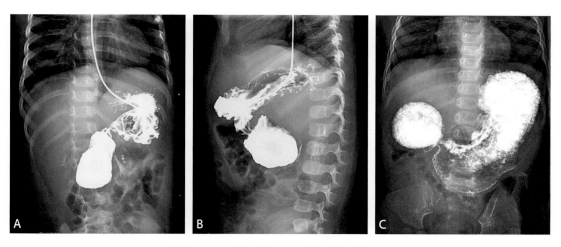

图4-2-9　十二指肠隔膜上消化道造影

A. 显示十二指肠梗阻,肠腔扩大,其盲端呈"刀切征";B. 盲端少量线性造影剂溢出,提示此处为隔膜开口可能;C. 胃腔扩大伴十二指肠扩张和梗阻,呈"双泡征"表现

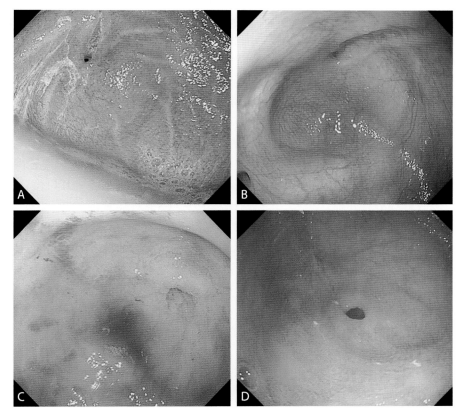

图4-2-10　十二指肠隔膜胃镜下表现

A. 显示十二指肠肠腔扩大,有大量胆汁性液体潴留,提示十二指肠乳头位于隔膜以上;B. 十二指肠肠腔扩大,有一偏心性的开口,隔膜呈风袋状盲袋;C. 十二指肠扩张伴黏膜充血红肿,腹部按压时有胆汁性液体从隔膜开口流出,后经证实十二指肠乳头位于隔膜开口内侧;D. 隔膜开口大小约4mm,肠腔内无胆汁性液体潴留

形胰腺为降段中部环形或半环形缩窄状,先天性肠回转不良梗阻点为外压性改变。

2. 肠旋转不良 肠旋转不良指胚胎期中肠发育过程中以肠系膜上动脉为轴心的旋转障碍,患儿多于出生后数天出现间歇性呕吐,上消化道造影常显示十二指肠第2、3段出现"鸟嘴样"改变,十二指肠空肠起始部分走行异常。

3. 肠系膜上动脉压迫综合征 是由于肠系膜上动脉或其分支压迫十二指肠水平部或升部,造成十二指肠部分或完全梗阻。消化道造影检查十二指肠水平段可见与肠系膜上动脉走行一致的笔杆样压迹,腹部CT等影像学检查亦可辅助诊断。

4. 其他疾病 如空肠闭锁、胎粪性肠梗阻,通过相关病史、X线检查以及上消化道造影等均可辅助鉴别。

【治疗】

手术被认为是该疾病治疗唯一有效的方法,该疾病治疗方式包括开腹手术、腹腔镜下手术及内镜下手术治疗。

1. 传统手术 为右上腹横切口,开腹行隔膜切除肠吻合术,主要包括:

(1)隔膜切除术:

1)明确隔膜位置后,在十二指肠前壁隔膜附着点做纵行切口,长1.5~2cm。

2)小心压迫胆囊并仔细观察Vater壶腹开口处有无胆汁流出。

3)避开Vater壶腹开口,沿隔膜根部环行切除,可以用可吸收缝线缝合止血。

4)肠壁切口横行缝合。

(2)肠管纵切横缝术:适用于部分十二指肠狭窄者,于肠壁狭窄处做纵向全层切开,再横向全层间断缝合。

(3)十二指肠菱形吻合术:

1)充分游离十二指肠梗阻部的远端肠管(必要时包括十二指肠悬韧带),使吻合口无张力。

2)在十二指肠前壁梗阻近端做横切口,梗阻远端做纵切口。

3)使用可吸收缝线行十二指肠-十二指肠全层缝合。

2. 腹腔镜手术 随着微创外科发展,腹腔镜下的十二指肠隔膜切除技术愈发成熟,具有腹腔侵扰小、创伤相对较轻、切口小、恢复快等特点。目前临床上腹腔镜下进行肠腔内隔膜切除术(纵切横缝),具体步骤为:

(1)首先采用三孔法,于脐缘左下方作5mm切口,置入5mm套管作为目镜通道。于左上腹、右中腹各取3mm切口,置入3mm套管作为操作通道。

(2)采用经腹壁十二指肠近端悬吊牵引法悬吊十二指肠梗阻近端,纵行剪开梗阻点近远端,避开乳头,予以大部分切除隔膜。

(3)使用5-0可吸收缝线缝合全层肠壁。

3. 内镜治疗 内镜治疗通过人体自然腔道进入,直达病变部位进行治疗,具有创伤小、术后恢复快、并发症少的特点。内镜下球囊扩张术是近年来应用较多的方法,该方法通过放置扩张球囊,在直视下进行球囊扩张以扩大十二指肠膜式狭窄孔,可起到直接迅速的效果,但仍有部分患儿需要多次球囊扩张治疗才能取得良好的治疗效果,隔膜中的肌纤维组织被认为是引起单纯球囊扩张治疗十二指肠隔膜需要反复扩张的重要原因之一。内镜下十二指肠隔膜切开术是在球囊扩张的基础上,对隔膜进行进一步的切除治疗,该方法的主要步骤包括:

(1)通过胃镜孔道置入斑马导丝或活检钳探查隔膜,明确其与十二指肠乳头位置。

(2)对于乳头不在隔膜之上者,需采用球囊扩张后使用胃镜或超细内镜探查,腹部按压可帮助明确十二指肠乳头开口位置(图4-2-11)。

(3)对隔膜的治疗:可使用内镜剪刀放射状钝性分离(尽量避免8~11点位置),球囊扩张后可根据情况分别采用活检钳(圈套器)夹除,或电刀黏膜注射后切除,特别需注意采用电刀切除时需格外小心,因为患儿十二指肠肠壁薄,操作空间有限,盲目的电切可能导致十二指肠乳头误损伤的严重后果(图4-2-12)。

(4)内镜治疗后的术后管理:监测生命体征,给予禁食补液及抑酸治疗等,检查胰蛋白酶、淀粉酶指标,行腹部立位X线片检查。饮食管理:术后12小时尝试饮水,48小时后逐渐改为流质饮食,3天后半流饮食,观察有无呕血、黑便及黄疸症状,术后定期随访,行上消化道造影检查查看患儿十二指肠梗阻及通畅情况变化。

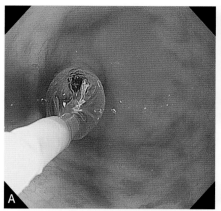
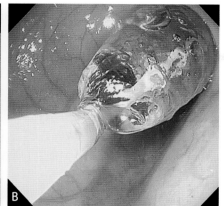
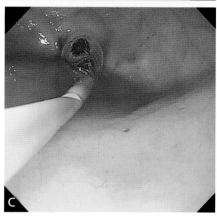

**图 4-2-11　十二指肠隔膜症内镜下
球囊扩张治疗**
扩张完成后隔膜开口明显扩大

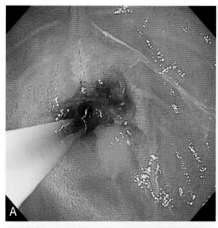
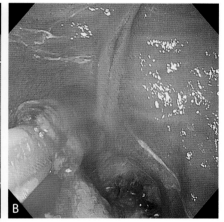
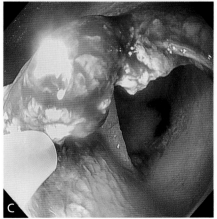

**图 4-2-12　内镜下球囊扩张后多种
方式行隔膜切除**
A. 采用活检钳夹除隔膜；B. 隔膜边缘
游离后采用圈套器切除隔膜；C. 保护
十二指肠乳头前提下，采用电刀切除
隔膜组织

拓展知识点

近几年来,有报道称治疗十二指肠隔膜较为理想的方法为使用双通道"操作内镜"进行隔膜切除。具体步骤为使用斑马导丝插入隔膜缺损小孔内,通过导丝将气囊穿过隔膜充气并回拉隔膜,隔膜被固定在某个范围内。然后可使用陶瓷尖刀沿 3~8 点钟方向切割隔膜,从而避免损伤胰胆管壶腹部,陶瓷尖刀是可以避免切割时球囊破裂。另外,超声内镜或者磁共振胰胆管成像(magnetic resonance cholangiopancreatography,MRCP)检查也有助于识别十二指肠乳头。

（刘海峰　钭金法）

第三节　肠畸形

一、先天性巨结肠症

导　读

先天性巨结肠症(HD)是引起小儿便秘最常见的先天性消化道畸形,由于病变结肠缺乏神经节细胞而失去蠕动功能,导致近端结肠扩张、肥厚,形成巨大扩张肠段。其临床表现随年龄不同而异,新生儿期表现为胎便排出延迟、肠梗阻,年长儿以难治性便秘为特征。肛门指诊有大量稀粪便和恶臭气体排出,腹胀立即好转。少数患儿以空肠穿孔、小肠结肠炎为首发症状。动态钡剂灌肠检查、直肠肛管测压及直肠黏膜活检检查可以明确诊断。一期巨结肠拖出手术可以取得满意的疗效,腹腔镜/机器人辅助手术技术完善,应用于各种类型的 HD 患儿。

先天性巨结肠症(Hirschsprung's disease,HD)又称肠道无神经节细胞症(aganglionosis),特点是病变肠管肌间和黏膜下神经节细胞缺如。由于肠管神经节细胞缺如,引起病变肠管平滑肌持续收缩、痉挛性肠梗阻,不能诱发直肠收缩和肛门内括约肌弛缓,便意消失,最终导致粪便不能排出,近端肠管因粪便淤积和剧烈蠕动代偿性扩张和肥厚,形成巨大扩张肠段。大多数患儿手术根治可获得满意效果。

【流行病学】

1691 年,荷兰解剖学家 Ruysch F. 首次病例报道。1888 年,丹麦医师 Hirschsprung H. 是第一位描述巨结肠特征的医生。先天性巨结肠症在消化道先天性畸形中位居第二,有逐年增加趋势。全球发病率约 1/5 000 活产儿,黄色人种发生率明显高于白色和黑色人种。中国是世界上发病率最高的国家之一,在出生新生儿中为 1.4/5 000。性别构成比与病变范围有关,病变范围越短,越多见于男性。一般短段型为(3~4):1(男:女),长段型为 1.5:1(男:女),全结肠型巨结肠为 1:1.6(男:女)。75% 患者的移行段位于直肠乙状结肠交界处,8% 的患者可达全结肠和回肠末端,80%~90% 的巨结肠可以在新生儿时期确诊。

【病因和发病机制】

大多数学者认同肠神经嵴细胞(enteric neural crest cells,ENCCs)迁移异常理论。肠神经节细胞由肠神经嵴细胞分化发育而来。在孕 5 周时,人类胎儿迷走神经嵴来源的 ENCCs 首先出现在发育中的食管,在孕 5~12 周期间从头端向尾端方向迁移至肛管,ENCCs 的迁移、增殖和分化障碍可导致结肠神经节细胞缺如。该迁移停顿发生得越早,无神经节细胞肠管就越长。HD 可以散发或家族发病,以散发型多见,有家族史者仅占 5%~20%。散发型 HD 是一种多基因、非孟德尔遗传模式疾病,具有性别依赖性。家族型中常见的合并畸形有 Down 综合征、Waardenburg-Shah 综合征和 Mowat-Wilson 综合征等。

1. 基因遗传因素　HD 是遗传因子与环境因素共同作用的结果,为多基因遗传,遗传度为 80%。近年来随着对 HD 基因研究的深入开展,目前已发现 15 个以上的突变基因,这些基因表达在肠神经嵴细胞或间充质细胞中,参与 ENCCs 命运决定的早期阶段。

(1)原癌基因(proto-oncogene RET):*RET* 基因定位于染色体 10ql1.2,包括 20 个外显子,编码产物 RET 是一种具有酪氨酸激酶活性的跨膜受体,它是大多数肠神经细胞赖以生存的基因,在神经系统的发育过程中起主要作用。已发现多种 *RET* 原癌基因的突变,包括微缺失、插入、影响正确 RNA 剪接的变异体、无义突变以及错义突变。突变可发生在散发性或家族性 HD 病中,家族性患者中 *RET* 基因突变约为 50%,散发性病例中占 15%~20%。

(2)胶质细胞源性神经营养因子(glia cells derived neurotrophic factor,GDNF):GDNF 是神经元和肠道神经的营养和生存因子,位于染色体 5p12-p13.1。作为 *RET* 基因的配体,GDNF 突变可以导致 HD 的发生。

(3)内皮素 B 受体(endothelin-B receptor,ENDRB):位于染色体 13q22,基因长约 24kb,含 7 个外显子和 6 个内含子。EDNRB 存在于人结肠的肌间神经丛、黏膜层以及神经节细胞内。EDNRB 的表达伴随于胚胎发育整个过程中,它的功能是使神经嵴细胞发育至成熟的神经节细胞。

(4)内皮素 3(endothelin 3,ET-3):为 EDNRB 的配体,位于 20q13.2-3。Svensson 等报道在 66 个散发和 9 例家族性 HD 病例中,在外显子 2 发现了 ET-3 杂合性突变。在致死花斑和致死性点突变小鼠模型中也可以检测到 *EDNRB* 和 *ET-3* 基因突变,提示 EDNRB 和 ET-3 两种分子之间的信号传递对神经节细胞的正常发育有决定性的作用。

(5)SOX10:*SOX10* 基因在胚胎期表达于神经嵴细胞,参与外周神经系统的形成。它与决定睾丸 SRY 基因的高变组的 box 区同源,位于 22q12-q13。人类表达的 SOX10 mRNA 存在于成年的脑、心脏、小肠和结肠中。Waardenburg-Shah 综合征(内眦外移、局部白化病、耳聋)患者中存在有 *SOX10* 基因的突变。

(6)神经调节素-1 基因(neuregulin,*NRG1*):人 *NRG1* 基因位于染色体 8p12,长 1 125kb,包含 19 个外显子和 18 个内含子。NRG1 可抑制 GDNF 诱导神经嵴细胞向神经元分化。NRG1 与 RET 的相互作用,无论是 NRG1 的常见变异(CV),还是罕见变异(RV)均与 RET 相关联,明显增强 *RET* 基因的外显率。

(7)配对同源盒基因(*PHOX2B*):位于 4p12,编码一种转录因子(同源结构域蛋白),是 HD、先天性中枢性低通气综合征(congenital central hypoventilation syndrome,CCHS)和交感神经系统肿瘤(tumors of the sympathetic nervous system,TSNS)的易感基因。HSCR、CCHS 和 TSNS 可以找到各种组合形式,归因于不同的基因型/表型相关性的多种 *PHOX2B* 基因突变。

随着研究的进一步深入,新的相关基因在不断被发现。然而,这些基因的罕见变异在以散发型为主的 HD 患者中仅能够解释少部分患儿(约 10%)的发病原因。近年来 *RET*、*NRG1* 等基因非编码区单核苷酸多态性(single nucleotide polymorphism,SNP)成为热点。

2. 肠壁内环境改变

(1)Cajal 间质细胞:Cajal 间质细胞是分布在胃肠道神经末梢与平滑肌之间的一类特殊细胞。有以下主要的功能:起搏胃肠道平滑肌、推进胃肠道电活动的传播、调节神经递质等功能。HD 患者结肠肠管的肌间 Cajal 间质细胞比对照组正常结肠显著减少,在肠肌丛周围形成的网络是稀疏的,而分布在平滑肌内的 Cajal 间质细胞基本正常,并主要位于环肌内表面,从而认为是肌间 Cajal 间质细胞与肠神经系统和平滑肌之间的电信号传递者的缺失造成了肠运动障碍。Cajal 间质细胞分布异常导致病变肠管慢波节律和兴奋传导异常从而引起或加重了 HD 的发病。

(2)细胞外基质蛋白(extracellular matrix,ECM)和细胞黏附分子(cell adhesion molecule,CAM):神经嵴细胞在迁移前受肠道微环境因素的控制,胚胎早期由其周围组织造成的微环境因素在决定神经嵴细胞的迁移途径和最终分化上起主导作用。ECM 对细胞黏附与运动是一种重要的影响因素,纤维连接蛋白和透明质酸为神经嵴细胞向肠内移行提供通路,层连接蛋白和Ⅳ型胶原促进肠内神经嵴细胞的轴突生长及神经元分化。CAM 和成纤维细胞生长因子(fibroblast growth factor,FGF)

通过激活 FGF 受体（fibroblast growth factor receptor，FGFR）来促进神经元轴突的生长。HD 病变段神经节 CAM 表达明显减少，使 CAM-FGFR 信号转导通路的改变影响了神经细胞的生长发育，参与 HD 发病。

（3）神经生长因子（nerve growth factor，NGF）及神经生长因子受体（nerve growth factor receptor，NGFR）：NGF 能促进神经元的轴突生长和数目增多，与胚胎期和出生后早期交感神经和脊髓背根神经节细胞的成熟有密切关系，亦与肠道神经丛的形成和发育有关。NGF 的作用过程需要细胞膜上 NGFR 参与，HD 狭窄段 NGFR 阳性神经纤维明显减少或缺如，提示 HD 发病可能与 NGFR 异常有关。

3. 感染、炎症因素 1979 年，Towne 报告 1 例顺产男婴，胎便延迟至 48 小时，第 3 天出现腹胀，第 6 天钡灌肠见乙状结肠有移行段。行直肠黏膜活检见有神经节细胞，其肠壁肌间神经节细胞周围发现异常的嗜酸性细胞浸润，诊断为胎粪性肠梗阻，于生后 12 天出院。4 个月时再次出现腹胀，乙状结肠及直肠活检镜检下见神经纤维增粗，无神经节细胞存在，诊断为 HD。由枯西氏锥体鞭毛虫所致 Chagas 病是流行于中、南美洲的寄生虫疾病，该锥虫侵入人体后，寄生在结肠的远端。该虫产生毒素引起病变肠管肌肉神经节细胞变形，继发性扩张变薄，导致后天性巨结肠，严重者小肠、结肠甚至食管也扩张增粗。1996 年，王练英检测 HD 患儿尿中巨细胞病毒（CMV）明显高于正常儿，提示 HD 与 CMV 有关。

4. 肠壁缺血、缺氧因素 最早报道 HD 与肠壁缺氧有关的是 1959 年 Ehrenpreis 报告 1 例 HD 患儿，采用 Swenson 手术。近端保留之肠管证明有神经节细胞存在。术后便秘复发，再次手术切除狭窄段，病理检查见神经节细胞稀少，呈退化性病变，而且血管呈玻璃样变性。对照前次手术，作者认为肌间神经节细胞及血管的病理改变，为第 1 次手术时保留的结肠远端暂时缺血、缺氧所致。近年研究认为 HD 术后便秘复发与缺血、缺氧有关的证据不足，而主要与 HD 根治手术时病变肠管切除不全、肛门内括约肌的病理作用有关。

【病理及病理生理】
典型的病理特征包括狭窄的末端结肠、漏斗状的移行区（transition zone，TZ）和扩张肥大的近端结肠。在新生儿时期，肠道可以表现出正常形态。随病情进展和症状加重，扩张段结肠呈现典型的巨结肠改变：扩张、肥厚、颜色灰白，结肠袋消失，外观似胃壁。

1. 组织学基础 狭窄段特征的病理改变是肌间神经丛（auerbach 丛）和黏膜下神经丛（meissner 丛）内神经节细胞缺如。黏膜肌层、固有层、黏膜下层和肌间神经丛均有粗大的无髓鞘神经纤维增生，这些粗大的神经纤维，是外来副交感神经节前纤维。这些副交感神经元连续性释放乙酰胆碱，导致局部胆碱酯酶过量堆积，应用组织化学染色技术能在黏膜固有层、黏膜肌层、环肌中发现这种典型特征。移行段病理改变以神经节细胞减少和无髓鞘神经元显著增多为主要特征，是狭窄段的被动性扩张部分。扩张段的组织学表现是结肠扩张伴有肌层增厚，扩张段结肠有接近正常的肠神经系统，也可以表现为神经节细胞减少或变性。一般认为距离狭窄段 15cm 以上的扩张肠管，神经节细胞已正常。

2. 病变分型 根据狭窄段肠管的长度分为不同的类型：病变位于乙状结肠中段或以远，多数位于直肠近端或直肠乙状结肠交界处，为短段型，约占 75%；病变位于乙状结肠中段以近结肠，为长段型，约占 15%；病变累及全部结肠和末端 50cm 以内回肠为全结肠型（total colonic aganglionosis，TCA），约占 7%~8%；病变累及全部结肠、小肠为全肠型（total intestinal aganglionosis，TIA），不足 1%。

3. 病理生理 正常的肠动力依赖于从头侧向尾侧推动的节段性收缩波来实现（蠕动），这种收缩波与肠平滑肌松弛相一致。病变肠管神经节细胞缺如导致肠管失去正常蠕动，肠管处于痉挛状态、肛门内括约肌不能松弛，导致粪便通过障碍，进而出现功能性梗阻或难治性便秘。无神经节细胞肠段接受两种不同来源的神经支配：一个是来自有神经节细胞肠段经过移行区的内源性抑制神经支配（肾上腺能神经），另一个是来自无神经节细胞肠段骶前外源性兴奋性神经支配（胆碱能神经）。内源性抑制神经冲动的减弱和外源性兴奋性神经冲动的增强均可引起肠管痉挛。最近在人、鼠的研究中发现病变肠段血管活性肠肽、P 物质、脑啡肽、一氧化氮、促胃液素释放肽、降钙素基因相关肽、Cajal 间质细胞、平滑肌细胞等均有不同程度的异常。

【临床表现】

HD 临床表现因病变范围、患儿年龄、并发症、伴发畸形而不同。新生儿期主要表现为肠梗阻，年长儿以难治性便秘为特征。

1. **新生儿肠梗阻** 绝大多数在新生儿时期出现症状，约 60%~90% 新生儿 HD 生后 24 小时无胎粪排出或只有少量排出，进行性腹胀、胆汁性呕吐、喂养不耐受等远端梗阻的表现，48 小时不排胎便则对 HD 的诊断更有帮助。体格检查表现为腹胀但腹软，肛门指诊有大量稀粪便和气体排出，腹胀立即好转。少数患儿以空肠或阑尾穿孔为首发症状。

2. **慢性便秘** 婴幼儿多表现为慢性便秘，少数在成人才出现慢性顽固性便秘症状。生后母乳喂养排便一般不困难，如果患儿在人工喂养后立即出现便秘症状，对诊断具有重要的提示意义。便秘往往需要经过洗肠或其他处理后方可缓解，数日后症状复发。帮助排便的方法效果愈来愈差，以致不得不改用其他方法。久后又渐失效，便秘呈进行性加重。年长儿或成年人多表现为慢性便秘、明显腹胀、营养不良、生长发育迟缓及四肢消耗性表现。无神经节的肠段长短与临床症状之间没有明显的相关性。肛门指诊直肠内空虚无粪便，上腹部可见隐约肠型，伴或不伴腹痛，部分患儿腹部可触及肠石团块。

3. **巨结肠相关小肠结肠炎（Hirschsprung-associated enterocolitis，HAEC）** HAEC 是巨结肠患儿最常见并发症（10%~30%），也是引起死亡最多见的原因。HAEC 可以发生在各种年龄，根治术前、术后均可发生，即使结肠造瘘术后亦会出现结肠炎。华中科技大学同济医学院附属协和医院统计 141 例 HD 手术患者，术前 34 例发生不同程度小肠结肠炎，发生率为 24.1%；术后 36 例出现肠炎症状，发生率为 25.5%。

HAEC 的确切病因尚不明确，主要机制为功能性梗阻，导致肠道细菌的过度生长致使二次感染，梭状芽孢杆菌、轮状病毒等可能是致病因子。此外，HAEC 患儿肠管中存在小肠黏蛋白以及黏膜免疫球蛋白改变，导致小肠功能屏障丧失，引起细菌侵袭也是可能的致病原因。HD 患儿一旦出现腹胀加重，发热，排出稀水样便，有腐肉味、

奇臭，肛门指诊退出时多量气粪应高度怀疑。若同时出现昏睡、发热、呕吐、拒奶、白细胞升高、腹部 X 线片有肠管水肿等可以临床诊断 HAEC。HAEC 分级便于临床诊断和处置（表 4-3-1）。

表 4-3-1 HAEC 临床分级

分期	临床表现		
	腹泻	腹胀	全身症状
I	轻度	轻至中度	无
II	中度	中至重度	轻度
III	重度	重度	休克，轻度休克

4. **伴发畸形与综合征** HD 伴发或与多个先天性畸形和综合征相关。发现这些畸形和综合征将增加 HD 临床诊断的可能性。伴发畸形包括泌尿系统畸形、食管闭锁、先天性心脏病、肛门闭锁、梅克尔憩室、神经母细胞瘤等。伴发综合征最常见的是唐氏综合征（21- 三体，先天愚型），占整个 HD 患儿的 8%~16%。其他包括神经嵴发育异常综合征：Waardenurg-Shah 综合征、Yemenite 聋盲综合征、Piebaldism 综合征、Goldberg-Shprintze 综合征、Smith-Lemli-Opitz 综合征、多发性内分泌瘤 II 型、先天性中枢性低通气综合征、神经纤维瘤病等。

【辅助检查】

1. **放射学检查** 腹部正位 X 线片上众多充气扩张肠襻、直肠无气体的低位肠梗阻表现（图 4-3-1）。钡剂灌肠是诊断 HD 最常用的方法，是判断病变范围和选择术式的重要依据。狭窄段位于乙状结肠以下，侧位显示最清楚，狭窄段位于乙状结肠以上者，正位片显示较全面（图 4-3-2）。HD 典型表现是扩张段和狭窄段之间存在移行段或直肠/乙状结肠直径比值<1（直肠-乙状结肠指数），24 小时延迟拍片造影剂残留能增加检查准确性。

2. **直肠黏膜活检** 直肠黏膜活检病理检查是诊断 HD 的金标准方法，准确率达 98%。病理诊断标准是肠黏膜下、肌间神经节细胞缺失；粗大的神经干，切面直径至少达到 40μm。正常情况下，齿状线上 0.5~1.0cm 缺少神经节细胞，因此，直肠黏膜活检至少在齿状线上 1.0~1.5cm 进行，但太高会遗漏短段型 HD。负压抽吸式取材是目前在新生儿、婴儿最广泛的方法，安全简便、出血

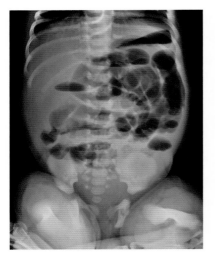

图 4-3-1　典型 HD 腹部正位 X 线片

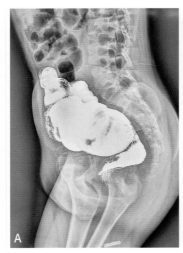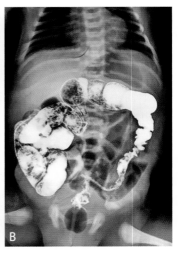

图 4-3-2　HD 钡灌肠
A. 侧位片；B. 正位片

风险小,可在床旁进行。抽吸取材不足、黏膜较厚的年长儿,应采用钳夹活检或全层切取活检。患儿黏膜丛、黏膜下丛 HE 染色辅以乙酰胆碱酯酶染色增加诊断的正确性。近年应用钙视网膜蛋白(calretinin)(图 4-3-3),PDP9.5 和 S100 免疫组织化学染色显示神经干,两者结合可提高诊断准确性。

3. 肛管直肠测压(anorectal manometry)

正常直肠内的压力刺激可引起直肠内括约肌松弛,这种反射现象被称为肛门-直肠抑制反射(anorectal inhibitory reflex, ARIR)。无神经节细胞肠管表现为 RAIR 消失,确诊率在 90%~100%,与仪器高精密性和个人的技术有关(图 4-3-4)。新生儿因肛门直肠功能尚未完全成熟,假阴性高,通常不推荐直肠肛管测压用于新生儿 HD 诊断。

【诊断与鉴别诊断】

HD 诊断主要根据临床表现、钡剂灌肠、直肠肛管测压、直肠黏膜活检等。在新生儿、婴幼儿和年长儿分别需要与表 4-3-2 中疾病相鉴别。

【治疗】

生理盐水灌肠能迅速减轻结肠内的压力,达到有效近期治疗效果。对病情不稳定的患儿,结肠造口是安全的治疗手段。病情稳定的患儿经过一段时间的清洁洗肠后,可以行根治性手术。完

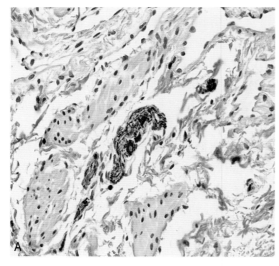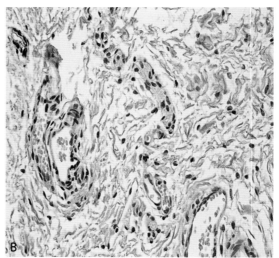

图 4-3-3　calretinin 染色神经节细胞(-)
A. 正常肌间神经节细胞；B. HD 未见肌间神经节细胞

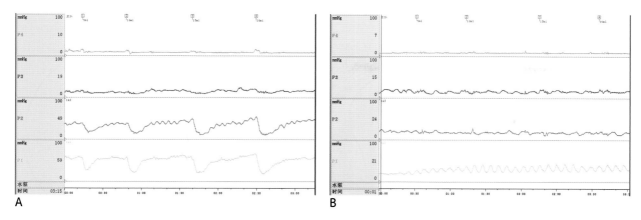

图4-3-4　肛门直肠抑制反射（RAIR）
A. 正常 RAIR；B. RAIR 消失

表4-3-2　HD 鉴别诊断

新生儿期
肠闭锁
胎粪性肠梗阻
单纯性
复杂性（伴胎粪性囊肿或腹膜炎）
胎粪栓塞综合征
小左结肠综合征
肛门闭锁
婴幼儿期
肠旋转不良并扭转
空肠狭窄
结肠狭窄
肠重复畸形
肠套叠
坏死性小肠结肠炎
母孕期服用药物或毒品，母体患糖尿病
颅内出血
年长期
获得性巨结肠
特发性巨结肠症
功能性便秘
败血症
甲状腺功能减退
肾上腺出血
高血镁症
低血钾症

全切除病变肠管是 HD 最好治疗方法，手术时机依赖于患儿的病情及对初步治疗的反应。

1. **生理盐水灌肠**　一种简单、有效的治疗方法。将较粗的肛管轻柔地放入肛门，头端应超过狭窄部达扩张段，经肛门注入生理盐水 10~20ml/kg，1~2 次/d。如有肠石，注入甘油、50% 硫酸镁液保留灌肠。生理盐水灌肠的效果明显，但是短暂的，常用于缓解症状、小肠结肠炎的治疗以及术前准备。

2. **结肠造口**　大多数 HD 可以采用一期手术治疗，部分患儿因病情严重不能耐受一期手术，须分两期或三期手术完成。结肠造口的位置是移行区近端正常肠管，3~6 个月后行二期肠管拖出术，肠管造口闭合术可同期完成或 2~3 个月行三期手术。适应证：①HD 并发重度小肠结肠炎，肠管扩张不能用灌肠法维持排便；②重度营养不良，不能耐受一期手术者；③长段型 HD 术前清洁洗肠困难者；④全结肠型巨结肠症患儿。

3. **手术治疗**　HD 手术的目的是切除无神经节细胞肠管，保存肛门内括约肌功能，近端正常神经支配肠管与肛门吻合恢复肠管连续性。HD 根治性拖出手术方法包括 Swenson、Duhamel、Soave 手术。

（1）Swenson 术（拖出型直肠乙状结肠切除术）：由美国医生 Swenson 报告。游离直肠至肛门，近端结肠从直肠内套入拖出并外翻肛门，切除无神经肠管后在齿状线上方完成肠管肛门端端吻合，术毕吻合口退回肛门。Swenson 术虽有损伤盆底组织的风险，但长期随访结果表明可以获得良好效果，保留良好的排便、排尿控制以及性功能（图 4-3-5A）。

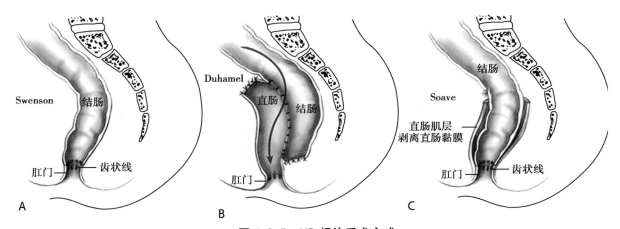

图 4-3-5　HD 根治手术方式
A. Swenson 手术；B. Duhamel 手术；C. Soave 手术

（2）Duhamel 术（结肠切除、直肠后结肠拖出术）：法国医生 Duhamel 报告。于腹膜反折水平横断直肠，将正常结肠通过直肠后间隙拖出，拖下结肠与无神经节细胞的直肠后壁端侧吻合（目前用线型 Stapler），形成新的直肠腔。Duhamel 术盆底操作较少，发生排尿及生殖系统神经损伤明显减少，保留了直肠前壁作为排便反射区。因保留太长直肠残端，易形成盲袋，导致积粪、便秘，称为盲袋综合征，是特有术后并发症（图 4-3-5B）。肛门外横断直肠 Duhamel 手术操作简便，可以获得短的直肠残端（儿童 4~6cm，新生儿 3~4cm），有利于消除盲袋的形成。

（3）Soave 术（直肠黏膜剥离、结肠直肠肌鞘内拖出术）：为避免损伤盆底组织，意大利医生 Soave 报告直肠肌鞘内拖出术。从腹膜反折水平切开直肠浆肌层，剥离直肠黏膜管，将正常肠管经直肠肌鞘拖出至肛门完成吻合。操作简单，盆腔内无吻合口，但直肠黏膜剥离不全或渗血易发生肌鞘内感染，保留较长直肠肌鞘可能增加小肠结肠炎、便秘发生率，术后需要较长时间扩肛（图 4-3-5C）。

随着诊断、围手术期处理以及微创外科的进步，一期微创手术策略已经成为临床治疗的主流，代表方法是腹腔镜辅助巨结肠拖出术和单纯经肛门巨结肠拖出术。三种手术均可采用腹腔镜技术完成，Duhamel 术不能单纯经肛门完成。腹腔镜手术适合于各种类型的 HD，单纯经肛门手术适合于婴幼儿短段型 HD 患儿。

（4）全结肠巨结肠症（TCA）：TCA 是先天性巨结肠症的严重类型，无神经节细胞肠管累及全部结肠和部分小肠，占 HD 的 2%~13%。75% 的 TCA 累及末端回肠（50cm 以内）。TCA 主要表现为出生后无胎粪排出或胎粪排出延迟，大多数出现在新生儿时期，1/3 的患儿出现在 6 个月或 1 岁以后。患儿频繁性呕吐，腹胀严重且进行性发展，反复发作小肠结肠炎，甚至肠穿孔危及生命。灌肠造影显示细小结肠和"问号结肠"（图 4-3-6），有时移行段在小肠，诊断依据多点活检病理诊断。TCA 手术后并发症多，多数专家认为应用 Duhamel 手术可以获得更加满意的长期排便功能，腹腔镜 Duhamel 术与开放手术比较美容效果好，短盲袋和紧顶技术可消除盲袋形成（图 4-3-7）。

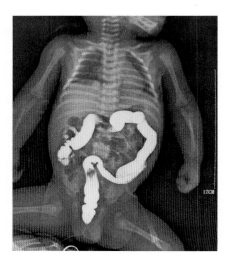

图 4-3-6　TCA 的"问号结肠"

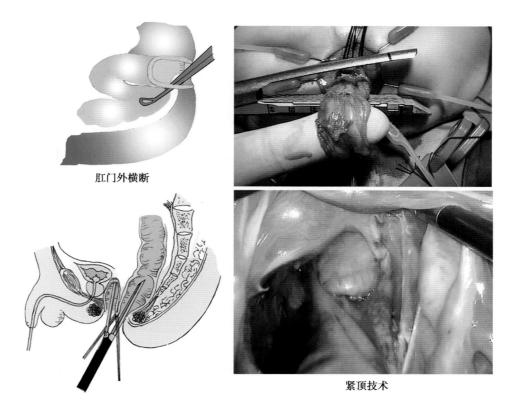

肛门外横断

紧顶技术

图 4-3-7 肛门外横断直肠 Duhamel 手术与紧顶技术

（5）机器人辅助腹腔镜巨结肠拖出术：机器人手术是更高级的腔镜手术，机器手可以在盆腔狭小空间进行直肠浆膜下精准解剖，对盆底神经血管和肛门括约肌牵拉损伤可能性更小，有望获得较好的长期排便功能（视频 4-3-1）。

视频 4-3-1
先天性巨结肠症机器人辅助 Soave 手术

【HD 研究展望】

主要聚焦于 HD 基因遗传学发病机制研究，尤其是 RET 基因及信号通路在肠神经系统发育过程中作用及机制；其他基因与 RET 通路交互作用及机制；新的 HD 相关基因及基因多态性的发现及机制研究；基因异常与肠壁微环境异常共同作用及机制；基于基因编辑技术修复突变基因的细胞移植或组织工程肠道移植治疗的研发。

（汤绍涛）

二、肠旋转不良

导 读

肠旋转不良是指胚胎期中肠发育过程中以肠系膜上动脉为轴心的旋转障碍，使肠道位置发生变异和肠系膜附着不全，是新生儿十二指肠梗阻的常见原因。其典型临床表现为新生儿期急性绞窄性肠梗阻或反复发作的不完全性肠梗阻症状，婴幼儿期为胆汁性呕吐，不同程度的腹痛。上消化道造影是诊断肠旋转不良的首选检查，B超观察到"漩涡征"具有重要诊断意义。手术是治疗肠旋转不良的唯一有效方法。

【流行病学】

肠旋转不良的发病率约为 1/6 000 活产婴儿，30% 发生于低出生体重儿，男性发病率高于女性，约 2 : 1。正常人群中约 0.2% 存在未被诊断的肠旋转不良，55% 的肠旋转不良症状出现在生后 1 周内，80% 在生后 1 个月内，少数在婴儿或儿童期散发。肠旋转不良可合并或引起其他畸形,约30%~60%的肠旋转不良患儿有合并畸形,其中以肠道畸形及腹壁缺损发生率最高。肠旋转不良是先天性膈疝或腹壁缺损的组成部分,在腹裂中,肠管不旋转且在胎儿腹腔外;脐膨出和膈疝患儿往往有不同程度的肠旋转和固定异常。近50%的十二指肠闭锁和1/3的空回肠闭锁有肠旋转不良,8%~12%的肠旋转不良合并十二指肠腔内隔膜或狭窄。

【病因和发病机制】

肠旋转不良的发生与胚胎时期中肠发育密切相关。中肠的发育大致分为三个时期:

第一期:在胚胎发育的第4~10周,中肠发育的速度超过腹腔,中肠不能容纳在腹腔内而被挤到脐带底部,形成一个生理性脐疝(图4-3-8A)。

第二期:到妊娠第10周,腹腔的生长速度加快、容积增加,中肠以一定顺序迁移,逐渐回复到腹腔内,先是小肠,最后是盲肠结肠祥。在旋转时以肠系膜上动脉为轴心逆时针旋转270°,十二指肠空肠曲从右向左在肠系膜上动脉后方转至左侧,形成十二指肠悬韧带;中肠末端的盲肠、升结肠和横结肠,初始位于腹腔左侧,回盲部从左向右在肠系膜上动脉前方转至右上腹,再逐渐降至右下腹髂窝(图4-3-8B、C)。

第三期:正常旋转完成后,横结肠位于肠系膜上动脉前方,升结肠和降结肠由结肠系膜附着于后腹壁,小肠系膜由Treitz韧带开始,由左上方斜向右下方附着于后腹壁(图4-3-8D)。

正常中肠胚胎发育与旋转:中肠旋转过程中任何阶段发生障碍或反常都可导致肠旋转不良发生,最终回盲部不在右髂窝,而停留在右上腹、中腹或左腹部,同时结肠系膜和小肠系膜不附着于后腹壁。肠旋转不良患儿的肠系膜基底部较窄,与后腹壁之间的连接处狭窄容易造成肠扭转。

【病理】

肠管在旋转过程中的某个阶段如发生停顿或反常,可导致肠道解剖位置异常,产生各种各样病理类型,临床上常见的病理类型如下:

1. 肠旋转不良、十二指肠受压迫　中肠从脐部回缩至腹腔肠旋转不良、十二指肠被压迫后旋转终止,盲肠和升结肠位于幽门部或者上腹部胃下方,未到达右下腹部。从盲肠和升结肠发出的腹膜索带(Ladd膜)跨越十二指肠第二段的前方,附着于腹壁右后外侧,由此导致十二指肠被压迫发生不全性梗阻。在有些病例中,由于盲肠旋转时停留在十二指肠降部前方,并且被腹膜壁层固定,同样可造成十二指肠受压形成不全性梗阻。

2. 肠扭转　肠旋转不良时,整个小肠系膜未能正常地从左上腹到右下腹宽广地附着于后腹壁,仅在肠系膜上动脉根部附近有很狭窄的附着位置,因此小肠易环绕肠系膜根部发生扭转。有时盲肠与升结肠非常游离,也可与小肠一道发生

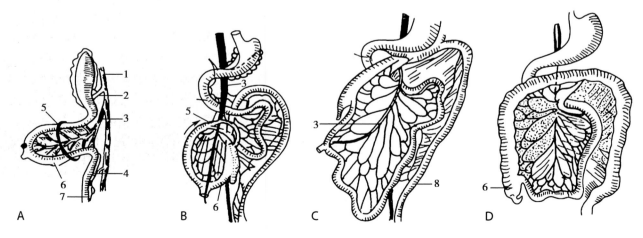

图4-3-8　正常中肠胚胎发育与旋转

1. 主动脉;2. 腹腔动脉;3. 肠系膜上动脉;4. 肠系膜下动脉;5. 脐孔;6. 盲肠;7. 后肠;8. 降结肠

A. 中肠生长较速,腹腔小,中肠不能容纳在腹腔内而被挤到脐带底部,形成生理性脐疝;B. 腹腔容积增大,中肠依次回纳腹腔内,盲肠起初在腹部左右下方;C. 中肠逆时针旋转至盲肠达下腹部,全部回纳至腹腔内;D. 正常旋转完成,升结肠和降结肠系膜与后腹壁附着,小肠系膜由左上腹斜向右下腹与后腹壁附着

扭转,即为中肠扭转,扭转多为顺时针方向。扭转可造成肠梗阻甚至肠绞窄,严重可引起小肠广泛坏死、感染性休克、死亡等。

3. 空肠上段膜状组织压迫　十二指肠祥停留在肠系膜上动脉的前方不进行旋转。在这种情况下,空肠起始部多被腹膜系带所牵缠,有许多膜状组织粘连压迫,致使空肠扭曲或变窄而形成空肠近端不全性梗阻。

以上三种肠旋转不良病理改变最为多见,一般均有十二指肠第二段被压迫而发生不同程度的不全性梗阻,约 2/3 同时存在不同程度肠扭转,1/3 同时合并空肠起始部扭曲和膜状组织牵缠压迫。

除此之外,尚有少数病例可见以下病理改变:①中肠未旋转:中肠退回腹腔时未发生任何程度旋转,仍保持原始位置,小肠与结肠均悬挂于共同的肠系膜上,极易引起中肠扭转,常伴发脐膨出及腹裂畸形;②盲肠位置正常的旋转不良:盲肠和/或十二指肠位置正常,升结肠和结肠肝曲发出的 Ladd 索带跨越并压迫十二指肠引起梗阻;③肠反向旋转:中肠退回腹腔后进行顺时针旋转而非逆时针,此时十二指肠及盲结肠左右位置颠倒,肠系膜上动脉位于横结肠前并压迫造成横结肠不全性梗阻;④其他:尚有高位盲肠、游离盲肠、腹膜后盲肠、十二指肠旁疝等发育异常,它们与肠旋转不良有关,但不一定出现临床症状。

【临床表现】

肠旋转不良发病年龄不同,临床表现也有较大差异。新生儿期发病占 60%~74%,年长儿症状不典型,常被延误诊断,部分长期无症状者仅在其他疾病检查时偶然发现。肠旋转不良的典型临床表现是胆汁性呕吐。若患儿存在肠扭转、肠管坏死可出现腹胀及血便。婴儿及儿童肠旋转不良临床表现除了胆汁性呕吐外,还可出现腹痛,特别是慢性间歇性腹痛。

1. 新生儿期肠旋转不良　主要表现为急性十二指肠梗阻症状,其病理基础为十二指肠受压和中肠扭转。呕吐是本病最突出的症状,约 3/4 患儿生后 3~5 天突然呕吐大量含胆汁胃内容物,少数患儿在第一次喂奶后即出现呕吐胆汁。呕吐频繁,喂奶量减少后呕吐可缓解,胎便排出正常。腹胀多不明显,腹部缺乏阳性体征,症状加重时可见上腹部膨隆及胃肠蠕动波,呕吐后腹胀缓解,可

伴有大便减少或便秘。症状出现的时间及严重程度与中肠扭转程度相关,若合并绞窄性肠梗阻,则可见血便,血便提示肠扭转坏死。部分患儿由于是不全性肠梗阻,症状时轻时重但反复发作,可出现黄疸、脱水、体重不增、营养不良、喂养困难等表现。

2. 婴幼儿及儿童期肠旋转不良　患儿在新生儿期曾有轻而短暂的胆汁性呕吐史,或无任何症状。缓解后几周、几个月后再次出现呕吐,含胆汁,且反复发作,部分患儿伴有肠扭转时可出现腹痛,通常为中上腹部疼痛,呈间歇性。慢性中肠扭转可导致肠系膜淋巴管和静脉回流受阻、肠系膜淋巴结肿大,甚至出现乳糜腹。肠道长期不完全性梗阻导致营养吸收障碍,出现不同程度的营养不良和生长发育障碍。少数患儿因突然剧烈腹痛、频繁呕吐胆汁就诊,需警惕急性中肠扭转。如有血便排出,说明中肠扭转持久且有绞窄性肠梗阻发生。急性中肠扭转可导致大量小肠坏死,是短肠综合征最常见原因。

【辅助检查】

1. 腹部立位 X 线片　新生儿期多数显示胃和十二指肠扩张,呈"双泡征",小肠内有少量积气甚至完全无气体(图 4-3-9)。婴幼儿、儿童仅少数病例呈现"双泡征"。

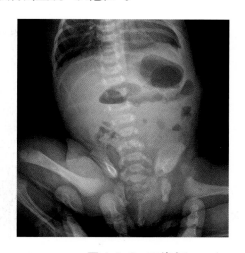

图 4-3-9　双泡征
小肠内有少量积气

2. 上消化道造影　是诊断肠旋转不良的首选检查,在患儿病情稳定时进行。部分肠旋转不良病例可显示空肠起始部位于脊柱右侧(图 4-3-10),肠管走向异常。如果中肠扭转,可见空肠近端呈尾状扭转的"扭曲飘带样影像"或"螺

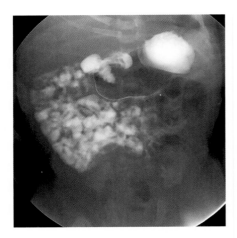

图 4-3-10　上消化道造影空肠起始部位于脊柱右侧

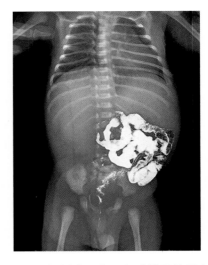

图 4-3-11　钡剂灌肠盲肠和升结肠位于左侧腹

旋征"。对慢性反复发作病例,发作间期钡餐造影检查十二指肠、空肠通过可正常,但发作时可见十二指肠或空肠钡剂通过淤滞。新生儿一般选用碘剂造影剂,由于可能发生造影剂的误吸导致吸入性肺炎,可经胃管注入造影剂,检查终止前抽尽胃内造影剂。

3. 钡剂灌肠造影　如显示盲肠和升结肠位于上腹部或左侧腹,对肠旋转不良的诊断有重要意义(图 4-3-11),但盲肠位置正常不能排除肠旋转不良的诊断。

4. 腹部超声检查和 CT 扫描　超声是无创诊断肠旋转不良的重要方法,正常情况下肠系膜上静脉(superior mesenteric vein,SMV)位于肠系膜上动脉(superior mesenteric artery,SMA)右侧,肠旋转不良患儿 SMV 位于 SMA 左侧。合并肠扭转时,超声可探及 SMV 围绕 SMA 旋转,即"漩涡征"(图 4-3-12),经验丰富的检查者可准确判断扭转

度数。增强 CT 检查可发现小肠系膜呈螺旋状排列,对诊断有决定作用。但 CT 辐射暴露时间长、操作前需禁食、使用造影剂、费用较高,不易为患儿家长接受。

【诊断】

新生儿肠旋转不良的诊断并不困难,术前诊断正确率达 90% 左右。凡是新生儿有高位肠梗阻的症状,呕吐物含大量胆汁,曾有正常胎粪排出者,应考虑肠旋转不良可能。如症状为间歇性,更应考虑本病,如同时出现胃肠道出血应考虑中肠扭转。婴儿和儿童病例诊断比较困难,如有间歇性呕吐、表现为高位肠梗阻症状或慢性间歇性腹痛者也要考虑本病的可能性。针对不同情况选择必要的辅助检查以明确诊断。

【鉴别诊断】

新生儿肠旋转不良的鉴别诊断主要是先天性

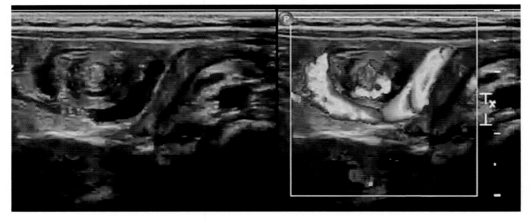

图 4-3-12　超声探及"漩涡征"

十二指肠闭锁、狭窄和环状胰腺。临床症状十分相似，呕吐物均含胆汁。在直立位 X 线片上见到两个高位液平面而下腹无气者可能为十二指肠闭锁。下腹有少量气体者则可能是环状胰腺、十二指肠狭窄或肠旋转不良，结合钡剂灌肠造影对确诊本病更具价值。需要注意的是肠旋转不良可以与上述几种畸形同时存在。

较大婴儿和儿童的肠旋转不良应和其他原因引起的十二指肠不完全性梗阻相鉴别，如环状胰腺、十二指肠隔膜、肠系膜上动脉压迫综合征、肠道外肿瘤压迫等，上消化道造影和钡剂灌肠造影可提供帮助，如不能完全确诊，应尽早手术探查。

1. **先天性十二指肠闭锁、狭窄、环状胰腺**　十二指肠闭锁为完全性十二指肠梗阻，患儿出生后 1 天内即呕吐胆汁，呕吐频繁且持续，不可缓解。肠旋转不良、十二指肠狭窄、环状胰腺多为不全性梗阻，生后 3~5 天出现胆汁性呕吐。腹部 X 线片如见小肠积气可排除十二指肠闭锁，但肠旋转不良、十二指肠狭窄、环状胰腺三者不易鉴别，上消化道造影、钡剂灌肠和超声可帮助鉴别。但肠旋转不良可与上述畸形同时存在，需手术探查后方能确诊。

2. **新生儿坏死性小肠结肠炎（neonatal necrotizing enterocolitis, NEC）**　肠旋转不良并发肠扭转、肠绞窄、肠坏死时，两者均有胆汁性呕吐和腹膜炎表现。但 NEC 多见于早产儿，发病急骤，高热、便血、腹泻、腹胀严重，腹部 X 线片可见肠壁积气。

3. **先天性肥厚性幽门狭窄**　幽门狭窄患儿出生后 2~3 周才出现进行性呕吐，呕吐物不含胆汁，右上腹可扪及肥大的幽门，上消化道造影可见幽门呈"鸟嘴状"及幽门管细长。

4. **肠系膜上动脉压迫综合征**　与儿童期肠旋转不良临床表现相似，有进食后上腹部不适，呕吐物含胆汁，均可呈间歇性呕吐。但肠系膜上动脉压迫综合征在俯卧位、胸膝位时症状减轻，呕吐与体位有关。上消化道造影可见十二指肠水平部外界有线状斜行压迹，造影剂通过压迹缓慢，俯卧位通过加快。

【治疗】

有症状的患儿一旦诊断为肠旋转不良，应行手术治疗，手术是治疗肠旋转不良的唯一有效的治疗方法。Ladd 于 1936 年首次描述了肠旋转不良的手术方式即 Ladd 手术，该术式成为治疗肠旋转不良的经典术式。早期诊断和早期手术是提高疗效的关键，手术效果与肠管坏死严重程度及患儿合并畸形有关。若合并其他畸形，则需一并处理。肠坏死的手术方式根据术中具体情况考虑行一期肠吻合术或造瘘。腹腔镜技术自应用于外科手术以来，应用范围越来越广，文献报道的腹腔镜手术治疗肠旋转不良越来越多。腹腔镜所具有的微创、视野清晰、放大功能、俯瞰全腹等与传统开腹 Ladd 手术相比优势显著，但在整体观与操作上有其局限性，腹腔镜 Ladd 手术难点主要在于肠扭转的复位，尤其是对于扭转度数较大的患者常较困难，可及时转为开放手术。

1. **术前处理**　新生儿病例急诊入院后紧急液体复苏，观察了解呕吐情况，进行必要术前准备，尽早实施手术。术前准备包括静脉补液，给予抗生素、维生素 K、禁饮食、胃肠减压、血气分析、出凝血时间等检查。肠道出血或腹膜炎体征提示肠扭转，需急诊处理。

2. **手术方式**　Ladd 术可矫治旋转不良及其相关的常见病理异常。

主要步骤如下：①上腹部横向切口，逆时针方向旋转整复扭转的肠管（图 4-3-13）；②充分离断、松解 Ladd 索带，解除十二指肠受压（图 4-3-14）；③暴露肠系膜根部，扩宽肠系膜，并沿脊柱右侧伸直十二指肠；④结扎切除阑尾，将十二指肠和小肠置于右侧腹，回盲部和升结肠置于左侧腹。

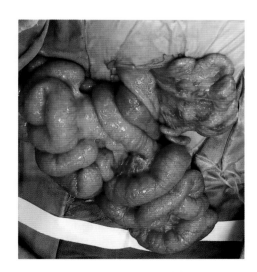

图 4-3-13　中肠顺时针扭转

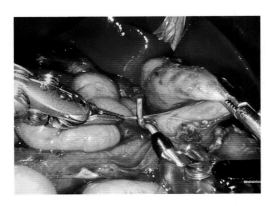

图 4-3-14 机器人手术松解 Ladd 索带

完成中肠扭转复位后,检查肠管活性。如肠管坏死,可行坏死肠管切除,一期肠吻合。如广泛多发肠管活力可疑时可先关腹,改善全身情况后24~48 小时二次手术探查。探查有无合并畸形,一并处理。

3. 术后处理 肠功能恢复的时间取决于梗阻的持续时间和肠管损害的程度。由于手术操作范围广泛,术后可出现不同程度肠麻痹,因此需待肠蠕动恢复、胃肠减压引流量减少,才可适时拔出胃管、逐步开放饮食、减少补液。

4. 预后 肠旋转不良的预后与有无肠坏死、有无合并其他严重畸形和低出生体重儿相关。单纯肠旋转不良手术治愈率在 95% 以上,肠坏死是肠旋转不良的主要死亡原因,其病死率与坏死肠管长度有关。

🌐 拓展知识点

1. **短肠综合征** 肠旋转不良术后主要并发症,18% 的短肠综合征是肠旋转不良合并肠坏死后肠管切除过多所致。治疗目前仍是世界性难题,包括抗腹泻药物,相当一部分患者需要肠内或肠外营养支持,治疗周期长、费用高、并发症多,生活质量相对较低。临床治疗需考虑患儿实际情况,纵向小肠延长术(longitudinal intestinal lengthening and tailoring,LILT)和横向肠成形术(serial transverse enteroplasty,STEP)可显著延长剩余小肠长度,增加小肠吸收面积,改善肠道吸收功能,有助于改善生存状态,成为短肠综合征主要治疗方法之一。小肠移植亦可尝试,

但目前技术仍未成熟,效果尚不确切。

2. **腹腔镜辅助 Ladd 手术** 腹腔镜下Ladd 手术通常用于症状不严重的肠旋转不良的患者,当怀疑肠旋转不良时,可选择诊断性腹腔镜检查。腹腔镜 Ladd 手术成功的关键是准确判断肠道及其系膜旋转不良的解剖结构。肠扭转是腹腔镜手术治疗肠旋转不良术后常见的并发症之一,腹腔镜术后再次发生肠扭转可能与系膜根部拓展不充分甚至中肠扭转没有完全复位有关。随着腹腔镜技术的发展和手术经验的积累,腹腔镜手术治疗旋转不良,即使在存在扭转和患者体重低的情况下,也是安全有效的,扭转复发率低。随着机器人在儿科的普及(视频 4-3-2),目前在新生儿肠旋转不良的应用也逐渐增多,但如果视野暴露不理想,肠扭转复位困难应及时考虑转为开放手术。

视频 4-3-2
机器人辅助肠旋转不良手术

(汤绍涛 曹国庆)

三、梅克尔憩室

导 读

梅克尔憩室又称回肠远端憩室,是胚胎期卵黄管退化不全所致的残留物,是儿童期较常见的消化道畸形。大多数终生无症状,梅克尔憩室并发症是小儿急腹症常见原因之一,以消化道出血多见,憩室炎与肠梗阻较少见,有 15%~20% 在发生并发症时需外科治疗。

梅克尔憩室(Meckel's diverticulum)为胚胎时期卵黄管的残留。1812 年,由 J F Meckel 对该畸形从组织胚胎学和临床表现上作了详尽描述。多数位于回肠末段肠系膜对侧缘距离回盲部约100cm 以内,有独立血供。仅 4%~6% 的憩室可出现症状。憩室内常常存在迷生组织,常见有胃

黏膜、胰腺组织等,可能导致憩室穿孔、出血。部分憩室顶端与脐部有索带连接,可导致内疝发生。此外,憩室的存在可导致肠管扭转、套叠、压迫、粘连引起梗阻。合并憩室炎则与阑尾炎难以鉴别,手术中注意探查。

【流行病学】

据解剖学统计在正常人群中的发生率约为2%~4%,男性多于女性2倍,大多数人无任何症状,仅4%~6%病例可发生各种并发症,如炎症、坏死穿孔、肠梗阻和出血等,可在任何年龄出现临床症状,其中48%~60%发生于2岁以内,男性出现并发症者多于女性3~4倍。

【发病机制及病理】

在胚胎第6周卵黄管闭塞和吸收过程中发生障碍致使卵黄管退化不全或不退化,将产生各种类型的卵黄管残留畸形。当卵黄管的脐端吸收退化,而肠端未吸收退化或退化不全时则形成梅克尔憩室。胚胎早期与卵黄管发育的同时,包绕并营养卵黄管的血管是由腹腔动脉发出的左右两支卵黄管动脉。在胚胎第6~8周时,卵黄管动脉左支逐渐萎缩消失,右支发育为肠系膜上动脉,仍有一分支通到卵黄管。当卵黄管完全退化时,伴行于卵黄管的动脉支也随之消失。如卵黄管肠端残留形成梅克尔憩室,则该动脉支也可能存留,形成一条在憩室与回肠系膜之间的血管憩室系膜带。

梅克尔憩室多位于距回盲瓣100cm以内的回肠系膜对侧肠壁上,以距回盲瓣40~60cm处最为常见。憩室的大小、长度和形态各不相同。典型的憩室长约2~5cm,憩室的形状以圆袋状、圆锥状为多,还可有奶嘴状、分叶状等各种各样的形状,开口于回肠,基底部较宽,其室腔略窄于回肠直径。憩室顶端为盲端,游离于腹腔内,顶端偶有残余索带(脐肠索带)与脐部相连。有时纤维带从憩室顶部延伸到肠系膜形成憩室系膜带,是引起腹内疝肠梗阻的主要原因。

梅克尔憩室是一个真性憩室,具有正常回肠的组织结构,由浆膜、肌层、黏膜三层构成,黏膜通常为回肠黏膜,约50%的梅克尔憩室含迷生异位组织,如胃黏膜(80%)、胰腺组织(5%)、空肠黏膜、十二指肠黏膜、结肠黏膜等。胃黏膜一般分布相当广泛,可占大部分憩室黏膜,有时呈散在小岛性分布,且靠近憩室顶端最易找到。胰腺组织常位于顶尖处,呈黄白色颗粒状,易于识别。憩室可

因迷生组织分泌消化液和盐酸,损伤周围组织而引起溃疡、出血及穿孔;憩室狭长而引流不畅,可因粪块、异物、寄生虫而发生急性炎症、坏死及穿孔;可因扭转、套叠、疝入、压迫、粘连而引起各种急性肠梗阻。

【临床表现】

大多数梅克尔憩室可终生无症状,仅4%~6%的憩室可出现临床症状。憩室内迷生组织的存在和憩室的形态特点是引起梅克尔憩室出现并发症产生临床症状的重要因素。

1. **出血** 迷生的胃黏膜分泌盐酸及胃蛋白酶腐蚀憩室黏膜产生溃疡,溃疡多位于憩室的基底部或邻近的回肠黏膜,偶可发生大出血。出血病例约占20%~30%,多见于2岁以内婴幼儿,主要表现患儿突然出现无痛性便血,色泽暗红或鲜红,柏油样便罕见。在短期内发生出血性休克,面色苍白、脉搏细速、严重贫血。腹部检查无阳性体征。出血无固定规律,常会自行停止,或反复间歇出血。出血时可以不合并呕吐、腹痛等症状。

2. **肠梗阻** 术前可能无法确诊梅克尔憩室所致的肠梗阻。在进一步手术探查过程中,发现可能因肠套叠、肠扭转、腹内疝等引起梗阻。以憩室本身的扭转(图4-3-15)、粘连所引起的肠梗阻最为常见,其次是憩室为起套点形成的肠套叠(图4-3-16),非手术复位困难,非典型年龄出现的肠套叠,梅克尔憩室占5%~10%。其临床表现与一般的肠套叠、绞窄性肠梗阻或粘连性肠梗阻相同。起病比较急骤,症状严重,常为绞窄性,可发生肠坏死而引起腹膜炎。

3. **憩室炎** 占14%~34%,有些憩室较窄,形似盲袋,当憩室引流不畅或有异物滞留时,可发生

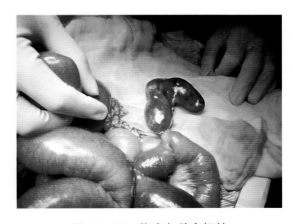

图4-3-15 梅克尔憩室扭转

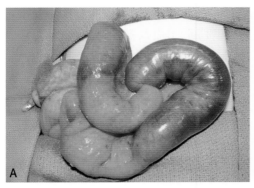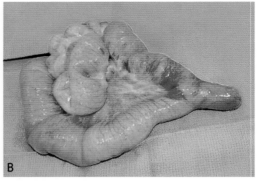

图 4-3-16　梅克尔憩室引起的肠套叠

炎性病变(图 4-3-17)。临床症状主要为脐周或右下腹痛,常伴有恶心、呕吐。腹部检查可发现右下腹或脐下有压痛和腹肌紧张,症状和体征与急性阑尾炎相似,临床诊断往往难以鉴别,常误诊为阑尾炎穿孔而手术。

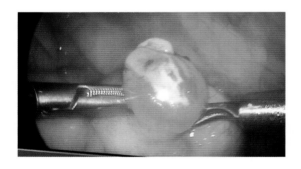

图 4-3-17　憩室炎

4. 憩室疝　憩室可随小肠进入腹股沟疝囊内,若梅克尔憩室单独嵌闭于疝囊内则称为憩室疝或 Litter 疝。憩室嵌顿于腹股沟管疝囊内,引起不完全性肠梗阻症状,或仅在腹股沟部触及压痛性圆锥形条状肿块,反之则常误诊为精索囊肿

感染或淋巴结炎。憩室嵌顿可发展为憩室狭窄、梗死和坏死,穿孔后酿成腹膜炎或肠瘘。

5. 其他　一些少见情况包括梅克尔憩室内异物、寄生虫感染、赘生物等。

【诊断】

无症状的憩室在术前很难诊断,有并发症的病例其临床症状的特异性也不明显,在对下腹部急性炎症、低位小肠梗阻、肠套叠以及下消化道出血进行鉴别诊断时应考虑到发生本病的可能性。诊断的目标一般能确定为急需手术探查的急腹症即可。基本诊断依据为持续性腹痛、呕吐,腹部检查有明确的固定性压痛紧张。

1. ^{99m}Tc 放射性核素扫描　正确进行 ^{99m}Tc 闪烁显像是检测含有功能性胃黏膜的梅克尔憩室的有效方法,总体敏感性为 85%,特异性为 95%,准确率为 90%。^{99m}Tc 对胃黏膜壁层细胞具有亲和力,并能被摄取(图 4-3-18)。因此,当憩室壁层含有胃黏膜面积>0.5cm×0.5cm 的病例,腹部扫描可显示放射性浓集区。如检查前服用甲氰咪胍,可使胃黏膜摄取增加,从而提高阳性率,联用组

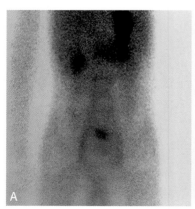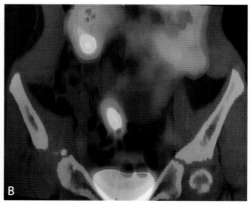

图 4-3-18　异位胃黏膜扫描

胺-2 受体阻滞剂和五肽促胃液素可以产生协同效应,因为它阻断了腔内酸的释放并促进了放射性核素的保留。^{99m}Tc 高锝酸盐显像在儿童中的应用价值更具有特异性。假阳性可见于十二指肠溃疡、小肠梗阻、肠重复畸形、尿道梗阻、腹主动脉瘤、淋巴瘤、肾盂积水、肠息肉、小肠套叠、小肠动脉瘤或血管瘤等。假阴性见于异位黏膜坏死、异位黏膜面积过小、仅含有胰腺组织、黏膜出血较多或肠道高分泌状态等。^{99m}Tc 标记红细胞腹部扫描检查,能够检测消化道出血的部位,从而推测其出血原因,提示手术指征,有一定的临床实用价值。

2. 血管造影术　肠系膜上动脉造影对急性消化道出血患者可能有帮助,当失血超过 0.5ml/min 时有效。

3. 超声　由于梅克尔憩室在解剖形态上长短宽窄不一,此决定了憩室声像图的多样性,内部回声则由于含气、含液或粪块及其他异物嵌顿而有所不同。梅克尔憩室可表现为管样、囊状或靶环样结构,其内部回声亦多种多样,可为杂乱强回声、透声较差的无回声或内部呈固定的强回声后伴声影。

4. 计算机断层扫描　计算机断层扫描(CT),包括多层螺旋 CT,在评估梅克尔憩室及其并发症方面可能是有用的。

5. 气囊辅助小肠镜　梅克尔憩室的术前诊断对内镜医生来说是一个挑战。造成这种困难的主要原因是其深部位置和小肠的解剖曲率,这意味着内镜的可及性有限。自从新开发的气囊辅助肠镜检查模式(包括双气囊小肠镜检查和单气囊小肠镜检查)用于临床以来,多篇文章报道梅克尔憩室被诊断。

6. 手术探查　近年来采用小儿腹腔镜手术等微创技术发展,特别针对儿童不明原因的小肠出血,具有很好的探查和治疗作用。有时有些患儿高度怀疑梅克尔憩室引起的临床症状,但各项检查阴性时可选择手术探查(图 4-3-19)。

【鉴别诊断】

根据传统病史、体格检查和实验室检查很难确诊有症状或复杂的梅克尔憩室。无痛性大量便血,尤其是儿童便血的出现应使临床医生警惕这种诊断的可能性,并进行进一步的检查。梅克尔憩室并憩室炎或穿孔的症状与阑尾炎极其相似,

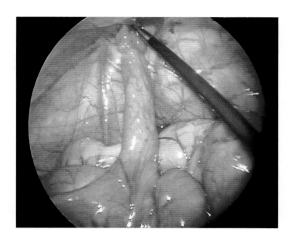

图 4-3-19　梅克尔憩室

与急性阑尾炎难以鉴别。关键是在手术中发现阑尾正常者应检查回肠末端,探寻有无憩室的存在。梅克尔憩室的其他外科急腹症情况的鉴别诊断也很困难。最后的确诊基本上在手术探查之后,不要忽视回肠末端的常规探查。

1. 梅克尔憩室合并肠梗阻的鉴别　梅克尔憩室引起的肠梗阻多为肠扭转、腹内疝、肠粘连、肠套叠所致,且多为绞窄性,与其他原因所致的小肠梗阻难于鉴别。憩室所致的肠梗阻主要为回肠梗阻。既往无手术史或腹腔感染史,患儿出现无原因的肠梗阻应考虑梅克尔憩室的可能。

2. 梅克尔憩室合并消化道出血的鉴别　梅克尔憩室溃疡出血要与肠重复畸形、结肠息肉、肠套叠等消化道出血性疾病鉴别。肠重复畸形并消化道出血,其临床表现与梅克尔憩室极其相似,且放射性核素 ^{99m}Tc 扫描也可呈阳性。腹部 B 超、消化道造影显示腹部囊性包块、双管腔或钡剂分流有助于肠重复畸形的诊断。结肠息肉一般有长期少量便血史,呈鲜红色,如有息肉脱落可偶有大量出血。钡灌肠可见息肉的缺损阴影,结肠镜可诊断并摘除息肉。肠套叠多见于 2 岁以下儿童,为果酱样血便,伴有阵发性哭闹、呕吐症状,腹部可触及包块,腹部 B 超及空气灌肠可明确诊断。但应注意憩室的翻入,常为继发性肠套叠的起点。

【治疗】

凡有梅克尔憩室并发症必须手术治疗,而且绝大多数是在急诊情况下手术。如果在其他疾病手术时发现不符合临床诊断时(例如诊断为急性阑尾炎而术中阑尾正常),务必仔细检查回肠末端,以确定有无梅克尔憩室病变。否则致病原

因未被发现而继续发展,会造成严重后果。可考虑三种可能的手术方式:①憩室切除术并缝合基底部;②楔形切口切除含有憩室的肠壁并缝合;③包含憩室在内的肠段切除,肠吻合。基底部狭窄的憩室用肠钳楔形钳夹后切除,肠壁作斜形吻合,以免造成肠腔狭窄。有以下病情时应施行憩室前后各 5~10cm 的部分回肠切除:①憩室的基底部宽广,直径大于肠腔;②回肠壁有广泛的迷生组织;③憩室附近有炎性肿胀,明显增厚;④憩室基底穿孔或憩室引起肠绞窄或扭转。在复杂的病例中,憩室必须切除。

腹腔镜用于诊断与治疗体现出其优越性,可以进行腔内切除或腹腔镜辅助下的腔外切除。随着技术进步,目前可以选择达·芬奇机器人手术,腹腔内的精细操作可行完全腹腔内憩室切除,减少术后并发症,缩短住院时间。

【预后】

如何处理无症状的梅克尔憩室是有争议的。据报道,意外发现的憩室切除术后发生术后并发症的风险高达 8%。现在大多数人都主张切除,因为肉眼无法正确判断憩室内是否存在异位黏膜组织,而且多数憩室并发症发生在婴幼儿,诊断较困难,如果患儿全身及局部情况允许即应切除憩室。

有症状的患者术后早期并发症的发生率为 10%~12%,如肠梗阻、缝合线或吻合口瘘、腹腔脓肿和肺栓塞。6%~8% 的患者发生术后晚期并发症,主要是肠粘连引起的肠梗阻。近年来由于诊断技术的提高,能得到早期诊断、早期治疗。目前各种合并症的总死亡率已由 6%~7% 下降到 1%~2%。

🌐 **拓展知识点**

单光子发射计算机断层扫描/CT 提供了更好的解剖标志,可减少图像的误判,并有助于鉴别在平面图像上未显示的病变。此外,可更加明确梅克尔憩室的位置和邻近的腹部器官之间的直接关系。两种成像技术的结合可以提高显像的特异性和诊断的准确性,可避免不必要的手术治疗。

(高志刚)

四、肠重复畸形

导 读

肠重复畸形是儿童少见的先天性消化道疾病,是在小肠的近系膜侧出现的圆形或管状结构的空腔脏器,与其毗邻的小肠有相同的组织结构,其血液供应也非常密切,可发生在消化道的任何部位,以回肠最为常见,并可见于任何年龄。其临床症状可有多种表现,如消化道出血、肠梗阻、腹痛、腹胀、急腹症等,目前腹腔镜手术已成为治疗肠重复畸形的主要手术方式。

肠重复畸形(intestinal duplication)是指附于消化道系膜侧,具有与肠管结构相同的球状或管状空腔物的一种先天性发育畸形(图 4-3-20)。整个消化道任何部位均可发生,以回肠最为常见,其次为食管和结肠,文献上曾有不同名称,如肠源性囊肿、肠内囊肿、不典型梅克尔憩室等,目前已普遍采用某一部位消化道重复畸形的命名。

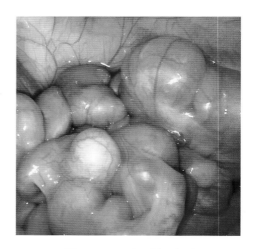

图 4-3-20 肠重复畸形

【流行病学】

肠重复畸形是一种少见的先天性消化道畸形,男女之比约 1.2:1,其发病率低,病理类型不同,临床表现各异,术前诊断困难,误诊率高,可分为囊肿型和管状型。

【病因和发病机制】

肠重复畸形发生原因不明,可能是一种多源

性发育畸形。目前其发生原因存在多种学说。

1. 脊索与原肠分离异常学说　多数学者认为胚胎期脊索与原肠的分离发生障碍导致肠重复畸形。胚胎第 3 周形成脊索过程中，内外胚层间发生粘连，神经管与原肠分离发生障碍，使原肠受到索带牵拉产生憩室状突起，突起不断演变则形成不同形态的肠管状结构，即肠重复畸形。由于粘连多发生在原肠的背侧，故肠重复畸形多位于肠系膜的附着缘。

2. 胚胎期肠管再腔化异常学说　有些学者解释肠重复畸形是由于原肠实变后腔化再沟通发生障碍，与十二指肠闭锁和狭窄产生的原因类似。肠腔内部分空泡未与整个肠腔结合或未完全结合，形成球状或与消化道平行的长管状结构。

3. 憩室学说　有人认为人和动物可能一样，在胚胎发育过程中，消化道各部位可出现许多憩室样外袋。正常发育时，这些憩室样外袋逐渐退化而消失，如憩室不退化就可形成与肠管相通或不相通的重复畸形。

4. 血管学说　近年来，有人认为胚胎期肠管如发生缺血性坏死，坏死后残留的肠管经附近血管供应血液，就会发育形成重复畸形。

5. 尾端孪生学说　少数全结肠、直肠长管形重复畸形往往同时合并泌尿和生殖器官重复畸形，因此认为当胚胎尾端孪生发育畸形才能解释这种重复畸形的发生。

【临床表现】

肠重复畸形的症状可发生在任何年龄，但以婴幼儿期多见，少数可至成人才发病。症状因畸形所在部位、类型、大小、有无与肠道交通及有无异位黏膜的情况而不同。

1. 肠梗阻　由于肠重复畸形中的分泌物不断增多，总体积增大使肠腔受压造成，引起肠梗阻或因重复畸形的肿块引发肠套叠而形成肠梗阻，患儿表现为阵发性哭吵以及呕吐、腹胀等。

2. 腹部肿块　由于黏膜分泌积累大量的液体逐渐增大，形成肿块，可在腹部触及块状物、肿块为囊性光滑、活动性较大，同时由于张力高，可使患儿感觉腹部不适或慢性腹痛。

3. 消化道出血　肠重复畸形组织中的异位胃黏膜可分泌盐酸和消化酶，使囊壁破坏形成溃疡，发生出血，根据重复畸形所在位置，表现为呕血或血便，严重者可导致贫血或失血性休克。

4. 腹膜炎　肠重复畸形可引起肠扭转、肠套叠等使局部肠管血流受阻造成相关肠段的坏死，也可由于炎症继发感染穿孔等。

【辅助检查】

1. 腹部 B 超　能判断肠重复畸形的部位、大小和性质，了解肿块内有无分泌物充盈以及和消化道的关系。有时通过仔细区分肠重复畸形和肠系膜囊肿的壁结构，B 超可鉴别，高频对肠壁特异性较强，可提高囊型肠重复畸形的检出率。

2. CT　对囊肿型，CT 表现有一定特征性：紧贴消化道的类圆形囊状低密度影，囊腔张力高，边缘清晰，部分囊壁呈分层状，内层密度低，外层稍高，呈"晕轮征"，增强后囊壁均匀强化，"晕轮征"显示更加清楚。

3. 放射性核素扫描　^{99m}Tc 腹部显影对异位胃黏膜的明确诊断有独到的优势。异位胃黏膜的检出敏感性为 70% 左右，同时也要注意某些炎性病变、克罗恩病、肠套叠等鉴别。

4. 钡餐检查或钡剂灌肠　可显示肠有充盈缺损或肠壁有受压切迹，有时钡剂进入异常囊腔可显示其形状部位和范围，正常肠管受压移位。

【诊断】

肠重复畸形临床表现缺乏特异性，因肠梗阻、消化道出血或腹膜炎就诊，当患儿有反复便血、腹部肿块或原因不明的肠梗阻时应考虑肠重复畸形，根据不同病变部位，联合多种检查手段，可提高术前诊断率。

【鉴别诊断】

肠系膜囊肿或大网膜囊肿的囊壁由上皮细胞构成，囊肿呈半透明状，无肌层组织，囊内贮有淡黄色液，囊肿张力低，临床症状较少，超声和 CT 扫描可区别。卵巢囊肿为盆腔附件区的囊性肿块，边缘光滑，边界清楚，囊壁较薄呈圆形，无明显消化道症状。囊性畸胎瘤发生在腹膜后多见，常为囊实相间，囊壁常可见钙化，有时可见牙齿样高密度影为特征性表现，影像学检查可鉴别。与梅克尔憩室的区分在于畸形发生的部位，位于肠系膜缘者为肠重复畸形，而梅克尔憩室则在系膜对侧缘，但术前区分较为困难。

【治疗】

肠重复畸形常因发生各种并发症而就诊，

故畸形一旦诊断即应手术治疗,常用的手术方法如下:

1. **重复畸形及肠管部分切除术**　由于重复畸形的肠壁与附近的正常肠管有共同的血液供应,切除畸形肠管时会损伤正常肠管,很难保留附近的正常肠管,常需同时切除。目前腹腔镜下肠重复畸形切除手术已成为治疗肠重复畸形的主要手术方式。

2. **单纯重复畸形切除术**　适用于孤立的囊肿型重复畸形,它与周围肠管无共同的血液供应,有单独的壁层,有的悬垂于分离的肠系膜,可以单独切除。

3. **囊肿开窗内引流术**　开窗引流能解除囊肿内压力,与正常肠管相通后肠内容物可通畅引流,可不再发病。

4. **囊壁部分切除术**。

🌐 拓展知识点

机器人辅助囊肿剥离术:近年来发展的机器人辅助技术为肠重复畸形的治疗提供了新方式,达芬奇手术系统的放大成像系统可以帮助主刀医师很好地区分囊肿壁和正常肠管壁,且依靠机械臂的灵活和精确性,可以在完全腔镜下剥离囊肿,既避免了将肠管拖出体外,又避免了肠切除肠吻合,从而进一步降低术后并发症(图4-3-21)。

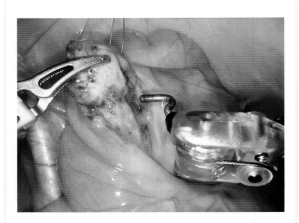

图4-3-21　达芬奇机器人辅助肠重复畸形切除

(高志刚)

五、肠闭锁与肠狭窄

导　读

肠闭锁与肠狭窄分为十二指肠闭锁与狭窄、小肠闭锁与狭窄和结肠闭锁与狭窄。本病主要为典型的新生儿肠梗阻表现,包括母亲妊娠时羊水过多、出生后呕吐、腹胀、胎粪排出异常等,而症状出现的早晚和轻重取决于闭锁的部位和程度。通过临床表现、产前B超或术前B超、腹部X线片及钡灌肠可为诊断提供依据。手术是唯一能挽救生命的方法,手术方法众多,不同部位肠闭锁和肠狭窄的治疗方法亦不尽相同。

肠管连续性中断的先天性缺陷从形态学上可分为肠闭锁和肠狭窄,是引起新生儿期肠梗阻的主要原因之一。肠闭锁(intestinal atresia)是指肠腔的先天性完全闭塞引起的完全梗阻。肠狭窄(intestinal stenosis)是指肠腔的部分闭塞从而引起的不全梗阻。肠道的任何部位都可以发生闭锁和狭窄,肠闭锁最多见于回肠,其次是空肠和十二指肠,结肠闭锁较少见。而肠狭窄则以十二指肠最多,回肠较少。另也可见多发性肠闭锁。

【流行病学】

国外文献报道其发生率从1:(300~400)到1:(1 000~3 000)(活产婴)不等,男女发病概率相等。约有1/3的空肠闭锁、1/4的回肠闭锁及1/2的多发闭锁患儿为低出生体重儿。

【病因和发病机制】

肠闭锁和肠狭窄的发病原因尚不清楚,目前有多种学说解释其发生:

1. **肠管空泡化学说**　胚胎第5周时,十二指肠和空肠上段已形成一个贯通的管腔,肠管上皮细胞快速增生致使管腔阻塞,形成一个暂时性肠管实变期。随后,在实变的管腔内会出现很多空泡,并逐渐扩大,至第12周时空泡相互融合再次形成贯通的管腔。如肠管发育停止即形成闭锁,如管腔贯通不全即形成狭窄,管腔内遗留一层隔膜,隔膜中心有一小孔。

2. **血管学说**　在胚胎发育过程中,由于胎儿肠道局部血液循环发生障碍,一段胎肠发生坏死、吸收、断裂或缺如,结果导致肠管闭锁。生理性脐疝的脐环收缩过快、索带压迫、胎儿期的肠扭转及肠套叠、肠系膜血管畸形等,是中肠闭锁的血管性原因。

3. 炎症学说 肠闭锁患儿常伴有腹腔粘连,而胎粪性腹膜炎常又合并肠闭锁。病理可见闭锁肠管的两断端有肉芽和瘢痕组织,提示肠管炎症、肠穿孔发生。因此胎儿期的肠管的炎症、穿孔及腹膜炎也可能导致肠闭锁。

【病理】

肠闭锁和肠狭窄可以发生在十二指肠到直肠的任何部位。肠狭窄最多见于十二指肠和空肠上段,常呈隔膜状,脱垂在肠腔内,形成风袋状结构,中央有一小孔。肠闭锁可分为四型:①闭锁Ⅰ型:肠腔内有一个或多个隔膜使肠腔完全闭锁,肠管外形连续性未中断。②闭锁Ⅱ型:闭锁两侧肠管均呈盲端,其间有一条纤维束带连续。③闭锁Ⅲ型:远、近侧肠管盲端完全分离,无纤维束带相连,分为a、b两型。Ⅲa型闭锁两端呈盲袋状,完全分离,肠系膜呈"V"形缺损;Ⅲb型闭锁两盲端分离,肠系膜上动脉发育不良,大部分空肠及其相应的肠系膜缺如,远端小肠环绕营养血管形成类似削下的苹果皮串或螺旋样畸形。④闭锁Ⅳ型:多发性闭锁。

【临床表现】

本病主要为典型的新生儿肠梗阻表现,包括母亲妊娠时羊水过多,出生后呕吐、腹胀、胎粪排出异常等,而症状出现的早晚和轻重取决于肠闭锁的部位和程度。在生后最初几小时,患儿全身情况尚好,以后由于呕吐频繁,可出现脱水,吸入性肺炎,全身情况会迅速恶化。如同时有肠穿孔腹膜炎,腹胀更加明显,腹壁水肿发红,同时有呼吸困难、发绀和中毒症状。

1. 十二指肠闭锁和狭窄 孕妇妊娠期有羊水过多史,产前B超检查可发现胎儿有"双泡征"。出生后数小时即发生频繁呕吐,量多,含胆汁,如梗阻在壶腹部近端则不含胆汁。闭锁患儿没有正常胎粪排出,或仅排出少量白色黏液或油灰样物,梗阻发生较晚者有时亦可有1~2次少量灰绿色粪便。轻度狭窄者,间歇性呕吐在出生后数周或数月出现,甚至在几年后开始呕吐。因属于高位梗阻,一般均无腹胀,或仅有轻度上腹部膨隆,可见胃蠕动波。剧烈或长期呕吐时,有明显的脱水、酸碱失衡及电解质紊乱、消瘦和营养不良。

2. 小肠闭锁和狭窄 主要为肠梗阻症状,其出现早晚和轻重取决于梗阻的部位和程度。呕吐为早期症状,梗阻部位越高出现呕吐越早,空肠闭锁多在出生后24小时以内出现呕吐,而回肠闭锁可于出生后2~3天才出现,呕吐进行性加重,呈频繁呕吐胆汁或粪便样液体。高位闭锁时腹胀仅限于上腹部,多不严重,在大量呕吐或放置胃管抽出胃内容物后,可明显减轻或消失。回肠闭锁时全腹呈一致性腹胀,可见肠型。如疾病进展,出现肠穿孔腹膜炎,表现为腹壁水肿发红。肠闭锁者无正常胎便排出,有时可排出少量灰白色或青灰色黏液样物,此为闭锁远段肠管的分泌物和脱落细胞。全身情况可因呕吐频繁很快出现脱水、酸中毒、电解质紊乱及中毒症状。

3. 结肠闭锁和狭窄 为典型的低位肠梗阻,腹胀明显,呕吐物呈粪汁样,无胎粪排出。腹部X线片见全腹均有肠段充气及多个液平面。钡剂灌肠可提示闭锁部位,有助于确定诊断。

【辅助检查】

1. 产前B超检查 显示扩张的胎儿肠管需要怀疑肠闭锁可能。特别是母亲妊娠期有羊水过多史,应反复进行B超检查。产前超声诊断胎儿小肠闭锁的阳性率比对十二指肠闭锁的诊断阳性率要低。

2. 腹部X线片 有很大诊断价值,十二指肠闭锁立位X线片上腹部可见胃与十二指肠扩张的典型"双泡征"。如为闭锁,则其他肠管完全不充气;如为狭窄则可见散在小气泡。低位肠梗阻可见充气扩大肠祥与多个液平面。

3. 钡灌肠检查 可见瘪缩细小的胎儿型结肠。通过钡灌肠检查结果,还可以鉴别同样造成梗阻的先天性巨结肠与肠旋转不良。

【诊断】

1. 十二指肠闭锁和狭窄 出生后早期出现持续性胆汁性呕吐,无正常胎粪排出者,应考虑十二指肠梗阻。正立位X线片见左上腹一宽大液平,为扩张的胃;右上腹亦有一液平,为扩张的十二指肠近段,整个腹部其他部位无气体,为"双气泡征",是十二指肠闭锁的典型腹部X线征象。十二指肠狭窄的X线片与闭锁相似,但十二指肠近端扩张液平略小,其余腹部可见少量气体。新生儿肠梗阻时,禁忌做钡餐检查,可引起钡剂吸入性肺炎。选用泛影葡胺等水溶性造影剂进行上消化道造影,可以看到梗阻部位和十二指肠走行。为与肠旋转不良做鉴别,还可行钡剂灌肠,观察盲肠、升结肠的位置。年长儿病史不典型,有十二指肠部分梗阻症状者,需做吞钡检查,检查后应洗胃尽量清除钡剂。

产前超声诊断上消化道梗阻的准确性>90%。如发现母亲羊水过多,同时胎儿B超腹腔内显示"双泡征",应高度怀疑本病。可为出生后早期诊断、早期手术提供依据。

2. 小肠闭锁和狭窄 小肠闭锁有15.8%~45%伴有羊水过多。胎儿超声检查可发现腹腔多个液性暗区,提示扩张肠管可能。出生后持续性呕吐、进行性腹胀、无胎粪排出,应怀疑肠闭锁。肛门指检或灌肠后观察胎粪情况,有助于区别肠闭锁、胎粪栓或先天性巨结肠。

腹部X线片对诊断有很大价值。新生儿吞咽空气1小时内到达小肠,12小时到达直肠。高位闭锁可见一大液平(胃)及3~4个小液平(扩张的小肠),或"三泡征",下腹部完全无气体影。低位闭锁显示较多的扩张肠段及液平,最远的肠袢极度扩张,结肠及直肠内无气体。对临床症状不典型者,少量稀钡做灌肠检查,可显示细小结肠(胎儿型结肠);并可发现合并的肠旋转不良或结肠闭锁,及除外先天性巨结肠。

3. 结肠闭锁和狭窄 结肠闭锁可见腹部X线片肠管广泛充气,直肠内无气体,少量钡剂灌肠检查有助于诊断。

【鉴别诊断】

新生儿生后开始持续性呕吐,呕吐物为大量黄绿液体。无正常胎粪排出或有进行性腹胀,即应怀疑有肠闭锁的可能。应注意与以下疾病进行鉴别:

1. 全结肠型先天性巨结肠 钡灌肠显示类似于胎儿型结肠,但加压注钡时直肠呈痉挛状不能扩张。全部结肠僵直,乙状结肠发育差,结肠脾曲呈钝角,钡剂可逆流入回肠等征象不同于一般胎儿型结肠。有时两者鉴别困难,需行探查手术或活检明确诊断。

2. 胎粪性腹膜炎 胎儿期发生肠穿孔导致胎粪进入腹腔所致,出生后可出现肠梗阻,有时合并出现化脓性腹膜炎的症状。腹部立位片可见大量气腹及有特征性的钙化阴影存在。可以和肠闭锁合并存在。

3. 胎粪性肠梗阻 有黏稠的异常胎便聚积在肠腔引起的梗阻,B超及腹部立位片可见多个肠腔扩张液面的梗阻征象,液面下有时可见粗颗粒状阴影的"皂泡"征。泛影葡胺溶液灌肠造影可起到诊断和通便治疗的作用。

【治疗】

肠闭锁和肠狭窄一经明确诊断,即需要手术治疗,手术是唯一能挽救生命的方法。肠闭锁手术方法很多,不同部位闭锁的治疗方法亦不尽相同。近年来随着完全肠外营养的广泛应用,治愈率较过去有明显提高。术前准备是保证手术成功必不可少的条件,病情越重,术前准备越显重要。

1. 十二指肠闭锁和狭窄的治疗 十二指肠闭锁或狭窄的病例,可采用十二指肠纵行切口、切除隔膜后横形缝合术,或做十二指肠与十二指肠侧侧菱形吻合术。前者方法简单,效果也不错,但有损伤十二指肠乳头的风险;后者也是目前常用的方法,十二指肠乳头损伤风险小,效果良好。也可以通过腹腔镜手术。近年有通过内镜微创治疗十二指肠隔膜型狭窄的报道。

2. 小肠闭锁的治疗 空肠上段隔膜闭锁或狭窄可采用隔膜切除肠管成形术。小肠闭锁以切除近侧膨大的盲端,行肠管端端吻合术最为理想。手术中应尽量切除近侧膨大的盲端,或进行楔状成形,使闭锁肠管近远端口径接近,利于端端吻合,同时以免遗留神经肌肉发育异常的肠壁,影响术后肠功能恢复。同时用注射器向闭锁远端萎陷的肠管内注入气体或生理盐水,使远端肠管膨大、扩张,直至直肠充盈,以扩张肠管和排除远端肠管存在多发性闭锁。远侧盲端须切除1~2cm,并自系膜对侧缘呈45°斜形切除,以增大其口径。必要时还可适当剪开系膜对侧的肠壁,使两断端的口径一致。手术时可进行闭锁远端肠管组织活检,以排除肠神经发育异常。部分患者远端肠管发育差,也可以采用近远端端侧吻合并同时T型造瘘的方法。

3. 结肠闭锁的治疗 结肠闭锁确诊后应立即手术,以免结肠的闭袢梗阻造成结肠张力过高而穿孔。一般需先行闭锁近端结肠造瘘术,3~6个月后再做回-结或结-结吻合术。由于存在黏稠的胎粪、大量的细菌和肥厚扩张的肠壁,使结肠闭锁一期吻合术后易于发生梗阻和吻合口瘘。但亦可在脾曲近端结肠闭锁采用一期肠吻合术,而脾曲远端结肠闭锁则先行暂时性结肠造瘘术。直肠及远端乙状结肠闭锁的二期手术方法可选用直肠内结肠拖出吻合术（Swenson 术）或直肠后结肠拖出吻合术（Duhamel 术）。

肠闭锁和肠狭窄术后应将患儿置于保温箱内，保持恒定的温度和湿度。小肠和结肠一期吻合术者，术后肠功能一般需要 7~10 天才能恢复正常，故应保持胃肠减压通畅，给予胃肠外营养支持，注射抗生素，以防切口感染。肠管切除过多、剩余小肠过短和肠造瘘的患儿，术后应采用肠道外营养疗法。

🌐 拓展知识点

肠闭锁是先天性肠梗阻的常见原因之一，可发生在十二指肠、空肠、回肠或结肠。在病理生理学方面仍存在争议，最被认可的假说是十二指肠狭窄或闭锁是在胚胎发育过程中十二指肠再贯通的失败引起，而空肠和回肠的闭锁或狭窄是由子宫内的血管性原因引起的。十二指肠闭锁通常通过"双泡"征预测，而非十二指肠小肠闭锁的产前检出率仍然是一个挑战。胎儿磁共振成像（MRI）在确定肠梗阻的位置以及评估肠梗阻远端的情况方面很有价值。

肠闭锁通常通过一期肠吻合术或（临时）肠造瘘术治疗。两种治疗策略之间的决定主要基于患者的临床状况和外科医生的偏好。肠造瘘术的主要原因是肠穿孔或胎粪腹膜炎，以及担心吻合口瘘。然而，肠造瘘术与多种短期和长期并发症有关，例如手术部位感染，切口疝和粘连性肠梗阻，使用额外的抗生素治疗，甚至非计划或紧急手术。有研究结果表明：①与一期吻合术患者相比，肠造瘘术患者更常出现严重的术后并发症；②通过肠造瘘术治疗的患者在术后明显存在更多的短期（手术部位感染、伤口裂开）和长期（短肠综合征、粘连性肠梗阻）的并发症。因此，在条件允许的情况下，推荐一期吻合而非肠造瘘术。有研究表明十二指肠和小肠闭锁的微创手术是安全可行的，并减少了开放外科手术的并发症。

（钭金法）

六、先天性肛门直肠畸形

导 读

先天性肛门直肠畸形（ARM）是新生儿最常见的消化道畸形。绝大多数患儿在出生时即可发现，表现为正常肛门位置没有肛门开口或开口位置异常。如果没有早期确诊，肛门闭锁或瘘口细小狭窄患儿可表现为便秘、腹胀进行性加重，并伴有呕吐等。部分病例如肛门狭窄或瘘口较粗的患儿早期无肠梗阻症状，在生后几个月甚至几年后因为排便困难、便秘等症状才被确诊。除了新生儿肛门查体以外，腹部倒立侧位 X 线片是诊断先天性肛门直肠畸形最常用和最经典的检查，一般在出生后 12 小时可进行腹部倒立侧位 X 线片检查。除此之外，还应该进行全面详细的检查包括胸和腹部 X 线片、心脏超声、腹部 B 超、泌尿系统 B 超、头颅 B 超、腰骶髓磁共振等检查，以作出全面精准的诊断。在准确判断先天性肛门直肠畸形分类的基础上，结合患儿全身情况和伴发畸形，决定手术方案和手术时机，制定个性化的治疗方案，充分保护术后肛门功能。

先天性肛门直肠畸形（congenial anorectal malformation，ARM）是新生儿消化道最常见的发育畸形，其发生率约为 1/5 000~1/1 500，我国的发病率约 2.81/10 000。男女性别发病率大致相等，有家族发病史者约占 1%~9%，是遗传因素和环境因素共同作用的结果。早在我国明代，就有记载肛门闭锁的手术治疗方法。1835 年，巴黎学者 Amussat 用会阴部切开法，强调充分游离直肠，无张力地将直肠黏膜与皮肤缝合的重要性。这是先天性肛门直肠畸形治疗史上的里程碑。1953 年，Stephens 创造了骶会阴路径治疗高位无肛，强调耻骨直肠肌在维持肛门直肠畸形术后排便功能上的重要性，并且成功避免了尿道损伤。1982 年，Peña 提出了经后矢状入路切口治疗各种类型的肛门畸形，将横纹肌复合体（包括耻骨直肠肌和肛门外括约肌）肌纤维从正中分开，然后将直肠置于横纹肌复合体之中形成肛门，达到充分利用耻骨直肠肌、肛门外括约肌提高术后排便控制能力的目的,使术后控制排便能力大大加强。这是肛门直肠畸形治疗史上的三个里程碑。

【胚胎学】

肛门直肠的正常胚胎发育过程是分阶段进行的:

1. 泄殖腔形成 胚胎第3周末,由后肠末端的膨大部分与前面相交通的尿囊共同构成。中肾管-原肾管开口于泄殖腔中。泄殖腔的尾端被外胚层上皮细胞膜所封闭,称为泄殖腔膜,使其与体外相分离。

2. 尿直肠隔形成 胚胎第4周开始,位于泄殖腔与后肠间的中胚层皱襞形成并向尾侧生长,同时位于泄殖腔两侧壁内方的间充质增生形成皱襞,向腔内生长,两者构成尿直肠隔,将泄殖腔分为前、后两部分,前者为尿生殖窦,后者为直肠,使两个系统的交通越来越小,于胚胎第7周时完全封闭。

3. 肛门形成 尿直肠隔与泄殖腔膜的中央处融合,并向外突出成为会阴矩状突。同时泄殖腔膜也被分为前、后两部分,前者为尿生殖窦膜,后者为肛膜。胚胎第7~8周时,两个膜先后破裂。从胚胎第5周开始,外胚层向肛膜的外表面发展,形成肛凹,肛凹逐渐加深接近肠管,肛膜破裂使起源于外胚层的肛凹与内胚层发生的直肠相通。

4. 会阴发育 胎儿第4个月,会阴向前后方向迅速增长,因此使肛门后移至通常位置。生殖器官和会阴的形成与上述过程同时进行。

在胚胎发育中的泄殖腔形成和分隔期如果受某种因素或致畸物质的影响可出现发育障碍,导致肛门直肠畸形的可能。女性可形成泄殖腔畸形、直肠阴道瘘、直肠前庭瘘、直肠会阴瘘、肛门闭锁等畸形。男性较多见的是直肠泌尿系瘘(膀胱瘘、尿道前列腺部瘘、尿道球部瘘)、直肠会阴瘘、肛门闭锁等。

【病因】

肛门直肠畸形的病因尚不清楚,目前认为是遗传因素和环境因素共同作用的结果。流行病学和动物实验表明,遗传因素在肛门直肠畸形发病过程中发挥重要作用,其可能为多基因遗传病。到目前为止,只有少数的综合征型肛门直肠畸形致病基因得到定位,如Fraser综合征的致病基因为 *EYA1*,Currarino 三联征的致病基因为 *HLXB9*,Townes-Brocks 综合征的致病基因为 *SALL1*,Opitz G/BBB 综合征的致病基因为 *MID1*,McKusick-Kaufman 综合征的致病基因为 *MKKS* 等。

有关研究结果显示,*HOX* 基因家族、Sonic hedgehog(*SHH*)、Fibroblast growth factory10(*FGF10*)、Bone morphogenetic protein 4(*BMP4*)、*SD* 等基因与肛门直肠畸形的发生关系密切,并被已有的动物实验和临床研究证实。还有研究发现肛门直肠畸形患者直肠末端 *Hoxd 13* 基因表达降低,进一步在人体内证实 *Hox* 基因是肛门直肠畸形的易感基因之一。*SHH* 基因位于7号染色体,其转录因子称为 Gli2 和 Gli3,*SHH* 基因不仅本身可以调节消化道发育,而且还可以影响 *BMP4* 和 *Hox* 基因的表达。*SHH* 及其转录因子 Gli3 基因存在多态性和点突变,肛门直肠畸形患者直肠末端 *Gli2* 基因表达明显降低。也有文献报告肛门直肠畸形患者 FGF10 及其受体 FGFr2b 表达异常。

肛门直肠畸形的胚胎发生和其他畸形的发生一样,可能与妊娠期,特别是妊娠早期(4~12周)受到某些致畸因素如病毒感染、化学物质、环境及营养等作用有关。胚胎期发生障碍的时间越早,所致畸形的位置越高、越复杂。有研究者给妊娠中期大白鼠吸入氯仿、经胃管注入乙烯硫脲(ethylene thiourea)、向腹腔注射全反式维甲酸,或服用阿霉素等,均可诱导母鼠产生肛门直肠畸形鼠仔,其畸形发生率高达30%~90%,畸形类型及病理改变与人类的肛门直肠畸形极为相似。说明这些药物(可能致畸物质)是使妊娠动物产生肛门直肠畸形胎仔的直接原因。

【病理分型】

肛门直肠畸形的种类繁多,病理改变复杂,不仅肛门直肠本身发育缺陷,肛门周围及盆底肌肉如耻骨直肠肌、肛门外括约肌和内括约肌均有不同程度的改变。神经系统改变也是该畸形的重要病理改变之一。此外,该畸形常伴发其他器官畸形、某些多发畸形或严重畸形,可危及患儿生命。

1970年,在澳大利亚召开的国际小儿外科医生会议上,制定了高位、中间位和低位肛门直肠畸形的分类方法,其主要特点是以直肠盲端与肛提肌,特别是耻骨直肠肌的关系作为区分高、中、低位的标准,即直肠盲端终止于肛提肌之上者为高位畸形;直肠盲端位于耻骨直肠肌之中,被该肌所包绕为中间位畸形;穿过该肌者为低位畸形。1984年,Stephens 将该分类法根据性别进行分开后,再结合瘘管类型、盲端位置进行分类,修改后的分类法又称为 Wingspread 分类法,分型基本标准没有变化,但更方便临床应用,具体分类如表 4-3-3。

表 4-3-3　肛门直肠畸形 Wingspread 分类法(1984)

女	男
一、高位	一、高位
1. 直肠肛门发育不全	1. 直肠肛门发育不全
(1)直肠阴道瘘	(1)直肠前列腺尿道瘘
(2)无瘘	(2)无瘘
2. 直肠闭锁	2. 直肠闭锁
二、中间位	二、中间位
1. 直肠前庭瘘	1. 直肠尿道球部瘘
2. 直肠阴道瘘	2. 直肠发育不全,无瘘
3. 直肠发育不全,无瘘	三、低位
三、低位	1. 肛门皮肤瘘
1. 肛门前庭瘘	2. 肛门狭窄
2. 肛门皮肤瘘	四、罕见畸形
3. 肛门狭窄	
四、泄殖腔畸形	
五、罕见畸形	

20 世纪 80 年代后期,随着对肛门直肠畸形的深入认识和骶后正中入路肛门直肠成形术的广泛应用,原有的分类方法存在类型较为繁杂,不利于指导外科手术术式选择等缺点。2005 年 5 月,在德国 Krinkenbeck 举行的肛门直肠畸形诊疗分型国际会议上,根据 Peña 等提议,提出了新的分型标准,即 Krinkenbeck 分类法(表 4-3-4),该分类取消了原有的高、中、低位分型,根据瘘管不同进行分类,并增加了少见畸形,其目的使分类进一步简便、实用,为手术术式选择提供指导。与 Wingspread 分类法相对应,该分型中的会阴瘘、前庭瘘和肛门狭窄属于低位畸形,尿道球部瘘、无瘘和多数直肠阴道瘘属于中间位畸形,前列腺部瘘和膀胱颈部瘘为高位畸形。

【伴发畸形】

先天性肛门直肠畸形经常伴发其他畸形,一般报告其发生率为 28%~72%。有研究收集 3 223 例肛门直肠畸形,伴发畸形的发生率为 43.4%,但实际的发生率还要高,因为有一些内脏畸形尚未被发现。有些病例为多发性畸形,约 1/5 病例伴发严重的危及生命的畸形。多数学者一致认为,

表 4-3-4　肛门直肠畸形 Krinkenbeck 分类法(2005)

主要临床分型	罕见畸形
会阴(皮肤)瘘	球形结肠
直肠尿道瘘	直肠闭锁(狭窄)
前列腺部瘘	直肠阴道瘘
尿道球部瘘	H 瘘
直肠膀胱瘘	其他畸形
直肠前庭(舟状窝)瘘	
一穴肛(共同管长度 <3cm、>3cm)	
肛门闭锁(无瘘)	
肛门狭窄	

高位肛门直肠畸形伴发畸形的发生率高于低位畸形,而且更严重。在高位畸形中伴发畸形的发生率男女比例基本一样,而在低位畸形中伴发畸形的发生率女多于男,分别为 50% 和 25%。伴发畸形最多的为泌尿生殖系统畸形,其次为脊柱(特别是骶椎)、消化道、心脏以及其他各种畸形。有人将肛门直肠畸形及其伴发畸形归纳为 VATER 综合征(V,脊柱、心血管;A,肛门;T,气管;E,食管;R,肾脏及四肢),并指出某些畸形合并发生的非随机倾向。

1. 泌尿生殖系统畸形　肛门直肠畸形多伴发泌尿生殖系统畸形,且多为上尿路复合性严重畸形。一般上尿路畸形包括单侧肾缺如、肾发育不良、孤立游走肾、融合异位肾、马蹄肾、单侧或双侧肾积水、巨输尿管、膀胱输尿管反流等;以单侧肾缺如、肾发育不良和膀胱输尿管反流较常见。下尿路畸形包括神经性膀胱、膀胱外翻、尿道狭窄、尿道下裂等。在高位肛门直肠畸形的女婴中内生殖器畸形也较常见,包括阴道缺如、双阴道、阴道闭锁、子宫阴道积液、子宫缺如、双角子宫等。因此,对肛门直肠畸形,特别是高、中位畸形,常规进行泌尿系检查是十分必要的。

2. 脊椎畸形　是肛门直肠畸形经常伴发的畸形,特别是腰骶椎畸形,发生率各研究者报道不一,从 2.5%~66% 不等。腰骶椎畸形的发生率与肛门直肠畸形类型有关。骶椎缺如、发育不全或骶椎裂等累及神经,将导致术后肛门功能障碍,引起完全的或部分的尿、便失禁。鉴于肛门直肠畸形伴发脊椎畸形的发生率很高,因此,对每个肛门直肠畸形患儿,应做脊椎 X 线片检查和腰骶髓磁共振成像(MRI),以便及早了解伴发畸形,有利于

估计预后和及时采取治疗措施。

3. 四肢骨骼畸形　肛门直肠畸形伴发四肢骨骼畸形者也常有报道。有报道肛门畸形患儿中有 2% 桡骨发育不全,应仔细查看患儿全身情况。

4. 心脏及大血管畸形　心脏和大血管畸形也较常见,法洛四联症、室间隔缺损和大血管转位是最常见的畸形。先天性肛门直肠畸形患儿应完善心脏 B 超检查。

5. 其他消化道畸形　先天性肛门直肠畸形患儿伴食管闭锁的报道越来越多,还有一些肛门畸形患儿伴发先天性巨结肠,也可伴发其他消化道畸形如肠闭锁、环状胰腺、肠重复畸形、肠旋转不良等畸形,因此,对先天性肛门直肠畸形患儿应进行全面的检查,以免遗漏。

【临床表现】

先天性肛门直肠畸形临床表现根据病理类型不同而呈现不同。绝大多数肛门直肠畸形在出生时即被发现,表现为正常肛门位置没有肛门开口,特别是婴儿出生后 24 小时不排胎便,应想到肛门直肠畸形的可能,及时检查会阴部有无肛门或异常瘘口。如未能早期发现,约有 3/4 的病例,包括全部无瘘的肛门直肠闭锁和一部分虽有瘘但瘘口狭小不能排出胎粪或仅能排出少量胎粪者,表现为呕吐,吐出物含有胆汁,甚至粪样物,腹胀进行性加重。如未及时诊断和治疗,可在一周内死亡。另一部分病例,包括肛门狭窄和前庭瘘等瘘管较粗者,生后一段时间内不出现急性肠梗阻症状,而在数月甚至数年后出现排便困难,便条变细,腹部

膨胀,有时在下腹部可触到巨大粪块,提示有继发性巨结肠改变。

1. 高位畸形　约占肛门直肠畸形的 40%,男孩较女孩多见,几乎都有肠梗阻症状。此类患儿在正常肛门位置无肛门开口,可见皮肤稍凹陷,色泽较深(图 4-3-22A)。患儿哭闹或用劲时,凹陷处不向外膨出,用手指触摸该处也没有明显冲击感。女孩往往伴有阴道瘘,多开口于阴道后壁穹窿部,同时可见外生殖器发育不良,呈幼稚型,阴道口可见胎粪流出(图 4-3-22B)。泌尿系瘘几乎都见于男孩,女孩罕见。从尿道口排出胎粪或者尿液中可见绿色粪性物质是直肠泌尿系瘘的主要症状。但由于瘘管的粗细不同,或往往被黏稠的胎粪所堵塞,出现的时间和程度不一样,甚至完全不出现。因此常规检查患儿尿中有无胎粪成分,如果尿检查阴性,不能除外泌尿系瘘的存在,需要后期进一步检查。伴有泌尿系瘘的病例在新生儿期如未得到矫治,可反复发生尿道炎和上尿路感染。另外,这些患儿合并脊柱畸形者较为常见,骶神经的发育也受累,其分支支配膀胱和肛门括约肌,即或在行畸形矫治手术之后,也可能有尿、便失禁现象。

2. 中间位畸形　约占 15%。其肛门部位的外观与高位畸形相似,也可自尿道或阴道排便。男婴类似于高位闭锁,中位肛门畸形患儿在女婴直肠前庭瘘更为多见。瘘孔开口于阴道前庭舟状窝部,也称舟状窝瘘。瘘孔较大的婴儿早期通过瘘孔基本能维持正常排便,婴儿能正常发育,

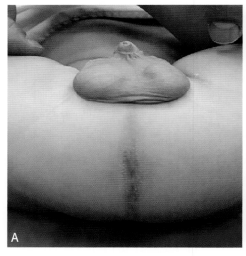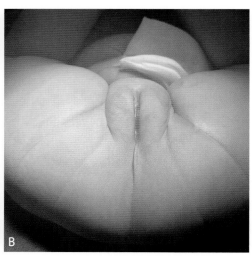

图 4-3-22　先天性肛门闭锁
A. 男性中高位肛门直肠畸形外观;B. 女性中高位肛门直肠畸形外观

甚至较大儿童也能正常排便,仅在稀便时有失禁现象。婴儿期因经常有粪便流出,如护理不周,在阴道前庭部经常有粪便,可引起阴道炎或上行性感染。

3. **低位畸形** 约占肛门直肠畸形的40%。此种畸形多合并有瘘道,伴发其他畸形较中高位少。临床表现有的在正常肛门位置有凹陷,肛管被一层隔膜完全闭塞,隔膜有时很薄,透过它可看到存留在肛管内的胎粪。患儿哭闹时隔膜明显向外膨出。有的肛膜虽破,但不完全,其口径仅有2~3mm,排便困难,便条很细,像挤牙膏一样。很多低位畸形的患儿,在肛门闭锁的同时伴有肛门皮肤瘘管,其中充满胎粪,而呈深蓝色,瘘管开口于会阴部或更前一些至阴囊中缝或阴茎腹侧的任何部位(图4-3-23)。有的肛门正常,但位置靠前,在正常肛门与阴囊根部或阴唇后联合之间,称会阴前肛门或肛门前移。但因肛门位于外括约肌前,排便时盆底肌及外括约肌一起收缩,向前压迫肛门,导致部分患儿出现功能性梗阻。因此需要行肛门后移手术,重新植回括约肌中心。

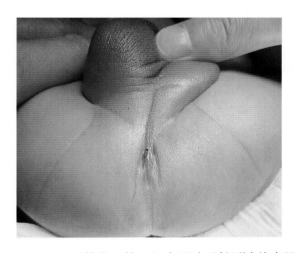

图4-3-23 男性先天性肛门直肠畸形(低位)伴直肠会阴瘘

【辅助检查】

1. **X线检查** X线是最为传统和经典的诊断肛门直肠畸形的方法,包括腹部倒立侧位X线片、腹部立位片和造影。腹部倒立侧位X线片常常作为肛门直肠畸形首选的检查方法。1930年,Wangensteen和Rice设计了倒立位摄片法诊断肛门直肠畸形,至今仍被广泛采用。其操作步骤是在出生12小时后,先将患儿卧于头低位5~10分

钟,用手轻柔按摩腹部,使气体充分进入直肠。在会阴部相当于正常肛门位置的皮肤上固定一金属标记,紧贴于肛穴凹陷处,再提起患儿双腿倒置1~2分钟,X线中心与胶片垂直,X线管球与患儿间距约2m,双髋并拢屈曲位(70°~90°),射入点为耻骨联合,在患儿吸气时X线曝光,作侧位和前后位摄片。盆腔气体阴影与金属标记间的距离即代表直肠末端的高度。在侧位片上,从耻骨中点向骶尾骨连接处连一线,为耻尾线(PC线),于坐骨嵴与耻尾线画一平行线为I线(图4-3-24)。如直肠气体影高于耻尾线者为高位畸形,位于两线之间者为中间位畸形,低于I线者为低位畸形。

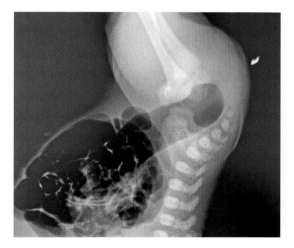

图4-3-24 肛门直肠畸形的腹部倒立侧位X线片(中位)

需要注意的是,倒立侧位X线片有时遇到下列情况可造成误差:①检查过早(生后12小时以内者),肠道气体尚未充盈达到直肠末端;②检查时患儿倒置时间少于1~2分钟;③X线射入角度不合适及在患儿呼气时曝光;④直肠盲端过度膨胀而类似低位闭锁。上述X线检查结果要与临床局部检查密切结合,否则易造成治疗及术式选择上的错误。

2. **超声检查** 超声检查因其安全简便、测量数据可靠、较X线误差小、重复性好等优点,成为肛门直肠畸形临床上可适用的一种诊断检查方法。包括产前超声检查及术前超声检查和术后肛管内超声检查。新生儿期超声检查主要是:定位瘘管位置、直肠盲端与正常肛门距离、耻骨直肠肌与直肠盲端的关系。由于伴发畸形发生率高,先天性肛门畸形患儿还需注意其他系统的B超检

查,包括心脏、泌尿系统、肝胆胰脾和颅脑等。

3. CT 检查 肛门括约肌群包括内、外括约肌及耻骨直肠肌,其形成及发育程度是决定肛门直肠畸形患儿预后最重要的因素。应用 CT 检查可以了解直肠盲端与耻骨直肠肌环的关系,对提高婴幼儿肛门直肠畸形的治疗效果很有价值,其优点是成像迅速,但是成像效果不如 MRI。

4. MRI 检查 MRI 具有较高的软组织分辨率,并且胎便是良好的 MRI 自然对比剂,因此,肛门直肠畸形患儿术前行 MRI 检查能很好地显示盆底肌肉发育情况,直观清晰地显示直肠盲端与肌肉系统,从而能准确地判断畸形的程度和类型。MRI 对瘘管的显示也有一定的帮助,它能将瘘管内外口以及和肛门直肠肌群的关系清晰地显示。MRI 检查同时也可观察到有无腰骶椎畸形及脊髓栓系综合征。

5. 尿道造影和瘘管造影 通过尿道造影可以显示瘘管的位置以及直肠与尿道的关系。对有外瘘的患儿,也可以直接通过瘘管造影来显示瘘管的长度、方向和直肠末端的位置。

【诊断】

先天性肛门直肠畸形的诊断在临床上一般并不困难,但重要的是准确地判断直肠闭锁的高度,直肠末端与耻骨直肠肌的关系和有无泌尿系瘘以及脊柱畸形等,以便更合理地采取治疗措施。

【治疗】

治疗肛门直肠畸形的手术原则是利用电刺激及显微外科技术,尽可能保护和利用那些位置异常和发育不全的肛周肌肉(耻骨直肠肌、肛门外括约肌及肛门内括约肌),尽量使这些肌群恢复与直肠之间的正常解剖关系。这样一方面使得直肠通过或位于耻骨直肠肌环及外括约肌中心,另一方面也应尽量保存和利用肛门内括约肌及其功能。肛门直肠畸形的首次手术至关重要,如果处理不当或者出现严重并发症,不仅给再次手术增加困难,更会明显影响治疗效果。先天性肛门直肠畸形的治疗原则应具有个性化,根据具体的病理分型决定手术方案。

1. 低位肛门直肠畸形 包括无瘘或有细小瘘孔不能通畅排便者,应于出生后 24~48 小时手术,但对于全身情况较差的会阴瘘和前庭瘘患儿,可扩张瘘管促进排便,以后再进行根治手术。低位肛门直肠畸形患儿大多可行会阴肛门成形术或

后矢状入路肛门直肠成形术(Peña 术)。

2. 中位肛门直肠畸形 大多数学者主张在新生儿期先施行结肠造瘘术,2~3 个月后行肛门成形术。理由是由于随年龄的增加,盆腔结构发育逐渐成熟,直肠易于通过耻骨直肠肌环,术后能保持良好的排便功能。结肠造瘘术后再行根治手术,术后并发症显著减少。伴有泌尿系瘘者,造瘘术后能仔细清洁末端结肠,改善泌尿系感染,亦可减少骶尾部及肛门切口感染,及利用结肠造瘘行结肠造影,正确判断畸形类型和瘘管位置及走向。中位肛门直肠畸形可选择后矢状入路肛门直肠成形术(Peña 术)或腹腔镜辅助肛门成形术。

3. 高位肛门直肠畸形 高位肛门直肠畸形患儿在新生儿时期应先行结肠造瘘术,待 2~3 个月后行骶腹会阴肛门成形术,或经腹腔镜手术进行腹腔内的操作,现阶段也可采用机器人腹腔镜操作来进行。

【术后治疗】

先天性肛门直肠畸形的治疗不仅要挽救患儿的生命,提高存活率,更要提高生活质量。既要使其具有正常的排便功能,也要使其像正常人一样生活、学习、工作以及参与社会活动。因此,除了手术治疗以外,正确的术后处置、规范的扩肛以及排便训练等措施也非常重要。

中高位肛门直肠畸形和一穴腔畸形术后留置尿管至少 7 天。

为防止肛门狭窄,术后 2 周开始扩肛。应使用适当尺寸的扩张器,新生儿从 7 或 8 号开始,每天 2 次,每周增加 1 号,直至需要的尺寸。尺寸较合适的肛门扩张器为:1~4 个月 12 号,5~8 个月 13 号,9~12 个月 14 号,1~3 岁 15 号,4~12 岁 16 号,12 岁以上 17 号。扩肛到目标直径后,维持每天 2 次,1 个月后减为每天 1 次,维持 1 个月,再减为 1 周 2 次维持 1 个月,1 周 1 次维持 3 个月。

【术后并发症和治疗】

肛门直肠畸形术后约 1/3 的患儿有并发症,常见的并发症如下:

1. 术后暂时性尿潴留 一般情况下,经留置尿管、排空膀胱、针灸、按摩、理疗、严格控制尿路感染等措施,于术后 1~2 周即可缓解。需注意排除合并泌尿系统畸形、先天性神经源性膀胱可能,尽早完善相关检查及进行专科治疗。

2. 切口感染 为术后早期的并发症。当切

口浅层感染,不伴有拖出肠管的吻合口裂开,可很快愈合,无不良后果。当感染较重造成吻合口裂开、肠管回缩,往往出现后遗症如便失禁、肛门口狭窄、继发性闭锁、瘘管复发和严重的盆腔纤维变性。预防性结肠造瘘术可以减少切口感染的概率。

3. 便秘　不论何种肛门成形手术,便秘都是常见的术后并发症。不论是继发还是原发引起的轻型便秘,均应首先采用保守疗法,如扩肛、洗肠、训练排便、调节饮食及服用缓泻剂等。保守疗法无效,症状逐渐加重者应考虑二次手术,可选用黏膜剥除、保留直肠肌鞘的腹会阴手术或切除扩张的乙状结肠。

4. 肛门狭窄　是肛门成形术后较常见的并发症。引起肛门狭窄的原因可能有切口愈合不佳、直肠回缩、瘢痕形成、切口感染、术后未坚持扩肛等。应按肛门狭窄的程度进行治疗:采用扩张肛门的非手术疗法,多可治愈。如果肛门狭窄明显,瘢痕硬韧,用扩肛疗法无效,但不伴直肠狭窄时,可行瘢痕切除、会阴肛门成形术。如果发现肛门直肠狭窄、继发巨结肠,应行肛门部瘢痕切除,直肠黏膜剥离,结肠直肠鞘内拖出术(Soave 法),必要时术前先行结肠造瘘,清除结肠内贮留的粪块,做好肠道准备。

5. 直肠黏膜外翻　保留在肛门外口的肠管过长或瘢痕挛缩致肛门不能完全关闭,造成直肠黏膜外翻,临床可出现不同程度的污便或便失禁,影响排便功能。轻者每日用温盐水坐浴,促进瘢痕软化,多可随肛门括约肌功能的恢复而自愈。如黏膜外翻过多,保守疗法不见好转,应将多余的黏膜切除。

6. 瘘管复发　对复发瘘管不必急于二次手术修补,行膀胱造瘘,使尿流改道,控制感染。同时,继续坚持扩肛,保证肛门通畅,以防狭窄。以后随着肉芽增生,部分病例瘘管可自行愈合;如瘘管长期不愈,6 个月后待瘢痕软化,再次手术修复。

7. 泌尿系统并发症　肛门直肠畸形特别是伴直肠尿道瘘者术后可发生泌尿系统并发症,如尿道狭窄、憩室、闭塞以及神经性膀胱等。泌尿系统并发症的防治在于正确选择术式,对伴有尿道瘘的肛门直肠畸形,应在术前行瘘道造影,了解瘘管的走向。先行结肠造瘘,采用后矢状入路肛门成形术,在直视下处理瘘管,可减少并发症的发生。对尿道狭窄行尿道扩张术多可治愈,尿道憩室无症状者可不处理,如经常出现尿路感染或出现尿路结石应手术治疗。

8. 肛门失禁　多见于高位肛门直肠畸形术后,但中、低位畸形术后亦可见。主要原因可能是损伤肛门括约肌、盆神经、瘢痕形成,伴发盆腔组织结构和神经发育异常等。治疗应根据不同原因采取不同方法:如黏膜外翻可将多余的黏膜切除,瘢痕狭窄应行瘢痕切除,严重者可再次行 Soave 肛门成形术。肌肉发育不良或肛周肌肉损伤、神经损伤的肛门失禁可先行生物反馈治疗,改善其控制排便的能力,若症状仍不改善者应行括约肌成形术。

🌐 **拓展知识点**

1. 泄殖腔畸形(一穴腔畸形)　治疗原则大致同高位肛门直肠畸形(直肠阴道瘘),新生儿时期行结肠造瘘术,根据情况后期行尿道成形+肛门成形+阴道成形术,手术方式可选择后矢状入路肛门直肠成形术(Peña 术)或 Peña 术联合腹腔镜手术方式。

2. 球形结肠　一些肛门直肠畸形容易遗漏球形结肠的诊断,术前的腹部立位片可以辅助诊断,结的直径占据腹腔 1/2 的宽度。此类患儿需尽早行肠造瘘术,后期根据患儿肛门直肠畸形类型和球形结肠的类型选择手术方式。

这两种畸形在临床上罕见,容易被漏诊或误诊而耽误最佳治疗时机,需仔细判断。

3. 先天性肛门直肠畸形研究展望　先天性肛门直肠畸形是小儿外科常见的先天畸形,占消化道畸形的第一位。其种类繁多,病因尚不清楚,病理改变复杂,伴发畸形多,术后常合并便秘、便失禁等排便功能障碍,严重影响患儿的生活质量,是国内外小儿外科专业研究的热点之一。研究先天性肛门直肠畸形的动物模型制作,探明胚胎发生和病因,阐释其病理改变过程,开展新的手术技术或方式,减少术后并发症以及提高治疗效果,生活质量的量化评分表格设计等均是未来的研究重点。

(钭金法)

第四节 肝胆胰畸形

一、胆道闭锁

导 读

胆道闭锁（BA）是新生儿胆汁淤积最常见的病因，病理改变是肝外和/或肝内胆管进行性免疫炎症损伤和肝纤维化。亚洲人发病率较高，男∶女约为 1∶（1.4~1.8）。主要临床表现为持续进行性加重的黄疸、陶土色大便和深黄色尿，逐渐出现肝脾不同程度大、肝硬化和门静脉高压表现。彩色 B 超发现肝门"纤维块"和肝包膜下血流信号对诊断有帮助，血清基质金属蛋白酶 7（MMP-7）检查是甄别 BA 有价值的诊断方法，准确率在 95%以上。BA 一旦确诊应尽早接受肝门空肠吻合术（HPE），以出生 60 天以内疗效最佳。如果就诊较晚或 HPE 疗效不佳可行肝移植手术，成为应用儿童肝移植最常见的疾病。

胆道闭锁（biliary atresia，BA）是新生儿胆汁淤积最常见的原因，特点为肝外和/或肝内胆管进行性炎症、狭窄、闭锁和肝纤维化，手术是唯一的治疗手段，该病是目前小儿外科诊治困难、预后较差的疾病之一。

【流行病学】

胆道闭锁的发病率报道为 1∶（8 000~15 000），不同地区和种族的发病率有差异，亚洲明显高于西方国家，日本的发病率为 1∶9 600，美国及英国等为 1∶18 000 左右，我国上海地区统计为 1/8 000，女性多于男性，男∶女约为 1∶（1.4~1.8）。

【病因和发病机制】

胆道闭锁的病因复杂，可能为多因素致病，有遗传因素、母体因素、环境因素等，其中外界环境因素致病最为重要。

1. 与病毒感染有关 英国病理学家 Landing 提出胆道闭锁、新生儿肝炎、胆总管囊肿可能是由同一损伤因素攻击肝胆系统的不同部位造成的结果。最近人们的注意力主要在 5 种病毒上，即巨细胞病毒、呼肠孤病毒、轮状病毒、人类乳头瘤病毒和反转录病毒等嗜胆管性病毒，认为病毒感染是胆道闭锁的主要病因。近年许多学者报道了由轮状病毒、呼肠孤病毒经腹腔注射感染新生鼠发生胆道闭锁的动物模型，进一步提示胆道闭锁可能与某种病毒感染有关。

2. 免疫/自身免疫损伤 胆道闭锁可能是自身免疫介导的疾病。病毒感染启动了胆管损伤，继而机体将变异的胆管上皮细胞抗原或者原本隐藏的胆管抗原识别为"异体抗原"，引起持续的自身免疫反应性胆管损伤。在这个过程中，包括遗传易感性、发育异常、病毒感染或异常的免疫反应等错综复杂的相互作用。胆道闭锁可能是一个"多次打击"的病理过程，在此过程中，病毒或毒性因素对胆管上皮的初始损伤作用导致胆管上皮表面新的抗原表达或抗原变异，引起胆管上皮表面进一步损伤；由病毒抗原激活的特异性 T 细胞通过 γ-干扰素（interferon-γ，IFN-γ）刺激巨噬细胞释放氧化亚氮、氧代谢物质和肿瘤坏死因子（tumor necrosis factor，TNF），通过凋亡或坏死途径导致胆道上皮损伤，由此再释放隐蔽抗原或新抗原导致免疫瀑布的持续激活，并最终导致肝外胆管的纤维化和梗阻。

3. 基因学说 常可见胆道闭锁的临床表现有明显差异的两种类型，其中胚胎型常与其他先天异常共存，患儿常伴有多脾综合征，如多脾或无脾畸形，肠旋转不良、十二指肠前门静脉和下腔静脉缺如的腹部血管异常、内脏左右镜像倒置畸形等。在胆道闭锁家系发病的病例中，多数合并内脏转位及脾脏畸形的相关特征，其相关内脏序列畸形基因 *CFC-1* 的杂合突变已在部分胚胎型胆道闭锁中发现。

4. 妊娠期妇女接触有毒物质 研究发现母体胚胎着床、妊娠早期的用药史或有毒物质接触史等都可能使胎儿胆道闭锁的发病率增加。但目前尚未明确任何一种有毒物质的致病作用，各地区环境因素和胆道闭锁发病的相关研究结论并不统一，胆闭素（藜属植物成分）、血管/缺血因素、肝动脉异常均有可能是胆道闭锁的病因。

【病理表现】

胆道闭锁的病理表现为肝门附近的胆道系统狭窄、闭锁或缺如。胆囊亦纤维化、空瘪或有少许无色或白色黏液（图4-4-1）。组织学检查提示肝外胆管存在不同阶段的炎症过程,大多呈瘢痕结节样慢性炎症,形成一三角形的纤维块,纤维块位于肝门部的横断面上,尚可见一些不规则的胆管结构,与肝内胆管相通,这些胆管结构即为Kasai手术的解剖基础（图4-4-2）。

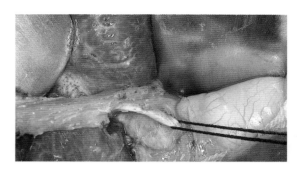

图 4-4-2　胆道闭锁肝门纤维块

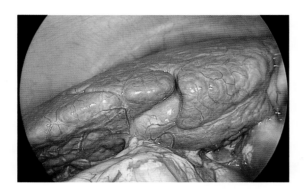

图 4-4-1　胆道闭锁腹腔镜下胆囊形态

肝内病变是渐进性的,主要是毛细胆管增生,部分管腔闭塞与狭窄,单核细胞包括淋巴细胞和巨噬细胞浸润集中在汇管区,成纤维细胞增生活跃,管腔内胆栓形成。随着疾病的进展,这些变化愈来愈明显。晚期病例肝脏有显著的胆汁性硬化,肝的体积增大1~2倍,质地坚实,呈暗绿色,表面有结节（图4-4-3）。

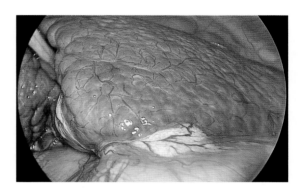

图 4-4-3　胆道闭锁腹腔镜下肝脏外观

胆道闭锁按胆管受累而闭塞的范围可分为三个基本型,即Kasai分型（图4-4-4A）:

Ⅰ型为胆总管下端闭锁,约占5%,肝管未闭锁,胆总管部分或全部缺如,通常伴有近端扩张的囊性结构或扩张胆管。

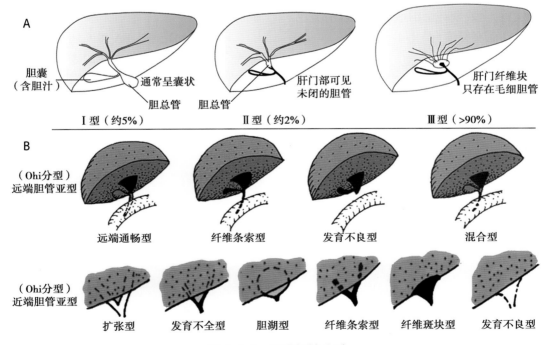

图 4-4-4　胆道闭锁分型

Ⅱ型为肝管闭锁,约占 2%,此型少数病例闭锁部位在肝管,而胆囊及胆总管可存在。

Ⅲ型为肝门部闭锁,此型肝门部绝大多数肝外胆管虽然闭锁,然而多数患儿仍残留有或多或少的毛细胆管与肝内胆道相通。这类型最多,占 90% 以上。Ohi 分型则将其进一步细分,将闭锁远端胆管形态分为畅通型、纤维条索型、发育不良型、混合型;近端胆管形态分为扩张型、发育不全型、胆湖型、纤维条索型、纤维斑块型及发育不良型(图 4-4-4B)。

此外,还有 Davenport 分型,包括特发性/孤立型 BA、巨细胞病毒相关型 BA（CMV-IgM 阳性）、囊肿型 BA（闭塞的胆管中存在囊性病变）、BA 综合征型（合并多脾、内脏转位、与 22 号染色体非倍体相关的猫眼综合征）。

【临床表现】

1. **黄疸**　胆道闭锁典型表现,为足月产,生后 1~2 周黄疸不明显,粪便色泽正常,黄疸一般在生后 2~3 周逐渐显露。有些病例的黄疸出现于生后最初几天,当时被认为是生理性黄疸。粪便变成棕黄、淡黄、米色、陶土灰白色。晚期大便可略现淡黄色,扒开后中间仍是白色,这是因胆红素在血液浓度增高,胆色素经肠道黏膜进入肠腔掺入粪便所致。尿的颜色随着黄疸的加重而变深,像红茶,将尿布染成黄色。黄疸出现后,通常不消退,日益加深,皮肤变成金黄色甚至褐色,黏膜、巩膜亦显著发黄,至晚期甚至泪液及唾液也呈黄色。皮肤可因瘙痒而有抓痕(图 4-4-5)。

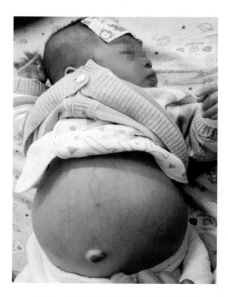

图 4-4-5　胆道闭锁患儿外观

2. **肝脾大**　腹部异常膨隆,肝大显著,尤其肝右叶,边缘可超过脐平线达右髂窝,患儿年龄越大（4 个月或更大者）,肝脏也愈大,其边缘钝,触诊时肝质也硬。部分病例脾脏亦有大。腹壁静脉显露。晚期病例出现腹水,叩诊移动性浊音阳性,表明胆汁性肝硬化已很严重。

3. **凝血功能障碍**　肝脏功能受损。血清中凝血酶原减少,可表现出血倾向、皮肤瘀斑、鼻出血、颅内出血等。

4. **营养发育**　在疾病初期,婴儿全身情况良好,食欲不受影响。有些患儿出现不同程度的营养不良,身长和体重不足,偶尔患儿精神倦怠,动作及反应较健康婴儿迟钝。病程达 4~5 个月者,外表虽可能尚好,但体格发育已开始变慢,精神萎靡,疾病后期可出现各种脂溶性维生素缺乏,维生素 D 缺乏可伴发佝偻病串珠和阔大的骨骺。

5. **其他**　由于血流动力学状况的改变,部分动静脉短路和周围血管阻力降低,在心前区和肺野可听到高排心脏杂音。未治的胆道闭锁患儿大多数在 2 岁左右因肝硬化、门静脉高压,发生肝性脑病或感染而死亡。

【辅助检查】

胆道闭锁患儿血常规检查一般无明显变化,可能有轻度贫血。由于胆道闭锁是一种阻塞性黄疸,所以主要表现为血清胆红素增高,凝血酶原显著减低,尿胆素及粪胆素反应阴性,尿中也不含尿胆素及粪胆素。

1. **大便比色卡**　BA 患儿通常存在大便颜色变浅,甚至出现陶土色大便的表现。大便颜色比色卡(图 4-4-6),因其方便快捷、家属不需要医务人员指导就可以自行在家进行判断,因此可用于大范围新生儿 BA 的筛查,敏感性和特异性较高。但过早筛查,母乳性黄疸和部分生理性黄疸常易

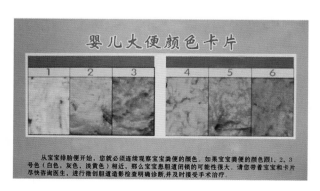

图 4-4-6　大便颜色比色卡

混浊,使得检查特异性降低,过晚筛查则削弱了其临床意义,故推荐新生儿出生42天后在保健机构常规随访时填写大便比色卡并回收,同时进行相关问题的咨询和指导,对高度怀疑BA的要及时做进一步检查明确诊断。

2. 血液肝功能的检查 胆道闭锁患儿血清直接胆红素水平持续不变或进行性上升是诊断胆道闭锁最重要的实验室检查项目,血清胆红素水平升高≥300mg/ml,直接胆红素占总胆红素50%以上可怀疑胆道闭锁;其他指标如γ-谷氨酰转肽酶(γ-glutamyl transpeptidase,GGT)>300U/L有参考意义;丙氨酸氨基转移酶(alanine aminotransferase,ALT)、天冬氨酸氨基转移梅(aspartate aminotransferase,AST)、碱性磷酸酶等均没有特异性。

3. 血清学检查 近年来通过血清学指标来早期诊断BA已经引起广大临床和科研工作者的关注。国内汤绍涛团队在国际上首次发现血清基质金属蛋白酶7(matrix metallopeptidase 7,MMP-7)可应用于胆道闭锁的诊断,阈值高于26.73ng/ml时(酶联免疫方法)可以诊断胆道闭锁,准确率95%以上。

4. B型超声显像 超声显像探及肝门部的三角形纤维块,具有诊断特异性。观察BA患儿肝脏包膜下血流(hepatic subcapsular flow,HSF)有助于鉴别BA与其他病因的胆汁淤积疾病(图4-4-7)。然而,大多数新生儿或婴儿并不能配合彩色多普勒检查,并且医生的经验、检查的机器和患儿腹式呼吸强度等对检查结果均有较大的影响,而且对其特异性也存在争议。最近腹腔镜直视下可发现肝包膜下蜘蛛样血管征(hepatic subcapsular spider-like telangiectasis,HSST),BA阳性出现率可达97%(见图4-4-3)。B超检查提示胆囊较小或充盈餐前餐后收缩率<50%,对BA诊

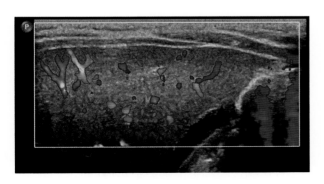

图4-4-7 B超肝包膜下血管征

断有帮助。

5. 术中胆道造影 胆道造影中发现胆管梗阻不显影一直被认为是BA诊断的"金标准"。以往开腹胆道造影,部分患儿家长因腹壁损伤较大、切口并发症而拒绝造影,导致诊断延误。目前采用腹腔镜辅助胆道造影(laparoscopy-assisted cholangiography,LAC),是BA诊断新"金标准"。胆道造影就是在术中将胆囊穿破置管,于管中打入造影剂(泛影葡胺),观察肝内外胆管及肠内有无造影剂显影,若不显影,诊断胆道闭锁。近端胆汁过于黏稠堵塞胆管可造成假阳性,需要反复冲洗或加压注射造影剂,或选择胆总管远端临时阻断造影,避免误诊。若胆囊瘘小或仅胆囊痕迹,无法注入造影剂,应解剖肝门直接观察有无肝管。

6. 其他诊断方法

(1)胆道闭锁特征性病理变化早期不典型,术前肝穿刺活检诊断准确率为85%左右。但是在许多疾病,组织病理改变往往相互重叠难以区分;同时穿刺活检的肝细胞量只占肝细胞总量的1/(5万~10万),容易出现观察上的误差;另外,穿刺活检是侵入性的诊断方法,应考虑掌握指征。

(2)腹部CT、经内镜逆行胰胆管造影(endoscopic retrograde cholangio-pancreatography,ERCP)或磁共振胰胆管造影(magnetic resonance cholangio-pancreatography,MRCP)影像学诊断方法对不存在肝外胆管扩张的胆道闭锁均没有价值,可用于鉴别诊断。

(3)放射性核素显像胆道排泄受阻,应高度怀疑胆道闭锁。

【诊断】

新生儿生理性黄疸是自限性的。如果黄疸持续时间超过生后最初2周,则需要对诊断评估。需要尽早结合所有相关检查结果对梗阻性黄疸的存在及病因做出判断。如果患儿出现巩膜黄染、大便颜色变浅(甚至呈陶土色)、胆红素超过2mg/dl、B超发现肝门纤维块和HSF征、血清MMP-7>26.73ng/ml高度提示胆道闭锁诊断。

【鉴别诊断】

1. 新生儿肝炎 临床上胆道闭锁与新生儿肝炎极易混淆,鉴别诊断最困难,多项临床表现和实验室指标重叠,如果胆红素超过2mg/dl,建议检查血清MMP-7。

2. 先天性胆总管囊肿 有少数病例在第一

个月内即发生黄疸并持续下去,有时呈淡黄色,也可呈灰白色,尿色加深。但如仔细观察,黄疸和大便颜色可有间隔好转期,右腹部有时可触及一个囊性肿块,超声检查可发现肝门部囊性肿块。但当囊肿较小、不能明显触及时,需要与Ⅰ型胆道闭锁(囊肿型胆道闭锁)相鉴别。

3. 全肠外营养(total parenteral nutrition,TPN)相关性胆汁淤积　新生儿、特别是早产儿长期(>2周)进行TPN治疗,极易出现梗阻性黄疸,类似胆道闭锁症状,也需要临床鉴别。有静脉营养的病史、体检肝大不明显、质地较软、试验性应用利胆药物大多可以帮助诊断。

4. 胆管发育不良(biliary hypoplasia,BH)　是一种病因尚不明确、临床对其认识并不深入的疾病。目前多将其分为综合征型(即阿拉杰里综合征)及非综合征型。病理可表现为不典型肝炎、淤胆,而肝纤维化程度较轻,且无胆管增生,从而区别于临床更为常见的胆道闭锁。鉴别要注意以下几点:①阿拉杰里综合征具有典型面部特征;②GGT显著升高,可达数千,核苷酸酶(5'-NT)显著升高;③术中探查可见肝色泽、质地正常、表面光滑、无肝纤维化表现,术中穿刺胆囊行胆管造影表现为肝外胆管细小而通畅;④术后病理提示小叶间胆管稀少,而胆道闭锁胆管增生,门脉纤维化。因此,可结合病史、术中胆道造影及肝病理检查与胆道闭锁相鉴别。

5. α_1-抗胰蛋白酶缺乏症　α_1-抗胰蛋白酶缺乏症在我国罕见,北美白种人活产儿中的发病率为1/6 700,出生1~2个月发生肝细胞性黄疸、肝大、血清结合胆红素和ALT升高,严重的病例在婴儿早期就发生腹水、出血及肝衰竭。在新生儿,巨细胞肝炎是典型的组织学特征,初期可见到胆小管增生,随病情进展,晚期则显示胆管稀少。诊断依血清α_1-抗胰蛋白酶水平下降、在门管周围的肝细胞内有过碘酸希夫阳性、肝细胞内有抗淀粉酶小体。

6. 外界压迫所致的阻塞性黄疸　胆道附近(肝、胰)的肿瘤或门静脉旁淋巴结肿大可以压迫胆道而发生阻塞性黄疸症,但这种情况相当罕见,尤其在小婴儿中。

除上述梗阻性黄疸疾病以外,其他原因的黄疸各有其临床或实验室特征,如新生儿溶血性黄疸、母乳性黄疸、败血症引起黄疸、半乳糖血症、巨细胞病毒感染、弓形虫病及先天性梅毒等,有其特殊临床表现和特殊检验方法确诊。

【治疗】

胆道闭锁如果不治疗,不可避免地会发展为肝硬化、肝衰竭,活不过3年。及时诊断、尽早手术对胆道闭锁的疗效至关重要。胆道闭锁最好于出生后60天内手术,超过90天患儿肝脏损害已不可逆转,肝硬化进展迅速,手术效果降低,对于>120天患儿手术效果更差,待肝移植。

1. 手术治疗　1956年,Kasai手术开创了"不可矫治型"胆道闭锁治疗的新纪元,直至目前,Kasai手术仍然是胆道闭锁的首选手术方法,而肝移植是用于晚期病例和Kasai手术失败病例的方法,Kasai手术强调早期诊断和治疗,最佳手术年龄应在60天以内。

(1)手术适应证和禁忌证:

适应证包括:①明确诊断为胆道闭锁的患儿;②年龄<3个月,最大不超过5个月,对Ⅰ、Ⅱ型闭锁可在适当条件下放宽;③肝功能Child分级B级以上。

禁忌证包括:①肝功能Child分级C级、肝功能不全、肝硬化腹水者;②合并其他严重先天性畸形、心肺功能不良者;③年龄>5个月。

(2)术前准备:按腹部外科的常规准备;给予维生素K和应用抗生素,并进行术前禁食和灌肠。

(3)手术操作:可治型胆道闭锁(肝内和肝门部胆管扩张),可做肝管空肠Roux-en-Y吻合术。胆囊造影证实为"不可治型"胆道闭锁,则行典型的肝门空肠Roux-en-Y吻合术(即Kasai原式),Y臂的长度40cm左右。术中发现肝外胆道呈纤维条索样,或胆囊瘪小无腔隙,或肝包膜下蜘蛛样血管征(HSST)是胆道闭锁的特征性外观。

将胆囊底从右肋缘下切口提出,切开胆囊,胆道闭锁时胆囊内为白胆汁。胆囊腔插管注入38%泛影葡胺行胆道造影。对Ⅱ型胆道闭锁(胆总管闭锁),胆总管穿刺并注入造影剂造影。造影时胆囊管为盲端或胆总管开放而肝总管不显影时,可诊断Ⅲ型BA(图4-4-8)。

笔者所在医院术前常规检测血清MMP-7,超过阈值的患儿行腹腔镜手术探查,如发现肝脏表面HSST征,则无须进行胆道造影,直接行Kasai手术,在减少患儿术中辐射损伤的同时还可以减少手术中等待造影的时间,缩短麻醉时间和手术

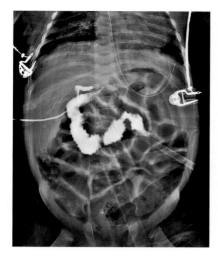

图 4-4-8 胆道闭锁患儿术中胆道造影

时间,同时避免可能发生的造影剂过敏反应。

手术中切断肝脏两侧的三角韧带、镰状韧带,将肝脏拖至切口附近,并于肝脏后面置入大块纱垫,清楚显露肝门,直视下清晰地行肝门部解剖和肝肠吻合(图 4-4-9)。

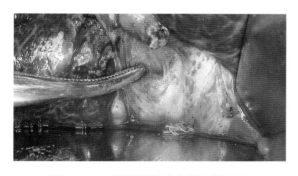

图 4-4-9 胆道闭锁术中肝门的显露

Kasai 根治术手术的关键是要彻底剪除肝门纤维块,此时操作最好在手术放大镜下进行,断面的侧面达门静脉入口,纵向达门静脉后壁水平,切除肝门纤维块的深度是此手术的关键步骤,过浅可能未达到适宜的肝内小胆管,过深损伤肝实质影响手术吻合处的愈合。一般是切除肝门纤维块时肝表面上只保存很薄的一层包膜;切除肝纤维块前,进入纤维块的门静脉分支用电凝处理,一般3~5次。这样处理后剪切创面一般出血不重,明胶海绵压迫后即可达到止血效果。对于肝门部有胆管的囊样扩张改变,但术中造影和探查均证实囊肿不与近端肝管和远端胆管相通,应切除囊肿进行经典的 Kasai 根治术,不应利用囊肿作吻合;胆总管未闭锁型胆道闭锁的手术方式亦以切除

肝外胆道的传统的肝门空肠吻合术(Kasai 手术)为佳。

(4)术后处理:吸氧、输液、胃肠减压;术后第7天可进食;常规运用利胆药、糖皮质激素和抗生素。

胆道闭锁术后有效的药物治疗对于改善预后极为重要。因为手术本身虽然可以延长患儿的生命,却不能逆转肝脏的损伤及进行性肝硬化,大约 70%~80% 患儿最终需要肝移植才能长期生存。近年来认识到胆管和肝脏的免疫损伤可能与胆道闭锁的发病以及术后肝功能进行性恶化有关,使得通过药物辅助治疗改变疾病的进程成为可能。

1)激素治疗:皮质类固醇作为辅助治疗的主要组成部分,可以明显改善术后的黄疸消退率,增加自体肝生存年限。常用甲泼尼龙 4mg/kg,一般术后 5 天开始,应用至少 3 个月,之后每 3 天减 1mg/kg,直至停药。

2)熊去氧胆酸:能显著改善必需脂肪酸的缺乏,改善淤胆,降低胆红素水平。临床上推荐口服熊去氧胆酸 10~20mg/(kg·d),术后进食即开始,一般维持 1~2 年。

3)预防性抗生素的长期应用:抗生素的应用对于术后严重并发症——胆管炎的预防和治疗是必需的,目前一般主张术后静脉应用第三代头孢菌素 2~4 周,随后口服小剂量抗生素 3~6 个月,甚至 1 年或更长,抑制肠道菌群过度生长。

4)其他注意事项:术后注意补充维生素 K、A、B、C,保护肝脏功能,静脉滴注 ATP、辅酶 A、复方甘草酸苷注射液。术后 10~14 天,如黄疸不见消退、高热,应根据胆汁排出情况及肝脏病理改变,慎重考虑再次手术,或创造条件准备肝移植。

2. 术后并发症的预防和处理

(1)胆管炎:胆管炎是胆道闭锁 Kasai 术后最常见的严重并发症,其特征为无其他部位感染的发热(>38.5℃)、进行性黄疸、无胆汁便。血清胆红素浓度上升,发生率在 40%~93%。发病机制与逆行感染、肠道菌群失调、肠通透性增加有关。手术后胆管炎的反复发作直接影响胆汁流量的维持和肝纤维化的程度,因此是影响预后的重要指标。预防性抗生素、大剂量激素、熊去氧胆酸可以加速胆汁的清除,对术后胆管炎的发作有预防和治疗作用。

（2）食管静脉曲张出血：门静脉高压是胆道闭锁术后严重的并发症，发生率约为34%~76%，即使术后已无黄疸的患儿也难幸免。食管静脉曲张出血发生后，宜先运用经内镜硬化剂注射治疗（endoscopic injection sclerotherapy，EIS）或内镜下曲张静脉套扎（endoscopic variceal ligation，EVL）。对于脾功能亢进、脾大，一般不赞成进行脾切除或脾切除加门腔静脉分流术，近来提倡部分性脾动脉栓塞疗法。

（3）急性肝功能衰竭：是胆道闭锁 Kasai 术后近期主要的并发症，可出现肝性脑病、腹水、上消化道出血。主要采取严格掌握手术适应证、减少术中出血、加强保肝治疗、预防感染等综合预防措施。

（4）切口裂开：患儿腹水、低蛋白血症、营养不良、切口感染、腹胀、哭闹等因素引起，多发生在术后5~7天。一旦发现立即无菌包扎，全麻下在手术室Ⅱ期缝合，并放置腹腔引流。

（5）肺血管改变：胆道闭锁术后长期存活患儿，偶可发生肝肺综合征，表现为肺内广泛动静脉瘘形成、肺动脉高压。其发生原因不详，可能与体内某些血管活性物质增加，导致肺血管床阻力变化有关。当肺动脉压明显升高后，表现出呼吸困难和持续性咳嗽，如不及时处理，可发生右心衰竭。放射性核素（^{99m}Tc MAA）和心脏超声检查有助诊断。该综合征最终需要肝移植来治疗，但移植手术风险加大。严重病例可吸入一氧化氮、静脉滴注前列腺素，或行肝肺联合移植。

（6）肝内胆管扩张：长期存活患儿还可发生肝内胆管扩张，部分病例可伴结石形成。临床表现为反复胆管炎发作。单个囊性扩张、无症状者可随访观察，病灶有消退可能，如肝内多个囊性扩张病灶，预后不良。

3. 肝移植　胆道闭锁未经手术所有患儿活不过3年，经 Kasai 手术后约有半数以上患儿出现反复术后感染，5年生存率也仅有30%~60%。随着肝移植的开展，胆道闭锁的预后得到极大的改善。根据目前国内外有关儿童肝移植的报道，胆道闭锁是最常见的适应证，儿童肝移植成功率90%以上。目前，对胆道闭锁肝移植的时机选择应该根据肝功能情况，年龄越大，肝动脉越粗，术后并发症明显降低。总之，Kasai 术是胆道闭锁的首选治疗，亦可使患儿获得痊愈，或为肝移植赢得

宝贵的时间。术后药物综合治疗对提高疗效有重要作用。而肝移植的成功明显改善了预后。但在现有条件下，加深对胆道闭锁的病因学的认识，努力提高早期诊断的水平，不断改进肝门空肠吻合的技术和围手术期处理，仍是广大儿科医务工作者奋斗的方向。

🌐 **拓展知识点**

1. 胆道闭锁的肝脏硬度检测　由于胆道闭锁患儿就诊时伴有肝脏不同程度的纤维化，病情进展迅速，而肝脏硬度检测是一种利用弹性剪切波对肝脏硬度进行无创测量的一种手段，可以客观准确定量地评价肝脏纤维化程度。有研究表明测量超过界值8.1kPa时能有效提示患儿为胆道闭锁。

2. 胆道闭锁的微创手术治疗　腹腔镜 Kasai 手术带来创伤的明显减少，但近远期效果尚难以评估，最近的结果显示高质量的腹腔镜手术疗效不亚于开放手术。机器人辅助 Kasai 手术是高级别腹腔镜手术，在纤维块切除和肝管空肠吻合方面等于或优于开放手术，未来预期会产生好的长期结果（视频4-4-1），不足之处是手术费用较高及操作器械相对较大。

视频 4-4-1
机器人辅助腹腔镜下胆道闭锁 Kasai 术

3. MMP-7 与胆道闭锁　随着学者对 BA 研究的不断深入，MMP-7 被认为是 BA 诊断中最具有价值的血清蛋白指标。笔者团队研究发现出生9天的患儿应用血清 MMP-7 指标被诊断为 BA，预示着血清 MMP-7 的早期诊断价值。同时发现血清 MMP-7 是 Kasai 术后6周唯一显著的预测预后因子。MMP-7主要来源于损伤的胆管上皮细胞、汇管区巨噬细胞等，参与了胆管上皮细胞损伤和肝纤维化，未来靶向 MMP-7 的小分子抑制剂可用于缓解或治疗 BA。

（汤绍涛　李康）

二、先天性胆总管囊肿

导 读

胆总管囊肿（CC）又名先天性胆道扩张症（CBD），是各种因素导致肝内外胆道扩张，引起胆道梗阻、胆管炎症、胰腺炎等相关病症。临床以腹痛、黄疸和腹部包块为主要表现。B超和磁共振胰胆管造影（MRCP）是目前临床常用的影像诊断手段。胆总管囊肿一旦发现，需要尽早手术治疗。手术时机的选择需要结合患儿的具体情况，包括年龄、体重和局部炎症情况等；根治性手术方式首选扩张囊肿切除后胆道重建手术，腹腔镜辅助手术是目前临床最常用的微创手术方式，机器人辅助的腹腔镜技术是目前最精准的微创手术方式。

胆总管囊肿（choledochal cyst，CC）是指以胆总管囊状或梭状扩张为主要特征的一系列先天性胆道疾病，可伴有肝内胆管扩张，又名先天性胆道扩张症（congenital biliary dilatation，CBD）。临床以胆道梗阻、胆道炎症及胰腺炎症为主要表现，在1792年时由Vater首次报道。

【流行病学】

亚洲人群发病率较欧美高，文献报道发病率美国约1∶13 000，澳大利亚1∶15 000，日本1∶1 000，中国1∶1 100。多在婴儿和儿童期发病，部分可在胎儿期产检发现，女性发病较男性为高。根据国内文献报道，14岁以下儿童占84%，成人仅占15.49%。女性发病占74.64%，男性25.35%，男女比例为1∶（3~4）。

【病因和发病机制】

本病为先天性胆道发育畸形，确切病因尚不十分清楚，病因学说很多，目前主流学说以胰胆管合流异常为主，但无法解释全部胆总管囊肿的病因，尤其不能解释胎儿时期就存在的胆总管囊肿病例。因此不同类型的胆总管囊肿其病因可能是不一样的。

1. **胰胆管合流异常**（anomalous arrangement of pancreatic biliary duct，APBD） 1969年，Babbitt指出本病与胰胆管合流异常有关。有文献报道本病合并胰胆管合流异常者约占80%以上。正常胚胎第8周，胰胆管汇合部逐渐移行于十二指肠壁内，形成共同管，开口于Vater壶腹乳头，随年龄增长，共同管长度逐渐变短。国内文献报道，婴儿共同管长度为（0.32±0.02）cm。病理状态下，由于胚胎期胆总管、胰管未能正常分离，胆总管接近或超过直角汇入胰管，两者在十二指肠壁外汇合，使共同管较正常延长，距Vater壶腹乳头2~3.5cm，故胰管内压力较胆总管内压力高，胰液可反流入胆总管，破坏其壁的弹性纤维，使管壁失去张力，而发生扩张（图4-4-10）。近年通过手术、尸体解剖、内镜逆行胆胰管造影和经皮肝胆道造影等，绝大多数病例证实这一解剖异常的存在。多数病例在囊肿的远端有一狭窄段胆总管，囊性扩张呈球形者显著，呈梭形者狭窄段多较短。

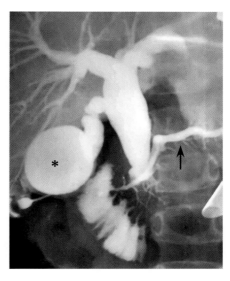

图4-4-10 胰胆管合流异常

2. **胆管发育不良** 原始胆管在上皮细胞增殖转变为实体性时发育不平衡，使下部胆管过度增生，则在空泡化再贯通时远端出现狭窄，近端则发生扩张而形成本病。

3. **胆总管远端神经肌肉发育不良** 20世纪50年代曾提出神经肌肉发育异常的假说。20世纪80年代以来的病理和动物实验结果显示，扩张的胆总管囊壁内神经节细胞和神经纤维束均明显减少。推论胆总管运动减弱，远端出现功能性梗阻，胆汁排出受阻，胆总管内压升高，逐渐形成扩张。

4. **病毒性感染** 有文献报道巨细胞病毒感染可能引起胆道发育畸形，如胆道闭锁、胆管扩张症和胆道发育不良等。

5. 其他引起胆总管远端梗阻的因素 如炎症、外部压迫、结石或闭锁等。

【病理与分型】

先天性胆管扩张症患儿的肝胆系统亦多有病变：由于胆汁淤积，内压增高，胆总管扩张，反复感染，使管壁增厚，纤维结缔组织增生，平滑肌稀少，弹力纤维破坏，内层黏膜上皮消失，严重者胆汁混浊，黄绿色脓苔附着，可伴有溃疡、胆色素结石等。肝脏由于长期淤胆和反复感染，导致不同程度的肝脏纤维化和肝功能受损。随着对胰胆管合流异常的认识，胆管扩张症合并急慢性胰腺炎已引起人们重视。胆囊、胆囊管可有扩张、肥厚、充血和水肿等炎性改变。

先天性胆管扩张症分型：临床上常规采用Todani（1975）的分型（图4-4-11）。

目前也有学者提出不完全型的概念，即有胆总管囊肿的临床表现，合并胰胆管合流异常，但不伴有胆道扩张的类型。这种不伴胆道扩张类型，如果反复胆管炎和胰腺炎发作远期胆管癌的发病

率会明显升高，也需要手术治疗。

【临床表现】

不同年龄段发病的临床表现有所不同。新生儿期发病往往表现为黄疸等胆道梗阻表现；学龄前期和学龄期儿童发病往往因腹痛等表现就诊，可合并黄疸；13岁以上发病的大龄儿童往往以反复发作胰腺炎就诊，胆道扩张情况往往不严重，常表现为轻度扩张或梭形扩张。腹痛、黄疸和腹部肿块为本病的3个基本症状，但临床上往往只出现1个或2个，3个症状同时存在者为20%~30%，随着医疗条件的改善，产前检查等早期发现，以腹部肿物为表现就诊病例越来越少。

1. 腹痛 有腹痛症状者占60%~80%，多发生于右上腹部，疼痛性质和程度不一，多数为钝痛，或仅有轻度的胀痛，严重者出现绞痛，间歇性发作，患儿常取屈膝俯卧位。剧烈绞痛多因胰液胆汁通过共同通道，相互逆流引起胆管炎、胰腺炎所致，此时常伴有发热、恶心和呕吐。腹痛突然加重并伴有腹膜刺激征时，常见合并胆总管穿孔，腹腔穿刺可抽出胆汁性腹水。

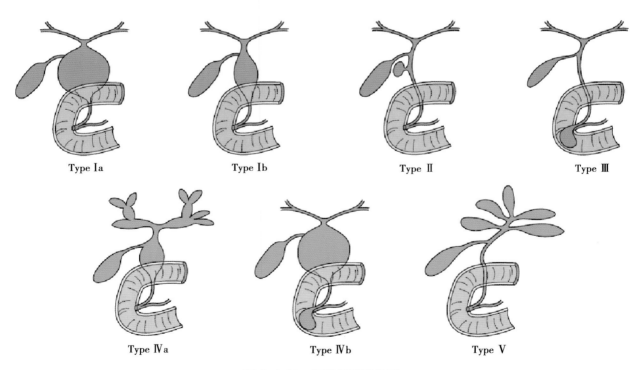

Type Ia   Type Ib   Type Ⅱ   Type Ⅲ

Type Ⅳa   Type Ⅳb   Type Ⅴ

图4-4-11 胆总管囊肿分型

Ⅰ型，肝外胆道扩张型：为常见类型，根据囊肿扩张形态又可细分为Ⅰa型（囊状扩张型）（图4-4-12A），和Ⅰb型（梭形扩张型）（图4-4-12B）。Ⅱ型，肝外胆管憩室型（图4-4-12C）：少见，仅占2%~3%。Ⅲ型：胆总管末端囊性脱垂（图4-4-12D）：罕见，约占1.4%。Ⅳ型，多发性扩张型：是指肝内外胆道多发扩张型，分肝内、肝外胆道多发扩张Ⅳa型；和肝外胆道多发扩张Ⅳb型。Ⅴ型，单纯肝内的胆管扩张：单纯肝内胆道多发扩张，即Caroli病，分单纯型和伴有先天性肝纤维化的复杂型

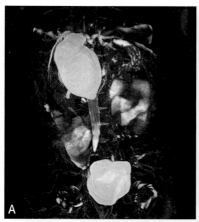
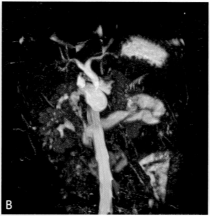
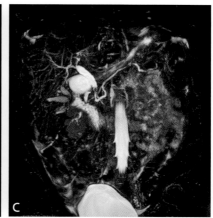
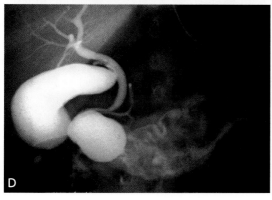

图 4-4-12 常见胆总管囊肿分型
A. Ⅰa 型,胆总管囊性扩张;B. Ⅰb 型,胆总管梭形扩张;C. Ⅱ 型,胆总管憩室型扩张;D. Ⅲ 型,胆总管末端囊性脱垂

2. **黄疸** 黄疸的程度与胆总管远端梗阻程度有直接关系,轻者临床上可无黄疸,但随感染、疼痛发作后出现黄疸。间歇性黄疸为其特征之一,由于胆总管远端出口不通畅,胆汁淤积,出现胆道感染,胆道水肿进一步加重梗阻,出现黄疸。经治疗后,胆汁能顺利排出时黄疸症状会减轻或消失。

3. **腹部肿物** 在经济欠发达地区,存在延误诊断和治疗的情况下,部分儿童就诊时还能触及右上腹囊性肿物。随着超声、CT 和磁共振成像等影像技术的发展,及时就诊患儿可较早得到诊断,已经很少能触及腹部肿物了。

4. **发热** 胆管炎症时可有反复发热、大便颜色变浅、变白等表现。

5. **呕吐** 胆道炎症时常合并腹痛、呕吐等消化道反应。

6. **囊肿穿孔腹膜炎** 一旦发生胆总管囊肿穿孔,表现有剧烈腹痛、高热、呕吐、腹壁强直等胆汁性腹膜炎表现,如处理不及时可发生感染性休克等严重后果,是胆总管囊肿的严重并发症之一。

【辅助检查】

1. **B超检查** 为简便、无创的影像学检查,可显示肝内外胆管有无扩张以及扩张的位置、程度和胆囊壁厚度、囊内有无结石、肝脏有无纤维化、胰管是否扩张以及胰腺有无水肿等,诊断准确率达 95% 左右,应作为首选的辅助诊断方法;另外,B 超作为孕期的主要常规检查,可以明显提高产前胆总管囊肿的诊断率。

2. **三大常规和血生化等检查** 一些患儿的血、尿、便检查呈梗阻性黄疸改变。白细胞升高常见于囊肿合并感染时。血、尿淀粉酶的升高提示胰胆管合流异常伴发胰腺炎,尤其是腹痛发作时。可合并不同程度的肝功能不良,如碱性磷酸酶、转氨酶值升高,在缓解时可恢复正常。

3. **磁共振胰胆管造影**(magnetic resonance cholangio-pancreatography,MRCP) 利用磁共振的水成像技术,可清晰显示肝内外胆管的三维图像结构,亦可显示扩张的胰管和变异胆管(图4-4-13)。MRCP 是非创伤性检查,敏感度较高,但对婴幼儿有一定的镇静要求。

4. **CT 检查** CT 检查对胆道扩张情况的图像清晰度不如 MRCP,但对肝脏和胰腺等实质脏器显示更清楚。且相比于磁共振对镇静时间的要求更低,适合于磁共振检查无法完成时的备选方案。

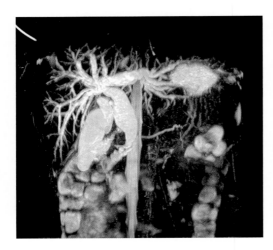

图 4-4-13 MRCP 清晰显示扩张胆道、胰管和变异副肝管

5. 内镜下逆行胰胆管造影技术（endoscopic retrograde cholangiopancreatography，ERCP） 可了解胰胆管汇合情况，是确定有无胰胆管合流异常的重要检查手段；也可作为胆道远端结石形成梗阻的治疗手段。但目前国内常规开展儿童 ERCP 检查的医院尚不多。

6. 术中胆道造影 可清楚显示肝内外胆道、胰胆管结合部的形态，为术中处理提供依据（图 4-4-10，图 4-4-12D），成像质量跟造影设备密切相关，提供的二维图像，胆道结构有前后重叠的干扰。

7. 放射性核素扫描 ^{99m}Tc-肝胆亚胺二乙酸（hepatobiliary iminodiacetic acid，HIDA）扫描主要用于胆总管囊肿与胆道闭锁的鉴别及囊肿破裂的诊断。

【诊断】

诊断可根据本病的三个主要临床特征，即腹痛、黄疸和腹部肿块。但同时具备上述三项症状的患儿仅占少数，许多病例表现为一项或两项临床症状，应注意及时进行检查，做到早期诊断、早期治疗。

1. 具有胆总管囊肿的临床症状 腹痛、黄疸和腹部肿块等。

2. B超提示有胆道扩张存在或胆总管囊肿形成。

3. MRCP 明确胆道扩张的位置、形态、有无胆道系统变异等。

4. 血生化检查了解有无合并胰腺炎、肝功能

受损等表现。

【鉴别诊断】

1. **胆道闭锁和新生儿肝炎** 对出生 2~3 个月内出现黄疸，进行性加重、大便发白和肝大的婴儿，首先考虑到胆道闭锁或新生儿肝炎。两者与胆管扩张症的表现可以非常相似，仔细触摸肝下有无肿块，B超有助于鉴别。

2. **腹部肿瘤** 右侧肾母细胞瘤、神经母细胞瘤和后腹膜囊性畸胎瘤等，一般无黄疸、腹痛。增强 CT 对鉴别腹膜后肿瘤有价值。

3. **肝棘球蚴病** 肝棘球蚴囊肿在肝脏部位有肿块，局部可有轻度疼痛与不适，感染时亦可出现黄疸。所不同者，棘球蚴囊肿多见于畜牧区，病程缓慢，囊肿呈进行性增大。B超和 CT 等影像学检查显示为肝内占位性病变，做棘球蚴囊液皮内试验和血清补体结合试验可确定诊断。

4. **胰腺假性囊肿** 多有外伤史，影像学检查可提示囊肿与胰腺的关系。

5. **右侧肾盂积水、大网膜囊肿和肠系膜囊肿** 需要根据病史及临床表现具体分析，并结合辅助检查明确诊断。

【治疗】

胆总管囊肿一经确诊，都需手术治疗，反复胆道感染、阻塞性黄疸引起化脓性胆管炎、胰腺炎、囊肿破裂穿孔和肝硬化等严重并发症，进而危及生命。

1. **手术时机的选择** ①对于适龄儿童主张一旦发现，尽早手术。②对于产前诊断的胆总管囊肿：连续超声随访发现生后囊肿增长迅速、黄疸症状较重、肝功能异常者应在新生儿期手术。如囊肿增长较慢且无症状者，可随访至 3~6 个月后手术。③复杂情况下的胆总管囊肿：并发急性胆管炎、胰腺炎在保守治疗无效时及胆道穿孔情况下，及时行胆道外引流术，6~12 周后行根治术。

2. **手术方式选择** 常用手术方法分为三大类：①扩张胆管、胆囊切除，肝总管空肠管吻合的胰胆分流、胆道重建术；②扩张胆总管囊肿外引流术；③胆总管囊肿内引流术。现将常用术式介绍如下：

（1）扩张胆管切除、胆道重建术：此术式是目前治疗本病首选的根治性手术。将扩张的胆总管连同胆囊全部切除，然后将肝总管与空肠做

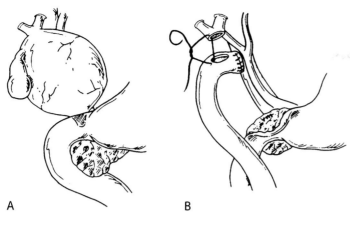

图 4-4-14　胆总管远端缝扎

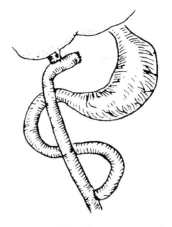

图 4-4-15　肝管空肠 Roux-Y 吻合

Roux-en-Y 吻合(图 4-4-14,图 4-4-15)。为防止术后反流性胆管炎的发生,国内外许多学者在胆道重建时,设计了一不同的防反流措施。如国内张金哲教授设计的矩形瓣,本术式优点有:①切除扩张的胆总管囊肿,去除病灶;②胰胆分流,解除胰胆液合流异常,并使胆汁引流通畅;③消除胰液反流入胆管对胆管上皮的破坏,减少癌变的机会;④术后并发症少,远期疗效较囊肿-肠道吻合术好。

随着腹腔镜技术的发展,腹腔镜下囊肿切除、胆道扩张胆总管切除,肝总管空肠 Roux-en-

Y 吻合术重建术已成为常规手术(图 4-4-16A、B、C、D),该手术方法具有微创、出血少、恢复快等优点。

近年来发展的机器人辅助技术进一步降低了胆总管囊肿微创治疗的难度,进一步提高了手术解剖重建的精细度(图 4-4-17A、B、C)。

(2)胆管扩张症造口术(囊肿外引流术):是一种姑息的手术治疗方式。适用于急诊重症病例,患儿一般情况差、胆道穿孔、局部炎症重等,不能耐受根治性手术或无根治性手术条件时采用。外引流后,待 2~3 个月病情好转后再做二期根治

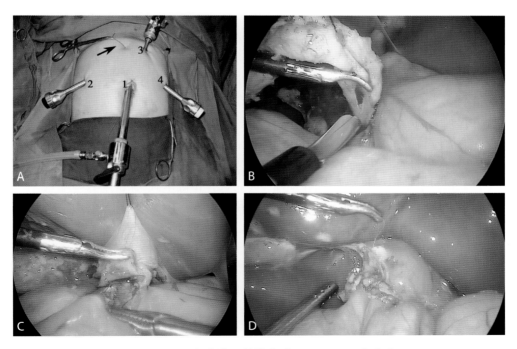

图 4-4-16　腹腔镜胆总管囊肿 Roux-en-Y 吻合术
A. 腹腔镜布孔(4 孔法);B. 分离胆总管远端;C、D. 腹腔镜胆肠吻合

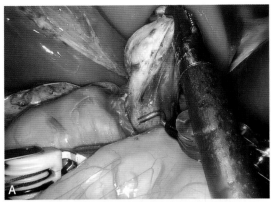

图 4-4-17　机器人辅助胆总管囊肿微创技术
A. 分离胆总管囊肿；B、C. 胆肠吻合

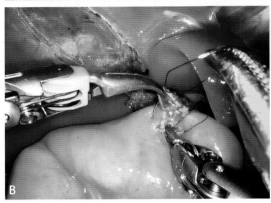

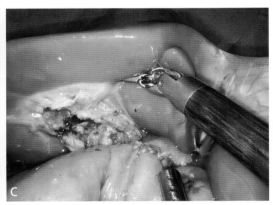

性手术。

（3）扩张胆总管 - 十二指肠吻合术或与空肠吻合术：虽然有手术简单、符合生理解剖的优点，但由于没解决囊肿切除和胰胆分流问题，术后胆道恶变率达 30%，再手术率达 50%，目前已摒弃。

【术后并发症与防治】

近期并发症有术后出血、胆瘘、肠瘘、粘连性肠梗阻和上行性胆管炎等。远期并发症有吻合口狭窄、肝内胆管结石、扩张和癌变以及胰腺病变等。

1. 术后出血　术后进行性失血症状，腹腔引流为血性。原因：囊肿剥离面渗血、血管结扎不确切和 / 或肝功能不良、凝血机制障碍等。防治：应在手术前保肝治疗，给予维生素 K 等。术中如果囊肿充血严重，剥离面极易渗血，不宜强行切除，可先行造口术。巨大囊肿切除后，残腔要紧密缝合止血，血管结扎要确切。如果术后渗血量大，经输血等措施仍无法控制出血者，应及时剖腹探查。

2. 胆肠吻合口瘘　一般胆瘘、肠瘘多发生在术后 4~5 天，表现为腹腔引流管有多量胆汁或胆汁性肠液流出，或切口感染裂开，有胆汁性肠液溢出。常见原因为胆肠吻合口对合不良，或吻合张力大以及局部血运不佳等。一旦发生胆肠瘘，要保持吻合口远端通畅，局部充分引流，禁食、胃肠减压，加强营养支持，多数可以保守治愈。少数需要剖腹探查，重置引流。

3. 粘连性肠梗阻　常见合并胆系感染，腹腔炎性渗出、术中胆汁污染腹腔，以及胆支肠祥遗留过长等原因。处理原则与其他粘连性肠梗阻相同。

4. 反流性胆管炎　常见原因为术式选择不当、吻合口狭窄、扩张胆总管切除不彻底等。应注意选择正确术式，保证吻合口通畅，术中必要时应用防反流措施，术后有效控制感染等。

5. 吻合口狭窄　可发生在术后数月至数年，表现为术后黄疸复发、肝内胆管扩张、反复胆系感染等，实验室检查为梗阻性黄疸改变。多由于扩张胆总管反复感染，囊壁肥厚，吻合口不够大或对合不良，狭窄后易发生肝内结石、肝功能不良等。应注意术前有效控制感染，掌握正确的胆肠吻合技术。

6. 胰腺并发症　主要有胰石、蛋白栓、胰腺炎等。表现为术后发热、上腹痛,血、尿淀粉酶升高。应在术前行 ERCP 或 MRCP 检查,明确胰胆管的形态,术中彻底切除胰腺被膜下的胆总管远端,有胰管扩张或结石,可酌情行 Oddi 括约肌成形术。

7. 癌变 先天性胆管扩张症合并胰胆管合流异常的癌变率较高,术后癌变率随年龄增长而升高,大多发生在 35 岁以上。但也有儿童和青少年癌变者。预防的关键是早期行扩张胆总管切除、胰胆分流、胆道重建术,并加强术后随访观察。

🌐 拓展知识点

1. 肝内胆道扩张型胆总管囊肿的治疗 合并肝内胆道扩张的胆总管囊肿有以下几种类型:

(1)Ⅰ型,肝外胆道扩张引起继发性肝内胆道扩张:此种类型胆总管囊肿治疗效果最佳,切除肝外扩张胆道行胆道重建后,随着胆道压力的降低,肝内胆道扩张能逐渐恢复。

(2)Ⅳ型,肝内胆道和肝外胆道同时扩张:肝内胆道扩张并非由肝外胆道扩张后胆道压力升高引起,而是原发性的肝内胆管扩张。此种类型的胆总管囊肿行肝外胆道切除重建后肝内胆道扩张并不能得到缓解,需要行肝内扩张胆道与肠道重建后方能缓解肝内的胆管扩张。

(3)Ⅴ型,Caroli 病:表现为单纯肝内胆道多发扩张。如果囊肿群局限于某一肝叶或肝段,可行局限肝叶(段)切除治疗;如保守治疗无效又无法行肝部分切除治疗时,可考虑进行肝移植治疗。

2. 不伴胆道扩张的胰胆管合流异常的治疗 胰胆管合流异常(anomalous arrangement of pancreaticobiliary ducts,APBD)中部分患者并无胆道扩张表现,但有反复腹痛、胆管炎和胰腺炎等表现。有文献报道,此类患者成年后胆管癌发病率明显高于有胆管扩张的患者,可高达 30%~40%,也建议行胰胆分离,胆道重建手术。

(高志刚)

三、胰胆管合流异常

> **导 读**
>
> 胰胆管合流异常(PBM)是一种先天性解剖异常,是指胆总管和主胰管末端在十二指肠壁外汇合,形成长度明显异常的"共同通道"导致胆汁和胰液混合反流,从而引起一系列的胆胰疾病。其临床表现通常为发热、腹痛、黄疸、腹部肿块等。MRCP 是目前诊断 PBM 首选检查方法。外科手术是绝大多数 PBM 患儿的根治方法,部分 PBM 患儿可经 ERCP 治疗缓解,要严格掌握内镜治疗指征。

胰胆管合流异常(anomalous arrangement of pancreatic biliary duct,APBD)是多种胆道与胰腺疾病的共同原因,隐藏在胆道癌、结石、穿孔、先天性胆管扩张症背后,尽管对其已有数十年研究历史,但目前临床医生对其认识仍不够充分,诊断及治疗较困难,容易发生漏诊、误诊。PBM 是在胚胎时期由于某些因素导致胰胆管先天性发育异常。日本学者 Kozumi 在 1916 年对一例先天性胆管扩张症患者进行剖检时发现扩张的胆总管远端存在胰管与胆管过长的共同通道,首次提出胰胆管合流异常的概念(图 4-4-18)。1969 年,美国 Babbitt 教授首次提出 PBM 为胆总管囊肿的病理基础,认为胆总管囊肿是由于 PBM 患者胰液逆流入胆管而形成。随着研究的不断深入,有学者研究表明 PBM 可能不是胆总管囊肿的根本病因,而是其病理改变的一个方面,PBM 和先天性胆总管远端扩张是两个并存的病理改变。

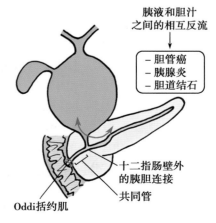

图 4-4-18 PBM 解剖示意图

【流行病学】

该疾病在亚洲发病率较高,其发病率亚洲人群高于欧美,约为 1%~4.1%,多见于学龄前儿童及婴幼儿,男女患病比例约为 1 : 3。

【病因和发病机制】

PBM 的发生原因及胚胎时期发生的时机尚未完全阐明,存在多种假说,如:①胰腺的原始胚基的发生、发育和原始胚基左叶消退时出现问题。有人提出,PBM 于妊娠 4 周时,从双叶腹侧胰原基发生而来的腹侧胰腺的发育不良有关。②管腔脏器的发生过程中由实质期向再贯通期过渡时发生异常。Oi I 等认为,胆管扩张的形成与原肠腔的形成机制有关。③在中肠旋转时期,以肠系膜上动脉为轴心,中肠逆时针回转 270°,同时腹侧胰腺原基以十二指肠为轴心顺时针旋转 180°,在此过程中可能出现畸形的发生。④前胰原基向背侧胰基旋转并愈合时发生前胰原基的异位。⑤胰管与胆总管连接部向十二指腔内移行时。Matsumoto 等认为,正常胚胎发育过程中,胰、胆管汇合部在胚胎发育 8 周之前位于十二指肠壁外侧,随着胚胎的发育,开始不断向十二指肠壁内迁移;而 PBM 患者在胚胎第 8 周时这种向十二指肠壁内的迁移却是停滞的,由此推测迁移的停滞是 PBM 的起因。总之,以上各种时期发生一种或合并存在的异常,均有可能引致 PBM 的发生。

【病理生理与分型】

正常而言,胰管与胆管的汇合处在十二指肠壁内段,括约肌主要围绕在胆总管的末端,即 Oddi 括约肌,调节胆汁的流动,同时防止胰液反流。在 PBM 患者中,胆汁、胰液的流速、流向及胆胰管压力不受 Oddi 括约肌调节控制,导致胆汁和胰液混合反流入胆管或胰管,引起一系列胆道、胰腺疾病,如胆囊结石、胆管结石、胆总管囊肿、胆管炎及胰腺炎,甚至胆道恶性肿瘤,并出现相应的临床症状。PBM 的一系列病理生理变化是当胰液逆流入胆道时,因胆汁含有多种酶激活剂,各种胰酶如胰蛋白酶、磷脂酶 A2、溶血磷脂酰胆碱、纤维蛋白酶 I 等在胆道被激活,其中被激活的胰蛋白酶将反流至胆道的胰液中可溶性胰石蛋白转化为不溶性的形式,产生干扰胆汁流动的蛋白栓,堵塞胰胆管共同通道。磷脂酶 A2 可以将胆汁中的卵磷脂分解,使胆汁中胆固醇、卵磷脂、胆汁酸比例发生改变,胆固醇容易析出。上述这些物质

反复刺激胆管上皮细胞,使胆道黏膜产生慢性炎症,导致胆管上皮弹力纤维断裂、肌纤维减少、胆管上皮细胞破坏脱落、胆管上皮增生及管壁增厚纤维化,引起胆汁排泄不畅、结石形成、胆总管内压增高和胆总管扩张。胆管上皮细胞在胆道黏膜的破坏-修复-破坏过程中可发生化生而癌变。当胆汁反流入胰管时,胰管内压增高,损害胰小管和腺泡,使胰液渗入胰腺实质,激活弹性蛋白酶及磷脂酶 A2 等物质,引发胰腺炎。再加上胆管结石、胰管结石、蛋白栓、胆道感染使细菌产生 β-葡糖醛酸酶或溶血卵磷脂破坏胰管保护屏障以及引起 Oddi 括约肌功能障碍,也可导致胰腺炎的发生。

根据形态学分类,即是否合并有胆总管扩张,PBM 可分为胆管扩张型(图 4-4-19,图 4-4-21)和胆管未扩张型(图 4-4-20)。对成年 PBM 患者,通常以胆总管直径 10mm 作为分界以区分这两型。对于儿童,日本 PBM 协会建议采用胆总管直

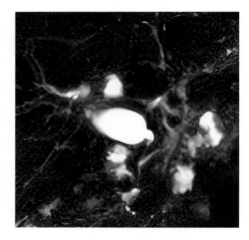

图 4-4-19 PBM 合并胆总管扩张

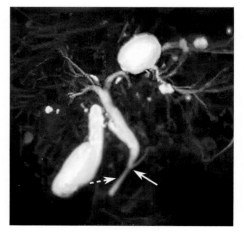

图 4-4-20 PBM 未合并胆总管扩张

径5mm作为分界,但胆总管直径也与年龄有关。然而该分类仅为形态学描述,并未阐明胰胆管汇合部解剖结构。根据解剖学,即胰管和胆管连接的角度,日本的Komi教授将PBM分为3种类型:Ⅰ型为胆总管进入胰管后汇合为胰管型(B-P型);Ⅱ型为主胰管进入胆管后汇合为胆管型(P-B型);Ⅲ型为胰胆管汇合部既不属于Ⅰ型,也不属于Ⅱ型,即复杂型,是指胰胆管异常合流的同时合并副胰管的存在且显影。新的Komi分类在原分类基础上添加了是否存在共同管扩张和胰腺分裂的概念,即根据共同管是否扩张,Ⅰ型又分为ⅠA型(不合并扩张)和ⅠB型(合并扩张);根据共同管是否扩张,Ⅱ型又分为ⅡA型(不合并扩张)和ⅡB型(合并扩张);根据共同管有无扩张、主副胰管是否相通等,Ⅲ型又分为:ⅢA型、ⅢB型和ⅢC型,ⅢC型又分为ⅢC1型、ⅢC2型和ⅢC3型(图4-4-22)。目前国际上胰胆管合流异常的病理分型广泛采用新的Komi分类法。我国中华医学会小儿外科学分会新生儿学组和肝胆学组也推荐使用新的Komi分类方法,有助于规范患儿的诊断、治疗、疗效评价和学术交流。

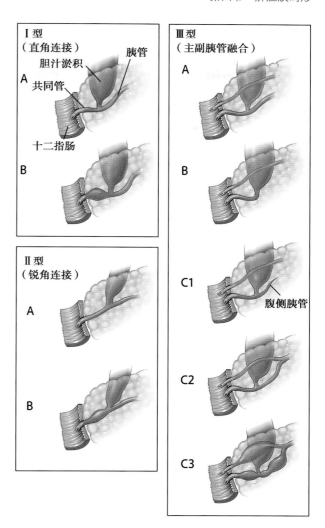

图4-4-22　PBM分型(新Komi分型)

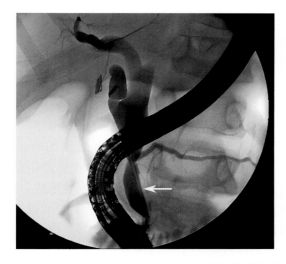

图4-4-21　ERCP技术展示PBM合并胆总管扩张

【临床表现】

PBM临床表现以腹痛最常见,可能原因与胆汁胰液相互反流、共同通道蛋白栓阻塞等导致胰胆管内压力升高有关,PBM患者常合并各种胆道和胰腺疾病。临床表现与年龄、合并疾病密切相关。在儿童中,大多数胆管扩张型PBM患儿,通常表现为右上腹痛、间歇性黄疸、腹部肿块等。其中扩张胆管的形状和程度不同,患儿表现出的症状也有差别,如新生儿或婴儿胆管扩张呈囊肿型,其主要症状是黄疸和腹部包块,大便呈浅黄色或陶土样。而儿童早期胆管扩张呈梭形或柱形者,主要表现为腹痛、呕吐。当胆道穿孔时可引起高热、剧烈腹痛及腹膜刺激征。对于无胆管扩张型PBM患儿,临床表现通常为胰胆管反流所造成的胆管炎或轻症胰腺炎症状(腹痛,尤其是上腹或右上腹疼痛)甚至无症状,部分于成人后才发现,由于延误诊治,其胆道肿瘤发病率较胆管扩张型PBM明显增高。

【诊断】

当患儿有腹痛、黄疸、陶土样便或腹部肿物的临床表现时应考虑存在PBM可能,需要及时进行影像学检查。尤其对于影像学上无胆管扩张或胆总管轻微扩张的病例应特别引起临床的注意,避免漏诊。作为先天性解剖异常性疾病,PBM 的诊断可通过影像学检查如经内镜逆行性胰胆管造影(endoscopic retrograde cholangio-pancreatography,ERCP)、经皮经肝胆道造影(percutaneous transhepatic cholangiography,PTC)、术中胆道造影(intraoperative cholangiography,IOC)、磁共振胰胆管造影(magnetic resonance cholangio-pancreatography,MRCP)、超声内镜(endoscopic ultrasound,EUS)及多层螺旋 CT 等检查方法证实胆胰管异常结合或解剖性检查(术中或尸检)诊断。我国的 PBM 诊断标准:MRCP 或 IOC 检查发现胰胆管汇合于 Oddi 括约肌之外且共同管长度过长、胆汁淀粉酶明显升高(>1 000U/L)。对于儿科患者,目前国内尚无统一标准以明确异常共同管长度,参照日本 2013 版胰胆管合流异常研究会制定的诊断标准,PBM 患儿通常存在超过 5mm 长的共同管。

1. 超声 对于胆管扩张型 PBM,超声多普勒检查可以发现胆总管、肝内胆管局限性或节段性扩张的无回声区,多呈椭圆形或梭形,胆囊受压、推移,还能显示胆管壁的厚度、囊内有无结石、肝纤维化程度、胰管有无扩张等;对于胆管未扩张型 PBM 患者,则可能发现胆囊壁的内层增厚。但超声检查对胆总管病变特别是胆总管下段的病变常漏诊较多,也不能显示 PBM 患者的胰胆管共同管,不能提供冠状位成像来精确测量共同管的长度。超声可作为临床诊断 PBM 的首选筛查方法,但由于超声检查的间接征象特性且其极易受到肠道内气体的影响,仅使用超声检查并不能对 PBM 作出准确的诊断。

2. 多层螺旋 CT 通过多平面三维重建图像和静脉滴注 CT 胆系造影的胆管三维重建图像相结合,不仅可以从功能上观察到胆胰管双向反流,还可以清晰描绘出 PBM 患者肝内外胆管形态和胰胆管连接部解剖结构,其在诊断 PBM 中具有较高的应用前景。但因其辐射剂量较大以及考虑到造影剂来源因素,该方法在儿科患者中尚未普遍应用。

3. EUS EUS 最早于 20 世纪 80 年代应用于临床,EUS 具有高分辨率和优良的局部观测能力,侵袭性小于 ERCP,在世界范围内很受欢迎,尤其适用于门诊患者。经内镜导入超声探头,不仅可以观察胰腺和胆管,还可以观察十二指肠固有肌层和胰腺实质,可以清楚观察胰胆管汇合部的位置。无论胆管是否扩张,EUS 均可准确显示胰胆管汇合部是否位于十二指肠固有肌层之外。对于胰胆管汇合部呈复杂型者,EUS 也可以清晰显示是否为 PBM,但 EUS 诊断 PBM 的准确性仍有赖于操作者的经验。

4. ERCP ERCP 可以清楚地观测整个胰、胆管形态,并且可以发现管腔是否存在扩张、狭窄、受压、充盈缺损等改变。但 ERCP 是有创检查,难以用来普查。而且它对操作者技术要求较高,对年幼者操作更为困难,且有诱发胰腺炎、出血等合并症的风险。这使得 ERCP 在儿童患者中的应用受到一定限制。对于有条件的医院和年龄较大的 PBM 患者,可采用 ERCP 检查,有利于及时确定 PBM。

5. MRCP MRCP 是一种无创非侵入性检查,能够较客观地反映自然状态下的胰胆管系统,清晰完整地显示主胰管、胆总管的位置关系以及共同管的汇合情况。当注射促胰液素刺激胰腺外分泌功能,行动态 MRCP 检查时,可以观察到 PBM 患者胆管和胆囊优先充盈,从而可以判断有无胰液向胆管内反流。但对于共同管较短的婴儿或幼儿,受到呼吸运动和肠道液体的影响,MRCP 对 PBM 的检出率仍需提高。有报道显示,MRCP 对成人 PBM 的检出率在 82%~100%,对于儿童 PBM 的检出率在 40%~80%;当共同管长度在 15mm 以上时,其检出率较高,约为 80%。对于儿童 PBM,MRCP 检查是无创、有效的确诊手段,应作为儿童 PBM 的首选检查方式。

6. IOC IOC 可以帮助了解胆道的解剖关系,明确肝内外胆管有无狭窄、PBM 是否存在及其类型、胆总管远端有无结石及蛋白栓形成,并可确定胆道重建时胆管切除的位置。对于胆总管内残余结石发生率高的患儿,IOC 尤其适用,它对于手术治疗具有一定的指导意义。囊肿较大时,会遮挡 PBM 及近端的狭窄,此时应结合 MRCP 进行综合评估。

7. 三维重建虚拟胆道、胰管和肝血管显像技术 三维虚拟显像技术是在二维影像学资料如 CT 增强、MR 增强等图像的基础上,通过三维重组软件和工具,重组形成立体、有空间结构、虚拟的肝血管、胆管、胰管三维图像。通过对这种虚拟图像的观察,明确肝内胆管的形态、走行、是否合并扩张、狭窄及结石,胰胆管合流的形态及共同通道内是否有狭窄、扩张和结石等病变情况；预先规划处理可能合并存在的肝内胆管扩张、狭窄或其他复杂胆管畸形；清晰地显示肝内脉管系统，包括门静脉、肝动脉及肝静脉的走行、分支并可多角度全方位观察有无肝血管变异。这一技术有效地提高了外科医师在术前对肝、胆管及胰腺内部各管道解剖及其变异判断的精确性和可靠性，精准地对病变进行判断和评估，制订出合理、个体化的手术方案，有效地降低术中和术后并发症发生率，并于术中导航实时指导手术，提高手术的精准性和成功率，但对于不伴有胰管扩张的患儿，诊断 PBM 的准确率较低。

8. 实验室检查　大多数 PBM 患儿，在症状明显期，血液检查可以出现一过性异常（淀粉酶、弹性蛋白酶 1、胰蛋白酶、磷脂酶 A2、总胆红素、直接胆红素、碱性磷酸酶和 γ-谷氨酰转肽酶）。目前尚无 PBM 特异性生化诊断指标。在临床尚可见到胆汁淀粉酶增高，特别是胆汁淀粉酶显著增高>1 000U/L。偶尔也能观察到 PBM 患者的胆汁淀粉酶水平接近或低于血清淀粉酶。此外，胰淀粉酶同工酶的增多，也被认为是诊断 PBM 的潜在指标。婴幼儿血生化检查发现肝功能异常者，应进一步检查排除 PBM。

9. PBM 产前诊断　约不到 5% 的 PBM 于产前筛查发现。在中晚孕期（>6 个月），产前超声或 MR 检查可以发现胆管囊状扩张型 PBM，囊性肿块位于肝门部、朝向肝下方，一般不伴有肝内胆管扩张。早期诊断能为 PBM 患儿生后获取最佳治疗方案赢得时间。产前检查发现的 PBM 合并胆管扩张的患儿如能得到及时治疗，远期生长发育多能与正常儿童无异。胎儿 PBM 诊断较难，一般在孕中、晚期产前检查发现右侧腹部囊性肿块时，需要与肠闭锁、胆道闭锁 I 型、肠重复畸形、肝囊肿、卵巢囊肿等鉴别。

【合并症】

1. 胆总管囊肿　多数 PBM 患者合并胆总管囊肿，且与胆总管囊肿 I、IV 型密切相关。目前认为病理状态下胰液反流入胆道导致胰酶激活，反复发作胆管炎损伤胆管上皮及破坏胆管壁，加之蛋白栓及脂肪酸结晶阻塞共同通道，导致胆管囊状扩张。

2. 胆管穿孔　胰胆管合流异常是导致自发性胆道穿孔的首要原因，因胰液反流到胆管内，胰酶被激活，破坏胆管黏膜，可进一步导致胆管弹性纤维断裂，胆管逐渐扩张，如远端存在梗阻，胆管内压急剧上升，则发生胆管穿孔。

3. 胰腺炎　PBM 常伴有胰腺炎的发生，其特点是病程短暂或轻微，但易复发。有研究显示，约 9% 的成人患者会发生急性胰腺炎，而在儿童该比例更高（28.0%~43.6%）。PBM 发生胰腺炎的原因，与共同管扩张、胰管扩张、胰头部胰管复杂畸形及蛋白栓的形成有关。

4. 胆道结石　PBM 与胆囊炎、胆石症关系密切，PBM 比非 PBM 更易患胆道结石。结石形成的原因主要是胰液反流，使胰脂肪酶被激活，三磷酸甘油被降解为甘油和硬脂酸。其中，甘油进一步氧化成柠檬酸，与钙结合会形成柠檬酸结石，硬脂酸与钙结合则形成硬脂酸钙结石。此外，胆汁淤积、感染、胆总管末端狭窄、胆管壁薄弱等因素也是形成胆石的诱因。

5. 胆道癌变　PBM 发生胆道癌变经过了"增生-非典型增生-癌"一系列过程。长时间的胰液和胆汁混合，使得胆汁中非结合胆汁酸浓度升高，可以诱发胆道慢性炎症、肠上皮化生甚至胆道恶性肿瘤的发生。此外，胆道内淀粉酶和致细胞突变小分子物质，主要为结构稳定的肽链和氨基酸也是导致胆道恶变的因素。据统计，有胆管扩张的 PBM 患者胆道癌变发生率要低于无胆管扩张的胆道癌变发生率。胆道癌变主要指胆囊癌和胆管癌，研究证实 PBM 患者无论有无胆管扩张，胆囊癌发生率均明显高于胆管癌发生率。

【治疗】

1. 手术适应证及手术时机的选择　PBM 患者一旦确诊应尽快手术治疗。但对于无症状的新生儿，在仔细监测肝脏及胆道功能、形态的情况下，可限期手术。但有研究表明，产前诊断为 PBM 的患儿，即使新生儿期无临床症状，随着时间的延长，患儿肝纤维化程度一直在进展，发生黄疸和肝功能异常的风险提高。早期手术组患儿肝纤维化分级、胆管周围的炎症反应程度及肝内胆管的扩张程度均比晚期手术组明显要轻。因此，目前一般建议，对无明显症状、体征的患儿在出生后，如果情况合适，也应尽早手术根治，尽早去除病因，避免肝功能损害的发生。

2. 手术方式的选择

（1）胆管扩张型 PBM：目前胆囊切除、囊肿切除和肝管-空肠 Roux-en-Y 式重建术是最常用的根治手术方式(图 4-4-23)。肝管-十二指肠重建术后易发生胆汁反流性胃炎、肠液反流入肝内胆管致胆管炎,进而导致黏膜损伤及恶性转化概率增加,已不被推荐。PBM 患儿手术主张胰腺侧切端应尽可能靠近胰管,肝外胆管应全部切除。伴随微创手术技术的发展,腹腔镜手术治疗已成为外科手术的主流模式。相较开放性手术而言,腹腔镜手术具有创伤小、操作更精准、术后恢复快、并发症发生率低、疗效与开放性手术相当等多种优势。近年来,在腹腔镜技术快速普及的同时,机器人辅助手术系统又以其更先进的技术优势,进一步推动了外科手术微创化、精准化的趋势。与传统腹腔镜手术相比,达芬奇机器人手术具有以下优势:胆道解剖时副损伤更少,囊肿远端开口的处理更可靠,更适合于直径<5mm 的肝管空肠吻合,术后恢复更快,住院时长更短。

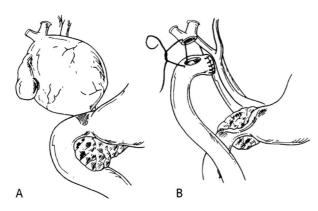

图 4-4-23 胆囊切除、囊肿切除和肝管-空肠 Roux-en-Y

(2)胆管扩张型 PBM 胆道穿孔:穿孔首先应进行胆道外引流术,待病情稳定后再行二次根治性手术。治疗穿孔,最安全的措施是首先进行紧急胆汁外引流,如腹腔引流或经穿孔部位的胆汁引流;一旦患者情况稳定,经胆道造影进行形态学诊断后,行二期根治性手术。对于 PBM 诊断明确,在穿孔时间短,腹腔内炎症反应不严重的情况下,有条件者可行一期根治手术。

(3)胆管未扩张型 PBM:由于大多数胆道癌变发生在胆囊,故应进行预防性胆囊切除。但预防性肝外胆管切除仍然存在争议。因此主要采取动态随访方式,一旦发生并发症则应手术治疗。随着内镜技术的发展,儿童十二指肠镜及配套器

械的完善,ERCP 除了作为一种检查手段,其也越来越多地被应用到胆管未扩张型 PBM 患儿的治疗中。ERCP 利用人体自然腔道进入病变部位,在明确胰胆管汇合异常后,可同期行内镜下胆总管结石取石术、胰管结石取石术、胰胆管支架置入术、胰胆管扩张、十二指肠乳头括约肌切开等治疗,可缓解胰胆管结石、蛋白质栓塞等 PBM 并发症,降低异常汇合胰胆管腔内压力,促进胰液及胆汁引流,降低胆道癌变的发生率。需要注意的是,ERCP 也存在一定的局限性,如发生 ERCP 术后相关性胰腺炎、出血、肠穿孔的风险。另外,患儿需要在气管插管下进行全身麻醉,内镜医师需要有丰富的 ERCP 操作经验,并有相关婴幼儿及儿童内镜诊疗经验,还需要配备技术成熟、配合默契的助手和麻醉团队,故能开展相关内镜治疗的治疗中心有限。对胆管未扩张型 PBM 患儿进行内镜下治疗后需长期密切随访,动态监测。如出现胆管扩张,症状反复甚至加重均需行根治手术。虽然部分 PBM 患儿最终难免需要进行外科手术治疗,但随着内镜技术及影像学的发展,对于部分不适合立即行外科手术治疗的 PBM 患儿来说,进行内镜治疗也是后期外科手术治疗的重要桥接手段。这样可以避免该类患儿在手术时机不成熟的时候接受手术,从而免受术中及术后相关风险。

【术中和术后并发症与防治】

1. **术中蛋白栓的处理** 通常蛋白栓很脆弱,约 50% 的患者在经过根治性手术后会自发消失。当蛋白栓持续嵌顿于狭窄的远端节段或共同管内时,PBM 患者会出现临床症状加剧、病程延长甚至胆道穿孔,此时急需胆汁引流或急诊手术。患者中的多数蛋白栓在接受胆汁引流后会趋于自发消失,或因胆管引流管的冲洗而消失;而持续存在至手术时的蛋白栓,也可通过在狭窄的远侧段中插入胆管引流管灌洗来消除。

2. **肝内胆管狭窄的处理** 当扩张与肝内胆管狭窄同时存在时,术后肝内胆管结石形成的风险会增加。大部分的狭窄位于肝门附近,可以在肝总管腔内进行狭窄部位的切除或狭窄处做喇叭口成形扩大吻合口。肝切除是切除狭窄部位的一种有效方法,但对于儿科患者,只有在狭窄无法从肝门部处理,或当狭窄局限于肝左叶或肝右叶时方考虑使用。

3. 术中出血的处理 对有胆管炎或胰腺炎病史的患者,由于炎症的存在,可能会造成囊壁血管过度增生,或伴有囊壁粘连的发生,这些情况会导致囊肿切除部位出血增加。肝动脉或门静脉的损伤可能会引起大出血,术前行 MRCP 检查,准确显示大血管和囊肿的位置关系及其变异。术中精准解剖,操作轻柔,均有助于降低出血的风险。

4. 胰管损伤的预防与处理 行囊肿切除术时,在胆管的胰腺侧,为了尽量避免残余胆管的存在,应沿着并将靠近汇合处的胰内胆管切除。但在梭形扩张的病例中,狭窄部分可能显示不清,增加了胰管损伤的风险,可能会导致术后胰瘘、胰腺炎、胰管狭窄的发生。为了防止并发症的发生,切除时需避免损伤胰腺,囊肿残端缝扎或生物夹关闭。术中检测到胰管损伤时,如损伤的是外周分支胰管可不处理;如主胰管损伤,则必须将胰管导管作为支架,通过损伤的胰管插入到十二指肠腔内。如果在手术后检测到胰管损伤,需在内镜下通过十二指肠乳头置入支架。

5. 术后肝内胆管结石的处理 对于术后出现肝内胆管结石的患者,大多与吻合口狭窄有关。保守治疗无效需二次手术吻合。手术中确保切除膜性狭窄、保证吻合口合适大小对于术后胆汁引流通畅、预防结石形成非常重要。

6. 术后胰腺炎的处理 术后胰腺炎临床少见,常见原因有术中胰腺损伤或囊肿远端的蛋白栓残留。胰腺损伤多与胆总管囊肿远端开口处理有关,过多地解剖远端开口,可增加胰腺组织损伤的风险,但远端解剖不到位,残留过多,又会增加术后胆管残端癌变的风险,达芬奇机器人在解剖胆总管囊肿远端开口时存在明显优势。对于术后胰腺炎,以保守治疗为主。存在明显脐上压痛,血、尿淀粉酶升高的患儿,需禁食并予以注射用生长抑素泵注治疗;对于无腹部体征,且血淀粉酶控制在 200U/L 以下患儿,在排除胰胆结石前提下,无需过多干预,门诊定期随访即可。

7. 术后胆管癌的处理 癌变可发生在囊肿切除后的肝侧残余肝管、肝内胆管或胰内胆管中。有报道表明,约 0.7% 经历过囊肿切除的患者会发生胆管癌。术中避免囊肿残留,术后定期随访监测尤为重要。PBM 术后早期 3 个月复查 1 次,6 个月后每 6 个月复查 1 次,1 年后每年复查 1 次。复查项目包括:①超声检查,观察胆道结石、吻合口有无狭窄、胆道是否有恶变;②对于怀疑胆道恶变者,加行 CT 平扫和增强检查;③复查血常规、肝功能、血清淀粉酶和肿瘤标志物(CA199、癌胚抗原等)。

🌐 拓展知识点

隐匿性胰胆管反流(occult pancreatico-biliary reflux,OPR)是指胰胆管合流正常的情况下发生了胰胆管反流,这一概念最早由 Sai 等提出。其发病率尚不清楚,早期无特殊临床表现,目前常规的影像学检查也不能判断 OPR 的存在,但研究表明,OPR 可引起多种胆道系统疾病,特别是与胆囊癌密切相关。有文献证实,PBM 与胆道疾病的相关性是由于胰胆管反流的持续性存在,而 OPR 与 PBM 有类似之处,不同的是 OPR 患者的胰胆管反流是短暂性的。OPR 可能是无 PBM 的胆总管囊肿病因之一。大多数学者认为 OPR 的发生机制可能与 Oddi 括约肌功能失调有关。目前,时间-空间标记反转脉冲磁共振成像技术被用于胆道和胰腺疾病的研究。通过脉冲标记胰液,进行持续的动态非增强扫描,在不影响正常生理功能条件下,可以直接观察到胰液的流动,为诊断隐匿性胰胆管反流提供了无创的方法。

(高志刚)

四、环状胰腺

导 读

环状胰腺是新生儿较罕见的消化道发育畸形,大部分在新生儿期出现临床症状,主要表现为出生后一周内出现呕吐黄绿色液体。腹部 X 线片是常用的诊断手段,出现典型的"双泡征",但与其他导致十二指肠梗阻疾病较难鉴别,常需手术中确诊。手术是唯一的治疗方法。

环状胰腺(annular pancreas)是指胰腺头部组织呈环状或钳状包绕压迫十二指肠降段,从而造成十二指肠不同程度的梗阻。

【病因和病理】

在胚胎第 4 周时,前肠靠近肝憩室的部位,肠管内肌层突出两个隆起,即胰腺的两个原基:胰芽。一个位于背侧,生长迅速,呈条索状,形成左侧背胰;另一个位于腹侧,形态较小,逐步分支增生形成右侧腹胰。由于消化道旋转过程及胃肠壁本身生长快慢不同,导致胰腺由十二指肠腹侧转至背侧,并与背胰靠拢。至胚胎第 7 周时,背腹两胰融合成一个胰腺。如果在发育期间的游离端被固定,胰腺不能随十二指肠旋转,未能与背胰融合在正常位置,从而环绕十二指肠降部形成环状胰腺。

环状胰腺组织的形状可呈环状、钳状或分节状,包绕十二指肠降段中下位置,腹侧原基发展为主胰腺体与主胰管,背侧原基发展为副胰腺与副胰管。副胰管进入主胰管或单独开口于十二指肠。环状胰腺压迫十二指肠形成梗阻,梗阻以上部位肠管扩张、肥厚且弹性差。环状胰腺为真正的胰腺组织,有胰岛和腺泡组织,并有胰管。其病理改变的情况,对术后肠功能的恢复状况和正常喂养进程产生很大影响。环状胰腺容易伴发其他消化道畸形,尤其是肠旋转不良和十二指肠隔膜。

【临床表现】

部分患儿在产前检查时可发现十二指肠扩张。由于胰岛素分泌障碍及羊水无法完全进入消化道导致该类患儿出生体重相对较低。出生后症状主要表现为呕吐,多数患儿在生后一周内出现呕吐,持续性呕吐,呕吐黄绿色液体,极少数不含胆汁,一般都有正常胎便排出。无法正常喂养,呕吐频繁使患儿短期内即出现脱水、电解质紊乱、体重下降。查体可发现患儿上腹部饱满,可见胃型及蠕动波,下腹部干瘪,腹部无压痛。

【辅助检查】

1. **产前 B 超检查** 可显示扩张的十二指肠与胃泡,同时伴有母亲妊娠期羊水过多史,应反复进行 B 超检查,部分在产前就能观察到十二指肠降部环状胰腺结构。

2. **腹部 X 线片** 典型的征象是"双泡征",下腹部无或仅有少量气体。

3. **超声检查** 显示为十二指肠降部肿块,回声与胰腺相同。十二指肠降部受压变窄,肠管壁局限性增厚,与胰头相连且界限不清。

4. **上消化道造影** 可显示十二指肠近端扩张(图 4-4-24),降部见造影剂通过困难,部分可见近端十二指肠逆蠕动。

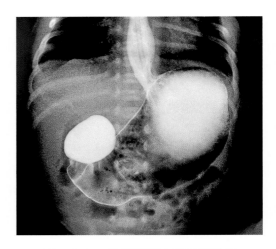

图 4-4-24 环状胰腺上消化道造影

【诊断】

出生后出现频繁呕吐黄绿色液体,腹部 X 线片有"双泡征",结合 B 超及上消化道造影应考虑本病。但有时仅能诊断为十二指肠梗阻,需手术中才能确诊。

【鉴别诊断】

1. **肠旋转不良** 也表现为高位梗阻症状,呕吐物含有大量胆汁,有正常胎便排出,通过上消化道造影显示十二指肠的 C 形结构消失,表现为位于腹部右侧的十二指肠呈螺旋状下降通过,空肠起始部位于脊柱右侧,肠管走向异常。钡剂灌肠发现回盲部位于上腹部或左侧,可与环状胰腺鉴别,但两者可同时伴发。

2. **十二指肠隔膜** 出生后即有呕吐,次数频繁,呕吐物可含胆汁,消化道造影可见造影剂通过困难,近端十二指肠扩张明显,手术时发现十二指肠降段无胰腺组织可鉴别。注意环状胰腺远端伴发十二指肠隔膜可能。

3. **先天性肥厚性幽门狭窄** 患儿出生后 2 周左右出现进行性喷射性呕吐,呕吐物不含胆汁。查体可见上腹部膨隆,伴有胃蠕动波,右侧腹橄榄样包块。通过 B 超发现幽门肌肥厚≥4mm 可确诊。

【治疗】

1. **术前准备** 术前纠正脱水和电解质紊乱,同时注意新生儿保暖,置胃肠减压。对于病程长,存在慢性脱水及营养不良、贫血的患儿,需补液、营养支持及输血等,患儿一般情况好转后行手术治疗。

2. 手术治疗　手术治疗为唯一治疗方法。目前手术多采用腹腔镜下十二指肠-十二指肠侧侧菱形吻合手术。术中需要注意环状胰腺容易伴发的肠旋转不良和十二指肠隔膜,避免遗漏。术后仍需注意保暖,密切关注患儿体温、心率、温度及腹部情况,术后适当补液、静脉营养及抗生素应用。术后注意观察肠功能恢复情况,如胃肠减压颜色变清、量减少,闻及肠鸣音,患儿排气排便时,可去除胃管,开始喂养,可先喂养少量温水或糖水,无腹胀及呕吐等不适时再改为喂母乳或配方奶,一般需要5~12天时间。

> 🌐 **拓展知识点**
>
> 目前对术前确诊环状胰腺仍有一定困难,近年来,随着超声技术的进步,通过B超诊断及鉴别肠狭窄及肠旋转不良的准确率提高。术前的影像学检查如多层螺旋CT,经内镜逆行性胰胆管造影(endoscopic retrograde cholangio-pancreatography,ERCP)及磁共振胰胆管造影(magnetic resonance cholangio-pancreatography,MRCP)的应用及价值仍存在争议。术前需同时排除合并其他畸形可能,规范化治疗对该类患儿预后帮助较大。

(钭金法)

参考文献

[1] 施诚仁.新生儿外科学.2版.上海:上海世界图书出版公司,2019.

[2] 蔡威,张潍平,魏光辉.小儿外科学.6版.北京:人民卫生出版社,2020.

[3] 郑珊.实用新生儿外科学.北京:人民卫生出版社,2013.

[4] 徐俊杰,朱立平,张乐.儿童食管狭窄的内镜治疗.中国实用儿科杂志,2018,33(11):6.

[5] 陈功,郑珊.儿童食管狭窄的病因及诊治进展.临床小儿外科杂志,2019,18(6):5.

[6] 汪星,刘海峰,王玲,等.儿童难治性食管狭窄应用全覆膜支架治疗的并发症及处理对策.中国内镜杂志,2017,23(7):91-95.

[7] 汪星,刘海峰,叶国刚,等.内镜黏膜下剥离术在儿童十二指肠膜式狭窄治疗中的应用研究.中华小儿外科杂志,2021,42(11):5.

[8] 张同真,宁守斌,孙涛,等.内镜下纵行切开联合博来霉素局部注射治疗复杂性食管良性狭窄的初步临床观察.中华消化内镜杂志,2021,38(11):5.

[9] 公佩友.先天性胃窦部隔膜型狭窄2例.医学影像学杂志,2004,14(6):1.

[10] 耿其明,唐维兵,张杰,等.新生儿先天性幽门闭锁的诊断与治疗.中华普通外科杂志,2017,32(4):3.

[11] 张茜,常晓盼,汤绍涛,等.机器人辅助Soave样拖出术治疗小儿先天性巨结肠症的疗效研究.机器人外科学杂志(中英文),2021,2(4):255-262.

[12] Prem Puri.先天性巨结肠症及同源病.3版.王国斌,汤绍涛,李龙,主译.武汉:华中科技大学出版社,2010:326-363.

[13] 汤绍涛,李龙,李索林,等.腹腔镜先天性巨结肠症手术操作指南(2017版).中华小儿外科杂志,2017,38(4):247-254.

[14] 倪鑫,孙宁,王维林.张金哲小儿外科学.2版.北京:人民卫生出版社,2021.

[15] 黄格元,蓝传亮,刘雪来,等.达芬奇机器人在小儿外科手术中的应用(附20例报告).中国微创外科杂志,2013,13(1):4-8.

[16] 孔元原,赵金琦,王洁,等.北京市应用大便比色卡进行胆道闭锁症筛查的临床研究.中国新生儿科杂志,2015,30(1):26-29.

[17] 杜敏,郑珊.胆道闭锁手术治疗进展.中华小儿外科杂志,2020,41(3):276-277.

[18] 曹国庆,汤绍涛,周莹,等.机器人腹腔镜辅助Kasai手术治疗囊肿型胆道闭锁:国内首例报告.中国微创外科杂志,2021,21(5):446-449.

[19] 中华医学会小儿外科分会新生儿外科学组,小儿肝胆外科学组.中国大陆地区胆道闭锁诊断及治疗(专家共识).中华小儿外科杂志,2013,34(9):700-705.

[20] 中华医学会外科学分会胆道外科学组.胆管扩张症诊断与治疗指南(2017版).中华消化外科杂志,2017,16(8):767-774.

[21] 中华医学会小儿外科学分会腔镜外科学组.腹腔镜胆总管囊肿手术操作指南(2017版).全科医学临床与教育,2017,15(5):484-489.

[22] 朱呈瞻,董蒨.胰胆管合流异常症的诊断与处理.肝胆外科杂志,2018,26(5):391-393.

[23] 中华医学会小儿外科学分会新生儿学组,中华医学会小儿外科学分会肝胆学组.儿童胰胆管合流异常临床实践专家共识.中华小儿外科杂志,2019,40(6):481-487.

[24] HAGENDOORN J,VIEIRA-TRAVASSOS D,VAN DER ZEE D. Laparoscopic treatment of intestinal

malrotation in neonates and infants: retrospective study. Surg Endosc, 2011, 25 (1): 217-220.

[25] SVETANOFF WJ, SRIVATSA S, DIEFENBACH K, et al. Diagnosis and management of intestinal rotational abnormalities with or without volvulus in the pediatric population. Semin Pediatr Surg, 2022, 31 (1): 151141.

[26] K SLOAN, A ALZAMROONI, FE STEDMAN, et al. Diagnostic laparoscopy to exclude malrotation following inconclusive upper gastrointestinal contrast study in infants. Pediatr, 2020, 36 (10): 1221-1225.

[27] MISHRA PR, STRINGER MD. Intestinal malrotation in extremely premature infants: a potential trap. Pediatr Surg Int, 2021, 37 (11): 1607-1612.

[28] SVETANOFF WJ, SOBRINO JA, SUJKA JA, et al. Laparoscopic Ladd Procedure for the Management of Malrotation and Volvulus. J Laparoendosc Adv Surg Tech A, 2020, 30 (2): 210-215.

[29] ALANI M, RENTEA RM. Midgut Malrotation. Treasure Island (FL): StatPearls Publishing, 2022 Jan.

[30] DALL'OGLIO L, CALDARO T, FOSCHIA F, et al. Endoscopic management of esophageal stenosis in children: New and traditional treatments. World J Gastrointest Endosc, 2016, 8 (4): 212-219.

[31] ANGELINO G, TAMBUCCI R, TORRONI F, et al. New therapies for esophageal strictures in children. Curr Opin Pediatr, 2021, 33 (5): 503-508.

[32] PATEL J B, AKSHINTALA D, PATEL P, et al. Intermittent Gastric Volvulus Mimicking Acute Coronary Syndrome. Am J Med, 2016: S0002934316307823.

[33] COLEMAN KC, MUSGROVE K, BARDES J, et al. Incarcerated Paraesophageal Hernia and Gastric Volvulus: Management Options for the Acute Care Surgeon, an EAST Master Class Video Presentation. J Trauma Acute Care Surg, 2020: 1.

[34] CASTELIJNS P, PONTEN J, VAN D, et al. Subjective outcome after laparoscopic hiatal hernia repair for intrathoracic stomach. Langenbecks Archives of Surgery, 2017, 402 (3): 521-530.

[35] VERDE F, HAWASLI H, JOHNSON PT, et al. Gastric volvulus: unraveling the diagnosis with MPRs. Emerg Radiol, 2019, 26 (2): 221-225.

[36] HAGA M, SANO N, KAMIYAMA T, et al. Acute Gastric Volvulus Successfully Treated by Endoscopic Reduction in a 6-Year-Old Girl and a Review of the Japanese Literature. Pediatr Emerg Care, 2019, 35 (11): e217-e219.

[37] MOORE CC. Congenital gastric outlet obstruction. J Pediatr Surg, 1989, 24 (12): 1241-1246.

[38] KANSRA M, RAMAN VS, KISHORE K, et al. Congenital

pyloric atresia— nine new cases: Single-center experience of the long-term follow-up and the lessons learnt over a decade. J Pediatr Surg, 2018, 53 (11): 2112-2116.

[39] GUO LJ, WU CC, HU B. Endoscopic resection of prepyloric diaphragm in an adult. Endoscopy, 2019, 51 (4): E75-E76.

[40] BRINKLEY MF, TRACY ET, MAXFIELD CM. Congenital duodenal obstruction: causes and imaging approach. Pediatr Radiol, 2016, 46: 1084-1095.

[41] GFROERER S, THEILEN TM, FIEGEL HC, et al. Laparoscopic versus open surgery for the repair of congenital duodenal obstructions in infants and children. Surg Endosc, 2018, 32: 3909-39176.

[42] HUANG MH, BIAN HQ, LIANG C, et al. Gastroscopic treatment of membranous duodenal stenosis in infants and children: report of 6 cases. J Pediatr Surg, 2015, 50: 413-441.

[43] GORING J, ISOLDI S, SHARMA S, et al. Natural orifice endoluminal technique (NOEL) for the management of congenital duodenal membranes. J Pediatr Surg, 2020, 55: 282-285.

[44] WANG X, LIU H, YE G, et al. Successful management of membranous duodenal stenosis by endoscopic balloon dilation and membrane resection with an insulated-tip knife. Endoscopy, 2022, 54 (6): E256-E258.

[45] CHEN D, TAM KH, XIAO Y, et al. New sonographic feature (C-sign) to improve the prenatal accuracy of jejunal atresia. J Obstet Gynaecol Res, 2021, 47 (12): 4196-4202.

[46] DIDIER-MATHON H, GRÉVENT D, KHEN-DUNLOP N, et al. Ultrasound and Fetal MRI Complementary Contributions to Appropriate Counseling in Small Bowel Obstruction. Fetal Diagn Ther, 2021, 48: 567-574.

[47] SCHATTENKERK LE, BACKES M, JONGE WD, et al. Treatment of Jejunoileal Atresia by primary anastomosis or Enterostomy: Double the operations, double the risk of complications. J Pediatr Surg, 2021, 28: S0022-3468 (21) 00530-3.

[48] GUELFAND M, HARDING C, CONSTANZA H, Laparoscopic Management of Congenital Intestinal Obstruction: Duodenal Atresia and Small Bowel Atresia. J Laparoendosc Adv Surg Tech A, 2021, 31: 1185-1194.

[49] KAPUR RP, SMITH C, AMBARTSUMYAN L. Postoperative Pullthrough Obstruction in Hirschsprung Disease: Etiologies and Diagnosis. Pediatr Dev Pathol, 2020, 23 (1): 40-59.

[50] HWANG S, KAPUR RP. Advances and Pitfalls in the Diagnosis of Hirschsprung Disease. Surg Pathol Clin,

2020,13（4）：567-579.

[51] HEUCKEROTH RO. Hirschsprung disease-integrating basic science and clinical medicine to improve outcomes. Nat Rev Gastroenterol Hepatol,2018,15（3）：152-167.

[52] CHATTERJEE A,HARMATH C,VENDRAMI C L, et al. Reminiscing on Remnants：Imaging of Meckel Diverticulum and Its Complications in Adults. Ajr American Journal of Roentgenology,2017：W1.

[53] SKERTICH NJ,INGRAM MC,GRUNVALD MW,et al. Outcomes of Laparoscopic Versus Open Resection of Meckel's Diverticulum. J Surg Res,2021,264：362-367.

[54] DILLMAN JR,WONG KK,BROWN RK J,et al. Utility of SPECT/CT with Meckel's scintigraphy. Annals of Nuclear Medicine,2009,23（9）：813.

[55] LIU Y,JIN S,WANG R,et al. The additional value of SPECT/CT fusion imaging in the diagnosis of ectopic gastric mucosa. Journal of the Pakistan Medical Association, 2020,70（7）：1.

[56] NEBOT CS,SALVADOR RL,PALACIOS EC, et al. Enteric duplication cysts in children：varied presentations,varied imaging findings. Insights Imaging, 2018,9（6）：1097-1106.

[57] ERGINEL B,SOYSAL FG,OZBEY H,et al. Enteric Duplication Cysts in Children：A Single-Institution Series with Forty Patients in Twenty-Six Years.World J Surg, 2017,41（2）：620-624.

[58] GÓRECKI W,BOGUSZ B,ZAJĄC A,et al. Laparoscopic and Laparoscopy-Assisted Resection of Enteric Duplication Cysts in Children. J Laparoendosc Adv Surg Tech A, 2015,25（10）：838-840.

[59] WOOD RJ,LEVITT MA. Anorectal Malformations. Clin Colon Rectal Surg,2018,31（2）：61-70.

[60] BISCHOFF A,BEALER J,PEÑA A. Controversies in anorectal malformations. Lancet Child Adolesc Health, 2017,1（4）：323-330.

[61] WANG C,LI L,CHENG W. Anorectal malformation： the etiological factors. Pediatr Surg Int,2015,31（9）： 795-804.

[62] JONKER JE,LIEM ET,ELZENGA NJ,et al. Congenital Anorectal Malformation Severity Does Not Predict Severity of Congenital Heart Defects. J Pediatr,2016, 179：150-153.

[63] NAKAMURA H,PURI P. Concurrent Hirschsprung's disease and anorectal malformation：a systematic review. Pediatr Surg Int,2020,36（1）：21-24.

[64] MARCELIS C,DWORSCHAK G,DE BLAAUW I, et al. Genetic Counseling and Diagnostics in Anorectal Malformation. Eur J Pediatr Surg,2021,31（6）：482-

491.

[65] VAN MEEGDENBURG MM,HEINEMAN E,BROENS PM. Dyssynergic defecation may aggravate constipation： results of mostly pediatric cases with congenital anorectal malformation. Am J Surg,2015,210（2）：357-364.

[66] YANG L,ZHOU Y,XU PP,et al. Diagnostic Accuracy of Serum Matrix Metalloproteinase-7 for Biliary Atresia. Hepatology,2018,68（6）：2069-2077.

[67] CHI S,XU P,Yu P,et al. Dynamic Analysis of Serum MMP-7 and Its Relationship with Disease Progression in Biliary Atresia：A Multicenter Prospective Study. Hepatol Inter,2022,16（4）：954-963.

[68] ZHOU Y,JIANG M,TANG ST,et al. Laparoscopic finding of a hepatic subcapsular spider-like telangiectasis sign in biliary atresia. World J Gastroenterol,2017,23 （39）：7119-7128.

[69] LERTUDOMPHONWANIT C,MOURYA R,FEI L, et al. Large-scale proteomics identifies MMP-7 as a sentinel of epithelial injury and of biliary atresia. Sci Transl Med,2017,9（417）：eaan8462.

[70] KAMISAWA T,HONDA G. Pancreaticobiliary Maljunction：Markedly High Risk for Biliary Cancer. Digestion,2019,99（2）：123-125.

[71] KAMISAWA T,KANEKO K,ITOI T,et al. Pancreaticobiliary maljunction and congenital biliary dilatation.Lancet Gastroenterol Hepatol,2017,2（8）： 610-618.

[72] ONO A,ARIZONO S,ISODA H,et al.Imaging of pancreaticobiliary maljunction. Radiographics,2020,40 （2）：378-392.

[73] FUKUZAWA H,KAJIHARA K,TAJIKAWA T,et al. Mechanism of pancreatic juice reflux in pancreaticobiliary maljunction：A fluid dynamics model experiment. Hepatobiliary Pancreat Sci,2020,27（5）：265-272.

[74] HORAGUCHI I,FUJTA N,KAMISAWA T,et al. Pancreaticobiliary reflux in individuals with a normal pancreaticobiliary junction；a prospective multicenter study. Gastroenterol,2014,49（5）：875-881.

[75] WILLIAMS NE,GUNDARA JS,Hugh TJ,et al. Many faces of pancreaticobiliary reflux.ANZ J Surg,2012,82 （6）：403-407.

[76] ONO A,ARIZONO S,ISODA H,et al. Imaging of Pancreaticobiliary Maljunction Radiographics,2020,40 （2）：378-392.

[77] WANG D,KANG Q,SHI S,et al. Annular pancreas in China：9 years' experience from a single center. Pediatr Surg Int,2018,34：823-827.

[78] HOSOKAWA T,TANAMI Y,SATO Y,et al. The

diagnostic accuracy of ultrasound and upper gastrointestinal contrast studies for locating atresia/stenosis and intestinal malrotation and detecting annular pancreas in pediatric patients with duodenal atresia/stenosis. J Med Ultrason

（2001），2022，49（2）：299-309.

［79］ALI ALMOAMIN HH，KADHEM SH，SALEH AM. Annular pancreas in neonates；Case series and review of literatures. Afr J Paediatr Surg，2022，19（2）：97-101.

第五章　口腔与食管疾病

第一节　口腔与食管的发育与功能

导　读

　　婴儿口腔与食管的发育与相关年龄的生理功能可以相符合，但其功能并不完善，在发育过程中可以出现相关的一些生理现象，如低热、流涎、反流等，随着年龄的增大，生理现象逐渐消失。同时由于口腔免疫力的低下，容易导致口腔的各种感染，如白念珠菌、链球菌、葡萄球菌、疱疹病毒、柯萨奇病毒、肠道病毒等感染。儿科医生应掌握其生理现象，鉴别病理现象，才能更好地管理相关疾病。

一、口腔的发育与功能

　　口腔（oral cavity）是消化道的起始部位，包括唇、颊、牙、腭、舌、口底、唾液腺等组织器官（图5-1-1）。口腔通过上述组织器官的配合，共同完成吸吮、咀嚼、吞咽、味觉、表情及辅助语言和呼吸等功能。牙齿主要功能为咬合咀嚼食物，唇的主要功能为吸吮，舌主要负责运送食物及辅助食物

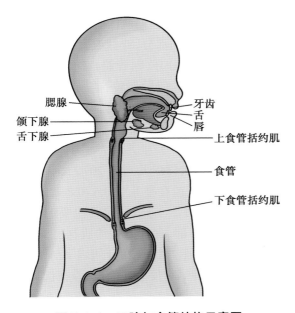

图 5-1-1　口腔与食管结构示意图

腮腺
颌下腺
舌下腺
牙齿
舌
唇
上食管括约肌
食管
下食管括约肌

吞咽，唾液腺则分泌唾液润滑口腔黏膜，与食物混合便于吞咽，并且在唾液酶作用下对食物进行初步消化。足月新生儿出生时已具备较好的吸吮和吞咽功能，早产儿尚不具有协调、完善的吸吮吞咽能力，经口喂养时应注意防止误吸。

　　1. **牙齿的发育与功能**　牙齿的主要功能是咀嚼功能，同时还具有美观、辅助消化、辅助发音及维持骨量等功能。人一生有乳牙（20颗）和恒牙（共28~32颗）两副牙齿。乳牙在婴儿出生后4~10个月开始萌出，到2.5岁左右陆续出齐，上下各10颗，且左右对称。乳牙的萌出时间并不固定，通常前后相差6个月都算是正常，13个月后未萌出者称为乳牙萌出延迟。从儿童6~7岁开始至12~13岁，乳牙逐渐脱落，被恒牙代替。牙齿的生长过程通常分为四个阶段，包括牙胚形成、逐渐钙化、冠形成和牙根形成。在胚胎第6周时，胎儿的乳牙就已经开始发育了。口腔内上皮细胞分化成牙胚，经过一连串复杂而特殊的变化，再依其存在的位置形成各种特殊形状的牙齿。当牙胚形成到某一阶段后，由于钙和磷等矿物质的沉积，牙齿便开始钙化变硬。牙冠钙化完成之后接着形成牙根，而当牙根完成近3/4时，即为牙齿突破牙龈而萌出的时候。1岁前出牙的顺序：下面的两颗正中切牙—上面的两颗正中切牙—上面紧邻中切齿的侧切牙—下面的侧切牙；1岁后出牙的顺序：下面两颗第一乳磨牙—上面两颗第一乳磨牙—下面的侧切牙与第一乳磨牙之间的尖牙—上面的尖牙—下面的两颗第二乳磨牙—上面的两颗第二乳磨牙。6岁左右萌出第一颗恒牙（第一磨牙），随后6~12岁阶段乳牙逐渐被同位恒牙替换，约18岁以后部分人群萌出第三恒磨牙（智齿），亦有终生不萌出者。牙齿发育的过程与多种因素有关，如遗传因素、母体孕期因素及儿童本身的疾病如甲状腺功能减退、严重的钙缺乏等。出牙为生理表现，多无特殊症状，部分儿童在出牙时可有流涎、低热、烦躁、喜咬硬物等表现，这可能与牙齿压

迫牙神经引起的感觉异常有关。

2. 口腔黏膜发育与功能 口腔黏膜主要来自于外胚层,舌根黏膜和口底黏膜则来自内胚层。胚胎第 3 周,原始口腔衬覆单层外胚层细胞。胚胎第 5~6 周时,上皮从单层变为双层。胚胎第 8 周时,前庭处的上皮明显增厚,以后增厚的上皮表面细胞退化,口腔前庭形成。唇黏膜与牙槽黏膜分开。胚胎第 10~12 周时,可以区别被覆黏膜和咀嚼黏膜区。此时硬腭和牙槽嵴处黏膜的基底细胞为柱状,胞质内出现张力细丝,部分胞质突入其下方中胚层。基底膜显著,出现结缔组织乳头。被覆黏膜区上皮的基底细胞呈立方状。上皮和结缔组织界面仍是平坦的。胚胎第 13~20 周,口腔黏膜上皮增厚,可辨别出棘细胞,桥粒形成。咀嚼黏膜区上皮表层细胞扁平,含散在的透明角质颗粒并出现不全角化,角化在出生后 6 个月才出现。胚胎第 12 周后,黑色素细胞和朗格汉斯细胞出现,梅克尔细胞出现在第 16 周。舌黏膜上皮在第 7 周时首先出现轮廓乳头和叶状乳头,以后出现菌状乳头,味蕾很快便出现在这些乳头中。丝状乳头约在第 10 周出现。不同部位的口腔黏膜结构各有不同。唇、颊、软腭、口底等部位黏膜下层为疏松结缔组织,其中包含血管、神经、淋巴管以及大量黏液腺。新生儿口腔黏膜菌群定植数量多,断奶后菌群负荷减少,口腔内独特的多层上皮细胞和微生物群之间的相互作用形成稳态。幼儿颊部黏膜皮下脂肪组织丰富,新生儿两颊坚厚的脂肪垫有助于顺利吮吸。新生儿及婴幼儿口腔黏膜柔嫩,血管丰富,唾液分泌少,口腔黏膜干燥,易发生黏膜受损及合并感染。

3. 唾液腺的发育与功能 口腔唾液腺包括腮腺、下颌下腺、舌下腺这三对大唾液腺(图 5-1-1),以及广泛分布于唇、颊、腭、舌处黏膜下的小黏液腺构成。唾液腺为复管泡状腺,被膜薄,腺实质分为许多小叶,由分支的导管及末端的腺泡组成。唾液腺源自一个胚胎发育期的上皮基板,最初的基板生长和延伸到底层的间质呈花蕾状上皮芽,上皮芽不断增生并通过反复的上皮分叉的形式形成许多末端膨大的分支,呈树枝状。同时,分支周围的间充质不断增生,最后形成许多小叶状结构及未来腺体的被膜。在大唾液腺,约在胚胎第 6 个月,实性的上皮条索中央变空,形成导管系统。末端膨大的部分将形成腺泡。腮腺主要分泌以浆液性 α-淀粉酶为主的唾液,舌下腺主要分泌以黏液为主的唾液,下颌下腺则为混合性的腺泡,三对主要唾液腺分泌占 90% 的唾液量。唾液腺分泌的唾液有湿润口腔、软化润滑食物、初步消化食物;维持良好语言和味觉功能;平衡口腔 pH,保护口腔黏膜及牙齿,溶菌酶、免疫球蛋白及乳铁蛋白抑制细菌生长;信号分子表皮生长因子(epidermal growth factor,EGF)、成纤维细胞生长因子(fibroblast growth factor,FGF)、神经生长因子(nerve growth factor,NGF)及转化生长因子 α(transforming growth factor,TGF-α)为口腔及食管黏膜再生所必需的。新生儿唾液分泌少,出生 3~4 个月后唾液腺逐渐发育成熟,唾液分泌开始增加,4 月龄时每日分泌唾液量可达到 200~240ml,但婴儿口底浅不能及时吞咽分泌的唾液,常发生生理性流涎。

二、食管的发育与功能

食管(esophagus)连接咽部和胃,起到传递食物和防止食物和胃酸反流的作用(见图 5-1-1)。胚胎早期(约 4~6 周),食管来自胚胎前肠头端的一个狭窄部(气管食管隔),随着毗邻器官的发育与迁移定位,包括心脏和胃的下移以及颈部的形成和延长而被拉长。食管壁的内膜上皮层由内胚层形成,而食管壁的中层组织有两个来源,上部中层横纹肌来自鳃弓的中胚层,下部中层平滑肌来自脏壁中胚层。在食管发生的同时,前肠还要形成气管,气管食管隔管壁两侧内陷,将管腔不完全分隔为背侧及腹侧两部分,背侧为食管,腹侧为气管。若两者未完全分开,则管腔相通形成食管气管瘘;若食管气管隔向后偏位,前肠上皮向食管腔生长过度,则为食管闭锁;若部分前肠细胞自食管分离继续生长,则形成食管重复畸形或食管壁囊肿。食管长度在新生儿约为 8~10cm,1 岁时 12cm,5 岁时 16cm,学龄儿童为 20~25cm,成人为 25~30cm。食管横径在婴儿为 0.6~0.8cm,幼儿为 1cm,学龄儿童为 1.2~1.5cm。食管主要包括食管上括约肌、食管体部、食管下括约肌这三部分,其中食管下括约肌是食管下段的环形平滑肌形成的功能高压区,在吞咽时反射性松弛,静息状态下保持一定张力使食管呈关闭状态,在腹腔压力增高时相应的增高压力,是最主要的抗反流机制。新生儿和婴儿的食管黏膜薄嫩、缺乏腺体、弹力组织及肌层发育不良,受压易变形、移位。新生儿及婴儿腹腔内食管段缺乏,食管下括约肌发育不成熟,食管下括约肌张力低,食管与胃贲门的夹角(His角)较钝(正常为锐角),神经肌肉协调能力欠佳,因此易发生胃食管反流。

⊕ 拓展知识点

婴儿口腔与食管的发育过程中可以有诸多生理现象,因其功能不完善,也容易导致一些感染性的疾病,但在其发育过程中,由于诸多因素,也可造成发育的畸形,如唇腭裂、颌面畸形、食管闭锁、食管气管瘘、食管憩室、食管蹼、食管软骨异位、食管裂孔疝等。相关疾病的处理尤其是并发症的处理极其重要,甚至直接影响疾病的预后。譬如疾病处理后继发食管狭窄、穿孔、术后继发的食管气管瘘、胃食管反流、短食管等,营养、内镜及外科微创的合理干预及如何取得更好的结局仍是目前临床疑难点。

(李中跃)

第二节 口 炎

导 读

婴儿由于口腔免疫力的低下,容易导致口腔的各种感染性炎症,如白念珠菌、链球菌、葡萄球菌、疱疹病毒、柯萨奇病毒、肠道病毒等感染。鹅口疮主要表现为唇、颊、上颚等处黏膜表面白色乳凝块样小点或片状物;疱疹性口炎主要表现为口周、牙龈、舌、颊黏膜单个或成丛的小疱疹及红晕,疱疹破溃可形成溃疡;溃疡性口炎常见唇内、舌及颊黏膜大小不等、边界清楚的溃疡。儿科医生掌握其临床特征,注意与手足口病、疱疹性咽峡炎等鉴别,通常无需过多辅助检查即可确诊。治疗上主要着眼于口腔卫生、局部护理,必要时全身用药。

口炎(stomatitis)通常指各种感染所致的口腔黏膜炎症,可累及口唇周皮肤、颊黏膜、舌、齿龈、上颚等处。该病多见于婴幼儿,细菌、病毒及真菌等病原均可引起口炎。细菌感染性口炎常以链球菌和葡萄球菌为主要致病菌;病毒感染性口炎以单纯疱疹病毒Ⅰ型多见;真菌性口炎多见于白念珠菌感染。该病可单独发病,也可继发于全身性疾病,如急性感染,腹泻,营养不良和维生素

B、C 缺乏等。

一、鹅口疮

鹅口疮(thrush,oral candidiasis)又称雪口病,是口腔黏膜感染白念珠菌所致。多见于新生儿和婴幼儿,45%~65% 的健康婴儿可能曾经患鹅口疮,长期应用广谱抗生素或类固醇激素、免疫抑制剂及营养不良患者亦可见。新生儿多由产道或哺乳时接触乳头或乳具所致感染。病原体的过度生长导致口腔黏膜生长过度引起上皮细胞的脱落和角蛋白、纤维蛋白、细菌、坏死组织的积聚,形成与黏膜紧密结合的假膜。此膜并无广泛的水肿、底层黏膜溃疡和坏死。

【临床表现】

主要表现为唇、颊、上颚等处黏膜表面白色乳凝块样小点或小片状物,逐渐扩大融合成片状假膜,假膜不易拭去,强行剥离后可见红色创面,有时可见溢血(图 5-2-1)。轻症者无全身症状,无口腔疼痛。重症者可伴有低热、拒食、流涎、吞咽困难,白色斑膜覆盖全口腔,甚至扩展至咽喉、食管、气管及肺部,严重时可危及生命。

【实验室检查】

1. **血常规** 白细胞总数正常或轻度升高。

2. **病原学检查** 刮取白膜少许置于玻片上,

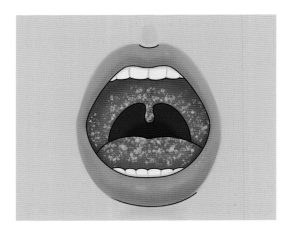

图 5-2-1　鹅口疮示意图

加 10% 氢氧化钠溶液稀释,在显微镜下可见真菌的菌丝和孢子。

【诊断与鉴别诊断】

该病的诊断不难,通过病史、皮损、典型临床特征即可明确。

婴儿鹅口疮需与滞留奶块相鉴别,口腔滞留奶块性状与鹅口疮相似,但奶块易用棉签或纱布拭去,拭去后该处口腔黏膜正常,无潮红、粗糙。年长儿有时也需与口腔毛状白斑、扁平苔藓、自身免疫性水疱病的慢性损伤、化学性烧伤、锌缺乏、化疗后黏膜炎等相鉴别。

【治疗】

一般无需使用抗真菌药物,除非有全身真菌感染的基础疾病或风险因素。一般可用 2% 碳酸氢钠溶液局部涂抹或清洁口腔,弱碱性环境可抑制念珠菌生长。亦可使用 10 万~20 万 U/ml 制霉菌素鱼肝油混悬溶液局部涂抹,2~3 次/d。口服肠道微生态制剂通过纠正肠道菌群失调也可达到抑制真菌生长的作用。同时注意口腔卫生及哺乳卫生,适当加强营养。如有基础疾病或风险因素者需要进行相关处理才能维持治疗效果。

二、疱疹性口炎

疱疹性口炎(herpetic stomatitis)由单纯疱疹病毒 I 型感染所致,多见于 6 岁以下儿童。其中以 6 个月~3 岁最多见,发病无明显季节性。

【临床表现】

患儿常有疱疹患者接触史,潜伏期 4~7 天。起病急,病初常有发热,中高热为主,体温在 38~

40℃,随后唇红、牙龈、舌、颊黏膜等部位出现单个或成丛的小疱疹,周围伴红晕,疱疹很快破溃形成溃疡,表面可见黄白色纤维素性分泌物覆盖,2/3 的患者有牙龈肿胀及出血(图 5-2-2)。婴幼儿症状不典型,有时因皮损疼痛表现为拒食、流涎、烦躁、哭闹而发现。可伴有下颌下淋巴结肿大。疾病有自限性,体温多在病程 3~5 天恢复正常,整个病程约持续 1~2 周。

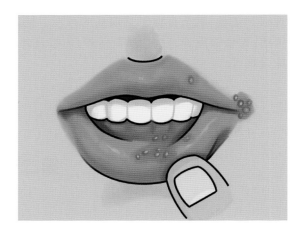

图 5-2-2　疱疹性口炎示意图

【实验室检查】

1. **血常规**　白细胞数正常或降低,以淋巴细胞为主,C 反应蛋白多正常。

2. **病原学检查**　取水疱底部组织活检染色,光镜下可见到多核巨细胞,胞核内有嗜伊红病毒颗粒,电镜下观察可见到六角形的单纯疱疹病毒。

【诊断与鉴别诊断】

该病通过病史、仔细查看口炎的临床特征即可明确诊断。

该病需与疱疹性咽峡炎(herpangina)鉴别,后者多由柯萨奇病毒、埃可病毒和肠道病毒 70 型引起,多发生于夏秋季。起病急,临床表现为高热、咽痛、流涎、吞咽困难等。查体见早期咽部充血,灰白色疱疹主要分布在咽部和软腭(图 5-2-3),有时累及舌,但很少累及齿龈和颊黏膜,疱疹周围有红晕,2~3 天后破溃成黄色溃疡。

同时也需同手足口病(hand-foot-and-mouth disease,HFMD)鉴别。手足口病是由肠道病毒引起的传染病,其中以肠道病毒 71 型和柯萨奇病毒 A16 型最为常见。临床表现包括低热、口痛、流涎、拒食,手、足、口腔、臀部等部位出现丘疹、疱

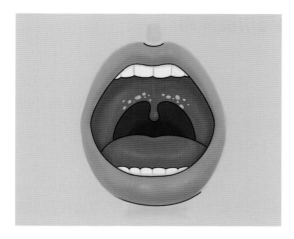

图 5-2-3　疱疹性咽峡炎示意图

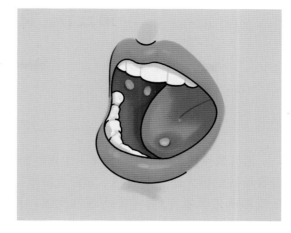

图 5-2-4　溃疡性口炎示意图

疹或溃疡。多数患儿症状轻,病程约 1 周左右,预后好。部分病例可发展为重症,引起心肌炎、肺水肿、脑膜脑炎等并发症,重症患儿病情进展快,可致死亡。

【治疗】

以对症治疗为主。保持口腔清洁卫生,注意饮食清淡软和,避免刺激性食物。局部可使用西瓜霜、口腔炎、锡类散、2.5%~5% 的金霉素鱼肝油等局部常用药物促进创面愈合,减轻疼痛。疼痛严重者餐前可用 2% 利多卡因涂抹局部。严重者可予以全身抗病毒治疗,通常在起病前 5 天应用阿昔洛韦有良好效果并可减少疾病的复发,继发细菌感染者可使用抗生素治疗。

三、溃疡性口炎

溃疡性口炎(ulcerative stomatitis):是细菌感染性口腔炎,又称为膜性口炎。机体免疫力下降时口腔常驻菌群引起的口腔黏膜急性炎症。链球菌和葡萄球菌是主要致病菌。

【临床表现】

皮损为急性多发性溃疡病变,常见于唇内、舌及颊黏膜等处,表现为初期黏膜充血、水肿,后形成大小不等、边界清楚的糜烂或溃疡(图 5-2-4),并有纤维素性渗出物形成的灰白色或黄色假膜,易于拭去,剥离假膜后可见溢血的糜烂面,不久又重新出现假膜覆盖。口腔患处疼痛明显,患儿可

有拒食、流涎、烦躁、发热、口臭、淋巴结肿大等表现。1 周左右体温恢复正常,而口腔黏膜症状仍可再持续一段时间。

【实验室检查】

1. **血常规**　白细胞总数升高,中性粒细胞比值和 C 反应蛋白可升高。

2. **病原学检查**　刮取假膜做细菌涂片检查,镜下可见链球菌或葡萄球菌。

【诊断与鉴别诊断】

该病通过病史、皮损、典型临床特征即可明确诊断。

溃疡性口腔炎有时需与可出现口腔溃疡的其他疾病鉴别,如白塞病、炎症性肠病、维生素 B_2 缺乏症等。该类疾病所致口腔溃疡有时从溃疡形态及数量上难以描述或相鉴别,但此类疾病通常为慢性溃疡或复发性溃疡,通常结合疾病的其他病史和临床表现及相关检查指标进行综合性判断。

【治疗】

加强口腔护理,每日常用 0.1%~0.3% 的利凡诺溶液或 1:2 000 的氯己定溶液清洗口腔 1~2 次,局部涂抹可用 2.5%~5% 的金霉素鱼肝油、锡类散、1% 的甲紫或冰硼油等减轻伤口疼痛,促进创面愈合。重症者应及时控制感染,局部和全身治疗同时进行,抗生素全身治疗可选用青霉素,第一、二代头孢霉素等。

(李中跃)

第三节　食管动力与功能障碍

一、胃食管反流病

导　读

婴儿胃食管反流（GER）大多为生理性的，随着年龄的增大而逐渐好转。如症状持续存在或影响生长发育，要考虑病理性反流。其临床表现随年龄不同而异，婴幼儿以反流、呕吐为主，年长儿可表现为胃灼热和胸痛，部分患儿以非典型症状为主要表现。24 小时食管 pH+ 阻抗监测是目前诊断 GER 最具价值的方法。通过饮食调整和体位治疗，大多数 GER 患儿症状可得到缓解，质子泵抑制剂奥美拉唑是最主要的抗反流药物，要严格掌握手术抗反流治疗指征。

胃食管反流（gastroesophageal reflux，GER）是指胃内容物反流到食管，甚至口咽部，如有十二指肠内容物反流到食管称十二指肠胃食管反流。GER 分为生理性和病理性两种。婴儿 GER 大多数为生理性，生后 1~4 个月为好发年龄，到 12 个月时大多会自行好转。当反流频繁发作或持续发生时，即考虑为病理性 GER。病理性反流引起一系列食管内外症状和/或并发症时，称为胃食管反流病（gastroesophageal reflux disease，GERD）。根据胃镜下食管黏膜表现，GERD 通常分为 3 类：非糜烂性反流病（non-erosive reflux disease，NERD）、糜烂性或反流性食管炎（erosive or reflux esophagitis，EE 或 RE）和 Barrett 食管（Barrett's esophagus，BE）。

【流行病学】

儿童 GER 发生率为 1.8%~22%，多见于婴儿，大多为生理性。GER 的自然病史是随着年龄的增长而改善。生后 4~5 个月内为高峰期，可达 65%，6~7 月龄时降至 21%，1 岁时降至 5% 以下。在健康婴儿中，生后 3 个月内，几乎有 50% 的婴儿每天至少有一次反流，但到 12 月龄时症状几乎完全消失。婴儿很少在 1 个月之前或 6 个月大以后出现生理性 GER，而生理性 GER 通常会在 12 月龄时消退。如果症状持续存在或 18 个月后反流症状复现，考虑反流是病理性的。在有反流症状的儿童中，GERD 的发病率为 5%~9%。GERD 患病率随着年龄的增长而增加，到青春期，与成年人的患病率（20%）相似。

【病因和发病机制】

1. 抗反流屏障功能低下

（1）食管下括约肌（lower esophageal sphincter，LES）压力低下，LES 是指食管、胃连接的功能解剖部位，可起到抗反流作用，LES 压力降低是引起 GER 的重要因素。

（2）LES 周围组织抗反流作用减弱，早产儿腹腔段食管较短，或食管裂孔患儿因缺少腹腔段食管的作用，易发生 GER。小婴儿 His 角（食管和胃贲门形成的夹角）较大（正常为 30°~50°），及膈肌食管裂孔钳夹作用减弱，膈食管韧带和食管下端黏膜瓣解剖结构存在器质性或功能性病变，以及胃内压、腹内压增高等，均可影响正常的抗反流功能，易发生反流。

（3）短暂性 LES 松弛（transient lower esophageal sphincter relaxation，TLESR）：是指非吞咽情况下 LES 发生自发性松弛（LES 压力迅速降至胃内压水平），松弛前后无任何吞咽动作，可持续 8~10 秒，长于吞咽诱发的 LES 松弛。目前认为，大约 90% 左右的 GER 是由于 TLESR 引起的。因此，TLESR 是引起反流的重要原因。

2. 食管廓清能力降低　当食管蠕动减弱或消失，或出现病理性蠕动时，食管清除反流物的能力下降，有害的反流物质在食管内停留时间延长，增加了对黏膜的损伤。睡眠时躯体处于平卧位，重力对食管内物质的移动作用几乎消失，加上食管蠕动减少，反流物常滞留于食管下段，对食管黏膜的损伤更大。

3. 食管黏膜的屏障功能破坏　反流物中的某些物质（主要是胃酸、胃蛋白酶）使食管黏膜的屏障功能破坏，黏膜抵抗力减弱，导致食管黏膜损伤，引起反流性食管炎。

4. 胃、十二指肠功能失常

（1）胃排空能力低下，使胃内容物和压力增加，当胃内压增高超过 LES 压力时可引起 LES 开放；胃容量增加导致胃扩张，胃酸分泌增加，并使 LES 食管段缩短，使其抗反流屏障功能降低。

（2）十二指肠病变时,幽门括约肌关闭不全导致十二指肠胃反流。

【临床表现】

一般情况下,除非反流的内容物到达口腔,否则反流不容易被发现。反流可引起食管症状和食管外症状,不具特异性,且随年龄而不同。

1. 食管症状

（1）反流:反流的临床表现随年龄而不同。婴幼儿以呕吐为主要表现,多数患儿生后第 1 周即出现呕吐,另有部分患儿于生后 6 周内出现症状。呕吐程度轻重不一,多数发生在进食后,有时在夜间或空腹时,严重者呈喷射状。呕吐物为胃内容物,有时含少量胆汁。部分婴儿还可表现为溢乳、反乳或吐泡沫、拒食,年长儿可表现为胸骨后烧灼痛、腹痛、反酸、嗳气、反胃等。如不治疗,60% 患儿至 6~12 个月时症状消失,主要是因抗反流机制已臻完善。

（2）反流性食管炎:有报道经组织学诊断为食管炎的患儿,其中61%~83% 有 GER。患儿可有或无症状,常见症状有:

1）胸骨后烧灼感:位于胸骨下端,饮用酸性饮料可使症状加重,服用抗酸剂症状减轻,见于有表达能力的年长儿。

2）咽下疼痛:婴幼儿表现为喂食困难、烦躁、拒食,年长儿可有咽下疼痛,如并发食管狭窄则出现严重呕吐和持续性吞咽困难。

3）呕血和便血:当食管炎症严重,发生糜烂或溃疡时,可出现呕血或黑便症状。

2. 食管外症状

（1）与 GER 明确相关的症状:反流性咳嗽、反流性咽炎、反流性哮喘。新生儿、婴幼儿极易引起吸入性肺炎,有时甚至导致吸入性窒息、猝死综合征等严重后果。与 GER 可能相关的食管外症状如鼻窦炎、中耳炎、喉炎、肺纤维化等。

（2）生长障碍:是最常见的食管外症状,主要表现为体重不增和生长发育迟缓,见于 80% 左右的患儿。

（3）精神神经症状:部分患儿表现为不安、易激惹、夜惊、婴儿鬼脸（infantile arching）及神经系统疾病。

3. 并发症　食管溃疡、食管狭窄、食管腺癌。

【辅助检查】

1. 食管钡餐造影　可对食管的形态、运动状况、钡剂的反流和食管与胃连接部的组织结构进行评估,并能观察有无食管裂孔疝、贲门失弛缓症、食管狭窄等病变,但对 GER 诊断的敏感性和特异性均较差,可作为初筛（图 5-3-1）。

2. 24 小时食管 pH 动态监测　是诊断 GER 方便、快捷、先进的方法。检查时不影响活动、睡眠和饮食,更符合生理情况,能客观反映 GER 的情况（图 5-3-2）。不仅可以发现反流,还可以了解反流的程度以及反流与症状、体位、进食的关系。也适用于一些症状不典型或以食管外症状为主的患者,如咳嗽、哽噎、喘鸣、呼吸暂停等的原因。食管下端 pH 降到 4.0 以下持续 15 秒以上为一次酸反流,监测指标有食管 pH<4.0 的次数、总食管 pH<4.0 的时间占总监测时间的百分比,亦称为酸反流指数（reflux index,RI）及其立位和卧位时百分比、反流持续时间 ≥5 分钟的次数、最长反

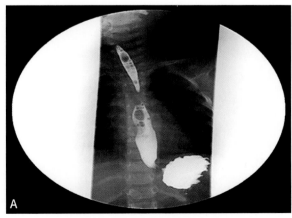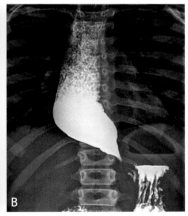

图 5-3-1　食管钡餐造影

A. 正常食管;B. 贲门失弛缓症

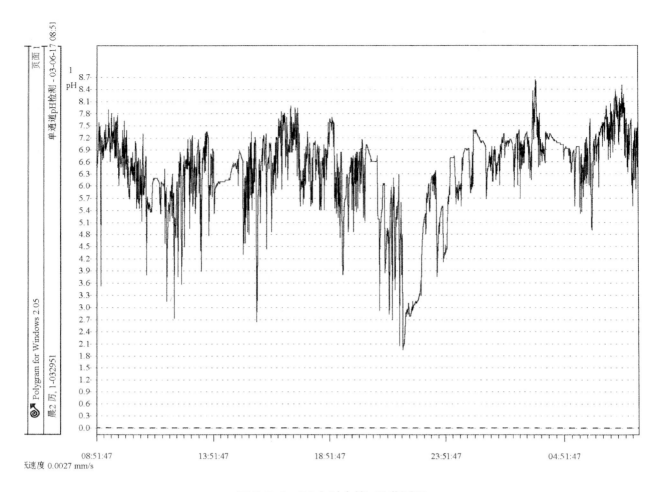

图 5-3-2 24 小时食管 pH 监测图

流持续时间和 Boix-Ochoa 综合评分或 DeMeester 综合评分,其中以酸反流指数和综合评分最具诊断价值,可区分生理性和病理性反流。

3. 胃镜检查及黏膜活检 胃镜检查是诊断 RE 最主要、最适宜的方法,不仅可以直接观察到食管黏膜损伤情况,而且结合病理学检查,可确定是否存在食管炎及黏膜炎症的程度。内镜下食管炎主要表现为黏膜红斑、糜烂、溃疡(图 5-3-3)。但内镜检查及黏膜组织病理检查不能反映反流的严重程度。RE 的内镜诊断和分级标准:①0 级,食管黏膜无异常;②Ⅰ级,黏膜点状或条状发红、糜烂,无融合现象;③Ⅱ级,黏膜有条状发红、糜烂

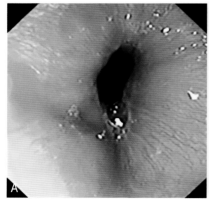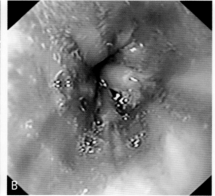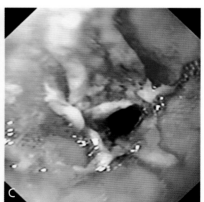

图 5-3-3 内镜下食管黏膜表现
A. 食管黏膜正常;B. 食管黏膜糜烂;C. 食管黏膜溃疡

并有融合,但小于周径的 2/3;④Ⅲ级,黏膜广泛发红、糜烂,融合成全周性或有溃疡。RE 的组织学表现主要为食管黏膜上皮乳头延长(>50%)、基底层增厚(>20%)、糜烂和溃疡,中性粒细胞或嗜酸性粒细胞浸润(<15 个/高倍视野),但并非特异性。而 Barrett 食管是由于食管下端鳞状上皮被化生柱状上皮所代替。

4. 食管动力功能检查　食管测压是测定动力功能的重要方法。应用低顺应性灌注导管系统和腔内微型传感器导管系统等测压设备,可了解食管运动情况及 LES 功能。通常采用牵拉法测定,是研究 GER 发病机制的重要方法。而食管高分辨率测压(high-resolution manometry,HRM)是新一代高效、简洁、快速的测压方法(图 5-3-4)。测压导管上压力感受器排列更密集,插管一步到位,无需牵拉,即可得出与传统相比高清的上下食管括约肌、近段食管、移行区、中远段食管的压力,对贲门失弛缓症、硬皮病、弥漫性食管痉挛、食管裂孔疝等具较高的诊断价值。

5. 食管多通道腔内阻抗(multichannel intraluminal impedance,MII)测定　将含有多个阻抗感受器的一根导管置于食管中,根据其阻抗值的不同和变化情况,了解食管反流物的性质和走行状态。阻抗结合食管 pH 监测(MII-pH),可明确反流的发生,区分反流物的理化性质(气体、液体、混合),是酸反流(pH<4.0)、弱酸反流(pH 4.0~7.0)还是非酸反流(pH>7.0),对于明确

GERD 的病因和临床诊断有重要意义(图 5-3-5)。如阻抗结合 HRM(HRIM),可以在了解食管各部分压力状况的同时明确食团被蠕动推进和通过胃食管连接部进入胃内的过程,全面了解食管动力状况。

6. 放射性核素闪烁扫描　口服或胃管内注入含有 ^{99m}Tc 标记的液体,应用 γ 照相机测定食管反流发生。也可测定胃排空率和半排空率,了解胃排空与 GER 的关系;确定有无肺内吸入,明确呼吸道症状与 GER 的关系。

7. 经验性诊断治疗　质子泵抑制剂,可以选用奥美拉唑,0.6~0.8mg/(kg·d),晨起空腹服用 1 次,疗程 2~4 周,评估疗效。

【诊断】

GER 临床表现复杂且缺乏特异性,仅凭临床症状有时难以与其他引起呕吐的疾病相鉴别,即使反流也难以区分是生理性还是病理性。凡临床发现不明原因反复呕吐、咽下困难、反复发作的慢性呼吸道感染、难治性哮喘、生长发育迟缓、营养不良、贫血、反复出现窒息、呼吸暂停等症状时都应考虑 GER 的可能,针对不同情况,选择必要的辅助检查以明确诊断。诊断依据为:

1. 具有 GER 的临床表现　反复呕吐、溢乳、反酸、嗳气、胃灼热、胸骨后痛、吞咽困难、呕血、黑便、声音嘶哑等症状;哮喘、反复肺炎、窒息、生长发育不良等并发症。

2. 24 小时食管 pH 监测阳性(RI>7.0%,或

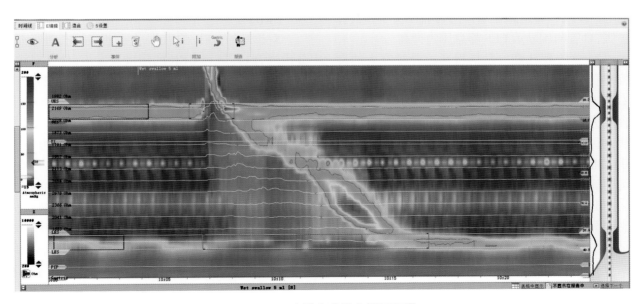

图 5-3-4　食管高分辨率测压图谱

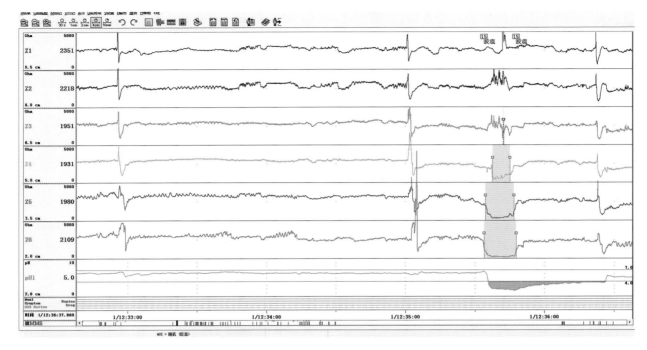

图 5-3-5　食管 pH+阻抗监测图

Boix-Ochoa 综合评分>11.99 或 DeMeester 综合评分>14.72）或 MII-pH 监测阳性。

3. 胃镜下食管黏膜无损伤诊断为 NERD,有损伤诊断为 RE。

【鉴别诊断】

1. **贲门失弛缓症（achalasia）**　一种食管运动障碍性疾病,食管缺乏蠕动和食管下括约肌松弛不良导致的食管功能性梗阻。临床表现为吞咽困难、体重减轻、餐后反食、夜间呛咳和胸骨后疼痛等。X 线钡餐造影显示贲门鸟嘴样狭窄和食管扩张,食管测压显示 LES 静息压力升高。

2. **食管裂孔疝**　是指胃通过异常宽大的食管裂孔突入胸腔内,主要是构成膈肌食管裂孔的右膈脚发育缺陷所致。临床上可分为食管滑疝、食管旁疝及混合型三种类型,常伴有胃食管反流病,可有反复呼吸道感染或生后即发生的呼吸困难。上消化道钡餐造影和/或高分辨率食管测压可明确诊断。

3. **先天性肥厚性幽门狭窄**　源于幽门环肌肥厚导致幽门管狭窄和胃输出道梗阻。呕吐为早期主要症状,生出 3~5 周后出现典型的无胆汁喷射状呕吐,进行性加剧,吐后仍可正常进奶,易出现营养不良和脱水。右上腹部可触及橄榄样肿块,典型的可见左上腹胃蠕动波。B 超诊断标准

为幽门肌厚度≥4mm,幽门管直径≥15mm,幽门管长度>18mm,以幽门肌厚度为最主要指标。

4. **先天性肠旋转不良**　是指胚胎期肠管在以肠系膜上动脉为轴心的旋转过程中进行的不完全或固定异常,使肠管位置发生变异和肠系膜附着不全,引起上消化道梗阻和肠扭转肠坏死。临床表现依年龄、肠旋转不良的类型和程度而异,可有胆汁性呕吐和肠梗阻症状。上消化道造影是诊断的首选检查,可见肠管走向异常。

【治疗】

对诊断为 GER 的患儿,要与患儿家长进行充分沟通,向其解释 GER 的形成及发展,使其对该病有较全面的了解。对有合并症或影响生长发育者必须及时进行治疗,包括体位治疗、饮食治疗、药物治疗和外科治疗。

1. **体位治疗**　一种简单、有效的治疗方法。新生儿和婴幼儿的最合适体位为左侧卧位,可有效减少 TLESR 发生,减少反流,减轻反流症状。俯卧位虽可减少反流发生,但可发生猝死的风险,需家长看护。年长儿也建议睡眠时左侧卧位,将床头抬高 20~30cm,可促进胃排空,减少反流频率及反流物误吸。

2. **饮食疗法**　以稠厚饮食为主,少量多餐,婴儿增加喂奶次数,缩短喂奶间隔,人工喂养儿 4

月龄后可在牛奶中加入糕干粉、米粉等食品;年长儿亦应少量多餐,避免过饱,以高蛋白低脂肪饮食为主,睡前2小时不予进食,保持胃处于非充盈状态。避免食用降低LES张力和增加胃酸分泌的食物,如酸性饮料、高脂饮食、巧克力和辛辣食品。肥胖儿应控制饮食。

3. 药物治疗　适用于体位和饮食治疗无效的患儿,包括抑酸剂、胃肠促动力剂和黏膜保护剂。目的降低胃内容物酸度和/或促进上消化道动力药物,包括促胃肠动力药、抗酸或抑酸药、黏膜保护剂,使用时应注意药物的适用年龄及不良反应。

(1)促胃肠动力药(prokinetic agents):能提高LES张力,增加食管和胃蠕动,提高食管廓清能力,促进胃排空,从而减少反流和反流物在食管内的停留时间。常用选择性、周围性多巴胺D_2受体拮抗剂多潘立酮(domperidone),常用剂量为每次0.2~0.3mg/kg,每天3次,饭前30分钟及睡前口服,不具有胆碱能作用,也无中枢神经系统副作用,疗程2~4周。要注意心血管系统的并发症,不宜超剂量、超疗程服用,必要时进行心电图监测。1岁以下婴儿慎用。

(2)抑酸和抗酸药:主要作用为抑制胃酸分泌、中和胃酸以减少反流物对食管黏膜的损伤,提高LES张力。抑酸剂是治疗GERD及防止反流性食管炎的重要措施,抑酸治疗疗程8~12周。

1)H_2受体阻滞剂(H_2-receptor blockers):阻断组胺与壁细胞H_2受体结合,通过拮抗H_2受体间接影响质子泵分泌胃酸。常用药物西咪替丁(甲氰咪胍,cimitidine)每次5~10mg/kg,每天服4次,饭前15~30分钟及睡前服。雷尼替丁(ranitidine)4~6mg/(kg·d),法莫替丁(famotidine)0.6~0.8mg/(kg·d),每天分2次,但需注意患儿适用年龄。

2)质子泵抑制剂(proton pump inhibitors,PPI):作用于泌酸最终环节质子泵,能特异性地抑制壁细胞顶端膜构成的分泌微管和胞质内的管状泡上的H^+-K^+-ATP酶,从而有效地抑制胃酸的分泌。PPI常用奥美拉唑(omeprazole),由于*CYP2C19*基因多态性在不同人种之间有所差异,国内儿童剂量小于国外推荐剂量,常用0.5~1.0mg/(kg·d),早餐前30分钟顿服。其他的PPI制剂有兰索拉唑(lansoprazole)、泮托拉唑(pantoprazole)和埃索美拉唑(esomeprazole)等,但注意用药年龄,用药

前需与家长有效沟通。

3)中和胃酸药:如氢氧化铝凝胶、铝碳酸镁,但不能长期应用。

(3)黏膜保护剂:保护黏膜免受盐酸、胆盐和胰蛋白酶的侵蚀,黏膜愈合率低于抑酸药,可以作为抑酸药的辅助治疗。常用药物有L-谷氨酰胺呱仑酸钠颗粒等。

4. 外科治疗　早期诊断和及时应用体位、饮食等非药物治疗后,大多数患儿症状能明显改善。较严重者可加用药物治疗,一般不需要手术治疗。手术治疗适应证:①内科治疗8周无效,有严重并发症(消化道出血、营养不良、生长发育迟缓);②严重食管炎伴溃疡、狭窄或发现有食管裂孔疝者;③有严重的呼吸道并发症,如呼吸道梗阻、反复发作吸入性肺炎或窒息、伴支气管肺发育不良者;④合并严重神经系统疾病。手术治疗目的是加强食管下括约肌功能,目前多采用Nissen胃底折叠加胃固定术。随着腹腔镜在儿科的应用,腹腔镜手术逐渐替代了开放性手术。

🌐 拓展知识点

1. 难治性胃食管反流病(GERD)　质子泵抑制剂(PPI)通常是治疗GERD及其并发症的最有效药物,但高达40%NERD患者在接受规范治疗后症状未能缓解,10%~15%RE患者接受8周治疗后未能好转。通常认为,如经8周规范PPI治疗,症状未能缓解,则定义为难治性GERD。难治性GERD的原因有酸抑制不足或反流增加、功能性食管紊乱,症状与GERD无关的疾病,甚至误诊,需要进行鉴别诊断。*CYP2C19*基因多态性与PPI代谢有关,超快代谢型或快代谢型者需要增加相应剂量才能达到有效血药浓度。治疗上主要包括非药物治疗、药物治疗、内镜治疗及手术治疗,调整PPI剂量及其种类常作为首要措施。

2. 儿童GERD研究展望　主要聚焦于GER发病机制的研究,尤其是短暂食管下括约肌松弛(TLESR)的形成机制;弱酸反流与反流症状的关系;*CYP2C19*基因多态性与PPI治疗GERD的疗效关系;针对TLESR的药物研发等。

(江米足)

二、贲门失弛缓症

导 读

贲门失弛缓症（AC）是一种食管动力障碍性疾病。其特征是吞咽时食管下括约肌松弛障碍，伴有食管体部缺乏正常的蠕动，从而导致食管功能性障碍，主要表现为吞咽困难、反流、胸痛及体重减轻等临床症状。目前食管测压及上消化道钡餐造影是诊断 AC 最具价值的方法。本病无法彻底治愈，目前所有治疗手段的目的是改善食管下括约肌松弛功能，从而缓解症状、改善生活质量、纠正营养状态和防止并发症，目前首选内镜治疗。

贲门失弛缓症（achalasia cardia, AC）是一种食管动力障碍性疾病。该病为食管壁肌间神经丛内神经节细胞进行性变性，导致食管下括约肌（lower esophageal sphincter, LES）松弛障碍，伴有食管体部蠕动消失或异常蠕动，引起呕吐、吞咽困难、反流、胸痛及体重减轻等临床症状。

【流行病学】

贲门失弛缓症是一种罕见病，年发病率为 1.6/10 万，男女发病概率相同，任何年龄都可发生本病，但青春期前发病较为罕见，儿童年发病率为（0.1~0.18）/10 万。儿童患者中，学龄前儿童少见，平均发病年龄 8.8 岁，仅 5% 在新生儿期发病，20% 发生在 1 岁以内。

【病因和发病机制】

贲门失弛缓症由食管壁神经元进行性变性引起，但原发性贲门失弛缓症的神经元炎症性变性的病因尚不明确。可能的相关因素包括：自身免疫、感染、遗传等。继发性贲门失弛缓症由引起与原发性贲门失弛缓症相似或相同的食管运动异常的疾病导致。如 Chagas 病、淀粉样变性、结节病、神经纤维瘤病、嗜酸性粒细胞性食管炎、幼年型干燥综合征、慢性特发性假性肠梗阻等。

本病主要累及食管体部及 LES 部，疾病早期大体标本基本正常，组织病理以食管肌炎症为主，无神经节细胞损伤及神经纤维化。疾病中晚期食管体部扩张、扭曲、食管变薄，但环形肌可肥厚，LES 无明显解剖学异常。食管组织病理显示肌间神经丛中的神经节细胞减少甚至缺失，剩下的神经节细胞通常被淋巴细胞、嗜酸性粒细胞及单核细胞浸润。部分患者迷走神经运动背核的神经节细胞也有类似的变性改变。这种炎症性变性主要累及抑制性神经元，影响食管平滑肌松弛，而影响平滑肌收缩的胆碱能神经元相对免于受累。贲门失弛缓症的表现取决于神经节细胞丢失的程度和位置，如 LES 的抑制性神经支配丧失会引起括约肌静息压增高，且不能正常松弛；而对于食管体部的平滑肌，抑制性神经元丧失会导致蠕动消失。由于上述病变导致食管长期滞留于食管内，从而导致食管扩张、延长、扭曲，继发食管炎症、溃疡或癌变。

【临床表现】

本病起病隐匿，病情逐渐进展。主要表现有吞咽困难、反流、呕吐、胸痛和胃灼热、咳嗽或肺部感染、体重不增长等。大年龄儿童可根据症状行 Eckardt 评分以评估症状严重程度，以及作为随访时的疗效评估（表 5-3-1）。

表 5-3-1 Eckardt 评分表

评分	主要症状			
	吞咽困难	食物反流	胸骨后疼痛	体重下降/kg
0 分	无	无	无	0
1 分	偶尔	偶尔	偶尔	<5
2 分	每天	每天	每天	5~10
3 分	每餐	每餐	每餐	>10

注：0 级为 0~1 分；Ⅰ级为 2~3 分；Ⅱ级为 4~6 分；Ⅲ级为 >6 分。

1. 吞咽困难 是儿童期患儿最常见及最早出现的症状，90% 的患者会出现该症状。早期症状不明显，仅表现为进食慢或减少进食，症状时轻时重或间断发生，年长儿童可表达进食后常有堵塞感。长时间吞咽困难导致患儿体重不增长或营养不良。

2. 呕吐 婴幼儿期发病者主要表现为呕吐和喂养困难。呕吐物常为未凝固的奶，疾病早期呕吐难与溢奶相鉴别，常被误诊为胃食管反流。

3. 反流和误吸 患病早期因食管未扩张，贲门部尚能缓慢通过食物，食管内潴留物不多，反流较少。随着病情进展潴留物增多而发生反流，且婴幼儿早期即可有反流。可因反流物误吸而导致吸入性肺炎、反复呼吸道感染，可表现为长期慢性咳嗽咳痰。当大量液体误吸时小婴儿可发生窒息，大年龄儿童可表现为反酸、慢性咽炎、慢性咳嗽等,需与咳嗽变应性哮喘相鉴别。

4. 胸痛和/或胃灼热 年长儿可述胸痛或胃灼热。疼痛位于胸骨后、剑突下或剑突下段,可放射至肩颈、心前区。疼痛为针刺样或烧灼样或隐痛,大多发生在进餐时,也可自发性疼痛。

5. 其他 由于长期上述表现导致摄入不足,患儿可出现体重减轻,部分患儿造成营养不良或生长发育迟缓。

【辅助检查】

1. 影像学检查

(1)胸部 X 线/CT 检查:早期无特殊,失代偿期食管扩张可能显示食管扩张导致的纵隔增宽,如伴有呼吸道疾病可见肺炎、支气管扩张、肺脓肿等征象。

(2)上消化道钡餐造影:临床考虑 AC 的患儿行钡餐造影前,最好检查前插入较粗胃管抽吸食管潴留物,可提高检查的准确性。疾病早期钡剂尚能通过但通过时间延长,食管可无明显扩张;失代偿期食管蠕动消失,食管狭窄段上端扩张,钡剂排空明显延迟。动态造影时,可见食管的推进性收缩蠕动消失,食管上段有蠕动收缩,卧位时不能再被推进,立位时钡剂充盈食管,食管体部远段明显扩张,与近端形成鲜明对照。LES 不随吞咽出现松弛,而呈间歇性开放,当 LES 持续收缩引起食管胃连接部(esophagogastric junction,EGJ)明显狭窄,典型的造影远端食管光滑变细呈"鸟嘴样"(图 5-3-6)。因该疾病食管排空障碍有误吸的风险,特别建议小婴儿行该检查时使用水溶性造影剂。

2. 食管测压 对本病的诊断及疗效的评估均有重要意义,食管高分辨率测压(high resolution manometry,HRM)是诊断金标准方法(图 5-3-7),其可评价 LES 松弛能力及食管体部收缩能力,综合

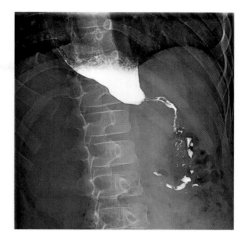

图 5-3-6 贲门失弛缓症上消化道钡餐造影

松弛压增高及食管有效蠕动缺失是 AC 诊断的标志,但小年龄儿童难以配合此检查。本病患者食管测压可提示:①LES 静息压升高或正常,吞咽时 LES 松弛不完全或不松弛;②食管体部静息压升高,吞咽时体部缺乏推进性蠕动收缩。高分辨率测压法可将贲门失弛缓分为 3 种亚型(芝加哥分型,表 5-3-2),分型对治疗的选择和判断预后有重要意义。

3. 上消化道内镜检查 主要用于排他性诊断,如贲门口狭窄僵硬,应除外局部肿瘤或畸形。本病内镜下可见食管腔扩大,内含大量食物及液体,贲门口持续紧闭,推进内镜虽有阻力,但是稍用力即可通过收缩的 LES 并进入胃腔。而食管黏膜通常外观正常,失代偿期内镜充分注气后可有环状结构或憩室结构形成,也可由于食物长期潴留而继发,食管黏膜炎症或真菌感染等表现,表现为局部红斑、溃疡或白斑附着。

【诊断】

本病的诊断主要根据以上临床表现及必要的实验室检查。高分辨率食管测压为诊断贲门失弛

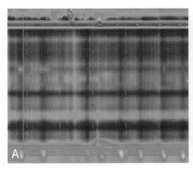
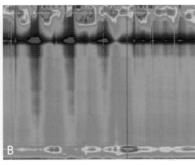
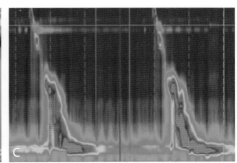

图 5-3-7 贲门失弛缓症食管高分辨率测压
A. 芝加哥分型 I 型;B. 芝加哥分型 II 型;C. 芝加哥分型 III 型

表 5-3-2 贲门失弛缓症芝加哥分型

分型	特点
I 型(经典型)	中位 IRP>15mmHg,食管 100% 失蠕动收缩
II 型(伴食管腔内高压)	中位 IRP>15mmHg,食管 100% 失蠕动收缩,≥20% 的吞咽过程为全食管腔内高压
III 型(痉挛型)	中位 IRP>15mmHg,食管无正常蠕动收缩,≥20% 的吞咽过程存在痉挛收缩伴 DCI 增高

注:IRP(integrated relaxation pressure)表示综合松弛压;DCI(distal contractile integral)表示远端收缩积分(表中数据为成人标准)。

缓症的金标准。对于存在贲门失弛缓症典型症状但测压结果不明确的患者,或无法配合食管测压的患者可结合上消化道钡餐造影及内镜检查帮助诊断与鉴别。

【鉴别诊断】

1. 胃食管反流病 在该类患者中,反流的食管通常因含有胃酸而有酸味,稠厚饮食可能减轻症状,而贲门失弛缓症患者中,食管内食物通常无酸味,改变食物质地症状缓解不明显,通过食管测压可帮助诊断贲门失弛缓症,而在胃食管反流病患者常无特异性结果,也可通过 24 小时 pH 监测、上消化道钡餐造影、上消化道内镜帮助诊断。

2. 食管狭窄 食管狭窄患者的主要临床表现同为吞咽困难,食管近贲门处的狭窄与贲门失弛缓症尤为相似,可通过上消化道钡餐造影及上消化道内镜检查帮助鉴别。

3. 恶性肿瘤 肿瘤可通过直接侵犯食管神经丛或通过释放破坏食管功能的体液因子引起假性贲门失弛缓症。如胃癌、食管癌、肺癌、淋巴癌等,可通过上消化道内镜检查或胸部 CT 等加以鉴别。

【治疗】

本病无法彻底治愈,目前所有治疗手段的目的是改善 LES 松弛功能,防止食管进一步扩张,从而缓解症状、改善生活质量、纠正营养状态和防止并发症。包括一般治疗、药物治疗、内镜治疗和外科治疗。需根据患者年龄和家庭意愿、高分辨率食管测压分型、医院的专科配置、医生的专业能力等多方面因素共同决定治疗方案。

1. 一般治疗 尽量食用无刺激性、易排空的软食,并注意饮食成分和进食速度。同时注意睡眠时体位,保持头高脚低,以减少食物反流以及误吸而引起的窒息,尤其是婴幼儿。对于呕吐频繁、喂养困难的患儿,应给予足够的能量,预防及治疗营养不良。

2. 药物治疗 选择使用一些对 LES 平滑肌具有松弛作用的药物,可以改善食管排空,缓解症状,包括硝酸盐类(硝酸甘油等)、钙通道阻滞剂(硝苯地平等)、平滑肌松弛剂(丁溴酸东莨菪碱)等。副作用有低血压等。药物治疗总体上疗效较差,不如内镜微创和外科手术治疗,不推荐常规使用,对于疾病早期或无法耐受内镜微创和外科手术治疗的大年龄患儿,可参考成人用药。

3. 内镜治疗

(1)内镜下括约肌局部注射术:肉毒毒素是一种神经肌肉胆碱能阻断剂,内镜直视下 LES 段多点注射肉毒杆菌毒素,可对抗乙酰胆碱对 LES 的兴奋收缩作用,从而改善 LES 松弛功能而缓解症状。并发症有皮疹、胸痛等。有效率较高,但有效维持时间短,因此,该治疗方法不作为首选,仅适用于一般情况差,药物无效又无法耐受手术的患者。因潜在副作用多,儿童不推荐常规应用。

(2)内镜下球囊扩张(pneumatic dilation,PD):通过球囊的压力扩张 LES 段,造成局部环形肌部分断裂,改善 LES 松弛障碍(图 5-3-8)。术后患儿的症状、上消化道钡餐造影、食管压力测定均可明显改善,直接成功率为 50%~95%,优于药物治疗和局部药物注射治疗。疗效的维持时间也较长,大部分患者疗效可保持 1 年以上,是得到肯定的有效治疗方法,但远期效果不及内镜下肌切开术或外科手术,需反复扩张。当初始治疗行肌切开或经口内镜下肌切开术(peroral endoscopic myotomy,POEM)手术的患者需要再治疗时,PD 是一种合适且安全的选择。并发症包括穿孔、出血、反流等。其中最严重的是穿孔,经验丰富的操作者发生率为 1.9%,在严重营养不良的患儿中更易发生,因此扩张气囊压力需根据患儿个体情况循序渐进,术后应常规行食管 X 线检查,如复查造影检查用水溶性造影剂。建议操作者为丰富经验的儿科内镜医师,经治医院也需有发生穿孔时外科手术的学科条件及配置。

(3)POEM:是治疗贲门失弛缓症患者的最新治疗手段,其通过在食管黏膜层及固有肌层之间建立一条隧道,使用该黏膜下隧道作为手术空间来实现内镜下跨越 EGJ 的肌切开,即破坏 LES 的完整性,切除患者食管出口的梗阻,建立隧道和肌层切开是该技术的两个核心步骤(图 5-3-9)。该手术自 2010 年起开始应用于临床,在成人广泛应用,被证实是一种安全且疗效良好持久的治疗方法,不亚于外科手术,直接有效率>90%,在儿童中安全性及疗效需进一步研究探讨。芝加哥 III 型患者的 POEM 成功率高于其他治疗方法。手术要求

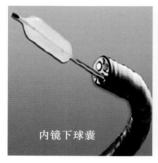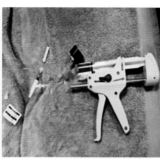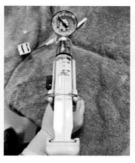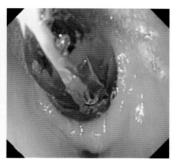

图 5-3-8　内镜下食管球囊扩张

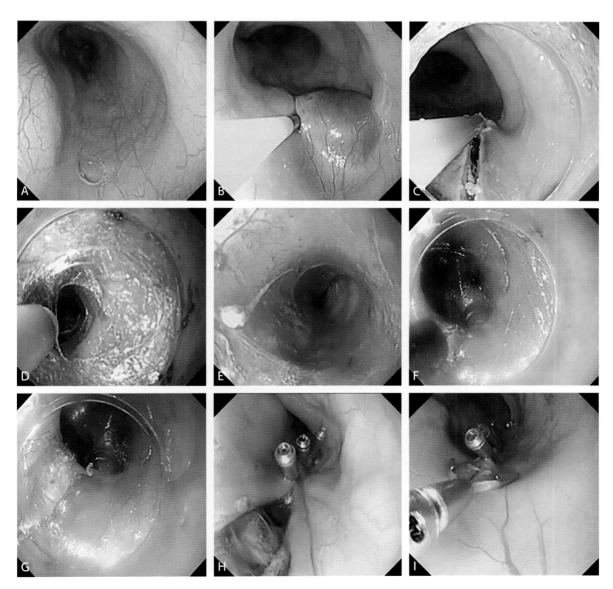

图 5-3-9　经口内镜下肌切开术内镜下手术步骤图

及方法:手术医院需有专业内镜、麻醉、外科团队,手术医生需有丰富的内镜切除术经验及处理术中常见出血、穿孔等并发症的经验。患者术前行饮食管理,确保食管无食物残留,手术过程全程使用 CO_2 充气灌注。手术步骤:①食管黏膜层切开;②分离黏膜下层,建立"隧道";③肌切开;④金属夹关闭黏膜层切口。需根据患者术前造影及测压类型选择个体化的治疗方法,如长短隧道的选择、肌切开的长度、位置和程度等。并发症主要有气体相关并发症(皮下气肿、纵隔气肿、气胸、气腹)、胸腔积液、肺部感染、黏膜损伤、胃食管反流等(详

见第十三章第七节相关内容)。

4. 外科手术治疗 在 POEM 出现之前,是疗效最高、维持时间最长的治疗方法,但目前已基本被 POEM 替代。适用于多次内科治疗无效、食管纤曲或扩张明显的患者。多采用的是腹腔镜 Heller 肌切开术(laparoscopic Heller myotomy,LHM),自浆膜层,即将狭窄段的括约肌纵行切开,直至黏膜下,并保持黏膜完整(图 5-3-10)。为防止术后胃食管反流的发生,目前多联合胃底折叠术(Nissen 术)。对于治疗无效和食管严重扩张的患者,食管切除为最终治疗方法。

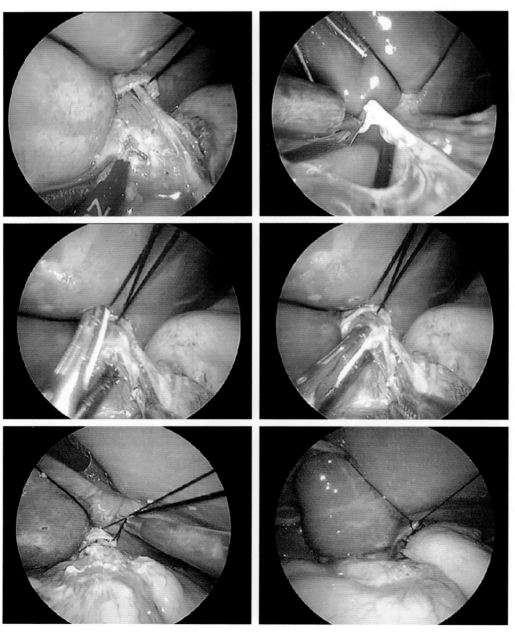

图 5-3-10 胸腔镜下行 LHM+Nissen 术

拓展知识点

1. 定时钡餐造影（timed barium esophagram,TBE） 为患者吞服一定量的钡剂,分别测量第 1 分钟、2 分钟和 5 分钟食管的残余钡剂的宽度和高度。将该检查方法用于贲门失弛缓症的诊断检查,被认为优于传统钡餐造影,其诊断敏感度和特异度为 85% 和 86%,当患者年龄较小无法配合食管测压时,则优先推荐 TBE 帮助诊断,同时这也是评估疗效的重要手段。

2. 贲门失弛缓症 Ling 分型 AC 内镜下分型（表 5-3-3）,以指导 AC 内镜下治疗方式的选择。

表 5-3-3 AC 内镜下分型

分型	内镜下表现
Ⅰ型	管腔轻度扩张,管壁平滑无纤曲
Ⅱ型	管腔扩张,充分注气后出现环状或半月形结构
Ⅱa	呈细环状,无半月形结构
Ⅱb	出现半月形结构,不超过管腔 1/3
Ⅱc	出现半月形结构,超过管腔 1/3
Ⅲ	管腔扩张明显,伴有憩室样结构形成
Ⅲa	憩室样结构位于左侧
Ⅲb	憩室样结构位于右侧
Ⅲc	左、右侧均可见憩室样结构

（刘海峰 冯玉灵）

第四节 食管静脉曲张

导 读

儿童食管静脉曲张主要是由于门静脉高压引起,少部分属于上腔静脉综合征的并发表现。食管静脉曲张破裂出血（EVB）是儿童上消化道出血的常见原因,也是儿童门静脉高压的重要并发症,起病急,病程凶险,出血量大,病死率高。对于 EVB 的治疗和预防是重点。食管胃十二指肠镜是诊断食管静脉曲张的"金标准",同时内镜下食管静脉曲张套扎疗法（EVL）与内镜下硬化剂注射疗法（EIS）治疗也是其主要治疗手段。

高的表现,是门静脉高压的主要并发症之一。儿童 PVH 的常见病因与成人不同。根据食管黏膜下血管曲张的位置和程度,EV 有不同的分型记录方法和疾病严重程度分级。食管静脉曲张破裂出血（esophageal variceal bleeding,EVB）则是 EV 的严重并发症,常危及生命。因此,EV 的预防治疗与常规监测至关重要。

【流行病学】

EV 儿童中的流行病学数据缺乏。成人中无静脉曲张的肝硬化患者中 1 年后有 5%,3 年后有 28% 发生食管静脉曲张;轻度食管静脉曲张患者中 1 年后有 12%,3 年后有 31% 进展为重度食管静脉曲张,EV 首次出血的年发生率为 5%~15%,而首次出血 6 周内的病死率可达 20%。EVB 后 1 天之内的再出血率可达 30%~50%,1 年之内可达 60%~80%。EVB 的发病率与原发疾病无明显

食管静脉曲张（esophageal varices,EV）主要是由各种原因引起门静脉高压（portal vein hypertension,PVH）导致其侧支循环开放,食管静脉静水压升

关系,而与其静脉曲张面积、红色征及 Child-Pugh 分级等危险因素有关。根据相关报道,儿童 EVB 发生率为 6.6%~27% 不等。

【病因和发病机制】

根据曲张静脉中血流方向不同可分为上行性食管静脉曲张与下行性食管静脉曲张,而前者最为常见。

1. 上行性食管静脉曲张 门静脉与其属支均缺乏功能性静脉瓣,其压力升高时血液易反流,这是食管静脉曲张发生的生理基础。门静脉与上、下腔静脉系统多处吻合,其中重要的有食管胃底静脉丛、直肠静脉丛、腹壁静脉丛及腹膜后静脉交通支等。正常情况下,这些吻合支细小,血流量较少,均按正常方向分别引流所属静脉血。当发生门静脉高压,门静脉血液回流受阻时,血液经上述静脉丛回流至上、下腔静脉,从而导致各静脉丛血流量增大,压力增高,可表现为不同程度的静脉曲张。PVH 引起的 EV,血流方向由贲门流向口侧,进入上腔静脉,故也被称为上行性静脉曲张(uphill esophageal varices,UEV)。

而儿童门静脉高压的常见病因与成人存在差异,详见门静脉高压症相关内容。

2. 下行性食管静脉曲张 上腔静脉、奇静脉因为肿瘤性病变(肺癌、纵隔肿瘤、甲状腺癌等)或者血管炎症性改变(白塞病等)发生导致管腔闭塞,出现上腔静脉综合征(superior vena cava syndrome,SVCS),此时血流经门静脉系统回流至下腔静脉,血流方向为下行性,即由食管口侧流向贲门侧,故称下行性食管静脉曲张(downhill esophageal varices,EDV)。儿童中此种类型更为少见。

【临床表现及内镜下分型分级】

一般情况下,EV 无特殊临床表现,在一些患儿中,可伴有吞咽困难症状。出现破裂出血时,则表现为突发呕血、黑便甚至休克等急性消化道出血症状。

EV 的胃镜下表现则更为直观和具体。上行性食管静脉曲张的部位以食管下段为多,表现最典型,部分可累及食管中上段;而下行性食管静脉曲张则以食管上、中段静脉曲张为主,如奇静脉及上腔静脉均阻塞则可出现全程食管静脉曲张。

中国、日本及欧美有关 EV 的分型标准不同,中华医学会消化内镜学分会食管胃静脉曲张学组于 2009 年基于胃镜下表现制定了我国的成人 EV

分型方法,即 LDRf 分型,用来描述静脉曲张在消化管道内所在位置(location,L)、直径(diameter,D)与危险因素(risk factor,Rf)的分型记录方法,统一记录为 $LXxD_{0.3-5}Rf_{0,1,2}$。目前儿童 EV 的胃镜下表现沿用成人标准。具体见表 5-4-1。

表 5-4-1 消化道静脉曲张记录方法

项目	表示方法
位置 (L)	Le:曲张静脉位于食管 Le_s:曲张静脉位于食管上段 Le_m:曲张静脉位于食管中段 Le_i:曲张静脉位于食管下段 Lg:曲张静脉位于胃部 Lg_f:曲张静脉位于胃底 Lg_b:曲张静脉位于胃体 Lg_a:曲张静脉位于胃窦 Le,g:食管曲张静脉与胃曲张静脉完全相通 Le,Lg:食管曲张静脉与胃曲张静脉各自独立 Le,g,Lg:一支以上胃曲张静脉与食管曲张静脉完全相通,但还有胃孤立曲张静脉存在 Ld:曲张静脉位于十二指肠 Ld_1:曲张静脉位于十二指肠第一段 Ld_2:曲张静脉位于十二指肠第二段 $Ld_{1,2}$:曲张静脉位于十二指肠第一、二段交界 Lr:曲张静脉位于直肠
直径 (D)	$D_{0.3}$:曲张静脉≤0.3cm $D_{1.0}$:曲张静脉最大直径>0.3~1.0cm $D_{1.5}$:曲张静脉最大直径>1.0~1.5cm $D_{2.0}$:曲张静脉最大直径>1.5~2.0cm $D_{3.0}$:曲张静脉最大直径>2.0~3.0cm $D_{4.0}$:曲张静脉最大直径>3.0~4.0cm 曲张静脉最大直径>4.0cm,按 D+直径数字方法表示
危险 因素 (Rf)	Rf_0:RC(-),未见糜烂、血栓及活动性出血 Rf_1:RC(+)或 HVPG>12mmHg,未见糜烂、血栓及活动性出血 Rf_2:可见糜烂、血栓、活动性出血,或镜下能够见到新鲜血液,并能够排除非静脉曲张出血因素

注:RC:红色征。HVPG:肝静脉压力梯度,可用于判断胃食管静脉曲张的发生及其预后,其正常值为 3~5mmHg;首次内镜检查时无静脉曲张的肝硬化患者中,HVPG>10mmHg 者发生静脉曲张的可能性最大;静脉曲张出血 24 小时内测得 HVPG>20mmHg 的患者发生早期再出血、止血失败和较高的 1 年病死率的危险较大。曲张静脉内的压力与 HVPG 直接相关;HVPG 降到 12mmHg 以下或从基线水平下降 20% 以上的患者发生静脉曲张再出血的可能性降低。

根据内镜下食管静脉曲张的形态、直径和是否有红色征(red color,RC),将 EV 分为轻、中、重三级。具体见表 5-4-2。

表 5-4-2　食管静脉曲张的内镜下分级

分级	曲张静脉形态及直径	红色征(RC)
轻度(GⅠ)	曲张静脉呈直线形,$D_{0.3}$	无
中度(GⅡ)	曲张静脉直径,$D_{0.3}$	有
	曲张静脉呈蛇形纡曲隆起,$D_{1.0}$	无
重度(GⅢ)	曲张静脉 $D_{1.0}$ 有曲张静脉呈串珠状、结节状或瘤状,或曲张静脉 $D_{1.5}$ 及以上	有或无

【辅助检查】

1. 食管胃十二指肠镜检查　食管胃十二指肠镜(简称胃镜)是筛查消化道静脉曲张及评估出血风险的“金标准”,胃镜检查可直接观察食管有无静脉曲张,了解其曲张程度和范围,并评估其出血风险。胃镜下 EVB 的相关风险因素包括:

(1)红色征(RC):RC(+)(包括鞭痕征、血疱征等)提示曲张静脉易于出血的征象(图 5-4-1)。

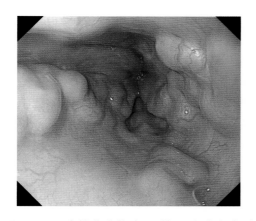

图 5-4-1　食管曲张静脉,呈蛇形,红色征(+)

(2)糜烂:提示曲张静脉表层黏膜受损,是近期出血的征象,需要及时内镜下治疗。

(3)血栓:无论是红色血栓或白色血栓都是即将出血的征象,需要及时内镜下治疗。

(4)活动性出血:内镜下可以看到曲张静脉正在喷血或渗血。

(5)以上因素均无,但镜下可见到新鲜血液

并排除非静脉曲张出血因素。

2. 肝静脉压力梯度(hepatic venous pressure gradient,HVPG)　经颈静脉插管测定肝静脉锲入压与游离压,两者之差即为 HVPG,反映门静脉的压力。正常范围为 3~5mmHg,具有很好的重复性和可信性。HVPG 压力变化与之代表的临床改变见表 5-4-3。目前儿童 HVPG 尚无相关数据。

表 5-4-3　肝静脉压力梯度与相关临床改变（成人数据）

HVPG 数值/mmHg	临床意义
3~5	正常
6~10	轻度 PVH,可无 EV 或轻度 EV
>10	显著 PVH,伴明显的 EV
12~16	EVB 风险增大,1 年病死率 10%~30%
>16	EVB 风险显著升高
>20	难控制的 EVB,1 年病死率 60%~100%

HVPG 为有创检查,对设备及操作者的技术水平有一定要求,且成本较高,在临床难以常规应用。目前应用无创指数(如血清标志物、肝脏硬度测试、CT 及 MRI)和人工智能大数据评估 HVPG 的研究成为热点。

3. 超声内镜(endoscopic ultrasound,EUS)　EUS 可在内镜检查的基础上提供更多细节信息,如内部结构变化和黏膜血流改变,提高病程早期的诊断率。同时在 EV 治疗时可以发挥诊断的优势,尤其是急性出血时,即使没有清晰的内镜视野,亦能进行内镜下治疗。目前 EUS 引导下 EV 及 EVB 治疗的研究活跃。

4. 常规影像学检查　腹部超声、CT 及磁共振成像(magnetic resonance imaging,MRI)等属于无创检查,患者接受度高。腹部超声检查可反映肝硬化和门静脉高压的严重程度,辅助诊断 EV。CT 可作为筛查门静脉高压症食管胃静脉曲张的无创性检查方法,尤其对较大 EV 的诊断敏感度和特异度较高。CT 门静脉血管成像(CT portography,CTP)可清晰显示门静脉主干及其分支与侧支循环,与胃镜检查在 EV 诊断方面具有一致性,但分级方面,一致性较差。磁共振血管成像(magnetic resonance angiography,MRA)能较好显示门静脉系统解剖图像,磁共振弹性成像

（magnetic resonance elastography，MRE）和动态增强磁共振成像（dynamic contrast material-enhanced MR，DCEMR）等技术均可用于预测 EV。

总体来说，以上检查并不能代替有创检查如内镜及 HVPG 测定等，但可以作为评估治疗效果和常规监测手段的补充。

【诊断】

EV 的诊断并不困难，儿童中多因肝外门静脉阻塞如门静脉海绵样变、胆道闭锁、α_1-抗胰蛋白酶缺乏症及自身免疫性肝炎等先天性疾病导致门静脉高压，而成人多为病毒感染引起的肝硬化、肝癌等原因，经食管胃十二指肠镜检查即可明确诊断，同时做出分型及分级。

EVB 的风险评估根据 5 个高危因素做出（见胃镜检查），并分为 3 个梯度。①Rf_0：无以上 5 个危险因素，无近期出血指征；②Rf_1：RC+ 或 HVPG>12mmHg，提示有近期出血风险，需择期行内镜下治疗；③Rf_2：可见糜烂、血栓、活动性出血，随时 EVB 风险，需及时行内镜下治疗。

EVB 的胃镜下诊断：①曲张静脉的急性出血（喷射性出血或渗血）；②曲张静脉表面有"白色血栓头"；③曲张静脉表面覆有血凝块；④出血的食管胃静脉曲张患者未发现其他潜在的出血部位。如胃镜下发现以上表现之一，即诊断 EVB。

【鉴别诊断】

EV 的诊断一般都是在镜下直视作出的，无需特殊鉴别。但应注意与下行性食管静脉曲张的鉴别。DEV 的直接原因为上腔静脉综合征（superior vena cava syndrome，SVCS），原发病主要为肺癌、纵隔肿瘤等肿瘤性因素，但非肿瘤性病因如缩窄性心包炎、白塞病、永久起搏器植入后、中心静脉导管（peripherally inserted central catheter，PICC）、输液港等有报道。其主要临床表现为颜面部及颈部水肿、上肢肿胀、呼吸困难、咳嗽及胸部静脉曲张等，内镜下曲张静脉主要集中在上、中段食管。其治疗原则与常规 EV 不同，原则为上腔静脉再通或血管重建。胃镜下如发现食管静脉曲张以中上段为主，下段病变较轻，并有以上风险因素的儿童，也应考虑合并 SVCS 的可能，为早期治疗赢得先机。

【预防与治疗】

考虑到 EVB 的高病死率，故 EV 的治疗重点在于 EVB 的防治以降低病死率，提高患者生活质量。EVB 的防治包括：①预防首次 EVB（一级预防）；②控制急性 EVB；③预防再次 EVB（二级预防）。

1. EVB 的一级预防 EVB 一级预防的目的是防止曲张静脉形成和进展、预防中重度曲张静脉破裂出血，防止并发症的发生，提高生存率。成人 EV 后 1 年内出血风险为 5%~15%，目前儿童中无相关指南及数据。但静脉曲张的监测研究显示肝硬化及 PVH 的儿童有更高的出血风险。

（1）药物预防：尽管在成人中重度食管静脉曲张患者中应用非选择性 β 受体阻滞剂（non-selective beta blocker，NSBB）进行一级预防已经达成共识，但是儿童中目前仍面临争议。NSBB 的潜在副作用包括使反应性呼吸道疾病或哮喘患儿对支气管扩张剂缺乏反应、外周动脉疾病加重，对低血糖、抑郁、疲劳和体重增加等反应迟钝；此外，β-受体阻滞剂还可能抑制在低血容量状态下代偿性心率增加的能力，从而恶化静脉曲张出血的结局，特别是在幼儿中。目前有针对较大儿童应用 NSBB 进行预防治疗的报道，但仍缺乏进一步的证据。

（2）内镜预防：在儿童中，内镜下曲张静脉套扎治疗（endoscopic variceal ligation，EVL）（图 5-4-2）及内镜下硬化剂注射治疗（endoscopic injection sclerosis，EIS）（图 5-4-3）均被作为主要预防手段并应用于研究。法国一项跨度 25 年的基于 1 300 例门静脉高压患儿的一级预防研究证实，包括 EVL 及 EIS 在内的内镜预防对于高危的 EV 患儿来说是有效且安全的，根据 PVH 病因不同，此研究中的一级预防还包括了门体分流术及放射性介

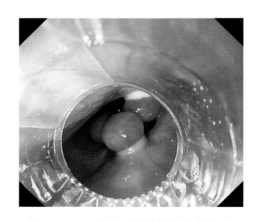

图 5-4-2　内镜下曲张静脉套扎治疗

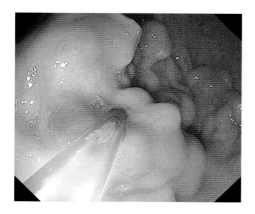

图 5-4-3　内镜下硬化剂注射治疗

入治疗,没有涉及药物预防。

尽管如此,相比成人,针对儿童 EV 一级预防的临床研究资料较少,所以目前儿童 EV 治疗也是高度个体化的,而且需要考虑到当地医疗技术条件。

2. 控制急性 EVB　消化道出血是门静脉高压症患者入院的主要原因之一。然而,随着医疗管理的改善,PVH 的死亡风险在过去几十年中有所改善,其中儿童的死亡率低于成人。治疗手段包括药物治疗、三腔二囊管压迫止血、内镜治疗和外科治疗等。

对于任何急性消化道出血患儿,首先要评估血容量和循环状态,及时补充血容量,纠治低血容量性休克。输血的患者尽量采用新鲜血,因为其中有更多的凝血因子。EVB 患儿应尽快开始血管活性药物治疗,以减少内脏血流、减少门静脉流入和降低门静脉压力,主要使用的有血管升压素、生长抑素和八肽衍生物奥曲肽等。相比血管升压素,后两者对内脏血流动力学的作用有明显的选择性,只引起内脏血流量减少和门静脉压力下降,几乎不引起全身血流动力变化,故认为可作为首选用药。在此期间,应动态监测血红蛋白、血压、尿量,评估循环功能;监测血小板数值、凝血酶原时间及国际标准化比值(international normalized ratio,INR),评估凝血功能等。

保护气道,留置鼻胃管以监测持续出血和从胃肠道中清除血液,降低肝性脑病风险。在药物控制出血无效及无急诊内镜或经颈静脉肝内门体分流术(transjugular intrahepatic portosystemic shunt,TIPS)治疗条件的情况下,大多的出血可通过三腔二囊管压迫止血得到控制,但再出血率高、患者

痛苦大,易引起如吸入性肺炎、气管阻塞等并发症。一般推荐在药物或内镜治疗失败 24 小时内实施三腔二囊管压迫止血,作为挽救生命的措施。三腔二囊管的使用无绝对禁忌证,深度昏迷、不能配合操作或患方拒绝签署知情同意书的患者不能进行。对于静脉曲张大出血患者,先实施三腔二囊管压迫止血,24 小时内再进行内镜下密集结扎治疗是安全有效的。Baveno Ⅵ 共识意见指出球囊压迫仅用于大出血作为临时性"桥梁"(24 小时内最好在重症监护下),为内镜及 TIPS 或外科治疗赢得时间。

一旦患者病情稳定,应尽快进行内镜检查,以确定出血来源。建议在内镜检查前 30 分钟静脉注射红霉素 3mg/kg,以促进胃排空和改善内镜检查的可视化。对液体复苏、血管活性药物和纠正凝血障碍无效的患儿可能需要紧急内镜检查,而非放置球囊填充器、手术干预或 TIPS。无论是成人还是儿童,经内镜套扎术治疗 EVB 均取得了良好效果。儿科应用中,EIS 目前用于婴儿和<10kg 的儿童,因为 EVL 的带状结扎装置太大,无法通过小儿的食管括约肌。当进行硬化治疗时,注射可以是静脉曲张内注射,导致血管内血栓形成,也可以是曲张静脉旁注射,引起局部炎症,压迫血管。硬化疗法对静脉曲张出血有效;但与 EVL 相比,EIS 并发症的发生率更高,包括吸入性肺炎和食管狭窄。而 EVL 可导致静脉曲张血栓形成,随后血栓和结扎环 5~14 天内一起脱落。应用 EVL 治疗时应考虑长期使用质子泵抑制剂,以降低 EVL 后治疗失败的风险。

3. EVB 的二级预防　由于首次出血后静脉曲张破裂出血的复发率较高,对于未进行二级预防治疗的成人患者,1~2 年内再出血率高达 60%,病死率达 33%,故建议采取二级预防措施。对于儿童,采用 EVL、EIS 或手术治疗均可改善食管静脉曲张,以降低再次出血的风险。内镜下治疗应每隔 2~4 周进行一次,直到静脉曲张消失。手术治疗的时机尚未明确。

4. 手术治疗及 TIPS　内镜治疗失败或有其他问题的患者,如难治性 EVB 等,可考虑分流手术或 TIPS。在大多数情况下,内镜治疗失败的儿童最好的选择是肝移植。对于不太可能很快进展到移植的稳定型肝病患者,外科分流术可能是一个很好的选择。

🌐 拓展知识点

儿童 EV 研究展望：内镜下治疗的开展使儿童 EV 患者的预后得到了极大的改善。如何把握干预时机、选择恰当的干预手段一方面取决于患者病情，另一方面取决于就诊机构技术水平。只有真正做到个体化，才能让患儿得到最佳治疗。内镜下治疗能有效降低静脉曲张患者的出血率、死亡率，近期疗效显著。但其对门静脉压力及血管阻力并无作用，因而曲张静脉复发、再出血不可避免。通过改良现有内镜技术，探索新的内镜下治疗方案，提高远期疗效是内镜医师需要努力的方向。

（邓朝晖　许春娣）

参考文献

［1］王天有,申昆玲,沈颖.诸福棠实用儿科学.9 版.北京:人民卫生出版社,2022.

［2］王卫平,孙锟,常立文.儿科学.9 版.北京:人民卫生出版社,2018.

［3］令狐恩强,李兆申,柴宁莉.中国贲门失弛缓症诊治专家共识(2020,北京).中华消化内镜杂志,2021:256-275.

［4］中华医学会内镜学分会.消化道静脉曲张及出血的内镜诊断和治疗规范试行方案(2009 年).中华消化内镜杂志,2010,27(01):1-4.

［5］中华医学会肝病学分会.肝硬化诊治指南.中华肝脏病杂志,2019,27(11):846-865.

［6］中华医学会外科学分会脾及门静脉高压外科学组.肝硬化门静脉高压症食管、胃底静脉曲张破裂出血诊治专家共识(2019 版).中华外科杂志,2019,57(12):885-892.

［7］黄智铭.门静脉高压症的内科治疗.肝胆胰外科杂志,2019,31(08):467-472.

［8］YU T,KLEIN OD. Molecular and cellular mechanisms of tooth development,homeostasis and repair. Development,2020,147(2):dev184754.

［9］ŞENEL S.An Overview of Physical,Microbiological and Immune Barriers of Oral Mucosa. Int J Mol Sci,2021,22(15):7821.

［10］KOREN N,ZUBEIDAT K,SABA Y,et al. Maturation of the neonatal oral mucosa involves unique epithelium-microbiota interactions. Cell Host Microbe,2021,29(2):197-209.e5.

［11］WITT M. Anatomy and development of the human taste system.Handb Clin Neurol,2019,164:147-171.

［12］PORCHERI C,MITSIADIS TA. Physiology,Pathology and Regeneration of Salivary Glands. Cells,2019,8(9):976.

［13］ZHANG Y,BAILEY D,YANG P,et al.The development and stem cells of the esophagus. Development,2021,148(6):dev193839.

［14］R AN,RAFIQNB. Candidiasis.2022 May 30//StatPearls[Internet]. Treasure Island(FL):StatPearls Publishing,2022 Jan.

［15］MILLSOP JW,FAZEL N. Oral candidiasis. Clin Dermatol,2016,34(4):487-494.

［16］HUANG CW,HSIEH CH,LIN MR,et al. Clinical features of gingivostomatitis due to primary infection of herpes simplex virus in children. BMC Infect Dis,2020,20(1):782.

［17］BOITSANIUK SI,LEVKIV MO,FEDONIUKLY,et al. Acute herpetic stomatitis:clinical manifestations,diagnostics and treatment strategies. Wiad Lek,2022,75(1 pt 2):318-323.

［18］HELIOTIS I,WHATLING R,DESAI S,et al. Primary herpetic gingivostomatitis in children. BMJ,2021,375:e065540.

［19］FITZPATRICK SG,COHEN DM,CLARK AN. Ulcerated Lesions of the Oral Mucosa:Clinical and Histologic Review. Head Neck Pathol,2019,13(1):91-102.

［20］MORTAZAVI H,SAFI Y,BAHARVAND M,et al. Diagnostic Features of Common Oral Ulcerative Lesions:An Updated Decision Tree. Int J Dent,2016,2016:7278925.

［21］PAPACHRISANTHOU MM,DAVIS RL. Clinical practice guidelines for the management of gastroesophageal reflux and gastroesophageal reflux disease:birth to 1 year of age. J Pediatr Health Care,2015,29(6):558-564.

［22］ROSEN R,VANDENPLAS Y,SINGENDONK M,et al. Pediatric gastroesophageal reflux clinical practice guidelines:joint recommendations of the North American Society for Pediatric Gastroenterology,Hepatology,and Nutrition and the European Society for Pediatric Gastroenterology,Hepatology,and Nutrition. J Pediatr Gastroenterol Nutr,2018,66(3):516-554.

［23］AYERBE JIG,HAUSER B,SALVATORE S,et al. Diagnosis and management of gastroesophageal reflux disease in infants and children:from guidelines to clinical practice. Pediatr Gastroenterol Hepatol Nutr,2019,22

（2）:107-121.

［24］RUTTURA F,BRONZINI F,CAMPIGOTTO M,et al. Refractory gastroesophageal reflux disease:a management update. Front Med（Lausanne）,2021,8:765061.

［25］JEON HH,KIM JH,YOUN YH,et al. Clinical Characteristics of Patients with Untreated Achalasia. J Neurogastroenterol Motil,2017,23（3）:378-384.

［26］NIJHUIS RAB,ZANINOTTO G,ROMAN S,et al. European guidelines on achalasia:United European Gastroenterology and European Society of Neurogastro-enterology and Motility recommendations. United European Gastroenterol J,2020,8（1）:13-33.

［27］VAEZI MF,PANDOLFINO JE,YADLAPATI RH,et al. ACG Clinical Guidelines:Diagnosis and Management of Achalasia. Am J Gastroenterol,2020:1393-1411.

［28］DUCHÉ M,DUCOT B,ACKERMANN O,et al. Portal hypertension in children:High-risk varices,primary prophylaxis and consequences of bleeding. J Hepatol, 2017,66（2）:320-327.

［29］CHAPIN CA,BASS LM. Cirrhosis and Portal Hypertension in the Pediatric Population. Clin Liver Dis,2018,22（4）:735-752.

第六章　胃与十二指肠疾病

第一节　胃十二指肠的发育与功能

导　读

胃和十二指肠起源于内胚层的原肠形成过程，胃由前肠发育而来，十二指肠由前肠尾部、中肠头部和原始肠这些部位相关的内脏间质发育，具有贮存、运动、分泌、消化、吸收功能。可以贮存食物，研磨食物，混合胃液形成食糜，推动食物进入十二指肠，十二指肠感知食糜构成，刺激胆汁、胰液分泌，并含有多种消化酶，食物进入十二指肠后与消化酶混合，进一步消化吸收。

一、胃十二指肠胚胎期发育

胃肠道（gastrointestinal tract，GIT）最初起源于第 3 周内胚层的原肠形成过程，并从口咽膜延伸到泄殖腔膜。胃肠道由胚芽层衍生而来，形成肠管，肠管由前肠、中肠、后肠构成。胃由前肠发育而来。最初，前肠远端为管状结构，在胚胎第 4 周中期时，原始胃位置出现轻微扩张，表现为前肠远端梭状放大。原始胃很快增大并在腹背侧变宽。第 5 周及第 6 周，胃背侧缘生长速度快于腹侧缘，因此背侧缘逐渐形成胃大弯（greater curvature），腹侧缘形成胃小弯（lesser curvature）。随着肠系膜和邻近器官的增大以及胃壁的生长，第 7~8 周时胃变大并逐渐形成最终形状，从头端看胃沿着纵轴顺时针方向缓慢旋转 90°，旋转前，胃的头端和尾端在正中面。旋转时腹侧缘向右移动，背侧缘向左移动。原来的左侧变为腹侧，原来的右侧变为背侧。在胃的旋转和生长过程中，它的头部区域向左向下移动，尾部区域向右向上移动。旋转后，胃处于最终位置，长轴与身体的长轴相平行。原先支配胃左侧的左侧迷走神经支配胃的前壁，右侧迷走神经支配后壁。

胃上皮（gastric epithelium）由前肠内胚层形成。胃固有层、黏膜肌层、黏膜下层、浆膜来自内脏中胚层。胎儿胃黏膜的发育发生在胎儿早期。在胚胎 11~17 周之间，胃上皮表面被单层柱状上皮细胞所取代，表面黏液细胞产生黏液。

胚胎 11~12 周可见胃小凹（gastric pit）。胃黏膜组织呈垂直管状单位，由根尖窝区域、峡部和构成垂直单位下部的腺体区域组成。位于峡部的胃祖细胞产生所有的上皮细胞。分泌黏液的黏液细胞向上迁移至胃腔，分泌酸的壁细胞向下迁移至腺体的中下部。主细胞分泌胃蛋白酶原，主要分布在腺体底部。神经内分泌细胞，包括肠嗜铬细胞（分泌 5-羟色胺）、肠嗜铬细胞样细胞（分泌组胺）和 D 细胞（分泌生长抑素），也存在于腺体底部。这些腺体在妊娠 8~9 个月时开始发挥功能并分泌胃酸和酶。

十二指肠（duodenum）发育开始于胚胎第 4 周早期，由前肠尾部、中肠头部和原始肠这些部位相关的内脏间质发育。发育中的十二指肠形成一个 C 形环，向腹部突出。当胃旋转时，十二指肠环向右旋转，并被压在腹腔后壁，或处于腹膜外。由于起源于前肠和中肠，十二指肠由乳糜干和肠系膜上动脉的分支供应。在第 5 周和第 6 周，十二指肠腔逐渐变小，并由于上皮细胞的增生而暂时闭塞。正常情况下，发生空泡化，上皮细胞退化。在胚胎期结束时，十二指肠恢复正常的再通。此时，大部分十二指肠腹侧肠系膜已经消失。

二、胃十二指肠解剖结构

1. 解剖结构　胃（stomach）是一个腹膜内的器官，悬浮在两侧宽而柔韧的韧带之间。头侧位于贲门的胃食管连接处，尾侧连接十二指肠。随着体位改变，胃的形态也会发生改变。平卧位时最下方位于第二腰椎水平。在直立状态下，胃呈字母 J 的特征形状，最下端位于第五腰椎水平。肥胖和粗壮的人，胃可呈横向，尤其是在卧位时。胃的右边有一个面向中间的凹边，称为胃小弯。

胃左侧的边界面向侧面,被称为胃大弯,是小弯的4~5倍长。

胃被分为五部分:贲门(cardia)、胃底(gastric fundus)、胃体(gastric body)、幽门窦(pyloric antrum)、幽门管(pyloric canal)。贲门连接食管,含贲门括约肌,防止胃内食物反流入食管。胃底是食管口上方的圆顶状部分,在贲门左侧,横膈膜下方,常含有空气。一条水平线穿过贲门切口将胃底与胃体分开,胃体是胃的主要部分,在其中混合及消化食物。胃体向下延伸至小弯的凹面向右移向幽门。胃小弯最低处明显的转角为角切迹(angular notch)。从角切迹上画的一条线与大弯上的一个轻微凹痕相对应标志着胃的下缘。从这里开始胃的最后两个部分是幽门窦和幽门管。大弯上的轻微凹痕叫作中间沟(sulcus intermedius),它是幽门窦和幽门管的边界。幽门窦处部分消化的食物等待排入小肠。幽门管连接胃和小肠,含幽门括约肌,控制消化后的食物从胃进入十二指肠,并阻止十二指肠内容物再次进入胃。

十二指肠是一个继发的腹膜后器官,只有第一部分的头部是在腹膜内并被浆膜包裹。十二指肠的第一部分从幽门延伸至十二指肠上曲,外观球根状,缺乏十二指肠其他部分的深层黏膜皱襞,称为十二指肠球部。十二指肠的第二部分沿矢状面方向从十二指肠上曲的上弯向下,称为十二指肠降部。降部接收胆汁、胰总管和副胰管,每个导管通常有一个括约肌。胆总管和胰总管开口于十二指肠大乳头,位于第二部分的后内侧壁,胆管和胰管经常合并形成一个短的肝胰壶腹。副胰管开口于十二指肠小乳头,通常位于距离大乳头2cm处。十二指肠的第三部分几乎水平,延伸到主动脉的左侧,称为十二指肠水平部。十二指肠的第四部分为主动脉左侧部分,十二指肠向上向左上升到Treitz韧带,在此处十二指肠向前向左与空肠连接,称为十二指肠升部。

2. 组织结构　胃、十二指肠的壁由四层组成:黏膜层(mucosa)、黏膜下层(submucosa)、肌层(tunica muscularis)和浆膜层(serosa)。

(1)黏膜层:黏膜层由上皮层(epithelial layer)、固有层(lamina propria)及黏膜肌层(muscularis mucosa)构成。

黏膜上皮层为单层柱状上皮细胞(simple columnar epithelium),以表面黏液细胞的形式排

列,内陷形成无数微小的凹陷称为胃小凹,连接着胃的各种腺体,使胃腺产物进入胃腔。黏液细胞可分泌黏液,黏液和碳酸氢盐保护腔内细胞免受酸、胃蛋白酶、摄入物质和病原体侵袭。固有层:由毛细血管、淋巴管及胃腺组成。胃腺开口通向胃凹基部,分为三种类型:胃底腺(主腺)位于胃底及胃体生成胃液。分泌黏液的幽门腺位于幽门窦,而贲门腺仅位于贲门内。胃小凹和胃腺是由相同的5种细胞类型组成:颈黏液细胞(mucus neck cell)、干细胞(stem cell)、壁细胞(parietal cell)、主细胞(chief cell)和肠内分泌细胞(enteroendocrine cell)。颈黏液细胞分泌黏液,干细胞替换受损细胞,壁细胞分泌内因子及盐酸。主细胞分泌胃蛋白酶原和胃脂肪酶。肠内分泌细胞分泌促胃液素入血。三种胃腺细胞组成根据它们的位置和相关功能不同而不同。胃底腺壁细胞和主细胞较多,因为大部分消化都发生在胃体和胃底。幽门腺和贲门腺有丰富的颈部黏液细胞,缺乏壁细胞和主细胞,因为这些节段是胃和消化道其他部分之间的过渡区域。因此,它们产生的黏液分泌物保护食管和十二指肠免受胃液的腐蚀作用。肠内分泌细胞分布在各种胃腺中。

(2)黏膜下层(submucosa):黏膜下层是位于黏膜肌层和固有肌层之间的一层疏松结缔组织,它包含许多神经丛以及血液和淋巴管。

(3)固有肌层(muscularis propria)(外肌层):胃壁的主要肌层。有三层平滑肌:内斜肌层、中间圆肌层和外纵肌层。胃和十二指肠的固有肌层不同,后者包含典型的外纵肌层和内圆肌层,而胃在圆层的内部还有一个斜层。不同部位的肌壁差异很大,胃窦壁是最厚、最强壮的。

(4)浆膜层(serosa)(内脏腹膜,visceral peritoneum):一层薄薄的疏松结缔组织,从外部覆盖胃。

3. 黏膜血供　胃的动脉血供来自腹腔干:①胃右动脉(来自肝动脉)和胃左动脉(来自腹主动脉)沿胃小弯走行;②右侧胃网膜动脉(来自胃、十二指肠动脉)和左侧胃网膜动脉(来自脾动脉)和胃短动脉(来自脾动脉)沿胃大弯走行。胃的静脉引流通常伴随动脉供应系统。静脉血直接或间接汇入门静脉。胃左静脉与食管静脉之间由门脉系统吻合。

4. 淋巴引流　大部分的胃淋巴引流最终通过中间淋巴结到达腹腔淋巴结。淋巴丛流入伴随动脉的区域淋巴结，最终到达胸导管。

5. 神经支配　胃接受来自以下几个来源的神经支配：①交感神经纤维来源于主要由 T_6~T_8 脊神经产生的节前纤维，通过内脏神经和腹腔神经节（突触）供应血管和肌肉组织；②来自延髓的副交感神经游走于左右迷走神经，形成食管远端神经丛；③感觉迷走神经包括那些与胃分泌有关的神经纤维。这两条迷走神经都产生到胃壁的多个胃分支，在那里，神经节前纤维突触与黏膜下神经丛和肌间神经丛中的神经节细胞相连，节后纤维分布分泌细胞、腺体及肌细胞中。

三、胃十二指肠功能

1. 运动　胃的生理功能是混合和消化食物，食物也暂时储存在胃里。饮食摄入后，胃近端即胃底和贲门区储存食物，缓慢收缩，此时胃内压力高于十二指肠压力。胃远端部分的运动以幽门方向的自发蠕动波为特征，持续研磨和混合的食物，胃里的食物被转化为食糜。当幽门打开时，食糜被排空进入十二指肠吸收。混合波每次推动约 3ml 食糜通过幽门括约肌进入十二指肠。其余的食糜被推回胃体，在那里继续混合，等待下一个混合波，这个过程重复进行。

在清醒空腹状态下胃肠出现静息与收缩循环往复的周期性运动，称为"消化道移行性复合运动"（migrating motor complex，MMC）。MMC 由四个阶段组成。第一阶段（Ⅰ相）是间断蠕动期，胃肠偶出现间断性收缩，胃基本无运动，各运动之间不具有明显传递性。第二阶段（Ⅱ相）是胃肠不规则收缩期，这一阶段胃有散发的蠕动收缩波，具有推进性，并逐渐增强活跃。第三阶段（Ⅲ相）是胃肠规则的强烈收缩期。第四阶段（Ⅳ相）为收缩消退期，活跃渐减弱，无节律，过渡至Ⅰ相静息期。

新生儿肠道运动模式与成人不同。新生儿 MMC 较少，而非迁移阶段性活动较多，可导致无效的推进，在早产儿中尤其明显。

2. 分泌　胃黏膜及胃腺分泌胃酸、胃蛋白酶原、黏液、内因子。胃酸主要由盐酸构成，盐酸由壁细胞分泌。胃酸消化食物并为胃蛋白酶提供最佳 pH。壁细胞在受到刺激后发生形态学变化，小管泡被含有大量微绒毛的胞内小管取代，并且生成 H^+-K^+-ATP 酶（质子泵），驱动盐酸的分泌。正常胃黏膜分泌胃酸和促胃液素水平呈负相关。出生时胃酸分泌很低，但在 24 小时后急剧增加。胃酸和胃蛋白酶的分泌在出生后的前 10 天达到高峰，在出生后的 10~30 天下降。

内因子由壁细胞生成，与维生素 B_{12} 结合。内因子分泌在出生前 2 周缓慢增加。胃蛋白酶原是一种消化酶原，由主细胞生成，可在胃的酸性环境中形成胃蛋白酶。肠内分泌细胞可产生具有生物活性的胺和肽。这些细胞受神经和内分泌控制，产生各种调节运动、消化和分泌的分子。其中 G 细胞产生促胃液素，D 细胞产生生长抑素，肠嗜铬样细胞生成组胺，调节胃酸分泌。

胃分泌有三个阶段：头期、胃期和肠期。胃分泌的头期相对短暂，发生在食物进入胃之前。对食物嗅觉、味觉、视觉或想法均可触发这个阶段，是一种条件反射。胃期持续 3~4 小时，由食物进入胃时刺激的局部神经和激素机制触发。肠期既有兴奋成分，也有抑制成分。在这个阶段，十二指肠在调节胃和排空方面起着重要作用。

十二指肠的功能主要为对营养物质的机械消化、化学消化和吸收。胃内容物在餐后 2~4 小时内完全排入十二指肠。不同类型的食物胃排空时间不同：高碳水化合物的食物排空最快，其次是高蛋白食物。甘油三酯含量高的食物在胃里停留的时间最长。十二指肠黏膜内有大量的肠内分泌细胞，能感知腔内成分。分泌素由 S 细胞经酸刺激后分泌，刺激胰腺、肝脏、十二指肠 Brunner 腺和上皮细胞分泌碳酸氢盐。脂肪酸和氨基酸反应刺激小肠黏膜 I 细胞分泌胆囊收缩素（cholecystokinin，CCK），刺激胆囊收缩和胰腺分泌。儿童十二指肠内有多种消化酶，如胰蛋白酶、乳糖酶、脂肪酶等，食物进入十二指肠后与消化酶混合，进一步消化。

（周颖　黄瑛）

第二节 胃 炎

导 读

胃炎是指胃黏膜炎症,可分为急性胃炎及慢性胃炎。急性胃炎起病急,症状较重。慢性胃炎病程长,症状不具有特异性。两者诊断主要依赖病史、胃十二指肠镜及病理检查明确。可针对病因进行治疗,并采用抗炎、抑酸及促进胃动力等药物进行治疗。幽门螺杆菌(*H. pylori*)感染是慢性胃炎的最常见原因,*H. pylori* 根除建议根据药敏结果选择治疗方案,常用标准三联、铋剂四联疗法,多采用14天疗程。

一、急性胃炎

急性胃炎(acute gastritis)是指突然发生的胃黏膜炎症。急性胃炎时,胃黏膜的破坏会引发炎症免疫反应,将白细胞吸引到损伤部位。如果黏膜损伤严重,急性胃炎可发展为糜烂性胃炎,包括胃黏膜的浅层病变(即胃糜烂)及溃疡,以及黏膜内小范围的出血。

【病因和发病机制】

1. 发病机制 主要病理机制为黏膜损伤与修复机制之间存在急性失衡。其中黏膜刺激物包括:酸、胃蛋白酶、胆汁、非甾体抗炎药(nonsteroidal anti-inflammatory drug,NSAID)、酒精和其他化学物质;黏膜保护因子包括胃黏液、组织前列腺素、碳酸氢盐、表皮生长因子、黏膜血流和胃黏膜再生能力等。黏膜刺激导致黏膜屏障功能受损,黏膜出现糜烂、坏死、出血,而胃酸、胃蛋白酶和胆汁酸盐进一步加重黏膜损伤。

2. 病因 急性胃炎与感染因素、非感染因素相关。感染因素包括细菌、病毒、真菌、寄生虫等,非感染因素包括 NSAID、酒精、与应激相关的疾病,例如创伤、低血压和缺血再灌注。但仍有很多急性胃炎病例的病因不明。

(1)细菌感染:幽门螺杆菌(*Helicobacter pylori*,*H.pylori*)最常见,其他细菌包括海尔曼螺杆菌、链球菌、葡萄球菌、变形杆菌种、梭状芽孢杆菌种、大肠埃希氏菌、结核分枝杆菌、继发性梅毒等。

(2)病毒感染:如巨细胞病毒(cytomeg-alovirus,CMV)。

(3)真菌感染:念珠菌、组织胞浆菌等。

(4)寄生虫感染:如海兽胃线虫症。

(5)药物、酒精:NSAID、可卡因、铁剂、化疗药物等。

(6)休克。

(7)过敏和食物中毒。

(8)胆汁反流。

(9)缺血。

(10)直接创伤等。

【临床表现】

临床上患儿可无明显表现,也可表现为急性突发性腹痛,伴有恶心、呕吐、呕血、黑便。体格检查表现为上腹部压痛,且因病因及并发症不同,体格检查表现存在差异。

主要分为以下几种:

1. 急性单纯性胃炎(acute simple gastritis)发病比较急。通常发生在食用受污染食物后的数小时或 24 小时内。根据感染病原或污染物不同,症状的严重程度各不相同。如伴有肠炎,可出现腹泻。体格检查显示上腹部或脐周围有压痛,肠鸣音可能过度活跃。

2. 急性糜烂性胃炎(acute erosive gastritis)常由胃黏膜接触药物、毒素后胃黏膜屏障受损,或严重创伤、大面积烧伤、严重脏器功能衰竭、休克等严重疾病急性应激引起胃黏膜血流量大幅减少导致。

(1)NSAID:该药可抑制前列腺素生成,减少黏液蛋白合成,导致黏膜屏障受损。可出现急性出血性胃病、糜烂、反应性胃病、溃疡和穿孔。

(2)铁剂:大量口服铁剂可能导致胃黏膜坏死、糜烂和溃疡。

(3)化疗药物:药物本身、药物致呕吐均可导致黏膜屏障损伤,药物导致的免疫抑制可增加黏膜感染风险,导致急性胃炎。

(4)急性应激:应激可引起黏膜出血,多发生在应激后 3~7 天,严重时可导致大出血,引起晕厥或休克,并伴有严重贫血。

3. 急性腐蚀性胃炎(acute corrosive gastritis)

误食强酸、强碱等化学制剂,表现为口腔黏膜糜烂、水肿,同时伴有上腹痛、恶心、呕吐、呕血及黑便,急性期后可遗留贲门或幽门狭窄,导致呕吐等梗阻症状。

4. 急性化脓性胃炎(acute purulent gastritis) 又称蜂窝组织性胃炎,常见致病菌为甲型溶血性链球菌、金黄色葡萄球菌、大肠埃希氏菌,常源于黏膜下层,后蔓延至全层胃壁,可发生穿孔。该病罕见,但病情重。表现为急性上腹痛、腹膜炎、脓性腹水和发热。呕吐物、胃液、腹水、血培养可明确致病菌。

5. H.pylori 相关急性胃炎 多无症状或存在轻度腹部不适,因症状较轻,H.pylori 相关急性胃炎较少发现。若不进行 H.pylori 根除治疗,几乎都会进展为慢性活动性胃炎。病变部位主要位于胃窦,病理活检可见黏膜上皮层及固有层中性粒细胞浸润,可伴胃小凹脓肿、淋巴滤泡。

【辅助检查】

1. 实验室检验

(1)血常规:当患儿急性出血时,血常规可出现全血细胞计数减低,血红蛋白减低,平均红细胞体积(mean corpuscular volume,MCV)、平均红细胞血红蛋白(mean corpuscular hemoglobin,MCH)、平均血红蛋白浓度(mean corpuscular hemoglobin concentration,MCHC)正常。若患儿为细菌感染导致的急性胃炎,血常规可显示白细胞、中性粒细胞增高,C 反应蛋白(C-reactive protein,CRP)增高。

(2)粪常规、粪隐血及粪培养:若患儿存在胃部急性出血,可见黑便,粪便隐血阳性,出血量大时有时可见鲜红色的血便,粪常规可见红细胞。细菌感染导致急性胃肠炎时,粪常规白细胞增高,粪培养可明确致病菌。

(3)H.pylori 相关检查:包括非侵入性检查,如 [13]C-尿素呼气试验、粪便抗原检测、血清抗体检测。侵入性检查,如胃黏膜快速尿素酶检查、H.pylori 培养、组织病理检查。

2. 内镜检查 内镜下表现:正常胃黏膜呈粉红色,光滑有光泽,幽门窦部分黏膜扁平,有 1~2 个顶盖状褶皱。胃体黏膜皱褶规整平行,直径不超过 5mm。胃内注入空气,褶皱变得扁平。

急性胃炎内镜下检查特征为:皱襞增厚、炎性结节、胃区粗糙、胃黏膜糜烂。

(1)皱襞增厚:皱襞直径>5mm 为皱襞增厚,多与 H.pylori 感染相关。

(2)炎性结节:胃炎的特征性表现,胃炎结节小,边缘不清晰,常位于胃窦皱襞。

(3)胃区粗糙:胃黏膜被许多纵横沟分成若干小块,称为胃区,直径 1~3mm。胃区内含有胃小凹。胃区扩大粗糙与炎性肿胀相关。

(4)胃黏膜糜烂:胃糜烂可为线性、蛇形,也可表现为多处出血点,可伴水肿,多见于胃大弯处或胃大弯附近。应激相关胃糜烂多出现于胃底近食管处。NSAID 及酒精相关糜烂多发生于胃窦部。

3. 组织病理学检查 组织学检查有助于明确胃炎病因,胃黏膜组织染色可对不同的病原体进行鉴别,如 Giemsa 及 Warthin-Starry 银染色可以发现海尔曼螺杆菌、H.pylori,CMV 病毒感染可见含有核内包涵体的巨细胞。胃炎出血时,上皮细胞出现水肿和出血,严重病例中,胃腔内可被纤维脓性渗出物覆盖,固有层可被嗜酸性透明物质所取代。在铁剂诱导的胃炎中,可发现糜烂、小窝增生、增生型息肉、梗塞样坏死。铁剂可以突出组织样本中的金棕色色素。化疗相关胃炎的组织学特征包括腺体底部非典型上皮细胞、有丝分裂受限和多形核。

【诊断】

首先,对患儿的病史进行评估,以确定急性胃炎的可能原因,询问患儿既往是否有黏膜损伤(如胃炎、消化性溃疡、息肉切除术引起的内镜损伤、任何手术引起的胃黏膜损伤),是否进食生肉、生鱼等不卫生的食物,是否接触潜在有害药物或化学制剂,是否常规服用 NSAID 药物。急性胃炎通常可自愈,如果能发现明确的原因并进行治疗,不需要进行内镜检查。如果诊断不确定或发生出血,可以进行胃十二指肠镜检查,直接查看胃黏膜有无病变,并获取活检样本进行检测,明确诊断。

【鉴别诊断】

1. 急性阑尾炎(acute appendicitis) 急性阑尾炎是儿童常见急腹症,起初为脐周及上腹痛,数小时后转移至右下腹,可伴有发热,查体可有局限性右下腹压痛,血常规白细胞增高。儿童常对腹痛描述不清,可结合 B 超、CT 进一步鉴别诊断。

2. 急性胆囊炎（acute cholecystitis） 该病发病急骤，主要表现为右上腹剧痛或绞痛，常伴有呕吐、发热、寒战。查体可见患儿急性病容，腹式呼吸减弱，右上腹明显压痛，墨菲征阳性，有时可触及肿大的胆囊。

3. 急性胰腺炎（acute pancreatitis） 该病主要表现为持续性上腹部疼痛，可伴有恶心、呕吐。查体可及上腹压痛，血淀粉酶和脂肪酶增高，B超可见胰腺增大伴水肿等表现。

【治疗】

急性胃炎的治疗目的在于结合病因对症治疗。如有出血性休克，需抗休克治疗，监测生命体征，纠正水、电解质紊乱。有些急性胃炎无需任何治疗就能痊愈，而另一些则需要通过改变生活方式或药物治疗。

1. 改变生活方式 饮食要易消化，少食多餐，避免刺激性食物（如辛辣或高脂肪的食物），尽量停止使用 NSAID 药物。

2. 药物治疗

（1）抗生素：考虑细菌感染引起的急性胃炎，需选择有效的抗生素进行治疗。*H.pylori* 相关急性胃炎需进行 *H.pylori* 根除治疗。

（2）抑酸剂：质子泵抑制剂，如奥美拉唑或兰索拉唑，可以通过减少胃酸的分泌来缓解胃炎的症状。除质子泵抑制剂外，还可使用 H_2 受体阻滞剂（如西咪替丁、雷尼替丁或法莫替丁）。

（3）胃黏膜保护剂：如硫糖铝、L-谷氨酰胺呱仑酸钠颗粒。

3. 内镜治疗 当急性胃炎出血药物治疗无法有效控制时，可内镜检查通过止血夹、注射和热凝治疗等进行止血。

4. 手术治疗 当出现急性化脓性胃炎或急性坏死性胃炎时，需要手术干预并切除病变区域。若急性胃炎出血量大，内镜无法止血，可手术止血。如出现穿孔、狭窄、梗阻，也需要通过手术进行治疗。

二、慢性胃炎

慢性胃炎（chronic gastritis）是胃的慢性炎症性疾病，病变程度可由胃黏膜轻度浅表累及到严重萎缩。现慢性胃炎分类尚未统一，我国 2017 年《中国慢性胃炎共识意见（2012—2016 年）》中采用新悉尼系统（update Sydney system），根据内镜及病理诊断将慢性胃炎分成非萎缩性（以往称浅表性，non-atrophic）、萎缩性（atrophic）两大类；根据 *H.pylori* 感染与否分为 *H.pylori* 胃炎及非 *H.pylori* 胃炎；根据胃炎分布不同分为胃窦为主胃炎、胃体为主胃炎和全胃炎。儿童以浅表性胃炎最常见。

【流行病学】

国内各地区儿童慢性胃炎报道发病率各不相同。2011 年重庆医科大学附属儿童医院研究显示，406 例行胃镜检查儿童中慢性胃炎检出率为 70.2%。首都儿科研究所附属儿童医院消化科 3 765 例有上消化道症状的患儿，胃镜检查结果显示儿童慢性胃炎的检出率为 33.3%，幼儿 57.8%，学龄前期 67.7%，学龄期 80.2%，青春期为 77.4%。江西省儿童医院 1 726 例胃镜检查患儿中，婴幼儿慢性胃炎检出率为 42.4%，学龄前期 70.5%，学龄期 67.2%，青春期 47.2%。慢性胃炎占所有胃镜检查患儿的 63.2%。

【病因和发病机制】

1. 感染性胃炎 *H.pylori* 感染是慢性胃炎的最常见原因，海尔曼螺杆菌、分枝杆菌相关肉芽肿性胃炎、梅毒、组织胞浆菌病、毛霉菌病、南美芽胞菌病、异尖线虫病、异尖蚴病、圆线虫类寄生虫感染、血吸虫病、阔裂头绦虫病以及巨细胞病毒、EB 病毒、疱疹病毒等病毒也可导致慢性胃炎。1982 年，Warren 和 Marshell 在人胃内发现 *H. pylori*。研究显示，慢性胃炎和消化性溃疡与 *H.pylori* 感染密切相关。首都儿科研究所附属儿童医院慢性浅表性胃炎（伴糜烂）*H.pylori* 检出率为 12.8%（252/1 964）。

2. 非感染性胃炎

（1）自身免疫性胃炎（autoimmune gastritis，AIG）：又称 A 型萎缩性胃炎，由于自身免疫功能异常导致，主要表现为胃体黏膜萎缩，严重者可因缺乏维生素 B_{12} 而导致恶性贫血。儿童中少见。

（2）慢性反应性化学性胃病（chronic reactive chemical gastropathy）：与慢性胆汁反流，服用非甾体抗炎药、阿司匹林、可卡因等多种化学物质相关。该类型胃病通常导致黏膜轻度炎症。

（3）慢性或急性肾衰竭相关胃病：肾衰竭患儿上消化道病变的发病机制尚不明确。一些研究人员推测，高促胃液素血症导致胃酸分泌增加，并导致胃肠道病变。该病胃黏膜组织学改变通常是非特异性的，往往与血管扩张、特异性腺体丧失、固有层纤维化和不同级别和类型的炎症细胞浸润有关。

（4）肉芽肿性胃炎（granulomatous gastritis）：通常可形成致密的非干酪样上皮样细胞肉芽肿。与克罗恩病、结节病、韦格纳肉芽肿病、异物肉芽肿、摄入可卡因、特发性肉芽肿性胃炎、儿童慢性肉芽肿性疾病、嗜酸性肉芽肿、变应性肉芽肿、浆细胞肉芽肿、类风湿结节、淋巴瘤和朗格汉斯细胞组织细胞增多症相关。

（5）淋巴细胞性胃炎（lymphocytic gastritis）：其特点是 T 淋巴细胞密集浸润黏膜表面、胃小凹上皮及黏膜固有层。该胃炎包括与乳糜泻相关胃炎和胶原性胃炎（collagenous gastritis），部分小麦或麦胶蛋白不耐受儿童也可能表现为淋巴细胞性胃炎，出现上皮内淋巴细胞增多伴随上皮细胞变性及固有层单核细胞浸润。

（6）嗜酸性粒细胞性胃炎（eosinophilic gastritis）：最常见的症状包括腹痛、腹胀、腹泻、体重减轻、吞咽困难和呕吐。组织病理学检查可见嗜酸性粒细胞浸润。高达 50% 的患儿有特应性疾病史或家族病史。疾病加重可出现胃肠道出血、缺铁性贫血、蛋白质丢失性肠病（低白蛋白血症）和生长迟缓。大约 75% 的患儿有嗜酸性粒细胞增多症。

（7）放射相关胃炎（radiation gastritis）：放射性胃炎通常发生在初次放疗后 2~9 个月。据估计，当整个胃被 50Gy 射线照射治疗 5 年后，5% 的患者出现并发症。小剂量的辐射（≤15Gy）可导致可逆的黏膜损伤，而高剂量的辐射可导致不可逆的萎缩和缺血相关溃疡。

（8）移植物抗宿主病（graft versus host disease，GVHD）：急性移植物抗宿主病被定义为发生在移植后 100 天内。急性移植物抗宿主病中，54%~70% 患儿出现消化道病变。上消化道病变可出现恶心、畏食。胃镜下可见斑片状溃疡。黏膜溃疡可导致出血，提示预后不良。病理特征为隐窝基部凋亡小体、隐窝脓肿、表面上皮丢失和变平。

（9）缺血性胃炎（ischemic gastritis）：胃血流丰富，当胃血流中断时，胃发生缺血性损伤，造成缺血性胃炎。根据缺血的严重程度和持续时间，病变程度不同。病变最初表现为浅表糜烂或溃疡。严重时胃可能完全坏死并出现穿孔。

【临床表现】

慢性胃炎症状不具有特异性，以经常性、反复性腹痛为主，多为脐周、上腹部疼痛，饭后或睡醒时加重，可伴有食欲缺乏、反复呕吐、腹胀、反酸。长期可影响患儿营养及生长发育，出现乏力消瘦、头晕、体重减轻等症状。部分患儿胃黏膜糜烂出血，可出现呕血、黑便。

查体可有上腹部压痛、左右上象限压痛。如患儿存在继发于慢性胃肠出血的缺铁性贫血，可见面色苍白。急性出血患儿，可表现失血性休克（心动过速、低血压、毛细血管再充盈时间延长等）。

【辅助检查】

1. 实验室检查

（1）血清胃蛋白酶检测：慢性萎缩性胃炎可以通过测量血清中胃蛋白酶原 I（pepsinogen I，PG I，PGA）与胃蛋白酶原 II（pepsinogen II，PG II，PGC）的比值来评估。PG I 和 PG II 由胃主细胞合成和分泌。分泌到胃腔后，转化为具有蛋白水解活性的胃蛋白酶。胃黏膜萎缩时，由于胃主细胞减少，血清中 PG I 水平降低，导致 PG I/PG II 比值降低。由于敏感度及特异性较低，可用于慢性萎缩性胃炎筛查。

（2）H.pylori 检查（详见幽门螺杆菌感染）。

2. 胃镜检查（详见诊断）。

3. 病理检查（详见诊断）。

【诊断】

慢性胃炎临床表现及体征不具备特异性，诊断慢性胃炎并对其分类分级的最佳方法为内镜检查和黏膜病理。2002 年发布的《小儿慢性胃炎、消化性溃疡胃镜诊断标准》诊断依据为：

1. **胃镜诊断依据**

（1）黏膜斑：黏液增多牢固附着于黏膜，用水冲后，黏膜表面发红或糜烂剥脱。

（2）充血：与邻近区域比较，黏膜明显呈斑块状或弥漫性变红区域。

（3）水肿：黏膜肿胀、稍苍白、反光强，胃小凹明显，黏膜脆弱，易出血。

（4）微小结节（micronodular）形成：又称胃窦小结节（antral nodularity）或淋巴细胞样小结节增生（lymphoid nodular hyperplasia），胃壁平坦时，与周围黏膜相比，增生处胃黏膜呈微细或粗颗粒状或结节状。

（5）糜烂：局限或大片发生，伴有新鲜或陈旧出血点，当糜烂位于黏膜层时称平坦性糜烂；高于黏膜面时称隆起型糜烂,隆起呈小丘疹状或疣状,顶部有脐样凹陷。

(6)花斑:红白相间,以红为主。

(7)出血斑点:胃黏膜出现散在小点状或小片状新鲜或陈旧出血。

以上项(1)~(5)中符合一项即可诊断,(6)、(7)二项应结合病理诊断。此外,如发现幽门口收缩不良、反流增多、胆汁反流,常提示胃炎存在,应注意观察。

2. 病理组织学改变 上皮细胞变性,小凹上皮细胞增生,固有层炎症细胞浸润、腺体萎缩。炎症细胞主要是淋巴细胞、浆细胞。

(1)根据有无腺体萎缩诊断为慢性浅表性胃炎或慢性萎缩性胃炎。

(2)根据炎症程度,慢性浅表性胃炎分为轻、中、重度三个级别:

1)轻度:炎症细胞浸润较轻,多限于黏膜的浅表 1/3,其他改变均不明显。

2)中度:病变程度介于轻、重之间,炎症细胞累及黏膜全层的浅表 1/3~2/3。

3)重度:黏膜上皮变性明显,且有坏死、胃小凹扩张、变长变深、可伴肠腺化生,炎症细胞浸润较重,超过黏膜 2/3 以上,可见固有膜内淋巴滤泡形成。

(3)如固有层见中性粒细胞浸润,应注明"活动性"。

【鉴别诊断】

1. 肠道功能紊乱(functional gut disorders) 10%~20% 的学龄儿童主诉反复腹痛,通常是功能性腹痛。一般情况下,这些孩子没有呕吐、体重减轻、夜间痛醒、呕血或黑粪等症状。上消化道内镜检查将有助于确定诊断。

2. 胃食管反流病(gastroesophageal reflux disease,GERD) GERD 通常表现为反流、胃灼热,有时伴有胸痛和吞咽困难。在婴儿中,GER 大多为生理性,在 12 个月大时自发性缓解的概率很高,因此很少需要药物治疗。如果儿童有典型的 GER 症状,但没有呕血、黑粪、体重减轻和吞咽困难,可使用 H_2 受体阻滞剂或质子泵抑制剂治疗。

3. 急、慢性胰腺炎(acute-chronic pancreatitis) 儿童急性和慢性胰腺炎可表现为上腹部疼痛、恶心和呕吐。血清淀粉酶、脂肪酶和影像学检查(B 超或 CT 扫描)有助于鉴别。

4. 胆结石(gallstones) 胆结石可无症状或可引起消化不良、上腹疼痛或右上象限疼痛。疼痛通常发生在餐后。胆结石的主要症状是胆绞痛,在右上象限放射到背部和右肩的渐强型疼痛,可伴有恶心。摄入高脂肪食物后可能会引起疼痛。B 超有助于鉴别诊断。

5. 乳糜泻(celiac disease,CD) 乳糜泻可表现为腹痛、慢性或反复腹泻、腹胀、畏食、体重减轻、发育不良、呕吐、便秘等。血清学检查,包括抗肌内膜抗体和组织转谷氨酰胺酶抗体,是高度敏感和特异性的,将有助于鉴别诊断。

【治疗】

1. 病因治疗 H.pylori 感染相关性胃炎,需进行 H.pylori 根除治疗。细菌感染性胃炎选择药物敏感抗生素,尽量停用诱发胃炎药物,避免接触过敏原。继发性胃炎应积极治疗原发疾病。

2. 饮食治疗 规律饮食,养成良好的生活习惯,少吃生冷刺激性食物。

3. 药物治疗

(1)促动力药:上腹饱胀、恶心、呕吐可能与胃排空迟缓相关,以及胆汁反流相关慢性胃炎可使用促动力药,如多潘立酮,每次 0.3mg/kg,每天 3~4 次,餐前 15~30 分钟服用。

(2)胃黏膜保护剂:可形成黏膜保护层,或具有抗酸、抗炎、促进组织修复作用,如硫糖铝、L-谷氨酰胺呱仑酸钠。

(3)抗酸剂:如氢氧化铝凝胶、铝碳酸镁。

(4)抑酸剂:H_2 受体阻滞剂,竞争性结合 H_2 受体,抑制胃酸生成。质子泵抑制剂,通过抑制壁细胞内质子泵(H^+-K^+-ATP 酶)活性,抑制胃酸分泌。病情较重,存在反酸、出血时可使用该药物,儿童以西咪替丁、奥美拉唑为主。西咪替丁(cimitidine)每次 5~10mg/kg,每天服 4 次,饭前 15~30 分钟及睡前服。奥美拉唑 0.5~1.0mg/(kg·d),早餐前 30 分钟顿服。

◉ 拓展知识点

幽门螺杆菌感染

幽门螺杆菌（*Helicobacter pylori*, *H.pylori*）是微氧条件下生存的革兰氏阴性螺杆菌,生长条件要求苛刻。由 Giulio Bizzozero 最早发现,Warren 与 Marshall 首先分离培养成功,并证明其致病性。*H.pylori* 感染可导致慢性活动性胃炎、消化性溃疡、胃黏膜相关淋巴组织淋巴瘤及胃癌,1994 年世界卫生组织将 *H.pylori* 列为 I 类致癌因子。

（一）微生物学及致病机制

H.pylori 是一种微需氧的螺旋形革兰氏阴性菌,长约 3.5μm、宽约 0.5μm,寄生于胃黏膜上的黏液中。高倍显微镜显示:该菌有 2~7 条单极带鞘鞭毛,可增强其在黏性溶液中的运动能力。*H.pylori* 在体外生长缓慢,在 37℃、含氧 5% 的环境下,于血琼脂或选择性培养基(如 Skirrow 培养基)中培养 3~7 天后,形成大小均一的半透明小菌落,通过革兰氏染色及其典型的螺旋形或杆状外观可从形态学上鉴定该菌。生长条件欠佳时,可在培养中偶见球形 *H.pylori*。目前认为,球形 *H.pylori* 是其对恶劣环境的适应;球形形态具有更强的抵抗力,可使该菌在人类宿主体外的粪便或饮用水中生存。除了形态学特征,亦可通过蛋白酶、过氧化氢酶和尿素酶阳性等生化特性鉴定该菌。

H.pylori 产生尿素酶、空泡细胞毒素、过氧化氢酶和脂多糖(lipopolysaccharide, LPS)等。尿素酶可将尿素转化为氨和碳酸氢盐,改变其生存的高酸环境,并且可作为抗原诱导 IgG 及 IgA 产生。空泡毒素诱导炎症因子产生。过氧化氢酶通过阻止过氧化氢生成活性氧代谢物,帮助 *H.pylori* 在宿主中生存。LPS 可诱导宿主发生补体级联反应。

（二）流行病学

研究显示,全世界约有 1/3 的儿童感染了 *H.pylori*。*H.pylori* 感染与地区经济发展程度相关。发达国家感染率低,发展中国家感染率高。如德国儿童中感染率为 6.5%,荷兰 10%,美国 7.1%,发展中国家,如不丹,感染率达 66%,伊朗 64.2%,土耳其 49%。2014 年上海的一组数据显示,儿童感染率为 24.1%。

感染年龄:*H.pylori* 感染主要出现在婴儿期,从发展中国家最近的研究来看,*H.pylori* 感染通常发生在出生后的第一年。

感染途径:*H.pylori* 感染途径至今尚不清楚,最可能为人与人之间传播,为粪口传播或口口传播。在发展中国家,供水污染可能成为细菌的环境来源。该菌在水中可存活数日,通过 PCR 技术发现,在感染流行区的大部分市政供水样本中均存在 *H.pylori*,而且 *H.pylori* 感染具有家族聚集性。感染者的配偶和子女被感染的可能性高于未感染者。哥伦比亚一项儿童的研究发现,感染风险与家中 2~9 岁儿童的数量呈正相关;若家中较年长的儿童被感染,则其年幼的弟妹被感染的可能性更高。有研究从同一家庭的多个成员和同一医疗保健机构的多名患者中分离出基因完全相同的 *H.pylori* 菌株,这也进一步支持了 *H.pylori* 可在生活环境相同的人之间传播。

（三）检测方法

检测前应停用的药物:如果在检测前 2 周内应用了 PPI 或检测前 4 周内应用了铋剂或抗生素,则可能会降低所有检测 *H.pylori* 活动性感染的检测方法的敏感性,如内镜和非侵入性检查的粪便抗原试验(stool antigen test, SAT)和 ^{13}C 尿素呼气试验(urea breath test, UBT)。应嘱患儿在检测前 2 周停用 PPI。若条件允许,应在完成铋剂或抗生素治疗后至少 4 周再进行检测。检查前,应询问患儿家长检查前 4 周的药物使用情况。

1. 侵入性检查:

（1）快速尿素酶试验(rapid urease test, RUT):RUT 试剂含尿素,酚磺酞作为 pH 指示剂。将活检黏膜放入试剂中，*H.pylori* 尿素酶可裂解尿素释放氨，碱性，从而导致酚磺酞变为粉红色。*H.pylori* 胃内分布及取样位置不同，可能导致假阴性。该检测对于 6 岁以上患儿敏感度及特异性较好，5 岁及 5 岁以下儿童，敏感度及特异性仍需进一步验证。

（2）组织学检查：应从胃窦+胃体获取活检标本进行组织学检查。Giemsa、Diff-Quick 或 HE 染色可见该菌，使用银染色剂（如 Genta 或 Warthin-Starry）或特异性免疫染色可提高组织学诊断 *H.pylori* 感染的准确度。

（3）细菌培养和敏感性检测：由于部分地区存在 *H.pylori* 甲硝唑及克拉霉素普遍耐药率高，为避免多次治疗产生耐药性，2017 年 ESPGHAN/NASPGHAN 指南推荐根据细菌培养及药敏结果选择治疗药物。虽然细菌培养的特异性高，但 *H.pylori* 培养阳性率低。微毛细管培养法以及改良运送培养基等可能提高检测的敏感性。

2. 非侵入性检查：

（1）SAT：通过粪便检测 *H.pylori* 抗原，可显示患儿存在 *H.pylori* 感染。铋剂、抗生素、质子泵抑制剂（PPI）、活动性出血可导致假阴性。

（2）^{13}C-UBT：UBT 的基础是 *H.pylori* 水解尿素产生 CO_2 和氨。口服标记非放射性 ^{13}C 的尿素，一段时间后测量呼出气体中 ^{13}C 浓度，因为胃黏膜组织不产生尿素酶，仅 *H.pylori* 生成尿素酶，因此当 *H.pylori* 感染时，呼出气体中 ^{13}C 浓度增高。应用 PPI、H_2 受体阻滞剂、铋剂、抗生素、活动性出血、感染球形 *H.pylori*，可能会出现假阴性。

（3）血清学检测：主要用于流行病学调查。基于对 *H.pylori* IgG 检测，明确是否曾有 *H.pylori* 感染。但该检查不能用于现症感染的诊断。2017 年 ESPGHAN/NASPGHAN 指南中不推荐该检测方法。

（4）胃黏膜 PCR 检测：取胃黏膜活检标本行定量 PCR 检查可用于检测细菌载量较低的 *H.pylori* 感染以及毒力基因、耐药基因等检测。但 PCR 检测的成本问题也在一定程度上限制了其临床应用。

（四）诊断

符合下述四项之一者可判断为 *H.pylori* 现症感染：①细菌培养阳性；②组织病理学检查和快速尿素酶试验均阳性；③若组织病理学检查和快速尿素酶试验结果不一致，需进一步行非侵入性检测，如 ^{13}C-尿素呼气试验或粪便抗原检测；④消化性溃疡出血时，病理组织学或快速尿素酶试验中任一项阳性。

（五）治疗

1. 根除治疗适应证 消化性溃疡、胃黏膜相关淋巴组织淋巴瘤必须根治。以下情况可考虑根治：①慢性胃炎；②胃癌家族史；③不明原因的难治性缺铁性贫血；④计划长期服用 NSAID（包括低剂量阿司匹林）；⑤监护人、年长儿童强烈要求治疗。

2. 根除治疗药物

（1）抗生素：阿莫西林 50mg/（kg·d），分 2 次（最大剂量 lg，2 次/d）；甲硝唑 20mg/（kg·d），分 2 次（最大剂量 0.5g，2 次/d）；替硝唑 20mg/（kg·d），分 2 次；克拉霉素 15~20mg/（kg·d），分 2 次（最大剂量 0.5g，2 次/d）。

（2）铋剂：胶体次枸橼酸铋剂（≥6 岁），6~8mg/（kg·d），分 2 次（餐前口服）。

（3）质子泵抑制剂：奥美拉唑，0.6~1.0mg/（kg·d），分 2 次（餐前口服）。

3. 根除治疗方案 ESPGHAN/NASPGHAN 最新指南建议根据药敏结果选择治疗方案，多采用 14 天疗程。如对克拉霉素敏感，选择 PPI、阿莫西林、克拉霉素三联疗法。如克拉霉素耐药，甲硝唑敏感，选择 PPI、阿莫西林、甲硝唑。如克拉霉素和甲硝唑均耐药或无法获得药敏结果的情况下，建议选择 PPI、高剂量阿莫西林或含铋四联（PPI、阿莫西林、甲硝唑、铋剂）或伴同疗法（PPI、阿莫西林、克拉霉素、甲硝唑)治疗。

4. 根除治疗疗效判断 应在根除治疗结束至少 4 周后进行,即使患儿症状消失也建议复查,首选尿素呼气试验。符合下述三项之一者可判断为 *H.pylori* 根除:①[13]C-尿素呼气试验阴性;②粪便抗原检测阴性;③基于胃窦、胃体两个部位取材的快速尿素酶试验均阴性。

（周颖 黄瑛）

第三节 胃十二指肠溃疡

导 读

消化性溃疡是由于胃和十二指肠的黏膜保护因子和攻击因子失衡而引起的溃疡。胃溃疡一般位于胃小弯,90% 的十二指肠溃疡位于十二指肠球部。儿童消化性溃疡可分为原发性溃疡和继发性溃疡,前者为慢性溃疡,多为十二指肠溃疡,后者通常起病较急,多为胃溃疡。消化性溃疡临床表现不特异,需结合内镜检查明确诊断。治疗以抑酸治疗为主,如有幽门螺杆菌感染,需结合杀菌治疗。

消化性溃疡(peptic ulcer)是由于胃和十二指肠的黏膜保护因子和攻击因子失衡而引起的炎症,表现为不同程度的胃炎及溃疡。消化性溃疡的发病机制是多因素的,但溃疡发展的最终共同途径是胃酸和含胃蛋白酶的内容物对胃和十二指肠黏膜的侵蚀。内镜下见胃或十二指肠黏膜肌层的深层黏膜病变即为消化性溃疡。胃溃疡(gastric ulcer)一般位于胃小弯,90% 的十二指肠溃疡(duodenal ulcer)位于十二指肠球部。

儿童溃疡可分为原发性消化性溃疡和继发性溃疡,前者为慢性溃疡,多为十二指肠溃疡,后者通常起病较急,多为胃溃疡。原发性溃疡常与幽门螺杆菌(*Helicobacter pylori*,*H.pylori*)感染有关,继发性消化性溃疡可由脓毒症、休克、颅内病变或严重烧伤应激引起。此外,继发性溃疡还可由阿司匹林或非甾体抗炎药(non-steroidal anti-inflammatory drug,NSAID)造成。高分泌状态如 Zollinger-Ellison 综合征、短肠综合征和全身性肥大细胞增多症是罕见的消化性溃疡病因。

【流行病学】

现国内外无明确儿童消化性溃疡发病率统计。国外大型儿童医疗中心每年每 2 500 例住院患者中有 5~7 名儿童患有胃溃疡或十二指肠溃疡。国内贵阳市儿童医院 3 183 例儿童因上消化道症状行胃镜检查,发现消化性溃疡患儿 365 例,检出率为 11.46%。苏州大学附属儿童医院 2 340 例行胃镜检查儿童中,消化性溃疡检出率 13.9%(328/2 340),其中,以十二指肠溃疡居多(83.5%,274/328)。由此可见,我国儿童消化性溃疡患病率高于欧美国家。

【病因和发病机制】

1. 发病机制 对于儿童消化性溃疡的病因及发病机制,尚无明确结论。现有研究普遍接受天秤学说:胃内酸性物质具有腐蚀性,而黏膜及其表面黏液对抗腐蚀,当黏膜攻击因子及保护因子平衡时,黏膜正常;当平衡破坏,即攻击因子增多或保护因子减少时,黏膜受损,出现溃疡。

（1）胃酸分泌:儿童 3~4 岁时,胃酸分泌接近成人水平。胃内含氧细胞最初分泌的胃酸 pH 约为 0.8,而胃内容物的 pH 为 1~2。胃酸分泌过多与壁细胞团、G 细胞分泌过多以及迷走神经张力增加有关。促进胃酸产生的介质包括迷走神经释放的乙酰胆碱、肠嗜铬细胞分泌的组胺和胃窦 G 细胞释放的促胃液素。减少胃酸分泌和增强胃保护性黏蛋白产生的介质为前列腺素。

（2）黏膜屏障:胃肠道黏膜覆盖着一层连续的黏液凝胶,作为氢离子和其他化学物质的扩散屏障。前列腺素 E_2(prostaglandin E_2,PGE_2)刺激黏液的产生和分泌。在黏膜下层,上皮细胞形成紧密连接,上皮细胞及紧密连接构成二线屏障。

上皮细胞在受到微生物攻击威胁时可分泌趋化因子。由前列腺素调节的碳酸氢盐分泌到黏膜,可中和氢离子。当黏膜损伤发生时,在上皮生长因子(epithelial growth factor,EGF)、转化生长因子-α(transforming growth factor-α,TGF-α)、胰岛素样生长因子(insulin-like growth factor,IGF)、促胃液素(gastrin)、铃蟾肽(bombesin)等因子的驱动下,黏膜细胞迅速活跃增殖和迁移,并覆盖上皮损伤区域。

2. 病因

(1)感染:最常见的细菌是 *H.pylori*。苏州大学附属儿童医院研究显示,消化性溃疡患儿中,*H.pylori* 感染患儿占 70.13%(256/365)。较不常见的感染性病因包括病毒(巨细胞病毒、EB 病毒)、真菌(白念珠菌、组织胞浆菌和隐孢子虫)和寄生虫(蓝氏贾第鞭毛虫、蛔虫病)。感染 *H.pylori* 导致促胃液素和胃蛋白酶原水平升高,生长抑素水平减低,使得胃酸分泌增多。且 *H.pylori* 毒力因子可诱发胃黏膜炎症通路激活,并可引起黏膜上皮细胞发生空泡化、细胞凋亡、细胞骨架重排、细胞死亡,造成黏膜屏障受损。对于 *H.pylori* 导致十二指肠溃疡的发病机制,现有研究显示,*H.pylori* 可引发十二指肠碳酸氢盐分泌受损,胃酸分泌增加和十二指肠碳酸氢盐分泌减少共同降低了十二指肠的 pH,促使十二指肠球部黏膜发生胃化生。胃化生区 *H.pylori* 感染诱发十二指肠炎,增加胃酸损伤的易感性,从而易发生十二指肠溃疡。

(2)药物:大剂量糖皮质激素和 NSAID 均可减少前列腺素分泌,导致黏膜受损。NSAID 药物可与 *H.pylori* 协同导致消化性溃疡。儿童中如幼年性关节炎等风湿性疾病患儿需长期服用 NSAID 药物,有病例报道显示,低剂量口服布洛芬的患儿也可出现胃溃疡。研究显示,仅使用糖皮质激素不显著增加消化性溃疡疾病的风险,但可以增加同时使用 NSAID 药物发生溃疡的风险。丙戊酸、化疗药物、铁剂也可引起消化性溃疡,但较少见。螺内酯及 5-羟色胺再摄取抑制剂可增加上消化道出血的风险。药物相关溃疡主要位于胃窦。

(3)应激因素:应激性溃疡发生在因创伤、烧伤、颅内疾病、重大手术或严重疾病引起的严重生理应激的患儿,通常发生在危重疾病产生应激的 24 小时内。其中颅内病变相关溃疡又称为库欣溃疡(Cushing 溃疡),严重烧伤相关溃疡又称为柯林溃疡(Curling 溃疡)。在儿科重症监护室中,大约 25% 的危重儿有肉眼可见的胃出血迹象。新生儿重症监护病房的早产儿和足月儿也可能出现胃黏膜病变,甚至出现上消化道出血或穿孔。应激性胃损伤的发病机制可能与内脏血管收缩引起的局部缺血或全身性低血压有关。局部缺血破坏了质子的再分配,导致酸性强的环境更容易形成溃疡。颅内疾病可直接刺激迷走神经核,导致胃酸分泌过多。

(4)高分泌状态:该因素不常见,以下疾病可导致胃高分泌状态,罕见导致消化性溃疡。

1)促胃液素瘤(Zollinger-Ellison 综合征)。

2)多发性内分泌瘤 I 型。

3)胃窦 G 细胞增生症。

4)系统性肥大细胞增生症。

5)嗜碱性粒细胞性白血病。

6)囊性纤维化。

7)短肠综合征。

8)甲状旁腺功能亢进。

(5)其他病因导致的消化性溃疡:胃食管裂孔疝水平的胃黏膜受压造成物理创伤形成的消化性溃疡称为卡梅伦溃疡(Cameron ulcer)。摄入腐蚀性物质,如强酸和强碱,直接损伤黏膜细胞,也可造成溃疡。

(6)特发性:在没有服用 NSAID 药物史的儿童中,*H.pylori* 阴性消化性溃疡占儿童消化性溃疡的 15%~20%。特发性溃疡的发病机制尚不清楚。这些患者没有胃窦结节,也没有胃炎的组织学证据。

【临床表现】

消化性溃疡的症状随年龄的不同而不同。在新生儿期,最初表现多为呕血、便血、胃穿孔。婴幼儿通常有进食困难、呕吐、哭闹、呕血或黑便。学龄儿童和青少年与成人常见的表现相似,多为上腹疼痛和恶心,也可出现消化不良和饱腹感。

1. 腹痛　十二指肠溃疡的典型症状为因摄入食物而减轻的上腹痛。胃溃疡为餐后痛,而十二指肠溃疡腹痛多表现为餐后 2~3 小时。腹痛可以持续几分钟到几个小时。年龄较大的儿童常伴夜间痛。

2. 呕血、黑便、便血　半数以上患儿可出血、呕血或黑便。溃疡出血时,出血量较多者,可见呕血、黑便,甚至失血性休克,少量出血可检测出大便隐血阳性。偶有患儿因出血过快且肠道传输时间短,排出色鲜的便血。

3. 并发症 失血性休克、胃出口梗阻、缺铁性贫血、穿透性溃疡和瘘管、穿孔。在急性或慢性失血的患者中,很少出现溃疡渗透到腹腔或邻近器官引起休克、腹膜炎或胰腺炎情况。如果炎症和水肿广泛,可发生急性或慢性胃出口梗阻。

【辅助检查】

1. 实验室检查

（1）血常规:大多数无并发症的消化性溃疡患儿的全血细胞计数正常。患儿可能因消化道反复失血而出现缺铁性贫血,即血红蛋白减低,平均红细胞体积（mean corpuscular volume,MCV）、平均红细胞血红蛋白（mean corpuscular hemoglobi,MCH）、平均血红蛋白浓度（mean corpuscular hemoglobin concentration,MCHC）均减低。急性消化道穿孔患儿可能存在白细胞增多。

（2）粪便隐血试验:溃疡出血的患儿,粪便隐血可阳性。

（3）血清促胃液素检测:对有以下任何一种溃疡的患儿,需检测空腹血清促胃液素水平,以排除 Zollinger-Ellison 综合征的可能。

1）多发溃疡。

2）十二指肠球部远端溃疡。

3）有促胃液素瘤家族史。

4）消化性溃疡伴腹泻或脂肪泻或体重减轻。

5）与 *H.pylori* 及 NSAID 药物无关的消化性溃疡。

6）消化性溃疡伴高钙血症或肾结石。

7）药物治疗难以愈合的溃疡。

8）术后复发的溃疡。

（4）*H.pylori* 检查:*H.pylori* 检查对于消化性溃疡患儿十分重要。*H.pylori* 侵入性检查包括快速尿素酶试验、组织病理学检查和培养。非侵入性检查包括 ^{13}C-尿素呼气试验、粪便抗原检测和血清抗体检测。内镜检查为诊断消化性溃疡的首选检查,2017 年 ESPGHAN/NASPGHAN 发表的临床指南推荐选择侵入性检查明确 *H.pylori* 感染,治疗结束后选择非侵入性检查如 ^{13}C-尿素呼气试验、粪便抗原检测明确根除效果。

2. 影像学及内镜检查 消化性溃疡的诊断主要有赖于影像学及内镜检查的结果。

（1）上消化道钡餐造影:消化性溃疡行钡餐造影直接征象为圆形或椭圆形的龛影。间接征象可见十二指肠球部变形、球部激惹、十二指肠流出道梗阻等。

（2）胃十二指肠镜检查及黏膜病理检查:内镜可以直接观察食管、胃和十二指肠,识别特定的病变,是诊断消化性溃疡的首选检查。进行内镜检查时采集活检标本,进行组织学评估以及筛查是否存在 *H.pylori* 感染。若存在溃疡出血,内镜检查可通过止血夹、注射和热凝治疗等进行止血。胃溃疡多发生于胃底与胃窦交界沿胃小弯处。90% 以上的十二指肠溃疡发生在十二指肠球部。见图 6-3-1A、B。

消化性溃疡的分期:根据内镜下表现分为活动期（acute stage,A 期）、愈合期（healing stage,H 期）、瘢痕期（scarring stage,S 期）。分期特点见表 6-3-1。

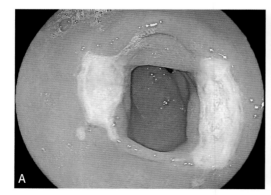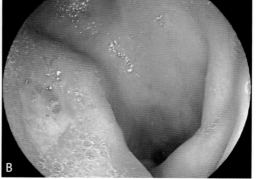

图 6-3-1 胃十二指肠溃疡内镜下表现

A. 胃窦溃疡;B. 十二指肠球部溃疡

表 6-3-1　消化性溃疡的内镜下分期

病期	阶段	内镜下表现
活动期	A1 期	溃疡底部覆厚白苔,可有出血点或血凝块,周围炎症水肿隆起明显
	A2 期	溃疡基底部白苔清晰,无出血点,周围炎症水肿减轻,隆起不显著,无红色再生上皮
愈合期	H1 期	溃疡缩小,周边炎症消退,黏膜皱襞集中到达溃疡边缘,边缘出现再生上皮
	H2 期	溃疡进一步变浅且缩小,周围黏膜皱襞集中明显,再生上皮带增宽
瘢痕期	S1 期	黏膜缺损已完全由再生上皮覆盖,新生上皮呈红色,皱襞平滑向中心集中,又称红色瘢痕期
	S2 期	再生上皮增厚,与周围黏膜相似,黏膜集中像,与周围黏膜大体相同,又称白色瘢痕期

【诊断】

胃十二指肠镜检查是消化性溃疡疾病诊断的首选方法。消化性溃疡缺乏特异性症状,对于存在反复上消化道症状患儿,如反复腹痛、恶心、呕吐,发现存在消化道出血表现:呕血、便血、黑便、粪便隐血阳性,以及原因不明的缺铁性贫血患儿,应行胃十二指肠镜检查,检测 H.pylori 感染,明确诊断并对溃疡进行分期。

【鉴别诊断】

1. 腹痛

(1)反流性食管炎(reflux esophagitis):胃内容物反流入食管并且诊断为食管炎的患儿,主要表现为胸骨后疼痛。常合并反食、反酸、胃灼热及进食困难,严重时可出现呕血及便血。需结合内镜进行诊断。

(2)急慢性胃炎(acute or chronic gastritis)、十二指肠炎(duodenitis):也表现为脐周及上腹痛,需通过内镜检查予以鉴别。急慢性胃炎、十二指肠炎镜下病变部分黏膜充血、水肿、渗出,可有糜烂、出血表现。

(3)功能性腹痛(functional abdominal pain):定位不清或位于脐周,疼痛发作通常持续时间短,可自行消退。患儿往往不伴有呕吐、呕血、便血,

生长发育正常,内镜可明确诊断。

2. 呕血、便血　呕血需判断出血部位及出血量,出血部位可能位于上消化道包括食管、胃、十二指肠,呕出咖啡色液,考虑出血量少,若暗红色血液,则出血量大。回盲瓣以上胃肠道出血大便多为黑色,结肠多为暗红色,直肠及肛门处出血多为鲜红色。消化性溃疡患儿多为黑便及大便隐血阳性。

(1)假性呕血:首先需判断是否为上消化道产生,可能为鼻、咽、口腔、咯血咽下后吐出,新生儿可能为吞咽母血。需仔细询问病史,对存在可疑病史的患儿应视诊双侧鼻孔、口腔、咽喉。有些患儿可能需要内镜检查评估有无鼻咽、喉部或呼吸道病变。怀疑新生儿吞咽母血,可行 Apt-Downey 试验。

(2)食管出血:

1)食管贲门黏膜撕裂综合征:该病的特点是远端食管纵行黏膜撕裂伤,多为单发,常发生于咳嗽、呕吐、用力后使得腹腔内压力骤增后。

2)食管炎:胃食管反流、嗜酸性粒细胞性食管炎、口服腐蚀性物质、频繁呕吐均可导致。也可出现呕吐、腹痛,但多存在不同程度的喂养障碍,吞咽困难。

3)食管静脉曲张:食管静脉曲张出血可导致儿童重度急性上消化道出血。食管静脉曲张由门静脉高压引起。具体病因包括肝硬化、门静脉海绵样变、肝静脉阻塞等。起病急且重。

(3)胃十二指肠出血:急慢性胃炎、十二指肠炎。

(4)胆道出血:包括外伤性胆道出血、感染性胆道出血。伴有上腹或右上腹绞痛或胀痛,并向右肩背部放射。可有呕血、黑便、黄疸。体格检查右上腹不同程度压痛或肌紧张,肝、胆囊肿大。需询问有无肝、胆手术、肝穿刺、肝外伤病史,或者有胆石症、胆道蛔虫等病史。

(5)少见出血病因:血液病、过敏性紫癜、新生儿凝血病、新生儿出血症等。

【治疗】

消化性溃疡的治疗目标为溃疡愈合和消除主要病因,其次为减轻症状和预防并发症。治疗儿童胃炎和消化性溃疡的一线药物是质子泵抑制剂(proton pump inhibitors,PPI)和 H_2 受体拮抗剂。PPI 对溃疡愈合更有效。对于 H.pylori 相关的溃

病,必须使用抗生素和 PPI 联合治疗。

1. 饮食治疗 避免进食生冷刺激性食物,养成良好生活及进食习惯。

2. 病因治疗 营造良好生活环境,避免压力,尽量避免服用损伤胃黏膜药物,如 NSAID、皮质类固醇药物等。

3. 药物治疗

(1)H_2 受体阻滞剂:可竞争性地抑制胃壁细胞 H_2 亚型受体上组胺的结合,从而抑制胃酸分泌。常用药物:西咪替丁,每天 10~15mg/kg,分 2 次,每 12 小时 1 次,或睡前服用。法莫替丁,每天 0.9mg/kg,每天 1 次,睡前服用。雷尼替丁,每天 3~5mg/kg,分 2 次服,每 12 小时 1 次,或睡前服用 1 次。注意用药年龄限制。

(2)质子泵抑制剂:PPI 以剂量依赖的方式阻断胃壁细胞 H^+-K^+-ATP 泵,使得 H^+ 无法转移入胃腔内,从而减少胃酸分泌。儿童用药主要为奥美拉唑,常用 0.5~1.0mg/(kg·d),早餐前 30 分钟顿服。奥美拉唑代谢可受 CYP2C19 基因多态性影响。长期 PPI 治疗可能导致低镁血症和 Q-T 间期延长的风险,以及维生素 B_{12} 和铁缺乏和小肠细菌过度生长。

(3)抗酸药:中和胃酸,可作为辅助用药,如氢氧化铝、磷酸铝凝胶等。

(4)胃黏膜保护剂:可在黏膜表面形成保护层。如:硫糖铝、L-谷氨酰胺呱仑酸钠等。

4. 内镜下止血 如存在溃疡出血,可在内镜下进行止血。如果存在失血性休克,需纠正休克,保障血流动力学稳定,24 小时内行胃镜检查。止血方法包括机械装置(钛夹止血)、注射治疗(稀释的肾上腺素 1∶10 000)、热治疗(加热器探头)、硬化剂、电凝止血等。

5. 手术治疗 针对复杂性溃疡,出现以下并发症,如无法控制的出血、穿孔和梗阻,需选择手术治疗。

6. *H.pylori* 相关消化性溃疡治疗 针对儿童 *H.pylori* 感染,2017 年 ESPGHAN/NASPGHAN 发表的临床指南中推荐对消化性溃疡的儿童进行 *H.pylori* 检查,如胃黏膜 *H.pylori* 培养、药敏检测、快速尿素酶试验等。指南建议 *H.pylori* 相关消化性溃疡患儿应在 *H.pylori* 根除治疗结束后继续使用 PPI 2~4 周。

🌐 **拓展知识点**

难治性消化性溃疡是指胃溃疡或十二指肠溃疡规范治疗 8~12 周仍未愈合或治疗过程中出现相关并发症。难治性消化性溃疡的发生率为 5%~10%。*H.pylori* 持续感染和 NSAID 药物的使用是难治性消化性溃疡的主要原因。此外还需要考虑一些少见原因如克罗恩病、嗜酸性粒细胞性胃肠炎、病毒感染(如免疫缺陷患者合并巨细胞病毒或单纯疱疹病毒感染)、卓艾综合征、IgG4 相关性疾病等。对于难治性消化性溃疡可将 PPI 剂量提高到常规剂量的 2 倍[如奥美拉唑:2mg/(kg.d)],分 2 次口服,疗程 6~8 周。

(周颖 黄瑛)

参考文献

[1] 房静远,杜奕奇,刘文忠,等.中国慢性胃炎共识意见(2017 年,上海).中华消化杂志,2017,37(11):721-738.

[2] 黄瑛.儿童幽门螺杆菌感染诊治专家共识.中华儿科杂志,2015,53(07):496-498.

[3] TW SADLER. Medical Embryology.14th ed. Philadelphia:Wolters Kluwer,2019.

[4] HOLGER TILL. Esophageal and Gastric Disorders in Infancy and Childhood. Berlin,Heidelberg:Springer,2017.

[5] MCCRACKEN KW,WELLS JM. Mechanisms of embryonic stomach development. Semin Cell Dev Biol,2017,66:36-42.

[6] ROBERT MK,JOSEPH WSTG Ⅲ. Nelson Textbook of Pediatrics. 5th ed. Amsterdam:ELSEVIER,2019.

[7] JONES NL,KOLETZKO S,GOODMAN K,et al. Joint ESPGHAN/NASPGHAN Guidelines for the Management of Helicobacter pylori in Children and Adolescents(Update 2016). J Pediatr Gastroenterol Nutr,2017,64(6):991-1003.

[8] SIERRA D,WOOD M,KOLLI S,et al. Pediatric Gastritis,Gastropathy,and Peptic Ulcer Disease. Pediatr Rev,2018,39(11):542-549.

[9] DIXON MF,GENTA RM,YARDLEY JH,et al. Classification and grading of gastritis. The updated Sydney System. International Workshop on the Histopathology of Gastritis, Houston 1994. Am J Surg Pathol,1996,20(10):1161-1181.

第七章 肠道疾病

第一节 肠道的发育与功能

导 读

肠道的发育包括结构和功能上的发育和成熟。本节总结了小肠和大肠的器官发生,包括早期胚胎发生中的内胚层和肠管形成、绒毛形态发生和隐窝形成;肠上皮细胞经过有丝分裂分化成具有不同功能的细胞。与此同时,肠道各种功能不断形成和完善,包括肠道菌群的定植和演替、微生物群-肠-脑轴的形成;肠道的动力功能、消化和吸收功能的建立和不断完善以及胃肠道局部黏膜上皮及黏膜相关淋巴组织黏膜免疫系统的建立,保证了胃肠道功能的物质基础。

一、小肠和大肠的器官发生

肠道由小肠(small intestine)和大肠(large intestine)组成,机体完成所有功能所需要的营养都由胃肠道吸收,所以它对生命至关重要。在肠道发育过程中的任何错误是许多先天性疾病的基础。胚胎头尾向和侧向折叠形成一盲管,即原始消化管。头侧为前肠,形成咽、食管、胃、胰腺和十二指肠,直到壶腹;中肠形成远端十二指肠、空肠、回肠、盲肠、升结肠和横结肠的近端 2/3;尾端为后肠,形成横结肠远端 1/3、降结肠、乙状结肠和直肠。

原肠胚形成过程在发育早期,形成三个初级胚层:内胚层、中胚层和外胚层,每一层在肠道的成熟中都起着特定的作用。内胚层形成了肠的最内层,即肠黏膜的上皮层,中胚层形成了肌层和固有层,外胚层形成了由神经嵴细胞发育而来的肠神经系统(enteric nervous system,ENS)。在原始肠管形成的早期,内胚层联合中胚层继续成为肠系膜以连接肠管。肠管的发育在第 4~5 周经历快速生长,肠向腹侧弯曲形成 "U" 形中肠祥,其顶端连于卵黄蒂,使肠祥分为头支和尾支。第 6 周,长

大的肠管很快超过腹腔内可用的空间,导致整个中肠疝入脐带形成生理性脐疝。从这里开始,肠祥在接下来的 5 周内继续生长和旋转。突出的肠祥以肠系膜上动脉为轴逆时针旋转 90°,使头支从上方迁移到右侧,尾支从下方迁移到左侧。在第 10 周,肠祥缩回腹腔,继续逆时针旋转 180°。头支位于左侧,演化为空肠和回肠的大部分;尾支在右,演化为结肠。盲肠最初位于右上腹,大肠的扩大将盲肠向下推到其在右下象限的最后位置。在中肠生长和旋转期间,其他发育变化同时发生,包括:神经嵴细胞在第 4 周进入前肠,第 7 周到达后肠;胃肠道平滑肌遵循从近端到远端的方式从第 8 周开始成熟,到第 11 周结束;第 9 周泄殖腔开始通畅,绒毛开始形成;第 11 周时在肠壁中就可发现 Cajal 间质细胞,通过缝隙连接将其产生的电信号传递给平滑肌细胞,故又称 ENS 的起搏细胞。肠上皮细胞经过有丝分裂分化成具有不同的功能和遗传分化程序的两类——吸收型和分泌型,包括一种吸收细胞(肠细胞)和四种分泌细胞(杯状细胞、Paneth 细胞、肠内分泌细胞和簇状细胞)。在大肠中,Paneth 细胞缺失,吸收细胞被称为结肠细胞。

二、肠道细菌

早期研究认为,胎儿肠道是无菌的,新生儿最初的肠道菌群定植是在分娩时开始的。而新近的研究发现,胎儿与母体肠道菌群的接触或定植始于子宫腔。可能的传递途径包括通过胎盘、羊水摄入、与母体肠道菌群接触及通过乳腺等。生命早期肠道微生物的变迁受分娩方式、喂养方式等的影响。2 岁以前剖宫产儿肠道微生物的多样性低于阴道分娩儿,定植速度也较慢。单纯母乳喂养儿以双歧杆菌和一些兼性厌氧菌为优势菌,而人工喂养儿的优势菌主要为拟杆菌、梭菌和肠杆菌。婴儿生后 2 年内肠道菌群的演替呈多样性变化,稳定性差。易受外界因素如辅食添加、药物和

疾病等因素影响。正常肠道菌群对侵入肠道的致病菌有一定的拮抗作用,具有参与免疫调节、促进黏膜生理发育以及肠道营养代谢作用等。

肠-脑轴是中枢神经系统(central nervous system,CNS)和胃肠道之间的双向信息交互系统,由神经内分泌通路、自主神经系统和胃肠道之间的多种相互联系组成,肠道微生物群在其中起着关键作用。肠道微生物群与 ENS、自主神经系统以及 CNS 的神经内分泌和神经免疫形成了一个复杂的网络,称为微生物群-肠-脑轴。在一些疾病的发病机制中,抑郁和焦虑存在于这些慢性疾病患者中,如糖尿病、癌症、多发性硬化症、类风湿关节炎和炎症性肠病(inflammatory bowel disease,IBD)。由于肠-肝轴在解剖学和功能上的密切相互作用,微生物-肠-肝-脑轴近年来也引起了越来越多的关注。微生物-肠-肝-脑轴介导了多种疾病如肠易激综合征、IBD、功能性消化不良、非酒精性脂肪肝、酒精性肝病、肝硬化和肝性脑病的发生和发展,研究肠道微生物为上述疾病的机制和治疗提供了一个方向。

三、肠道的功能

1. 胃肠的运动功能

(1)小肠的运动形式:①紧张性收缩:使小肠保持一定的形状和位置,使肠腔保持一定压力,有利于消化和吸收;②分节运动:将食物磨碎,使食糜与消化液充分混合,促进肠壁血液淋巴回流;③蠕动功能:不断将食糜向消化道下方推送。

(2)大肠的运动形式:①袋状往返运动:多见于空腹,由环形肌无规律的收缩引起,使结肠袋中的内容物向两个方向作短距离的移位,但不向前推进。②分节推进和多袋推进作用:环形肌有规则地收缩,使内容物向前推进。③蠕动功能:将肠内容物向远端推进;集团蠕动:收缩力强,行进快且传播远的蠕动。④排便功能。

2. 消化与吸收

小肠是食物消化与吸收的最重要部位。由于小肠运动的机械作用和各种消化酶的化学作用,使食物最后变为可被吸收的小分子消化产物。所有营养物质的消化产物,以及电解质、维生素和水都可在小肠吸收,其中大部分在十二指肠和空肠吸收,胆盐和维生素 B_{12} 在回肠吸收。小肠液将消化产物稀释到与血浆的渗透压相等,以利于消化和吸收。小肠上皮细胞具有特殊的吸收功能。腺窝细胞具有分泌功能,可处理肠腔内各种离子的转运,以维持生理性内环境的稳定。

(1)碳水化合物的吸收:碳水化合物是重要的供能营养素。碳水化合物被吸收的主要形式是单糖。食物中的碳水化合物主要是淀粉和糖原,经消化后生成单糖主要是葡萄糖,还有少量半乳糖和果糖。单糖的吸收是在小肠上部依靠钠-葡萄糖耦联主动转运机制进行的。胚胎第 8 周时,在肠上皮细胞刷状缘即存在乳糖酶和蔗糖麦芽糖酶。这些酶沿头尾方向向下发育。乳糖酶活性在空肠近段较高,远段较低。14 周时活性增强,可达到新生儿水平的 30%,并持续到出生之前。出生后早期乳糖酶活性最高,而后又降到成人水平,仅为出生时的 10%。小肠内钠-葡萄糖耦联转运途径的发育也是沿头尾方向推进的。婴儿空肠对葡萄糖最大转运率为成人的 20%~25%。出生后 1 年会明显增加,半乳糖的转运率与葡萄糖相似。

(2)蛋白质和肽类:食物中的蛋白质被分解消化成寡肽和氨基酸后才能被吸收。消化酶首先是胃蛋白酶,接着是胰蛋白酶。氨基酸的转运是通过小肠上皮细胞膜上的载体主动进行的,二肽、三肽可经上皮细胞膜上的钠耦联转运系统将其吸收入血。此外,儿童肠黏膜上皮还能经过吞饮方式获得母乳中的抗体蛋白。婴儿特别是早产儿胃内盐酸和胃蛋白酶水平比成人低,所以对蛋白质的消化能力有限。小肠近段有肠激酶、胰蛋白酶,刷状缘和胞质内还有肽酶,所以对蛋白质的水解作用主要在这里进行。肠激酶的活性是沿头尾方向逐步出现的,胚胎 24 周十二指肠出现肠激酶,出生时增至 3 倍以上。但其活性水平也仅为成人的 10%,以后逐渐增加,到 4 岁时达成人水平。早产儿或足月儿肠激酶活性相对缺乏,但因为肠腔内还存在着胰蛋白酶、糜蛋白酶和羧肽酶 B,故足以保证将蛋白质消化成肽类。

(3)脂肪的吸收:脂肪包括中性脂肪和类中性脂肪及甘油三酯,主要用于氧化供能。脂肪的消化吸收包括两个阶段,即小肠腔内和黏膜内。肠腔内消化取决于胰脂肪酶和胆酸的存在,它们参与乳化并将甘油三酯水解成脂肪酸、甘油和甘油一脂。脂肪酸和胆固醇微团到达十二指肠和空肠时,由于胆盐存在亲水性,可以通过刷状缘表面的非流动层。此时混合性微团被破坏,胆盐停留在肠腔内,而游离脂肪酸和甘油一酯则通过细胞膜被吸收,并在黏膜上皮内重新酯化成甘油三酯。外包一层卵磷脂和蛋白质,形成乳糜微粒和极低密度脂蛋白,借出胞作用,离开上皮细胞,经过淋巴途径进入血液。对于脂肪的消化,新生儿由于胰腺和胆道发育尚未成熟而受限,足月儿对长链甘油三酯的吸收率为 70%~95%,而早产儿仅为 40%~90%。中链甘油三酯由于不需要胆盐酯化而容易被消化吸收,对于一些有吸收障碍性疾病患儿的治疗饮食中特殊配置有中链甘油三酯即为利用其消化不需要乳化水解和微粒参与的特点。在早产儿由于胆酸合成率低,胆酸库又比足月儿及成人小,胰脂肪酶活性有限,所以容易发生脂肪吸收障碍。

（4）维生素:都存在于天然食物中,在体内含量很少,而且不能在体内合成。水溶性维生素的吸收一般以单纯扩散的方式进行。维生素 B_{12} 需要与内因子结合才能吸收。如果内因子分泌减少,就会影响对维生素 B_{12} 的吸收。婴儿对叶酸的吸收低于成人。脂溶性维生素如维生素 A、D、E 和 K 需要溶于脂类,并随脂类一同被吸收。胆盐参与乳化作用,对维生素 D、K 和胡萝卜素的吸收是必要的,所以在胆道梗阻疾病中常有上述维生素的吸收困难。

大肠的主要功能是贮存食物残渣、进一步吸收水分以及形成粪便。水与离子在结肠上皮细胞的转运形式基本与小肠相同。但是结肠无主动吸收营养物质的功能,葡萄糖与其他非电解质不激发钠与水的吸收,是结肠与小肠不同之处。

3. 形成粪便 食物残渣在结肠内形成粪便。食糜到达大肠时,消化过程已完成,只有剩余的水分和盐类有待吸收。每天进入大肠的食糜约 100~500ml,其中仅 1/3 作为粪便排出。水分在升结肠及横结肠被吸收,未吸收的水即为粪便的一部分。正常人每天排出粪便约 150g,包含 100g 水和 50g 固体。粪便除含水和细菌外还含有脂肪、氮、胆色素、未消化的食物如纤维素和其他来自血液或肠道的废弃产物。正常人大便可呈绿色,为红细胞最终产物胆色素引起,摄入脂肪过多可使粪便发白,血和其他含铁食物可使大便发黑,高蛋白饮食使粪便臭味增加,因为它生成大量的吲哚和甲基吲哚。由于婴儿大脑皮质功能发育不完善,进时常引起胃-结肠反射,产生便意,所以大便次数多于成人。

健康婴儿粪便:食物进入消化道至粪便排出时间因年龄而异,母乳喂养的婴儿平均为 13 小时,人工喂养者平均为 15 小时,成人平均为 18~24 小时。①母乳喂养儿粪便为黄色或金黄色,多为均匀膏状或带少许黄色粪便颗粒,或较稀薄,绿色、不臭,呈酸性反应(pH 4.7~5.1)。平均每天排便 2~4 次,一般在添加辅食后次数即减少。②人工喂养的婴儿粪便为淡黄色或灰黄色,较干稠,呈中性或碱性反应(pH 6~8)。因牛乳含蛋白质较多,粪便有明显的蛋白质分解产物的臭味,有时可混有白色酪蛋白凝块。大便 1~2 次/d,易发生便秘。③混合喂养儿粪便:与牛乳喂养者相似,但较软、黄,添加淀粉类食物可使大便增多,稠度稍减,稍呈暗褐色,臭味加重。初加菜泥时,常有小量绿色便排出。添加各类蔬菜、水果等辅食时大便外观与成人粪便相似。便次每天 1 次左右。

4. 胃肠道免疫功能 人类通过皮肤和黏膜与外环境接触,黏膜面积比皮肤大 200 倍,是大多数病原微生物栖息和穿入的部位,在长期进化过程中,胃肠道、呼吸道及泌尿生殖道黏膜上皮及黏膜下淋巴组织形成了强大的黏膜免疫系统。胃肠道黏膜是机体与外环境相互作用的最主要的界面之一,胃肠道每天接触微生物、食物等大量的抗原物质。在生理条件下,胃肠道局部黏膜上皮及黏膜相关淋巴组织形成独特的局部防御系统,可对众多抗原物质选择性地进行免疫应答或诱导免疫耐受,既对病原微生物等有害抗原进行免疫应答,最终将其排除,又避免对无害的正常菌群、食物抗原或自身抗原产生病理性应答,从而维持肠道的完整性及正常生理功能。胃肠道局部免疫防御系统的重要组成部分又有独特之处,任何原因引起免疫系统功能障碍都明显影响胃肠道的生理功能,而胃肠道系统的疾病也可诱发全身免疫系统功能紊乱。

胃肠道免疫组织包括胃肠道黏膜上皮及其相关的淋巴组织。其细胞成分除了一般的 T 淋巴细胞、B 淋巴细胞以及巨噬细胞等抗原呈递细胞外,尚有黏膜特有的上皮内淋巴细胞、B 前体细胞、黏膜肥大细胞、嗜酸性粒细胞,局部淋巴组织的发育依赖于抗原的刺激。

（1）黏膜固有层淋巴组织:包括淋巴小结和弥散淋巴组织,是肠道免疫应答的重要场所,包括集合淋巴结、弥散淋巴组织。弥散淋巴组织包括:

①固有层淋巴细胞位于上皮下,包括 T 细胞、B 细胞和 NK 细胞;②巨噬细胞广泛地分布在整个黏膜固有层,处于高度活化状态,为局部的淋巴细胞活化增殖和分化提供了最适环境,在非特异性防御及诱导特异性免疫应答中起着重要的作用;③肥大细胞具有免疫调节功能,表面有高亲和性 IgE FC 受体。

（2）上皮内淋巴细胞:其起源和功能都有别于肠黏膜固有层或外周淋巴器官中的 T 细胞。正常情况下这类 T 细胞不参与淋巴细胞再循环,不迁移到外周淋巴器官的 T 细胞依赖区,因此并不诱发自身免疫病。上皮内淋巴细胞具有细胞毒作用。上皮内淋巴细胞被活化后可分泌白介素-2(interleukin-2,IL-2)、IL-3、IL-5、干扰素-γ(interferon-γ,IFN-γ)、肿瘤坏死因子-α(tumor necrosis factor-α,TNF-α)及转化生长因子-β(transforming growth factor-β,TGF-β)等多种细胞因子,不但具有免疫调节作用,还可影响肠道上皮细胞的功能。

（3）分泌型免疫球蛋白 A(secretory immunoglobulin A,sIgA):是黏膜淋巴组织分泌的。细菌胞壁成分、脂多糖等可刺激黏膜淋巴组织产生高水平的 sIgA,sIgA 是肠道局部免疫的重要组成部分,其次是免疫球蛋白 M(immunoglobulin M,IgM),肠道寄生虫感染可诱导免疫球蛋白 E(immunoglobulin E,IgE)合成。在肠道淋巴组织分泌的 sIgA 可阻止病原体在肠道黏膜表面的黏附,中和细菌外毒素等,并可阻止有害抗原通过黏膜进入血液循环,强有力地抑制全身免疫应答。

肠道特异性免疫应答现象,包括诱导免疫应答和产生免疫耐受。两者对于保证肠道生理功能维持机体内环境稳定有重要意义。①免疫应答是机体免疫系统排除抗原性异物的生理过程,参与肠道免疫应答的细胞包括黏膜上皮细胞、抗原呈递细胞、淋巴细胞及各种免疫效应细胞。此外尚有多种免疫分子,整个过程分为诱导阶段和效应阶段。②免疫耐受是机体对抗原的特异性无应答状态,按照免疫耐受的程度可分为完全耐受和不完全耐受,对曾经接触过的抗原不再产生任何类型的免疫应答,称为完全耐受。

（孙梅）

第二节　腹泻病

腹泻病(diarrhea)是儿童消化系统最常见的疾病,可以由多种病原、多个因素引起的以大便次数增多和大便性状改变为特点的胃肠道综合征,也是 5 岁以下儿童死亡的第二大原因及营养不良的主要原因之一。儿童腹泻病主要发生在生后的 5 年内,以 6 个月~2 岁婴幼儿发病率最高。

按病程分类,连续病程在 2 周以内的腹泻为急性腹泻(acute diarrhea),2 周~2 个月为迁延性腹泻(persistent diarrhea),慢性腹泻(chronic diarrhea)的病程为 2 个月以上。国外学者亦有将病程持续 2 周及以上的腹泻统称为慢性腹泻,或难治性腹泻。

按病情分类,婴幼儿腹泻可根据有无脱水、电解质紊乱及中毒症状分为轻型和重型。无脱水、电解质紊乱及中毒症状者为轻型,多由饮食因素及肠道外感染引起,以胃肠道症状为主,常在数日内痊愈。存在明显脱水、电解质紊乱或有中毒症状者为重型,多由肠道内感染所致,除有较重的胃肠道症状外,还有较明显的脱水、电解质紊乱、酸碱失衡及全身感染中毒症状,如发热、精神烦躁或萎靡、嗜睡、面色苍白、意识模糊甚至昏迷、休克等。

一、急性腹泻

导 读

儿童急性腹泻是儿科最常见疾病之一,病因以轮状病毒、诺如病毒感染居多。如发生重型腹泻病即除严重消化道症状外出现全身感染中毒症状,出现并发症如不同程度、不同性质的脱水,酸碱平衡紊乱特别是代谢性酸中毒,各种离子紊乱如低钾、低钠、低钙血症等,需及时识别,正确诊断,及时救治。急性腹泻病的治疗原则:预防和纠正脱水、电解质紊乱和酸碱失衡,继续适量饮食,合理用药,避免滥用抗生素,加强护理,预防并发症。

【病因】

引起急性腹泻的病因分为感染性及非感染性原因。

1. 感染因素 婴幼儿急性感染性腹泻的肠道内感染性病原包括病毒、细菌、真菌和寄生虫,其中以病毒感染最为常见。这些感染经常是通过粪-口途径传播,患儿直接或间接接触受污染的食物和水或感染者而获得感染。另外,除了经典的方式,病毒还可以以气溶胶形式通过空气传播。

(1)病毒感染:包括轮状病毒、诺如病毒,腺病毒40、41与42型,星状病毒、肠道腺病毒、柯萨奇病毒、埃可病毒、冠状病毒等。病毒感染所致的婴幼儿腹泻病多发生于寒冷季节。

(2)细菌感染:最常见的病原为致泻性大肠埃希氏菌,依据致病机制不同,分为产毒性大肠埃希氏菌、致病性大肠埃希氏菌、侵袭性大肠埃希氏菌、出血性大肠埃希氏菌、黏附性大肠埃希氏菌等五组。此外还包括空肠弯曲菌、非伤寒沙门氏菌(主要为鼠伤寒和其他非伤寒、副伤寒沙门氏菌)、肠炎耶尔氏菌、艰难梭菌、金黄色葡萄球菌等。

(3)真菌感染:主要包括念珠菌、毛霉菌和曲霉菌,婴儿腹泻以白念珠菌性肠炎多见。

(4)寄生虫:常见病原包括隐孢子虫、蓝氏贾第鞭毛虫、溶组织内阿米巴及人芽囊原虫等。

除了胃肠道内感染,肠道外感染如败血症、尿路感染、中耳炎、肺炎等也可通过毒素作用、发热、邻近器官刺激及抗生素应用等产生腹泻症状。

2. 非感染因素

(1)饮食因素:①喂养不当,如人工喂养的婴儿突然改变食物品种,过早喂给大量淀粉类或脂肪类食品;母乳喂养过早添加辅食、果汁等。②过敏性腹泻,如食物蛋白介导肠病、小肠结肠炎、直肠结肠炎等。③原发性或继发性双糖酶(主要为乳糖酶)缺乏或活性降低,肠道对糖的消化吸收不良而引起腹泻。

(2)环境因素:患儿腹部受凉,使肠蠕动增加,或环境温度过高使患儿消化液分泌减少等可能诱发消化功能紊乱致腹泻。

(3)其他因素:还包括长期服用抑酸剂、功能性腹泻及腹泻型肠易激综合征等。

【发病机制】

导致腹泻的机制有:①肠腔内存在大量不能吸收的具有渗透活性的物质——"渗透性"腹泻;②肠腔内电解质分泌过多——"分泌性"腹泻;③炎症所致的液体大量渗出——"渗出性"腹泻;④肠道蠕动功能异常——"肠道功能异常性"腹泻等。但在临床上很多腹泻并非由某种单一机制引起,而是在多种机制共同作用下发生的。

1. 感染性腹泻 病原微生物多随污染的食物或饮水进入消化道,亦可通过污染的日用品、手、玩具或带菌者传播。病原微生物能否引起肠道感染取决于宿主防御功能的强弱、感染病原微生物的量及毒力大小。

(1)病毒性肠炎:各种病毒侵入肠道后,在小肠绒毛顶端的柱状上皮细胞上复制,使细胞发生空泡变性和坏死,其微绒毛肿胀、排列紊乱和变短,受累的肠黏膜上皮细胞脱落,致使小肠黏膜重吸收水分和电解质的能力受损,肠液在肠腔内大量积聚而引起腹泻。同时,发生病变的肠黏膜细胞分泌双糖酶不足且活性降低,使食物中碳水化合物消化不全而积滞在肠腔内,并被细菌分解成小分子的短链有机酸,使肠液的渗透压增高。微绒毛破坏亦造成载体减少,上皮细胞钠转运功能障碍,水和电解质进一步丧失(图7-2-1)。新近的研究表明,轮状病毒的非结构蛋白4(nonstructural protein 4,NSP4)亦与发病机制关系密切。NSP4是具有多种功能的液体分泌诱导剂,可以通过以下方式发挥作用:作用于固有层细胞,激活Cl^-分泌和水的外流;改变上皮细胞的完整性,从而影响细胞膜的通透性;本身可能形成一个通道或是激活一种潜在的Ca^{2+}激活通道,导致分泌增加;通过旁分泌效应作用于未感染的细胞,扩大了被感染的黏膜上皮细胞的感染效应;直接作用于肠道神经系统(enteric nervous system,ENS),产生类似于霍乱毒素引起的腹泻。

(2)细菌性肠炎:肠道感染的病原菌不同,发病机制亦不同。

1)肠毒素性肠炎:各种产生肠毒素的细菌可引起分泌性腹泻,如霍乱弧菌、产肠毒素性大肠埃希氏菌等,如图7-2-2所示。病原体侵入肠道后,一般仅在肠腔内繁殖,黏附在肠上皮细胞刷状缘,不侵入肠黏膜。细菌在肠腔释放2种肠毒素,即不耐热肠毒素(heat labile enterotoxin,LT)和耐热肠毒素(heat stable enterotoxin,ST),LT与小肠上皮细胞膜上的受体结合后激活腺苷酸环化酶,致使三磷酸腺苷(adenosine triphosphate,ATP)转

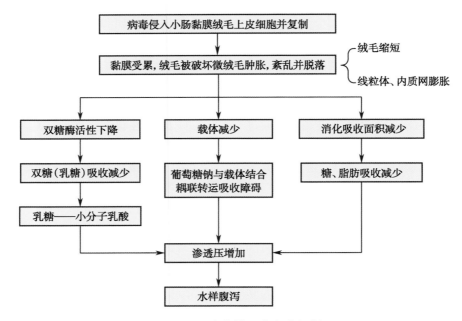

图 7-2-1　病毒性肠炎发病机制

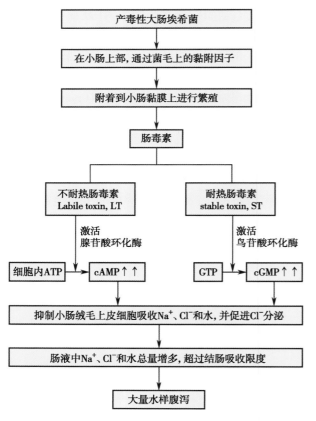

图 7-2-2　肠毒素引起的肠炎发病机制——以产毒性大肠埃希氏菌为例

变为环磷酸腺苷（cyclic adenosine monophosphate，cAMP），cAMP 增多后即抑制小肠绒毛上皮细胞吸收 Na^+、Cl^- 和水，并促进肠腺分泌 Cl^-；ST 则通过激活鸟苷酸环化酶，使三磷酸鸟苷（guanosine triphosphate，GTP）转变为环磷酸鸟苷（cyclic guanosine monophosphate，cGMP），cGMP 增多后亦使肠上皮细胞减少 Na^+ 和水的吸收，促进 Cl^- 分泌。两者均使小肠液总量增多，超过结肠的吸收限度而发生腹泻，排出大量水样便，导致患儿脱水和电解质紊乱。

2）侵袭性肠炎：各种侵袭性细菌感染可引起渗出性腹泻，如志贺氏菌属、沙门氏菌属、侵袭性大肠埃希菌、空肠弯曲菌、耶尔森菌和金黄色葡萄球菌等均可直接侵袭小肠或结肠肠壁，使黏膜充血、水肿，炎症细胞浸润，引起渗出和溃疡等病变。此时可排出含有大量白细胞和红细胞的菌痢样粪便，并出现全身中毒症状。结肠由于炎症病变而不能充分吸收来自小肠的液体，并且某些致病菌还会产生肠毒素，亦可发生水样腹泻。

2. 非感染性腹泻　主要是由饮食不当引起，如图 7-2-3 所示。当进食过量或食物成分不恰当时，食物不能被充分消化和吸收而积滞在小肠上部，使肠腔内酸度降低，有利于肠道下部的细菌上移和繁殖；食物发酵和腐败，分解产生的短链有机酸使肠腔内渗透压增高，腐败性毒性产物刺激肠壁，使肠蠕动增加，导致腹泻，进而发生脱水和电解质紊乱。

【诊断】

1. 病史　有腹泻患者接触、饮食不洁、喂养

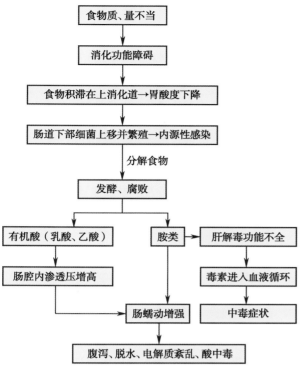

图 7-2-3 饮食不当引起腹泻发生机制

不当、药物或致敏物服用史，或精神心理改变等病史。

2. 临床表现

（1）轻型：常由饮食因素及肠道外感染引起。起病可急可缓，以胃肠道症状为主，表现为食欲缺乏，偶有溢乳或呕吐，大便次数增多，但每次大便量不多，稀薄或带水，呈黄色或黄绿色，有酸味，常见白色或黄白色奶瓣和泡沫。无脱水及全身中毒症状，多在数日内痊愈。

（2）重型：多由肠道内感染引起。常急性起病，也可由轻型逐渐加重、转变而来，除有较重的胃肠道症状外，还有较明显的脱水、电解质紊乱和全身感染中毒症状如发热、烦躁、精神萎靡、嗜睡，甚至惊厥、昏迷、休克，可伴有心、脑、肝、肾等其他器官系统受累表现。

（3）水、电解质及酸碱平衡紊乱：包括不同程度的脱水、代谢性酸中毒、低血钾症、低血钠症或高血钠症，也可有低血钙症、低血镁症。①脱水：依据丢失体液量、精神状态、皮肤弹性、黏膜、前囟、眼窝、肢端、尿量、脉搏及血压的情况进行脱水程度的评估，分为轻度、中度、重度（表 7-2-1）。根据血清钠水平分为等渗性脱水（130~150mmol/L）、低渗性脱水（<130mmol/L）和高渗性脱水（>150mmol/L），婴幼儿腹泻以前两者多见。②代谢性酸中毒：表现为呼吸深快、频繁呕吐、精神萎靡、嗜睡，甚至昏迷等。③低血钠症和高血钠症：可有恶心、呕吐、精神萎靡、乏力，严重者可出现意识障碍、惊厥发作等。④低血钾症：表现为精神萎靡、无力、腹胀、心律失常等。⑤低血钙症和低血镁症：主要表现为手足搐搦和惊厥，更多见于营养不良患儿。如果脱水、酸中毒纠正过程中或纠正后出现上述表现时，应考虑低血钙症可能。补钙治疗无效时应考虑低血镁症。

3. 几种常见急性腹泻的临床特点 见表 7-2-2。

4. 辅助检查

（1）粪便常规及培养：粪便无或偶见白细胞，提示非侵袭性细菌或病毒感染；较多白细胞、脓细胞、红细胞提示侵袭性细菌感染；见念珠菌、真菌孢子、假菌丝提示真菌感染；有黄白色奶块或脂肪

表 7-2-1 脱水程度的评估

脱水程度	轻度	中度	重度
丢失体液（占体重百分比）	<5%	5%~10%	>10%
精神状态	稍差	萎靡或烦躁	嗜睡、昏迷
皮肤弹性	尚可	差	极差，捏起皮肤回复≥2s
黏膜	稍干燥	干燥	明显干燥
前囟、眼窝	稍有凹陷	凹陷	明显凹陷
肢端	尚温暖	稍凉	凉或发绀
尿量	稍少	明显减少	无尿
脉搏	正常	增快	明显增快且弱
血压	正常	正常或稍降	降低

表 7-2-2　几种常见急性腹泻的临床特点

病因		潜伏期	特点
轮状病毒		1~3 天	是婴儿腹泻最常见的病原。多发生在 6~24 个月的婴幼儿。起病急,常伴发热和上呼吸道感染症状,多数无明显感染中毒症状。病初 1~2 天常发生呕吐,随后出现腹泻。大便次数及水分多,呈黄色水样或蛋花样便带少量黏液,无腥臭味。常并发脱水、酸中毒及电解质紊乱。本病为自限性疾病,自然病程约 3~8 天。粪便显微镜检查偶有少量白细胞,感染后 1~3 天即有大量病毒自大便中排出,临床常用 ELISA 法或胶体金法检测粪便中病毒抗原
诺如病毒		12~36h	全年散发,暴发高峰多见于寒冷季节。该病毒是集体机构急性暴发性胃肠炎的首要致病原,发生诺如病毒感染最常见的场所是餐馆、托幼机构、医院、学校等地点,常呈暴发性。首发症状多为阵发性腹痛、恶心、呕吐和腹泻,全身症状有畏寒、发热、头痛、乏力和肌痛等。可有呼吸道症状。吐泻频繁者可发生脱水及酸中毒、低钾。本病为自限性疾病,症状持续 12~72h。粪便及周围血象检查一般无特殊发现
产毒性细菌引起的肠炎		1~2 天	多发生在夏季。轻症仅大便次数稍增,性状轻微改变。重症腹泻频繁,量多,呈水样或蛋花样混有黏液,镜检无白细胞。伴呕吐,常发生脱水、电解质和酸碱平衡紊乱。本病为自限性疾病,自然病程一般为 3~7 天,亦可较长
侵袭性细菌	侵袭性大肠埃希氏菌	不等	全年均可发病,多见于夏季。常引起志贺杆菌性痢疾样病变。一般表现为急性起病,高热甚至可以发生热惊厥。腹泻频繁,大便呈黏液状,带脓血,有腥臭味。常伴恶心、呕吐、腹痛和里急后重,可出现严重的中毒症状,如高热、意识改变,甚至感染性休克。大便镜检有大量白细胞及数量不等的红细胞。粪便细菌培养可找到相应的致病菌
	空肠弯曲菌	3(1~7)天	空肠弯曲菌常侵犯空肠和回肠,有脓血便,腹痛甚剧烈,易误诊为阑尾炎,亦可并发严重的小肠结肠炎、败血症、肺炎、脑膜炎、心内膜炎和心包炎等。吉兰-巴雷综合征与空肠弯曲菌感染有关
	耶尔森菌	不等	耶尔森菌小肠结肠炎多发生在冬季和早春,可引起淋巴结肿大,亦可产生肠系膜淋巴结炎,症状可与阑尾炎相似,也可引起咽痛和颈淋巴结炎
	鼠伤寒沙门氏菌	1(0.3~1)天	鼠伤寒沙门氏菌小肠结肠炎有胃肠炎型和败血症型,新生儿和<1 岁婴儿尤易感染,新生儿多为败血症型,常引起暴发流行。可排深绿色黏液脓便或白色胶冻样便
出血性大肠埃希氏菌肠炎		1~3 天	大便次数增多,开始为黄色水样便,后转为血水便,有特殊臭味。大便镜检有大量红细胞,常无白细胞。伴腹痛,个别病例可伴发溶血性尿毒症综合征和血小板减少性紫癜
抗生素相关性腹泻	金黄色葡萄球菌肠炎	—	多继发于使用大量抗生素后,病程和症状常与菌群失调的程度有关,有时继发于慢性疾病的基础上。表现为发热、呕吐、腹泻、不同程度的中毒症状、脱水和电解质紊乱,甚至发生休克。典型大便为暗绿色,量多带黏液,少数为血便。大便镜检有大量脓细胞和成簇的革兰氏阳性球菌,培养有葡萄球菌生长,凝固酶阳性
	假膜性小肠结肠炎	—	由艰难梭菌引起。除万古霉素和胃肠道外用的氨基糖苷类抗生素外,几乎各种抗生素均可诱发本病。可在用药 1 周内或迟至停药后 4~6 周发病。亦见于外科手术后,或患有肠梗阻、肠套叠、巨结肠等病的体弱患者。此菌大量繁殖,产生毒素 A(肠毒素)和毒素 B(细胞毒素)致病,表现为腹泻,轻症大便每日数次,停用抗生素后很快痊愈。重症频泻,黄绿色水样便,可有假膜排出,为坏死毒素致肠黏膜坏死所形成的假膜。黏膜下出血可引起大便带血,可出现脱水、电解质紊乱和酸中毒。伴有腹痛、腹胀和全身中毒症状,甚至发生休克。对可疑病例可行结肠镜检查。大便厌氧菌培养、免疫荧光及细胞毒素中和试验等方法检测细胞毒素可协助确诊
	真菌性肠炎	—	多为白念珠菌所致,2 岁以下婴儿多见。常并发于其他感染,或肠道菌群失调时。病程迁延,常伴鹅口疮。大便次数增多,黄色稀便,泡沫较多,带黏液,有时可见豆腐渣样细块(菌落)。大便镜检有真菌孢子和菌丝,如芽胞数量不多,应进一步做真菌培养确诊

球,提示消化不良;大量红细胞提示坏死性肠炎或过敏;黏液脓血便或大便镜检有较多白细胞者,行粪便细菌培养,以发现致病菌。

(2)血液检查:血常规白细胞总数增高、中性粒细胞增高提示侵袭性细菌感染(但需要注意剧烈呕吐者即使是病毒感染也可有此改变);白细胞总数正常提示病毒性肠炎或非侵袭性细菌感染;嗜酸性粒细胞增高提示寄生虫感染或过敏性疾病。血生化、电解质及血气分析,可明确有无酸碱平衡紊乱、电解质紊乱、脱水的性质。

(3)其他病原学检测方法:酶免疫分析、直接免疫荧光分析、核酸扩增技术或分子序列分析检测等,可检测出粪便轮状病毒、诺如病毒、小圆病毒、冠状病毒等病原。

【鉴别诊断】

1.血便或炎性腹泻 急性血便常由各种侵袭性病原感染所致,应进行大便病原检测。慢性血便的主要原因包括结肠息肉、结直肠肿瘤(儿童少见)。若大便初为水样便,继而转为暗红色、果酱样或赤豆汤样血便,且中毒症状重,高热,呕吐,常伴休克,注意急性坏死性小肠结肠炎,进一步腹X线片和腹部B超可见小肠局限性充气扩张、肠间隙增宽、肠壁积气等;若为黏液脓血便,伴腹痛、体重减轻、发热、贫血、生长发育迟缓等全身表现,则提示可能存在炎症性肠病(inflammatory bowel disease,IBD),需综合病史、体检、内镜、影像学及病理学检查明确诊断;伴有里急后重多为直肠炎症所致;感染所致的慢性腹泻相对少见,但免疫低下的患儿应注意弯曲杆菌、沙门氏菌、志贺杆菌、大肠埃希氏菌和结核分枝杆菌;食物过敏或寄生虫感染常伴外周血嗜酸性粒细胞升高。

2.水样便 此种类型的腹泻多为渗透性、分泌性、功能性、胃肠动力障碍引起;渗透性腹泻在临床上较常见,渗透活性物质的存在使得水分由血浆进入小肠,伴有营养不良,常见于乳糜泻、使用泻药(乳果糖、聚乙二醇),双糖酶缺乏和胰腺外分泌功能不全;分泌性腹泻多为肠毒素、神经内分泌肿瘤、肠切除后等;部分神经内分泌肿瘤分泌血清素和P物质,从而影响胃肠动力;功能性腹泻、腹泻型肠易激综合征。

【治疗】

对于急性腹泻,治疗原则是继续适量饮食,预防和纠正脱水、电解质紊乱和酸碱失衡,合理用药,加强护理,预防并发症。对于迁延性及慢性腹泻则应注意积极寻找病因,针对病因治疗,注意纠正肠道菌群失调及营养支持治疗。

1.饮食管理 建议尽快恢复进食,可改善感染引起的肠道渗透压,缩短腹泻时间,改善患儿的营养状况。对于伴有呕吐的患儿,轻型不禁食,减少脂肪和不易消化食物摄入,给患儿足够的饮食以补充营养,可以少量、多次进食;呕吐严重者可暂禁食,一般不超过4小时,呕吐好转时,可逐渐恢复正常饮食。给予与年龄相匹配的饮食。母乳喂养的婴幼儿继续母乳喂养,对于用配方奶喂养的婴幼儿,建议采用低乳糖或无乳糖配方奶。对于较大的儿童,饮食不受限制,包括谷类、肉类、酸奶、水果和蔬菜,保证足够的热量。腹泻症状恢复后,应补充营养物质。避免给予患儿高浓度单糖的食物,包括碳酸饮料、果冻、罐装果汁、甜点和其他含糖饮料及高脂肪的食物。

2.纠正水、电解质紊乱及酸碱失衡 参照第一章第六节儿童液体疗法与电解质平衡。

3.药物治疗

(1)肠黏膜保护剂:能吸附病原体和毒素,维持肠细胞的吸收和分泌功能,与肠道黏液糖蛋白相互作用,可增强其屏障功能,阻止病原微生物的攻击,减少腹泻次数和量,如蒙脱石散。

(2)肠道微生态疗法:有助于恢复肠道正常菌群的生态平衡,抑制病原菌定植和侵袭,控制腹泻。益生菌可缩短腹泻病程及住院时间,对治疗儿童急性感染性腹泻的治疗效果与菌种和剂量有关(剂量$>10^{10}\sim10^{11}$CFU),建议益生菌用于急性水样腹泻,不建议用于侵入性细菌引起的炎症性腹泻。可在疾病的早期阶段给予益生菌。对于急性水样腹泻,建议使用布拉氏酵母菌、鼠李糖乳杆菌和其他乳酸杆菌;对于抗生素相关的腹泻,建议使用布拉氏酵母菌。

(3)抗分泌治疗:脑啡肽酶抑制剂消旋卡多曲可以通过加强内源性脑啡肽来抑制肠道水、电解质的分泌,可以用于治疗分泌性腹泻。

(4)补锌治疗:由于急性腹泻锌从粪便中丢失,造成锌的负平衡。补锌可以改善腹泻病的临床预后,并减少复发。应每天给予元素锌20mg(>6个月),6个月以下婴儿每天10mg,疗程10~14天(元素锌20mg相当于100mg硫酸锌和140mg葡萄糖酸锌)。

（5）抗感染治疗：

1）病毒是急性感染性腹泻病的主要病原，常为自限性，目前缺乏特效抗病毒药物，一般不用抗病毒药物，且不应使用抗菌药物。

2）抗生素的应用：原则上抗生素应慎用，仅用于分离出有特异病原的患儿，并尽量依据药物敏感试验结果选用敏感抗生素。①水样便腹泻者（排除霍乱后）多为病毒或非侵袭性细菌感染引起，一般不用抗菌药物。若伴明显中毒症状且不能完全用脱水解释者，尤其是重症患儿、早产儿、小婴儿和免疫功能低下者，应使用抗菌药物。②黏液脓血便者多为侵袭性细菌感染，应给予抗菌药物；各地致病菌和耐药情况有所不同，病原菌尚未明确时，应根据本地流行病学情况经验性选择抗菌药物。疑似出血性大肠埃希氏菌感染者明确病原前不用抗生素。病原菌明确后，根据药敏结果和病情给予针对性的抗感染治疗。大肠埃希氏菌、空肠弯曲菌、耶尔森菌、鼠伤寒沙门氏菌所致感染常选用抗革兰氏阴性杆菌以及大环内酯类抗生素。

3）寄生虫所致腹泻病少见。蓝氏贾第鞭毛虫和阿米巴感染可使用甲硝唑、替硝唑；隐孢子虫感染主要见于免疫功能低下者，可予大蒜素等治疗。

4）真菌性肠炎应根据病情酌情停用原用抗菌药物，并结合临床情况酌情使用抗真菌药物。可采用制霉菌素、氟康唑或克霉唑等口服，后两者有一定不良反应。

5）原则上首选口服给药，下列情况推荐静脉给药：①无法口服用药（呕吐、昏迷等）；②免疫功能低下者出现发热；③脓毒症、已证实或疑似菌血症；④新生儿和<3个月婴儿伴发热。

【预防】

1. 改善个人卫生和卫生保健，食品应新鲜、清洁，不吃变质食品，不要暴饮暴食，注意乳品的保存和奶具、食具、便器、玩具等的定期消毒。

2. 合理喂养，促进母乳喂养，添加辅助食品时每次限一种，逐步增加，适时断奶。人工喂养者应根据具体情况选择合适的代乳品。

3. 积极预防和治疗营养不良。

4. 合理使用抗生素，避免长期滥用广谱抗生素，如必须使用抗生素，特别是广谱抗生素时，亦应加用微生态制剂，防止由于肠道菌群失调所致的难治性腹泻。

5. 感染性腹泻患儿，尤其是大肠埃希氏菌、鼠伤寒沙门氏菌、诺如病毒等病原传染性强，集体机构如有流行，应积极治疗，做好消毒隔离工作，防止交叉感染。

6. 接种轮状病毒疫苗，基于中国轮状病毒的流行特征、疾病负担，尽早（6周龄）开始在中国婴儿推荐常规接种与流行病毒株型别相匹配的轮状病毒疫苗，在感染风险增高之前尽早完成免疫程序。

🌐 拓展知识点

1. 轮状病毒和诺如病毒　1973年，澳大利亚学者Bishop在电镜下于急性腹泻患儿十二指肠黏膜活检标本中，发现上皮细胞内存在大量车轮形状病毒颗粒，因而将其命名为"轮状病毒"（rotavirus）。随后发现该病毒是引起婴幼儿腹泻的主要病原之一。诺如病毒（norovirus）曾称为诺瓦克病毒（Norwalk virus, NV），是由于从1968年美国俄亥俄州诺瓦克镇小学内的一起暴发流行腹泻患者粪便中发现而得名。在轮状病毒疫苗高普及的国家，诺如病毒甚至超过轮状病毒成为儿童急性胃肠炎的首要元凶。该病毒是集体机构急性暴发性胃肠炎的首要致病原，发生诺如病毒感染最常见的场所是餐馆、托幼机构、医院、学校、军营、游船、养老院等地点，因为常呈暴发性，常造成突发公共卫生问题。没有证据表明药物可以抑制此两种病毒，故抗生素及抗病毒药物对此没有治疗作用，应注意避免滥用。

2. 儿童急性腹泻治疗中的关键仍然是液体疗法。强调从腹泻开始就开始口服补液预防和治疗脱水。根据目前腹泻病的发生机制，建议服用低渗口服补液盐，避免滥用静脉输液。

（孙梅）

二、迁延性和慢性腹泻

导 读

迁延性和慢性腹泻常伴有营养不良和其他并发症，病情较为复杂，诊断较为困难。必须采取综合治疗措施。积极寻找引起病程迁延的原因，以及影响其消化吸收的内在缺陷，针对病因进行治疗，切忌滥用抗生素，避免顽固的肠道菌群失调。此类患儿多有营养障碍，给予恰当的营养配方喂养，纠正营养物质缺乏的营养支持疗法对促进肠黏膜损伤的修复、胰腺功能的恢复、微绒毛上皮细胞双糖酶的产生等，进而恢复健康是必要的治疗措施。

迁延性腹泻（persistent diarrhea）和慢性腹泻（chronic diarrhea）（以下简称为慢性腹泻）病因复杂，既可以由急性腹泻未彻底治疗或治疗不当、迁延不愈引起，也可以由少见病原微生物慢性感染、食物过敏相关性肠道病变、先天性酶缺陷、炎症性肠病、乳糜泻（麦胶肠病）、原发性或继发性免疫缺陷、自身免疫性肠病、消化过程异常（如慢性胰胆疾病）、药物因素、肠结构异常（如肠淋巴管扩张症）、肿瘤性疾病（如神经内分泌肿瘤）以及功能性腹泻、肠易激综合征等引起。

【病因】

1. 抗生素相关性腹泻（antibiotic associated diarrhea，AAD） 是指使用抗菌药物以后出现的无法用其他原因解释的腹泻。抗生素引起肠道菌群紊乱是 AAD 发生和发展的基础，可导致抗生素不敏感或耐药细菌的过度增殖而增加条件致病菌感染，还可降低肠道碳水化合物和胆汁酸代谢导致渗透性和分泌性腹泻或直接刺激肠道蠕动增加而致病。艰难梭菌、产气荚膜梭菌、金黄色葡萄球菌、产酸克雷伯菌和白假丝酵母菌等是 AAD 的常见致病菌，可引起医院内传播。儿童尤其是婴幼儿是 AAD 的高发人群，早产和低出生体重、接受肠道手术或侵入性操作和长时间住院、有严重基础疾病或慢性消化系统疾病及长期使用质子泵抑制剂等增加 AAD 发生风险，几乎所有抗菌药物都可引起 AAD，以头孢菌素类（尤其是第三代头孢菌素类）、大环内酯类及青霉素类为常见，联合用药及长疗程或短期内多次使用抗生素更易引发 AAD。

2. 乳糖不耐受（lactose intolerance，LI） 是指因乳糖酶量不足或活性低下引起乳糖吸收不良继而引发一系列消化道系统症状，包括以下一种或多种症状：摄入乳糖或含乳糖的食物后出现腹痛、腹泻、恶心、胃肠胀气和/或腹胀。乳糖不耐受在中国婴幼儿中发病率极高，有报道乳糖不耐受约占婴儿腹泻的 46.9%~70.0%，是婴儿非感染性腹泻的常见原因之一。临床根据具体病因将婴幼儿乳糖不耐受大致分为四种类型：

（1）先天性乳糖酶缺乏：是乳糖不耐受较严重的类型，与乳糖酶基因 lactasegene（LCT）突变有关，多为常染色体隐性遗传。先天性乳糖酶缺乏较为罕见，患儿出生后短期即可发病，首次进奶后即有明显腹泻症状，甚至威胁生命安全，此类患儿需终生避免食用含乳糖食物。

（2）发育性乳糖酶缺乏：主要见于胎龄<34 周的早产儿，又被称为相对乳糖酶缺乏症。早产儿容易出现乳糖酶缺失或活性不足，加上出生后感染风险较高，后续喂养期间更容易继发性缺乏而发生各种乳糖不耐受胃肠道症状。但发育性乳糖酶缺乏多为暂时性，随着新生儿肠道逐渐发育，乳糖酶数量、活性都会有所提升，乳糖不耐受症状也相应改善。

（3）原发性乳糖酶缺乏：此病症相较于上述几类发病率更高，又可称为成人性乳糖酶缺乏，是乳糖不耐受的最常见原因。该型患儿出生时大多乳糖酶正常，随着年龄的增长，乳糖酶活性逐渐下降，乳糖不耐受症状逐渐加重，成年时乳糖酶活性降至出生时的 5%~10%。全世界不同种族人群发病率不同，亚洲人发病率接近 100%，白种人发病率最低，约为 2%~15%。

（4）继发性乳糖酶缺乏：所有可以使小肠黏膜上皮细胞受损的疾病均可以继发乳糖酶的缺乏，从而引起乳糖不耐受的症状，如感染性腹泻、窒息缺氧、克罗恩病、胃肠手术等，导致患儿出现暂时性乳糖酶缺乏，随着疾病的恢复，损伤的小肠黏膜上皮细胞也逐渐恢复，乳糖酶活性可逐渐提高。该型在任何年龄段均有可能发生，但婴幼儿发生率明显更高。

3. 先天性腹泻和肠病（congenital diarrhea and enteropathies，CODEs） 是一组在生命早期出现的持续和严重的腹泻源于单基因缺陷引起的疾病。CODEs 的分类、缺陷基因及其病理生理见表 7-2-3。

表 7-2-3 先天性腹泻和肠病（CODEs）的分类、缺陷基因及其病理生理

变异	基因			蛋白功能
	名称	OMIM 编号	遗传方式	
1. 肠上皮细胞营养物质/电解质转运缺陷				
先天性失氯性腹泻	SLC26A3	126650	AR	Cl^-/HCO_3^- 交换
先天性失钠性腹泻	SLC9A3	616868	AR	Na^+/H^+ 交换
先天性失钠性腹泻	GUCY2C	601330	AR	鸟苷酸环化酶
葡萄糖-半乳糖吸收不良	SLC5A1	606824	AR	Na^+-葡萄糖共转运体
原发性胆汁酸腹泻	SLC10A2	601295	AR	回肠的胆汁盐转运体
肠病性肢端皮炎	SLC39A4	201100	AR	锌转运体
2. 肠上皮酶和代谢缺陷				
先天性乳糖酶缺乏症	LCT	603202	AR	双糖酶
蔗糖酶-异麦芽糖酶缺乏症	SI	609845	AR	双糖酶
海藻酸酶缺乏症	TREH	612119	AR	双糖酶
肠激酶缺乏症	TMPRSS15	606635	AR	促肠激酶
二酰基甘油转移酶缺乏症	DGAT1	604900	AR	甘油三酯的合成
PLVAP 缺乏症	PLVAP	607647	AR	内皮细胞窗孔
无 β 脂蛋白血症	MTP	157147	AR	微粒体甘油三酯转移蛋白
低 β 脂蛋白血症	APOB	107730	AR	脂质吸收
	ANGPTL3	605019	AR	
乳糜微粒潴留病	SAR1B	607690	AR	细胞内乳糜微粒运输
先天性角化不良	TERT	613989	AR/AD	端粒维护
Kabuki 综合征	KMT2D	147920	AD	组蛋白甲基转移酶
3. 肠上皮囊泡运输和极化的异常				
微绒毛包涵体病	MYO5B	606540	AR	细胞运输、极性和信号转导
	STX3	600876	AR	
簇绒肠病	EPCAM	185535	AR	细胞黏附和信号转导
综合征性失钠腹泻	SPINT2	605124	AR	丝氨酸蛋白酶抑制剂
发肝肠综合征 1	TTC37	614589	AR	细胞极性和信号转导
发肝肠综合征 2	SKIV2L	600478	AR	解旋酶
家族性噬血细胞性淋巴组织细胞增多症 5	STXBP2	613101	AR	突触融合蛋白
TTC7A 缺乏症	TTC7A	609332	AR	蛋白的转运和运输
4. 肠内分泌细胞功能障碍				
肠内分泌病	NEUROG3	604882	AR	转录因子-细胞低下
X 连锁无脑畸形和智力低下	ARX	300382	X 连锁	同源结构域转录因子
原蛋白转化酶 1/3 缺乏症	PCSK1	162150	AR	神经内分泌转化酶
米切尔-莱利综合征	RFX6	612659	AR	转录因子-细胞低下
5. 免疫功能失调相关的肠病 [a]				
IPEX	FOXP3	300292	X 连锁	调节性 T 细胞
ICOS 缺陷	ICOS	604558	AR	T 细胞受体
ADAM17 缺陷	ADAM17	603639	AR	TNF-α-转换酶
EGFR 缺陷	EGFR	616069	AR	EGF 受体
CD55 缺陷	CD55	125240	AR	补体级联抑制剂
CTLA4 缺陷	CTLA4	123890	AD	刺激信号
LRBA 缺陷	LRBA	606453	AR	内吞体运输调节器
XIAP	BIRC4	300079	X 连锁	细胞凋亡抑制剂

注：AD,常染色体显性;AR,常染色体隐性遗传;MR,智力迟钝;OMIM,在线人类孟德尔遗传。

[a] 多为极早发性炎症性肠病或自身免疫性肠病,详见相关章节。

4. 小肠细菌过度生长（small intestinal bacterial overgrowth，SIBO） 也被称为盲袢综合征或肠袢瘀滞综合征，指由于器质性或功能性原因引起小肠淤滞、细菌过度繁殖从而造成小肠细菌数量和/或种类改变的综合征。这些细菌主要包括革兰氏阴性的需氧菌和厌氧菌，它们使碳水化合物发酵产生气体。在一定条件下，这些细菌过度生长，可引起腹泻、脂肪泻、消瘦、营养不良等消化吸收不良症状。贫血、维生素和微量元素缺乏是 SIBO 较不常见但更严重的临床表现。儿童的 SIBO 研究不足，在腹痛、短肠综合征、应用质子泵抑制剂或抑酸剂等情况下 SIBO 发生率较高，肠易激综合征儿童 SIBO 阳性率为 65%~66%，腹痛儿童为 14.3%~63%，囊性纤维化为 37%~68%，短肠综合征和肠外营养为 50%~100%，应用质子泵抑制剂或抑酸剂的儿童为 22.5%~46%。

人体在正常情况下可以通过一系列机制维持小肠内细菌稳态，例如胃酸可以破坏细菌，胆汁和胰液抑制小肠内细菌生长，肠道蠕动降低肠内细菌定植的机会，黏膜分泌型 IgA 可以捕获细菌以被巨噬细胞清除，回盲瓣可以阻止结肠内细菌移位至回肠。以上任何环节出错都有可能出现 SIBO，解剖异常小肠梗阻、小肠憩室病、胃肠瘘，及长期应用抑酸剂导致胃酸分泌减少、囊性纤维化导致的胰腺外分泌功能不全、糖尿病、炎症性肠病、乳糜泻等导致的胃肠动力异常，药物如麻醉剂、抗胆碱药和止泻药等减慢肠动力，免疫缺陷或自身免疫抑制状态导致肠内细菌清除障碍，回盲瓣手术导致回盲瓣功能异常，解剖结构异常，儿童短肠综合征和肠外营养等均可能导致 SIBO。

【诊断】

1. 病史 首先要明确是否存在真正的腹泻（明确稀便伴排便次数增加），注意区分假性腹泻（例如长期便秘导致便失禁）；注意鉴别功能性腹泻及器质性腹泻：腹泻症状持续 3 个月，夜间腹泻加重，体重明显减轻，或伴有发热、皮疹、关节炎或其他脏器受累等可能提示为器质性疾病；功能性腹泻常伴有下腹痛或者左下腹隐痛，便后疼痛可缓解，大便检查无病原体，内镜检查无器质性病变。其次要详细询问饮食史、药物应用史、外科手术史、过敏情况等。

2. 临床表现 体格检查是进一步明确病因的主要因素，例如水肿、营养不良或其他提示脂溶性维生素缺乏的临床表现可能存在吸收不良或消化不良性疾病；皮肤潮红、肝大则可能是继发于转移性类癌；反复口腔溃疡及巩膜外层炎、前葡萄膜炎则可能存在炎症性肠病；15%~20% 乳糜泻患者存在疱疹样皮炎。

3. 大便性状 大便性状对于慢性腹泻病的诊断具有重要意义：大便中带有不消化的食物，粪便有恶臭且伴有中上腹或脐周腹痛，常提示慢性胰腺炎以及小肠吸收不良；水样大便常见于产毒性大肠埃希菌、促胃液素瘤；霍乱弧菌所致的腹泻大便呈米泔水样；溃疡性结肠炎为黏液脓血便；白陶土样大便并带有泡沫见于脂肪泻、慢性胰腺炎；急性坏死性小肠炎引起的腹泻大便多为浓臭血水样大便；脂肪泻、乳糖酶缺乏症粪便具有特殊气味，如酸臭味（表 7-2-4）。

4. 患儿营养状态 患儿营养不良与腹泻迁延不愈有互为因果的关系，一方面，由于营养不良患儿胃黏膜萎缩，胃液酸度降低，胃杀菌屏障作用减弱，利于消化道内病原繁殖；肠道菌群失调以及免疫功能缺陷等原因增加了对病原的易感性；另一方面，小肠黏膜变薄、酶活性降低、小肠有效吸收面积减少，肠动力的改变，引起各种营养物质的消化吸收不良。因此营养不良患儿患腹泻时易迁延不愈，持续腹泻又加重了营养不良，两者互为因果，形成恶性循环，最终导致多脏器功能异常。

5. 辅助检查 除了完善血液、粪便常规、培养检查、病原检测外（同急性腹泻病），慢性腹泻必要时还可完善如下检查：

（1）过敏原检测：迁延性、慢性腹泻患儿病因不清或考虑食物过敏因素引起者，可行此检查以协助诊断。但非 IgE 介导的消化道过敏常为阴性，临床意义不大。

（2）消化内镜检查：慢性腹泻、炎症性肠病、肠结核、肠肿瘤等行消化内镜检查，结肠镜可评估结肠黏膜病变并可取结肠黏膜活检；评估小肠绒毛状况可应用胃镜至十二指肠降部以远进行黏膜活检；不能明确且高度怀疑小肠黏膜病变者也可应用胶囊内镜或小肠镜检查。

（3）其他：粪便 pH、乳糖氢呼气试验、粪还原糖检测、粪便弹性蛋白酶检测等可辅助诊断乳糖、脂肪吸收不良。检测粪便电解质和渗透压可以鉴别渗透性和分泌性腹泻。必要时还可做消化道造影或 CT 等影像学检查等综合分析判断。

表 7-2-4　慢性腹泻病粪便性状分类

粪便性状	发病机制	病因
血便	炎性或渗出性 (伴随白细胞数目升高,便潜血,肉眼可见的血便,脓便)	炎症性疾病:克罗恩病,溃疡性结肠炎,憩室炎,溃疡性空肠回肠炎
		侵袭感染性疾病:艰难梭菌(假膜性结肠炎),侵袭性细菌感染(例:结核分枝杆菌、肠道耶氏症),侵袭性寄生虫感染(例:阿米巴属、贾第虫属、隐孢子虫属),溃疡性病毒感染(例:巨细胞病毒、单纯疱疹病毒)
		肿瘤病:结肠肿瘤,淋巴瘤,绒毛状腺瘤放射性结肠炎
水样便	分泌性 (通常在夜间发生;和食物摄入无关;便渗透压差≤50mOsm/L)	细菌内毒素(例:霍乱),胆汁酸吸收不良,流行性分泌型腹泻,克罗恩病(早期回结肠炎),内分泌障碍(例:甲亢),药物(例:抗生素、抗肿瘤药),神经内分泌肿瘤(例:促胃液素瘤、舒血管肠肽瘤、良性肿瘤),非渗透性的,刺激性泻药(例:番泻叶、药鼠李),术后(例:胆囊切除术、胃切除术、迷走神经切断术、肠切除术),血管炎
	渗透性 (便渗透压差≥125mOsm/L)	碳水化合物(例:乳糖、果糖),吸收障碍综合征,腹腔疾病,渗透性泻药和抗酸药(例:磷酸镁、硫酸盐),糖醇(例:甘露醇、山梨糖醇、木糖醇)
	功能性 (通过运动过强/高速肠蠕动和分泌型腹泻相区分,容积小,夜间禁食改善)	肠易激综合征
脂肪泻 (脂溢发生在很多情况但不是所有情况)	吸收障碍综合征 (吸收能力降低或受损)	淀粉样变性,碳水化合物(例:乳糖不耐受),吸收障碍(晚期),腹腔疾病(晚期),胃旁路术,淋巴受损(例:充血性心力衰竭、淋巴瘤),药物(例:奥利司他、阿卡波糖),肠系膜缺血,非侵袭性小肠寄生虫(例:贾第虫属),短肠综合征,小肠细菌过度生长($\geqslant 10^5$细菌/ml),热带口炎性腹泻
	消化不良	肝胆管异常,管腔内胆汁酸不足,胰腺外分泌不足

（4）诊断 SIBO 的方法包括近端小肠抽吸液培养、葡萄糖氢呼气试验和乳果糖氢呼气试验、经验性抗生素治疗等。未来或可考虑应用高通量测序技术检测 SIBO 患者肠道菌群多样性以提供精准治疗。

（5）基因检测:CODEs 是导致婴儿慢性腹泻的罕见原因,对 CODEs 的评估是一个漫长的过程,而且常不易明确诊断。对疑似 CODEs 的患儿,可根据不同的情况选择全外显子以及全基因组测序,对孟德尔遗传病的诊断有帮助。见表 7-2-3。

【治疗】

因迁延性和慢性腹泻常伴有营养不良和其他并发症,病情较为复杂,必须采取综合治疗措施。积极寻找引起病程迁延的原因,针对病因进行治疗,切忌滥用抗生素,避免严重的肠道菌群失调。预防和治疗脱水,纠正电解质及酸碱平衡紊乱。此类患儿多有营养障碍,营养支持疗法对促进肠黏膜损伤的修复、胰腺功能的恢复、微绒毛上皮细胞双糖酶的产生等进而恢复健康是必要的治疗措施。

1. AAD 治疗　大约 22% 的病例在停用抗生素后 3 天内临床症状缓解。因基础疾病不能停用者应减少抗生素种类和选择对肠道菌群影响较小或窄谱抗菌药物。有症状 AAD 需抗感染治疗。①艰难梭菌感染:轻至中型和首次复发的初始治疗:首选甲硝唑口服,30mg/(kg·d),分 3~4 次,最大量为 2g/d,或万古霉素口服,20mg/(kg·d),q.6h. 给药,最大量 500mg/d,疗程 10~14 天。重症者可万古霉素口服,40mg/(kg·d),q.6h. 给药,最大量

2g/d。②真菌性肠炎:可口服制霉菌素,5万~10万U/(kg·d),分3~4次,疗程建议2周。③金黄色葡萄球菌肠炎:推荐静脉用万古霉素治疗。

2. 营养支持治疗

(1)调整饮食:应继续母乳喂养。人工喂养儿应调整饮食,保证足够热量。

(2)双糖不耐受患儿食用含双糖(包括乳糖、蔗糖、麦芽糖)的饮食可使腹泻加重,其中以乳糖不耐受最多见,治疗中应注意减少饮食中的双糖负荷,如采用不含乳糖代乳品或去乳糖配方粉等。

(3)过敏性腹泻的治疗:如果在应用无双糖饮食后腹泻仍不改善,应警惕食物过敏(如对牛奶过敏)的可能性,应回避相关过敏食物。

(4)要素饮食:是肠黏膜受损伤患儿最理想的食物,系由氨基酸、葡萄糖、中链甘油三酯、多种维生素和微量元素组合而成。视患儿临床状态而选择应用。

(5)静脉营养:少数不能耐受口服营养物质的患儿可采用静脉高营养。推荐方案:脂肪乳剂每天2~3g/kg,复方氨基酸每天2~2.5g/kg,葡萄糖每天12~15g/kg,电解质及多种微量元素适量,液体每天120~150ml/kg,热量每天50~90cal/kg。好转后改为口服。

(6)补充微量元素和维生素:如锌、铁、烟酸、维生素A、维生素B_{12}、维生素B_1、维生素C和叶酸等。

3. SIBO的治疗 主要是应用抗生素、益生菌、胃肠动力药物、营养支持及饮食控制等。减少或停用抑酸药物、促进胃肠道蠕动等。SIBO若由小肠内容物淤滞、小肠动力异常、肠瘘等因素所致,应力争从根本上解除上述因素,才能使SIBO得到根本治疗。SIBO是一种肠道菌群失调,故抗生素可为首选方案。但治疗目的并非完全根除肠道菌群,而在于修复、重塑肠道微生态环境。目前临床选用抗生素缺乏循证依据推荐,仍以经验性为主,应覆盖需氧和厌氧性肠道细菌。成人SIBO患者可应用利福昔明、甲硝唑、四环素、复方磺胺甲噁唑、红霉素、环丙沙星或诺氟沙星等。

4. 中医辨证论治有良好的疗效,并可配合中药、推拿、捏脊等。

【预防】

AAD重在预防。严格掌握使用抗生素指征是预防AAD的根本措施,宜根据病情尽量选用对肠道菌群影响较小或窄谱或AAD发生风险低的抗菌药物。益生菌有预防AAD的作用,特别是在下列情况时推荐使用益生菌:①使用广谱类抗生素和抗厌氧菌抗生素;②使用经肝脏代谢或胆汁排泄且在粪便中药物浓度明显增高的抗生素,如红霉素和克林霉素及静脉用头孢哌酮;③预计抗生素疗程达8天以上;④联合使用抗生素;⑤其他情况:早产儿、低出生体重儿、有并发症和曾经发生过AAD或艰难梭菌相关性腹泻(*Clostridium difficile*-associated diarrhea,CDAD)。

⊕ 拓展知识点

先天性腹泻和肠病(congenital diarrheas and enteropathies,CODEs)是一组在生命早期出现的持续和严重的腹泻源于单基因缺陷引起的疾病。例如:①肠上皮转运缺陷:GGM,葡萄糖半乳糖吸收不良影响钠葡萄糖联合转运体SLC5A1;CCD,先天性失氯性腹泻病影响Cl^-/HCO_3^-交换体DRA(SLC26A3);CSD,先天性失钠性腹泻影响Na^+/H^+交换体等。②上皮酶和代谢的缺陷:SI蔗糖酶-异麦芽糖酶缺陷;LCT,乳糖酶缺陷;DGAT1,甘油二酯转运酶1缺陷。低β脂蛋白血症或β脂蛋白缺乏影响载脂蛋白B(ApoB)等。③上皮囊泡运输和极化的异常:MVID微绒毛包涵体病源于肌球蛋白5b(MYO5B)异常和突触融合蛋白3(STX3)异常,簇绒肠病起因于EPCAM,TTC7A,四肽重复蛋白7A等。④肠上皮内分泌细胞缺陷:PCSK1,前蛋白转运酶激酶缺乏;NEUROG3,神经元素3缺乏;RFX6,米切尔-莱利综合征(Mitchell-Riley syndrome)。⑤免疫失调相关性肠病:X连锁凋亡抑制(XIAP)影响BIRC4、FOXP3、CTLA4,LRBA影响T细胞和B细胞调节/刺激等。该类疾病可以通过高通量基因测序发现病因,一些疾病早期使用特定配方可以挽救患儿生命。

(孙梅)

第三节 肠道炎症性及免疫性疾病

一、炎症性肠病

导 读

炎症性肠病（IBD）主要包括克罗恩病（CD）及溃疡性结肠炎（UC），其中发病年龄<6岁者被称为极早发IBD（VEO-IBD），该型通常存在单基因突变并涉及原发性免疫缺陷。近年来全球儿童IBD发病率有所上升。患儿可出现腹痛、腹泻、便血和/或体重减轻的典型症状，也会以贫血、发热、皮疹、肛周病变、关节炎等不典型的表现起病，使IBD诊断延迟。IBD的最初诊断需结合病史及炎症标志物并排除任何其他可能的病因，最终诊断需依据内镜、影像学及病理组织学综合分析。该病的治疗目标为诱导并维持临床缓解及黏膜愈合，甚至透壁性愈合及组织学愈合，促进生长发育，改善患儿生存质量，将药物不良反应维持在最低水平；整个诊疗过程需个体化，以多学科为基础、以儿童和家庭为中心进行全面管理。

炎症性肠病（inflammatory bowel disease，IBD）是一类病因尚不能完全明确的可累及全消化道的慢性、非特异性、复发性肠道炎性疾病，可划分为3类，即克罗恩病（Crohn's disease，CD）、溃疡性结肠炎（ulcerative colitis，UC）和未定型IBD（IBD unclassified，IBDU），后者多达20%，主要指患者可能有IBD的特征，但尚不能确切地被诊断为CD或UC。目前，将发病年龄在6岁以下的儿童IBD（pediatric-onset IBD，PIBD）称为极早发型炎症性肠病（very early onset IBD，VEO-IBD），包括新生儿IBD（<28日龄）和婴幼儿IBD（<2岁）。

【流行病学】

IBD可以在任何年龄段起病，20%~30%在20岁以前发病，18%在10岁前被诊断，4%在5岁前被诊断。其中6岁以上以CD多见，3~5岁患儿以UC多见，VEO-IBD则以IBDU多见。最新一篇来自48个国家的131项研究的系统综述表明PIBD的全球发病率和患病率均有不同程度逐年升高的趋势（研究时间为2000—2020年），欧洲PIBD最高年发病率为23.1/10^5人年，北美为15.4/10^5人年，大洋洲为6.8/10^5人年，亚洲为4.0/10^5人年，非洲为0.9/10^5人年，其中多数地方CD发病率都高于UC，比例约为（2~3）∶1。对于VEO-IBD来说，北美最高年发病率为3.7/10^5人年，欧洲为3.3/10^5人年，亚洲为1.4/10^5人年。在我国，0~14岁的PIBD发病率由2001年的0.5/10^5人年上升至2010年的6.0/10^5人年。总体来说，西方发达国家的PIBD发病率趋于平稳，拉丁美洲和亚洲等地区的发病率呈逐步上升趋势，但总体患病率仍低于西方国家。

【病因和发病机制】

尽管IBD病因及其发病机制暂不明确，但目前普遍认为是携带遗传易感基因的个体在环境因素诱导以及肠道菌群的参与下，自身免疫功能紊乱所致的一种非特异性炎症性疾病。

1. **遗传易感性** 19%~41%的PIBD有家族聚集现象。全基因组关联研究已经确定了200多个与IBD相关的基因位点，比较经典的有核苷酸结合寡聚化结构域蛋白2（nucleotide-binding oligomerization-2，NOD2）/凋亡加强结构域蛋白15（caspase recruitment domain protein 15，CARD15）、人类白细胞抗原（human leukocyte antigen，HLA）、白介素23受体（interleukin 23 receptor，IL-23R）信号通路中的信号转导子和转录激活子3（signal transducer and activator of transcription 3，STAT3）及蛋白酪氨酸激酶2（Janus kinase 2，a protein tyrosine kinase，JAK2）、自噬相关蛋白16样蛋白1（autophagy related protein 16 like protein 1，ATG16L1）、免疫相关三磷酸鸟苷酶基因（immunity-related GTPase family，IRGM）等，通常在VEO-IBD患者中存在单基因突变并涉及原发性免疫缺陷。这些基因编码参与原发性和适应性免疫、自噬和肠黏膜上皮屏障完整性的蛋白，在免疫稳态中发挥关键作用，一旦异常便可影响免疫应答及肠道微生物的发育，从而触发肠道慢性炎症。目前国内最常见为IL-10及其受体信号通路缺陷（*IL-10*、*IL-10RA/RB*基因缺陷）。

2. **感染因素** 目前还没有证实某种单一的肠道菌群会引起IBD，但研究观察到肠杆菌科、韦荣氏菌科等在 PIBD 肠道中负荷增加,而拟杆菌目、梭菌目负荷减少,菌群失调可引起黏膜屏障和免疫功能破坏,黏膜通透性增加而诱发炎症。此外,巨细胞病毒(cytomegalovirus,CMV)、EB 病毒(Epstein-Barr virus,EBV)感染及真菌可能也会通过扰乱免疫功能从而引发疾病。

3. 环境因素　吸烟、被动吸烟、饮食、压力、家庭卫生等因素与 PIBD 发病相关。保护性因素有母乳喂养,而危险因素如吸烟、摄入过多高蛋白、高糖、富含不饱和脂肪酸而低纤维素的饮食、过度使用抗生素、非甾体抗炎药或环境卫生过于干净(卫生假说),亦可能影响肠黏膜上皮屏障功能和菌群多样性。

4. 免疫机制　当肠黏膜上皮屏障被破坏后,肠腔内微生物抗原(多数为细菌)会进行移位并进入黏膜固有层,而后免疫细胞,如巨噬细胞和效应 T 细胞会对移位的各种抗原进行强烈免疫应答并产生大量细胞因子,如 γ-干扰素(interferon-γ,IFN-γ)、IL-9、肿瘤坏死因子(tumor necrosis factor,TNF)、IL-2、IL-12、IL-21 等,形成急性炎症反应,随之可以激活免疫细胞,将病原体清除。如果在这个过程中免疫细胞持续活化或是病原体持续刺激,而调节性细胞的功能又受到了抑制,那便会逐渐发展成慢性肠炎。

【临床表现】

1. 肠内表现

(1)CD 男孩发病率高于女孩,可累及从口腔到肛门的各段胃肠道,最常见部位以末端回肠及其邻近的结肠为主,约 2/3 累及上消化道,常见症状为持续或反复发作的腹痛、腹泻、体重减轻,50% 患儿伴脓血便。

(2)UC 发病无男女差异,通常病变从直肠开始,呈连续性弥漫黏膜炎症,逆行向近端发展,重者可累及全结肠甚至末端回肠,最常见症状为持续或反复发作的腹泻,以血便或黏液脓血便为主,里急后重、腹痛、腹泻次数及便血与病变轻重程度有关。

2. 肠外表现　见于 30% 患儿,可能是 PIBD 的最初表现,也可能在诊断后发生,相比于 UC,CD 的肠外表现更常见。如累及眼部引起葡萄膜炎、虹膜睫状体炎,累及口腔引起复发性溃疡,累及皮肤引起结节性红斑、坏疽性脓皮病,累及关节引起关节炎,累及肝胆引起自身免疫性肝炎、原发性硬化性胆管炎,累及肛周引起皮赘、肛裂、肛瘘、肛周脓肿等。

3. 全身症状　包括发热、生长迟缓、营养不良、青春发育延迟、继发性闭经、贫血等。

4. 并发症　易合并感染,包括艰难梭菌、CMV、EBV、乙肝病毒、水痘带状疱疹病毒、结核分枝杆菌;严重时可发生消化道狭窄、梗阻、穿孔、出血,甚至恶变为淋巴瘤、结肠癌等。

5. VEO-IBD　与其他年龄段 PIBD 相比,该类起病早,病情重,病死率高,病变范围广,临床症状不典型,以慢性腹泻、反复发热、肛周脓肿或肛瘘、口腔溃疡为主要表现,常规治疗效果不佳。

【辅助检验及检查】

1. 基线炎症性指标评估　主要包括各种血清和粪便炎性标志物,如血常规、转氨酶、白蛋白、C 反应蛋白(C reactive protein,CRP)、血沉(erythrocyte sedimentation rate,ESR)、粪常规、粪钙卫蛋白(fecal calprotectin,Fcal)等,但这些指标缺乏特异性。研究表明 Fcal 与 PIBD 患者的黏膜炎症显著相关,可作为炎症的替代标志物,正常值以下提示黏膜愈合,超过一定数值可预示内镜或组织学活动。一般学龄前儿童 Fcal 水平通常高于年龄较大的儿童。此外,感染、肠息肉、过敏、乳糜泻等疾病也会引发 Fcal 升高,需注意鉴别。

2. 内镜检查

(1)CD:CD 可累及全消化道,建议尽可能完善胃镜、电子结肠镜、胶囊内镜或小肠镜检查以全面评估。典型镜下表现为跳跃式、节段式病变且偏侧受累,可见不规则溃疡(图 7-3-1A)、纵行溃疡(图 7-3-1B、C)、裂隙样溃疡,底深,铺路石样外观(因黏膜下层高度充血水肿而使黏膜抬起,呈鹅卵石样改变,卵石之间常为溃疡),还可见肠腔狭窄、肠壁僵硬表现。需注意早期 CD 可能仅有阿弗他溃疡,后期随病程发展溃疡逐渐增大加深,彼此融合出现典型溃疡,故易被漏诊。此外,多达 9% 的 CD 患儿可能只发生孤立性回肠炎,因此肠镜检查应达末段回肠。急性期后可见多发炎性息肉及明显的瘢痕形成。胶囊内镜对发现小肠病变,特别是早期病变意义重大;超声内镜有助于判断肠壁隆起、肿块或脓肿的范围、深度及性质。

(2)UC:病变多从直肠开始,呈上行性、浅表性、连续性、弥漫性分布。镜下表现为黏膜血管纹理模糊、紊乱或消失、充血水肿、质脆易出血(图 7-3-2A、B)、脓性分泌物附着,亦常见黏膜粗糙呈

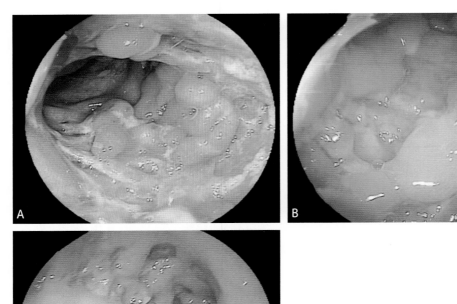

图 7-3-1　CD 肠镜下溃疡图
A. 升结肠：正常结构消失，可见不规则溃疡及息肉样增生，基本累及整个肠道；B、C. 纵行溃疡，偏侧受累为主

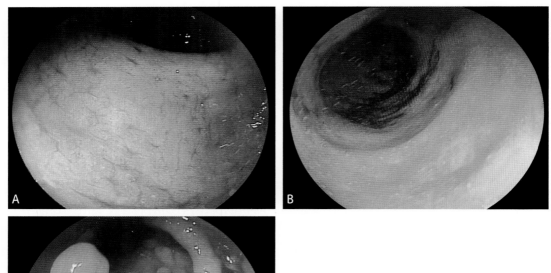

图 7-3-2　UC 肠镜下表现
A、B. 直肠：黏膜粗糙、颗粒状，充血水肿，正常血管纹理消失，可见大量小溃疡；C. 可见息肉样增生及黏膜桥

细颗粒状;病变明显处可见弥漫性、多发性糜烂或溃疡,溃疡大多表浅,形态各异,小者针尖大小,大者可达 2cm 以上;当 UC 内镜下见深凿样溃疡、黏膜剥脱样改变需警惕 CMV 结肠炎;缓解期患者可见肠管变细,肠壁僵直,结肠袋囊变浅、变钝或消失,假息肉及黏膜桥(图 7-3-2C)等。

3. 影像学检查　非侵入性,主要用于评估合并症、疾病活动度及治疗效果。

(1)胃肠道钡剂造影、钡灌肠造影、腹部增强 CT 检查可见多发性节段性的肠管僵硬、狭窄,肠梗阻、瘘管。

(2)肠道超声检查可准确反映肠壁厚度、肠壁内血流状态等指标,典型 CD 的 B 超下特征为肠壁增厚、肠系膜脂肪增殖(脂肪爬行征),还可观察肠腔是否扩张狭窄,是否存在瘘管、脓肿等改变。

(3)小肠 CT 和 MR 成像(CTE 和 MRE):是

评估小肠炎性病变的最有效的方法,是对内镜的补充,可反映病变分布的部位和范围,狭窄的存在及其可能的性质(炎症性或纤维性),肠腔外并发症如瘘管形成、腹腔脓肿、蜂窝织炎或肠系膜静脉血栓形成或闭塞等。相比于胶囊内镜及小肠镜来说,较易开展,价格便宜,可用于监测治疗反应、病变愈合及进展等长期随访,尤其适用于病情危重暂不能耐受内镜手术的患儿。

(4)盆腔 MRI 是确定肛周病变的金标准,可明确其位置和范围,了解瘘管类型及其与周围组织的解剖关系。

【诊断】

目前国内外尚无 IBD 诊断的金标准,主要结合临床、实验室检验、影像学检查、内镜及组织病理学表现进行综合诊断,并排除肠结核、其他慢性肠道感染性疾病、肠道恶性肿瘤以及自身免疫性疾病的肠道病变等。诊断流程见图 7-3-3。

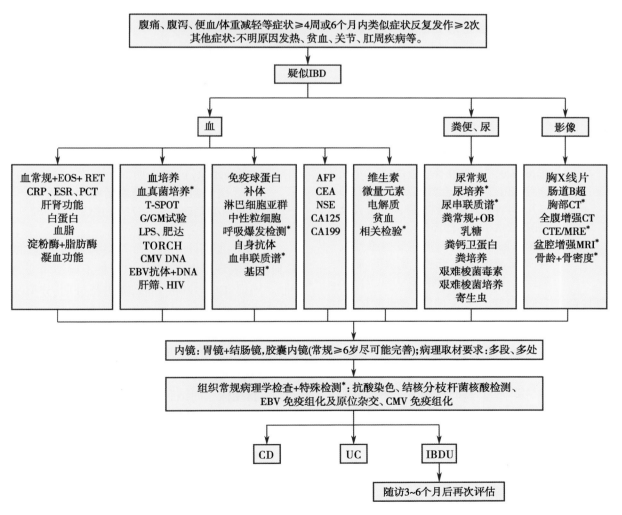

图 7-3-3　儿童炎症性肠病的诊断简易流程

1. IBD 疑似病例诊断　如有腹痛、腹泻、便血和体重减轻等症状持续≥4 周或 6 个月内类似症状反复发作≥2 次,合并发热、贫血等全身症状,皮疹、关节炎等肠外表现,抑或肛周疾病时临床上应高度怀疑 IBD。

2. IBD 诊断标准

(1) CD:诊断标准见表 7-3-1,需注意的是

表 7-3-1　CD 诊断标准

临床表现	腹痛(慢性复发性,右下腹或脐周),可伴腹泻、体重下降、肛周病变、发热等全身症状或肠外表现 经典"三联征"(腹痛、腹泻、体重下降):只在 25% 的患儿中出现,少部分以肛周脓肿、瘘管起病
内镜检查	呈节段性、非对称性、跳跃性分布 可累及上消化道,可见阿弗他、裂隙样、纵行溃疡、铺路石样肠黏膜改变、肠腔狭窄等 小肠病变优先考虑胶囊内镜(先排除肠狭窄),小肠镜适用于经胃镜及胶囊内镜检查后仍不能确定 IBD 者
影像检查	腹部 CT/CTE/MRE:初诊评估小肠炎症性病变范围、程度(肠壁增厚强化、肠壁内水肿、假性憩室,血管充血(梳状征),纤维脂肪浸润等)及相关并发症,如肠管狭窄、穿孔,肠系膜静脉栓塞等 <6 岁患儿若吞服胶囊内镜有困难可首选 MRE 进行小肠影像学检查 盆腔 MRI:疑似或合并肛周病变的 CD 患儿,可评估肛瘘及肛周脓肿的位置及范围,评估手术治疗疗效 腹部 B 超:对回肠末端病变敏感性较高,可见肠壁增厚、肠腔扩张狭窄、脂肪爬行征,评估瘘管、脓肿等
病理检查	多段(病变、非病变部位)、多点取材,常规病理学+抗酸染色+结核分枝杆菌核酸检测、EBV/CMV 的免疫组化 肠黏膜病理学特点:全层肠壁淋巴细胞增生、非干酪样肉芽肿、局灶性隐窝结构异常、局灶性固有膜深部的淋巴细胞和浆细胞增多、裂隙样溃疡、阿弗他溃疡、黏膜下神经纤维增生和神经节炎、杯状细胞通常正常 手术标本病理特点:肠管跳跃性病变、融合的线性溃疡、铺路石样外观、瘘管形成、肠系膜脂肪包绕、肠腔狭窄、肠壁僵硬

诊断 CD 后需进行分型及活动度方面的评估(表 7-3-2)。WHO 曾提出 CD 诊断标准的 6 个诊断要点(表 7-3-3),可供参考。CD 完整的诊断应包括临床类型、疾病活动度、有无并发症等。如确诊年龄<10 岁的患儿诊断为克罗恩病(回结肠型,非狭窄非穿透,肛周瘘管,活动期,中度),即 CD(A1aL3B1PG1,PCDAI 35 分)。

表 7-3-2　CD 疾病评估

临床类型	参考 2011 年儿科巴黎修订版 确诊年龄 A(A1a<10 岁;A1b 10~17 岁;A2 17~40 岁;A3>40 岁) 病变部位 L(L1,回肠远端 1/3±回盲部;L2,结肠;L3,回结肠;L4a,高于十二指肠悬韧带的上消化道,L4b,低于十二指肠悬韧带至回肠末端 1/3) 疾病行为 B(B1,非狭窄非穿透;B2,狭窄;B3,穿透;B2B3,狭窄穿透共存(同时/非同时发生);P,肛周病变 生长 G(G0,无生长延迟;G1,有生长延迟)
活动度	儿童克罗恩病活动指数(the pediatric crohn disease activity index,PCDAI) 缓解期,<10;轻度活动期,10~27.5;中度活动期,30~37.5;重度活动期,40~100 加权儿童克罗恩病活动指数(the weighted pediatric crohn's disease activity index,wPCDAI) 缓解期,<12.5;轻度活动期,12.5~40;中度活动期,40~57.5;重度活动期,>57.5

(2) UC:诊断标准见表 7-3-4,需注意儿童 UC 典型的表现不多见,需认识 5 种不典型病变的特征。同样,UC 诊断成立后,需进行分期、分型及活动度方面的评估(表 7-3-5)。完整的诊断应包括临床类型、疾病活动度、有无并发症等。如溃疡性结肠炎(初发型,E2,中度活动期)。

【鉴别诊断】

1. 肠结核　回结肠型 CD 与肠结核的鉴别困难,需综合分析。我国 2012 年《炎症性肠病诊断与治疗的共识意见》指出,出现下列表现倾向肠结核诊断:①伴活动性肺结核;②PPD 试验强阳性;③结肠镜下见典型的环形溃疡、回盲瓣口固定开放;④活检见固有层有肉芽肿分布,且数目多、直径大、特别是有融合;⑤抗酸染色阳性。活检组

表 7-3-3　WHO 推荐的 CD 诊断标准

内容	临床表现	影像学检查	内镜检查	病理检查	手术标本
① 非连续性或节段性改变	−	+	+	−	+
② 鹅卵石样外观或纵行溃疡	−	+	+	−	+
③ 透壁性炎性改变	+	+	−	+	+
④ 非干酪样肉芽肿	−	−	−	+	+
⑤ 裂沟、瘘管	+	+	+	−	+
⑥ 肛周病变	+	−	+	−	−

注:具有①②③为疑诊,再加上④⑤⑥之一为确诊;具备④,只要①②③三者之二即可确诊。

表 7-3-4　UC 诊断标准

临床表现	持续性血便伴腹泻,伴不同程度全身症状、肠外表现(肠外表现在>6 岁患儿多见)
内镜检查	从直肠开始逆行向上发展,呈连续弥漫黏膜浅层炎症:黏膜呈颗粒状,充血、质脆易出血、血管纹理模糊或消失,弥漫性点状糜烂,浅溃疡或小溃疡,伴脓性分泌物附着;反复发作 UC 可见假性息肉及黏膜桥 若非全结肠累及的 UC,末端回肠黏膜应该正常 倒灌性回肠炎:全结肠炎伴回盲瓣累及,末端回肠可表现为非糜烂性红斑或水肿
病理检查	特征性表现:隐窝结构改变(隐窝分支、扭曲、萎缩和黏膜表面不规则)和炎症浸润(局灶性或弥散的基底部浆细胞增多)
5 种不典型 UC	① 直肠赦免:内镜下直肠黏膜无典型 UC 表现,但组织学检查符合典型 UC 表现 ② 短病程(起病不久就接受结肠镜检查并活检):活检组织示片状炎性病变或缺少典型的隐窝结构异常,多见于<10 岁儿童,初次评估 UC 诊断后不迟于 6 周内重复活检可提高诊断准确性 ③ 盲肠斑片:左侧结肠炎合并盲肠炎症(常为阑尾周围炎症),盲肠炎症部位活检可为非特异性炎症病变 ④ 上消化道累及:UC 患儿可存在上消化道病变,可表现为胃内糜烂或小溃疡,但非匍匐形或纵行,组织学表现为散在或局灶性炎症,无肉芽肿(隐窝周围肉芽肿除外) ⑤ 急性重度 UC:病理上可为黏膜全层炎或深溃疡,其他特征不典型(无淋巴细胞浸润,V 形的裂隙样溃疡)

表 7-3-5　UC 疾病评估

临床类型	初发型:无既往病史而首次发作 慢性复发型:在临床缓解期再次出现症状 慢性持续型:首次发作后可持续有轻重不等的腹泻、便血,常持续 6 个月以上,可急性发作 暴发型:症状严重,血便每天 10 次以上,伴中毒性巨结肠、肠穿孔、脓毒血症等并发症
疾病范围	参考 2011 年儿童炎症性肠病巴黎表型分类法修订版 E1,直肠型;E2,左半结肠(脾曲远端);E3,病变从肝区远端开始;E4,全结肠型(病变从肝区近端开始)
活动度	儿童溃疡性结肠炎活动指数(PUCAI)缓解期,<10;轻度活动期,10~34;中度活动期,35~64;重度活动期,≥65

织结核分枝杆菌 DNA 检测阳性有助肠结核诊断。结核感染 T-细胞斑点试验(T-SPOT)阴性有助于排除肠结核。对于儿童,有结核接触史者需高度警惕肠结核,若鉴别困难可先行诊断性抗结核治疗:异烟肼、利福平、吡嗪酰胺和乙胺丁醇,四联或三联强化治疗 2 个月,后继续异烟肼和利福平巩固治疗 4~10 个月,建议到结核病专科医院治疗。

2. 白塞综合征　即白塞病,是一种多系统累及的全身性自身免疫性疾病,基本病理改变是血管炎。主要表现为反复口腔和会阴部溃疡、皮疹、下肢结节红斑、眼部虹膜炎、消化道溃疡及关节肿痛等。该病口腔溃疡大多<1cm,易发生在软腭及口咽,肠道溃疡也好发于回肠末端及回盲部,典型内镜表现为单个或多个圆形、椭圆形、边界清楚的深凿样溃疡;而 CD 的口腔溃疡多样,有不规则、长条样、裂沟样深溃疡,活检有非干酪样肉芽

肿;当两者均有非典型临床及内镜表现时应注意
鉴别。

3. 过敏性结肠炎 该病以腹泻、便血为主要
表现,类似于UC,尤其是婴儿过敏性结肠炎。患
儿常伴湿疹,有牛奶蛋白过敏史,部分有过敏性
疾病家族史。牛奶蛋白回避及激发试验可帮助
诊断。

4. 原发性肠道T细胞淋巴瘤 临床较少见,
该病和IBD在临床表现(发热、腹痛、腹泻、腹胀
等)、影像学及内镜的大体表现上颇为相似,内镜
下也可见多形性、多灶性、弥漫性及不规则溃疡,
主要依靠病理组织学及免疫组化来区分,且该病
易并发消化道穿孔、肠梗阻等,诊断不明时应尽早
剖腹探查以明确诊断。

5. 感染性肠炎 如空肠弯曲菌、耶尔森菌、
艰难梭菌、真菌、CMV、EBV、血吸虫、阿米巴、人类
免疫缺陷病毒等病原体引起的肠炎,均可出现发
热、腹痛腹泻或血便的诊断,在诊断IBD之前需
完善相关检查除外这些感染性因素。

6. 其他 包括肠易激综合征、嗜酸细胞性胃
肠炎、系统性红斑狼疮、原发性系统性血管炎、组
织细胞增生症等疾病。

【治疗目标】

儿童IBD的治疗目标为诱导并维持临床缓
解及黏膜愈合(mucosal healing,MH)、防治并发
症、改善生存质量、促进生长发育。儿童IBD患者
可能面临着终生治疗的问题,需要考虑到治疗的
长期性,尽可能地避免因病致残,并最大限度地降
低药物的毒副作用。随着生物制剂的出现、种类
的增多以及广泛的临床实践,越来越多的临床指
南和专家共识推荐将黏膜愈合作为IBD的治疗
目标,实现黏膜愈合有可能改变疾病的自然病程、
降低手术率。近年来,有学者对IBD的治疗目标
提出更高的要求,即CD患者实现透壁性愈合、UC
患者实现组织学愈合,但仍需进一步的研究以评
估其临床获益与治疗相关不良反应及经济效益比
之间的关系。

治疗方案的选择应建立在对病情全面评估的
基础上,结合患者的病程、既往治疗方案及效果、
有无并发症及并发症类型、全身状况、诊疗措施的
接受能力和耐受性来选择合适的治疗方案,并且
在治疗的过程中应根据患者对治疗的反应和对药
物的耐受情况随时调整治疗方案。

【CD的治疗】

1. 营养治疗

(1)全肠内营养(extensive enteral nutrition,
EEN):是指回避常规饮食,将肠内营养制剂作为
唯一的饮食来源。EEN可作为儿童活动性肠道
型CD诱导缓解的一线治疗方案,但对重度孤立
性全结肠炎型CD、孤立性口腔或肛周病变者疗效
不明确。部分肠内营养(partial enteral nutrition,
PEN)不能用于CD的诱导缓解,亦不能单独用于
CD的维持缓解,但PEN可联合其他药物用于CD
患儿的维持缓解。

荟萃分析结果显示,EEN在诱导缓解、一年
复发率方面与激素相当,但在促进黏膜愈合方面
优于激素。EEN治疗儿童CD的临床缓解率约为
75%~80%。另有研究显示,EEN和抗TNF-α单
克隆抗体对轻中度活动性CD的诱导缓解疗效类
似。EEN治疗疗程通常为6~8周,应用2周后需
要评估其疗效及耐受性,如果无临床应答或患儿
不能耐受,需考虑转换治疗方案。营养制剂选择
方面,按照氮质来源可分为要素膳、半要素膳和多
聚膳。各种营养制剂疗效相当,但多聚膳口感优
于要素膳及半要素膳,故推荐首选多聚膳,除非患
儿有特殊的临床需求(如牛奶蛋白过敏)。目前还
没有EEN治疗结束后如何逐步引入常规饮食的
共识,一般是每2~3天减量1次,持续2~3周。

(2)特殊饮食:近年来,一些特殊的饮食疗
法被应用于CD的治疗,如克罗恩病饮食疗法、克
罗恩病剔除饮食(Crohn's disease exclusion diet,
CDED)等,但其临床疗效尚需进一步大样本的
研究。

2. 药物治疗

(1)糖皮质激素:仅用于疾病的诱导缓解,不
能用于维持缓解。活动性肠道型CD患儿,当EEN
不耐受或无效时,可换用糖皮质激素诱导缓解。
剂量为泼尼松1mg/(kg·d),最大量40mg/d,如疗
效欠佳时可加量至1.5mg/(kg·d),最大量60mg/d。
部分患儿口服用药治疗失败时改为静脉用药可
提高疗效。足量激素应用2~4周后开始减量,每
7~10天减量1次,具体可参考表7-3-6。对于病
变局限于回盲部的轻、中度CD患儿可选用布地奈
德替代全身激素,体重>40kg者,起始剂量9mg/d
(最大12mg/d),诱导缓解6周后开始减量,减为
6mg/d,2周,之后再减为3mg/d,2周。小年龄

儿童需要根据体重和年龄调整用量[约 0.45mg/（kg·d）]。对于病变局限于远端结肠者,也可考虑使用激素灌肠剂。糖皮质激素的不良反应与使用的剂量和时间有关,但存在个体差异,肾上腺皮质功能抑制最早可出现于用药后 1 周,另外,儿童使用糖皮质激素时需要考虑到生长受限的副作用。

表 7-3-6　泼尼松或泼尼松龙减量表

单位:mg/d

周	体重		
	10~20kg	20~30kg	>30kg
1~3	20	30	40
4	15	25	35
5	15	20	30
6	12.5	15	25
7	10	15	20
8	7.5	10	15
9	5	10	10
10	2.5	5	5

（2）生物制剂:目前有多种生物制剂可用于 IBD 的治疗,如英夫利西单抗（infliximab,IFX）、阿达木单抗（adalimumab,ADA）、赛妥珠单抗、乌司奴单抗、维得利珠单抗等。目前在国内获批应用于儿童 IBD 治疗的有 IFX 和 ADA,均为抗 TNF-α 单抗,既可以用于诱导缓解,又可以用于维持缓解。除了抗 TNF-α 单抗外,临床研究表明,乌司奴单抗、维得利珠单抗亦可有效治疗儿童 IBD。

对于存在以下预后不良高危因素者建议尽早采用抗 TNF-α 单抗治疗:内镜下深溃疡、充分诱导缓解治疗后仍持续为重度活动、病变广泛、显著生长迟缓（年龄别身高 Z 值在 -2.5 以下）、严重骨质疏松、起病时合并狭窄或透壁性病变（B2 或 B3 型）、严重肛周病变。对合并活动性肛周瘘管者,在进行适当的抗生素和外科干预后,建议优选抗 TNF-α 单抗诱导和维持缓解;另外,对合并严重肠外表现者（严重关节炎、结节性红斑、坏疽性脓皮病、葡萄膜炎等）,应早期使用抗 TNF-α 单抗治疗。对于儿童中重度 CD,诊断后可考虑直接使用抗 TNF-α 单抗诱导和维持缓解。另外,抗 TNF-α 单抗还推荐用于激素抵抗或依赖的活动性 CD 的诱导缓解、免疫抑制剂无效的慢性活动性 CD 的诱导和维持缓解。抗 TNF-α 单抗诱导缓解的 CD

患儿,建议继续使用抗 TNF-α 单抗维持治疗。

IFX 剂量按每次 5mg/kg,在第 0、2、6 周静脉注射作为诱导缓解方案,然后同样剂量每隔 8 周用药 1 次作为维持缓解方案。如临床疗效欠佳或药物浓度低,可增加药物剂量至 10mg/kg 和/或缩短用药间隔至每 4 周 1 次。年龄越小的患儿,炎症负荷越重,药物代谢更快,可能需要更高的剂量、更短的用药间隔时间,才能维持足够的谷浓度。另外,IFX 治疗期间,如果有条件的医院,建议主动进行药物浓度监测（therapeutic drug monitoring,TDM）,根据 TDM 指导调整治疗措施。

阿达木单抗的给药方式为皮下注射,第 0、2 周皮下注射作为诱导缓解,然后每 2 周用药 1 次作为维持缓解。首剂 2.4mg/kg（最大 160mg）,第 2 周 1.2mg/kg（最大 80mg）,之后每隔 1 周给予 0.6mg/kg（最大 40mg）。或者按体重计算,体重 ≥40kg 者,首剂 160mg,第 2 剂 80mg,之后每次 40mg;体重 <40kg 者,首剂 80mg,第 2 剂 40mg,之后每次 20mg。对于临床疗效欠佳或药物浓度低者,可缩短为每周 1 次。

目前生物制剂维持治疗的疗程尚无共识意见。

（3）沙利度胺:已有临床研究证实,沙利度胺对儿童难治性 CD 有效,并能促进黏膜愈合,用量为 1.5~2.5mg/（kg·d）。由于其潜在的副作用及致畸性,一般不推荐用于维持缓解,除非患儿有特殊的临床需求。用药期间需要严密监测其不良反应。

（4）氨基水杨酸制剂（5-aminosalicylic acid,5-ASA）:目前尚无证据表明 5-ASA 能诱导黏膜愈合,故仅适用于轻度结肠型、回肠型和回结肠型活动性 CD 的诱导缓解,应用时需及时评估疗效,对上述治疗无效者按中度活动性 CD 处理。应用氨基水杨酸制剂诱导缓解的 CD 患儿可以继续使用该药物维持缓解,但氨基水杨酸制剂对激素诱导缓解后维持缓解的疗效不确定。5-ASA 分为偶氮化合物（如柳氮磺砒啶）、控释制剂（如彼得斯安）、pH（6 或 7）依赖制剂（如美沙拉秦栓、美沙拉秦缓释颗粒）及 pH 依赖型缓释制剂。偶氮化合物主要作用于结肠,控释制剂作用于十二指肠以下肠段,pH 依赖制剂作用于末端回肠及结肠。5-ASA 用量为 50~80mg/（kg·d）,最大量 4.8g/d。对于轻中度直肠炎者,可考虑局部 5-ASA 单药治疗。

5-ASA 的罕见不良反应有间质性肾炎、肺炎、心包炎,长期服用 5-ASA 者,建议每 3~6 个月检查血尿常规及血肌酐,每 12 个月检查叶酸水平。氨基水杨酸制剂维持治疗的疗程为 3~5 年或更长。

（5）免疫抑制剂:免疫抑制剂单药使用时不能用于 CD 的诱导缓解,仅用于维持缓解。治疗儿童 CD 的常用免疫抑制剂为嘌呤类药物和甲氨蝶呤(methotrexate,MTX)。嘌呤类药物包括硫唑嘌呤(azathioprine,AZA)和巯基嘌呤(6-mercaptopurine,6-MP),两者疗效类似。AZA 是激素诱导缓解后用于维持缓解最常用的药物,能有效维持撤离激素的临床缓解或在维持症状缓解下减少激素用量。嘌呤类药物治疗无效或不耐受者可考虑换用 MTX。来自成人的研究已经证实 AZA 联合抗 TNF-α 单抗可减少抗抗体产生,提高生物制剂血药浓度,从而提高疗效,但针对儿童患者,目前尚没有足够的证据来确定抗 TNF-α 单抗单药或联合 AZA 的风险/效益比,认为前 6 个月联合应用 AZA 可降低抗抗体的产生率及继发性失应答率,但这一益处需要与发生淋巴瘤的风险增高相权衡。

嘌呤类药物起效较慢,达到最大疗效可能需要 8~16 周。AZA 目标剂量为 1.5~2.5mg/(kg·d),6-MP 目标剂量为 1.0~1.5mg/(kg·d)。嘌呤类药物代谢活性存在个体差异,有条件的医疗机构在使用嘌呤类药物前建议检测 *TPMT* 及 *NUDT15* 基因型以指导临床用药。携带 *TPMT* 或 *NUDT15* 纯合子基因或酶活性极低的 CD 患儿禁用嘌呤类药物,携带杂合子基因或酶活性低下者应减量使用,酶活性正常者起始即可足量,无需逐渐减量。但需要注意的是,酶代谢活性正常的患儿使用嘌呤类药物亦有发生骨髓抑制的风险,另外,如果患儿最近 3 个月内输注过红细胞,酶活性检测结果是不准确的。嘌呤类药物存在量效关系,剂量不足会影响疗效,增加剂量会增加药物不良反应风险,有条件的单位建议行巯基嘌呤核苷酸药物浓度测定指导剂量调整。

服用嘌呤类药物期间需严密监测其不良反应,最初 1 个月内每周复查血常规,第 2~3 个月每 2 周复查 1 次血常规,之后每月复查 1 次,6 个月后复查间隔时间可视具体情况适当延长;最初 3 个月每月复查肝功能,之后视情况适当延长。硫嘌呤类药物维持治疗疗程尚无共识意见。

MTX 的给药方式为肌内注射、皮下注射及口服,推荐剂量为每周 15mg/m²,最大 25mg/周,达到临床缓解及黏膜愈合后,可减量至每周 10mg/m²,最大 15mg/周。MTX 应用期间应常规服用叶酸以降低胃肠道反应,剂量为每周 5mg 或 1mg/d 持续 5 天。最初 4 周内每周、之后每月定期检查血常规和肝功能。MTX 的疗程可持续 1 年,更长疗程的疗效和安全性目前尚无共识。

（6）其他:抗菌药、益生菌、中药等可用于 IBD 的辅助治疗。

3. 手术治疗　CD 外科手术指征为:①肠梗阻:由纤维狭窄所致的肠梗阻视病变部分和范围行肠段切除术或狭窄成形术,短段肠管狭窄(<4cm)可行内镜下球囊扩张术,炎性狭窄引起的梗阻如药物治疗无效时可考虑手术治疗;②急性肠穿孔:需急诊手术;③大出血:内科治疗无效(包括内镜止血)而危及生命者,需急诊手术;④腹腔脓肿:先行经皮脓肿引流和抗感染,必要时再行手术治疗;⑤非肛周瘘管形成(包括肠皮瘘和各种内瘘);⑥癌变。

【UC 的治疗】

1. 轻度 UC　5-ASA 口服是儿童轻度 UC 诱导及维持缓解的一线药物,足量氨基水杨酸制剂治疗后(一般 2~4 周)症状控制不佳者,特别是病变较广泛者,可改用糖皮质激素口服治疗。对病变局限在直肠者首选栓剂,对病变局限在直肠及乙状结肠者首选灌肠液。直肠给药剂量为 25mg/(kg·d),最大为 1g/d,疗效欠佳者可联合口服制剂。

2. 中度 UC

（1）氨基水杨酸制剂:5-ASA 口服是儿童中度 UC 诱导及维持缓解的一线药物,单纯口服效果欠佳者可联合局部用药。但临床研究表明,大多数儿童轻中度 UC 单用 5-ASA 不能达到缓解,治疗 2~3 周无明显反应者需转换治疗。

（2）糖皮质激素:足量氨基水杨酸制剂治疗后(一般 2~3 周)症状控制不佳者,特别是病变较广泛者,应及时改用激素治疗。

（3）嘌呤类药物:不推荐嘌呤类药物单药用于诱导缓解。嘌呤类药物适用于 5-ASA 不耐受或无效,或频繁复发(1 年内复发 2~3 次),或激素依赖的 UC 患儿的维持缓解治疗。临床上 UC 治疗时常将氨基水杨酸制剂与硫嘌呤类药物合用,但两者联用会增加硫嘌呤类药物骨髓抑制的风险,临床上需加强监测。嘌呤类药物无效或不能耐受者,可考虑应用 MTX 维持缓解。

(4)抗 TNF-α 单抗:当激素及免疫抑制剂治疗无效或激素依赖或不能耐受上述药物治疗时,可考虑抗 TNF-α 单抗治疗。

(5)沙利度胺:适用于难治性 UC 的治疗,因临床研究资料较少,仅用于其他药物无效或不能耐受或存在明显禁忌证的 UC 患儿的治疗。

(6)局部药物治疗:对于病变局限于直肠或直乙结肠者,首选局部用药,局部用药疗效欠佳者,可联合氨基水杨酸制剂口服。另外,有些中药灌肠剂,如锡类散、康复新液亦有效。

3. 重度 UC 病情重、疾病变化快,处理不当可能危及生命,需要尽早收治入院并积极治疗。

(1)一般治疗:①对症支持治疗:维持水、电解质、酸碱平衡,合并重度贫血者输血治疗,合并明显低蛋白血症者输注白蛋白,病情严重者可暂禁食,予肠外营养支持治疗。电解质紊乱(尤其是低血钾症和低血镁症)可促进结肠扩张,应根

据临床症状及上次检测结果,1~3 天随访 1 次。②积极排查有无合并感染:UC 患儿出现病情反复时首先要排除有无合并感染,其中以艰难梭菌感染最为多见,其次为巨细胞病毒感染及细菌感染。③禁用抗胆碱能药物、阿片类制剂、非甾体抗炎药等,以避免诱发结肠扩张及中毒性巨结肠。④对中毒症状明显者可考虑静脉使用广谱抗生素。

(2)静脉糖皮质激素:为首选治疗。甲泼尼龙 1mg/(kg·d)(最大 40mg/d),对于病变范围广或入院前口服激素治疗失败的患者,可增加至 1.5mg/(kg·d)(最大 60mg/d)。目前尚无充足的证据表明高剂量激素优于低剂量激素,一旦临床有效可迅速减量至 1mg/(kg·d)。

(3)转换治疗:在静脉使用足量激素治疗 3 天后仍然无效时,应转换治疗。

儿童急性重症 UC(acute severe ulcerative colitis, ASUC)转换治疗流程可参考以下方案(图 7-3-4)。ASUC 常用的二线药物有 IFX、环孢素和他克莫

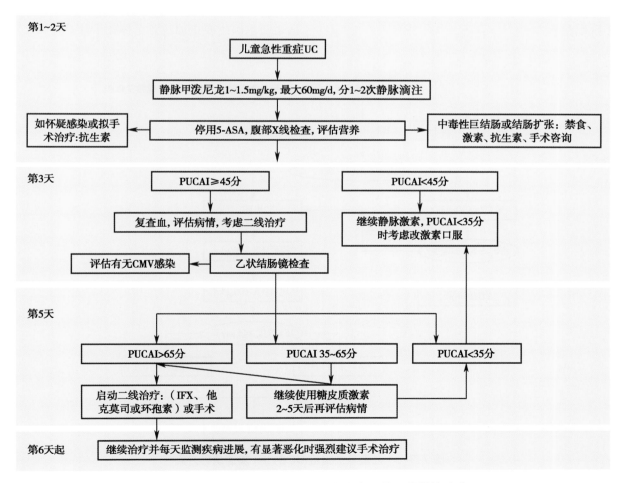

图 7-3-4 儿童急性重症 UC 激素治疗无效后的转换治疗

司。对于既往未接受过抗 TNF-α 单抗治疗的患儿,二线治疗首选 IFX。鉴于急性重症 UC 时 IFX 在体内的清除速度较快,可采用加速诱导方案,具体可参考如图 7-3-5 流程。另外,激素抵抗的 ASUC 患儿 1 年内需要结肠切除的风险较高,IFX 治疗有效者建议联用免疫抑制剂至少 6 个月。环孢素或他克莫司作为补救治疗时,仅作为过渡至其他长期维持药物(如硫唑嘌呤、维多珠单抗)的桥接治疗。环孢霉素剂量为 2mg/(kg·d),静脉滴注,诱导缓解期目标浓度为 150~300ng/ml,维持缓解期目标浓度为 100~200ng/ml。他克莫司剂量为 0.1mg/(kg·次),每天 2 次口服,诱导缓解期目标浓度 10~15ng/ml,维持缓解期目标浓度为 5~7ng/ml。二线治疗应用 4~7 天后如果 PUCAI 评分下降超过 20 分,认为治疗有效。

(4)手术治疗:①绝对指征:大出血、肠穿孔、癌变或高度怀疑癌变。②相对指征:经积极内科治疗无效的重度 UC;合并中毒性巨结肠内科治疗无效者应尽早手术治疗;内科治疗疗效不佳和/或药物不良反应已严重影响患者生活质量者,可考虑手术治疗。

(5)维持治疗:如果激素有效者,建议采用硫唑嘌呤维持缓解;如果患者对激素反应快且之前未使用过 5-ASA 者,才考虑使用美沙拉秦维持缓解。使用 IFX 诱导缓解者,建议继续使用 IFX 维持缓解。

总之,随着新型治疗药物,尤其是生物制剂的不断涌现,IBD 的治疗目标也发生了较大变化,从最初缓解患者的临床症状,到促进黏膜愈合,甚至透壁性愈合及组织学愈合,治疗目标的不断提高也导致了治疗方案的变革。鉴于儿童期起病的 IBD 具有病变范围广、对常规药物治疗反应较成人差及易复发的特点,目前"下台阶"治疗方案在儿童中重度 CD 的治疗中被广泛接受,目前有学者提出对儿童中重度 UC 的患儿也建议尽早加用生物制剂,但其经济效益比尚需进一步的研究。另外,除了已批准的生物制剂外,临床研究表明,其他生物制剂如乌司奴单抗、维得利珠单抗及一些小分子药物(托法替布)亦可以有效治疗儿童 IBD,展示了良好的应用前景。随着可供选择的药物的增多,一方面为临床治疗提供便利,另一方面也要求医生要更加注意个体化治疗。

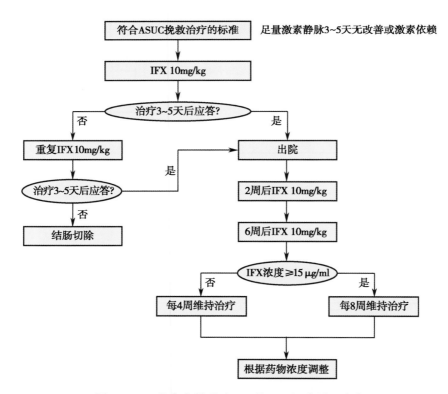

图 7-3-5 儿童急性重症 UC 的 IFX 加速诱导方案

拓展知识点

1. PIBD 并非都以典型症状起病,需重视那些以不明原因发热、贫血,反复肛周脓肿等肠外表现起病的病例以防漏诊。

2. 目前我国制定的 IBD 相关指南及共识多是参考国外研究结果,缺乏国内循证医学证据,证据说服力较弱,普遍适用性较差,多中心、大数据、统一质控的研究有待进一步开展。

3. 在儿童炎症性治疗中,达标治疗能改善患儿的预后、减少疾病的复发、降低手术率,目前比较认可的治疗目标为实现黏膜愈合。"下台阶"治疗方案在儿童中重度 CD 的治疗中被广泛接受;尽早加用生物制剂有可能让中重度 UC 患儿获益。

4. 需进一步研究以评估 CD 患儿实现透壁愈合、UC 患儿实现组织学愈合的临床获益与治疗相关不良反应、经济效益比之间的关系。需进一步研究评估"下台阶"治疗方案在儿童中重度 UC 治疗中的应用价值。

(郑翠芳 黄瑛)

二、过敏性紫癜

导 读

过敏性紫癜(HSP),既往称为亨-舒综合征,本质为 IgA 血管炎,是儿童期最常见的血管炎,主要累及细小血管。临床以非血小板减少性、可触性紫癜为特征,可伴有关节症状、胃肠道损害及肾脏病变等。HSP 目前尚无特异性诊断方法,主要依据临床表现进行诊断。大多数病例为自限性,一般病程 3 周左右。治疗方面主要根据疾病严重程度和器官受累情况采取对症支持治疗。

过敏性紫癜(Henoch-Schönlein purpura,HSP)即 IgA 血管炎,是一种主要由 IgA 沉积于小血管壁(细动脉、微静脉及毛细血管)引起的白细胞碎裂性血管炎,以非血小板减少性、可触性紫癜为特征,根据累及组织器官的不同分为单纯型、关节

型、胃肠型、肾型、混合型。大多数病例呈自限性,总体预后良好,但易反复,急性期可合并肠套叠、肠穿孔、肠梗阻等急腹症,需重点鉴别。部分患儿出现严重肾功能不全,甚至发展为终末期肾病,影响远期预后。

【流行病学】

本病多发生于学龄前及学龄期儿童,表现为全球发病,欧洲儿童人群发病率为(10~20)/100 000,我国台湾地区儿童发病率为 12.9/100 000,约 90% 以上的患者年龄在 10 岁以下,其中以 4~6 岁发病率最高,1 岁以内婴儿少见,最小病例为 6 月龄。HSP 主要发生于秋冬季节,男女比例为(1.2~1.8):1,相较于白色人种和黄色人种,黑色人种发病率较低。

【病因和发病机制】

1. **病因** 目前已明确 HSP 的主要病理改变为 IgA 沉积于小血管壁引起的血管炎(图 7-3-6),然而发病原因仍未完全阐明,可能涉及感染、免疫、遗传及环境等因素。

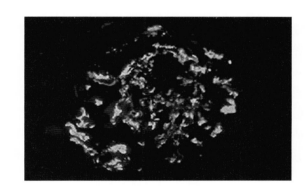

图 7-3-6 IgA 沉积于肾小球系膜区

(1)感染:HSP 的发生可能与感染触发自身免疫性炎症反应有关。据报告 90% 患者均在起病前 1~3 周有呼吸道感染病史,链球菌和副流行性感冒病毒是最常见的病原,其他还包括肺炎支原体、柯萨奇病毒、微小病毒 B19、腺病毒、幽门螺杆菌等感染。但相关研究多为非随机、非对照的,尚缺乏可靠证据证明上述感染是 HSP 发生的直接病因。

(2)疫苗接种:如流行性感冒疫苗、乙肝疫苗、狂犬疫苗、流脑疫苗、白喉疫苗、麻疹疫苗等也可能诱发 HSP,但相关研究多为病例报告,尚需可靠研究证据进一步论证。

(3)食物及药物:国内回顾性研究认为食物

引起的变态反应是 HSP 发生的重要因素,常见的食物包括乳制品、虾、蟹等,但资料中均未提供详细过敏史,也缺少研究对象过敏性定义的证据,故目前尚无明确证据表明食物过敏是导致 HSP 的原因。个别报告如克拉霉素、头孢呋辛、米诺环素、环丙沙星、双氯芬酸、苯妥英钠、卡马西平、阿糖胞苷、阿达木单克隆抗体、依那普利等药物的使用可能触发 HSP 的发生。

（4）遗传：据以色列的一项研究表明,10% 的 HSP 患者存在编码 MEFV 基因的纯合子突变,17% 的患者存在杂合子突变,MEFV 编码蛋白质调节 caspase-1 和白细胞介素 1B（IL-1B）的产生。另外,人类白细胞抗原基因型（HLA-A2、A11 和 B35 等位基因表达增加与 HLA-A1、B49 和 B50 表达缺失）也可能在 HSP 易感性中起作用。还有研究表明 HSP 在补体成分 C2 缺乏者中的发病率较高。

（5）其他：如植物花粉、虫咬,物理因素（骤冷、低温刺激）等也可能诱发 HSP。

2. 发病机制 免疫功能紊乱是本病的主要发病机制,当感染或其他因素作用于易感人群,导致 T 细胞功能紊乱,辅助性 T 细胞 1（helper T cell,Th1）和 Th2 细胞失衡,Th2 细胞优势活化,造成 B 淋巴细胞大量克隆扩增并增强活性,产生大量免疫球蛋白,尤其是 IgA1。IgA1 异常糖基化,从而产生 IgA1 抗体（IgG）,形成抗原抗体复合物沉积于血管壁,激活核转录因子信号通路,促进肿瘤坏死因子 α（tumor necrosis factor,TNF-α）、白细胞介素 6（Interleukin-6,IL-6）、白细胞介素 8（IL-8）、白细胞介素 17A（IL-17A）等炎症因子释放,通过损伤血管内皮细胞引起内皮细胞增生、纤维化及微血栓形成,最终导致组织脏器损伤。

【临床表现】

多数患儿在发病前 1~3 周有上呼吸道感染病史,起病急,多以皮肤紫癜为首发症状,也可首先表现为不规则发热、乏力、关节痛、食欲减退、恶心、呕吐、腹痛等。

1. 皮肤症状 所有 HSP 患者均存在皮疹,主要分布于双下肢、臀部等重力或压力依赖区,少数可分布于上肢及面部,躯干部罕见。典型皮疹表现为对称分布、大小不等、高出皮面、压之不褪色的可触及性紫红色斑丘疹,即为紫癜,可分批出现,严重者可出现出血性水疱、糜烂、溃疡等（图

7-3-7）。另外,紫癜还可融合成片,含铁血黄素沉积可使皮肤变成棕色。一般 1~2 周内皮疹消退,不留痕迹,但易反复发作,迁延数月。发病早期有时可出现会阴部、眼周、前额、头皮、手臂和足背的血管神经性水肿,伴有压痛。皮疹是 HSP 诊断的必需条件,仅有皮肤症状时诊断为单纯型紫癜。

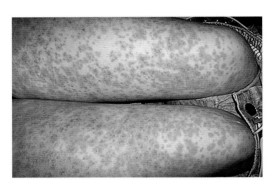

图 7-3-7 过敏性紫癜皮肤表现

2. 关节症状 约 75% 的患者出现关节受累,其中 15% 以关节炎为首发症状,在皮疹尚未出现的情况下极易造成误诊。关节症状多以单个关节为主,可表现为关节疼痛、肿胀、积液,活动受限,主要累及下肢踝关节、膝关节,较少累及腕关节、肘关节及手指等上肢关节。关节病变常呈一过性,多在数日内消失,不会造成关节畸形及功能损害。

3. 消化道症状 约 50%~70% 的患者发生胃肠道症状,一般出现在皮疹发生 1 周以内,多表现为阵发性脐周绞痛,可同时伴有恶心、呕吐、腹胀。当出现剧烈腹痛或消化道出血时,需警惕并发肠套叠、肠穿孔、肠梗阻、消化道大出血等危及生命的急腹症,这是 HSP 急性期常见的死因,需尽早发现,尽早干预。值得注意的是,有 10%~40% 的患者胃肠道症状可先于皮疹出现,导致早期诊断困难,易误诊为外科急腹症而误行手术（图 7-3-8）。

4. 肾脏表现 约 20%~55% 的患者发生紫癜性肾炎（Henoch-Schönlein purpura nephritis,HSPN）,可发生在病程中的任何时候,通常发生在皮疹出现后的 1~3 个月内,也可发生于皮疹消退后或疾病静止期。临床表现为血尿和/或蛋白尿,高血压可单发或合并肾脏病变。大多数病例症状轻微,可自行痊愈,但患者的肾脏病变程度决定了 HSP 的远期预后,少数严重者可进展为肾功能不

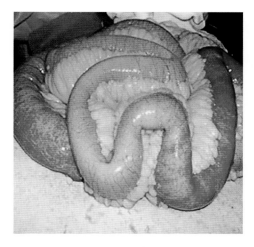

图 7-3-8　过敏性紫癜并发急腹症行手术时的结肠外观

全、终末期肾病。肾脏病变进展的危险因素包括：大量蛋白尿、水肿、高血压及肾功能减退等。肾活检对了解肾脏病理改变及指导治疗很有帮助（图7-3-9）。

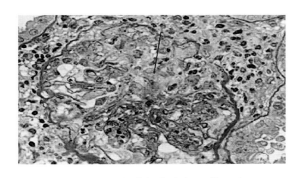

图 7-3-9　紫癜性肾炎新月体形成

5. **其他症状**　少见的临床表现还包括头痛、头晕、意识改变、癫痫、共济失调、颅内出血等神经系统症状。此外，还可出现虹膜炎、视网膜出血、睾丸炎、肺出血、间质性肺炎、心肌炎等表现。

【辅助检查】

1. **实验室检查**　本病无特异性实验室检查。血小板计数及凝血功能正常，可作为排他性检查。合并细菌感染时白细胞总数可升高，伴有核左移、C反应蛋白升高，血沉可增快，抗链球菌溶血素可呈阳性。约半数患者在急性期时其血清IgA、IgM升高，但抗核抗体和类风湿因子通常阴性。有胃肠道症状者，大便隐血可阳性，少数合并低蛋白血症。同时，应进行肾小球滤过率检查和尿液分析（血尿、尿蛋白/肌酐比值、尿白蛋白/肌酐比）评估

肾损伤情况。

2. **影像学检查**　腹部B超诊断腹型HSP的敏感性为86%，特异性为100%，可作为儿童腹型HSP早期诊断及鉴别诊断的首选检查，表现为肠壁水肿增厚，增厚的肠壁血流信号明显增多，呈对称/不对称性，回声均匀减低，肠腔向心性或偏心性狭窄。对有严重腹痛、呕吐、腹胀者应根据情况选择进行腹部B超和/或腹部立位片检查以鉴别肠套叠、肠梗阻、肠穿孔等急腹症。

3. **皮肤活检**　对于非典型皮疹患者和/或排除其他诊断时，应进行包括IgA特异性免疫荧光染色的皮肤活检。典型的下肢和臀部紫癜患者无需进行皮肤活检。需要注意的是，若活检未发现IgA免疫荧光染色也不能排除HSP诊断。

4. **内镜检查**　对于皮疹典型的HSP诊断较容易，不建议常规行内镜检查明确诊断。但在尚未出现典型的HSP皮疹时，胃镜检查有助于早期诊断。内镜下可见胃肠黏膜紫癜样改变，表现为广泛的充血水肿、糜烂，多发不规则浅溃疡、点片状出血或红斑，微隆起。上消化道以十二指肠降部病变最为常见，下消化道则以回肠末端病变最常见（图7-3-10）。

【诊断】

目前儿童HSP的诊断参照2010年欧洲抗风湿病联盟（The European League Against Rheumatism，EULAR）和国际儿童风湿病试验组织（PRINTO）及儿童风湿病联盟（PRES）共同制定的标准。

1. **必要条件**　以下肢为主的非血小板减少性可触性紫癜或瘀点。

2. **再加上以下四条中任意一条**

（1）腹痛：急性弥漫性腹部绞痛，可伴有肠套叠及消化道出血。

（2）任何部位组织病理学：以IgA沉积为主的白细胞碎裂性血管炎或增殖性肾小球肾炎。

（3）关节炎或关节痛：①急性关节炎定义为关节疼痛或肿胀，且伴有活动受限；②急性关节痛定义为关节疼痛，但不伴有关节肿胀或活动受限。

（4）肾脏受累：①蛋白尿：>0.3g/24h，或晨尿白蛋白/肌酐>30mmol/mg；②血尿、红细胞管型：每高倍镜视野红细胞>5个，或尿潜血≥2+，或尿沉渣见红细胞管型。

部分患儿仅表现为单纯皮疹而无其他症状，根据2012年长沙儿童过敏性紫癜诊治专家座谈

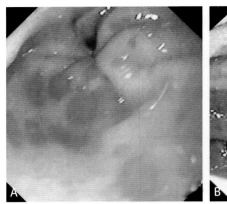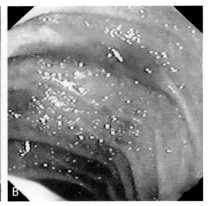

图 7-3-10 HSP 患者胃和十二指肠内镜下表现
A. HSP 患者胃镜下胃窦部点片状出血；B. HSP 患者胃镜下十二指肠降部点片状出血

会建议：对于典型皮疹急性发作的患儿在排除相关疾病后可以临床诊断，对于皮疹不典型或未见急性期发作性皮疹者，仍需严格按标准诊断，必要时行皮肤活检。

【鉴别诊断】

根据患者所累及的组织器官不同，需要和以下疾病进行鉴别：

1. **免疫性血小板减少症（immune thrombocytopenia，ITP）** 是一种获得性血小板减少症，由抗血小板抗原的自身抗体导致，不伴贫血或白细胞减少。临床主要表现为皮肤黏膜的瘀点、瘀斑，通常不高出皮面，压之不褪色，常发生在身体的重力依赖区，少数严重者可发生颅内出血、消化道出血、血尿等。骨髓检查示巨核细胞增多或正常伴成熟障碍。

2. **外科急腹症** 在皮疹出现前若出现急性腹痛者，需与急腹症鉴别。急性阑尾炎通常腹痛持续伴阵发性加剧，呈转移性右下腹疼痛，可伴有发热、呕吐症状，体格检查示麦氏点压痛明显，伴反跳痛、肌紧张，腹部 B 超可见阑尾充血、水肿、渗出。肠套叠为阵发性绞痛或持续性疼痛伴阵发性加剧，可伴有呕吐、果酱样大便症状，体格检查示腹胀、压痛、肌紧张，有时可触及腊肠样包块，腹部 B 超可见"同心圆征"或"靶环征"。

3. **风湿性关节炎** 风湿性关节炎常继发于未经及时治疗的 A 族乙型溶血性链球菌感染，在前驱期有典型的呼吸道感染症状。典型的关节症状是呈游走性的、不对称的多发性关节炎，主要发生在膝、踝、肘、腕、肩等大关节，逐步可以出现红、肿、热、痛，但是没有渗出、化脓的表现，无皮疹表现。关节疼痛通常 2 周内消退，缓解后常无明显的关节变性，但易反复发作，关节疼痛加重与寒冷、潮湿有关。实验室检查提示抗"O"及血沉明显升高。

4. **细菌感染** 若败血症、亚急性细菌性心内膜炎、脑膜炎双球菌菌血症均可出现紫癜样皮疹。但通常紫癜中心部位可有坏死，患儿一般情况危重，血培养阳性。

5. **超敏反应性血管炎** 是一种小血管炎，发生于药物暴露或感染后，但也可以没有明确触发因素，患者表现为发热、荨麻疹、淋巴结肿大和关节痛，通常不会出现肾小球肾炎，组织病理学检查可见主要发生于毛细血管后微静脉的白细胞碎裂性血管炎，但无 IgA 沉积。

6. **链球菌感染后肾小球肾炎（poststreptococcal glomerulonephritis，PSGN）** 肾脏症状突出时，需要鉴别。该病由前驱感染 A 族 β 型溶血性链球菌的特异性致肾炎菌株引起。PSGN 的临床表现各不相同，从无症状镜下血尿到典型的急性肾炎综合征，而后者的特征为红色至棕色尿、蛋白尿（可达肾病范围）、水肿、高血压和急性肾损伤。其预后通常良好，尤其是儿童。

【治疗】

大多数 HSP 呈自限性，主要根据疾病严重程度和器官受累情况采取对症支持治疗，包括缓解关节疼痛、腹痛及消化道出血。若发生紫癜性肾炎，则应根据症状及病理分型制订个体化治疗方案。

1. 一般治疗 急性期应卧床休息,积极寻找和去除致病因素。有消化道出血者,如腹痛不重,仅大便隐血阳性,可进流食。严重腹痛或呕吐者需要营养要素饮食或暂时禁食并胃肠外营养支持治疗。

2. 抗感染治疗 急性期呼吸道或胃肠道等感染时可适当给予抗感染治疗。

3. 对症治疗

(1)皮疹症状:皮疹通常为自限性,且无长期性损害,很少需要治疗。对合并有荨麻疹或血管神经性水肿时可应用抗组胺药物和钙剂。目前尚无证据证明糖皮质激素治疗对皮疹的消退及复发有效,但若发生皮肤出血性水疱和坏死性皮疹,可考虑口服泼尼松 0.5~1mg/(kg·d),分 2~3 次口服。

(2)关节症状:若没有消化道出血及肾功能不全禁忌证时可口服非甾体抗炎药进行镇痛治疗,效果不佳时可口服泼尼松 1mg/(kg·d),症状缓解后逐渐减停,疗程不超过 2~4 周。

(3)胃肠道症状:腹痛症状轻微时,可联合使用黏膜保护剂、抑酸剂或质子泵抑制剂缓解症状。当出现严重痉挛性腹痛、消化道出血时应及时使用糖皮质激素或大剂量静脉人免疫球蛋白冲击治疗。

1)黏膜保护剂:保护黏膜免受盐酸、胆盐和胰蛋白酶的侵蚀,可以作为抑酸药的辅助治疗。常用药物有 L-谷氨酰胺呱仑酸钠颗粒等。

2)西咪替丁(cimetidine):为一种 H_2 受体阻滞剂(H_2-receptor blockers),通过阻断组胺与壁细胞 H_2 受体结合,拮抗 H_2 受体影响质子泵分泌胃酸。此外,还能作用于肥大细胞,抑制相关炎症因子的释放,缓解过敏症状,剂量为 20~40mg/(kg·d),分 2 次静脉滴注,1~2 周后可改为 15~20mg/(kg·d),分 3 次服用,继续用药 1~2 周。

3)质子泵抑制剂(proton pump inhibitors,PPI):儿童常用奥美拉唑(omeprazole),推荐剂量 0.5~1.0mg/(kg·d),每天 1 次,静脉滴注。

4)糖皮质激素(glucocorticoid):推荐泼尼松(prednisone)1~2mg/(kg·d)(最大剂量 60mg/d),分 2~3 次口服,腹痛症状缓解后逐渐减停,疗程不超过 2~4 周。胃肠症状较重不能耐受口服者推荐静脉使用甲泼尼龙(methylprednisolone)0.8~1.6mg/(kg·d),分 2~3 次静脉滴注。出现肺出血、消化道大出血时可进行甲泼尼龙冲击治疗,15~30mg/(kg·d),最大剂量 1g/d,连用 3 天,必要时 1~2 周后重复冲击治疗。

5)静脉人免疫球蛋白(intravenous human immunoglobulin,IVIG):具免疫调节作用,抑制自身抗体的产生,封闭巨噬细胞上的受体,并且大量 IgG 分子的输入对抑制性 T 淋巴细胞有特异和非特异性增进作用,可明显缩短各种症状缓解时间,可用于重症及糖皮质激素治疗不佳者。推荐剂量 1g/(kg·d),连用 2 天,或 2g/(kg·d)用 1 天,或 400mg/(kg·d),连用 3~5 天。

4. 紫癜性肾炎 紫癜性肾炎诊疗参照中华医学会儿科学分会肾脏病学组制定的相应诊疗指南。对于早期应用糖皮质激素能否预防肾损伤的发生尚存争议,但早期应用糖皮质激素能有效改善肾脏症状。对于急性肾炎综合征/肾病综合征的患儿应予糖皮质激素联合免疫抑制剂治疗,对于急进性肾炎(肾脏病理提示新月体肾炎)患儿可予血浆置换。

5. 抗凝治疗 由于血管内皮细胞受损,HSP 患者可出现微血栓形成,可使用阿司匹林 3~5mg/(kg·d)分次口服或双嘧达莫 2~3mg/(kg·d)阻止血小板凝集;以紫癜性肾炎为主要表现时,可选用分次肝素钠 100~200U/(kg·d)静脉滴注或低分子量肝素皮下注射,4 周后改为口服华法林 4~15mg/d,2 周后改为 2~5mg/d 维持 2~3 周。

6. 中医中药 如复方丹参片、银杏叶片等,可补肾益气和活血化瘀,有利于恢复。

🌐 **拓展知识点**

目前国内外尚缺乏完整、规范的儿童过敏性紫癜诊疗指南,病因及发病机制尚不完全清楚,治疗上仍采取对症支持治疗,而生物制剂、血浆置换等应用较少,仍需进一步行大样本随机对照研究确定疗效。缺乏特异性的实验室及影像学诊断方法,对于胃肠道症状先于皮疹出现的患者诊断仍十分困难。未来仍需制定规范的儿童 HSP 诊疗指南,聚焦于 HSP 的发病机制,寻找可早期诊断的标志物。

(邓朝晖)

三、新生儿坏死性小肠结肠炎

导 读

新生儿坏死性小肠结肠炎（NEC）是一种新生儿特别是早产儿常见的严重胃肠道疾病，发病机制复杂，病因尚不明确，其特征为肠黏膜缺血性坏死，临床上主要表现为腹胀、呕吐、便血，可出现休克或多器官功能衰竭，严重者可出现肠坏死、肠穿孔、腹膜炎，甚至死亡。腹部 X 线检查以肠壁积气为特征。轻中度 NEC 经禁食、补液及抗感染后存活率较高，重度 NEC 可能需要外科治疗，存活率 50%，目前 NEC 仍是新生儿重要的死亡原因之一。

新生儿处于肠道菌群逐渐建立的过程，且胃肠黏膜屏障薄弱，早产儿更加明显。在多种有害因素和复杂的发病机制影响下可能导致肠道黏膜斑片状或弥漫性缺血坏死，导致新生儿坏死性小肠结肠炎（necrotising enterocolitis，NEC）的发生。

【流行病学】

NEC 常发生于新生儿特别是早产儿中，NEC 发病率与胎龄和出生体重呈负相关。不同国家和地区 NEC 发生率有所不同，胎龄<32 周早产儿 NEC 发生率为 2%~7%，胎龄<28 周早产儿 NEC 发生率为 8%~16%。超低出生体重早产儿 NEC 发病率比极低出生体重早产儿高 5 倍。虽然多数 NEC 患儿为早产儿，但仍有约 10% 的病例发生于足月儿中，NEC 足月患儿往往非母乳喂养，且先前已存在疾病，如先天性心脏病、原发性胃肠道疾病、脓毒症、胎儿生长受限和围产期缺氧等。NEC 病死率为 15%~30%，也与胎龄和出生体重呈负相关。

【病因和发病机制】

NEC 是围产期多种致病因素导致的急性坏死性肠道疾病，确切的发病机制尚不明确，肠道和免疫系统不成熟导致的易感性增加；正常肠道菌群紊乱，潜在致病菌过度生长等诱因导致肠道微生态失调；宿主过度炎症反应伴细胞因子和趋化因子释放是导致 NEC 的主要危险因素。

1. 胃肠道发育不成熟 早产是发生 NEC 最重要的独立危险因素，胎龄与 NEC 发生率反向相关，提示胃肠道发育未成熟是最主要的危险因素。早产儿胃酸分泌少、蛋白酶活性低、分泌型 IgA 水平低、胃肠道神经及动力发育不完善，环境病原菌容易进入肠道并定植在肠道远端导致小肠细菌过度增长，而早产儿肠道屏障功能不全，肠壁通透性高，肠毒素易透过肠道屏障引起炎症级联反应，导致 NEC 的发生。出生胎龄越小的婴儿 NEC 风险越高，胎龄<28 周的超早产儿风险最高。

2. 肠道微生态紊乱 新生儿肠道菌群的发展受多种因素的影响，如喂养方法、分娩方式、抗生素使用等。早产儿的肠道菌群种类少、多样性低，定植模式改变、致病菌比例增加，更易发生菌群紊乱，导致 NEC 的发生。抗生素的使用是影响新生儿肠道菌群初始定植的重要因素，新生儿尤其是早产儿各系统发育相对不成熟、免疫系统不完善，常因存在感染的高风险而使用抗生素，部分早产儿由于母亲妊娠因素在出生前即存在抗生素暴露史。研究表明抗生素的疗程与极低出生体重儿 NEC 发生率呈正相关。NEC 患儿较非 NEC 患儿肠道菌群数量及菌落多样性发生改变，提示肠道菌群失调影响肠道微生态是导致 NEC 发生的重要环节。

3. 炎症反应 NEC 不仅破坏肠黏膜屏障，还影响整个黏膜免疫反应，多种促炎症细胞因子的释放引起炎症级联反应，进一步破坏肠上皮细胞，放大炎症反应，引起恶性循环，导致患儿发病甚至死亡。多种细胞因子参与 NEC 炎症反应，炎症介质被认为是 NEC 发病机制的最后共同通路，如血小板活化因子、肿瘤坏死因子、内毒素、前列腺素、多种白细胞介素、表皮生长因子等。

4. 肠内营养 NEC 主要发生在已开始胃肠道内营养的早产儿，开奶时间、喂养成分、加奶速度、持续或间歇性喂养方式等均可能影响 NEC 的发生。配方奶喂养的新生儿 NEC 发生率明显高于母乳喂养新生儿。适量的母乳喂养对 NEC 具有保护作用，尤其在极低出生体重儿中体现更为明显。母乳不仅含有丰富的营养成分，同时还含有大量的生物活性成分，如骨桥蛋白、乳铁蛋白、低聚糖、母乳干细胞等，在免疫调节、炎症细胞趋化及抗炎反应中发挥重要作用。低聚糖能够黏附并清除肠道致病菌、分泌型 IgA 促进肠道自身平衡、母乳中的抗氧化成分对氧化应激损伤也有较好的保护作用。

5. 缺血性损伤 围产期缺氧、生后呼吸窘迫综合征、红细胞增多症、低血压、休克等均可导致机体出现潜水反射,导致血液重新分布,肠道血流量减少以保证心、脑等重要器官的血流量,从而引起肠壁缺氧缺血损伤,进而在其他因素的共同作用下导致 NEC。合并重度先天性心脏病的早产儿,及输血前或输血过程中给予全肠道喂养,均可能导致肠道血流改变,增加 NEC 的发生风险。

6. 遗传易患性　有一些研究关注 NEC 的潜在遗传易患性,主要集中在调节肠道免疫和炎症的基因上,但由于样本数量有限且部分缺乏验证实验,遗传因素对 NEC 的病程与严重程度的影响尚不明确。

7. 足月儿 NEC　足月儿 NEC 一般与易感因素或基础疾病有关,如先天性心脏病、原发性胃肠道缺陷、围产期窒息、红细胞增多症、脓毒症、低血压、内分泌疾病和呼吸系统疾病。足月儿 NEC 发病机制尚不明确,灌注不良所致的肠系膜缺氧是 NEC 的主要易感因素,非母乳喂养也会增加发病风险,足月儿 NEC 发病机制很可能与早产儿不同。

【临床表现】

症状和体征:

1. 多发生在早产儿,发病率、病死率均与胎龄和出生体重呈负相关,生后 2~3 周内发病,以 2~10 天为高峰,多发生在胃肠道内喂养之后。足月儿诊断 NEC 的平均日龄为 3~4 天。

2. 腹部表现可为腹膨隆、胃残留量增加、呕吐(通常为胆汁性)、腹泻、便血以及胃食管胆汁性反流。有穿孔或腹部感染时体格检查可能发现腹壁发硬、红斑、捻发感。

3. 非特异性全身性表现包括呼吸暂停、呼吸衰竭、嗜睡或体温不稳定。严重病例出现休克,还可并发败血症、肠穿孔和腹膜炎。

【辅助检查】

1. 腹部 X 线表现　通常用腹部 X 线片来确诊 NEC 并随访疾病进展情况。但该方法缺乏敏感性和特异性,不能单独用于诊断或排除 NEC。解读影像学结果时应当结合患者的其他临床表现。应在发病 48~72 小时期间每隔 6~8 小时复查 1 次。NEC 的典型表现:

(1)小肠排列紊乱,肠道胀气,肠腔内可有多个小液平。

(2)肠壁增宽、积气,表现为小肠壁内存在气泡,称肠壁囊样积气,是 NEC 的标志。虽然早产儿肠壁积气往往提示 NEC,但应注意该表现也可能见于较晚发病的其他疾病,例如盲肠炎、缺血性肠病、牛奶蛋白过敏、食物蛋白诱导性小肠结肠炎综合征等。

(3)有时可见门静脉积气影,是细菌产生的气体进入门静脉系统时显示血管树分支节段的瞬时征象。

(4)肠穿孔时可有气腹,摄仰卧位 X 线片时,腹腔内大量气体可能表现为足球征。该征象包括中腹部中线右侧、肝脏上方的大片低透亮区,伴有镰状韧带征。气腹是非特异性征象,也可见于其他肠道疾病中,例如自发性肠穿孔。

(5)腹膜炎时可有腹腔积液,立位腹部 X 线片可见下腹部密度较深。

肠管扩张、肠壁增厚和腹腔积液为非特异性表现,肠壁积气、黏膜下气泡征、门脉积气结合临床表现具有确诊意义,气腹征提示肠坏死穿孔,采取左侧卧位摄片,易于发现。见图 7-3-11。

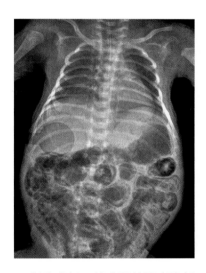

图 7-3-11　新生儿坏死性小肠结肠炎腹部 X 线表现

2. 腹部超声　近年来腹部超声对于 NEC 诊断和治疗的帮助日益提高,其主要优势是能够提供无创、安全、实时动态的图像,重复性强,减少放射线的暴露。鉴于疾病发展过程,可每 6~24 小时进行动态评估,腹部超声检测积液的敏感性更高,且可以动态实时显示肠壁厚度、肠蠕动和灌注情况,可见游离气体、局灶性积液以及肠壁增厚和回声增强。

(1)肠壁增厚:增厚部位以小肠为主,肠壁厚度>3.0mm。肠壁增厚和血流量增加是炎症加重的初始变化。肠壁变薄伴中央强回声灶和低回声边缘(假肾征)可能提示肠坏死和即将穿孔。

(2)肠壁积气:表现为肠壁黏膜下散在点状气体回声或颗粒状气体回声,浆膜下线状或短条状高回声。积气较多时可见点状或颗粒状高回声环绕肠壁,呈半圆形或圆形。

(3)门静脉积气:门静脉主干或分支内呈现气泡样或串珠样高回声光点,和/或肝实质门静脉分支内高回声光斑或条片状高回声区。

3. 实验室检查　NEC 的实验室检查不具有特异性,不用于 NEC 的诊断,但其结果可能有助于支持诊断和疾病严重程度分期,并辅助 NEC 患儿的治疗。

(1)应常规进行大便常规检查,结果非特异,可有数量不等的红白细胞,潜血试验阳性,细菌培养可阳性。

(2)当怀疑 NEC 时应进行血常规及 CRP 检查,血白细胞、CRP 常增高,为非特异性指标,严重者白细胞、中性粒细胞、血小板计数可均减低。

(3)应常规检测血清电解质及血气分析、血糖,可有酸中毒和电解质失衡、血糖异常。

(4)疑诊 NEC 时应留取血培养,脓毒症时血培养可阳性,存在严重腹水或怀疑腹膜炎时腹腔

液培养可阳性。

(5)目前尚需要进行深入临床研究,致力于发现更具特异性的 NEC 标志物。

【诊断】

改良的 Bell 分期标准根据全身表现、肠道表现、影像学和实验室结果的严重程度提供了统一的 NEC 临床界定标准,是实践中最常用的诊断和分期标准,见表 7-3-7。

【鉴别诊断】

1. 感染性肠炎　各种病原微生物均可引起新生儿感染性小肠结肠炎。通过大便常规和培养可帮助确认感染源,感染性肠炎 X 线片上无肠壁积气。

2. 新生儿自发性肠穿孔　该病常为单个肠穿孔,常见于回肠末端或结肠,也主要发生于极低出生体重早产儿。腹部影像学检查无肠壁积气,以及临床表现可见低血压和腹部膨隆伴典型的腹壁变蓝。在超早产儿和极早产儿中通常发病较早,多于出生后 1 周内,并与喂养无关。

3. 先天性巨结肠、回肠闭锁、肠扭转等引起肠梗阻的解剖或功能性疾病　此类疾病以腹胀、无排便或排便困难为主,无便血,动态观察腹 X 线片无肠壁积气,结合临床及影像学检查可鉴别。

表 7-3-7　NEC 的 Bell 分期

分期		全身症状	胃肠道症状	影像学检查	治疗
Ⅰ:疑诊期	A 疑似 NEC	体温不稳定、呼吸暂停、心动过缓	胃潴留,轻度腹胀,便潜血阳性	正常或轻度肠管扩张	绝对禁食,胃肠减压,抗生素治疗 3 天
	B 疑似 NEC	同ⅠA	肉眼血便	同ⅠA	同ⅠA
Ⅱ:确诊期	A 确诊 NEC(轻度)	同ⅠA	同ⅠA 和ⅠB,肠鸣音消失,腹部触痛	肠管扩张、梗阻、肠壁积气征	同ⅠA,绝对禁食,应用抗生素 7~10 天
	B 确诊 NEC(中度)	同ⅡA,轻度代谢性酸中毒,轻度血小板减少	同ⅡA,肠鸣音消失,腹部触痛明显,腹壁蜂窝织炎或右下腹包块	同ⅡA,门静脉积气,可有腹水	同ⅠA,绝对禁食,补充血容量,治疗酸中毒,应用抗生素 14 天
Ⅲ:进展期	A NEC 进展(重度、肠壁完整)	同ⅡB,低血压,心动过缓,严重呼吸暂停,混合型酸中毒,DIC,中性粒细胞减少,无尿	同ⅡB,弥漫性腹膜炎、腹膨隆和触痛明显,腹壁红肿	同ⅡB,腹水	同ⅡB,液体复苏,应用血管活性药物,机械通气,腹腔穿刺
	B NEC 进展期(重度、肠穿孔)	同ⅢA,病情突然恶化	同ⅢA,腹胀突然加重	同ⅡB,气腹	同ⅢA,手术

4. 食物蛋白诱导性小肠结肠炎综合征

NEC 及食物蛋白诱导性小肠结肠炎综合征都可能表现为腹胀、便血、肠壁积气、低白蛋白血症、贫血和炎症标志物水平升高。而食物蛋白诱导性小肠结肠炎患儿一般情况常较好,可出现血小板、白细胞和嗜酸性粒细胞数量增多,抗感染治疗常无明显改善。如果改为深度水解蛋白配方粉或氨基酸配方粉喂养,其症状会缓解。

【治疗】

NEC 的治疗包括内科治疗及部分患儿可能需要的外科治疗。

1. 内科治疗

(1)禁食:可疑 NEC 患儿禁食 1~2 天,观察病情发展,确诊后予胃肠减压,推荐禁食 7~10 天,严重者 10~15 天或更长。待腹胀呕吐消失、大便潜血转阴、临床一般情况好转后开奶,首选母亲母乳或捐赠母乳,从少量开始,根据耐受情况逐渐加量。

(2)补液及肠外营养支持:静脉补液、维持水电解质平衡及酸碱平衡。通过胃肠道外营养尽量提供足够能量,并补充足够蛋白质,保持正氮平衡,以促进肠道修复。

(3)抗感染治疗:留取便培养、血培养等之后开始静脉应用广谱抗生素治疗,重度感染和感染性休克强调 1 小时内应用。因 20%~30% 的 NEC 患儿发生菌血症,经验性抗生素治疗方案应覆盖易引起晚发型菌血症的病原体。若怀疑肠穿孔,则抗生素还应覆盖厌氧菌。抗生素治疗方案可根据血液、腹腔积液或手术样本的培养结果进行调整。

(4)其他治疗及持续监测:持续监测生命体征、保温、防止交叉感染、胃肠减压、纠正贫血及凝血异常,必要时予心血管系统和呼吸系统支持等。由于 NEC 的临床体征可能快速变化,仔细的连续体格检查评估是 NEC 诊治的关键。生命体征的变化如心率和呼吸频率加快、血压变化等,以及腹部检查发现的改变可能提示疾病进展,从而尽早采取影像学和外科评估。检查的频率应基于患儿的临床病程和 NEC 进展速度。腹部检查通常每 2 小时 1 次。任何心率及呼吸模式和/或血压的重大变化提示需要进一步评估,包括腹部检查、实验室和影像学检查,并增加腹部检查的频率。可能提示肠穿孔的改变包括腹部红斑或瘀斑、明显的腹部膨隆和压痛增强,应紧急实施进一步评估并改变治疗方案。

2. 外科治疗

当患儿出现腹胀、便血加重,体格检查发现腹部包块、低血压,实验室检查提示粒细胞减少、血小板减少、CRP 升高、低血钠症、酸中毒,腹部影像学检查提示固定肠袢、肠蠕动减少或消失、腹水等时,提示内科保守治疗无效或病情进展,需要考虑手术治疗。大约 30%~50% 的 NEC 患儿需要外科手术干预。肠穿孔是外科手术的绝对指征。

NEC 主要手术方式包括剖腹探查术及腹腔引流术。剖腹探查术主要是根据肠管坏死的范围,行坏死肠管切除,并行肠切除肠吻合术或者肠造瘘术;而腹腔引流术创伤更小,主要针对极低出生体重儿,手术麻醉无法耐受。虽然有 RCT 研究或荟萃分析均显示两种手术方式在 NEC 病死率方面无明显差异,但有研究报道单纯采用腹腔引流可能导致更多的遗留肠狭窄等并发症,降低远期存活率。对能耐受剖腹探查术的患儿首选行剖腹探查术,随着麻醉和监护能力的提高,采用单纯腹腔引流的方法呈下降趋势。

【预后】

NEC 患儿的死亡率为 20%~30%。死亡率与胎龄、出生体重呈负相关,超低出生体重儿 NEC 死亡率可高达 29%~42%。NEC Ⅰ期和Ⅱ期患儿的长期预后良好。内科保守治疗治愈者存活率达 80%,需经手术治疗者存活率约 50%,其中 25% 有胃肠道的长期后遗症。多处肠穿孔及循环衰竭是预后不良的重要因素。无论是否手术,发生肠狭窄的概率为 10%~35%,一般好发于左侧结肠,通常在病后 2~3 周再次出现肠梗阻表现,无症状的部分肠狭窄往往可以自愈。手术治疗患儿可能发生短肠综合征,需要长期胃肠道外营养支持。

存活 NEC 早产儿是否有更高风险发生远期生长发育不佳尚不确定。Ⅱ期以上 NEC 患儿长期神经发育损伤的风险明显增高,严重者可出现神经发育障碍、认知损害和严重视力障碍等。

尽管近年来对 NEC 的诊疗基本上变化不大,但对该疾病的理解仍在不断发展。随着新研究的开展,NEC 的病理生理学可以得到更全面的理解。需要更多的基础及临床研究探索新的生物标志物来帮助 NEC 的早期诊断并预测预后。除母乳喂养外,还需要探索更有针对性、更有效的预防措施。另外,对于重症 NEC 以及手术治疗的 NEC 患儿,优化的肠外营养及肠道康复治疗也是研究的重点。

（李正红 钭金法）

四、新生儿自发性肠穿孔

导 读

新生儿自发性肠穿孔（SIP）是早产儿的一种严重消化道并发症。在<28 周、<1 000g 极低出生体重早产儿中发病风险最高。SIP 病因尚不清楚;其发病往往隐匿,临床表现相对稳定,常因腹胀摄片提示气腹。外科干预主要包括腹腔引流和手术探查。手术中常见孤立性肠穿孔,穿孔多位于回肠末端肠系膜对侧缘。SIP 预后与孕周、体重及神经系统结局密切相关。

1825 年,Siebold 最早描述了一例 34 周胎龄儿的胃穿孔,是胃肠穿孔最早的文献。1939 年,Thelander 首次描述了 3 例死胎婴儿发生回盲瓣近端的自发性肠穿孔。直至 20 世纪 80 年代末,其作为一种特殊表现和类型的肠穿孔被定义为新生儿自发性肠穿孔（spontaneous intestinal perforation,SIP）。

SIP 好发于孕周<28 周和极低出生体重儿（extremely low birth weight,ELBW）,出生体重<1 000g,是早产儿严重胃肠道并发症之一。新生儿坏死性小肠结肠炎（necrotizing enterocolitis,NEC）是另一种早产儿严重胃肠道并发症,一般发生时间较 SIP 晚。SIP 病因尚不明确,但临床表现与结局不同于 NEC。虽 SIP 和 NEC 均可表现为腹胀,但

NEC 出现体温和血流动力学不稳定的概率更高;NEC 主要表现为肠壁增厚、扩张肠祥和肠壁积气,腹壁也可因肠道和腹腔感染表现为水肿增厚;SIP 患儿腹壁可呈蓝黑色,多与腹膜炎无关,与早产儿缺乏皮下组织容易看到胎粪对腹腔渗液染色有关;SIP 更多地表现为 X 线片下气腹。早期肠内营养可降低 ELBW 婴儿 SIP 的发生率,且不增加死亡率。外科干预尚有争议,主要包括腹腔引流和手术探查。

【流行病学】

以往文献报道早产儿肠穿孔发生率大多包含 NEC 和 SIP,且由于 SIP 缺乏明确的诊断标准,其真实发病率难以评估。现在,越来越多的学者认识到 SIP 是一种不同于 NEC 的疾病过程。文献报道一些地区 NEC 发病率有所下降,但 SIP 发病率明显增加;从 1998 年的 1.1% 到 2006 年的 8.4%。SIP 发病率增加,一方面与 SIP 疾病认识和诊断改进有关,另一方面与早产儿生存阈值降低、ELBW 存活率增加、发生 SIP 实际病例数增加有关。男性婴儿发生 SIP 概率高于女性,男女比例最高可达 3∶1。

【病因和发病机制】

SIP 病因尚不清楚。1969 年,Lloyd 首先描述了先天性外肌层缺失,并提出假设肠壁肌层发育缺陷是 SIP 的病因。之后文献显示 78 例 ELBW 婴儿 SIP 病例中 38% 发现了同样独特的组织病理表现,更加支持了这一假设。除此之外,SIP 也可继发于药物暴露和/或极端早产。潜在病因或危险因素有:①胃肠道灌注改变或缺血/缺氧:胎盘功能不全、妊娠期高血压疾病、母体营养不良、母体吸毒和感染等产前因素可以导致早产,也是 SIP 发生相关因素。②肠壁平滑肌层缺失或变薄。③通过机械通气传递到胃肠道的压力增加。④特定药物的使用:吲哚美辛和地塞米松等。⑤凝固酶阴性葡萄球菌或念珠菌感染。多种围产期损伤因素可能对早产儿未成熟肠道灌注产生不利影响,使 ELBW 面临发生 SIP 风险。

除十二指肠血供来自胰十二指肠上支和下支外,其余小肠血供主要来自肠系膜上动脉。肠系膜上动脉通过许多相互连接的分支给空肠和回肠供血。分支的末端血管终止于肠黏膜下丛,确保组织灌注。回肠末端是肠道灌注的终点。早产

儿在发生任何低血压或低血容量时,为维持对重要器官的灌注,将血液分流到心脏、肺和脑血管,同时限制或停止对肠道、肾脏、外周循环等其他器官的灌注,称为"潜水反射"。由此,回肠末端区域最容易受到灌注减少和缺血损伤,是 SIP 好发部位。

【临床表现】

SIP 发病往往隐匿。与临床症状进展或明显恶化表现的 NEC 相比,SIP 临床表现相对稳定。多篇文献描述较多的 SIP 临床症状为患儿腹壁呈蓝黑色;这种蓝黑色可能与腹膜炎无关(SIP 患儿的腹腔液培养阳性率很低),而是继发于胎粪对腹腔渗液的染色(由于早产儿缺乏皮下组织而很容易看到)。SIP 其他体征和症状包括腹胀、首次胎粪延迟排出和白细胞增多等;也有许多婴儿根本没有出现任何症状。文献数据显示 SIP 平均发生时间生后 3~7 天多见,而 NEC 平均发生时间生后2 周左右更多见。

【辅助检查】

由于 SIP 缺乏典型症状,有时 X 线片下气腹是患儿肠穿孔的第一个或唯一征象,因此需要仔细检查所有早产儿的 X 线片。腹部正、立侧位片是观察腹腔游离气体最常见、常用方法,简单易行,诊断率又高。X 线片上,游离腹腔气体(深色)高于致密的肝脏(白色/灰色),形成鲜明对比。X线片显示门脉积气或肠壁积气是 NEC 特异表现,而不是 SIP 的。

【诊断】

<28 周、<1 000g 的 ELBW 生后 1 周内突发腹胀、气腹,但病情相对稳定、感染指标升高不明显、缺乏典型 NEC 临床表现,需考虑 SIP。手术中诊断 SIP 的标准包括肠道仅 1 个或 2 个位置发生穿孔;虽穿孔直径的大小可能有很大差异,但大多数穿孔直径<10mm;且病变涉及肠道长度<5cm。SIP 手术切除的肠道组织标本应检查穿孔大小和周围肠道黏膜壁的完整性。SIP 患者的肠穿孔边界清楚(新生儿特发性肠穿孔见图 7-3-12),显微镜下可见肠壁环肌和纵肌变薄或中断,提示可能的肌层发育缺陷。相反 NEC 患儿的肠组织常显示缺血性损伤和出血。

【鉴别诊断】

以往 SIP 易与 NEC 混淆,目前 SIP 不同于NEC 的证据已非常有力。SIP 的组织病理表现

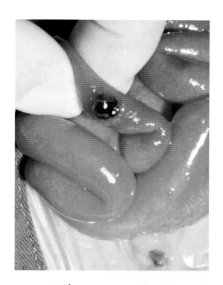

图 7-3-12　29 周[+1],BW1 010g,生后第二天提示气腹,手术证实 SIP,术中所见肠道穿孔处。

为 30% 与外肌层孤立区坏死有关;穿孔周围肠黏膜结构完整而没有肠绒毛脱落和坏死;及时诊断SIP 情况下没有炎症,也没有缺血的证据(而炎症、缺血坏死为 NEC 组织病理的标志);局灶性穿孔最常见部位是末端回肠(NEC 肠穿孔常见部位结肠与末端小肠);SIP 疾病进展并不遵循 Bell 分期。且大多数 SIP 病例肠穿孔之前或之后的 X 线片不表现肠壁气肿。SIP 患儿比 NEC 肠穿孔患儿出生体重、胎龄可能更小。SIP 发生与喂养无关,但喂养是 NEC 的相关危险因素;出生后早期类固醇使用是 SIP 危险因素,但其对 NEC 有一定保护作用。

【治疗】

SIP 肠穿孔主要有两种治疗方法:腹腔引流术和剖腹手术。

1. 腹腔引流术　有学者提出放置腹腔引流管(peritoneal drain,PD)可作为 SIP 首选的初始治疗方法。早期 Cass 等人报道了 SIP 接受腹腔引流术后,最终仅 20%(2/10)需要剖腹手术,但生存率为 90%(9/10),提示 PD 治疗 SIP 有效可行。但也有研究提出不同意见。Blakely 及其同事发现 PD 作为 SIP 初始治疗预后较差,54% 的患者在出院前死亡,而首次接受剖腹手术的 SIP 患儿死亡率为 43%。Moss 及其同事的一项研究发现,PD 患者与初始接受剖腹手术的患者,预后没有统计学上的显著差异。

2. 剖腹手术　Camberos 和同事主张对所有

SIP 患者进行首次剖腹手术,即切除病变肠管行肠吻合,保持肠道完整性,并清除腹腔污染物质。其理由是即使孤立的、稳定的穿孔也可能进展为更严重的肠道损伤、表现为明显的临床恶化。早期手术切除可避免潜在的恶化和后期再手术风险。剖腹手术中可根据穿孔大小、肠道病变程度以及整体情况,行一期肠切除肠吻合,或肠造口后二期肠吻合。

目前为止,SIP 患儿采用哪种外科干预预后更好尚有争议。大多数外科医生将根据患儿临床状况和自身偏好决定使用哪种手术。稳定的 SIP 患儿,两种方法都可以取得较好预后。SIP 患儿腹腔引流保守治疗中出现临床症状加重、肠梗阻等并发症,需要积极剖腹探查;SIP 患儿因特殊情况如心肺功能、颅内出血等不能耐受手术时,可先腹腔引流保守治疗,在患儿情况稳定后再剖腹手术。SIP 外科干预方案的优劣有待进一步明确,需要大样本临床随机对照研究的数据支持。

SIP 患儿早期可根据所在机构经验使用广谱抗生素,之后可根据腹腔液培养和药敏结果调整抗生素,并评估是否需要其他药物,如抗真菌药物。文献报道 SIP 腹腔或血培养较常见的生物体包括念珠菌、凝固酶阴性葡萄球菌和表皮葡萄球菌。

SIP 预后取决于患儿胎龄、出生体重以及发生的合并症。出生体重越小死亡率越高。有回顾性文献报道出生体重 530~910g,SIP 死亡率高达 55.6%;出生体重 2 100~3 200g,SIP 死亡率为零。之后的一项研究数据显示 156 例 ELBW(<1 000g)患儿 SIP 死亡率为 38.3%。2 105 例胎龄 24~28 周、出生体重 670~1 050g,SIP 婴儿死亡率 21.7%,高于无 SIP 对照组婴儿(死亡率 16.1%),但低于 NEC 婴儿 35.5% 的死亡率。当 SIP 发生在足月或近足月新生儿时,穿孔部位通常发生在结肠,其预后也较好。

同样,SIP 患儿并发脑室周围白质软化的风险明显高于未受 SIP 影响的 ELBW 婴儿;但其精神运动发育得分高于 NEC 患儿。已有研究提示 NEC 外科手术患儿神经系统损害明显高于 NEC 保守治疗患儿,但 SIP 患儿腹腔引流与手术不同干预的神经系统结局有无差异,仍需要进一步研究与数据证实。

拓展知识点

诊断及治疗难点:以往,术前考虑或诊断 SIP 病例很少,多数以诊断早产儿气腹而手术,最后根据术中所见而明确诊断 SIP 居多。随着对 SIP 疾病的认识,临床上术前根据症状和表现考虑或诊断 SIP 的病例有所增加。病史和症状均典型的 SIP,极低/超低出生体重儿可选择腹腔引流术,临床积极对症治疗同时密切观察体征,可获得一定比例保守治疗成功率。而对于病史或症状不典型的 SIP,术前不能和 NEC 肠穿孔或早产儿胃穿孔明确鉴别情况下,积极手术探查可能更有助于提高生存率。因此,对极低/超低出生体重儿的气腹,难点在于如何判断气腹发生的病因,是否合适采取腹腔引流术、是否可通过相对保守的治疗方法避免早期手术打击,甚至一部分 SIP 腹腔引流术后无需再手术即可恢复正常肠道功能。

即使是 SIP 剖腹手术治疗,亦有争议。虽然多数学者认同气腹肠穿孔在腹腔污染不严重、肠道病变局限条件下可以行肠切除一期肠吻合术,尤其对极低/超低出生体重儿肠造瘘相关并发症较多,一期肠吻合术有其优势,但临床上也发现,极低/超低出生体重儿 SIP 肠吻合术后喂养过程中可能再次出现 NEC 而再次需要手术探查,因此有学者提出是否早期肠造瘘有利于避免之后的 NEC 发生。这样的观点目前尚无足够证据证实,由此可能需要临床上大样本随机对照研究与证明。

NEC 的发病机制一直不明确也就一直是研究热点,同样 SIP 病因亦不明确,但 SIP 病因研究并不多。一方面可能与 SIP 发病率没有 NEC 高而预后可能优于 NEC 有关,另一方面可能与没有适合研究的 SIP 模型有关。成功建模是开展后续研究的基础,突破这一点将有望开展 SIP 病因研究。

(沈淳)

五、肠白塞病

导 读

白塞病是以复发性口腔溃疡、生殖器溃疡、葡萄膜炎和皮肤损害为特征,可累及神经系统、消化道、肺、肾、附睾等的系统性血管炎。白塞病肠道受累日益受到关注,被称为肠白塞病。肠白塞病可以是白塞病多系统受累的临床表现之一,也可能是无其他系统受累,但存在典型的肠白塞病肠道溃疡及其他肠道表现。肠白塞病最常见症状为腹痛、腹泻,最常见并发症包括肠穿孔、消化道出血、肠瘘等。结肠镜下回盲部边界清晰的单个巨大溃疡及病理发现血管炎是诊断和鉴别诊断肠白塞病的重要依据。治疗应结合患儿的性别、年龄、肠白塞病的严重程度以及同时受累的其他系统疾病状态等制订个体化治疗方案。

白塞病(Behcet's disease)又称 Behcet 综合征,是可以累及循环系统中所有大小血管的一种血管炎,临床特征为复发性口腔阿弗他溃疡以及任何系统性表现,包括生殖器阿弗他溃疡、眼部病变、皮损、胃肠道受累、神经系统疾病、血管病变或关节炎。发病年龄≤16 岁的白塞病被称为儿童白塞病或青少年白塞病。白塞病肠道受累被称为肠白塞病(intestinal Behcet's disease,intestinal BD),可表现为腹痛、腹泻、便血、肠穿孔、消化道出血、肠瘘等。近年来白塞病的典型临床表现如口腔溃疡、生殖器溃疡、眼部病变等逐渐被认识,但肠白塞病可能因其非特异的临床表现,或缺乏其他系统受累的临床表现而导致诊断困难。

【流行病学】

白塞病在不同国家及地区的发病率有很大区别,丝绸之路沿线被认为是该病的高发地区,最常见于土耳其[(80~370 例)/100 000 人],在日本、韩国、中国、伊朗、伊拉克和沙特阿拉伯,患病率为(13.5~35 例)/100 000 人,而在北美和北欧国家,患病率为 1/500 000~1/15 000。儿童流行病学数据较少,目前的文献中儿童患病率为(4.2~10)/10 万人,占成人白塞病的 5%~15.5%。儿童白塞病中肠白塞病的发生率为 4.8%~56.5%。

【病因和发病机制】

白塞病的基础病因很复杂,由多种因素综合致病,与其他自身免疫性疾病一样,可能是在有遗传易感性的患者中,由某种因素如感染等而触发的异常免疫活动。已提出的触发因素包括病毒和细菌抗原,或者其他环境因素,如化学物质或重金属。

1. **遗传影响** 该病的遗传易感性可能是由多基因控制的。遗传影响包括与某些人类白细胞抗原(human leukocyte antigen,HLA)之间的联系,如 HLA-B51 等位基因检测对肠白塞病诊断有一定价值,也有文献提示 MICA A6 等位基因与其易感性增加有关。非 HLA 基因细胞间黏附分子-1 基因、内皮一氧化氮合成酶基因、肿瘤坏死因子(tumor necrosis factor,TNF)基因、血管内皮生长因子基因、锰超氧化物歧化酶基因、细胞色素 P450 基因、白介素 10(interleukin-10,IL-10)基因、IL-23 受体基因等的多态性也有报道。

2. **宿主细菌或细菌应答的改变** 多项研究提示,可与人类肽类交叉反应的某些细菌抗原可能有致病作用。不同的研究涉及了不同的抗原和微生物,包括热休克蛋白、链球菌抗原、幽门螺杆菌、单纯疱疹病毒和细小病毒 B19。

3. **异常免疫反应** 一些研究发现了白塞病固有免疫功能的改变,如甘露糖结合凝集素缺陷和 Toll 样受体(toll-like receptors,TLR)表达的改变。血清甘露糖结合凝集素不足可能会导致针对微生物的免疫应答受损和后续免疫激活,也有研究证实,活动性白塞病患者的单核细胞上 TLR-2 和 TLR-4 的活性增加。

有研究发现白塞病患者 T 细胞亚群数量的改变和细胞活化的证据。自反应 T 细胞似乎在白塞病的发病机制中起关键作用。很多研究发现 T 辅助细胞 1(T helper cell 1,Th1)的优势应答,但一些研究也提示有 Th2 应答。白塞病患者可能同时存在 Th1 和 Th2 活动,并且 Th17 细胞活性增加。

除了细胞免疫活化,白塞病患者中还存在体液免疫活化的证据,如循环中 B 淋巴细胞数量增加。白塞病发病机制也涉及自身抗体,已报道的自身抗体靶点包括口腔黏膜抗原、内皮细胞、T 细胞共刺激分子细胞毒 T 淋巴细胞相关抗原 4(cytotoxic T lymphocyte-associated antigen-4,CTLA-4)、杀伤细胞免疫球蛋白样受体、氧化低密度脂蛋白和驱动结合蛋白。在部分白塞病患者中发现了抗酿酒酵母抗体,检出率类似于溃疡性结肠炎和强直性脊柱炎,但低于克罗恩病。

4. 内皮活化和凝血改变　内皮功能异常是白塞病的特征性表现。内皮依赖性流量介导性血管扩张减弱,受累血管内皮活化,进而引起血管炎症和血栓形成。多种分子的相互作用介导了白塞病中的内皮功能紊乱。

【临床表现】

1. 肠白塞病最常见的临床表现是腹痛,因病变多累及回盲部,故多为右下腹痛,但也可出现在其他部位腹痛。腹泻亦较常见,粪便多为糊状,也可以出现血便。部分患儿出现食欲缺乏、恶心呕吐、贫血、乏力、体重下降等。病情活动期可有上述症状的加重。系统性白塞病的消化道症状常晚于白塞病的其他系统症状,如肠道症状通常出现在口腔溃疡等症状之后。缺乏其他系统症状而以消化道表现首发的肠白塞病常给诊断带来困难。

2. 除消化系统表现外,肠白塞病尚有全身和其他系统表现。绝大多数肠白塞病患儿会出现复发性口腔溃疡,约半数发生生殖器溃疡。也可伴有葡萄膜炎等眼部病变、关节炎、皮肤病变、神经系统受累等。

3. 肠白塞病可出现肠穿孔、消化道出血、肠瘘等多种并发症。瘘管性病变包括肠瘘、肠皮瘘及肛瘘。因白塞病为一种血管炎,该病可以出现肠道慢性缺血性病变,部分导致肠狭窄。

4. 肠白塞病患儿部分针刺试验阳性,针刺试验阳性有助于白塞病的诊断。

【辅助检查】

1. 实验室检查　肠白塞病C反应蛋白和血沉可增高,且是疾病活动的重要指标,但缺乏诊断的特异性。粪钙卫蛋白也可以不同程度地增高,但同样不具备诊断特异性,可以与其他炎症指标共同评估疾病活动。

部分肠白塞病患者抗心磷脂抗体、类风湿因子、抗中性粒细胞胞质抗体、抗酿酒酵母菌抗体可出现阳性。但这些指标对于肠白塞病的诊断价值尚无明确证据。

2. 影像学检查　CT和磁共振小肠造影可以显示病变肠壁增厚、肠黏膜强化,可以发现肠道狭窄、肠瘘和腹腔脓肿等并发症,也可以显示肠系膜、周围淋巴结等肠管周围组织的病变。典型的

影像特点是:肠白塞病受累肠管病变厚度<1cm,长度多<5cm,受累节段多<3个。

经腹部肠道超声是一种方便、无创检查。可以显示病变受累的范围、肠壁的水肿、增厚等情况,对发现和随访瘘管、脓肿和炎性包块具有一定价值。

3. 内镜检查　典型肠白塞病肠道溃疡为边缘清晰、圆形或类圆形深溃疡、火山口样溃疡,单发溃疡或溃疡数少于5个的多发溃疡。以位于回盲部或回肠末段的孤立、边界清晰、底部相对平坦洁净的深大溃疡最为典型(图7-3-13)。少数病例亦可出现多发溃疡,另外也可以出现阿弗他溃疡、地图样溃疡及星状溃疡。肠白塞病也可有小肠受累,空肠受累最为常见,胶囊内镜或小肠镜可帮助评估肠白塞病小肠受累情况。

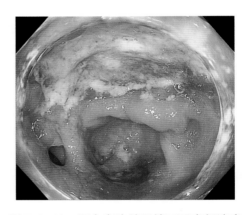

图 7-3-13　肠白塞病结肠镜下回盲部溃疡

4. 病理　肠白塞病典型病理表现小血管和中等大小血管炎,坏死性白细胞破碎性闭塞性血管周围炎和静脉血栓形成,淋巴细胞围绕血管浸润,无非干酪样肉芽肿。但血管炎表现多位于溃疡基底深部,依靠内镜黏膜活检发现典型血管炎的比例不高,因此单独依靠活检病理确定诊断很困难。

【诊断】

白塞病的诊断缺乏特异性的生物标志物,多基于临床表现来进行诊断。儿童白塞病病例数较成人少,临床表现更加多样化,给诊断带来更大困难。采用儿童白塞病诊断标准(表7-3-8)敏感性为73.5%,特异性为97.7%。

符合白塞病诊断标准同时具有典型肠道病变,如边缘清晰的圆形或类圆形的深溃疡、火山口样溃疡可临床诊断肠白塞病。内镜黏膜活检和手术病理发现血管炎是肠白塞病确诊的依据之一,

表7-3-8　儿童白塞病标准

项目	描述	评分
口疮	每年至少发病3次	1
生殖器溃疡或口疮	通常伴有瘢痕	1
皮肤受累	坏死性毛囊炎、痤疮样病变、结节性红斑	1
眼部受累	前葡萄膜炎、后葡萄膜炎、视网膜血管炎	1
神经症状	除孤立性头痛以外的表现	1
血管受累	静脉血栓形成、动脉血栓形成、动脉瘤	1

注:以上6项中3项阳性可以诊断儿童白塞病。

但不建议作为诊断的必要条件。

随着对肠白塞病认识的深入,发现并非所有的肠白塞病患者都符合系统性白塞病的诊断标准。2009年,韩国炎症性肠病(inflammatory bowel disease,IBD)协作组提出了成人肠白塞病的诊断标准,主要是根据在有肠道溃疡的同时是否有肠外表现进行诊断,分为临床确诊、拟诊、疑诊。有肠道溃疡特别是典型的肠道溃疡,即≤5个类圆形、边界清楚的深溃疡,如合并系统性白塞病的肠外表现即可以临床确诊肠白塞病;如仅有口腔溃疡则为拟诊,如没有肠外表现则为疑诊。该标准诊断肠白塞病的敏感度98.6%,特异度83.0%,准确性91.1%。但该标准为成人的肠白塞病诊断标准,是否同样适用于儿童肠白塞病诊断还有待于研究。

【鉴别诊断】

1. 克罗恩病　克罗恩病和肠白塞病常有相似的临床特点,如均可表现为反复口腔溃疡、腹痛、便血等临床表现,伴有炎症指标升高,内镜下均可表现为深大溃疡,均可并发穿孔、肠瘘等,影像学均可表现为肠壁增厚及强化。但克罗恩病更多出现肛周病变,由于肠白塞病是血管炎类疾病,更多发生口腔溃疡、生殖器溃疡及眼部病变,皮肤针刺试验阳性也多见于肠白塞病。肠白塞病典型内镜表现为圆形或类圆形溃疡,溃疡边界清楚,炎性息肉较少见,而克罗恩病典型内镜表现是纵行溃疡、铺路石征及炎性息肉。肠白塞病典型病理表现为血管炎,克罗恩病典型病理表现为上皮样肉芽肿,如病理发现相关的典型表现可帮助鉴别诊断。

2. 肠结核　肠结核有2种类型:溃疡型和溃疡增生型,溃疡型狭窄通常发生在小肠,而结肠和回盲肠病变多为溃疡增生型。最常受累的部位是回盲部。肠结核和肠白塞病的病变位置非常相似,多为回盲部溃疡,溃疡多为圆形、椭圆形,结肠镜下鉴别有一定困难。既往可能有结核病史或接触史,全身症状如发热、不适、盗汗、畏食和体重减轻,可伴有淋巴结肿大、腹水、肺和肾脏等器官结核表现、T-spot阳性等可以帮助鉴别诊断。肠结核CT表现为回盲部肠壁向心性增厚,伴或不伴近端肠管扩张。肠结核邻近肠系膜可能存在提示干酪样液化的淋巴结肿大伴中心低密度灶,也可能伴有腹水、肠系膜和网膜增厚以及腹膜增厚。

3. 肠淋巴瘤　肠淋巴瘤可表现为腹痛、慢性腹泻、吸收不良、体重显著减轻、腹水、急性出血、梗阻或穿孔、肠瘘等。增强CT、正电子发射计算机断层显像(positron emission tomography,PET)、常规消化内镜和胶囊内镜等是诊断和鉴别诊断的必要手段,病理可以最终诊断。

【治疗】

儿童肠白塞病目前没有诊疗指南,治疗多参考成人肠白塞病的方案。儿童应结合患儿的性别、年龄、肠白塞病的严重程度以及同时受累的其他系统疾病状态等制订个体化治疗方案。肠白塞病治疗可选择的药物包括氨基水杨酸制剂、糖皮质激素、免疫调节剂如巯嘌呤类药物(巯基嘌呤以及其前体药物硫唑嘌呤)、沙利度胺、环磷酰胺、甲氨蝶呤、他克莫司等,以及生物制剂。很多药物目前没有治疗儿童肠白塞病的推荐剂量,多参考成人肠白塞病及儿童IBD治疗剂量。

1. 氨基水杨酸制剂　包括5-氨基水杨酸和柳氮磺吡啶,在应用于轻、中度肠白塞病诱导期和缓解期,尚无合适剂量推荐,可考虑参考IBD治疗剂量。

2. 糖皮质激素　用于中重度活动期肠白塞病,特别是对于伴有严重的全身症状以及氨基水杨酸制剂无效的患者。中度或中重度者可口服用药,重度者建议静脉用药。

3. 巯嘌呤类药物　可用于中重度肠白塞病维持治疗;也可用于激素依赖或TNF-α拮抗剂无效的肠白塞病维持治疗;也可与TNF-α拮抗剂联合用药;或肠白塞病术后维持治疗预防疾病复发。

硫唑嘌呤用于维持治疗时基本上与糖皮质激素同时开始应用,从小剂量开始,如无白细胞减少和肝功能受损等不良反应,可逐渐加量目标剂量。

4. 沙利度胺 用于中重度和/或激素依赖和激素无效的肠白塞病的治疗。应密切监测不良反应。

5. 环磷酰胺 用于激素依赖和激素无效难治性肠白塞病维持治疗。治疗肠白塞病目前证据不多且质量有限。在同时与神经系统受累和血管白塞病的时候可考虑选择应用。

6. 其他免疫调节剂 甲氨蝶呤、他克莫司、环孢素等单药治疗的疗效尚不确定,有小样本研究表明联合生物制剂治疗有一定的效果,仅考虑用于难治性肠白塞病。

7. 生物制剂 主要包括 TNF-α 拮抗剂(英夫利西单抗和阿达木单抗)和其他生物制剂。TNF-α 拮抗剂对中重度活动期以及传统治疗如氨基水杨酸制剂、糖皮质激素和巯嘌呤类药物无效的难治性肠白塞病有诱导缓解和维持缓解作用。英夫利西单抗剂量推荐诱导期治疗,在 0、2 和 6 周时静脉给药 5mg/kg,有应答的患者进行缓解期治疗每 8 周给予 5mg/kg。阿达木单抗剂量推荐诱导期在 0、2、4 周分别皮下注射 160、80、40mg,有应答的患者考虑每隔 1 周进行 40mg 的缓解期治疗。

8. 营养支持治疗 存在营养不良的肠白塞病推荐肠内营养和肠外营养治疗,是否推荐全肠内营养治疗肠白塞病尚缺乏证据支持。

9. 手术治疗 肠白塞病合并严重并发症,如肠穿孔、严重肠腔狭窄、消化道大出血、腹腔脓肿等即需要手术治疗。如发生药物治疗疗效差、严重影响生活质量的肠道并发症如肠瘘等时,也可考虑手术治疗。肠白塞病术后容易发生肠穿孔或肠瘘等并发症,疾病活动度高、营养不良、合并感染、长期使用糖皮质激素等因素是术后发生并发症的高风险因素。

肠白塞病术后复发风险高,通常发生在吻合口附近,围手术期控制疾病活动有助于减少复发,且术后维持治疗有助于避免疾病复发。

🌐 拓展知识点

1. 儿童白塞病的诊断缺乏特异性的生物标志物、多基于临床表现来进行诊断。儿童肠白塞病的临床表现均为非特异性表现,如结肠镜下可见边缘清晰的圆形或类圆形的深溃疡、火山口样溃疡可临床诊断肠白塞病。内镜黏膜活检和手术病理发现血管炎是肠白塞病确诊的依据之一,但因其阳性率不高,不建议作为诊断的必要条件。肠白塞病一定要注意与儿童克罗恩病、肠结核等疾病进行鉴别诊断。目前缺乏儿童白塞病的诊疗指南,治疗可选择氨基水杨酸制剂、糖皮质激素、免疫调节剂以及生物制剂。应结合患儿的性别、年龄、肠白塞病的严重程度以及同时受累的其他系统疾病状态等制订个体化治疗方案。很多药物目前没有治疗儿童肠白塞病的推荐剂量,多参考成人肠白塞病及儿童 IBD 治疗剂量。

2. 儿童肠白塞病的诊疗还需要大范围多中心的数据累计和分析,制定儿童肠白塞病的诊断与治疗专家共识或指南。

(李正红)

第四节 肠道寄生虫

导 读

引起肠道寄生虫感染主要有肠道线虫中的土源性线虫(蛔虫、钩虫、鞭虫、粪类圆线虫、蛲虫)和肠道原虫(阿米巴、蓝氏贾第鞭毛虫、隐孢子虫),主要通过粪口途径传播,钩虫和粪类圆线虫主要通过皮肤侵入。临床表现与宿主的免疫状态及感染寄生虫数量及毒力相关,肠道寄生虫感染大多为带虫状态,临床表现不明显,严重感染时多以腹泻等消化道症状为主,某些肠道线虫感染(蛔虫、钩虫和粪类圆线虫)可在感染初期有幼虫移行症状,很多可造成消化道外的症状,确诊诊断主要依据粪便中查到相应的寄生虫病原[肠道线虫的各种虫卵、幼虫或成虫,肠道原虫的各种滋养体或包囊(卵囊)],也可通过相应的寄生虫核酸及抗原检测协助诊断。阿苯达唑、甲苯咪唑主要用于肠道线虫的治疗;甲硝唑、替硝唑、巴龙霉素、硝唑尼特对肠道原虫有效。

一、肠道线虫感染

肠道线虫感染(intestinal nematode infection)多由土源性线虫(soil-transmitted nematode)寄生于人体肠道所致,即虫卵或幼虫在外界(主要指土壤)直接发育到感染期而感染人,不需要中间宿主,常见的有蛔虫、钩虫(主要指十二指肠钩口线虫和美洲板口线虫)、鞭虫、粪类圆线虫和蛲虫,引起以消化道症状为主的临床表现。

【流行病学】

寄生虫感染呈明显区域性分布,近年来我国的寄生虫感染大幅降低,尤其是土源性线虫病的下降最明显,2014—2016年全国31个省的重点寄生虫感染调查结果显示土源性线虫感染率为4.49%,其中3~6岁儿童蛲虫感染率为3.43%,高度流行区主要分布在四川、海南、贵州、云南、重庆、广西、广东和江西等地。

肠道线虫主要通过两种传播途径进入人体:

1. 儿童误食了污染蛔虫虫卵、鞭虫虫卵的食物、水或蔬菜,或被在肛周排卵的蛲虫卵污染手或食物后,经口摄入消化道。鞭虫和蛲虫在肠内经蜕皮,发育成幼虫、成虫;蛔虫幼虫在肠内溢出,穿过肠壁,进入血液循环到达肺部,上行经支气管、咽部进入消化道。

2. 儿童接触到被钩虫幼虫、粪类圆线幼虫污染的土壤,通过皮肤黏膜进入人体,经血液循环到达肺部,然后经咽部进入消化道。

【病因和发病机制】

1. **幼虫移行造成的损害** 土源性线虫的幼虫的发育是在人体肠道内不断移行过程中完成,除了蛲虫,鞭虫的发育无组织内移行直接在肠腔中完成外,蛔虫、钩虫、粪类圆线虫的幼虫发育均有在组织内移行、发育的过程,移行会导致炎症反应,造成病理损害。

2. **组织损害及能量代谢影响** 蛔虫、钩虫和粪类圆线虫的成虫都寄生于人体小肠。蛔虫是寄生于肠道内最大的一种线虫,以肠内容物为食,掠夺人体营养,对机体造成机械性损伤;钩虫成虫的钩齿或板齿咬附肠黏膜并常更换咬附点,形成多处肠黏膜出血及溃疡;粪类圆线虫成虫在小肠黏膜内移行及产卵,造成机械刺激和毒性反应。

鞭虫、蛲虫成虫主要寄生在盲肠、回肠下段、结肠和直肠。鞭虫侵入黏膜及黏膜下,甚至肌层,以血液及肠细胞为食,造成机械刺激及出血;蛲虫成虫肛周产卵,刺激局部皮肤。

3. **变态反应** 寄生虫在发育过程中要经过蜕皮,蜕皮液可能是一种重要的过敏原,与变态反应症状有关,如部分蛔虫、鞭虫、粪类圆线虫感染的患者可出现发热、荨麻疹和四肢水肿等全身症状。

【临床表现】

肠道线虫感染多数为无症状带虫状态,轻度感染无明显症状,严重感染可出现以下表现。

1. **幼虫移行症** 钩虫幼虫感染时,钻入的局部皮肤有针刺、烧灼和奇痒感,出现红色斑丘疹,搔破后可有浅黄色液体流出,多位于手指和足趾间。

粪类圆线虫幼虫感染时,穿过皮肤处有水疱性丘疹,躯干部和臀部(特别是肛周)有线状或带状荨麻疹样皮疹。移行性线状荨麻疹并快速蔓延是其皮疹的特点。蛔虫、钩虫、粪类圆线虫幼虫移行时,可有全身及肺部症状,如低热、乏力、少数伴荨麻疹或皮疹、咽部异物感、阵咳、可哮喘样发作、少痰,幼虫移行至肺部时,可出现咳嗽和痰中带血,胸部闻及干啰音。粪类圆线虫重度感染者有呼吸困难、咯血及高热等。粪类圆线虫幼虫可移行到脑、肝、心及骨骼肌等部位,引起强烈的免疫反应而有相应表现,还可导致播散型感染,常见败血症样表现、发热、休克或呼吸窘迫、贫血及神经精神症状。

2. **肠道表现** 肠道线虫的轻度感染多无明显症状,也可表现为非特异性胃肠道症状,如反复脐周间隙性腹痛,无压痛及腹肌紧张,可有畏食、恶心、呕吐、腹泻或便秘。

钩虫感染特别是婴幼儿钩虫病,主要表现为排柏油样黑便、贫血、腹泻、食欲缺乏及生长发育落后等。鞭虫感染可大便带有鲜血、脓血便、里急后重等。粪类圆线虫感染在免疫低下者可病情严重,典型表现为胃肠炎,常见症状有上腹痛(烧灼感或绞痛)和食欲缺乏;迁延性感染表现为慢性腹泻,可为水样便、黏液便或脓血便、呕吐和腹胀,还可发生蛋白和脂肪吸收障碍,排恶臭且多泡沫的白色粪便,甚至严重脂肪泻。

3. 其他症状　蛲虫主要表现为肛周和会阴部奇痒,尤以夜间为甚,造成睡眠不佳、烦躁、手乱抓、外阴皮疹发红及遗尿等。

鞭虫、钩虫可表现慢性贫血,以钩虫更严重。粪类圆线虫感染可伴低蛋白性水肿、维生素 B_{12} 和叶酸缺乏,重度感染时可出现麻痹性肠梗阻、电解质紊乱和脱水,甚至肠穿孔或全身衰竭。肠道线虫的长期严重感染,会造成儿童生长发育迟缓等。最近几年研究者认为肠道寄生虫感染与神经认知障碍之间存在一定的联系。

【辅助检查】

1. 血常规和血清 IgE 检测　在幼虫移行症时,血常规检查常有嗜酸性粒细胞增高,并常伴有血清 IgE 升高。钩虫常见低色素小细胞性贫血,网织红细胞正常或轻度增高;粪类圆线虫慢性感染时,血嗜酸性粒细胞增高可为其唯一表现,但在免疫低下者发生的播散型超感染时,血嗜酸性粒细胞及血清 IgE 水平通常不升高。

2. 粪便常规检查　鞭虫病、粪类圆线虫病的粪便中可有白细胞、脓细胞和红细胞;钩虫病主要为大便隐血阳性。

3. 病原学检查

(1)虫卵、幼虫或成虫:从大便中查见蛔虫、鞭虫、钩虫及粪类圆线虫的虫卵或成虫,粪类圆线虫的幼虫(杆状蚴或丝状蚴)是相应寄生虫感染的确诊依据。对于粪类圆线虫感染从胃和十二指肠引流液中检出其成虫的概率高于粪便的检出率。

于入睡后 1~3 小时检查患儿肛周或内裤有无白色棉线样,约 1cm 长短的细小蛲虫成虫;或于清晨大便前或洗澡前用棉拭或透明胶纸在肛周采样,镜检找到蛲虫虫卵,是蛲虫的确诊依据。

在幼虫移行(蛔虫、钩虫及粪类圆线虫)所致

器官损害时,可在痰液或肺泡灌洗液中可查见其幼虫;在粪类圆线虫超感染或播散型感染时还可在尿、腹水或皮肤活检组织甚至脑脊液中找到其幼虫。

(2)特异性抗体检测:用 ELISA 法检查血清中粪类圆线虫抗丝状蚴抗原的 IgG 抗体,有利于慢性感染和亚临床感染的诊断。

4. 其他检查

(1)贫血相关检查:钩虫、鞭虫感染常表现为贫血,钩虫感染常表现为缺铁性贫血。

(2)消化内镜检查:鞭虫病时,内镜检查主要在回肠下段、盲肠、结肠、直肠可见 3~5cm 长短,鞭虫虫体附着于肠黏膜上,虫体旁可见黏液;钩虫成虫多寄生在空肠上部,在十二指肠和回肠的上中部也可见到,消化内镜主要在十二指肠降段及球部检出约 1cm 左右长短的钩虫成虫。

【诊断】

根据有幼虫移行症、消化道症状等临床症状,在粪便、痰液等标本中查到虫卵、幼虫或相应成虫,即可确诊。

【鉴别诊断】

1. 与钩虫病与贫血的鉴别　钩虫病主要表现慢性低色素小细胞性贫血和低蛋白血症及胃肠功能紊乱等,需与其他原因引起的缺铁性贫血及其他贫血如再生障碍性贫血、溶血性贫血和恶性贫血等相鉴别。需结合病史、伴随症状、血象、血清铁及骨髓检查等进行鉴别。

2. 与蛲虫病与会阴部感染或湿疹的鉴别　蛲虫感染引起会阴部皮肤瘙痒和皮疹,与会阴真菌感染和湿疹表现相似。肛周查见蛲虫或虫卵是诊断蛲虫病的直接证据。

3. 与粪类圆线虫感染、钩虫感染、鞭虫感染所致腹泻与其他病原所致肠炎鉴别　主要依靠病原学检查协助诊断。

【治疗】

1. 驱虫治疗

(1)阿苯达唑对蛔虫、鞭虫、钩虫、蛲虫、粪类圆线虫均有效,可用阿苯达唑 400mg/d,单剂顿服,对粪类圆线虫感染阿苯达唑剂量及疗程要延长,8mg/kg,b.i.d.,最大量 800mg/d,连服 7 天,播散型感染或超感染可延长疗程。

(2)甲苯咪唑 100mg/d,b.i.d.,连服 3 天,可用于治疗蛔虫、鞭虫及钩虫感染。

（3）蛲虫病可选用恩波维铵,5mg/kg,总量不超过250mg。睡1次服用。可间隔2~3周重复应用。对于粪类圆线虫病,伊维菌素效果好于阿苯达唑,建议首选伊维菌素 0.2mg/kg,q.d.,疗程1~2天。

2. 对症治疗 主要是治疗贫血和营养不良。给予富含维生素和蛋白质饮食。有贫血时,同时补充铁剂与高蛋白饮食。常用硫酸亚铁,20~30mg/（kg·d）,分3次,服用铁剂时间宜长,以补足组织内贮存铁。

蛲虫软膏或2%白降汞软膏等,睡前涂于肛门周围,可杀蛲虫,止痒。

对钩虫、粪类圆线虫感染引起的皮肤瘙痒可局部对症处理,如止痒和抗过敏。蛔虫、钩虫、粪类圆线虫感染导致的哮喘可吸入β受体激动剂止喘。

二、肠道原虫感染

肠道原虫感染（intestinal protozoan infection）常见于溶组织内阿米巴、蓝氏贾第鞭毛虫、隐孢子虫寄生于人体肠道所致,引起以消化道症状为主的肠道感染。2014—2016年全国31个省的重点寄生虫感染调查结果显示,寄生虫总检出率为3.30%,肠道原虫感染率为0.99%,主要分布在我国西部省份。

【流行病学】

肠道原虫感染经饮水或食物传播,只有滋养体（运动、摄食、繁殖和致病作用）和包囊（静止状态,具有感染性）两个阶段。溶组织内阿米巴、蓝氏贾第鞭毛虫、隐孢子虫均主要通过粪-口途径传播,经吞入包囊（卵囊）污染的食物、蔬菜和饮水等直接感染;或可经手、生活用具、苍蝇及蟑螂等间接经口感染。蓝氏贾第鞭毛虫、隐孢子虫还可通过接触感染的动物（狗、羊、猫等哺乳动物）感染。

【病因和发病机制】

通过摄入这些肠道原虫的包囊感染人体,并在消化道寄生,附着在十二指肠/回肠（隐孢子虫、蓝氏贾第鞭毛虫）或结肠（溶组织内阿米巴）的肠上皮表面,引起炎症反应,其中以溶组织内阿米巴最为明显,蓝氏贾第鞭毛虫相对较轻。溶组织内阿米巴主要寄生在盲肠、阑尾、乙状结肠和升结肠,通过宿主的黏膜免疫反应导致的炎症反应,促

进滋养体在肠壁的穿透力以及播散力,破坏肠壁黏膜,导致溃疡和出血,可引起肠内外阿米巴病。

蓝氏贾第鞭毛虫和隐孢子虫均寄生小肠近端。蓝氏贾第鞭毛虫吸附在小肠上皮细胞黏膜表面,破坏微绒毛刷状缘结构并覆盖黏膜表面,导致双糖酶等缺乏,影响吸收功能,导致腹泻为主的吸收不良综合征。隐孢子虫也主要损害小肠黏膜,但它与溶组织内阿米巴和蓝氏贾第鞭毛虫的机制不同,其不引起细胞的溶解破坏,主要导致肠黏膜上皮细胞通透性增加,水分吸收障碍,分泌增多,致大量水样腹泻。

【临床表现】

溶组织内阿米巴、蓝氏贾第鞭毛虫和隐孢子虫感染大多数无临床症状,呈带虫状态,出现临床症状的多表现为腹泻（肠阿米巴病为黏液脓血便,蓝氏贾第鞭毛虫病、隐孢子虫病为水样便）。严重感染、免疫功能低下者,易造成营养吸收不良和生长发育障碍。

常见的临床表现如下:

1. 腹泻等消化道症状 肠阿米巴病大多起病缓,大便中常有黏液与脓血,呈酱红色或果酱样,腥臭,可伴里急后重,腹痛较轻。婴幼儿、营养不良及免疫低下者可起病急,进展快,有高热等中毒症状,可并发肠出血或肠穿孔。

蓝氏贾第鞭毛虫病、隐孢子虫病,可表现为自限性腹泻,病程约7~14天。

蓝氏贾第鞭毛虫病的腹泻,常为恶臭水样便,伴胃肠胀气、嗳气、痉挛性腹痛。部分患儿出现持续慢性感染,伴有严重不适、头痛、体重减轻和腹部不适,进食会加重。年幼儿可出现畏食症、体重减轻或吸收不良综合征。

隐孢子虫病在免疫功能正常者主要表现为水样便,可伴有腹胀、腹痛、畏食,隐孢子虫是艾滋病中最常见的肠道感染病原之一,在免疫抑制者的临床病程可较长且严重,表现为严重水样便、酸中毒及电解质紊乱。

2. 肠外脏器感染 阿米巴原虫可造成肝脓肿、脑脓肿等;隐孢子虫可造成肺部、胆道感染。

3. 其他表现 蓝氏贾第鞭毛虫病、隐孢子虫病还可出现关节痛、眼痛、疲劳、生长和认知障碍等。

蓝氏贾第鞭毛虫病、隐孢子虫病可出现乳糖不耐受,并在感染消除后持续数周,出现维生素、

微量营养素、蛋白质等吸收不良。

【辅助检查】

1. 粪常规 阿米巴痢疾典型粪便为暗红色果酱样,镜下见大量红细胞与少数白细胞。

2. 病原学检查

(1)直接涂片镜检:新鲜粪便查找到溶组织内阿米巴、蓝氏贾第鞭毛虫的滋养体或包囊,隐孢子虫卵囊可确诊相应的肠道原虫病原。有时可通过肠黏膜刮取物查找溶组织内阿米巴,十二指肠引流液涂片查找蓝氏贾第鞭毛虫滋养体进行病原确诊。

(2)免疫学检查:

1)特异性抗体:①抗溶组织内阿米巴 IgM、抗蓝氏贾第鞭毛虫 IgM、抗隐孢子虫 IgM 阳性有早期诊断价值;②有临床症状的肠阿米巴病患者,可在唾液中检测到抗阿米巴 IgA,故有诊断价值;③抗溶组织内阿米巴 IgG、抗蓝氏贾第鞭毛虫 IgG、抗隐孢子虫 IgG,阳性提示既往感染及慢性感染,阴性可除外相应的寄生虫感染。

2)特异性抗原:检测血清、唾液或粪便内阿米巴凝集素抗原,粪便中蓝氏贾第鞭毛虫抗原、隐孢子虫卵囊抗原有助于诊断相应的肠道原虫感染。

(3)核酸检测:检测粪便、肠组织中溶组织内阿米巴、蓝氏贾第鞭毛虫、隐孢子虫的特异 DNA 可作为诊断依据。

3. 其他检查 影像学 X 线钡剂灌肠:对慢性阿米巴痢疾可见肠道病变部位有充盈缺损、痉挛及堵塞。对肠道狭窄及阿米巴肉芽肿等有一定诊断价值。

结肠镜检查:肠阿米巴病可见散在溃疡,其表面有黄色脓液,溃疡间黏膜正常或稍有水肿。

【诊断】

根据不洁饮水和/或饮食史,有免疫功能低下、器官移植及营养不良等,出现急性或慢性腹泻表现,粪便样本中查到溶组织内阿米巴、蓝氏贾第鞭毛虫的滋养体或包囊、隐孢子虫的卵囊,肠道原虫相应的抗原、核酸阳性即可确诊。

【治疗】

1. 抗原虫治疗 肠阿米巴病、蓝氏贾第鞭

毛虫病首选含有硝基的化合物。可选甲硝唑:35~50mg/(kg·d),分 3 次口服,疗程 10 天;或替硝唑(>3 岁):50mg/(kg·d),最大量 2g,每天 1 次,疗程 3 天。对肠阿米巴病后续口服巴龙霉素或双碘喹啉,以清除阿米巴包囊。

硝唑尼特、巴龙霉素对蓝氏贾第鞭毛虫、隐孢子虫均有效。阿苯达唑对蓝氏贾第鞭毛虫也有效。

隐孢子虫慢性感染或合并有免疫功能抑制者,治疗可选硝唑尼特 1~3 岁 100mg,4~11 岁 200mg,12 岁 500mg,1 天 2 次,疗程 3 天;或巴龙霉素 25~35mg/(kg·d),分 2~4 次服用或阿奇霉素 10mg/(kg·d),连续 5 天。对于严重患者,还可采用硝唑尼特与巴龙霉素、阿奇霉素联合应用。

2. 维持水电解质酸碱平衡 对所有腹泻患儿补充液体和电解质是治疗的关键。首选口服补液,但重症患者可能需要静脉输液。

3. 对症治疗 隐孢子虫病补充谷氨酰胺可改善肠道营养,促进液体吸收。

蓝氏贾第鞭毛虫病、隐孢子虫病所致的严重腹泻或慢性持续腹泻,最初可给予无乳糖饮食。

> 🌐 **拓展知识点**
>
> 肠道寄生虫感染是危害人们身体健康的常见疾病,由于为无症状携带和传播,在流行地区反复感染。临床表现的形式多样,大多数呈现为带虫状态,有临床表现时症状为非特异性的,传统的显微镜检查虽然仍是寄生虫病原学诊断的基石,但诊断的敏感性不高,逐渐改进诊断技术,采用免疫学诊断的方法,通过寄生虫的特异的抗原抗体反应诊断相应的寄生虫感染,随着分子生物学及遗传学方法进步,各种寄生虫的基因组序列已被测定,目前最常用的寄生虫病的分子生物学检测和诊断技术为 PCR 扩增法,检测相应的寄生虫的核酸。可以进行更快速和准确的诊断,并提高鉴定寄生虫感染的敏感性。

(万朝敏)

第五节　肠衰竭

一、短肠综合征

导　读

儿童短肠综合征是一种由于先天性和/或获得性疾病导致的小肠大部分解剖和/或功能损失引起的多系统疾病,需要肠外营养支持42天以上者。常见的原因是新生儿坏死性小肠结肠炎、肠闭锁、肠扭转、腹裂和胎粪性腹膜炎等。根据病史、剩余肠管长度及肠外营养使用时间并不难诊断。治疗短肠综合征的核心是肠康复治疗,即促进肠道恢复自主营养而逐渐脱离静脉营养的过程,通常由饮食、药物及手术等多途径、多模式共同完成。

儿童短肠综合征(short bowel syndrome,SBS)是一种由于先天性和/或获得性疾病导致的小肠大部分解剖和/或功能损失引起的多系统疾病,需要肠外营养支持42天以上者。常见的原因是新生儿坏死性小肠结肠炎、肠闭锁、肠扭转、腹裂和胎粪性腹膜炎等。此类患儿由于剩余肠管较短,严重影响吸收功能,表现为严重腹泻、水电解质紊乱、体重不增或下降及生长迟滞。

【流行病学】

据报道,加拿大新生儿SBS的发病率在活产儿中估计是24.5/10万;英国SBS年发病率估计为(2~3)/100万,其中半数是儿童;我国的儿童SBS发病率未见报道。随着国内医疗水平与经济水平的提高,临床上儿童SBS的病例数日益增多。

【病理生理】

小肠有一定的再生能力。肠管切除后,在剩余肠段中有一种代偿反应,即肠适应。在动物实验中,切除肠管24~48小时后,剩余小肠开始出现以肠上皮细胞增生为特征的肠适应。大量肠管切除后存活的关键在于剩余肠管的肠适应能力。肠适应包括结构性适应(形态性适应)和功能性适应。结构性适应包括:肠管直径和长度增加、微绒毛增长、隐窝加深、肠道细胞增殖加快,最终导致肠管吸收面积的增加和肠道细胞数量的增加。功能性适应包括:刷状缘细胞膜的通透性增加、受体传输增加、剩余肠管动力改变,最终导致单个肠道细胞营养吸收功能增加。在动物实验中,大量肠管切除后,剩余肠管中肠上皮细胞的转运蛋白、Na^+/H^+转运体、Na^+-K^+-ATP酶的表达量迅速上升,从而提高了营养物质的吸收效率。另一方面,功能性适应还包括减慢肠管蠕动,增加肠管对营养物质的吸收时间。一项对狗的研究中发现,肠管切除术后4~12周,单位肠管传输时间延长了29%~35%。

【临床表现】

SBS的术后演变可遵循3个阶段:急性期(高分泌期)、代偿期和稳定期。SBS诊断后2~3年出现肠道代偿平台期,肠外营养(parenteral nutrition,PN)超过2年的患者如果无额外的药物或手术治疗(如连续横向肠成形术等),几乎无法完全摆脱PN。

1. **第一阶段**　急性期。早期阶段在小肠切除后立即开始,一般持续2~3个月。此时期肠抑制剂(如血管活性肠肽或胃抑制多肽)在胃中分泌减少,促分泌激素(促胃液素)增高,胃酸过度分泌。高胃酸进入肠道后,导致胰酶失活,影响消化吸收。此阶段的特点是肠液大量丢失、水电解质和酸碱改变及急性肾功能不全等。

2. **第二阶段**　代偿期。该阶段患儿已出现肠适应,大便量减少,可以逐渐增加肠内营养量。

3. **第三阶段**　稳定期。一般在手术2年后。剩余肠管的代偿能力已接近极限,如此期患儿仍无法脱离PN,应以预防SBS并发症为治疗重点,包括静脉营养相关性肝病、代谢性骨病、小肠细菌过度生长、高草酸尿症和D-乳酸酸中毒等。同时根据患者肠管扩张程度选择性开展非移植手术治疗,以求增加肠道有效吸收面积。

【诊断】

SBS临床上可表现为严重腹泻、水电解质紊乱、体重丢失和生长迟滞。根据病史、剩余肠管长度及PN使用时间并不难诊断。SBS的诊断包括两个方面:一方面明确残存肠道解剖结构(术中及放射学评估肠道长度)和吸收能力;另一方面,了解有无特定的营养缺乏及其症状、确定肠内或肠外营养相关的并发症，以及有无 SBS 相关并发症。

【治疗】

以肠康复治疗为核心，即促进肠内自主营养，逐渐脱离 PN 的过程，通常由饮食、药物及手术等多途径多模式共同完成。治疗的基本原则：①供给充足的营养以实现正常的生长发育；②促进剩余肠道代偿；③避免与肠切除和应用肠外营养相关的并发症。剩余小肠得到代偿是指在脱离 PN 后，其肠道消化和吸收营养的能力可保证小儿正常生长和维持水、电解质平衡。

治疗主要以肠道康复为目的，具体包括营养支持、促进残存小肠适应性代偿的肠康复内科治疗、非移植外科手术和小肠移植 4 类措施。

1. 营养治疗 营养治疗是 SBS 治疗中十分重要的治疗手段，挽救了许多 SBS 患者的生命。营养治疗包括肠内营养（enteral nutrition，EN）和PN。SBS 患者营养治疗方式、方法需根据具体患者的病情及病程而定。

（1）肠内营养：肠内营养在肠适应过程中起着重要作用：肠内营养物质对肠上皮细胞增殖、营养激素的产生有刺激作用，并增加胰腺和胆汁的分泌。肠内营养不仅可以防止黏膜萎缩，还可以改善肠道屏障功能和黏膜免疫系统的功能。肠内营养物刺激肠适应的机制很复杂，可分为三种：①通过直接接触上皮细胞刺激黏膜增生；②刺激营养型胃肠激素的分泌；③刺激营养型胰胆分泌物的产生。

研究表明，营养物质的复杂性越高，所涉及的消化机制的工作量就越大，并越能够刺激肠道产生适应性改变。因此，大分子营养物质（例如整蛋白）需要更多的消化，它将引起更多的增生。因此，肠内营养应该考虑饮食的组成，以平衡胃肠道耐受性和特定营养素的复杂性，从而进一步刺激肠适应过程。促进肠道适应性反应是术后营养支持治疗的基础。

对于 SBS 患儿，根据患儿临床情况（如腹胀、感染、大便潜血及生命体征等），如无禁忌证，建议尽早开始肠内营养以促进肠道适应。

I 型 SBS 患儿因肠管短，空肠水电解质吸收能力差，往往造瘘口排出量较大，容易产生喂养不耐受，而禁食会导致肠绒毛发育不良、肠黏膜萎缩，因此建议采用微量喂养[喂养量为 12~25ml/（kg·d）]，早期微量喂养与住院时间和达到全量肠内喂养时间成反比，持续滴注并以每天 1ml/h 的速度增加可改善对 EN。此外，早期肠内营养对促进肠内绒毛生长、隐窝加深、促进肠管增长，对患儿肠适应产生很大益处。

肠内营养物选取方面，母乳不仅包含生长因子和免疫球蛋白，还包含关键的低聚糖。低聚糖以益生元的方式刺激肠上皮细胞增殖并调节肠道微生物，促进肠道适应。但对于 I 型 SBS 患儿，由于其肠管较短，与肠内营养物质接触时间及接触面积均减少，且相关消化酶较正常患儿明显减少，因此往往对母乳不耐受。虽然没有确凿的证据表明水解配方粉优于非水解配方，但大量数据表明，SBS 患者对水解蛋白配方耐受性更好。本中心对此类患儿多选用深度水解配方粉，其渗透压较低，且易消化吸收，相对容易耐受。部分 SBS 患儿有反复血便、湿疹，同时伴有嗜酸性粒细胞明显增高，要考虑牛奶蛋白过敏，当深度水解蛋白配方粉无效时，可选用氨基酸配方粉。

喂养途径推荐经鼻胃管或胃造口（管饲超过 3 个月时）连续输注，能增加肠道代偿，可减少渗透性腹泻。当持续滴注的肠内营养能量达到 50% 所需能量时，可过渡至间歇喂养，包括尽早开始少量经口喂养，以维持患儿口腔的吸吮及吞咽功能。谷氨酰胺充当肠上皮细胞的主要燃料底物，可以促进肠细胞增殖和蛋白质合成。在大鼠模型中，肠切除后的早期适应性阶段，肠上皮细胞对谷氨酰胺和总氨基酸摄取显著增加。然而在人类肠道大量切除后，加用谷氨酰胺补充肠内营养并未能改善肠道适应性，因此肠内营养添加谷氨酰胺的应用仍存在争议。由于复杂的营养物质可促进肠道的适应性。因此，在肠内营养早期选取水解配方粉，以达到早期的肠耐受及肠内营养量以后，逐渐过渡至增加非水解配方粉，以促进更好的肠道适应。

（2）肠外营养：SBS 患儿大量肠切除后，肠内营养不能满足生长发育需要，需要通过 PN 来补充。剩余肠管少的患儿需要更多和更久的 PN 支持，一般认为脱离 PN 的肠管剩余长度至少 15~40cm。

新生儿的能量需求参考《中国新生儿营养支持临床应用指南》（2013 版），婴幼儿参见《中国儿科肠内肠外营养支持临床应用指南》（2010版）。然而，由于高位肠造瘘术后的患儿，经肠内营养吸收的能量较正常肠功能的婴儿要低,且个体差异大,因此,PN 的实际供给量可能需要高于计算值,目标是保证良好的体重增长趋势。

脂肪乳(lipid emulsions,ILE)是 PN 的重要组成部分。PN 选择 ILE 时应考虑几个因素:必需脂肪酸(fatty acid,FA)的含量,多不饱和脂肪酸 ω-6 与 ω-3 的比例,α-生育酚和植物固醇的含量。大豆油(soybean,SO)的 ω-6:ω-3 比例为 7:1,且具有高浓度的植物固醇,会促进肝脏炎症和胆汁淤积。鱼油(fish-oil,FO)脂肪乳剂主要由抗炎性的 ω-3 多不饱和脂肪酸组成,并包含少量必需的 FA(亚油酸和 α-亚麻酸),富含 α-生育酚,可清除过氧化脂质中的自由基,防止氧化脂质损伤的扩散,从而逆转胆汁淤积。多种油脂肪乳(SMOF)是将豆油(30%)、椰子油(30%)、橄榄油(25%)和鱼油(15%)混合在一起的脂肪乳,可增加二十碳五烯酸和二十二碳六烯酸的含量,从而改善胆汁淤积患儿的肝功能。由于植物固醇含量低和维生素 E 含量高,SMOF 对肝脏酶具有积极影响;另外,它的使用导致脂质过氧化作用的减少和 ω-3:ω-6 FA 比例的改善,从而产生较少的促炎性。在应用 PN 的患儿首选使用 SMOF,当发生肠外营养相关肝病时,改为单用 FO 或 FO 联合 SO 使用,效果较好。

2. SBS 的肠道康复治疗　SBS 患者残余肠道代偿、适应过程在短肠患者治疗中起着非常重要的作用,在肠道代偿期应用有关促进肠道代偿作用的药物,可促进肠道上皮增生,维持黏膜屏障功能,增加小肠绒毛高度及隐窝深度并促进吸收功能。同时通过抑制消化道动力及肠液过度分泌等辅助治疗,可有效改善营养吸收不良及 SBS 其他的并发症,对促进患者耐受营养治疗,改善生活质量意义重大。

(1)谷氨酰胺及生长激素:谷氨酰胺是体内含量最丰富的非必需氨基酸,是肠道上皮细胞的主要能源物质之一,在 SBS 患者残余肠道代偿、适应过程中起重要作用。广泛切除小肠后无论肠外或肠内途径补充谷氨酰胺均能有效促进小肠肠道上皮增生,促进肠道吸收葡萄糖和钠,防止肠黏膜萎缩,保护肠屏障和免疫功能。生长激素(growth hormone)可以促进肠黏膜增殖并导致结肠质量和生物机械力增加,促进水、钠和氨基酸的吸收,从而在结构和功能上促进肠道代偿。1995

年,Byrme 等报道生长激素与谷氨酰胺联合应用于 PN 的 SBS 患者,有助于减少 PN 营养液的用量甚至帮助部分患者摆脱 PN,提示其有助于剩余肠道功能代偿。后有研究报道,生长激素及谷氨酰胺等药物只能在短时间内促进残余肠道对单糖、脂肪酸及氨基酸吸收能力的增强,停药后不久,肠道对单糖、脂肪酸及氨基酸吸收能力回落至治疗前水平。生长激素及谷氨酰胺最理想的应用时间是在代偿期内,随后的代偿作用效果增加有限。

(2)胰高血糖素样肽-2(glucagon like peptide-2,GLP-2):GLP-2 来源于小肠和大肠 L 细胞合成的胰高血糖素原物质,能特异性刺激黏膜上皮的增生及损伤后的再生修复,促进葡萄糖等营养物质的吸收代谢,减少肠黏膜上皮细胞凋亡。动物实验发现,GLP-2 能促进短肠大鼠残余肠道黏膜的代偿性增生、增加肠道对 D-木糖吸收的作用。替度鲁肽是一种重组的 GLP-2 类似物,具有更长的半衰期、良好的耐受性和安全性,能够增加 SBS 患者残余肠道绒毛高度、隐窝深度及机体瘦组织群含量,促进 SBS 患者消化道吸收功能恢复,完全摆脱肠外营养以及减少肠外营养用量的比例明显增高,2012 年被美国食品药品监督管理局批准应用于临床。因此,近年来研究者也在积极寻找新型 GLP-2 类似物,Apraglutide 和 Glepalutide 是两种正在进行临床试验的新药,在早期试验中均显示出优越的促肠黏膜生长作用,且 Glepalutide 仅需每周皮下注射 1~2 次,药效维持更长也更便捷,但其安全性及疗效还需要后续更大规模的临床试验验证。

3. 外科手术治疗　SBS 的非移植外科手术措施是以肠道康复治疗为目的外科治疗技术。目前 SBS 的非移植外科手术主要包括:①以恢复小肠广泛切除术后肠道连续性为目的的重建类手术;②以延长小肠长度、增加吸收面积、改善小肠吸收功能为目的的缩窄肠管直径类手术;③以增加食物与肠黏膜接触时间,从而提高小肠吸收营养的能力为目的减慢食物转运时间类手术。

(1)恢复肠道连续性的消化道重建手术:导致 SBS 的原发疾病最常见病因是新生儿坏死性小肠结肠炎、肠闭锁、肠扭转等,在首次手术时,常采用肠造口的手术方式。然而这种手术方式,需在后续治疗中行造口还纳手术,重建消化道的连续性后开始短肠康复治疗。研究报道对新生儿坏死性小肠结肠炎患儿关闭造口时间应该尽量推迟到术后 4~10 周左右，且患儿体重达到 2.5~3.0kg，以方便肠狭窄问题在关闭造口手术时同时解决，并能较好地耐受手术。再次手术行消化道重建时应仔细松解粘连，判断并切除已失去功能的肠管，树立珍惜每 1cm 健康肠管的观念，在健康肠管上吻合并重建消化道，防止术后吻合口漏、梗阻等严重并发症发生，从而避免因并发症被迫再次手术切除本已十分珍贵的残存肠管。

（2）延长小肠长度为目的缩窄肠管直径类手术：残余小肠扩张在 SBS 较为常见，其原因可能是残存小肠肠适应的表现，也可能扩张肠管远侧肠管狭窄。肠管扩张往往伴随肠道蠕动减弱，转运食物能力降低，引发细菌过度繁殖造成菌血症。这类手术可缩窄残存肠管直径、改善肠动力、抑制细菌过度增殖、增加吸收面积、增加摆脱 PN 的可能性。手术适用于残存肠管扩张（直径≥4cm），并出现肠管扩张相关并发症且无法摆脱全肠外营养的患者。这类手术主要包括纵向延长术（longitudinal intestinal lengthening and tapering procedure，LILT）和连续横向肠成形术（serial transverse enteroplasty，STEP）。LILT 即沿肠系膜两支血管间的间隙纵向切开扩张的肠管，形成带有系膜血管的两个肠瓣，分别作纵向缝合后，再端端缝合两端小肠，将肠管长度增加 1 倍。STEP 术是用吻合器沿肠系膜边缘垂直于肠管长轴成 90° 和 270° 的 "Z" 字形切割，交替对向不完全离断，使肠道呈锯齿状，切割小肠直径至 2cm 左右，该术式的主要优点是延长肠道，但不干扰肠道血供。STEP 手术可明显延长肠道（平均延长 64%），多数患者可摆脱 PN。无论 LILT 还是 STEP，如果术后再次发生肠扩张，同一患者仍可多次实施 STEP 手术。除了上述两种小肠延长主流术式外，2011 年有学者提出螺旋延长缩窄术（spiral intestinal lengthening and tapering），该手术方法为肠管长轴成 45°~60° 做螺旋形切割，将肠管前壁长轴中线旋转 180° 与后壁长轴中线做吻合，借此将肠管延长，有动物实验和少量临床应用，其长期疗效有待进一步观察。

（3）延长食物转运时间的手术：此类手术目的是延缓食物在肠道内转运，增加食物与肠黏膜接触时间，从而提高小肠吸收营养的能力。常见的术式有小肠倒置术、结肠间置术、人工瓣膜术、小肠环形吻合术等。小肠广泛肠切除后食物残存小肠中转运过快，如果肠管又无明显扩张，小肠倒置术可能改善小肠吸收功能。这一手术通常将远侧 10cm 段小肠从残存小肠离断，旋转 180° 倒置吻合与消化道重建连续性。结肠间置手术是将小肠横断后，在小肠近端间置顺蠕动结肠或在远端间置逆蠕动结肠。该术式的理论基础为结肠与小肠相比，结肠蠕动能力差，且能大量吸收液体和电解质。研究表明，动物模型和人体间置的结肠均出现了小肠形态和功能的适应性变化，即间置结肠黏膜出现隐窝腺体和类帕内特细胞的肥大和增生。此外，还有通过人工瓣膜或括约肌阻止肠内容物过快通过，最常见的方法是将残存小肠的远端制作人工肠套叠。

经过 30 多年的发展，作为肠道替代治疗的外科技术，小肠移植已成为肠功能衰竭患者的临床标准治疗方式。随着小肠移植外科技术的发展，小肠移植已成为种类繁多、技术复杂的一大类临床技术，其共同点就是移植的腹腔脏器中必须包含小肠。根据小肠移植登记中心（Intestinal Transplant Registry，ITR）分类定义，小肠移植技术分为 4 类：①单独小肠移植：移植物中必须包含小肠，但不含肝脏和胃；②肝小肠联合移植：移植物中包含小肠和肝脏，但不含胃；③改良腹腔多器官簇移植：移植物中包含小肠和胃，但不含肝脏；④腹腔多器官簇移植：移植物中包含小肠、胃和肝脏。

小肠移植近期疗效取得巨大进步，但远期疗效仍不令人满意。肠功能衰竭的残存小肠康复内科治疗和延长成形术的进步及营养支持技术的改进，客观上减少了小肠移植的适应证患者数量，使小肠移植存在困惑和挑战。随着近年来对小肠移植体液性排斥反应监测和治疗的重视，有望能改善小肠移植远期预后。

> ### 🌐 拓展知识点
>
> 尽管近年来有大量研究有关 SBS 的病理生理学特点、大量肠切除后肠适应的细胞和分子机制，但仍有更多的问题被提出，更多的研究需要去解决在应用不同促适应因子后营养吸收的分子和细胞机制，去解决肠适应中

的细胞增殖和凋亡的机制,去鉴定肠切除后刺激肠道生长的新因子,去发现营养生长因子的相互作用和组合应用不同营养因子的临床疗效。

(钭金法)

二、肠吸收不良综合征

导　读

吸收不良综合征(MAS)可由小肠、胰腺或肝胆功能障碍引起。小肠病变引起的MAS,可由小肠上皮膜转运系统的先天性缺陷导致(称为原发性吸收不良),也可由小肠上皮吸收表面的获得性缺陷导致(称为获得性吸收不良)。

典型的 MAS 常出现腹泻、腹部饱胀。粪便性状因病因不同而异,脂肪吸收不良者常出现脂肪泻;碳水化合物吸收不良者粪便常呈水样便,带泡沫、酸臭味,年长儿以腹胀、腹鸣、腹部不适为主要症状;蛋白质吸收不良者粪便颜色较浅,臭皮蛋气味。严重者合并水、电解质、酸碱平衡紊乱和营养不足。

评估 MAS 的辅助检查目前在临床上较少开展,若无明确相关基础疾病,则诊断较为困难。其治疗包括基础疾病防治、膳食干预、营养支持、控制腹泻症状和维持水电解质平衡,对于乳糖酶不足或胰酶不足的病例可采用乳糖酶或胰酶补充治疗。

吸收不良综合征(malabsorption symptoms,MAS)是指肠道消化和/或吸收功能障碍,包括水和电解质在内的营养物质不能顺利通过肠黏膜转运入机体内,而从粪便中过量排泄,引起营养物质缺乏的综合征。MAS 并非一个独立的疾病,可由小肠、胰腺或肝胆功能障碍引起。小肠病变引起的 MAS,可由小肠上皮膜转运系统的先天性缺陷导致(称为原发性吸收不良),如先天性腹泻和肠病(congenital diarrhea and enteropathy,CODE)所涵盖的一些疾病(包括先天性乳糖酶缺乏、蔗糖酶-异麦芽糖酶缺乏、肠激酶缺乏、先天性簇绒肠病、微绒毛包涵体病、先天性失氯性腹泻等);也可

由上皮吸收表面的获得性缺陷导致(称为获得性吸收不良),如短肠综合征、感染后吸收不良性腹泻(postinfectious malabsorption,PI-MAS)、小肠细菌过度生长(small intestinal bacterial overgrowth,SIBO)等。相关的基础疾病已在各自章节阐述,因此,本节内容不再赘述,在此主要讨论 MAS 的共同特征。

根据吸收不良导致的营养素缺乏种类,可分为全面性吸收不良(肠黏膜广泛受累或吸收面积减少,多种营养素不能被充分吸收,如乳糜泻、短肠综合征)和选择性吸收不良(或孤立性吸收不良,是由干扰某一种或少数营养素吸收的疾病导致,如胃黏膜萎缩、内因子缺乏导致的维生素 B_{12} 吸收障碍)。

【流行病学】

MAS 涉及的病因复杂,因此,总体患病率尚不清楚。单一疾病的流行病学详见相应章节。

【病因和发病机制】

严格来说,消化和吸收是不同的生理功能,消化不良和吸收不良的病理生理机制也是不同的。消化不良是指营养素在肠腔内或黏膜上皮细胞刷状缘膜的末端消化部位加工处理发生障碍;吸收不良是指营养素通过肠上皮细胞顶端膜的转运发生障碍以及营养素吸收入肠上皮细胞后向体循环转运的缺陷。但消化和吸收过程是互相依赖、密不可分的,因此 MAS 是更笼统的名称,病因和发病机制相当复杂,营养物质消化吸收过程中(包括肠腔加工处理、吸收进入肠黏膜、通过淋巴管系统转运进入循环系统)任何一个环节出现故障均能导致 MAS,而且可能同时存在多种发病机制。常见病因又可因种族、地区、年龄而异。国外报道的 MAS 中以乳糜泻(见第十章第三节)、囊性纤维化(见第八章第十一节)较多见。

1. 各种营养物质吸收不良的病因和发病机制

(1)脂肪吸收不良:①范围较广的小肠病变(如炎症性肠病、乳糜泻)或手术切除:使胆盐的肠肝循环严重受损,并且肝脏上调胆汁酸重新合成的能力不足以满足胆汁生成的正常生理需要;②小肠细菌过度生长:严重者可引起胆汁酸解离,使胆汁酸功能丧失;③胰腺外分泌功能不全:如慢性胰腺炎、胰腺切除术患者、囊性纤维化和 Schwachman 综合征;④胆汁酸代谢紊乱:胆盐合成不足(如肝硬化影响脂肪吸收);⑤十二指肠 pH

降低:如卓-艾综合征,大量胃酸分泌导致十二指肠 pH 变成酸性,致使胰酶的功能无法充分发挥;⑥其他原因:乳糜微粒包装所需的载脂蛋白合成不足或结构缺陷(如无 β 脂蛋白血症)损害其向淋巴管的分泌,或淋巴回流异常(如小肠淋巴管扩张症,见本章第六节)损害转运进入体循环的能力。

(2)碳水化合物吸收不良:①小肠病变或切除范围较广,肠吸收面积减少;②小肠上皮双糖酶活性降低:如先天性乳糖酶缺乏、蔗糖酶-异麦芽糖酶缺乏、原发性果糖吸收不良;③胰淀粉酶缺乏;④不可吸收的碳水化合物(如山梨醇):不能在小肠中消化和吸收的碳水化合物会在结肠内被细菌降解,发酵形成短链脂肪酸(丁酸、丙酸、醋酸和乳酸)、二氧化碳、氢气和甲烷,细菌过度发酵会产生酸性粪便、腹部膨隆和胃肠胀气。

(3)蛋白质吸收不良:①小肠病变或切除范围较广,肠吸收面积减少;②胰腺外分泌功能不全:胰腺碳酸氢盐及蛋白酶的分泌和/或活性受损,如慢性胰腺炎或囊性纤维化,会引起蛋白质吸收不良;③先天性胰酶缺乏:先天性肠激酶缺乏、先天性胰蛋白酶原缺乏。

(4)维生素、矿物质和微量元素:①脂溶性维生素(维生素 A、D、E 和 K):需要溶于混合微胶粒中才能被吸收。因此,可对脂肪吸收造成不利影响的因素通常也会以类似的方式影响脂溶性维生素的吸收。②维生素 B_{12}:回肠广泛病变或切除会降低维生素 B_{12} 的吸收,其他原因还可能包括 SIBO、恶性贫血、慢性萎缩性胃炎。而质子泵抑制剂和组胺 2 受体阻滞剂会引起维生素 B_{12} 吸收不良,长期使用可导致有临床意义的维生素 B_{12} 缺乏。③钙、铁和叶酸(维生素 B_9)的主要吸收部位为小肠上段,近端小肠弥漫性黏膜病变和小肠大面积切除常常导致这些营养素缺乏。此外,当存在脂肪吸收不良时,未吸收的脂肪酸会结合二价阳离子,导致钙、镁吸收不良。④肠病性肢端皮炎:常染色体隐性遗传病,因肠道对锌的吸收存在缺陷所致,表现为肢端皮炎、脱发、腹泻。

2. 感染、炎症和免疫紊乱

(1)PI-MAS:是发生在急性肠道感染后,可存在持续超过 4 周的黏膜功能障碍伴吸收不良,也称为"感染后肠病"、胃肠炎后综合征或感染后肠应激。与黏膜炎症残留、绒毛萎缩以及黏膜通透性和动力改变有关。

(2)食物蛋白过敏:累及小肠的严重食物蛋白过敏可导致营养物质吸收障碍,主要包括食物蛋白诱导的肠病、食物蛋白诱导的小肠结肠炎综合征、嗜酸性粒细胞性胃肠炎、乳糜泻。

(3)免疫缺陷:可能与继发感染、机会感染相关,影响消化或/和吸收功能。

3. 先天性腹泻和肠病　是一组发病机制不同的罕见遗传病,多为单基因突变引起,表现为出生后几周内出现持续且严重的腹泻,常伴有喂养不耐受、吸收不良和生长缓慢。发病机制包括:肠上皮营养物质/电解质转运障碍(包括先天性失氯性腹泻、先天性失钠性腹泻、葡萄糖-半乳糖吸收不良等)、肠上皮酶缺乏和代谢紊乱(包括先天性乳糖酶缺乏、蔗糖酶-异麦芽糖酶缺乏、肠激酶缺乏等)、肠上皮运输和极化障碍(包括先天性簇绒肠病、微绒毛包涵体病)、肠内分泌细胞紊乱(肠无内分泌症、X 连锁无脑回畸形、先天性吸收不良性腹泻 11 型)、免疫紊乱相关肠病(包括了极早发型炎症性肠病,如 IPEX)、肠干细胞因素(如 *WNT2B* 基因突变引起的新生儿起病慢性腹泻 9 型)。

【临床表现】

MAS 的典型表现是慢性腹泻和营养不足。

1. 腹泻　由于营养物质吸收障碍,在粪便中排泄增加,故典型的 MAS 常出现粪便次数增多、性状改变、腹部饱胀等。

(1)三种主要营养物质吸收不良的腹泻表现:

1)脂肪吸收不良:常出现脂肪泻,粪便体积膨大、松散,呈灰白色、糊状、滑腻、有恶臭。

2)糖吸收不良:婴儿期粪便常呈水样稀便,带泡沫及酸臭味。年长儿腹泻轻或无,而以腹胀、肠鸣、腹部不适为主要症状。

3)蛋白质吸收不良:粪便颜色较浅,有臭皮蛋气味。

(2)CODE 的腹泻特征:出生后数周内出现持续性且严重的腹泻,可为脂肪泻、水样便或血便。

(3)严重腹泻可导致水、电解质及酸碱平衡紊乱。

2. 营养不足及特定营养素缺乏的表现

(1)生长发育障碍:即使摄入足够的膳食,

仍然出现体重不增、体重减轻、生长迟缓、发育落后等。

（2）微量营养素缺乏：脂肪吸收不良常伴有脂溶性维生素缺乏的相应表现。多种类型的皮炎可能是水溶性维生素、必需脂肪酸或锌缺乏的表现。毛囊角化过度症（以及夜盲症和眼干燥症）可能由维生素 A 缺乏导致，而光敏性色素性皮炎可能提示烟酸缺乏。周围神经病可能由维生素 B_1 和/或维生素 B_{12} 缺乏导致，极少数情况下还可由维生素 E、铜或必需脂肪酸缺乏导致。

（3）贫血：可能是蛋白-能量营养不良引起，也可能是某些特定微量营养素缺乏导致，如铁、叶酸、维生素 B_{12} 及铜。

（4）低蛋白血症：水肿、腹水和/或胸腔积液等。

（5）必需脂肪酸缺乏：很少出现临床表现，如干燥性鳞屑性皮炎、伤口愈合不良以及婴儿和儿童生长迟缓、视力下降和周围神经病。

（6）其他：如代谢性骨病。

【辅助检查】

1. 脂肪吸收不良的检测　也是全面性吸收不良最常用的检测指标。①粪便脂肪检测：粪便镜检发现脂肪滴可作为初筛试验，进行定性 Sudan Ⅲ 染色可提高敏感性，可进一步通过收集 72 小时粪便进行生化分析，对粪便脂肪进行定量评估，并计算吸收系数；②脂肪吸收试验：口服碘油 0.5ml/kg，12~18 小时后测定用递增倍数法稀释的尿中碘排出量，尿碘<1∶8，为脂肪吸收不良；③当出现必需脂肪酸缺乏时，可检测发现三烯/四烯比值异常或 α 亚油酸和亚麻酸的血浆浓度低于正常水平。

2. 碳水化合物吸收不良的检测　①检测粪便 pH+还原糖。②呼气试验（详见第十三章第三节）：评估乳糖、果糖和蔗糖吸收的完整性。患者空腹口服乳糖，儿童剂量为 2g/kg（最大剂量 25g）。应在基线时和摄取乳糖后以每 30 分钟 1 次的频率（连续 3~4 小时）来对呼气进行采样。氢气浓度较基线升高 20ppm 则考虑诊断乳糖吸收不良。③小肠黏膜双糖酶活力测定：是诊断乳糖酶缺乏的金标准，但因需侵入性检查（消化道内镜检查），已很少实施。

3. 蛋白质吸收不良的检测　当血清总蛋白、白蛋白降低而无尿蛋白、肝病时，需进一步分析是否存在蛋白质吸收不良，但临床上很少开展相应检测，可测定粪便 α_1-抗胰蛋白酶水平评估。

4. D-木糖吸收试验　检测近端小肠的吸收能力，而非 D-木糖吸收的特定缺陷，用于确定吸收不良是否由肠黏膜病变引起，将其与消化不良区分开来。在肝胆疾病或胰腺功能不全引起的腔内消化不良患者以及淋巴管梗阻患者中，D-木糖吸收是正常的。相比之下，黏膜疾病所致吸收不良患者大多存在 D-木糖吸收降低。连续测定 D-木糖吸收还有助于监测对吸收不良性疾病的治疗效果。

5. 肠液检查（详见第十三章第五节）和胰腺外分泌功能不全的评估　①插管至十二指肠或空肠抽取肠液，镜检和细菌培养可诊断蓝氏贾第鞭毛虫病、SIBO；②测定肠液中胰酶的活力可评价有无胰腺功能受损；③促胰液素刺激试验是诊断胰腺功能不全最敏感的方法，需在静脉注射促胰液素后收集胰液检测。

6. 原发基础疾病相关检查　乳糜泻血清学检查、粪弹性蛋白酶检测、汗氯测定、葡萄糖或乳果糖呼气试验来检测 SIBO、基因检测、胰腺 CT、磁共振胆胰管成像、内镜下逆行胆胰管成像、通过消化内镜采集十二指肠或空肠黏膜做组织学检查等。

7. 营养评估相关检查　全血细胞计数、白蛋白、前白蛋白、25-（OH）D、叶酸、血清铁、总铁结合力、维生素 B_{12}、钙、镁、锌、磷、骨密度、体成分分析等。

【诊断】

若患者有慢性腹泻和/或原因不明的营养不足或营养素缺乏，应考虑可能存在 MAS。在已经明确基础病因（如短肠综合征、炎症性肠病、囊性纤维化、存在 SIBO 诱因的疾病）的情况下，出现慢性腹泻、营养不足时即可明确 MAS 病因，可能无需进行进一步的评估。对于基础病因和危险因素未明的患儿，需进一步评估吸收不良的机制和病因。

1. 病史和体格检查的评估　须详细询问消化道症状、粪便量、粪便次数、粪便性状、粪便气味、喂养史、腹泻与进食的关系、体重增长情况、生长发育、家族史、过敏史、既往手术史等。体格检查需进行全面的腹部查体、体格指标、肌力评估、骨骼、皮疹等。

2. 实验室检查寻找吸收不良和营养缺乏的证据。

3. 进一步详细地检查分析基础病因　脂肪泻可先排查胰腺外分泌不足（如慢性胰腺炎、囊性纤维化和 Schwachman 综合征），水样泻伴粪便 pH<5 则先排查碳水化合物吸收不良（如先天性乳糖酶缺乏、蔗糖酶-异麦芽糖酶缺乏、原发性果糖吸收不良）。若无胰腺外分泌不足、碳水化合物吸收不良，亦无明确食物过敏的依据，则很可能需进一步行消化内镜和组织学检查。腹泻起病时间早、病情重者须尽早按 CODE 诊断流程分析。

【鉴别诊断】

MAS 并非单一疾病，临床表现复杂且缺乏特异性，仅凭临床症状有时难以与其他引起腹泻的疾病相鉴别，也难以诊断基础疾病。D-木糖试验有助于鉴别黏膜疾病与引起消化不良的疾病。

1. 脂肪酸吸收不良与胆汁酸腹泻相鉴别
未被小肠吸收的胆汁酸可能刺激结肠中的水分和电解质分泌，导致慢性腹泻，在较短段末端回肠缺失时可能发生。胆盐结合剂（如考来烯胺）可以改善胆汁酸腹泻，但可能会加重脂肪酸吸收不良导致的腹泻。采用硒同型牛磺酸胆酸（selenium homocholic acid taurine，SeHCAT）检测评估胆汁酸吸收可区分胆汁酸腹泻与脂肪吸收不良所致腹泻，但大多数临床机构尚未开展。其他准确性较差的检测包括：直接测量肝胆汁酸合成的清晨血清 C_4（7α-羟基-4-胆固醇烯-3-酮）检测和 48 小时粪便总胆汁酸测定。

2. CODE 与获得性腹泻相鉴别　腹泻起病时间早、病情重，伴有羊水过多、多系统疾病（先天性异常、免疫缺陷），以及近亲联姻、有婴儿期消化道疾病家族史者，须考虑 CODE 可能。但仍需首先排除较为常见的获得性腹泻（包括食物蛋白过敏、肠道感染等）。待初步排除后，可根据粪便外观（水样便、脂肪便、血便）进一步详细评估分析、缩小诊断范围，并开展有针对性的靶向基因检测。若疑似 CODE 患者根据临床评估不能明确诊断，应开展全外显子组测序（whole-exome sequencing，WES）识别突变的致病基因。

【治疗】

尽可能地针对病因进行治疗，阻断吸收不良的机制；若无法纠正基础疾病，则应开展酶替代治疗、膳食干预、营养支持、控制腹泻症状，并及时纠正水、电解质及酸碱平衡紊乱。

1. 基础疾病治疗　慢性胰腺炎、胆汁酸吸收不良、小肠细菌过度生长、短肠综合征、乳糜泻等基础疾病治疗参见各自章节。

2. 酶替代治疗

（1）胰酶补充：慢性胰腺炎和胰腺外分泌功能不全患者的主要治疗方法是均衡摄入脂肪和应用外源性胰酶。4 岁以下儿童，每餐给予胰脂肪酶 1 000U/kg；4 岁以上儿童，每餐给予胰脂肪酶 500U/kg。小婴儿可将胶囊拆开，尽可能与软食同服，但不要咀嚼，服用后须喝水以减少口腔刺激。

（2）乳糖酶补充：乳糖吸收不良者可补充乳糖酶。

3. 膳食干预和肠内营养　是 MAS 治疗的重要措施。正确的膳食和肠内营养策略有助于减轻腹泻，改善营养缺乏。

（1）减少咖啡因摄入。

（2）避免高渗或高糖饮料、含山梨醇的糖果和口香糖。

（3）孤立性双糖酶缺乏患儿从饮食中剔除特定碳水化合物。

（4）果糖不耐受患儿避免食用果糖含量高于葡萄糖的食物，或果糖及山梨醇含量高于葡萄糖，尤其是添加果糖、结晶果糖或高果糖玉米糖浆的食物或饮料。果糖含量高的水果包括苹果、梨、甜樱桃、西梅和枣子，蜂蜜的果糖比例亦高于葡萄糖。如果要摄入含果糖食物，应随餐食用。

（5）食物蛋白过敏的患儿应避免摄入致敏原。乳糜泻患儿避免摄入麸质，包括小麦、大麦、黑麦。燕麦的加工过程可能会有麸质，也需警惕。

（6）脂肪酸吸收不良者，若无法治疗原发病，应采用限制脂肪膳食，并考虑补充中链甘油三酯。中链甘油三酯热量密度与长链甘油三酯相同，因而可以补充膳食限制造成的热量丢失。吸收不良的脂肪酸到达结肠后可引起腹泻，所以限制脂肪摄入量可减轻腹泻。粪便不经结肠的患者虽然不存在该问题，但是吸收不良的脂肪酸可与钙和镁结合，继而导致这些营养素吸收不良，且其程度与脂肪吸收不良的程度相符，从而出现代谢性骨病。因此，也应限制脂肪摄入量。

（7）严重的 MAS 可先尝试要素配方（中链甘

油三酯、葡萄糖、氨基酸),再逐步尝试引入其他配方或膳食,循序渐进。

4. 营养素补充　如果能及时纠正 MAS 的基础病因,则无需长期补充。对于持续存在吸收不良的患者,根据持续吸收不良的程度,可能需要长期补充脂溶性维生素。即使没有明确检测证实的微量营养素缺乏,慢性 MAS 患儿也可每天服用复合维生素/矿物质补充剂,避免营养素缺乏出现隐匿性进展。

(1)脂溶性维生素:有严重脂肪泻的患者建议补充水溶性更好的脂溶性维生素补充剂。

1)维生素 D:25-(OH)D(骨化二醇)、1-(OH)D(阿法骨化醇)或 1,25-(OH)$_2$D(骨化三醇)比维生素 D$_2$ 或 D$_3$ 效果更好。需要注意的是,阿法骨化醇或骨化三醇不会进入 25-(OH)D 阶段,因此,使用这两种补充剂时,应检测 1,25-(OH)$_2$D 而不是 25-(OH)D 血清水平来评估维生素 D 是否充足。同时,应注意监测血清钙水平,尤其是1,25-(OH)$_2$D。

2)维生素 E:首选 d-α-生育酚聚乙二醇1000 琥珀酸酯,因为其他维生素 E 制剂的吸收不佳。

3)一些含有乳化液的胶囊尚未证实是否有增强脂溶性维生素吸收效果。

(2)钙和镁:脂肪吸收不良患者通常需要补充钙和镁。由于口服含镁补充剂可能加重腹泻,则需要间断通过静脉通路补充镁剂。

5. 控制腹泻治疗

(1)抗动力药物:一般不推荐使用,因有严重不良反应风险,包括嗜睡、尿潴留、呼吸抑制以及中毒性巨结肠等。在有腹胀风险时,禁用此类药物。必要时,须在医生密切监测的环境下使用。

1)洛哌丁胺:目前禁用于 2 岁以下婴幼儿,5岁以下不推荐使用胶囊制剂。

2)地芬诺酯/阿托品(复方地芬诺酯):每片含有硫酸阿托品 25μg 和盐酸地芬诺酯 2.5mg。禁用于 2 岁以下婴幼儿;2~5 岁,每次 1 片,每天2 次;6~8 岁,每次 1 片,每天 3 次;8~12 岁,每次1 片,每天 4 次。

(2)吸附剂:包括蒙脱石散、药用炭片。

(3)抗分泌药物:可用于合并分泌性腹泻的治疗。

1)消旋卡多曲:可逆性抑制脑啡肽酶,减少内源性脑啡肽降解,从而延长消化道内源性脑啡肽的生理活性,减少水和电解质的过度分泌。口服,每次 1.5mg/kg,每天 3 次,单日总剂量不超过6mg/kg,最大剂量每次 60mg,每天 3 次。

2)生长抑素及其类似物:在严重分泌性腹泻病例中,如微绒毛包涵体病,可考虑尝试生长抑素或其类似物奥曲肽。奥曲肽更常使用,建议从小剂量开始使用:0.5~1μg/kg,1 天 1 次,皮下注射。需注意的是,奥曲肽可能加重脂肪泻,且在日间随餐使用时,会显著延迟对固态食物的胃排空和小肠传输,因此,可考虑避开进餐时间在夜间睡前使用,与末次进餐时间至少间隔 2 小时。

6. 及时纠正水、电解质及酸碱平衡紊乱。

7. 肠外营养　当膳食或肠内营养无法提供足够能量和营养物质来支持患儿正常生长时,需予肠外营养补充。

🌐 **拓展知识点**

1. 婴幼儿 CODE 研究展望　主要聚焦于CODE 病因的诊断流程,包括基因检测、免疫组化、内镜等综合手段的合理应用;不同病因的动物模型或体外类组织、类器官模型研究;针对不同病因的药物研发等。

2. MAS 检测方法的创新探索　目前针对MAS 的检测方法在临床上均较难实现,尤其难以在婴幼儿中开展,给 MAS 诊断造成困难,期待未来能有新的探索。

(颜伟慧　王莹)

三、慢性假性肠梗阻

导　读

慢性假性肠梗阻(PIPO)是一种慢性胃肠道传输障碍性疾病,表现为肠梗阻症状,是一种罕见病,发病率在 1 : (40 000~100 000),病变可累及全消化道,是儿童肠衰竭(intestinal failure,IF)主要病因之一。PIPO 患儿由于发病普遍较早,病情严重,因此在 1 岁之内的死亡率高达 40%。

PIPO 以腹胀、腹痛、呕吐等为主要临床表现，幼儿多伴有喂养困难、营养不良，甚至生长发育落后，长期胃肠道功能紊乱、肠蠕动功能下降，导致反复发生肠炎，临床上可出现便秘及腹泻反复交替。除胃肠道动力问题外，可伴有巨膀胱、肾积水、输尿管扩张、尿潴留等泌尿系统损害的表现。

PIPO 仅是一个临床诊断，其病因多样而复杂，大部分病例的致病原因尚不明确。一部分患儿于产前检查即可以发现消化道异常表现，故主要为先天性/原发性。另外，本病临床表现及实验室检查无特异性，影像学检查也容易与其他先天性畸形相混淆。目前缺乏特异性治疗，通过营养支持、预防感染及防治相关并发症，以降低死亡风险及改善预后。原则上是尽量避免予以手术治疗，但是对于保守治疗无效，有严重腹胀、肠坏死、肠穿孔的患儿，可考虑手术治疗。

慢性假性肠梗阻（pediatric intestinal pseudo-obstruction, PIPO）通常被认为是一系列肠道神经肌肉结构和/或功能病变引起的肠道运动障碍性疾病中最严重的一种。虽然肠外营养和肠移植技术的发展，可以使 PIPO 患儿存活时间延长，但仍有诸多挑战。这些治疗延缓了疾病进展，但 PIPO 患儿仍需长期随访，约高达 30% 的患儿在儿童时期死亡，存活的患儿仍面临着反复腹胀、无法正常进食，并需要反复住院治疗。该疾病可仅仅导致轻微运动障碍，但也可致命。该病发病率低，在临床中，常常延误诊治，并且对疾病的治疗方法、时机选择等也存在不一致。不规范的治疗可能加重疾病，并可能增加复发率。

【流行病学】

PIPO 是一种罕见的疾病，缺乏相关的流行病学数据，在成人和儿童中发病率都不明确。少数几项关于 PIPO 流行病学的研究表明，美国每年大约有 100 名婴儿出生时患有 PIPO，这表明每 4 万名活产婴儿中约有 1 人患病。在日本进行的一项全国性调查中，发现在 15 岁以下的儿童中，每 100 万儿童中有 3.7 人患有 PIPO，其中 56.5% 在新生儿期发病。总的来说，现有的数据表明，PIPO 非常罕见，发病率可能低于 1/4 万，甚至可能低于 1/10 万。然而，目前尚不清楚 PIPO 的流行病学是否受地理、种族或性别的影响。

【病因和发病机制】

儿童假性肠梗阻分为原发性、继发性和特发性。儿童患者主要为原发性。

1. 原发性 PIPO 包括散发性或家族性肌病和/或神经病变和/或 Cajal 间质细胞（interstitial cells of Cajal, ICC）异常发育，线粒体神经-胃肠-脑肌病等线粒体疾病，多发性内分泌瘤 IIB 型相关的神经病变等。

2. 继发性 PIPO 继发于代谢性疾病（如糖尿病）、自身免疫性疾病（如系统性红斑狼疮及多发性硬化症等）、内分泌失调（甲状腺功能减退、糖尿病、甲状旁腺功能减退、嗜铬细胞瘤等）、代谢性疾病（卟啉病，电解质失衡，如钾、镁、钙）、影响肠神经系统的疾病（家族性自主神经功能障碍、自主神经系统原发性功能障碍、神经纤维瘤病、糖尿病神经病变、胎儿酒精综合征、病毒后相关炎症性神经病变，如巨细胞病毒、EB 病毒、水痘带状疱疹病毒、JC 病毒等）。

3. 特发性 PIPO 除外以上分类中的原发性或继发性 PIPO，还未明确的病因类型。

【临床表现】

如果出现肠梗阻症状（如胆汁性呕吐、排气排便障碍以及进行性腹胀），并排除机械性梗阻，应考虑该疾病。当因肠旋转不良 LADD 术后出现持续性呕吐、肠梗阻与膀胱功能障碍相关表现；或足月新生儿在排除先天性巨结肠和甲状腺功能减退后有持续性梗阻时，也应考虑 PIPO。

1. 产前症状 约 20% 的病例出现产前症状。巨膀胱是最常见的症状，而肠管扩张则非常罕见。在巨膀胱-小结肠-肠蠕动不良综合征中发现，其中 88% 的病例产前超声可见膀胱增大，53% 的病例可见肾积水，34% 的病例羊水量增加，10% 的病例可见胃扩张。

2. 出生后的临床表现

（1）发病年龄：1/2~2/3 的患儿在生后的 1 个月内出现症状，80% 的患儿在 1 岁内出现症状。临床表现取决于发病年龄和主要症状。

（2）新生儿期发病患儿临床表现：在新生儿阶段，PIPO 通常表现为腹胀并伴有胆汁性呕吐。在巨膀胱-小结肠肠蠕动不良综合征中，肠梗阻症状在数天后出现，并伴随巨膀胱等膀胱功能障碍。对产前诊断为巨膀胱的新生儿应延迟剖腹探查，以避免不必要的手术。一些婴儿可能会继发于细菌过度生长而出现腹胀、腹泻。

早产儿的肠道运动不成熟可能与PIPO症状相似,由于复合移行运动(migrating motor complex, MMC)直到胎龄34~35周才逐渐成熟,因此在早产儿中应谨慎进行诊断。

(3)婴儿或晚发型患儿临床表现:临床症状取决于胃肠道受累的范围。患儿常出现亚急性和/或反复发作的梗阻症状。通常会间歇性发作。如出现感染、全身麻醉等因素可能会导致病情恶化。细菌过度生长引起的腹泻很常见,可与便秘或梗阻交替出现。脱水和营养不良通常被低估,因为在膨胀的肠道中聚集了大量的液体。在PIPO患儿中,通常不存在机械性梗阻,但在多次手术后,可能是PIPO的并发症。

进食后会出现腹痛,甚至严重到喂养困难,从而导致营养不良。PIPO也可能涉及胆胰系统。胆石症(伴或不伴急性胰腺炎发作)可能使临床表现复杂化,并影响疾病的预后。在33%~92%患儿中出现泌尿系统受累。巨膀胱是最常见的泌尿系统症状。肾积水的发生率为56%~68%,膀胱输尿管反流的发生率不到10%。尿路感染常见,部分患儿无明显症状。结肠受累严重的患儿通常表现为进行性加重的便秘(即排便7~15天1次)、腹胀、胆汁性呕吐和发育迟缓。

【辅助检查】

PIPO由于临床表现多变,缺乏确诊手段,导致诊断困难。

1. **腹部X线**　所有怀疑PIPO的患儿应常规进行腹部X线检查,可以识别肠梗阻的影像学变化,如气液平面、肠管扩张。建议行腹部直立位片,对于无法行腹部直立位片检查的患儿,可行侧卧位片。

2. **上消化道造影**　PIPO患者通常建议使用水溶性造影剂,以避免在结肠中形成钡结石。上消化道造影可显示胃和小肠扩张,蠕动缓慢,排除肠旋转不良。

3. **下消化道造影**　主要适用于检查结肠、直肠的病变,以及结肠扩张的程度。

4. **小肠CT和MRI检查**　作为疑似小肠疾病患儿的一线检查方法,可以识别梗阻的部位(腔内和腔外)。

5. **排泄性尿路造影**　PIPO患儿常见尿路受累,发生率为36%~71%,建议行排泄性尿路造影。

6. **测压**　对于怀疑或确诊PIPO的儿童,可进行食管、结肠和直肠肛管测压来评估疾病的程度。根据患儿不同的临床表现来选择不同的测压方法。直肠测压联合直肠黏膜活检对排除先天性巨结肠具有重要意义。食管和结肠测压可以评估病变范围,小肠测压可以区分器质性或功能性梗阻,并且有助于区分病理机制,推荐所有疑似病例进行小肠测压。

7. **内镜检查**　胃镜检查有助于排除小肠近端的机械性梗阻,并在疑似有乳糜泻或嗜酸性胃肠炎的情况下进行活检。结肠镜检查可用于排除结肠机械性梗阻。

8. **病理检查**　PIPO患儿进行手术(如肠切除、造口术)时,应进行全肠活检以进行组织病理学分析。扩张及未扩张肠道均应该进行全层活检,对于正确分析病因至关重要。正确的病理分型可预测预后,避免无意义的手术治疗。除了常规HE染色外,还应该通过免疫组化方法检查神经、肌肉、ICC、结缔组织以及免疫细胞等病变,这些病理改变可能单独存在,也可能合并发生(如神经-肌肉,神经-ICCs)。

9. **基因检测**　PIPO大多为散发病例,但是常染色体显性、常染色体隐性及X性连锁遗传均有报道。X性连锁遗传性PIPO伴有中枢神经受累的家系中发现FLNA变异;SOX10可导致合并周围神经髓鞘形成低下症和耳聋的PIPO;ACTG2、LMOD1突变与巨膀胱-小结肠-肠蠕动不良综合征(megacystis microcolon intestinal hypoperistalsis syndrome, MMIHS)密切相关。目前报道的家族性PIPO有一部分为线粒体氧化磷酸化通路中相关蛋白变异导致的线粒体神经-胃肠-脑肌病(mitochondrial neurogastrointestinal encephalomyopathy, MNGIE)。

【诊断】

儿童慢性假性肠梗阻的诊断需符合:生后即发病并持续2个月以上;或之后发病持续6个月以上。患儿需符合下列诊断标准4条中2条以上:①胃肠镜、消化道测压法、组织病理学、电生理学等检查提示存在胃肠道神经肌肉病变;②影像学提示反复或持续性扩张的小肠袢伴有气液平,部分患儿可存在泌尿道受累表现;③存在PIPO相

关的基因突变如 *ACTG2*、*FLNA* 等基因突变,或相关代谢疾病如线粒体神经-胃肠-脑肌病等;④患儿经口服喂养无法获得适当的营养或满足生长发育需求,需要接受 EN 或 PN 治疗。

【鉴别诊断】

1. 先天性巨结肠　患儿表现为生后胎粪排出延迟,出现呕吐、便秘、腹胀,严重者有发热、腹泻、脱水表现。病因是直肠或结肠肠管缺乏神经元,导致直肠或结肠痉挛狭窄,进而近端肠管扩张。可通过肛管直肠测压和直肠黏膜活检进行诊断。

2. 左半小结肠综合征　发现生后腹胀、便秘、钡剂灌肠见脾曲以下降结肠痉挛变细。但直肠黏膜活检神经节细胞正常。患儿 4 个月以后痉挛狭小的结肠增粗,胰高血糖素异常,母亲患有糖尿病。

3. 先天性肠闭锁　为典型的低位肠梗阻,直肠指检仅见少量灰绿色分泌物,盐水灌肠后未见大量胎便排出,钡剂灌肠结肠呈胎儿型结肠,但结肠袋存在。

4. 甲状腺功能减退症　为新生儿原发性或继发性甲减引起的腹胀、便秘。

5. 测定血中有关甲状腺素的生物化学指标,如血清蛋白结合碘异常。

【治疗】

1. **营养治疗**　营养治疗在 PIPO 治疗中至关重要,营养支持能改善肠道蠕动,而营养不足时,肠道蠕动会下降。应针对患儿情况选择个体化的营养支持方式(口服喂养、肠内喂养或肠外营养)。约 1/3 的 PIPO 患儿需要部分或全肠外营养,另外 1/3 需要肠内喂养,其余儿童能够耐受口服营养。长期 PN 会导致感染及肝损害等并发症,建议根据患儿耐受情况给予最大剂量肠内营养。在胃扩张、胃动力障碍的患儿中,可以选择经皮胃造瘘-空肠置管(PEG-J)途径给予肠内营养。

2. **药物治疗**　药物对 PIPO 患儿的治疗作用主要局限于控制肠道炎症、抑制细菌过度生长和促进胃肠道蠕动。关于不同药物疗效研究的大部分数据来自成人研究。目前并无明确的证据及临床对照研究表示促胃肠动力药物可以恢复胃肠道动力,但是可能可以改善临床症状,增加肠内营养耐受。

(1)大环内酯类抗生素:红霉素是一种大环内酯类抗生素,可作用于胃动素受体,增加胃窦收缩促进胃排空及改善临床症状。但是目前是否能促进小肠及结肠动力仍不确定。剂量 3~5mg/(kg·d),餐前 30 分钟,分 3 次口服。

(2)5-羟色胺受体激动剂:5-羟色胺受体广泛分布在整个消化道,使用 5-羟色胺受体激动剂可以促进消化道平滑肌的运动。西沙比利为选择性 5-羟色胺受体激动剂,研究报道西沙比利可促进胃排空,增加肠道动力、减轻症状并增加食物经口喂养的耐受性,但要注意西沙比利的心脏毒性(如导致 Q-T 间期延长或严重心律失常),由于安全性问题,目前已不在儿科应用。

(3)抗胆碱酯酶抑制剂:有报道称新斯的明对儿童有效。新斯的明可改善急性假性肠梗阻及原发性慢性假性肠梗阻患者症状并且无明显不良反应。剂量为 0.01~0.05mg/(kg·次),每天 2 次,最多不超过 5 次。

(4)抗生素:抗生素的使用可以减轻肠炎所导致的腹泻、腹胀等症状,并改善患者的营养状况。对于可能发生小肠细菌过度生长的患者建议使用抗生素,如利福昔明、甲硝唑等预防。

(5)中药:研究显示中药对术后肠梗阻和慢性便秘有一定临床疗效。

3. **手术治疗**

(1)造瘘术:合理的造瘘术可以缓解梗阻症状,减轻腹胀,增加肠内营养耐受性,减少对 PN 的依赖。但是对于 PIPO 患儿,原则上是尽量避免予以手术治疗,手术会增加肠粘连风险,进一步加重肠梗阻症状。但是对于保守治疗无效,有严重腹胀、肠管坏死、肠穿孔的患儿,可以考虑手术治疗。造瘘术的目的在于为假性肠梗阻患儿提供长期的、有效的减压途径和肠内营养途径,以此减少腹胀、呕吐等临床症状。

(2)肠移植:目前肠移植被认为是唯一治愈假性肠梗阻的方法,丧失肠外营养静脉通路、肠外营养相关肝衰竭、反复脓毒血症是肠移植的指征。目前国内缺乏儿童相关肠移植的报道。

拓展知识点

1. PIPO 的治疗仍面临巨大挑战,在药物应用、营养方案、手术时机、手术方式等方面仍缺乏充足的循证依据。

2. 在药物应用方面,促胃肠动力药物因其潜在的副作用和超适应证,在儿科中的应用十分有限,其治疗 PIPO 的有效性目前仍无确切结论,值得进一步开展研究。

3. 通过影像学检查、手术全层活检或内镜下黏膜活检行免疫组化、电镜技术,评估病因;通过二代测序明确与小儿慢性假性肠梗阻的诊断,实施精准病因研究,提高早期诊断率。

(王莹)

第六节　蛋白丢失性胃肠病

导　读

蛋白丢失性胃肠病是指各种病因所致的血浆白蛋白从胃肠道丢失导致低蛋白血症的一组疾病。临床主要表现为低蛋白血症和水肿等。低白蛋白血症的患儿在排除肝脏疾病、肾脏疾病、营养不良及消耗性疾病外,需要考虑蛋白丢失性胃肠病的可能。确定蛋白从肠道中丢失的主要方法为粪便 α_1-抗胰蛋白酶清除率和 ^{99m} 锝标记人血清白蛋白(^{99m}Tc-HSA)核素显像,同时结合患儿的临床表现、实验室检查及内镜、超声、CT 或磁共振成像等进一步评估原发疾病。蛋白丢失性胃肠病的治疗分为对症治疗及对因治疗。主要的对症治疗为补充白蛋白、高中链甘油三酯(MCT)饮食、肠外营养等。由于引起蛋白丢失性胃肠病病因众多,其预后及治疗效果与原发病控制密切相关,因此在对症治疗基础上,对不同病因需采取不同的治疗措施。

蛋白丢失性胃肠病,或称蛋白丢失性肠病(protein-losing enteropathy,PLE),是指各种原因所致的大量血浆白蛋白从胃肠道丢失导致低蛋白血症的一组疾病。正常人自胃肠道丢失蛋白质的量很少,但部分胃肠道疾病使胃黏膜破坏及肠黏膜对蛋白质的通透性增加,或因肠淋巴管阻塞导致富含蛋白质的淋巴液不能通过淋巴循环回流,大量蛋白质渗入肠腔而丢失。蛋白从胃肠道丢失可以造成非常严重的低蛋白血症,低于 20g/L 的情况非常常见,有文献报告最低可达 8g/L。蛋白丢失可以从胃肠道的各个部位丢失,但是蛋白质从胃丢失的疾病种类较少,更多更复杂的是从肠道丢失,尤其是小肠的丢失。

【流行病学】

本病并非罕见,20 世纪初即对该病有所认识,但是认为本病是胃肠道疾病伴蛋白质合成障碍所致。直到 20 世纪 50 年代,通过应用标记蛋白技术,证实有大便蛋白质从胃肠道丢失,从而阐明了该病的本质。实际上,蛋白从肠道中的丢失非常常见,但是临床上蛋白丢失性肠病的诊断相对较少。原因是原发疾病诊断明确后,主要诊断为原发疾病,低蛋白血症作为伴随诊断,而非蛋白丢失性肠病作为主要诊断。

【病因和发病机制】

蛋白丢失性肠病不是一个独立的疾病,而是各种疾病的临床表现。引起胃肠道蛋白丢失的疾病包括消化道本身疾病和其他系统疾病,如表 7-6-1 所示,有些疾病为常见病,部分为罕见病。肠道蛋白丢失主要有以下机制:①胃肠黏膜糜烂或溃疡,导致血浆蛋白渗出或者漏出至肠腔,例如克罗恩病、溃疡性结肠炎等;②肠道黏膜完整,但是对蛋白质的通透性增加,导致血浆白蛋白漏入肠腔,例如系统性红斑狼疮、嗜酸性粒细胞性胃肠炎、过敏性胃肠病等;③肠道淋巴管堵塞导致淋巴

表 7-6-1　蛋白丢失性肠病的病因

淋巴管压力增高	糜烂溃疡性消化道疾病	非糜烂溃疡性消化道病变
原发性小肠淋巴管扩张症	炎症性肠病	乳糜泻
继发性小肠淋巴管扩张症	消化道恶性肿瘤	肥厚性胃炎(巨大胃黏膜病)
门静脉高压	非甾体抗炎药相关肠病	嗜酸性粒细胞性胃肠炎
胸导管梗阻	腐蚀性胃炎	淋巴细胞性胃炎
右心衰竭(Fontan 术、缩窄性心包炎等)	假膜性小肠结肠炎	小肠细菌过度生长
肝静脉流出道梗阻	肠淋巴瘤	过敏性胃肠病
肠淋巴瘘	移植物抗宿主病	热带口炎性腹泻
肿瘤侵犯淋巴管	感染	自身免疫性疾病
先天性淋巴管畸形	细菌感染:沙门氏菌、志贺氏菌、空	系统性红斑狼疮
肠系膜静脉栓塞	肠弯曲菌、艰难梭菌等	类风湿性关节炎
硬化性系膜炎	病毒感染:轮状病毒	过敏性紫癜
肠系膜结核或结节病	寄生虫感染:白念珠菌	
综合征	Whipple 病	
特纳综合征	肠结核	
Noonan 综合征	溃疡性回肠炎	
Hennekam 综合征		
Kippel-Trenaunay 综合征		

管压力增高,淋巴液漏入肠腔,例如小肠淋巴管扩张症、肠系膜淋巴结结核等直接累及淋巴管,或右心衰竭、门静脉高压等引起静脉回流障碍,间接造成肠道淋巴管内的压力增高。有些疾病可能通过上述一种以上的机制导致肠道蛋白的丢失,例如克罗恩病、腹腔结核、小肠淋巴瘤等,既可以破坏肠黏膜的完整性,还可以导致肠道淋巴管的阻塞。蛋白丢失性肠病时蛋白质从胃肠道丢失与蛋白质的分子量无关。血浆蛋白漏出后,致使血浆蛋白质半衰期缩短、周转率加快,因而合成越慢和/或半衰期越长的血浆蛋白下降最明显。白蛋白和免疫球蛋白的半衰期较长,机体代偿合成能力有限,所以血浆白蛋白和免疫球蛋白下降程度最重。半衰期短的血浆蛋白,如转铁蛋白、铜蓝蛋白、IgM等不易受到影响,本病时仅轻度降低。纤维蛋白原半衰期最短、合成速率最快,故血浆浓度一般正常。淋巴管阻塞者还会造成淋巴细胞从肠道丢失。此外,其他血浆成分,例如铁、钙、铜、脂质、激素等也可从胃肠道丢失。

【临床表现】

蛋白丢失性胃肠病的临床表现分为蛋白丢失造成的表现和原发疾病的表现。

1. **低蛋白血症**　蛋白丢失尤其是白蛋白丢失,造成血浆渗透压降低,引起水肿,是蛋白丢失性胃肠病最常见、最显著的体征。由于基础疾病不同,血浆白蛋白降低的程度轻重不等,部分疾病可以导致非常严重的低蛋白血症。在临床上,蛋白丢失性肠病引起的低蛋白血症比肝脏疾病或肾脏疾病引起的更为严重。低蛋白血症临床表现为双下肢水肿,也可见颜面、眼睑、上肢、躯干等水肿,严重时可出现胸腔积液或心包积液。外周性水肿由低蛋白所致者,多为凹陷性;若外周性水肿由受累肢体淋巴管异常所致者,则可能不对称且非凹陷性。由于个体差异和其他因素,水肿的严重程度和血浆白蛋白降低的程度不一定平行。除白蛋白外,其他血浆成分如球蛋白、补体、各种载体蛋白、激素等均可丢失,导致相应的临床症状,如低球蛋白血症可导致反复感染、凝血因子减少可导致凝血功能障碍甚至出血、低钙可引起抽搐等。蛋白丢失性肠病时血浆成分的丢失是否会引起该成分的血浆浓度下降及是否引起相应的临床表现,与其生成及代谢速率、正常血浆含量、机体的代偿能力等有关。

2. 原发疾病的表现　原发于胃肠道的蛋白丢失性胃肠病,常有腹泻、便血、腹痛、体重下降、生长发育迟缓等表现。继发于胃肠道外疾病的,例如门静脉高压、右心衰竭、系统性红斑狼疮等,可表现为静脉压增高、多系统损害等原发病的表现。

【辅助检查】

1. 检测蛋白从肠道丢失的方法　主要有粪便放射性核素标记蛋白测定、粪便 α_1-抗胰蛋白酶(α_1-antitrypsin,α_1-AT)清除率及 ^{99m} 锝标记人血清白蛋白(^{99m}Tc-HSA)核素显像,可以用于评估蛋白从肠道中丢失的客观证据,但是多用于基础研究,临床应用较少。

(1)粪便放射性核素标记蛋白测定:静脉注射放射性核素标记蛋白后,收集并测定粪便放射性核素排出率。经典的标记方法为 ^{51}Cr 标记白蛋白、^{131}I 标记白蛋白、^{111}In 标记转铁蛋白、^{67}Cu 标记血浆铜蓝蛋白等。由于收集数日粪便的不便以及放射性核素的污染及价格等因素,目前已很少应用。

(2)粪便 α_1-AT 清除率:血清中 α_1-AT 不会被肠道内的消化酶分解,也不会被肠道重吸收或分泌,几乎完整地从粪便中排泄,分子量与白蛋白相似。α_1-AT 是检测肠道白蛋白丢失的可靠指标。患者正常饮食,收集 24 小时大便,测大便干重及粪便 α_1-AT,同时测量血浆 α_1-AT。无腹泻的正常人 α_1-AT 清除率<24ml/d,腹泻患者<56ml/d。没有腹泻的患者 α_1-AT 清除率>24ml/d 和腹泻患者>56ml/d 提示肠道蛋白丢失增加。当肠道出血时,α_1-AT 清除率会显著增加,导致假阳性。同时该试验不适用于蛋白丢失性胃病,因为 α_1-AT 在 pH<3 时会被分解。目前已有的研究中关于儿童 α_1-AT 浓度没有统一的正常值范围,胎粪中 α_1-AT 含量高,故不适于生后 1 周以内的新生儿。由于它必须收集 24 小时粪便,临床施行起来较困难,而且不能判断蛋白漏出部位。

(3)核素显像:静脉注射 ^{99m} 锝标记人血清白蛋白(^{99m}Tc-HSA),每 10 分钟、30 分钟、1 小时、2 小时、4 小时、24 小时进行 γ 闪烁成像,连续观察肠道内有无核素浓聚。可以判断有无肠道蛋白丢失以及帮助确定丢失蛋白的肠道累及节段。24 小时的连续检测提高了蛋白丢失性胃肠病的检出率,有助于发现整个肠道的蛋白丢失情况。不足之处在于活动性出血可能导致假阳性的结果。也可采用 ^{99m} 锝标记右旋糖酐代替人血白蛋白进行核素显像。核素显像可以对蛋白漏出部位进行粗略定位,但是不能定量,同时放射性核素的应用对患儿有一定的辐射影响。

2. 病因评估的方法　确定蛋白丢失性肠病后,需要进一步明确基础疾病。

(1)超声检查:可以评估心脏、门静脉、肝静脉、肠系膜血管及腹部肿瘤性病变等。克罗恩病患儿小肠受累超声可见肠壁增厚、僵硬甚至狭窄。小肠淋巴管扩张患儿超声可见弥漫性小肠壁水肿、增厚,可合并肠系膜、网膜水肿及腹水等表现。

(2)腹部 CT 或磁共振成像(magnetic resonance imaging,MRI):可以评估腹部占位性病变,磁共振肠造影和 CT 肠造影可以评估肠管炎症性病变,如肠壁增厚、肠狭窄及透壁性炎症等。

(3)内镜检查:胃镜及结肠镜可以清楚地显示胃肠道黏膜,同时可以活检病理检查,对小肠淋巴管扩张、嗜酸性粒细胞性胃肠炎、食物蛋白诱导性肠病、肥厚性胃炎等有确诊意义(图 7-6-1、图 7-6-2)。小肠淋巴管扩张症的肠黏膜病理上可见到肠绒毛结构严重扭曲,绒毛的中央乳糜小管明显扩张,其中含有充满脂质的巨噬细胞,电镜下可见肠细胞之间和固有层细胞外间隙中有乳糜微粒(图 7-6-3)。胶囊内镜和小肠镜检查可以评估小肠黏膜病变,对于无法通过胃镜和结肠镜检查明确胃肠道病变、评估小肠淋巴管扩张小肠累及范围有重要意义(图 7-6-4)。

(4)经足淋巴管造影:是诊断淋巴循环系统疾病的重要方法,可评估淋巴管梗阻、淋巴管瘘等病变,鉴别先天性或继发性小肠淋巴管扩张症。

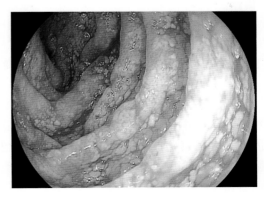

图 7-6-1　十二指肠降部黏膜水肿,呈"雪花样"改变

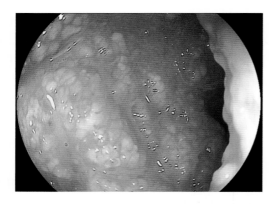

图 7-6-2　回肠末端黏膜呈"雪花样"改变

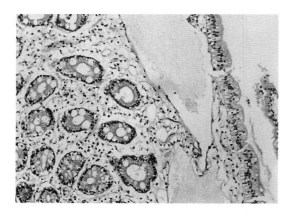

图 7-6-3　十二指肠黏膜病理活检显示黏膜下淋巴管扩张

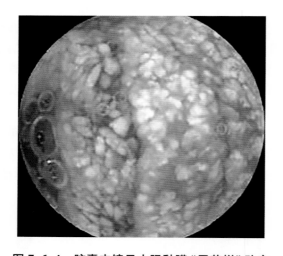

图 7-6-4　胶囊内镜见小肠黏膜"雪花样"改变

直接淋巴管造影由于分辨率低,临床应用受限,且小年龄儿童中由于淋巴管穿刺及显影困难,临床开展较少。随着磁共振技术的提高,直接淋巴管造影结合 MR 淋巴管造影显著可以提高淋巴管造影的分辨率,为小肠淋巴管扩张症的诊断提供了有效的影像证据。

【诊断】

临床表现为水肿、低蛋白血症的患儿,在除外肝脏合成功能障碍、营养不良、肾病、消耗性疾病之后,需要考虑蛋白丢失性肠病的可能。通过临床表现、实验室检查及相应的影像学检查进一步评估蛋白丢失性肠病的原发疾病。

【鉴别诊断】

蛋白丢失性肠病主要表现为低蛋白血症及水肿,需要与肝脏、肾脏疾病、营养不良及消耗性疾病导致的低蛋白血症进行鉴别:

(1)肝脏合成功能障碍:多见于肝硬化、肝功能衰竭,既往有慢性肝病病史,例如胆道闭锁、胆汁淤积性肝炎、代谢性肝病等病史,肝功能提示转氨酶及胆红素增高,腹部 B 超或 CT 等可提示肝脏影像学改变。

(2)肾病综合征:临床表现为大量蛋白尿、低蛋白血症、水肿和高脂血症,部分患儿表现为尿中泡沫增多、高血压等表现,24 小时尿蛋白定量>50mg/kg 可鉴别。

(3)营养不良:病史中往往有长期能量摄入不足、反复呕吐或者慢性腹泻、存在慢性消耗性疾病病史。

确诊蛋白丢失性胃肠病后需要进行原发疾病的鉴别,常见的疾病有:

(1)小肠淋巴管扩张症:是蛋白丢失性肠病的常见病因之一,儿童多见。该病由于各种原因导致位于小肠黏膜层、黏膜下层或浆膜层的淋巴管扩张,压力增高,富含蛋白质的淋巴液漏入肠腔,临床表现为低白蛋白血症、水肿、乳糜性腹水、乳糜性腹腔积液等。实验室检查表现为白蛋白、球蛋白及淋巴细胞绝对值下降,胃镜检查可发现十二指肠黏膜雪花样白色斑点,胶囊内镜见小肠黏膜雪花样改变,活检可见肠黏膜淋巴管扩张。根据病因可分为原发性和继发性两类。原发性小肠淋巴管扩张(primary intestinal lymphangiectasis,PIL)是有先天性淋巴管发育不良所致,可能与基因和免疫异常有关。已证明 CD55 发生功能丢失性基因突变与 PIL 有关,可导致补体超活化、血管性血栓形成和 PLE(CHAPLE 综合征)。继发性小肠淋巴管扩张症可继发于各种导致淋巴管阻塞的疾病,最常见的有心脏疾病(右心衰竭、缩窄性心包炎、单心室 Fontan 术、心肌病等),门静脉高压、肿瘤、自身免疫性疾病、感染(结核、丝虫)等也可导致继发性淋巴管扩张。

（2）克罗恩病：是一种可累及全消化道的慢性肉芽肿性炎症病变，好发于末段回肠及升结肠。克罗恩病患儿可表现为贫血、低白蛋白血症，同时可伴有血便、肛瘘或肛周脓肿、发热及累及口、眼、皮肤、关节等肠道外表现。结肠镜下可见结肠多发性、节段性、非对称性、跳跃性分布的深浅不一的溃疡，同时可有息肉样增生、肠腔狭窄、肠壁僵硬等。存在低白蛋白血症患儿往往提示克罗恩病可能累及小肠，胶囊内镜及小肠镜检查可见空肠及回肠多发溃疡，部分患儿可出现肠狭窄。

（3）食物蛋白诱导性肠病：多在 2~24 月龄内起病，为非 IgE 介导的食物过敏性相关性消化道疾病，临床表现为间歇性呕吐、慢性腹泻、脂肪泻、腹胀、早饱和畏食等，部分患儿会出现低蛋白血症、贫血、水肿等蛋白丢失性肠病的表现。内镜检查和黏膜活检是确诊食物蛋白诱导性肠病的必要条件。典型的小肠黏膜活检标本可显示绒毛损伤、隐窝增生和炎症细胞浸润等。通过详细的病史、体格检查、食物激发试验和组织学检查，可帮助鉴别。

（4）嗜酸性粒细胞性胃肠炎：是一种以胃肠道嗜酸细胞异常浸润为特征的比较少见的胃肠道疾病。临床上分为 3 型：黏膜型、肌型及浆膜型。黏膜型最为常见，常表现为腹泻、呕吐、贫血、便血、低白蛋白血症和体重下降等，可继发蛋白丢失性肠病和吸收不良。内镜下可见黏膜弥散充血肿胀、出血点、颗粒样红斑、糜烂及溃疡等，最常累及胃、十二指肠及空肠，组织学可见黏膜及黏膜下层大量嗜酸性粒细胞浸润。

（5）胃黏膜巨大肥厚病（Ménétrier 病）：该病为蛋白丢失性胃病的常见病因，多见于成年男性，儿童罕见，发病机制尚不明确，巨细胞病毒感染被认为儿童 Ménétrier 病的一个重要原因。幽门螺杆菌感染也可能伴有增大的胃黏膜皱襞，与 Ménétrier 病的表现类似。胃镜检查胃底可见巨大胃黏膜皱襞，充气后不能展平。消化道钡餐造影可显示胃底、胃体的黏膜粗大纡曲。

【治疗】

蛋白丢失性胃肠病是一种临床综合征，治疗手段为对症治疗和对因治疗。由于引起蛋白丢失性胃肠病病因众多，其预后及治疗效果与原发病

控制密切相关，应在对症治疗基础上，对不同病因采取不同的治疗措施。

1. 对症治疗

（1）一般治疗：补充白蛋白、球蛋白、脂溶性维生素，纠正电解质紊乱，利尿消肿，调节肠道菌群，改善营养状态等。

（2）饮食治疗：采取低脂、高蛋白、富含中链甘油三酯（medium-chain triglycerides，MCT）膳食，对低白蛋白血症、消化道症状和生长发育有良好作用。MCT 直接通过门静脉吸收入血，不需要通过淋巴管吸收，可以降低淋巴管的流量和压力，避免乳糜管肿胀、破裂引起淋巴液渗漏。富含 MCT 的饮食治疗在原发性小肠淋巴管扩张症的治疗中尤为重要。1 岁以内可先予富含 MCT 的营养粉喂养（MCT 含量多在 60% 以上）高蛋白饮食，待病情稳定后逐渐添加辅食（食用油为橄榄油或棕榈油：儿童 10g/d），1~2 岁后可改用 MCT 减量营养粉（MCT 含量在 40% 以上），配合富含橄榄油或棕榈油的辅食喂养。

（3）肠外营养：在重度糜烂性病变或者肠道动力功能障碍者，经口进食不能满足蛋白质及能量需求量，可通过肠外营养补充额外的蛋白质和能量。

（4）药物治疗：奥曲肽能抑制胃肠蠕动，减少肠道血流、肠道淋巴液分泌及流量，并抑制脂肪酸的吸收而起治疗作用，有学者推荐的用法是 100μg/次、2~3 次/d，或 200μg/次、2 次/d，用到临床症状、生化指标及组织学改善为止。抗纤溶酶：文献报道消化道出血的 PIL 患儿在予以氨甲环酸治疗后出血好转，且无需输血及输白蛋白治疗。其机制可能是降低了患者纤维蛋白溶解导致淋巴管通透性增加，使淋巴细胞及蛋白质外渗减少。

2. 对因治疗　食物蛋白诱导性肠病可以采取回避过敏食物，用深度水解配方粉或氨基酸配方粉来替代。嗜酸性粒细胞性胃肠炎可采取糖皮质激素为主的治疗方法。克罗恩病及系统性红斑狼疮等疾病的治疗主要是免疫抑制剂或生物制剂。心脏疾病或肝静脉流出道梗阻可采取手术治疗。对于病变局限且内科治疗无效的 PIL 患儿，可以考虑手术治疗，手术方法有病变肠段切除、异常淋巴管与静脉通路吻合术。肿瘤患儿可采取手术及化学免疫治疗。

拓展知识点

1. 婴儿蛋白丢失性胃肠病的诊断　婴儿是低蛋白血症的好发年龄,其中蛋白从肠道中丢失是常见原因之一。婴儿 PLE 常见的病因有原发性小肠淋巴管扩张症、食物蛋白诱导性肠病等。粪便 α_1-AT 清除率和核素显像在婴幼儿中应用受限,胶囊内镜及小肠镜无法在小婴儿中使用,导致无法获取婴幼儿肠道蛋白丢失的客观依据以及正确评估原发疾病,临床上多采取排他法来进行诊治及随访。因此亟需更敏感的婴儿肠道蛋白丢失检测方法及淋巴管成像方法应用于临床。

2. 原发性小肠淋巴管扩张症的研究展望　PIL 的发病机制不明确,常认为是由先天性淋巴管发育不良所致,可能与基因和免疫异常有关。PIL 的治疗主要采取肠外营养及高 MCT 饮食治疗,但都无法取得根治。近年来研究证明 CD55 基因突变与部分 PIL 有关,可导致补体超活化、血管血栓形成和蛋白丢失性肠病(CHAPLE 综合征)。补体 C5 抑制剂依库珠单抗(eculizumab)可以通过与人补体蛋白 C5 结合,从而阻止其裂解为 C5a 和 C5b,并阻止膜攻击复合物(membrane attack complex,MACs)的形成,从而抑制补体末端通路,有效缓解 C5 缺陷相关蛋白丢失性肠病的临床症状。

（楼金玕）

第七节　肠息肉

一、幼年性息肉和肠息肉病

导　读

儿童肠道息肉是儿童便血的主要原因,严重者可引起贫血、免疫力下降及生长发育落后。临床表现上可以是普通的单个的幼年性息肉,也可以多发性息肉或息肉病,多发性息肉多与基因遗传相关,如家族性腺瘤病、MYH 相关性息肉病、黑斑息肉综合征、PTEN 错构瘤综合征、幼年型息肉病等。消化内镜或胶囊内镜的检查是肠息肉的主要诊断方法,同时也是内镜下治疗及息肉监测的重要手段。多发息肉在内镜下有时并不能完全鉴别何种息肉病,联合病理学及基因的检测往往能得到确诊,同时指导临床进行合理监测。

消化道息肉(digestive tract polyps)是指消化道黏膜上所有的隆起性病变。根据息肉的病理成分可分为错构瘤性、肿瘤性、增生性、炎性等,在儿童胃肠道息肉中最常见的为腺瘤和错构瘤性质。

儿童胃肠道息肉大部分为单发性息肉,也有少部分为多发性,≥5 个的多发性息肉可称为息肉病,多与基因或遗传因素相关。本章节将对儿童幼年性息肉和肠息肉病相关内容进行介绍。

(一)幼年性息肉

幼年性息肉(juvenile polyp)多发生于 2~10 岁儿童,男孩多于女孩,发病率高,约占儿童息肉的 80%。息肉可以发生在消化道任何部位,但以结肠和直肠多见,息肉性质为良性的错构瘤,几乎不发生恶变。"幼年"指的是息肉的组织病理类型,而不是息肉的发病年龄。

【病因】

幼年性息肉的发生机制目前尚无定论,一般认为可能是在机械性刺激(如干结粪便摩擦肠黏膜)和肠黏膜的慢性炎性病变作用下形成局限性的组织增生。

【病理】

幼年性息肉多见于乙状结肠和直肠,外观为圆形或椭圆形肿物,大小不等,可带蒂。息肉表面光滑或呈红色结节状,色泽与肠黏膜相似。多数息肉质软、易碎。属于错构瘤性息肉,组织学可见黏膜上皮和纤维组织增生,慢性炎症浸润和息肉内腺体囊性扩张并充满大量黏液。

【临床表现】

反复无痛性血便是儿童结肠和直肠息肉的主要表现,出血量通常较小,很少引起贫血。便血通常发生在排便结束时,多表现为粪便表面可见线状红色血迹,不与粪便混合。息肉合并感染时可见少许黏液。部分病例可表现为便后滴数滴鲜血液或擦拭纸上见红色血迹,排便时无明显疼痛感,无里急后重。部分低位或有长蒂息肉在排便时可脱出肛门外,肛门口可见红色肉球状物,若未能及时还纳回肠道,可发生息肉嵌顿而脱落和出血。

【诊断与鉴别诊断】

幼年性息肉的诊断根据患儿年龄、临床表现以及辅助检查等并不困难。对于反复无痛性血便的儿童,应考虑行结肠镜检查。结肠镜对肠息肉的诊断和治疗有重要意义,不仅可以直接观察息肉位置形态,还可以直视下经内镜摘除息肉(图7-7-1),同时摘除的息肉应送病理检查。

幼年性息肉需要同以下疾病鉴别:

1. 肛裂 平素粪便干结,多有便秘病史,由于排便时肛门口过度扩张撕裂导致。表现为粪便表面可见红色血迹、便纸上有血迹或便后肛门滴鲜红色血液,排便时肛门有疼痛感。体格检查可发现肛周裂口。

2. 痔 主要表现为便后出血,为鲜红色血液,量少,便时无明显疼痛,排便时可见肛周有紫红色块状物突隆起,排便后缩小。直肠指检及结肠镜检查未见异常。体格检查可见肛周痔静脉扩张。

3. 家族性结肠腺瘤病 有明显的家族遗传倾向,属于常染色体显性遗传病,临床特点是直肠和结肠黏膜有多发性腺瘤性息肉,少部分患者存在先天性视网膜色素上皮肥厚等肠外表现。

4. 黑斑息肉综合征 是以皮肤、黏膜色素沉积伴胃肠道多发息肉为特征的常染色体显性遗传病。该病肠道出血与粪便可以混杂,大便大多潜血阳性,皮肤黏膜色素斑常分布在口周和颊黏膜处。通过家族史、典型的皮肤黏膜斑、胃肠道多发息肉即可确立诊断。

5. 结直肠血管畸形 如直肠血管畸形、遗传性毛细血管扩张症、蓝色橡皮疱痣综合征等结直肠血管畸形可以引起结直肠出血症状,类似结直肠息肉或息肉自行脱落,患者也可在其他部位发现血管畸形情况,结肠镜多可鉴别。

6. 全身出血性疾病 由于肠道黏膜出血而表现为便血,合并有其他器官、系统的出血,如皮肤瘀斑瘀点、牙龈出血等,以过敏性紫癜和免疫性血小板减少性紫癜多见。血常规和凝血功能检查可协助诊断。

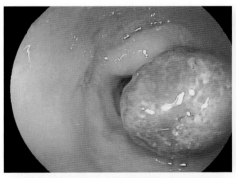
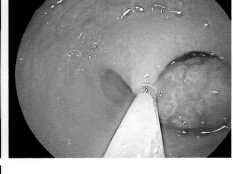
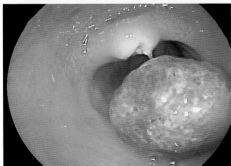

图7-7-1 儿童幼年性息肉及内镜下摘除

【治疗】

多数幼年性息肉在内镜下可以进行切除，尤其是≥1.0cm者，多发者（通常2~4个）也可切除。通常选择静脉复合麻醉下结肠镜检查及内镜下息肉的高频电凝电切治疗，<1.0cm者也可冷圈套切除，主要并发症是肠道出血和穿孔。如用内镜未能摘除息肉也可经外科切除息肉。

幼年性息肉的管理取决于息肉的数量以及是否存在任何息肉病综合征的家族史，用以区分单纯幼年性息肉与息肉病综合征。对于单纯幼年性息肉，预后好，内镜下息肉切除后临床症状即消失，息肉复发率为5%，通常无需长期随访监测。

（二）肠息肉病

1. 幼年性息肉病　幼年性息肉病（juvenile polyposis syndrome, JPS）是一种以消化道多发（通常≥5个）幼年性息肉为主要特征的常染色体显性遗传病，发病率约为1/16万~1/10万。幼年性息肉病好发于儿童，大部分患者在20岁前出现息肉。该病会增加消化道癌症风险，主要是结直肠癌和胃癌风险，随着年龄增长癌变风险也增加，35岁时结肠癌发生风险为17%~22%，60岁时则为68%。

【病因】

目前已发现转化生长因子β超家族1型受体的 BMPR1A 基因（定位于染色体 18q21.2 区域）和抑癌基因 SMAD4（染色体 10q23.2 区域）的致病性胚系突变与幼年性息肉病的发病有关。BMPR1A 基因编码Ⅰ型细胞表面受体与转化生长因子β结合并激活调控 SMAD 蛋白的信号通路，从而起到抑制肿瘤生长的作用。上述基因突变影响转化生长因子β的信号转导，导致下游基因的表达异常，从而影响细胞生长、分化、凋亡等重要生理过程并诱发瘤样增生。PTEN 基因位于染色体 10q23.3，与 BMPR1A 基因毗邻，研究发现 PTEN 基因与 BMPR1A 基因双缺失的患者临床表现更严重，且发病时间更早。其他的基因如 ENG 基因的胚系突变可能与幼年性息肉病的发病有关，但仍需更多研究进一步证实。

【临床表现】

幼年性息肉病患者的息肉数量各不相同，有人一生中可能只有4~5个息肉，而同一家族中的其他人可能有100多个息肉。临床症状主要包括胃肠道症状以及肠道外表现。

胃肠道症状：反复无痛性肠道出血是最主要的表现，其中直肠出血最常见，可表现为解鲜血便、便后滴血等；还可出现腹痛、腹泻、直肠息肉脱垂、肠套叠等症状。长期反复的消化道失血可导致贫血及免疫力下降，反复呼吸道感染等。

肠道外表现：患者可出现二尖瓣脱垂、室间隔缺损合并肺动脉瓣狭窄、二叶主动脉瓣等心脏病变。携带 SMAD4 基因突变的患者可合并有遗传性出血性毛细血管扩张症的相关症状，该病以皮肤黏膜毛细血管扩张和动静脉畸形为主要特征，可累及脑、肝、肺等器官，导致鼻出血、消化道出血等症状。此外，脑积水、腭裂、多指/趾畸形、隐睾等先天性畸形亦有报道。

根据临床表现及病程可将幼年性息肉病分为婴儿型幼年性息肉病和全身型幼年性息肉病两种类型。婴儿型较少见，多在出生后数周或数月内出现严重腹泻、呕吐、便血等消化道症状，从而继发贫血和营养不良，也可出现肠梗阻、肠套叠、蛋白丢失性肠病、低蛋白血症等。该病息肉多不均匀分布于整个消化道。尽管早期发现并予以积极治疗，该病死亡率仍较高。全身型幼年型息肉病患者的息肉可分布于消化道的任何部位，如胃、小肠、结肠等。

【辅助检查】

（1）消化内镜：消化内镜为常规首选检查，内镜下息肉外观形态大小不一，多在 1cm 左右，多数有蒂，表面呈圆形，息肉表面常见浅表溃疡或糜烂，息肉间黏膜外观正常，有时大量息肉可由肛周脱出（图 7-7-2）。

（2）病理活检：幼年性息肉病的息肉本质为错构瘤性息肉，组织学可见多层正常组织上皮细胞，固有层中充满炎症浸润和扩张的、富含黏液的囊性腺体。息肉可出现异型增生或癌变。较大带蒂息肉可见出血、含铁血黄素沉积、异位的血管、肉芽组织增生、平滑肌增生。

（3）基因检测：也在该病诊治中起到重要作用。约 40%~60% 的幼年性息肉病患者中检测出 SMAD4 或 BMPR1A 基因突变，另 25% 的病例可能存在新的突变。对于明确有 SMAD4 基因突变的患者需同时行遗传性出血性毛细血管扩张症评估。具有 SMAD4 基因突变的患者胃息肉更常见，胃癌发生风险更高。儿童携带 BMPR1A 突变伴

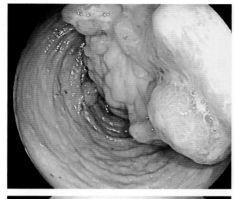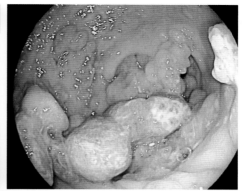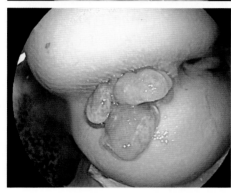

图 7-7-2　儿童幼年性息肉病

早发性息肉病、严重临床表现、肠外表现的应同时评估是否合并 *PTEN* 突变。

【诊断与鉴别诊断】

目前幼年性息肉病临床诊断主要采用的是 Jass 诊断标准：①结肠或直肠幼年性息肉数目 5 个或 5 个以上；②胃肠道的其他部位发现幼年性息肉；③无论幼年性息肉数目，有幼年性息肉病家族史；具备其中之一即可诊断为幼年性息肉病。

幼年性息肉病需要同其他可引起胃肠道多发息肉的疾病相鉴别。

（1）PTEN 错构瘤综合征：是一种常见的常染色体显性遗传错构瘤综合征，与 PTEN 胚系突变相关。该病共包括四种综合征，除胃肠道多发息肉外还具有各种类型特征性的胃肠外表现，需要分别结合相应的临床表现及实验室检查等进行鉴别。

（2）Cronkhite-Canada 综合征：是一种罕见的胃肠道错构瘤性息肉综合征，又称息肉-色素沉着-脱发-爪甲营养不良综合征。典型特征为宽基无蒂息肉，且患者内镜下息肉间的黏膜可见异常。该病好发于成年人，大多数患者合并多种外胚层异常（如脱发、癌症、角化不全以及四肢、面部、掌跖和颈部皮肤色素过度沉着）等表现。

（3）家族性结肠腺瘤病：是一种由致病性 APC 基因胚系突变引起的常染色体显性遗传综合征，有明显的家族遗传倾向，典型特征是直肠结肠布满>100 个至上千个密集的腺瘤性息肉。

（4）黑斑息肉综合征：是一种常染色体显性遗传病，其特点为存在家族遗传史、皮肤黏膜黑色素沉积以及胃肠道多发性息肉。息肉以小肠为主，可引起小肠梗阻和肠套叠。通过口唇周围皮肤或黏膜有色素沉着可助于鉴别。

本病中幼年性息肉的异型增生在外观形态上难以与散发性腺瘤鉴别。病理显示固有层增宽，特别是腺体扩张可能更倾向幼年性息肉病，但有些病例无法区分腺瘤或者是形态复杂伴异型增生的幼年性息肉病，需综合患者年龄、皮肤特征以及实验室检查结果帮助鉴别诊断。

【治疗及随访】

对本病的治疗，目前尚未发现有效的药物，治疗措施主要是监测随访以及对并发症的对症支持治疗。当发现息肉时应及时切除，以避免息肉引起的消化道出血、贫血、肠套叠等并发症，如合并有并发症时应及时对症治疗。幼年性息肉病患儿有发生消化道恶性肿瘤的风险，随年龄增长风险增高,因此早发现早诊治有重要意义。

目前针对幼年性息肉病的监测和随访的共识建议为:

(1)有患幼年性息肉病风险者的结肠镜检查应从12~15岁开始,如果有症状,应更早进行检查,如果结肠镜发现息肉则进行基因检测。对于幼年性息肉病患者一旦发现息肉>10mm则将其切除,并每年复查结肠镜检查,直到>10mm息肉均被切除,以后每1~5年复查1次。确诊患者或有幼年性息肉病风险者在儿童或青少年期无需进行上消化道内镜检查,除非有不明原因的贫血或上消化道症状。

(2)对于无法完全通过内镜切除的多发息肉、严重贫血、低白蛋白血症或有肠癌家族史的患者,应考虑预防性全结肠或次全结肠切除或胃切除术。

(3)对有发生幼年性息肉病风险的患儿应从12~15岁开始基因检测;如果家族中1例儿童发现了特定的基因突变,推荐所有一级亲属行基因检测;如果没有发现特定的基因突变,则建议一级亲属从12~15岁开始结肠镜筛查。

2. PTEN错构瘤综合征 PTEN错构瘤综合征(PTEN hamartoma tumor syndrome,PHTS)是一种高度可变的常染色体显性遗传病,与*PTEN*基因胚系突变相关。主要表现智力障碍、过度增生和肿瘤易感性,不同表型间常有重叠现象。PHTS的临床表型主要包括:考登综合征(Cowden syndrome)、Bannayan-Riley-Ruvalcaba综合征、PTEN-related Proteus综合征和Proteus-like综合征四种类型。

【病因】

*PTEN*基因定位于染色体10q23.31,由9个外显子组成,在各种器官组织中普遍表达,该基因属于酪氨酸磷酸酶超家族。*PTEN*编码一种具有肿瘤抑制活性的脂质和蛋白质底物的磷酸酶,是一种特征性的双重磷酸酶,可将细胞内脂质信号分子脱磷酸化,通过磷酸酶活性促进细胞凋亡或细胞周期停滞在G1期,并负性调节细胞内三磷酸磷脂酰肌醇的浓度,以及AKT-mTOR信号通路,从而抑制细胞的生存、生长和增殖,防止细胞过度或失控的生长和分裂增殖。*PTEN*基因的突变导致PTEN蛋白不能有效地调节细胞生存、生长和增殖,从而导致细胞分裂失控以及错构

瘤和恶性肿瘤的发生。目前已发现多种*PTEN*胚系致病变异,包括错义、无义和剪接位点突变、片段缺失、插入等,但没有明确的基因型-表型相关性。

【临床表现】

(1)考登综合征:该病发病率约为1/20万,大约90%的患者在20岁前出现症状,约99%的患者会出现皮肤黏膜损害,主要表现为皮肤毛根鞘瘤和乳头状丘疹以及肢端角化病。消化道息肉常见,可位于胃、小肠和/或结直肠等部位,息肉种类多样,可有错构瘤息肉、增生性息肉、炎症性息肉、腺瘤性息肉等,也可在末端回肠发现大量息肉样增生(图7-7-3),会增加发生结肠直肠癌的风险。另外,患者伴有很高的乳腺癌、甲状腺癌和子宫内膜癌的发病风险,但良性的子宫肌瘤、结节性甲状腺肿、乳腺纤维囊性疾病也常见。患者还可有巨头畸形、智力障碍等表现,成人期小脑发育不良性神经节细胞瘤(即Lhermitte-Duclos病)也可见于该病。

(2)Bannayan-Riley-Ruvalcaba综合征:该病以巨头畸形(但脑室大小正常)、肠道错构瘤性息肉病、脂肪瘤和阴茎龟头色素斑为主要特征。此外,患者还可合并有出生体重超重、额骨外凸、眼距过宽、视网膜异常、甲状腺异常、智力发育迟缓、孤独症、动静脉畸形、近端肌病伴肌张力减退、关节过度松弛、漏斗胸和脊柱侧弯等表现。目前多认为具有PTEN致病性变异的Bannayan-Riley-Ruvalcaba综合征与考登综合征具有相同的癌症风险。

(3)PTEN-related Proteus综合征:是一种复杂、高度可变的疾病,其特征是所有胚层的不同组织进行性节段性或斑片状的过度生长,骨骼、皮肤、脂肪组织和中枢神经系统最常受累及。多数患者出生时无明显异常或轻微异常,从幼儿期开始病情迅速进展,导致严重的组织过度生长。该病与多种肿瘤、肺部并发症以及深静脉血栓形成和肺栓塞的易感性有关。患者可表现为先天性畸形和多发性过度生长错构瘤,以及结缔组织痣、表皮痣和骨质增生、肺部疾病等。预后取决于个体过度生长组织的位置和程度,以及是否存在严重并发症,如大疱性肺疾病、脑畸形和肺栓塞等。

(4)Proteus-like综合征:目前尚无明确的定义,一般指具有显著PTEN-related Proteus综合征

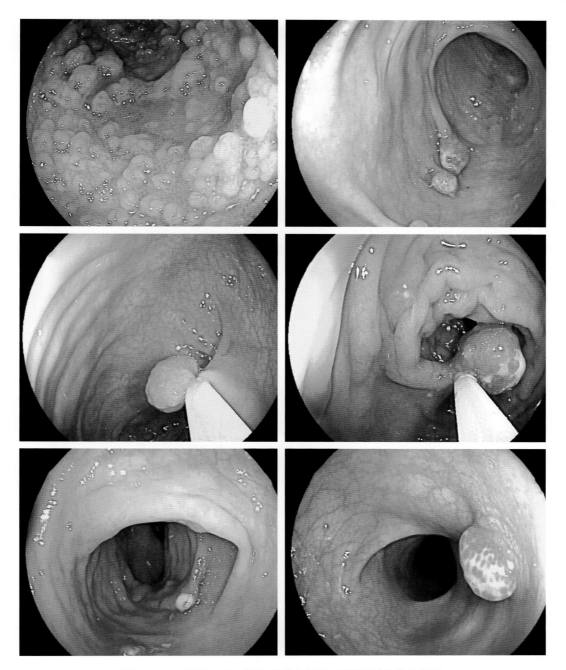

图 7-7-3 儿童 PTEN 错构瘤综合征及内镜下部分息肉摘除

临床特征但不符合其诊断标准的个体。

（5）巨头伴孤独症谱系障碍（autism spectrum disorder with macrocephaly）：儿童期常见类型之一，也可同时伴其他相关症状。

【诊断与鉴别诊断】

考登综合征的诊断依据国际考登综合征协会制定的诊断标准（表 7-7-1）进行。Bannayan-Riley-Ruvalcaba 综合征的诊断标准尚未确定，诊断主要根据其大头畸形、错构瘤性肠息肉病、脂肪瘤、血管畸形和龟头色素斑等主要特征以及结合基因检测结果确立。PTEN-related Proteus 综合征的诊断基于临床标准，包括 3 条基本标准和其他特定标准（表 7-7-2）。但该病表型高度可变，参考诊断标准仍易误诊，当临床标准不能明确诊断时推荐采用分子遗传学检测确立诊断。而对于不符合 Proteus 综合征诊断标准的个体则归为 Proteus-like 综合征。但在儿童阶段，往往相关临床表现并不典型，而且各型之间症状也相互重

表 7-7-1 考登综合征诊断标准

一、特殊标准

成人 Lhermitte-Duclos 病,即小脑发育不良性神经节细胞瘤

皮肤黏膜病变

面部毛根鞘瘤

肢端角化病

乳头状丘疹

黏膜病变

二、主要标准

乳腺癌

上皮性甲状腺癌(非髓样癌),尤其是滤泡性甲状腺癌

巨头(头围≥P_{97})

子宫内膜癌

三、次要标准

其他甲状腺病变(如腺瘤、结节性甲状腺肿)

智力障碍(IQ≤75)

肠道错构瘤性息肉

乳腺纤维囊性疾病

脂肪瘤

纤维瘤

泌尿生殖系统肿瘤(尤其是肾细胞癌)

泌尿生殖系统畸形

子宫肌瘤

如果个体符合以下任何一项标准,则可建立 CS 的临床诊断:

1. 具有以下特征性皮肤黏膜病变之一

(1)6 个或以上的面部丘疹,其中 3 个及以上须是毛根鞘瘤

(2)面部皮肤丘疹和口腔黏膜乳头状瘤病

(3)口腔黏膜乳头状瘤和肢端角化

(4)6 个或以上的掌跖角化

2. 两条及以上主要标准

3. 一条主要标准和三条及以上次要标准

4. 四条及以上次要标准

表 7-7-2 Proteus 综合征诊断标准

基本标准:镶嵌分布的病灶;散发性发病;进行性病程

特定标准 ABC 分类:

A 类

脑结缔组织痣

B 类

线形表皮痣

不对称、失比例的过度生长(≥1 种)

四肢

颅骨骨质增生

外耳道骨质增生

脊柱发育不良(即椎骨生长异常)

内脏:脾脏和胸腺

在 20 岁前发病的特异性肿瘤(以下任一):

双侧卵巢囊腺瘤

腮腺单形性腺瘤

C 类

脂肪组织失调(以下任一种):

脂肪瘤过度生长

局部脂肪萎缩

血管畸形(以下之一):

毛细血管畸形

静脉畸形

淋巴管畸形

大疱性肺变性

面部表型(以下所有):

长头

长脸

下斜睑裂和/或轻微上睑下垂

鼻梁塌陷

鼻孔宽或前倾

休息时张嘴

需同时满足三条基本标准和满足特定标准 A 类中一条或 B 类中的两条或 C 类中的三条即可建立临床诊断

叠,因此,提出儿童和青少年适合 *PTEN* 基因突变分子检测的 8 条主要标准:①巨头;②*PTEN* 基因突变家族史;③皮肤表现:外毛根鞘瘤、口腔乳头状瘤、阴茎雀斑;④血管异常/畸形;⑤多发性胃肠道错构瘤或神经节瘤;⑥甲状腺瘤/癌;⑦乳腺癌;⑧子宫内膜癌。8 条次要标准:①孤独症谱系障碍;②精神发育迟滞;③cMRI 发现:脑血管周围间隙扩大(enlarged perivascular spaces,EPVS)、白质异

常；④脂肪瘤/脂肪瘤病；⑤食管棘皮症；⑥其他甲状腺病：多发结节/自身免疫甲状腺病；⑦睾丸脂肪瘤病；⑧肾癌。一旦儿童有巨头并伴有：①孤独症谱系障碍或精神发育迟滞。②皮肤表现：阴茎雀斑、脂肪瘤、外毛根鞘瘤、口腔乳头状瘤、血管瘤。③多发性胃肠道错构瘤或神经节瘤。④血管畸形。⑤甲状腺病、腺瘤或癌。⑥cMRI发现：EPVS；或2条主要标准、1条主要标准+2条次要标准、3条次要标准；或 *PTEN* 基因突变家族史为 *PTEN* 基因检测的临床标准。

本病需与其他多发性肠息肉病鉴别：

（1）幼年性息肉病：该病可有 *PTEN* 突变，发病年龄较早，息肉通常在20岁时出现，息肉组织学上是幼年性息肉。而本病的息肉具有多种组织学特征，包括增生性、错构瘤性、幼年性、腺瘤等。

（2）黑斑息肉综合征：该病胃肠道有多发性息肉，但以小肠息肉多见，可引起小肠梗阻和肠套叠等，口唇周围皮肤或黏膜可见色素沉着可帮助鉴别。

（3）Cronkhite-Canada综合征：是一种罕见的非遗传性的多发性错构瘤性胃肠道息肉病。该病以老年人多见，息肉多见于胃和结肠，小肠少见，通常不累及食管，除胃肠道息肉外，患者还有脱发、指甲萎缩、皮肤色素沉着和白癜风等外胚层异常表现。

【治疗与随访】

PTEN错构瘤综合征的治疗原则为针对个体特定需求和表现量身定制多学科合作的临床诊疗。

对于考登综合征和Bannayan-Riley-Ruvalcaba综合征的皮肤黏膜病损，外用药物（例如氟尿嘧啶）、刮宫术、冷冻手术或激光消融术可暂时缓解皮肤黏膜症状，在怀疑有恶性肿瘤或症状（如疼痛、畸形、瘢痕增加）显著时应考虑切除皮损，但术后可能有瘢痕形成和皮损复发的风险。智力发育迟缓的患者应强调早期干预和特殊教育治疗。而对于甲状腺癌、乳腺癌等其他系统的恶性肿瘤应予外科专科治疗。同时强调定期监测早期发现肿瘤，儿童病例应每年进行一次甲状腺超声检查和皮肤体格检查。成年后除甲状腺超声检查和皮肤体格检查，还应进行结肠镜检查、肾脏检查，女性还应进行乳腺癌筛查、阴道超声检查或子宫内膜活检。

而对于PTEN-related Proteus综合征和Proteus-like综合征，组织过度生长的管理是最主要问题，可选用各种骨科手术来延迟或停止线性骨骼生长，康复医学护理以及矫正脊柱侧弯等骨骼畸形等方法；另外，皮肤病变、深静脉血栓和肺栓塞、大疱性肺病以及发育迟缓等均需专科专病治疗。同时应避免使用增加深静脉血栓形成风险或促凝剂的药物和促进生长的药物（例如雄激素类固醇或生长激素）。

PTEN下调AKT/mTOR通路，其功能异常则激活PI3K/AKT/mTOR通路。动物研究表明，mTOR抑制剂雷帕霉素逆转神经肥大和改进实验老鼠的异常行为。成人PHTS口服西罗莫司初步研究可能有效地改善皮肤和胃肠功能，提高小脑功能和减少mTOR信号，但需监测包括肾功能、高胆固醇血症、低血磷症、淋巴细胞减少等副作用，目前此类治疗多局限在个例，尚需更多的临床研究证据支持。对于肠道息肉的治疗也无特异性的方法，基本与幼年性息肉病处理类似，西罗莫司能否减轻肠道息肉的负荷需更多的临床证据，肠息肉的监测时间根据症状严重程度，但至少1~5年内必须监测1次。虽然PTEN相关息肉在儿童期恶变机会低，但需要警惕反复出血导致的贫血及息肉引起的肠套叠。

（李中跃）

二、家族性结肠息肉病

导　读

家族性结肠息肉病（FPC）又称家族性腺瘤性息肉病（FAP）是一种常染色体显性遗传病，由染色体5q21-q22上的结肠腺瘤性息肉病基因（APC）发生种系突变引起。结肠息肉病近乎完全外显，但结肠外表现的外显率不定。经典型FAP患者存在超过100个腺瘤性结直肠息肉。FAP通常发生在10~29岁，未经治疗的个体几乎都会发生结直肠癌。FAP患者还可能发生滤泡状或乳头状甲状腺癌、儿童期肝母细胞瘤及中枢神经系统肿瘤，但结肠癌和十二指肠癌相对少见。治疗以外科手术为主，结肠切除术可显著降低发生结肠直肠癌的风险。

【流行病学】

家族性结肠息肉病（familial polyposis coli，FPC）又称家族性腺瘤性息肉病（familial adenomatous polyposis，FAP），是一种常染色体显性遗传病，主要由结肠腺瘤性息肉病基因（adenomatous polyposis coli，APC）突变引起，以结直肠广泛分布腺瘤为临床特征，约1%的结直肠癌由该病所致。根据肠道腺瘤的数量其可分为经典型FAP（classic FAP，CFAP，腺瘤数量>100枚）和衰减型FAP（attenuated FAP，AFAP，20枚<腺瘤数量≤100枚），CFAP和AFAP罹患结直肠癌的终生风险分别为100%和80%。新生儿FAP发病率为1/23 700~1/6 850，人群患病率为（2~3）/100 000，男女发病率相近，在全球范围均有分布。

【病因和发病机制】

FAP及其变异型由抑癌基因APC的种系致病变异引起，该基因位于染色体5q21-q22上。FAP是一种常染色体显性遗传病，结肠息肉病近乎完全外显，但结肠外表现的外显率不定。多达25%的FAP病例由新的或新生APC突变引起。此类患者没有FAP家族史，但有将突变遗传给后代的风险。现已报道1 000余种不同的APC基因突变与FAP相关，其中多数会导致出现移码和提前终止密码子。然而，基因大片段缺失可能最多占到15%的病例。两个APC等位基因均发生失活突变是FAP发生腺瘤的必要条件。这通常起因于一个APC等位基因发生遗传突变，而另一等位基因发生体细胞突变或基因缺失。一个细胞中的两个等位基因均发生突变时，导致功能性APC蛋白缺失和β-连环蛋白异常蓄积，从而使调控细胞生长的Wnt信号通路及其靶基因发生转录激活。APC基因体细胞突变也在散发性结直肠癌的发病中起作用，多达80%的散发性结直肠腺瘤及癌症存在体细胞APC突变。

【临床表现】

1. **肠内表现**　多数患者在出现结直肠癌相关症状（如消化道出血、腹痛和腹泻）前没有任何症状。CFAP以结肠和直肠铺满数百个至数千个腺瘤性息肉为特征，息肉直径2~5mm，一般<10mm，出现息肉的平均年龄为16岁；AFAP诊断年龄较晚（发病平均年龄>50岁），分布于近端结肠，其典型特征为数目较少的息肉病（0~100个结肠腺瘤），见图7-7-4。

2. **肠外表现**　FAP常伴发肠外表现，如胃十二指肠息肉、硬纤维瘤、甲状腺肿瘤、脑肿瘤、骨肿瘤、先天性视网膜色素上皮肥厚（congenital hypertrophy of retinal pigmented epithelium，CHRPE）、牙齿异常（阻生牙、根骨粘连、牙发育不全、多生牙）、青年性鼻咽血管纤维瘤、肾上腺腺瘤和表皮样囊肿等。

大多数FAP患者有胃底腺息肉。这些息肉是位于胃底或胃体的小型（<1cm）无蒂息肉，一些患者有成百上千个这种息肉。胃底腺息肉由正常的胃体型上皮（排列无序和/或呈微囊性结构）组成。几乎1/2的胃底腺息肉存在低度异型增生，但很少进展为癌症。十二指肠腺瘤发生于34%~90%的FAP患者中，好发于壶腹部和壶腹周围区域。十二指肠癌的终生风险为3.1%~5%，是FAP患者第二大死因。腺瘤偶可发生在胆囊、胆管及小肠，特别是回肠末端。硬纤维瘤是间质

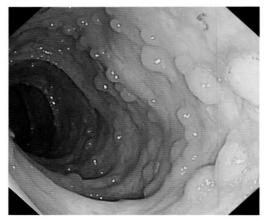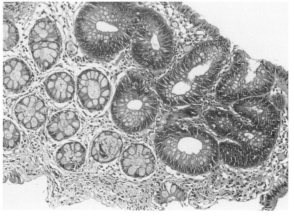

图7-7-4　家族性结肠息肉病内镜表现及病理

肿瘤,见于 10%~15% 的 FAP 患者。此类肿瘤生长缓慢且不会转移,但可能引发严重并发症和死亡。硬纤维瘤最常位于腹部,一些硬纤维瘤可自发缓解或保持稳定,约 10% 仍会快速进展,从而压迫和包绕邻近结构。这可能导致疼痛、肠梗阻、输尿管梗阻和血供不足。

【辅助检查】

1. 电子胃肠镜　肠镜作为一种直观的检查,具有筛查、诊断、治疗、监测及随访的作用,主要目的是早发现、早诊断、早治疗,通过息肉切除降低癌变的发生率和死亡率。通过肠镜检查可以发现息肉数量、病变范围,并对息肉进行病理检查,确定临床分型、严重程度及组织病理以决定干预措施。2020 年版美国胃肠内镜学会指南中关于内镜在 FAP 中的作用,建议 10~12 岁开始对患有或怀疑患有 FAP 的儿童进行肠镜检查。同时建议使用胃镜对胃及十二指肠尤其是肝胰壶腹周围进行细致检查,发现胃窦息肉时及时切除,对壶腹部包括十二指肠乳头黏膜进行取样活检。

2. 胶囊内镜　胶囊内镜是现如今检查消化道病变较常用的一种方法,其安全性及耐受性都较高,能检测出<5mm 的息肉。但胶囊内镜的分辨率不高,无法取活检并且假阴性率较高等原因,使其在诊断 FAP 方面具有一定的局限性。

3. CT　近年来,CT 检查越来越多地应用于胃肠道检查。相对内镜检查,CT 多种扫描技术结合图像后处理不仅能够明确息肉的大小、形态、位置、数目等特点,还能了解肠腔内外、周围腹膜以及邻近器官的情况,进而能对肠血管的血供、肠梗阻、肠套叠以及有无癌变等及时做出评判。

4. 基因检测　在基因检测之前应开展遗传咨询,详细评估患者个人史及家族史,包括核实腺瘤组织学。如果发现 APC 基因突变,有患病风险的先证者亲属应行特异性基因突变检测。这些亲属包括先证者的所有一级亲属,以及随后检出 APC 突变者的一级亲属。未成年者开始接受 APC 突变基因评估的合理年龄是 10~12 岁、行结肠镜筛查之前。如果患者较早发生肿瘤(包括儿童期肝母细胞瘤),可考虑提前检测家庭成员。

【诊断】

凡是累计发现≥10 个结直肠腺瘤的患者均应考虑 FAP。若有腺瘤史合并 FAP 结肠外表现,例如十二指肠/壶腹部腺瘤、硬纤维瘤、乳头状甲状腺癌、CHRPE、表皮样囊肿或骨瘤,即使腺瘤的绝对数量较少,也应疑诊 FAP。有时,根据常染色体显性遗传模式的弥漫性结肠息肉病和经典结肠外表现一般可作出 FAP 的临床诊断。APC 基因发生种系突变则可确诊 FAP。

【鉴别诊断】

1. 波伊茨-耶格综合征　波伊茨-耶格综合征又称 Peutz-Jegherss 综合征(Peutz-Jegherss syndrome,PJS),是常染色体显性遗传综合征,患病率为 1/(8 000~200 000),男女患病率相当,最常由 STK11(LKB1)基因的生殖系突变引起,该基因位于染色体 19p13.3,编码丝氨酸/苏氨酸激酶。PIS 特征为胃肠道多发性错构瘤性息肉、皮肤黏膜色素沉着,以及胃肠道和非胃肠道癌症风险增加。通过临床表现与组织病理学,一般不难与 FAP 鉴别,见图 7-7-5。

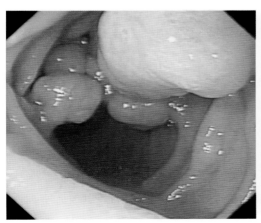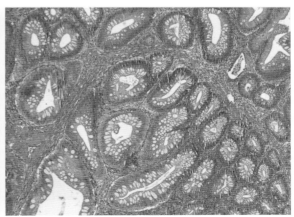

图 7-7-5　波伊茨-耶格综合征内镜表现及病理

2. Lynch 综合征　Lynch 综合征是结直肠癌中最常见的遗传综合征,为常染色体显性遗传病,曾被称为遗传性非息肉病性结直肠癌(hereditary nonpolyposis colorectal cancer,HNPCC),其主要特征是 DNA 错配修复(mismatch repair,MMR)基因 *MLH1*、*MSH2*、*MSH6*、*PMS2* 种系突变或 *EpCAM* 基因 3' 区的缺失。MMR 的缺失常导致表型突变和微卫星不稳定性(microsatellite instability,MSI),从而促进癌症的发生。通过基因检测能明确鉴别 FAP 与 Lynch 综合征。

3. 幼年性息肉病综合征(juvenile polyposis syndrome,JPS)　是一种罕见的常染色体显性遗传的错构瘤性息肉病综合征,其特征是在整个胃肠道内存在多个幼年型错构瘤性息肉,其中以结肠和直肠最多见。JPS 患者胃肠道肿瘤的发生风险为 9%~50%,多为结肠癌,但是也有胃、十二指肠、空肠、回肠和胰腺肿瘤的报道。满足以下任何一条即可诊断为 JPS:①结肠或直肠的幼年性息肉数量≥5 个;②整个胃肠道存在多发的幼年性息肉;③任何数量的幼年性息肉和 JPS 家族史。在 50%~60% 的 JPS 患者中,能找到 *SMAD4* 或 *BMPR1A* 基因的胚系突变。通过组织病理学及基因检测,一般不难与 FAP 鉴别,见图 7-7-6。

【治疗】

1. 外科治疗　到目前为止,预防性手术切除病变的肠段是治疗 FAP 最直接的手段。手术术式包括:全结直肠切除(total proctocolectomy,TPC)+永久回肠末端造口术、TPC+回肠储袋-肛管吻合术(ileal pouch anal anastomosis,IPAA)以及结肠次全切除术+回肠肛管吻合术(ileo-rectal anastomosis,IRA)。2021 年美国国立综合癌症网络(NCCN)指南建议,对于 CFAP 患者,通常推荐 TPC+IPAA;由于 AFAP 患者中右侧表型常见,直肠通常少见甚至可完全幸免,故 AFAP 且直肠息肉可通过内镜治疗者,推荐结肠次全切除术+IRA。该指南同时建议儿童在 18 岁之前不要进行预防性手术,在 18 岁之后,应根据 FAP 的严重程度确定手术时间。

2. 内镜治疗　临床上对于不愿采取手术治疗的早中期 FAP、衰减型 FAP 患者,可采用内镜微创治疗,某种程度上大大改善了患者的生活质量,是 FAP 患者的重要选择。根据国内外的经验,目前建议对于直径≥1cm 的腺瘤性息肉予以内镜下切除,并配合定期内镜随访,对于病理证实癌变的则予以行外科治疗。根据 2012 年美国结肠直肠癌多学科工作组和癌症学会对 2006 年息肉结肠镜监测指南进行修订中指出对于高风险的息肉建议隔 1 年行肠镜检查,对于国内的现状,随访时间趋于更短。

3. 化学药物预防　化学药物预防剂在 FAP 患者主要有以下 3 个方面作用:①延迟预防性结直肠切除术;②防止行 IRA 后的 FAP 患者残留的直肠的肿瘤的形成和进展;③防止 FAP 患者上消化道肿瘤的形成和进展。目前已发现多达 200 余种化学药物有预防腺瘤性息肉生长及癌变的作用,其中非甾体抗炎药、他汀类药物、二甲双胍、姜黄素、二氟甲基鸟氨酸等已被研究作为潜在的化学药物预防剂。

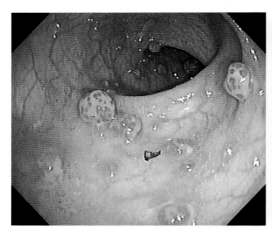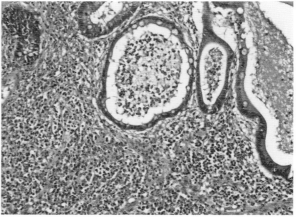

图 7-7-6　幼年性息肉病综合征内镜表现及病理

拓展知识点

　　FAP 的基因治疗：近年国外的研究发现 APC 基因不仅与 FAP 等结直肠癌有关，而且与其他多种肿瘤的发生也存在关联。通过 PCR 和/或荧光原位杂交（fluorescence in situ hybridization，FISH）技术，检测基因突变位置，对 FAP 的早期诊断和治疗显得十分重要。更重要的是，如果提前检出突变家系基因，通过产前和植入前遗传学诊断等方法终止突变基因的遗传，防止携带致病基因患儿的出生，保证正常健康后代。伴随着美国精准医疗观念的提出，精准医学在世界范围内也引起了关注。目前针对于基因治疗的手段较为昂贵，诊断及治疗技术难度也较高，且大多数 FAP 患者有家族聚集倾向，因此，该治疗方式在患者中实施仍有较大的难度。

（游洁玉）

三、黑斑息肉综合征

导 读

　　波伊茨-耶格综合征（PJS），也称黑斑息肉综合征，是一类伴有皮肤黏膜色素沉着、全胃肠道多发性息肉为主要特征的常染色体显性遗传病，属于罕见病。PJS 自幼发病，随着患者年龄增长，胃肠道息肉逐渐增多、增大从而引起各种并发症。PJS 患儿常见并发症有肠套叠、肠梗阻、消化道出血、营养不良及儿童发育迟缓等。在儿童青少年 PJS 中，多数患者由于反复发生肠套叠、肠梗阻等并发症而被迫多次接受外科手术治疗。对于儿童青少年 PJS 患者而言，胃肠消化道息肉切除，防治由其引发的各种并发症是临床最主要的治疗目标。

【概述】

　　波伊茨-耶格综合征（Peutz-Jegherss syndrome，PJS）最早可归溯于 1885 年，Connor 报道了一对 12 岁双胞胎姐妹有口唇黑斑，而后其中一位在 20 岁时死于肠套叠，一位在 52 岁时死于乳腺癌。

　　1921 年，Peutz 在一个荷兰家庭中发现一家 3 代 7 例患者均有胃肠道息肉与皮肤黏膜色素沉着，揭示了胃肠道息肉与皮肤黏膜色素沉着的关联性。而后，1949 年 Jegher 对不同家系的 10 例 PJS 患者进行研究，证实该病符合孟德尔遗传规律，为常染色体显性遗传性疾病。1954 年 Brunner 正式命名该病为（Peutz-Jegherss，PJ）综合征。

【流行病学】

　　国内外多项共识指南和研究指出 PJS 患病率在 1/200 000~1/8 000。不同的地理环境，PJS 发病率可能有所差异，但不同种族、不同性别之间差异不显著。目前，我国尚缺乏 PJS 发病率及患病率的确切流行病学数据，需要未来全国范围内的相关流行病学调查加以明确。根据目前报道的 PJS 病例临床特点，粗略估计目前我国患病人数为 6 500~7 000，患病率约为 1/200 000。根据我国最新制定的罕见病定义，PJS 属罕见病范畴。

【病因和发病机制】

　　PJS 是一种常染色体显性遗传病。目前已证实丝氨酸/苏氨酸蛋白激酶 11（serine/threonine kinase 11，STK11），又称肝激酶 B1（liver kinase B1，LKB1）基因突变是 PJS 的主要致病原因。我国 PJS 患者中 STK11 致病突变的阳性率与国内外研究报道较为接近，平均约为 70%。STK11 基因位于 19 号染色体短臂（19p13.3），编码 LKB1/STK11。STK11 基因的表达水平、定位及其效应通路中的上下游分子，共同决定其生物效应，但 STK11 基因胚系突变在 PJS 发生、发展中的具体机制并不明确，其致病机制可能涉及 p53-AMPK、LKB1-AMPK-mTOR、Wnt/β-catenin 等信号通路，调节细胞的生长增殖、细胞极性、能量代谢、细胞凋亡从而发挥作用，导致了错构瘤性息肉及相关肿瘤的发生发展。据人类基因突变数据库记录，目前已鉴定出的 STK11 基因致病突变类型有 412 种。突变方式主要包括基因的杂合缺失、移码突变、无义突变、错义突变、剪接位点突变等，且大部分突变位于 STK11 催化活性区域。尽管目前有关 STK11 致病基因的突变类型对临床表型的影响尚无定论，但不同患者之间临床表现差异较大。部分患者息肉数量多且体积大，容易出现肠套叠、肠梗阻症状，但有些患者症状相对较轻，息肉数量少、复发慢，恶变风险低。有研究观察到

STK11 截短突变者胃肠道息肉导致的肠套叠发生更早,恶变风险更高,而 *STK11* 错义突变者病情相对较轻。未来或许需要通过检测基因突变类型预测患者病情发展以采取有针对性的防治工作。

多项研究指出,并不是所有的 PJS 患者都有 *STK11* 突变。尤其是散发病例中 *STK11* 的突变率更低。因此,推测 PJS 除 *STK11* 之外还存在其他致病基因。基于此,关于 PJS 新致病基因的研究,国内外取得了如下"非确定性"的研究证据,19q13.4 区域可能基因、脆性组氨酸三联体基因、*SLX4* 基因、*IFTTM1* 基因及 *Brgl* 基因突变可能与 PJS 相关,但目前尚不明确,未来还应该加大对 PJS 致病基因的研究力度。但由于该疾病可能通过单个显性多效基因遗传,外显率很高,同一家族患病者较多,所以家系中有发病者,其他人应该注意监测。

【临床表现】

PJS 临床表现差异很大,特征性临床表现为皮肤黏膜色素沉着和胃肠道多发息肉。PJS 自幼发病,随着患者年龄增长,胃肠道息肉逐渐增多、增大从而引起各种并发症。在儿童时期,症状主要由息肉相关的并发症引起,包括表现为反复肠套叠、腹痛、消化道出血、便秘、贫血、营养不良及儿童发育迟缓等。其中小肠肠套叠是最紧急甚至危及生命的表现。在成年期,PJS 患者则主要表现为肿瘤易感性。

PJS 患者有皮肤黏膜色素沉着者超过 95%。黑色素多分布于唇、颊黏膜、舌、齿龈、硬腭、手掌、跖底、手掌、足趾表面,颜色可以是棕色或黑色,为线状,卵圆形或不规则的 1~5mm 大小不等不融合的斑点,边界清楚,不突出皮肤(图 7-7-7)。色素斑可在生后不久或幼年时出现,随着年龄的增长,通常分布于体表皮肤色素沉着可能变淡,但口唇黑斑往往不能自行消除。

PJS 息肉可遍布于整个胃肠道,最常见部位依次为小肠、结肠和胃,小肠又以十二指肠和近段空肠等近段小肠分布最为密集。除胃肠道外,少数息肉也可见于气管、肾盂、膀胱、胆囊、鼻腔等部位。PJS 患者胃肠道息肉数量从数枚至数百枚不等,息肉大小不定,形态各异,但常有蒂,蒂长短粗细不一,其中以带蒂息肉为常见,少部分为无蒂或广基息肉(图 7-7-8)。由于息肉重力牵引以及肠道蠕动等因素,PJS 患儿易并发肠套叠,严重者可导致肠梗阻和局部肠道缺血坏死,致使患者出现腹胀、腹痛、排便排气停止、黑便、便血等腹部体征,这些症状往往成为 PJS 患儿首次就诊的主要原因。此外,有极少数 PJS 患儿通过肛门脱出息肉为临床表现。

除皮肤黏膜色素沉着和息肉外,PJS 患者还具有肿瘤易感性。据报道 PJS 患儿后期出现消化系统肿瘤和非消化系统肿瘤的发病风险均较高,可达 81%~93%,其中胃肠道癌约 70%,乳腺癌约 50%,胰腺癌 11%~36%,其他部位(如肺、子宫、卵巢、睾丸)癌也常见。

【辅助检查】

1. 实验室检查　无特殊实验室化验指标检测。如果 PJS 患儿存在胃肠道息肉,则需要关注是否存在缺铁性贫血。

2. 影像学检查　包括腹部超声、小肠 CT、小

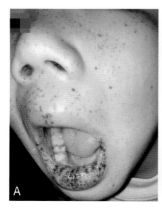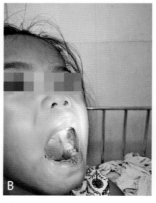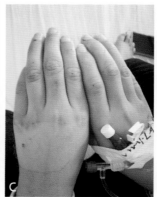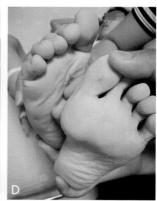

图 7-7-7　PJS 的典型黑斑表现
A. 口唇黑斑;B. 颊黏膜黑斑;C. 掌指黑斑;D. 脚趾黑斑

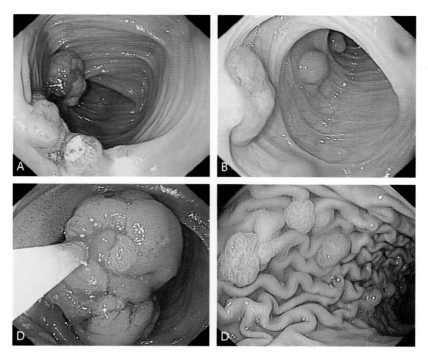

图 7-7-8　PJS 患者胃肠道息肉
A. 横结肠多发息肉;B. 降结肠息肉;C. 空肠巨大息肉;D. 胃内息肉

肠磁共振造影和腹部 X 线等。腹部超声在评估婴幼儿及儿童胃肠道息肉分布方面有重要应用价值,有经验的超声医师能准确判断胃、小肠及结直肠内息肉的分布情况,以及明确是否具有息肉导致的肠套叠等情况。对于儿童,优先选择腹部超声进行消化道息肉评估。小肠造影也可以应用于小肠息肉筛查,但对于合并有小肠套叠、梗阻等并发症的患者尽量避免应用。当怀疑肠套叠时,可拍摄腹部 X 线片。在 X 线摄影上,肠套叠可被视为软组织肿块,通常占据右上象限,肠套叠时由于肠系膜脂肪可引起同心圆形透明影(靶征)。另一个征兆是半月板征,是由于肠套叠的尖端出现一个新月形的空气。

3. 内镜检查　包括胃镜、结肠镜、胶囊内镜或小肠镜检查。对于疑似 PJS 患者,首先完成胃镜及结肠镜检查,为诊断 PJS 提供直接证据。胶囊内镜是一种相对安全的技术,在 PJS 中具有重要的监测作用。胶囊内镜对<10mm 的息肉诊断率较高。然而,胶囊内镜对于>11mm 的息肉可能出现遗漏,在确定息肉的确切大小和位置、不受控制的运动方面缺乏准确性。对于>15mm 的息肉,MR 小肠造影与胶囊内镜相比在确定较大息肉的确切大小和位置方面更有优势。小肠镜是一项能

完成小肠黏膜直视观察的微创检查方法,可应用于观察小肠息肉的形态、大小、数量、分布,并同时具有内镜下活检功能,相较于其他影像学检查方法,其诊断准确率更高,是诊断小肠息肉的"金标准"。小肠镜诊断 PJS 具有良好的安全性,但需要指出的是,小肠镜操作通常需要实施镇静/麻醉、同时医疗技术要求和医疗成本均较高。鉴于前述初筛方法已基本能满足 PJS 消化道息肉筛查需求及评估,故推荐小肠镜应当作为 PJS 小肠息肉的治疗而非诊断的主要方法。

4. 病理　黏膜、皮肤色素斑为真皮基底内黑色素细胞数量增加,黑色素沉着。PJS 息肉病理类型主要为错构瘤性息肉,少数病理类型为腺瘤性息肉。错构瘤性息肉典型特征是独特的指突状平滑肌束形成特征性的树枝状外观(分枝树),累及整个固有层(图 7-7-9)。

5. 基因检测　*STK11* 是 PJS 的主要致病基因,*STK11* 突变的结果是氨基酸的改变和/或终止信号的提前出现。目前对于该基因的突变检测主要方法是 Sanger 测序、二代测序(next-generation sequencing,NGS)、多重连锁依赖性探针扩增分析(multiplex ligation-dependent probe amplification,MLPA)、聚合酶链反应和 DNA 芯片技术。对 PJS

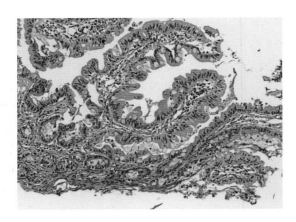

图 7-7-9　PJS 息肉组织病理学特点

患者的外周血 DNA 进行 Sanger 测序可检测到 STK11 基因突变,约 1/2 是点突变,包括外显子突变及内含子突变。行 MLPA 可检测 PJS 患者及胎儿 STK11 基因的基因组缺失,也可通过绒毛膜行多重连接依赖探针扩增法分析进行产前检测,提高 PJS 患者及胎儿 STK11 基因突变的检出率。Sanger 测序联合 MLPA 及 NGS 联合 MLPA 测序可提高 STK11 致病突变检出阳性率。

【诊断】

根据世界卫生组织的诊断标准,满足下列任何一条即可考虑诊断 PJS:①3 个及以上组织学确定的 PJS 型错构瘤性息肉;②有 PJS 家族史(至少一个直系亲属患 PJS)的个体检测到任何数量的 PJS 型息肉;③有 PJS 家族史(至少一个直系亲属患 PJS)的个体出现特征性皮肤黏膜色素沉着;④特征性皮肤黏膜色素沉着同时有任何数量的 PJS 型息肉。对于尚不满足上述临床诊断标准的可疑患者,检测 STK11 基因有助于进一步明确诊断。对于没有基因突变家族,不能排除 PJS。值得注意的是,部分 PJS 综合征患儿可能不会出现特征性皮肤色素沉着。

【鉴别诊断】

PJS 需要与表现为皮肤黏膜色素沉着或胃肠道多发息肉的疾病相鉴别。

1. Laugier-Hunziker 综合征(laugier-Hunziker syndrome,LHS)　一种获得性良性口唇、颊黏膜和指/趾甲的色素性疾病,我国男女发病比例为 1:3,多以中老年人群为主,无胃肠道错构瘤性息肉或 STK11 基因致病性突变。

2. Cowden 综合征　又称多发性错构瘤综合征,与 PTEN1 基因突变有关,特征性色素沉着出现在男性阴茎头,表现为毛根鞘瘤、肢端角化、面部丘疹和口部乳头状瘤等;在食管常表现为多灶性结节性病变,在胃和结直肠则为多灶不连续的无蒂息肉状病变。

3. 幼年性息肉综合征(juvenile polyposis syndrome,JPS)　表现为全消化道分布的幼年性息肉,数量多数在 50~200 枚之间。与 SMAD4、BMPR1A、PTEN、ENG 基因突变有关。该病患者一般不出现皮肤黏膜色素沉着。

4. Cronkhite-Canada 综合征(Cronkhite-Canada syndrome,CCS)　表现为累及食管之外的以胃、结肠为主的消化道多发错构瘤性息肉,但大多为中老年人发病,表现为腹泻、脱发、指/趾甲营养不良、皮肤色素沉着、味觉异常等,多无息肉家族史。

【治疗】

PJS 尚无有效的根治方法。及时监测和早期治疗是提高 PJS 患者生活质量的关键。对于儿童而言,目前治疗包括及时监测和定期随访、胃肠道息肉处理,以期达到症状缓解、提高生活质量、避免严重并发症的目标。针对皮肤色素沉着不引起临床症状、无恶变可能及青春期会褪色,一般可以不予处理。对于没有褪色的皮肤黏膜黑色素斑,有报道应用激光治疗是安全有效的。

1. 及时监测和定期随访　对于儿童和青少年而言,PJS 的主要风险是胃肠道息肉生长引起的并发症。PJS 胃肠道息肉生长具有一定规律;少部分患者自幼即可出现临床症状,但 7 岁以前很少有患者因肠套叠开腹,7 岁之后因肠套叠行外科手术者突然增加,15~18 岁是开腹高峰期。原则上,PJS 自幼年开始,就应定期进行胃肠道息肉监测。尤其 7~18 岁期间,应该密切动态监测,及时发现较大的小肠息肉或小肠套叠并行镜下切除治疗,避免发生严重肠梗阻而不得不接受外科手术。

根据 2010 年发布的 PJS 管理建议,有家族史的人应在 8 岁时接受上消化道内镜检查和结肠镜检查,并定期随访;如果在内镜检查中发现明显的息肉,应每 3 年复查一次;如果息肉未被检测到,则应在 18 岁时再次检查;如果症状出现,应尽早检查,然后每 3 年进行 1 次。

此外,PJS 患儿后期患癌风险较高。因此,及时检测和定期随访的另一目的是早期发现癌症。

然而,目前针对癌症筛查时间建议并不一致。对于胃肠道筛查可根据临床症状,如息肉情况随时进行调整,一般建议1~3年复查。对于胰腺、甲状腺、子宫、卵巢、睾丸和乳腺等建议成年后筛查,筛查间隔一般也为1年。

2. 胃肠道息肉处理 <0.5cm息肉可考虑随诊观察,每隔1~2年做消化道内镜检查。0.5cm以上符合内镜切除指征者,考虑胃镜、结肠镜和/或小肠镜切除。胃镜和结肠镜对PJS患者胃、十二指肠近端及结直肠息肉进行监测及切除已普遍应用于临床,具有较好的治疗效果和安全性。国内外研究报道发现PJS错构瘤具有恶变潜能,而胃肠镜下切除胃、近端十二指肠及结直肠息肉不仅能减少梗阻、出血等并发症发生,还可以降低息肉恶变风险。由于PJS息肉好发于小肠,所以小肠镜技术是目前PJS患者息肉切除的主要治疗手段。但由于小肠冗长、纡曲及肠壁较薄,且小肠镜本身难以操作的特性,致使小肠息肉内镜下治疗难度及风险远高于胃及结直肠息肉,故开展小肠息肉内镜下治疗需更为谨慎。对于直径超出3cm的小肠息肉,建议采用分块切除技术切除息肉。内镜治疗切除息肉需警惕出血、穿孔等风险。PJS息肉切除后残根出血可尝试内镜下注射肾上腺素盐水、钛夹夹闭止血、电凝止血等。术中发现穿孔可尝试内镜下封闭,迟发性穿孔症状轻微者多可通过禁食、胃肠减压、抗感染等方法保守治疗。保守治疗无效的严重出血、穿孔等并发症需要及时外科手术补救治疗。

肠套叠常见于PJS患儿,未经治疗时会导致肠缺血、坏死和穿孔,是进行外科手术的主要原因。在PJS中,10岁时肠套叠的风险估计为44.0%,到20岁时约为50%。肠套叠的风险随着息肉的大小增加至15mm或更大而增加。应立即进行肠套叠的手术复位,以避免坏死或小肠切除。通常,剖腹手术是最安全的选择,但在选定的较轻病例中,可以考虑腹腔镜检查。由于PJS患者息肉分布于胃肠道多处,且易复发,患者可能需要经历多次开腹手术治疗。此种情况下,患儿腹腔内粘连较重,腹腔镜手术操作困难。因此,不推荐腹腔镜作为PJS常规治疗方法。当缺血可逆时,不应切除肠道,而应仅进行息肉切除术。

外科手术是PJS患儿可选择的治疗方式,尤其是当小肠镜治疗存在困难、并发肠套叠和肠梗阻或出现严重并发症时。手术术式包括肠段切开息肉摘除术,对于息肉数量较多的肠段可行部分肠段切除术,但需要注意保留足够长度的小肠,避免出现术后短肠综合征的发生。目前外科手术的适应证限于:①内镜无法到达病灶者;②息肉并发了急性肠套叠且出现肠梗阻症状,无法行内镜治疗者;③广基息肉、巨大息肉或息肉分布过于密集无法经内镜切除者;④息肉经病理证实已经恶变,或内镜下观察高度可疑恶变者;⑤内镜切除息肉时发生穿孔或术后迟发性穿孔,无法内科保守治疗者;⑥内镜治疗术中并发大出血或术后出现迟发性大出血,内科保守治疗无效者;⑦患者或家属要求外科手术一次性摘除息肉者。

🌐 拓展知识点

1. 雷帕霉素、塞来昔布、二甲双胍或苯乙双胍等药物在动物实验中被认为可能具有减少PJS息肉负荷的作用,但目前尚缺乏临床应用经验和循证医学证据。

2. PJS患者应自幼开始进行消化道息肉动态监测。对于婴幼儿及少儿PJS患者,推荐腹部超声作为首选监测方法;对于进入青春发育期的青少年及成人PJS患者,可选择腹部超声、胃镜、结肠镜、小肠CTE、磁共振检查实施监测。

3. PJS患者消化道息肉发生恶变及在消化道外发生恶性肿瘤的情况明显高于正常人群,总的肿瘤发生率在23%,其家族恶性肿瘤发病率也较普通人群高15倍,PJS患者及其家属应该终生进行肿瘤监测。

4. 为尽可能避免PJS遗传致病,可选择胚胎植入前遗传学或于妊娠早中期开展基因产前诊断等遗传阻断方式干预。

(赵红梅 游洁玉)

第八节　肠套叠

导　读

婴幼儿急性肠套叠多为原发性,主要表现为阵发性哭吵、呕吐、血便和腹部包块。超声和放射影像可明确诊断。超声引导下水压灌肠和 X 线透视下空气灌肠是常见非手术治疗方法。灌肠复位失败或灌肠禁忌证者,需要急诊手术治疗,预后良好。儿童慢性肠套叠多为继发性,可表现为慢性腹痛、腹痛时伴有黏液血便。多需要手术治疗,预后取决于原发病。

肠套叠(intussusception)是指一段肠管及其对应的肠系膜套入邻近肠腔内所致的一种肠梗阻。临床上分为急性肠套叠和慢性肠套叠。急性肠套叠是婴儿期特有的、最常见的急腹症之一,多为原发性,无明确器质性病变;慢性肠套叠以年长儿童多见,常继发于肠道器质性病变,如肠息肉、梅克尔憩室、淋巴瘤等。婴幼儿的急性肠套叠以非手术治疗为主,主要采用超声引导下水压灌肠或 X 线透视下空气灌肠,复位成功率90% 及以上。灌肠复位失败或灌肠禁忌证、慢性肠套叠继发肠道器质性病变,需要手术治疗。手术目的复位肠套叠,同时需判断有无肠管坏死或合并器质性病变,切除病变组织与吻合。除外部分继发性肠套叠的原发病因素,无论婴幼儿的急性肠套叠还是年长儿的慢性肠套叠,多数预后良好。

【流行病学】

肠套叠发病率无法精确统计,在不同年龄段、是否伴有器质性疾病的不同人群中发生率各不相同。急性、非器质性肠套叠 2 岁以内婴幼儿多见,男孩发病是女孩 2~3 倍;约 50% 在 4~10 月龄发病;2 岁以后发病减少,5 岁以后发病罕见。大年龄儿童虽仍有急性非器质性肠套叠发生,但慢性、器质性肠套叠概率增加。婴幼儿急性肠套叠一年四季均有发病,以春末夏初发病率最高,可能与病毒感染(呼吸道和/或胃肠道病毒)有关。夏、冬次之,秋季较少见。婴幼儿急性肠套叠非手术复位后复发率在 10% 左右。

【病因和发病机制】

婴幼儿急性原发性肠套叠病因尚不清楚,可能与下列因素有关:

1. 饮食改变　辅食添加及饮食结构改变,肠道不能适应,导致肠功能紊乱可引起肠套叠。因此生后 4~10 个月是肠套叠发病高峰期。

2. 回盲部解剖因素　90% 婴儿回盲瓣呈唇样凸入盲肠,且淋巴组织丰富,受炎症或食物刺激后易引起充血、水肿、肥厚;同时婴儿期回盲部活动度大,肠系膜较游离;肠蠕动易将回盲瓣向前推移,并牵拉肠管形成套叠。

3. 病毒感染　肠道病毒感染(腺病毒/轮状病毒等)引起的腹泻、肠功能紊乱是导致疾病发生的可能诱因。

4. 肠痉挛及自主神经失调　各种食物、炎症、腹泻、细菌或寄生虫毒素等刺激肠道产生痉挛,使肠蠕动功能节律紊乱或逆蠕动而引起肠套叠。

继发性肠套叠的常见病因有肠息肉、家族遗传病 PJS、梅克尔憩室、重复畸形、紫癜血肿、消化道异物、肿瘤及结核等。肠蛔虫病和肠炎也可因蛔虫毒素或感染而诱发慢性肠套叠。

【临床表现】

1. 婴幼儿急性肠套叠

(1)阵发性哭吵:突然出现阵发性有规律哭吵,持续 10~20 分钟,可伴有手足乱动、面色苍白、拒食、异常痛苦表现,有 5~10 分钟或更长时间安静期,如此反复发作。阵发性哭吵与肠蠕动活动相一致。肠蠕动时肠系膜被牵拉,鞘部产生强烈收缩而引发剧烈腹痛;肠蠕动过后,患儿即表现安静。病程进展至肠坏死或腹膜炎时,患儿反而表现为精神萎靡、反应低下。部分患儿体质弱、并发肠炎、菌痢时,哭闹不明显,而表现为烦躁不安。

(2)呕吐:初为奶汁、乳块或其他胃内食物,后转为胆汁性呕吐。

(3)果酱样血便:80% 可出现血便,往往为首要症状就诊。多在发病后 6~12 小时出现,最早可 3~4 小时出现;多为稀薄黏液或胶冻状、果酱色血便。

(4)腹部包块:安静时触诊,右下腹空虚感,右上腹、肝下触及腊肠样包块,肿块可沿结肠移动,伴轻压痛。有时在横结肠或左侧中下腹触及马蹄形肿块,严重者肛门指检于直肠内触及子宫颈样肿物,即为套叠头部。约80%病例可触及腹部肿块;腹胀严重或腹肌紧张时不易触及。

（5）肛门指诊:对就诊较早尚无血便排出的患儿,肛门指检可发现直肠内黏液血便,对临床诊断肠套叠具有重要价值。

（6）全身状况:疾病早期患儿表现为面色苍白、烦躁不安外,营养状况良好。病程进展可有脱水、电解质紊乱、精神萎靡、嗜睡、反应迟钝。发生肠坏死时,有腹膜炎表现;可出现中毒性休克等症状。

2. 儿童慢性肠套叠　儿童肠套叠症状不典型。起病相对缓慢,多表现为不完全性肠梗阻。发作期有腹痛,轻微隐痛或间歇性时间不定的绞痛。少数病例在绞痛时伴有呕吐。患儿在发病期间仍能进食和正常排便,少数病例仅有少量黏液血便。儿童肠套叠发生便血仅40%左右,而且便血往往在套叠几天后才出现,或仅在肛门指检时指套上有少许血迹。一般无腹胀,在结肠框部位可触及腊肠型肿块。当腹部绞痛发作时,常感到肿块变硬。不同时间检查,肿块位置可能有移动。肠坏死发生时间相对比较晚。很少有严重脱水及休克表现。

3. 肠套叠分型　根据套入部最近端和鞘部最远端肠段部位分为以下类型:

（1）小肠型:包括空空型、回回型及空回型。

（2）回盲型:以回盲瓣为出发点。

（3）回结型:最多见,回肠末端为出发点,阑尾不套入鞘内,占70%~80%。

（4）结肠型:结肠套入结肠。

（5）复杂型或复套型:常见为回回结型,约占肠套叠的10%~15%。

（6）多发型:在肠管不同区域内有分开的2个、3个或更多的肠套叠。

【辅助检查】

1. 腹部超声　首选检查方法,简便、安全无射线。超声图像在横断面表现为典型"同心圆"或"靶环"征,纵切面呈"套筒"征(图7-8-1)。

2. 空气灌肠　先腹部正侧位透视检查,观察肠内气体及分布情况;经肛门放置带球囊肛管,充盈球囊,然后逐渐注气入直肠、结肠,肠腔内可见半圆形致密软组织肿块突出,气体到达前端形成明显杯口影,有时可见部分气体进入鞘内形成不同程度钳状阴影。

【诊断】

婴幼儿急性肠套叠典型临床表现,阵发性哭闹不安、呕吐、果酱样血便及腹部触到腊肠样包块时,即可诊断。约10%~15%病例缺乏典型表现,或只有其中1~2个症状,应仔细检查腹部是否可触及肿块,右下腹是否有空虚感,肛门指检观察指套是否染血,以便进一步确诊。腹部超声检查、空气灌肠有助于诊断。

儿童慢性肠套叠临床症状不典型多,不易早期诊断。年长儿阵发性腹痛和黏液血便,应考虑本病。B超或钡剂灌肠等辅助检查有助于诊断。怀疑有器质性病变,可行CT、放射性核素消化道

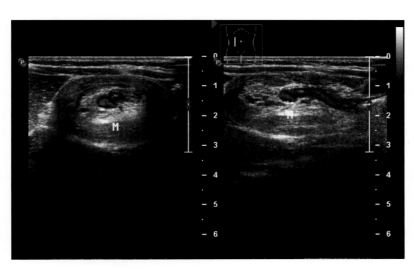

图7-8-1　右侧为横切面"靶环"征,左侧为纵切面呈"套筒"征

扫描等。

【鉴别诊断】

肠套叠临床表现和体征不典型时,注意与下列疾病鉴别:

1. 细菌性痢疾 菌痢多见于夏季,常有不洁饮食史;早期即可出现高热,体温达39℃或更高;黏液脓血便伴有里急后重,粪常规见大量脓细胞,如细菌培养阳性,即可确诊;腹部触及不到腊肠样包块,超声没有肠套叠典型影像。偶尔菌痢性腹泻引起肠蠕动紊乱导致肠套叠。

2. 急性坏死性小肠炎 腹泻为主,大便呈洗肉水样或红色果酱样,有特殊腥臭气味;高热、呕吐频繁、明显腹胀,严重者吐咖啡样物;全身情况较肠套叠恶化快,严重脱水,皮肤花纹和昏迷等休克症状。

3. 过敏性紫癜 腹型紫癜有阵发性腹痛及呕吐,有腹泻或便血,呈暗红色,有时因肠管水肿出血增厚,可在右下腹触及肿块。注意患儿是否有双下肢出血性皮疹、膝关节和踝关节肿痛等,部分病例可有血尿。报道约25%腹型紫癜可伴有肠套叠,超声或空气灌肠检查协助诊断。

4. 梅克尔憩室出血 典型表现为无腹痛性、大量出血,或仅有轻微腹痛;溃疡出血常为突然发生,致贫血或休克。也可引起肠套叠,与原发性肠套叠很难鉴别,多在手术中发现。

5. 蛔虫性肠梗阻 因水质、卫生条件改善,目前临床少见。可表现为阵发性腹痛,可有吐、便蛔虫史;腹部包块多在脐周呈条索或面粉团样,压之可变形;临床很少有便血;发病前多有驱虫不当史;腹部超声显示肠腔内蛔虫影像。

6. 直肠脱垂 极少数肠套叠套入部可由肛门脱出,需与直肠脱垂鉴别。直肠脱垂的肠黏膜一直延续到肛门周围的皮肤;而肠套叠脱出肠管与肛门口之间有间隙,手指通过间隙可伸入直肠内;直肠脱垂无急腹症表现,多发生在用力排便或咳嗽、屏气等腹压增加情况下。

【治疗】

急性肠套叠分非手术治疗和手术治疗。非手术治疗包括空气灌肠、超声下水压灌肠和钡灌肠复位疗法。其适应证及禁忌证基本一致。

1. 非手术治疗

(1)适应证与禁忌证:

1)适应证:病程不超过48小时,全身情况良好,无明显脱水及电解质紊乱,无明显腹胀和腹膜炎表现,复位压力一般控制在60~100mmHg,<3个月婴儿可行诊断性灌肠,不建议复位治疗,一般压力不超过80mmHg。

2)禁忌证:①病程>48小时,全身情况显著不良,严重脱水、精神萎靡、高热或休克等症状;②高度腹胀,腹部有明显压痛、肌紧张,疑有腹膜炎;③反复套叠,高度怀疑或已确诊继发性肠套叠;④小肠型肠套叠;⑤<3个月婴儿肠套叠。

(2)灌肠复位治疗:

1)B超水压灌肠复位:超声实时监视下水压灌肠复位,随注水量增加和肠腔内压力升高,可见肠套叠"同心圆"或"靶环"状块影逐渐向回盲部退缩,形如"半岛征",随复位进展,"半岛"由大变小,最后通过回盲瓣突然消失。瞬间结肠内液体急速通过回盲瓣充盈回肠,截面呈蜂窝状改变,水肿的回盲瓣呈"蟹爪样"运动,同时注水阻力消失,压力下降,证明肠套叠复位。国内报道其复位成功率95.5%,结肠穿孔率0.17%。

2)空气灌肠复位:采用自动控制压力的结肠注气机,肛门插入Foley管,经管道注入气体后见肠腔内软组织影,逐渐向回盲部退缩,直至完全消失,此时可听到气过水声,末端小肠快速充气,可见网状或圆形充气回肠,提示肠套叠复位。复位成功率可达95%以上。

3)钡剂灌肠复位:最早灌肠复位方法,目前已较少应用。反复肠套叠、起套点凹陷自然恢复困难或怀疑肠息肉等器质性病变,可采用钡剂灌肠。

(3)复位后观察与处理:拔出肛管后排出大量带有臭味的黏液血便和黄色粪水;患儿很快入睡,无阵发性哭闹及呕吐;腹部平软,已触不到腹部肿块;可选择口服活性炭0.5~1g,6~8小时由肛门排出黑色炭末。原有其他症状,如腹泻、感染、需禁食等因素,可对症给予补液、抗感染等治疗。

(4)灌肠复位并发症:肠穿孔是严重并发症,发生率<1%。①超声水压灌肠表现结肠内充盈液体突然消失,腹腔内出现较多液体,肠管呈漂浮状,应考虑肠穿孔。应立即拔出肛管,迅速排出肠腔内液体,腹穿抽出腹水。②空气灌肠透视下出现腹腔"闪光"现象,空气突然充满整个

腹腔,立位见膈下游离气体,应考虑肠穿孔。拔出肛管无气体从肛门排出;患儿出现呼吸困难、心跳加快、面色苍白,病情突然恶化。应立即用消毒针在剑突和脐中间穿刺排出腹腔内气体。③钡剂灌肠透视下见钡剂突然弥散到腹腔。钡剂和肠内容物污染腹腔形成化学性和细菌性腹膜炎,感染较重。应立即停止钡剂灌肠。一旦发生肠穿孔,均需迅速作好术前准备,尽快手术探查。

2. 手术治疗　手术适应证:①非手术疗法禁忌证的病例;②应用非手术疗法复位失败的病例;③小肠套叠;④继发性肠套叠。

肠套叠手术复位术:手术前应纠正脱水和电解质紊乱,禁食、禁水、胃肠减压和预防性抗生素。麻醉多采用全麻气管插管。

(1)剖腹手术:婴幼儿多采用上腹部横切口,大龄儿童可采用右侧腹直肌探查切口,套叠肿块位于右下腹回盲部可采用麦氏切口。进腹显露肠套叠包块,检查有无肠坏死。无肠坏死,术者沿结肠框用两手拇、示指握住套叠远端向近端轻柔推挤,缓慢复位;当复位到达回盲部时阻力增大,鞘部张力增高,切忌在近端拖拽套入部,以免发生肠破裂。复位困难时可用温盐水纱布热敷后再作尝试。复位后要再次检查肠管有无坏死,肠壁有无破裂、有无器质性病变,阑尾是否充血水肿及坏死。复位不当可导致浆肌层撕裂,应缝合裂口。复位或缝合完成后回纳肠管,按层缝合腹壁伤口。对不能复位及肠坏死的肠管,应行坏死肠段切除吻合。

(2)腹腔镜手术:腹腔镜直视下用两把无损伤抓钳自套头远端肠管反复交替钳夹复位,一般较开放手术复位困难;有报道可经 Trocar 孔将吸引器头或细硅胶管插入肠套叠内筒和中筒间隙,注入生理盐水,或同时空气灌肠,轻轻牵拉近端肠管,以协助复位。腹腔镜操作可能减少术后肠粘连及肠梗阻发生。

急性肠套叠预后绝大多数良好,死亡率<1%。慢性肠套叠往往有器质性病变,确诊后手术探查。术中证实肠道器质性病变,多数需行肠切除吻合术;无器质性病变则手术复位。其预后取决于原发疾病。良性病变预后良好。淋巴瘤术后需要化疗、长期随访。波伊茨-耶格综合征术后仍有再发肠套叠可能。

拓展知识点

胎儿期和新生儿肠套叠罕见。胎儿期肠套叠是新生儿肠闭锁的先天性病因。新生儿肠套叠与新生儿坏死性小肠结肠炎表现相似,常导致诊断困难或术前诊断 NEC。<3月龄肠套叠与年长儿肠套叠相似,合并器质性病变概率增加。儿童脑肿瘤、腹膜后肿瘤术后可发生肠套叠,以小肠套叠为多见。小肠套叠非手术复位困难,均需要手术干预。

肠套叠的相关基础研究较少,一方面与疾病预后良好有关,另一方面也缺少用于疾病研究的相关模型。已知小婴儿特发性肠套叠的病因多为临床观察与分析而来,并没有建立适合研究肠套叠病因的动物相关模型。

(沈淳)

参考文献

[1] 李继承,曾园山.组织学与胚胎学.9版.北京:人民卫生出版社,2018.

[2] 王果,冯杰雄.先天性巨结肠及其同源病.北京:人民卫生出版社,2011.

[3] 国家卫生健康委员会,国家中医药管理局.儿童急性感染性腹泻病诊疗规范(2020年版).中国医药科学,2020,10(21):8.

[4] 郑跃杰,武庆斌,方峰.儿童抗生素相关性腹泻诊断、治疗和预防专家共识.中华实用儿科临床杂志,2021,36(6):424-429.

[5] 张小娇,姜毅,张艳玲,等.婴儿乳糖不耐受的临床特点、治疗及大便 pH 值的诊断意义.中华实用儿科临床杂志,2019,34(19):1467-1471.

[6] 刘作静,段丽萍.小肠细菌过度生长研究进.中国儿童保健杂志,2017,25(8):793-795,833.

[7] 陈颖丹,周长海.2015 年全国人体重点寄生虫病现状调查分析.中国寄生虫学与寄生虫病杂志,2020,38(1):5-16.

[8] 吴忠道,诸欣平.人体寄生虫学.3版.北京:人民卫生出版社,2015.

[9] 中华医学会消化病学分会炎症性肠病学组.炎症性肠病诊断与治疗的共识意见(2018年,北京).中国实用内科杂志,2018,38(5):292-311.

[10] 中华医学会儿科学分会消化学组,中华医学会儿科学分会临床营养学组.儿童炎症性肠病诊断和治疗专家共识,2019,57(7):501-507.

［11］吴小川.儿童过敏性紫癜循证诊治建议解读.中华儿科杂志,2013,51(7):508-511.

［12］郑文洁,张奉春,朱小春,等.白塞综合征诊疗规范.中华内科杂志,2021,60(10):860-867.

［13］李元新.小肠移植发展现状、困惑与挑战.器官移植,2016,7(1):8-13.

［14］中华医学会儿科学分会消化学组.食物过敏相关消化道疾病诊断与管理专家共识.中华儿科杂志,2017,55(7):487-492.

［15］中华医学会消化内镜学分会小肠镜和胶囊镜学组,国家消化系统疾病临床医学研究中心(上海).中国小肠镜诊治Peutz-Jegherss综合征的专家共识意见(2022年).中华消化内镜杂志,2022,39(7):505-515.

［16］张抒杨.罕见病诊疗指南(2019年版).北京:人民卫生出版社,2009:555-561.

［17］朱全力,武伟,陈朋,等.Peutz-Jegherss综合征的诊治进展.中国综合临床,2019,35(4):377-380.

［18］RADLOVIC N,LEKOVIC Z,VULETIC B,et al. Acute Diarrhea in Children. Srp Arh Celok Lek,2015,143(11-12):755-762.

［19］POSOVSZKY C,BUDERUS S,CLASSEN M,et al. Acute Infectious Gastroenteritis in Infancy and Childhood. Dtsch Arztebl Int,2020,117(37):615-624.

［20］THIAGARAJAH JR,KAMIN DS,ACRA S,et al. Advances in Evaluation of Chronic Diarrhea in Infants. Gastroenterology,2018,154(8):2045-2059 e6.

［21］CHEN J,WAN CM,GONG ST,et al. Chinese clinical practice guidelines for acute infectious diarrhea in children. World J Pediatr,2018,14(5):429-436.

［22］HEMPHILL A,MÜLLER N,MÜLLER J. Comparative Pathobiology of the Intestinal Protozoan Parasites Giardia lamblia,Entamoeba histolytica,and Cryptosporidium parvum. Pathogens,2019,8(3):116.

［23］MMBAGA BT,HOUPT ER. Cryptosporidium and Giardia Infections in Children:A Review. Pediatr Clin North Am,2017,64(4):837-850.

［24］CHIFUNDA K,KELLY P. Parasitic infections of the gut in children.Paediatr Int Child Health,2019,39(1):65-72.

［25］KUENZIG M E,FUNG S G,MARDERFELD L,et al. Twenty-first Century Trends in the Global Epidemiology of Pediatric-Onset Inflammatory Bowel Disease:Systematic Review. Gastroenterology,2022,162(4):1147-1159.

［26］DAY A S,LEMBERG D A. Identification and diagnosis of Crohn disease and ulcerative colitis in children. J Paediatr Child Health,2020,56(11):1731-1734.

［27］OLIVEIRA SB,MONTEIRO IM. Diagnosis and management of inflammatory bowel disease in children. BMJ,2017,357:j2083.

［28］TURNER D,EMMELE FM,LANSKI-MEYER E,et al. Management of Paediatric Ulcerative Colitis,Part 2:Acute Severe Colitis-An Evidence-based Consensus Guideline From the European Crohn's and Colitis Organization and the European Society of Paediatric Gastroenterology,Hepatology and Nutrition. J Pediatr Gastroenterol Nutr,2018,67(2):292-310.

［29］VAN RHEENEN PF,ALOI M,ASSA A,et al. The Medical Management of Paediatric Crohn's Disease:an ECCO-ESPGHAN Guideline Update. 2020 Oct 7.

［30］ABU-ZAID MH,SAlAH S,LOTFY HM,et al. Consensus evidence-based recommendations for treat-to-target management of immunoglobulin A vasculitis. Ther Adv Musculoskelet Dis,2021,9(13):1759720X211059610.

［31］OZEN S,MARKS SD,BROGAN P,et al. European consensus-based recommendations for diagnosis and treatment of immunoglobulin A vasculitis-the SHARE initiative. Rheumatology(Oxford),2019,58(9):1607-1616.

［32］HETLAND LE,SUSRUD KS,LINDAHL KH,et al. Henoch-Schönlein Purpura:A Literature Review. Acta Derm Venereol,2017,97(10):1160-1166.

［33］FROST B,MODI B,JAKSIC T,CAPLAN M. New medical and surgical insights into neonatal necrotizing enterocolitis. JAMA Pediatr,2017,171(1):83-88.

［34］DENNING NL,PRINCE JM. Neonatal intestinal dysbiosis in necrotizing enterocolitis. Mol Med,2018,24(1):4.

［35］OU J,COURTNEY CM,STEINBERGER AE,et al. Nutrition in Necrotizing Enterocolitis and Following Intestinal Resection. Nutrients,2020,18,12(2):520.

［36］KIM JH. Role of Abdominal US in Diagnosis of NEC. Clin Perinatol,2019,46(1):119-127. NEU J. Necrotizing Enterocolitis:The Future. Neonatology,2020,117(2):240-244.

［37］TERESA C,ANTONELLA D,dE Ville de Goyet Jean. New Nutritional and Therapeutical Strategies of NEC. Curr Pediatr Rev,2019,15(2):92-105.

［38］PUMBERGER W,MAYR M,KOHLHAUSER C,et al. Spontaneous localized intestinal perforation in very-low-birth-weight infants:A distinct clinical entity different from necrotizing enterocolitis. J Am Coll Surg,2002,195:796-803.

［39］STAVEL M,WONG J,CIESLAK,SHERLOCK R,et al.

Effect of prophylactic indomethacin administration and early feeding on spontaneous intestinal perforation in extremely low-birth-weight infants. J Perinatol,2017, 37:188-193.

[40] GÉBUS M,MICHEL JL,SAMPERIZ S,Harper L, et al. Management of neonatal spontaneous intestinal perforation by peritoneal needle aspiration. J Perinatol, 2018,38:159-163.

[41] HOUBEN CH,FENG XN,CHAN KWE,et al. Spontaneous Intestinal Perforation:The Long-Term Outcome. Eur J Pediatr Surg,2017,27:346-351.

[42] HATEMI G,C.R.,BANG D,et al. 2018 update of the EULAR recommendations for the management of Behcet's syndrome. Ann Rheum Dis,2018,77(6): 808-818.

[43] WATANABE K,T.S.,INOUE N,KUNISAKI R,et al. Evidence-based diagnosis and clinical practice guidelines for intestinal Behçet's disease 2020 edited by Intractable Diseases,the Health and Labour Sciences Research Grants. J Gastroenterol,2020,55(7):679-700.

[44] KONE PI,SHAHRAM F,DARCE BM,et al. Consensus classification criteria for paediatric Behçet's disease from a prospective observational cohort:PEDBD. Ann Rheum Dis,2016,75:958-964.

[45] HU Y,CHIANG B,YANG Y. Clinical Manifestations and Management of Pediatric Behçet's Disease. Clinic Rev Allerg Immunol,2021,61:171-180.

[46] CSERNI T,BISZKU B,GUTHY I,et al. The first clinical application of the spiral intestinal lengthening and tailoring(silt)in extreme short bowel syndrome. J Gastrointest Surg,2014,18(10):1852-1857.

[47] COLETTA R,ALDEIRI B,MORABITO A. Institutional Experience with Spiral Intestinal Lengthening and Tailoring. Eur J Pediatr Surg,2019,29(5):412-416.

[48] KONO K,SEKIKAWA T,IIZUKA H,et al. Interposed colon between remnants of the small intestine exhibits small bowel features in a patient with short bowel syndrome. Dig Surg,2001,18(3):237-241.

[49] ZUVAROX T,BELLETIERI C. Malabsorption Syndromes. 2021 Jul 30//StatPearls[Internet]. Treasure Island (FL):StatPearls Publishing,2022.

[50] GHASSAN T WAHBEH,NICOLE GREEN. Basic aspects of digestion and absorption. In:Pediatric gastrointestinal disease 6th Edition. Robert Wyllie, Jeffrey S. Hyams. Marsha Kay:Elsevier,2020.

[51] PETER TOWNSEND,MELISSA FERNANDES. Diarrhea//Pediatric gastrointestinal disease. 6th Edition. Robert Wyllie,Jeffrey S. Hyams. Marsha Kay:Elsevier,

2020.

[52] THIAGARAJAH JR,KAMIN DS,ACRA S,et al. PediCODE Consortium. Advances in Evaluation of Chronic Diarrhea in Infants. Gastroenterology,2018, 154(8):2045-2059.e6.

[53] THAPAR N,SALIAKELLIS E,BENNINGA MA,et al. Paediatric Intestinal Pseudo-obstruction:Evidence and Consensus-based Recommendations From an ESPGHAN-Led Expert Group. J Pediatr Gastroenterol Nutr,2018, 66(6):991-1019.

[54] DIAMANTI A,FUSARO F,CALDARO T,et al. Pediatric Intestinal Pseudo-obstruction:Impact of Neonatal and Later Onset on Clinical and Nutritional Outcomes. J Pediatr Gastroenterol Nutr,2019,69(2):212-217.

[55] AHMED S,SHARMAN T. Intestinal Pseudo-Obstruction//StatPearls[Internet]. Treasure Island (FL):StatPearls Publishing,2022.

[56] HALIM D,BROSENS E,MULLER F,et al. Loss-of-Function Variants in MYLK Cause Recessive Megacystis Microcolon Intestinal Hypoperistalsis Syndrome. Am J Hum Genet,2017,101(1):123-129.

[57] GAMBOA HE,SOOD M. Pediatric Intestinal Pseudo-obstruction in the Era of Genetic Sequencing. Curr Gastroenterol Rep,2019,21(12):70.

[58] ASSIA BATZIR N,KISHOR BHAGWAT P,LARSON A,et al. Recurrent arginine substitutions in the ACTG2 gene are the primary driver of disease burden and severity in visceral myopathy. Hum Mutat,2020,41(3):641-654.

[59] DOWNES TJ,CHERUVU MS,KARUNARATNE TB, et al. Pathophysiology,Diagnosis,and Management of Chronic Intestinal Pseudo-Obstruction. J Clin Gastroenterol, 2018,52(6):477-489.

[60] ÇAĞAN APPAK Y,BARAN M,ÖZTAN MO,et al. Assessment and outcome of pediatric intestinal pseudo-obstruction:A tertiary-care-center experience from Turkey. Turk J Gastroenterol,2019,30(4):357-363.

[61] LOPEZ RN,DAY AS. Primary intestinal lymphan-giectasia in children:A review. J Paediatr Child Health, 2020,56(11):1719-1723.

[62] ELLI L,TOPA M,RIMONDI A. Protein-losing enteropathy. Curr Opin Gastroenterol,2020,36(3):238-244.

[63] OZEN A,COMRIE WA,ARDY RC,et al. CD55 Deficiency,Early-Onset Protein-Losing Enteropathy, and Thrombosis. N Engl J Med,2017,377(1):52-61.

[64] KUROLAP A,ESHACH ADIV O,HERSHKOVITZ T, et al. Eculizumab Is Safe and Effective as a Long-term Treatment for Protein-losing Enteropathy Due to CD55 Deficiency. J Pediatr Gastroenterol Nutr,2019,68(3):

325-333.

［65］OZEN A，KASAP N，VUJKOVIC-CVIJIN I，et al. Broadly effective metabolic and immune recovery with C5 inhibition in CHAPLE disease. Nat Immunol，2021，22（2）：128-139.

［66］COHEN S，HYER W，MAS E，et al. Management of Juvenile Polyposis Syndrome in Children and Adolescents：A Position Paper from the ESPGHAN Polyposis Working Group. J Pediatr Gastroenterol Nutr，2019，68（3）：453-462.

［67］MACFARLAND SP，ZELLEY K，KATONA BW，et al. Gastrointestinal Polyposis in Pediatric Patients. J Pediatr Gastroenterol Nutr，2019，69（3）：273-280.

［68］HASSAN C，ANTONELLI G，DUMONCEAU JM，et al. Post-polypectomy colonoscopy surveillance：European Society of Gastrointestinal Endoscopy（ESGE）Guideline-Update 2020.Endoscopy，2020，52（8）：687-700.

［69］PLAMPER M，GOHLKE B，WOELFLE J. PTEN hamartoma tumor syndrome in childhood and adolescence-a comprehensive review and presentation of the German pediatric guideline. Mol Cell Pediatr，2022，9（1）：3.

［70］MACKEN WL，TISCHKOWITZ M，LACHLAN KL. PTEN Hamartoma tumor syndrome in childhood：A review of the clinical literature. Am J Med Genet C Semin Med Genet，2019，181（4）：591-610.

［71］TRIPATHI PR，SEN SARMA M，YACHHA SK，et al. Gastrointestinal Polyps and Polyposis in Children：Experience of Endoscopic and Surgical Outcomes.Dig Dis，2021，39（1）：25-32.

［72］HYER W，COHEN S，ATTARD T，et al. Management of Familial Adenomatous Polyposis in Children and Adolescents：Position Paper From the ESPGHAN Polyposis Working Group. JPediatr Gastroenterol Nutr，2019，68（3）：428-441.

［73］LATCHFORD A，COHEN S，AUTH M，et al. Management of Peutz-Jegherss Syndrome in Children and Adolescents：A Position Paper From the ESPGHAN Polyposis Working Group. JPediatr Gastroenterol Nutr，2019，68（3）：442-452.

［74］LI J，WOODS SL，HEALEY S，et al. Point Mutations in Exon 1B of APC Reveal Gastric Adenocarcinoma and Proximal Polyposis of the Stomach as a Familial Adenomatous Polyposis Variant. Am J Hum Genet，2016，98：830.

［75］GHORBANOGHLI Z，BASTIAANSEN BA，LANGERS AM，et al. Extracolonic cancer risk in Dutch patients with APC（adenomatous polyposis coli）-associated polyposis. J Med Genet，2018，55：11.

［76］YANG J，GURUDU SR，KOPTIUCH C，et al. American society for gastrointestinal endoscopy guideline on the role of endoscopy in familial adenomatous polyposis syndromes. Gastrointest Endosc，2020，91（5）：963-982.

［77］GUPTA S，PROVENZALE D，LLOR X，et al. NCCN guidelines insights：genetic/familial high-risk assessment：colorectal，version 2.2019. J Natl Compr Canc Netw，2019，17（9）：1032-1041.

［78］Boland CR，Idos GE，Durno C，et al. Diagnosis and Management of Cancer Risk in the Gastrointestinal Hamartomatous Polyposis Syndromes：Recommendations from the US Multi-Society Task Force on Colorectal Cancer. Gastroenterology，2022，162（7）：2063-2085.

第八章 肝胆胰疾病

第一节 肝胆胰的发育与功能

导 读

人体肝胆胰在人胚胎的第4周,共同起源于原始消化管的前肠。肝脏的结构单位是肝小叶,功能单位是腺泡,肝脏有双重血管供应,肝细胞的再生能力强,肝胆具有多种功能,包括蛋白质的合成和代谢、糖代谢、脂肪代谢、生物转化、维生素及微量元素代谢、胆汁的合成、分泌及排泄等;胰腺是人体重要的消化腺,对人体的消化功能和调节糖代谢的内分泌功能有重要的作用。

人体肝胆胰的细微结构和功能均在出生后继续逐渐发育、成熟的过程。

人体肝胆胰起源于原始消化管,在人胚的第4周,原始消化管三段(前肠、中肠和后肠)中的前肠末段腹侧壁内胚层上皮增生,形成一个囊状突起,称肝憩室,肝憩室的头部沿颅腹方向延伸,发育为后来的肝脏(liver),其包括肝实质细胞和门脉树成分;肝憩室的尾部囊性部分,发育形成后来的胆囊(gallbladder);而肝憩室的近腹侧的部分形成了胰腺(pancreas)的头部。

【肝脏的发育及血管供应】

在人胚的第5周,肝憩室迅速发育,肝细胞的前身即肝母细胞,从3~5个细胞,快速增殖,形成许多分支并相互吻合成网状的细胞索,即肝母细胞索,肝母细胞是具有双潜能的祖细胞,大部分肝母细胞分化成肝细胞,靠近门管间质的肝母细胞分化为胆管祖细胞;新生的毛细血管在肝索间形成网状,即肝血窦;到胚胎的第9~10周出现肝小叶,形成肝细胞、血管母细胞和肝血窦。

肝细胞的一个重要特征之一是再生能力强,当成熟的肝脏受到严重损害时,再生的细胞可以恢复到类肝母细胞状态,肝内再生的上皮细胞具有肝细胞和胆管细胞的双重特征。

肝脏的结构单位是肝小叶,功能单位是腺泡,

肝小叶之间隔以疏松结缔组织,肝动脉、门静脉、胆管和淋巴管的分支经肝实质在肝门内汇合,形成门管区;在胎儿第3个月时出现的腺泡集合,第4个月出现肝脏的显微解剖结构从肝门向外逐渐成熟,直到青少年时期才完全成熟。新生儿的肝细胞占成年肝细胞的20%,出生后肝脏继续生长,要到5岁时,肝细胞才完全成熟,最后发育成为人体最大的器官。在胚胎的第9周,肝脏与体重的比值约为10%。出生时,约为4%(肝重约130g),1岁时,约达3%,16岁时,肝脏达成人体重的2%。婴儿期肝脏生长快,可在右肋下1~2cm扪及。

肝脏有双重血管供应,即肝动脉和门静脉,约70%~80%进入肝脏的血液,由肝脏的功能血管门静脉供应,是来自大部分胃肠道、胰腺和脾脏的静脉血,将胃肠道吸收的营养和某些有毒物质输入肝脏内进行代谢和加工处理;其余20%~30%的血供来自于肝脏的营养血管肝动脉,为肝脏提供氧及其他器官的代谢产物;肝血窦是一个独特的血管床,流过肝血窦的血液通过肝静脉系统的分支流出肝脏,3个肝静脉汇入下腔静脉。肝静脉或其开口以上的下腔静脉狭窄或栓塞,可导致巴德-基亚里综合征(Budd-Chiari syndrome,BCS)。

(一)肝脏功能及发育

肝脏有许多功能,包括胆汁的合成和排泄、蛋白质的合成和代谢、糖代谢、脂肪代谢、维生素和微量元素代谢,消化道摄取的外源性食物及体内代谢中产生的各种内源性生物活性物质的生物转化,使得转化后解毒或减毒后排出,也有可能经转化增加毒性。

肝脏在发育过程中经历了结构和功能的巨大变化,从胚胎第4~6周起,肝血窦就有造血功能,是胚胎期最主要的造血器官,直到出生后第4周,大部分造血功能丧失。

胎儿时,通过胎盘得到持续的高碳水化合物、低脂和高氨基酸的营养物质,到新生儿、婴儿期为间隙母乳(或乳制品)喂养,饮食特点为高脂肪、

低碳水化合物饮食,到断奶时饮食的转化,直到成人饮食(更多的碳水化合物和低脂肪)。肝脏在调节碳水化合物、脂肪和蛋白质上起到了核心作用。

1. 碳水化合物代谢 胎儿期完全依赖胎盘持续输送葡萄糖。出生时,新生儿必须迅速过渡到独立调控葡萄糖的稳态。由于围产期-新生儿葡萄糖代谢的脆弱性,新生儿期的许多疾病,包括肝脏疾病易造成低血糖及相关多种疾病。

约在胚胎第9周开始出现糖原合成,并迅速积累,糖原合成、储存和降解的有效调控是在足月妊娠末期发育,因此早产儿有低血糖的倾向。在出生后第2周左右,糖原有明显的再积累,正常足月婴儿的糖原储量在生后3周左右达到成人水平。足月新生儿血糖浓度可通过糖原分解维持10~12小时左右。刚出生后的新生儿可利用乳酸和丙酮酸作为部分能量的来源,出生后4~6小时可出现乳酸和丙酮酸的糖异生。

胎儿肝脏碳水化合物代谢的另一个重要特征是葡萄糖-6-磷酸酶(glucose-6-phosphatase,G-6-pase)活性不足,在足月时接近成人水平。

2. 氨基酸代谢 胎盘通过特定的载体机制主动运输许多氨基酸,氨基酸是胎儿能量的重要来源,约占胎儿能量需求的40%以上。胎儿肝脏中高浓度的游离氨基酸可能在调节肝脏生长中起关键作用,胎肝是氨清除的主要部位。

调节氨基酸代谢所需的大部分酶都在出生时表达,然而,酪氨酸降解的关键酶对羟基苯基丙酮酸氧化酶的活性可能会延迟出现,这种酶的相对缺乏会引起新生儿短暂性酪氨酸血症。

3. 脂质代谢 通过胎盘选择性转运获得脂肪酸,脂肪酸氧化,增加糖原分解和糖异生提供能量,胎盘转运的少量游离脂肪酸储存在肝脏和脂肪组织中,胎儿肝脏合成脂肪酸的能力很强,在妊娠中期达到高峰,出生后不久就被调动起来,脂肪的氧化导致大量产生三磷酸腺苷,以提供能量和形成酮体,出生后的最初24小时内,血中酮体浓度增加;在出生后的最初几天,肝脏氧化脂肪酸的能力迅速成熟。

出生后肝脏脂肪酸氧化的增加,对支持肝脏糖异生至关重要。母乳中的高脂肪,低碳水化合物的饮食,可通过活跃的糖异生,维持血糖水平;断奶时,肝脏的脂肪生成能力随着高碳水化合物饮食的增加而增加。婴儿出生后血浆游离脂肪酸浓度明显增加。游离脂肪酸可为新生儿提供约42kJ/(kg·d)的能量,因此对小于胎龄的婴儿补充糖异生的脂肪储备特别重要。

4. 蛋白质合成 虽然在胎儿3个月后,肝脏就能合成白蛋白、各种运输蛋白、蛋白酶抑制剂、补体、凝血/纤溶蛋白和急性时相蛋白,但在胎儿血浆中这些蛋白的浓度很低;白蛋白在生后的几个月内由主要的胎儿蛋白(甲胎蛋白)转化达成人蛋白水平;铜蓝蛋白和补体因子的增加,在生后的第一年达到成熟值;转铁蛋白水平在出生时较低,并缓慢上升,达到正常成人水平。

5. 生物转化 肝脏是药物和外源生物代谢的主要部位,在暴露于药物和毒素后,肝脏常易受到结构和功能损伤。婴儿和儿童比成年人更容易造成中毒性肝损伤;生物转化途径的不成熟可能会阻碍有毒化合物的有效降解和消除;在某些情况下,不成熟还可能会限制反应性代谢物的形成。

许多因素影响药物代谢,包括肝脏大小、肝脏血流量、血浆蛋白结合和内在清除(转氨酶和运输能力的产物)。潜在的药物遗传学也可能影响药物或毒素生物转化酶的亲和力或能力。

肝脏的结构和功能发展可以影响药物和其他外来生物的吸收、排泄和代谢。许多药物代谢发生三期反应,即Ⅰ期(激活反应,氧化-还原和水解)、Ⅱ期(解毒反应,与硫酸盐、葡糖醛酸、谷胱甘肽等结合)和Ⅲ期(通过肝细胞膜和肝管膜上的转运蛋白从肝脏输出)。细胞色素P450酶(cytochrome P450,CYP)是Ⅰ期反应主要的酶,整体表达在肝脏中最高。在宫内发育的早期阶段,尽管其浓度比成人低得多,但在肝脏中很活跃,甚至在胚胎期(大约妊娠8~9周)胎儿肝脏中就存在CYP的系列酶,并具有对外源生物代谢的能力,但不同酶的活性和数量的增加,在胎儿、婴儿和儿童中的表达不同,对大多数药物,新生儿的半衰期延长,在生后1年,显著和迅速发育成熟;学龄儿童和青少年是药物清除最快的时期,此后血浆清除速度随着年龄的增长而减慢。Ⅱ期反应的酶,包括葡糖醛酸转移酶、磺基转移酶、谷胱甘肽S-转移酶和N-乙酰转移酶等酶的活性,在儿童与成人间存在一定的差异。参与药物代谢Ⅲ期反应的膜转运蛋白的发育,目前研究有限,已知多药耐药基因1(multidrug resistance gene 1,MDR1)编码位于肝细胞小管膜上的关键外排泵P-糖蛋白,与年轻成人相比,胎儿和新生儿肝脏中的 MDR1 mRNA 含量很低。

6. 胆汁合成及排泄 肝细胞通过胆汁的合成和排泄,参与大量物质(如胆红素、药物和重金属如锌、铜等)的代谢。胆红素形成在成人是每天 3~4mg/kg,健康足月儿每天 6~8mg/kg。

胆汁酸浓度在胎儿和新生儿发育期间较低,随着胆汁酸生物合成途径的成熟和肠肝循环中肠、肝分支运输能力的增加,胆汁酸浓度逐渐增加。胎儿时通过胎盘向母体净转运胆汁酸,故胎儿血清胆汁酸浓度维持在一个相对较低的水平。出生后,血清中初级胆汁酸的甘胆酸和鹅脱氧胆酸结合物逐渐增加,在出生后第 1 周显著升高,高于正常的儿童期和成人的浓度,与胆汁淤积性肝病患者相似。与新生儿短暂的生理性高胆红素血症不同,高水平的血清胆汁酸要持续 6~8 周龄,然后逐渐下降,到 6 月龄后才达到成人的水平。其机制与肝脏摄取及肠道重吸收功能不足相关,同时婴儿期存在较小的胆汁酸池,使得婴儿期血清胆汁酸浓度处于高水平状态,有学者称为生理性胆汁淤积或婴儿期生理性高胆汁酸血症。由于新生儿及小婴儿的胆汁合成和排泄的能力不成熟,使其容易因毒性损伤而发生明显的胆汁淤积症。

(二)胆囊及胆道系统的发育

肝憩室的末端膨大,分为头、尾两支,头支后来发育成为肝脏,约在人胚胎的第 6 周左右,肝细胞间出现肝内胆小管。肝憩室的尾支较小,为胆囊的原基,逐渐发育为胆囊和胆囊管,肝憩室根部发育为胆总管。原始的囊和胆管是实心的上皮,上皮增生逐渐中空,胆管逐渐再通,在胎儿的第 3 个月,原始的胆囊和胆管囊全部为中空,在第 4 个月胆汁分泌从肝细胞之间的胆管,向肝门方向左右胆管流出,在肝脏外形成肝胆总管;肝内胆管上皮约在出生后 1 年成熟。由于人类胆管解剖结构的正常变异,在 30%~40% 的个体中,总肝胆管的汇合处正好在肝脏内部。

胆总管直径随年龄的变化而变化,正常值婴儿期可达 2mm,儿童期可达 4mm,青春期可达 7mm。胆总管末端与胰管末端联合,形成一个短的共同通道。有些发育异常的表现为两管的末端形成了一条较长的共同管道,常为先天性胆总管扩张的一个特征。

(三)胆汁分泌及功能

胆囊是人体重要的消化器官,主要功能是储存、浓缩肝脏分泌的胆汁,胆汁除水分和钠、钾、钙、碳酸氢盐等无机成分外,其有机成分有胆汁酸、胆色素、脂肪酸、胆固醇、卵磷脂和黏蛋白等。人体进食后,十二指肠分泌肠促胰肽酶即缩胆囊素,促进胆囊收缩,而使胆汁分泌进入肠道系统。

胆汁流入十二指肠取决于由肝脏分泌功能,也取决于主要胆汁储存器官胆囊的积极收缩。有研究显示,在胎龄 27~32 周的早产儿,胆囊的收缩功能在极早产儿较差,胆囊收缩指数低于 50%。在孕 31 周后或体重>1 300g 时出现明显收缩,在孕超过 33 周的早产儿对喂养表现出胆囊反应,收缩指数至少为 50%,肠内喂养的足月新生儿,在开始喂养 15 分钟后胆囊体积减小了 50%,90 分钟后恢复到基线体积。胎儿和新生儿的胆囊浓缩功能不足。

(四)胰腺的发育

胰腺发生自胚胎发育的第 4 周末起,前肠尾段内胚层细胞增生,在与腹侧的肝芽相对,形成背胰芽,在紧靠肝芽的尾侧缘出现腹胰芽。在第 5 周肝憩室基部伸长,形成胆总管时,腹胰管成了胆总管上的一个分支,在胚胎第 6 周,腹胰和背胰融合成一个胰腺。与此同时,腹胰管与背胰管远侧段也互相融合沟通,形成纵贯胰全长的主胰导管,与胆总管汇合后,开口于十二指肠乳头,背胰管的近端或萎缩消失,或存留而成副胰管,单独开口于十二指肠。如残留的副胰管狭窄使胰液排泄不畅,可导致胰腺炎。

胰腺主要由腺泡和导管组成,腺实质由外分泌部和内分泌部(胰岛)组成。外分泌部构成腺的大部分,是重要的消化腺,分泌的胰液经导管排入十二指肠。在胎儿第 3 个月时,胰腺的部分细胞脱离上皮细胞索,形成腺泡间的细胞团,这些细胞团后来分化为胰岛,并在第 5 个月开始有内分泌功能。

胰腺出生后 3~4 月龄时,胰腺发育较快,胰腺分泌量也随之增多,出生后 1 年,胰腺外分泌部分生长迅速,为出生时的 3 倍。胰液分泌量随年龄生长而增加。胰腺在出生时重 2~3.5g,长约 4~5cm,1 岁时约 10g,10~12 岁约 30g,成人约 65~100g。

(五)胰腺的功能

胰腺功能主要有外分泌(重要的消化功能)和内分泌(调节糖代谢)功能。

外分泌功能是由胰腺细胞分泌的胰液,包括

各种消化酶,如胰蛋白酶、糜蛋白酶、羧基肽酶、脂肪酶及淀粉酶等,在食物的消化中起到重要的作用。胰液能中和进入十二指肠的胃酸,以保持小肠黏膜的正常生理活动。胰蛋白酶原在小肠内被肠激酶激活,若这种内在机制失调或某些致病因素使胰蛋白酶原在胰腺内的腺泡细胞被提前激活为胰蛋白酶,并同时伴有胰酶向肠腔的排泌受阻,可致胰腺自身消化,导致胰腺组织水肿、出血、破坏或坏死。

胎儿在 16 周时,胰腺开始分泌胰脂酶,新生儿期胰腺分泌的胰脂酶极少,直到 2~3 岁时才接近成人水平;在生后 1 周,胰蛋白酶活性增加,1 月龄达成人水平;4~6 月龄开始分泌胰淀粉酶。婴幼儿时期胰液及其消化酶的分泌易受到炎热天气和各种疾病的影响而被抑制,容易造成消化不良。

胰腺的内分泌部,即胰岛分泌激素进入血液或淋巴,主要参与调节糖代谢。胰岛主要有 A、B、D、PP、D1 5 种主要细胞,A 细胞(α 细胞)约占胰岛细胞的 20%,分泌高血糖素;D 细胞(δ 细胞,分泌生长抑素)、PP 细胞(分泌胰多肽)和 D1 细胞(分泌血管活性肽)较少。B 细胞(β 细胞)又称胰岛素细胞,是胰岛的主要细胞,约占胰岛细胞总数的 75%,胰岛细胞分泌胰岛素,对蛋白质、脂肪和糖三大营养物质代谢均有影响,但主要作用是调节糖代谢,促进细胞吸收血液内的葡萄糖,加速葡萄糖合成为糖原,储存于肝脏和肌肉内,作为细胞代谢的主要能量来源,同时也促进葡萄糖转化为脂肪,储存于脂肪组织。儿童糖尿病以胰岛 B 细胞数明显减少,造成胰岛素分泌绝对缺乏的 1 型糖尿病为多见。

🌐 拓展知识点

随着研究手段和技术的进展,在肝脏发育方面的研究,已建立了包括胚胎发育的肝脏三维组织结构,揭示了肝脏发育过程中一系列的形态发生发育过程,为在体外重建肝组织奠定了基础。

已确定生成肝母细胞、分化谱系和功能组织的关键信号通路和复杂的组织相互作用的动物模型,进一步驱动形态发生的分子机制、信号通路、转录程序、调控机制等阐明其分子机制,为促进肝再生及肝脏疾病诊断、治疗方面的应用提供重要理论基础。

(万朝敏)

第二节　病毒性肝炎

导　读

本节介绍乙型和丙型病毒性肝炎,两者传播途径相似,儿童以母婴垂直传播为主。临床上,儿童急性型起病隐匿,常呈亚临床型,均易慢性化,表现为慢性肝炎或慢性病毒携带,极少发生重型。母亲等家庭成员感染史是重要线索,血清病毒标志物检查是确诊依据。现有针对丙型肝炎病毒(HCV)的靶向药物具有极高的持续病毒学应答率,推荐达到用药指征的急性或慢性丙型肝炎患儿接受抗 HCV 治疗。应重视乙型肝炎的预防,以提高乙型肝炎病毒(HBV)垂直传播阻断率,慢性乙肝患儿在有治疗指征时应积极启动抗 HBV 治疗,年龄越小,疗效越佳。

病毒性肝炎(viral hepatitis)是一组由肝炎病毒引起的传染病。已证实,人类肝炎病毒有 5 种,包括甲型肝炎病毒、乙型肝炎病毒、丙型肝炎病毒、丁型肝炎病毒和戊型肝炎病毒,分别引起甲型、乙型、丙型、丁型和戊型病毒性肝炎;约有 10%~20% 病例有肝炎表现,但未检出肝炎病毒,称之为未分型病毒性肝炎。本节主要介绍乙型病毒性肝炎和丙型病毒性肝炎。

一、乙型病毒性肝炎

乙型病毒性肝炎(viral hepatitis type B)简称乙肝,由乙型肝炎病毒(hepatitis B virus,HBV)引起,主要经输血和血液制品、未严格消毒注射器具、母婴垂直传播和密切接触等途径传播,儿童主要通过垂直传播获得感染,常呈慢性感染或发展为慢性肝炎,甚至发生肝硬化和肝癌。

【流行病学】

1. **传染源** 为急性和慢性乙肝患者及慢性 HBV 携带者。

2. **传播途径** ①母婴垂直传播:多为产时和产后途径传播,宫内感染者约占 5%~15%。孕妇乙型肝炎表面抗原(hepatitis B surface antigen, HBsAg)高滴度、乙型肝炎 e 抗原(hepatitis B e antigen, HBeAg)阳性及 HBV DNA 高载量是垂直传播的高危因素。②密切接触:感染者可从血液、唾液、汗液、尿液、阴道分泌物和精液等体液中排病毒,故 HBV 可通过密切接触、共用牙刷和餐具及剃刀等方式感染,有家庭聚集性,并可在集体机构内传播。③血制品及医源性途径:输血或血浆等血液制品或换血和血液透析等是重要传播途径。医疗用具或器械消毒不严或未使用一次性医疗用品,可在侵入性检查或治疗过程中发生传播;通过移植的器官和骨髓或干细胞,可使受者获得感染;各种皮肤黏膜微小伤口暴露亦可成为感染途径。

3. **易感人群和流行特征** 人群普遍易感,高峰患病年龄多为 20~40 岁青壮年。经母婴垂直传播获得感染的儿童多于 6 月龄后发病,高峰患病年龄为 4~6 岁。常呈散发,无明显季节性。我国自 1992 年将乙肝疫苗纳入计划免疫管理及 2002 年正式列入计划免疫以来,有效阻断 HBV 母婴传播,使儿童乙肝发病率显著降低,成效显著。2014 年,我国 1~29 岁人群乙型肝炎血清流行病学调查所见,HBsAg 检出率:1~4 岁为 0.32%;>4~14 岁为 0.94%;>14~29 岁为 4.38%。

【病因和发病机制】

1. **病因** HBV 属于嗜肝 DNA 病毒科正嗜肝 DNA 病毒属,完整病毒颗粒称为 Dane 颗粒,有包膜。基因组为不完全双链环状 DNA,其短链为正链;长链为负链,包含完整基因组(约 3 200 个核苷酸),包括 S、C、P 和 X 区。S 区基因编码三种包膜蛋白:①小蛋白:即表面抗原(HBsAg),可诱生保护性抗体;②中蛋白:包括 HBsAg 和前 S2 抗原(PreS2);③大蛋白:含 HBsAg、PreS2 和前 S1 抗原(PreS1)。C 区基因编码核心抗原(HBcAg)和前 C 蛋白(Pre-C),乙型肝炎核心抗原(hepatitis B core antigen, HBcAg)是核衣壳结构蛋白,还存在于感染细胞的胞质和包膜,一般不游离于血液中。

Pre-C 剪切后形成 e 抗原(HBeAg),为可溶性非结构抗原,存在于肝细胞的胞质和胞膜上并分泌到血液中。HBcAg 和 HBeAg 都可诱导产生相应抗体。P 区基因编码 DNA 聚合酶。X 基因编码 X 蛋白,具有反式激活作用,可促进 HBV 复制,还可能与肝癌的发生有关。以 HBV 全基因序列差异≥8% 为基准,将 HBV 分为 10 个基因型(A~J)。A 型主要分布于美国和西欧;D 型流行于中东、北非和南欧;E 型见于非洲;我国和其他亚洲地区主要流行 B 型和 C 型。根据 HBsAg 的亚型决定簇差异,将 HBV 分为 10 个血清型,最常见血清型为 adw、adr、ayw 和 ayr。我国汉族以 adr 占优势,少数民族以 adw 为主。血清型之间存在一定交叉免疫保护。HBV 有严格的种属特异性,体外培养困难,黑猩猩对 HBV 最为敏感。

2. **发病机制** 乙型肝炎的发病机制至今仍未充分阐明。研究发现,HBV 可通过其 PreS1 蛋白第 21~47 位氨基酸肽段与肝细胞表面的钠离子-牛磺胆酸共转运多肽(sodium taurocholate co-transporting polypeptide, NTCP)结合而侵入肝细胞。HBV 对肝细胞无直接细胞毒作用,主要通过诱导特异性细胞免疫反应导致肝细胞病变,包括:①迟发性超敏反应:以 $CD4^+$ T 细胞为效应细胞,释放淋巴因子诱导炎症反应;②T 细胞毒反应:以 $CD8^+$ 细胞毒性 T 细胞(cytotoxic T lymphocyte, CTL)为效应细胞,释放细胞因子如穿孔素而损伤靶细胞。特异性 CTL 的主要靶抗原是 HBcAg、HBeAg、HBsAg(包括 PreS1 和 PreS2)和 HBxAg。HBV 可诱导肝细胞膜表达 Fas 抗原,与活化 CTL 表达的 Fas 配体(FasL)结合介导肝细胞凋亡。HBV 感染还可使肝细胞膜特异性脂蛋白(liver specific lipoprotein, LSP)变性,形成自身抗原,刺激 B 细胞分泌抗 LSP-IgG,通过抗体依赖性细胞毒作用(antibody-dependent cellular cytotoxicity, ADCC)激活 NK 细胞而杀伤肝细胞。HBV 所致膜性肾小球肾炎等肝外损害与 HBV 抗体形成的免疫复合物性损伤有关。机体产生有效的特异性 CTL 和中和抗体(HBsAb)情况下才能清除病毒,否则,将呈持续性病毒携带或慢性肝炎。围产期或幼龄期感染 HBV 易发生持续病毒携带或慢性肝炎还与 HBV 免疫耐受机制有关。

【临床表现】

潜伏期为 30~180 天,平均为 60~90 天。

1. **急性型**　起病较隐匿。前驱期多无发热，部分患者有皮疹如荨麻疹；急性期可有食欲缺乏、恶心、呕吐和乏力等，少见黄疸，肝脏常见轻至中度肿大伴质地异常。病程一般2~4个月。

2. **慢性型**　病程超过6个月。一般症状较轻，多无黄疸，轻度肝大，质地变韧，脾可触及，肝功能以丙氨酸氨基转移酶（alanine aminotransferase，ALT）波动为特点，病理上属轻度慢性肝炎。症状较重者可有乏力、食欲缺乏、腹胀、肝脾大和肝区压痛；有慢性肝病面容；可有蜘蛛痣和肝掌等体征；常见ALT持续或反复升高和球蛋白水平增高，病理上属中至重度慢性肝炎。

3. **重型**　发生率为0.1%~0.5%。有肝衰竭表现，包括黄疸进行性加深（血清胆红素≥171μmol/L或每天上升≥17.1μmol/L）；出现嗜睡、烦躁及神志恍惚进而昏迷（肝性脑病）；有肝脏缩小、腹胀、水肿和出血倾向等。根据病程分为：①急性肝衰竭：发病2周内出现以Ⅱ度以上肝性脑病为特征的肝衰竭表现；②亚急性肝衰竭：发病15天~26周内出现肝衰竭表现；③慢加急性（或亚急性）肝衰竭：在慢性肝炎基础上发生急性或亚急性肝功能失代偿；④慢性肝衰竭：在肝硬化基础上出现以腹水或门静脉高压、凝血功能障碍及肝性脑病为主要表现的慢性肝功能失代偿。儿童以亚急性重型多见，急性重型较少见，慢性重型更为少见。

4. **淤胆型**　常起病于急性黄疸型，而后发生胆汁淤积。主要表现为黄疸较深，常有粪便颜色变浅，可伴皮肤瘙痒。

5. **病毒携带状态**　HBV感染者从未出现肝炎的临床表现且肝功能始终正常，称为HBV携带者。若持续超过6个月以上，称为慢性HBV携带者。

6. **肝外表现**　①肾脏损害：乙型肝炎相关性肾炎多为膜性肾小球肾炎或肾病，表现为慢性乙肝期间出现畏食、呕吐、多饮多尿、生长障碍、代谢性酸中毒伴碱性尿等肾小管酸中毒征象。②血液系统损害：各型肝炎时都可发生再生障碍性贫血，治疗效果差，病死率高。还可发生血小板减少性紫癜（常伴抗心磷脂抗体阳性）和溶血性贫血。③血清病样表现：有皮疹、关节疼痛及短暂发热等。④婴儿丘疹性皮炎：见于ayw亚型感染者，表现为面部和四肢有非化脓性红色丘疹。⑤关节炎：急性乙肝易并发关节炎，儿童较成人多见。⑥其他：过敏性紫癜和结节性多动脉炎等。

【实验室和辅助检查】

1. **常规检查**　外周血白细胞总数正常或减少，淋巴细胞相对增多。肝硬化和重型肝炎可出现血小板减少和白细胞减少。黄疸者尿胆原和尿胆红素阳性。

2. **血生化和凝血功能**　急性乙肝时血清ALT和天冬氨酸氨基转移酶（aspartate aminotransferase，AST）增高。慢性乙肝时ALT和AST持续或反复增高，常见AST/ALT比值≥1。重型肝炎时常见血清总胆红素>171μmol/L，凝血酶原活动度（prothrombin time activity，PTA）≤40%和国际标准化指数（international normalized ratio，INR）≥2，白/球比例倒置和血浆白蛋白明显下降。

3. **超声学检查**　B超检查能动态观察肝脏和脾脏大小、形态和结构改变及门静脉内径，有助于评价肝硬化。瞬时弹性成像（transient elastography，TE）技术能较准确地识别肝纤维化和早期肝硬化，可用于肝纤维化的诊断和分级（最好在胆红素正常时检查），但幼年儿童尚缺乏评价标准。

【肝组织病理检查】

用于评估肝脏炎症和纤维化程度，有助于临床分型诊断、抉择抗病毒药物适应证和选择治疗方案以及判断疗效和预后。根据病变肝组织炎症坏死的分级（G1~4）和汇管区及小叶周围纤维化和肝硬化程度的分期（S1~4），将慢性肝炎分为：①轻度：G1~2，S0~2；②中度：G3，S1~3；③重度：G4，S1~4（表8-2-1）。

各种重型肝炎的病理特征：①急性重型：肝组织大块坏死，仅肝小叶周边残存少量肝细胞，肝窦充血扩张，炎症细胞稀疏，残存肝细胞及小胆管内有淤胆。坏死灶外的肝细胞广泛肿胀呈气球样变，小叶结构紊乱。②亚急性重型：可见新旧不一的中等或大块坏死和桥接坏死，坏死区淋巴细胞浸润，肝小叶网状支架塌陷，有明显汇管区集中现象，小胆管大量增生，淤胆明显，肝细胞增生成团呈假小叶样结构。③慢性重型：在慢性肝炎或肝硬化基础上发生中等或大块坏死，肝组织结构高度变形，炎症细胞浸润密集，淤胆明显。④慢加急性（亚急性）重型：在慢性肝炎基础上出现新的大块或亚大块肝细胞坏死灶。

表 8-2-1 慢性肝炎分级和分期标准

分级	炎症活动度（G）		分期	纤维化程度（S）
	汇管区及周围	小叶内		
0	无炎症	无炎症	0	无
1	汇管区炎症	变性及少数坏死灶	1	汇管区扩大，纤维化
2	轻度碎屑样坏死	变性，点状、灶状坏死，嗜酸性小体	2	汇管区周围纤维化，纤维间隔形成，小叶结构完整
3	中度碎屑样坏死	变性坏死重或见桥接状坏死	3	纤维间隔形成，小叶结构紊乱，无肝硬化
4	重度碎屑样坏死	桥接坏死范围广，累及多个小叶，小叶结构消失	4	早期肝硬化或确定的肝硬化

【病原学检查】

1. **血清 HBV 标志物** 常用酶免疫法，定性和定量检测。①HBsAg：是 HBV 感染的特异性标志，阳性见于潜伏期、急性期、慢性 HBV 携带和慢性乙肝。②HBsAb：阳性见于乙肝恢复期和接种乙肝疫苗后反应。③HBeAg：阳性和定量高水平反映 HBV 复制水平高及传染性强。④HBeAb：阳性见于急性乙肝恢复期。慢性 HBV 感染者若从 HBeAg 阳性转为 HBeAb 阳性称之为 HBeAg 血清转换，表示 HBV 无明显活动性复制，传染性减弱。⑤HBcAb：包括抗 HBc IgM 和抗 HBc IgG。急性肝炎和慢性肝炎急性发作时均可见抗 HBc IgM，但急性乙肝时水平较高；抗 HBc IgG 晚于抗 HBc IgM 出现，HBV 感染后持续存在。常见 HBV 标志物组合的临床意义见表 8-2-2。

2. **血清 HBV DNA** 是 HBV 复制和传染性标志，可用于判断抗病毒疗效。采用实时荧光定量 PCR 法，结果通常用拷贝/ml 表示，国际上用 "IU/ml" 表示（1IU≈5 拷贝）。

3. **肝组织内 HBV 抗原和核酸** 检测阳性是诊断乙肝的直接证据。

【诊断与鉴别诊断】

1. **诊断** 诊断要点包括：①HBV 暴露史：密切接触的亲属尤其是母亲为乙肝患者或有血制品输注或其他医源性暴露史；②肝炎症状和体征；③血清 HBV 标志物和 HBV DNA 检测：感染标志物阳性是确诊的重要依据。

（1）急性型：儿童病例起病隐匿且症状不典型，故确定急性乙肝诊断很困难。如果检测抗 HBc IgM 呈强阳性符合急性乙肝；若抗 HBc IgM 阴性，抗 HBc IgG 强阳性，即便已知病程尚短，也高度提示慢性乙肝。

（2）慢性型：HBsAg、HBeAg 和 HBV DNA 任何一项持续阳性并伴有肝功能异常达 6 个月以上者。倘若已知病程尚未超过 6 个月，但肝组织活检显示慢性化病理改变，亦同样可诊断为慢性乙肝。

表 8-2-2 HBV 血清标志及其临床意义

HBsAg	HBsAb	HBeAg	HBeAb	HBcAb	临床意义
+	−	−	−	−	急性 HBV 感染潜伏期
+	−	+	−	−	急性乙肝早期，传染性强
+	−	+	−	+	急性和慢性乙肝，传染性强
+	−	−	−	+	急性和慢性乙肝
+	−	−	+	+	急性和慢性乙肝，传染性弱
−	−	−	−	+	既往 HBV 感染
−	−	−	+	+	急性乙肝恢复期或既往 HBV 感染
−	+	−	+	+	乙肝恢复期
−	+	−	−	+	乙肝临床痊愈
−	+	−	−	−	接种乙肝疫苗后反应

（3）重型：由于强烈的免疫反应和免疫复合物形成，可出现血清 HBsAg 检测阴性，但检测血清 HBV DNA 及抗 HBc IgM 阳性有助于确诊。

2. 鉴别诊断

（1）巨细胞病毒性肝炎：可急性起病，可有黄疸、肝大、肝功能异常及病情迁延等，但重症患者多伴有脾大。HBV 暴露史和病原学检查有助于鉴别。

（2）中毒性肝炎：通常见于严重感染或沙门氏菌感染病例，以感染中毒症状为突出表现，如高热、毒血症或败血症样表现，外周血白细胞和中性粒细胞数及急相蛋白都明显增高。血培养或骨髓培养等可检出致病菌。

（3）药物性肝病：多无黄疸，有轻度肝大；淤胆型可有明显黄疸和肝大；少数病例发生急性肝衰竭。短期内反复或重复或超量使用（如同时使用含对乙酰氨基酚的感冒药和对乙酰氨基酚退热剂）肝毒性药物史是本病的重要线索，停用肝毒性药物并给予护肝降酶等对症治疗后大多能较快恢复。

（4）肝豆状核变性：肝病型可呈慢性肝炎或亚急性重型肝炎样表现。儿童肝病患者应常规检测血清铜蓝蛋白。若铜蓝蛋白明显降低（<100mg/L）和 24 小时尿铜升高（>100μg）或伴有角膜 K-F 环阳性，是本病的诊断依据。

（5）自身免疫性肝炎：临床上以血清球蛋白和 IgG 水平明显增高、特定自身抗体（抗核抗体和抗平滑肌抗体或抗肝肾微粒体 1 型抗体等）阳性及肝组织显示重度淋巴细胞性界面性肝炎为其诊断要点。

（6）肝外梗阻性黄疸：儿童期常见病因为胆总管囊肿和胆总管结石，临床表现与淤胆型肝炎相似，但常伴胆囊肿大、肝功能改变较轻，超声检查可见胆囊肿大、肝内胆管扩张和胆管结石等。

【预防】

1. 一般预防 应采取综合措施，包括改善卫生条件，建立严格的消毒隔离制度，加强血制品筛查和医源性传播途径的管理控制等。

2. 疫苗接种 全程基础免疫为 3 剂重组乙肝疫苗（酵母或 CHO 细胞）。足月高危新生儿（母亲 HBsAg 阳性或伴 HBeAg 阳性）每剂 10μg 酵母疫苗或 20μg CHO 疫苗；其他人群推荐 10μg 酵母疫苗或 10μg CHO 疫苗，采取 0-1-6 方案（新生儿出生 12 小时内、满 1 个月和 6 个月各 1 针）。接种部位：新生儿为臀前部外侧肌，儿童和成人为上臂三角肌肌内注射。应强调末次接种后 1~2 个月检测血清 HBsAb 水平，以确认是否免疫成功。免疫成功者若 HBsAb 水平下降或消失建议加强免疫（单剂接种即可）。对基础免疫程序无应答者可再接种 1 剂 60μg 或 3 剂 20μg 酵母疫苗，并于接种 60μg 或第 2 剂 20μg 乙肝疫苗后 1~2 个月检测血清 HBsAb，如果仍无应答，可再接种 1 剂 60μg 重组酵母疫苗。

3. 被动免疫 足月高危新生儿于生后 12 小时内肌内注射乙肝高效免疫球蛋白（HBIG），剂量 ≥100U。如果孕妇 HBsAg 结果不明，有条件者建议按高危新生儿注射 HBIG。

4. 低出生体重（<2 000g）或早产儿方案 ①母亲 HBsAg 阳性：于出生 12 小时内尽快联合应用 HBIG 100U 和 10μg 重组乙肝酵母疫苗，并于 1、2 和 7 月龄各接种 1 剂 10μg 乙肝疫苗；②母亲 HBsAg 阴性：最好于出生 12 小时内接种首剂乙肝疫苗，并于 1、2 和 7 月龄各接种 1 剂乙肝疫苗；③母亲 HBsAg 不详：于出生 12 小时内尽快完成联合免疫接种，并按上述方案完成后续的乙肝疫苗接种。

5. 阻断宫内传播 孕期血清 HBV DNA 高载量是宫内传播的高危因素。妊娠中后期 HBV DNA 载量>2×10⁶U/ml 者，在知情同意基础上，可于妊娠第 24~28 周开始给予富马酸替诺福韦酯、替比夫定或拉米夫定抗病毒药物，可于产后即刻或服用 1~3 个月后停药，并加强随访和监测。

6. 单次急性暴露的预防 单次急性暴露如被污染针头意外刺伤者，若未接种过乙肝疫苗或接种后 HBsAb 水平不详或<10mU/L，应立即肌内注射 HBIG 8~10U/kg，并同时在不同部位接种 20μg 乙肝疫苗。未接种过乙肝疫苗或疫苗无反应者应于 1 个月和 6 个月后各接种 20μg 乙肝疫苗。

【治疗】

1. 一般治疗 主要包括适当休息、合理饮食和支持疗法。

（1）休息：急性期需卧床休息，当黄疸消退和症状减轻后逐渐增加活动量。慢性肝炎活动期应适当休息，若出现黄疸应卧床休息；慢性肝炎稳定期应避免剧烈运动和过度劳累。

（2）营养：多吃碳水化合物和富含蛋白质及维生素的食物，适当控制脂肪摄入量。均衡进食，切勿过量。

（3）支持疗法：频繁恶心和呕吐者可静脉滴注葡萄糖、维生素和复合氨基酸溶液，有低蛋白血症者可输注白蛋白。

2. 急性乙肝的治疗 大多为自限性，可酌情选用保肝利胆降酶药物：①甘草酸制剂：a. 复方甘草酸苷：口服，$2\sim4mg/(kg\cdot d)$，分 3 次，最大量 225mg/d；静脉滴注，$1.5\sim2mg/kg$（最大量 120mg），1 次/d。b. 甘草酸二胺：口服，$4\sim8mg/(kg\cdot d)$，分 3 次，最大量 450mg/d；静脉滴注，3mg/kg（最大量 150mg），1 次/d。②还原型谷胱甘肽：$1\sim4$ 岁，0.3g/d；$5\sim10$ 岁，0.6g/d；$\geqslant11$ 岁，0.9g/d，口服或静脉滴注。③熊去氧胆酸：$10\sim20mg/(kg\cdot d)$，分 $2\sim3$ 次口服。④双环醇：$1.5\sim3mg/(kg\cdot d)$，分 $2\sim3$ 次口服。

3. 慢性乙肝的治疗 选择有抗病毒治疗指征者进行规范抗病毒治疗是治疗慢性乙肝的根本措施。治疗期间应定期监测不良反应并及时处理。

（1）抗病毒药物治疗抉择：美国食品药品监督管理局（FDA）或欧洲药品管理局（European Medicines Agency, EMA）已批准用于治疗儿童（<18 岁）慢性乙肝的药物包括：①干扰素 α（interferon α，IFN-α）：普通 IFN-α 可用于 $\geqslant1$ 岁；长效干扰素 α-2a（PegIFNα-2a）可用于 $\geqslant3$ 岁。②拉米夫定（lamivudine，LAM）：$\geqslant2$ 岁。③恩替卡韦（entecavir，ETV）：$\geqslant2$ 岁。④富马酸替诺福韦酯（tenofovir disoproxil fumarate，TDF）：$\geqslant2$ 岁且体重 $\geqslant10kg$。⑤阿德福韦酯（adefovir，ADV）：$\geqslant12$ 岁。⑥富马酸丙酚替诺福韦（tenofovir alafenamide fumarate，TAF）：$\geqslant12$ 岁儿童。慢性 HBV 感染患儿血清 ALT 升高超过 2 倍正常值上限，或肝组织学有炎症活动，应考虑开始抗病毒治疗，可减少日后发生肝硬化或肝细胞癌的风险。小年龄（$\leqslant4$ 岁）患儿启动抗病毒治疗，获得临床痊愈的概率更高。

（2）常用抗病毒药物及疗法：

1）干扰素 α（IFN-α）：其优点是抑制 HBV 复制的疗效较持久和无耐药。治疗期间需监测不良反应并给予适当处理。①普通 IFN-α：儿童推荐剂量是每次 $3\sim6MU/m^2$，最大剂量为 $10MU/m^2$，皮下注射，每周 3 次。推荐疗程 $24\sim48$ 周。治疗前 ALT 水平较高、病毒载量较低以及非母婴传播感染者效佳。②PegIFNα-2a：治疗剂量为 $104\mu g/m^2$，皮下注射，每周 1 次，疗程 48 周。

2）拉米夫定（LAM）：$3mg/(kg\cdot d)$，最大量 100mg/d，1 次口服。最适疗程并不明确，一般在实现 HBeAg 血清转换后还需继续治疗至少 $6\sim12$ 个月以上。病毒耐药率可随治疗时间延长而增高。

3）恩替卡韦（ETV）：$0.015mg/(kg\cdot d)$，最大量 0.5mg/d，1 次口服。拉米夫定耐药者剂量可加倍。疗程可参照 LAM。

4）阿德福韦酯（ADV）：一项多中心随机对照研究用阿德福韦治疗 173 例 $2\sim17$ 岁慢性乙肝儿童是安全有效的。每日剂量：$2\sim7$ 岁 0.3mg/kg；$7\sim12$ 岁 0.25mg/kg；$12\sim17$ 岁 10mg/d。疗程可参照 LAM。

5）富马酸替诺福韦酯（TDF）：$8mg/(kg\cdot d)$，最大剂量 300mg（体重 $\geqslant35kg$），1 次口服。疗程可参照 LAM。

6）富马酸丙酚替诺福韦（TAF）：25mg/d，1 次口服。疗程可参照 LAM。

4. 重型乙肝的治疗

（1）一般支持治疗：严格限制每天蛋白质摄入量为 $0.5\sim1g/kg$，并给予足够营养支持以避免出现高分解代谢状态。可给予富含支链氨基酸和低芳香族氨基酸含量的肠内营养配方，肠内喂养困难者可给予胃肠外营养，酌情输注白蛋白。

（2）维持水电解质和酸碱平衡：按生理需要量（每天 $60\sim80ml/kg$）补液，有水肿、腹水和脑水肿者以 $40\sim60ml/kg$ 为宜。维持出入量平衡，保持有效循环血量，以防止肾衰竭。

（3）促进肝细胞再生：促肝细胞生长素 $30\sim60\mu g$，加入 10% 葡萄糖溶液 $50\sim100ml$ 内静脉滴注，每天 1 次。

（4）防治出血：凝血异常者可补充维生素 K。酌情补充新鲜冷冻血浆和其他凝血因子制剂，如在有创操作时或有活动性出血时使用。应谨慎使用凝血酶原复合物（因含有少量激活的凝血因子可诱发弥散性血管内凝血）。可用西咪替丁或奥美拉唑等防治胃肠黏膜糜烂或溃疡所致出血。降低门静脉压可使用生长抑素，必要时内镜下行血管套扎或注射硬化剂等直接止血。输血的血红蛋白目标值是 70g/L。必要时可输注血小板。

（5）控制肝性脑病：尽量减少刺激；纠正电解质酸碱紊乱并维持血糖平衡；3 级和 4 级肝性脑病者建议气管插管以保护气道并控制通气。可使用甘露醇和袢利尿剂等减轻脑水肿。可口服或鼻饲乳果糖（初始量：每次 1ml/kg，3 次/d）和拉克替醇（初始量：每天 0.6g/kg，分 3 次于餐时服用），以每天 2 次软便为标准来增减用量，可促进肠蠕动和减少氨及肠源性毒素吸收。降血氨治疗可静脉滴注门冬氨酸鸟氨酸或支链氨基酸。

（6）防治继发感染：有继发感染者应及时进行微生物检查，早期可经验性应用广谱抗菌药物，根据病原学结果及时调整为目标性抗感染治疗，应避免使用对肝脏有损害的抗感染药物。

（7）血液净化治疗：优先选择血浆置换术可降低血清胆红素和改善凝血功能，早期应用效果较好，可为肝移植创造条件和赢得时间。连续性肾脏替代疗法对高氨血症有效。

（8）肝移植：经上述积极综合治疗后病情未见好转或仍持续进展者，应考虑进行肝移植评估和治疗，可显著降低病死率，术后需持续使用抗病毒核苷类似物治疗。

二、丙型病毒性肝炎

丙型病毒性肝炎（viral hepatitis type C）简称丙肝，由丙型肝炎病毒（hepatitis C virus，HCV）感染引起，主要经输血和血制品等肠外途径传播。临床起病隐匿，转慢性率较高，易导致肝硬化和诱生肝细胞癌。

【流行病学】

1. 传染源　患者和慢性 HCV 携带者是主要传染源。

2. 传播途径

（1）输注血液或血液制品：是主要传播途径。输血后丙型肝炎发生率为 14.1%~41.1%。

（2）医源性传播：包括使用非一次性注射器和针头、未经严格消毒的牙科器械、内镜及针刺等。器官移植也可传播 HCV。

（3）密切接触传播和性传播：丙肝患者的唾液、精液及阴道分泌物中可检出 HCV RNA。HCV 家庭聚集性感染率为 1.85%，抗 HCV 阳性者配偶的 HCV 感染率为 2.38%，提示 HCV 可通过密切接触和性接触途径传播。共用剃须刀、牙刷、文身和穿耳环孔等也是 HCV 潜在的经血传播方式。

（4）母婴垂直传播：母亲高载量病毒血症增加 HCV 垂直传播风险，妊娠后期急性 HCV 感染也增加母婴传播风险。主要发生于分娩过程中，围产期传播率约 10%。尚缺乏母乳喂养传播 HCV 的证据。

3. 易感人群和流行特征　人群普遍易感。高危人群为多次输注血液制品者、接受 HCV 感染者器官的移植受者、静脉药瘾者、血液透析者和 HIV 感染者。HCV 感染呈世界性分布，平均感染率为 2%~3%，每年新发病例约 3.5 万例。我国一般人群抗 HCV 检出率为 3.2%；HIV 感染者的 HCV 感染率为 10%~26%；静脉药瘾者的 HCV 感染率高达 61%~64%。

【病因和发病机制】

1. 病原　HCV 属于黄病毒科丙型肝炎病毒属，有包膜。基因组为单股正链 RNA。结构蛋白包括衣壳蛋白（C 蛋白）和 2 种包膜蛋白（E1 和 E2）。包膜蛋白有高度变异性，是病毒免疫逃逸和感染慢性化的主要原因，也阻碍疫苗研发。HCV 有 7 个基因型（1~7 型）和至少 100 个基因亚型。欧美国家以 1 型和 2 型为主，中东地区以 4 型多见，我国主要流行 1 型、2 型、3 型和 6 型。不同基因型在传播途径、病情严重度及抗病毒治疗反应等方面有所不同，1 型和 4 型的耐药率高于 2 型和 3 型。HCV 体外培养困难，理想的模型动物是黑猩猩。HCV 的外界抵抗力较弱，加热 100℃ 5 分钟、紫外线照射、甲醛（1∶6 000）、20% 次氯酸和 2% 戊二醛等可灭活之。血液和血制品经 60℃ 30 小时处理可消除 HCV 的感染性。

2. 发病机制　主要包括：①HCV 直接细胞毒作用：HCV 表达的蛋白有肝细胞毒作用；肝细胞内病毒复制可干扰肝细胞合成功能而引起增加溶酶体通透性改变导致肝细胞病变。②HCV 诱导免疫性损伤：HCV 诱导 CD8$^+$ 细胞毒性 T 细胞（CTL）反应，攻击和溶解感染的肝细胞；激活 CD4$^+$ T 细胞产生细胞因子协助清除病毒，同时引起免疫性炎症损伤。③诱导自身免疫机制参与肝组织（包括胆管）的病理性损伤。④细胞凋亡机制：HCV 可激活 CTL 表达 FasL，导致肝细胞凋亡。丙肝易于慢性化，其可能机制与病毒高度变异性使其得以逃避免疫监视、低载量病毒可诱导免疫耐受和 HCV 存在于外周血单个核细胞而成为病毒感染源等机制有关。肝脏慢性炎症是诱生肝细胞癌的重要因素。

【临床表现】

潜伏期 21~180 天,平均 50 天。输血后丙肝的潜伏期为 7~33 天,平均 19 天。

1. 急性型 多数起病隐匿,儿童常呈亚临床型或症状轻微。25%~35% 患者有轻度消化道症状伴 ALT 轻至中度增高;仅 5% 患者有轻至中度黄疸。约有 15%~40% 表现为急性自限性肝炎,可见 ALT 恢复正常、HCV RNA 消除和抗 HCV 抗体滴度较急性期下降。儿童自发性 HCV 清除率近 50%,感染时年龄越小,自发清除率越高,新生儿感染者 7.3 年后自发性 HCV 清除率为 25%,ALT 正常的新生儿更高。60% 以上的急性丙肝可发展为慢性肝炎。单一 HCV 感染极少发生重型肝炎。

2. 慢性型 起病后 HCV RNA 持续阳性伴 ALT 异常超过 6 个月者为慢性丙型肝炎,常表现为 ALT 反复波动,部分呈持续性 ALT 轻度升高,1/3 患者 ALT 持续正常,但抗 HCV 和 HCV RNA 持续阳性,肝活检可见慢性肝炎,甚至肝硬化征象。自然痊愈率极低。

3. 病毒携带状态 始终无肝炎症状,定期随访也无肝脏大小和质地异常,ALT 无升高,肝活检基本正常或有轻微病变。

4. HCV 与 HBV 混合感染 同时急性感染 HCV 和 HBV 可见于大量输血后,可表现为肝损害加剧,增加发生重型肝炎和肝细胞癌风险。HCV 复制通常占优势,并干扰 HBV 复制。

5. HCV 与 HIV 重叠感染 表现为 HIV 相关疾病进展速度加快,HCV 载量显著增高,并增加肝硬化风险,也缩短发展为肝硬化的时间,并增加肝脏相关疾病的病死率。

【实验室和辅助检查】

主要包括常规检查、血生化和凝血功能以及超声检查,与乙型肝炎相似。

【肝脏病理学检查】

对慢性丙肝的诊断、疾病进展、预后判断及抗病毒疗效评价都有重要价值。肝病理改变与乙型肝炎相似,主要特点:①汇管区淋巴细胞浸润较密集;②约 1/3 患者可见胆管损伤;③肝细胞脂肪变性较乙肝多见;④肝细胞坏死较轻,常见肝细胞嗜酸性变、凋亡小体和小泡状脂肪变性。

【病原学检查】

1. 特异性抗体 常用 EIA 或重组免疫印迹法检测抗 HCV IgG,阳性表明现症或既往 HCV 感染,可作为 HCV 感染者的初筛和高危人群筛查试验。第三代 EIA 法的敏感度和特异度达 99%,在 HCV 感染后 7~8 周即可检出阳性。抗体阳性母亲所生新生儿检出阳性者需随访至 12~18 月龄时重复检查或检测 HCV RNA 帮助判断是否感染。

2. 病毒核酸 定性和定量检测,为 HCV 感染的确诊实验。在感染后 1~3 周即可检测到血清 HCV RNA。定量检测反映病毒复制水平,是指导抗病毒治疗和评估疗效的指标。

【诊断与鉴别诊断】

1. 诊断 有 HCV 暴露史,临床有急性肝炎表现,血清 ALT 升高,血清抗 HCV 抗体和 HCV RNA 阳性,可诊断为急性丙型肝炎。若 HCV RNA 阳性持续 6 个月以上伴有 ALT 反复波动,可诊断为慢性丙型肝炎。

2. 鉴别诊断 见本节乙型肝炎部分。主要依靠病原学检查与其他疾病鉴别。

【预防】

目前尚缺乏主动免疫和被动免疫措施用于 HCV 感染的预防。

1. 阻断传播 严格筛查献血员和加强对血液和血制品生产单位的质量监督与管理;严格掌握使用血制品指征和杜绝滥用血制品;推广使用一次性注射器及输液器具和控制其产品质量;加强医疗器具如内镜等的消毒管理。

2. 母婴垂直传播的预防 推荐常规检查孕妇血清抗 HCV 抗体和 HCV RNA。对于抗 HCV 抗体及 HCV RNA 阳性孕妇,应避免羊膜腔穿刺,避免延迟破膜,尽量缩短分娩时间,保证胎盘完整性,以尽量减少新生儿暴露于母血的机会。

【治疗】

1. 一般治疗和保肝利胆治疗 同乙型肝炎。

2. 抗病毒治疗 传统治疗方案为 IFN-α 或 PEG-IFNα 联合利巴韦林(ribavirin,RBV)。自 2011 年以来,针对 HCV 病毒蛋白靶向治疗的小分子化合物,统称为直接抗病毒药物(directly acting antivirals,DAAs),包括 NS3/4A 蛋白酶抑制剂、NS5A 蛋白酶抑制剂和 NS5B 聚合酶抑制剂等,已陆续获准应用于临床,对几乎所有 HCV 基因型和亚型感染的持续病毒学应答率都能达到 90% 以上,已取代传统治疗方案。应根据患者疾病严重程度、HCV 基因型、获得治疗应答可能性与可能的不良反应等因素选择 DAAs 药物,并实施个体化治疗。

（1）抗病毒治疗指征:所有血清 HCV RNA 阳性患者,只要有治疗意愿,都可接受抗病毒治疗。儿童病例在病情允许情况下,建议等待至达到使用 DAAs 适应证条件时接受抗病毒治疗。垂直传播获得者自发清除率较高,应随访到 18 月龄以上再考虑是否抗病毒治疗。治疗前需做 HCV 基因型检查、评价肝炎病情和排除 HBV 感染。

（2）治疗方案:

1）来迪派韦/索磷布韦(ledipasvir/sofosbuvir):每片含来迪派韦 90mg 和索磷布韦 400mg。适用于 ≥3 岁儿童的 1、4、5 和 6 型 HCV 感染。剂量:体重 <17kg:33.75/150mg;17~35kg,45/200mg;>35kg,90/400mg,q.d.,口服。疗程:一般 12 周;1 型既往治疗过且伴代偿性肝硬化(Child-Pugh A)者需 24 周;失代偿性肝硬化(Child-Pugh B 和 C)和肝移植后患者需加用利巴韦林(7.5mg/kg,b.i.d.)联合治疗,共 12 周。

2）索磷布韦/维帕他韦片(sofosbuvir/velpatasvir):每片含来索磷布韦 400mg 和维帕他韦 100mg。适用于 ≥3 岁儿童的 1~6 型 HCV 感染。剂量:<17kg:150/37.5mg;17~30kg:200/50mg;>30kg:400/100mg,q.d.,口服。疗程:一般 12 周(包括代偿性肝硬化);失代偿性肝硬化(Child-Pugh B 和 C)需加用利巴韦林(7.5mg/kg,b.i.d.)联合治疗 12 周。

3）格卡瑞韦/哌仑他韦片(glecaprevir/pibrentasvir):每片含格卡瑞韦 100mg 和哌仑他韦 40mg。适用于 ≥12 岁且体重 ≥45kg 儿童的 1~6 型 HCV

感染(无肝硬化或代偿性肝硬化)。100/40mg,q.d.,口服。疗程:未治疗过患者、无肝硬化者 8 周,代偿性肝硬化者 12 周;已用过 DAAs 治疗者需酌情调整疗程。

🌐 拓展知识点

1. 抗乙型肝炎病毒药物　直接抗丙肝病毒药物用于治疗丙型肝炎已取得极大成功,而直接抗乙肝病毒药物的研发尚未获得突破性进展,大多处于临床前研究或者 I 期和/或 II 期临床研究阶段,除 HBV 聚合酶抑制剂之外,其他抗 HBV 靶点还包括 RNA 干扰制剂、衣壳抑制剂、HBsAg 抑制剂和反义分子等。因而,研发新的直接抗乙肝病毒药物,如新的靶点抑制剂或组合式靶点抑制剂,始终是乙型肝炎治疗领域的重大研究方向和实现治愈慢性乙型肝炎目标的基础。

2. 儿童慢性乙型肝炎抗病毒治疗策略　儿童乙型肝炎大多经母婴垂直途径传播获得,并较长时期处于特异性免疫耐受阶段,对现有抗病毒药物治疗应答率低或无应答。由于儿童病例大多无明显临床症状,故更需强调随访监测,一旦具备治疗指征,应积极予以抗病毒治疗。有研究发现,年幼儿童启动抗病毒治疗更易获得 HBsAg 转阴率和临床痊愈率。然而,对于儿童病例,抗 HBV 治疗包括药物选择和疗法(包括疗程)还存在诸多困难与挑战,尚需更多的、更大样本的临床研究来积累经验和优化治疗方案。

（方峰）

第三节　巨细胞病毒性肝炎

导　读

人巨细胞病毒(HCMV)肝炎可独立存在或为播散性感染的一部分。围产期和生后感染者大多病情较轻,可自愈。先天感染和免疫缺陷患者发生播散性感染时肝炎可较为严重或伴黄疸。一般不慢性化。由于儿童期 HCMV 感染普遍,感染者排毒时间长,且绝大多数感染无症状,故在免疫正常个体应先排除其他病因,谨慎诊断 HCMV 肝炎。而在病理性(免疫抑制人群)或生理性(新生儿和婴幼儿)免疫抑制者出现 HCMV 肝炎等相关表现时,应积极寻找实验室病毒学证据。先天感染以生后 2~3 周(早产儿 2 周)内证实有活动性 HCMV 感染为依据。黄疸型或淤胆型肝炎或有中枢神经系统损伤(包括感觉神经性耳聋)的先天感染者推荐抗病毒治疗。

巨细胞病毒性肝炎(cytomegalovirus hepatitis)是由人巨细胞病毒(*human cytomegalovirus*,HCMV)感染所致肝脏损伤,多发生于婴儿期原发感染者。症状性先天感染和免疫抑制个体的原发感染或再发感染时都易累及肝脏,常为播散性感染的一部分,在肝移植受者,可增加移植肝的急性排斥率,还可引发肝衰竭或胆管消失综合征等。

【流行病学】

1. **传染源** 感染者是唯一传染源。HCMV 可存在于感染者鼻咽分泌物、尿、宫颈及阴道分泌物、乳汁、精液、眼泪和血等多种体液中,原发感染者可持续排病毒数年;再发感染者可间歇性排病毒。

2. **传播途径** 主要有两种:①母婴垂直传播:包括经胎盘传播(先天感染)和经产时或母乳途径(围产期感染);②水平传播:主要通过密切接触和医源性传播如输注带病毒血制品和移植带病毒器官或骨髓等。因幼儿期排病毒者较多,故易发生托幼机构内传播。

3. **易感人群和流行特征** 人群普遍易感。在发达国家,社会经济水准较高人群的 HCMV 抗体阳性率为 40%~60%,而社会经济水准较低人群则达 80% 以上。在发展中国家,80% 在 3 岁以前感染,成人感染率近 100%。我国一般人群的 HCMV 抗体阳性率为 86%~96%,孕妇为 95% 左右,婴儿至周岁时已达 80%。

【病因和发病机制】

1. **病因** HCMV 被正式命名为人疱疹病毒 5 型(human herpes virus 5,HHV-5),属于疱疹病毒科 β 疱疹病毒亚科巨细胞病毒属。HCMV 是最大的疱疹病毒,基因组为线状双链 DNA,暂定为一个血清型。病毒抗原种类多,主要包括即刻早期抗原(immediate early antigen,IEA)、早期抗原(early antigen,EA)和晚期抗原(late antigen,LA,为病毒结构蛋白)。HCMV 具有严格的种属特异性,因而无法建立 HCMV 的动物模型,通常利用人成纤维细胞分离病毒,增殖缓慢。与其他疱疹病毒一样,HCMV 具有潜伏-活化特性。初

次感染外源性 HCMV 称为原发感染;在免疫功能低下时内源性潜伏病毒活化(reactivation)或再次感染(reinfection)外源性病毒则统称为再发感染(recurrent infection)。

HCMV 易被脂溶剂、低 pH(<5)、热(37℃ 1 小时或 56℃ 30 分钟)、紫外线照射(5 分钟)灭活。病毒在尿中较稳定,置 4℃可保存 10 天,在-20℃反而比 4℃灭活更快,-70℃可保存数月,-190℃可长期保存。

2. **发病机制** HCMV 的细胞嗜性较为广泛,上皮细胞、内皮细胞和成纤维细胞是其主要靶细胞;外周血细胞是易感细胞;实质细胞如脑和视网膜神经细胞、胃肠道平滑肌细胞和肝细胞亦可被感染。HCMV 的组织嗜性与宿主年龄和免疫状况相关。在胎儿和新生儿期,神经细胞、唾液腺和肾上皮细胞最为敏感,单核巨噬细胞系统也常受累。在年长儿和成人,免疫正常时病毒多局限于唾液腺和肾脏,显性原发感染者易累及淋巴细胞;免疫抑制个体肺部最常被侵及,并易发生播散性感染。HCMV 可经血流至各个脏器,白细胞是其运输载体。HCMV 主要有三种细胞感染类型(可相互转化):①产毒性感染:也称活动性感染。病毒在感染细胞内复制,形成包涵体,引起细胞病变而最终溶解并释放子代病毒。②潜伏感染:病毒不复制,不形成包涵体,不能分离到病毒和检出病毒复制标志物(病毒抗原和基因转录产物),但可检出病毒 DNA。③细胞转化(cell transformation):病毒基因整合至细胞基因组内,可表达病毒抗原,宿主细胞因病毒基因整合可发生转化和增生。HCMV 的致病性弱,对免疫正常的健康个体并不具有明显毒力,绝大多数表现为无症状或亚临床型感染。但 HCMV 具有多种逃逸免疫攻击和免疫监视的途径,使其得以在体内长期存在,故有 HCMV 复制并不总是代表有疾病过程,当机体有免疫抑制时才易引起 HCMV 相关性疾病。

【临床表现】

1. **婴儿期感染** 国内报告,HCMV 肝炎占婴儿肝炎综合征的 30%~40% 或更多。一项前瞻性

研究显示,52.5% 的婴儿期 HCMV 感染者有不同程度肝损害,多表现为亚临床型。

（1）先天性感染:播散性感染常有多系统器官受损,旧称巨细胞包涵体病（cytomegalic inclusion disease,CID）。典型病例约占 10%,以黄疸（直接胆红素升高为主）和肝脾大最为常见;可有血小板减少性瘀斑、小头畸形、脑室扩大伴周边钙化、视网膜脉络膜炎和视神经萎缩、感觉神经性耳聋和神经肌肉功能障碍如肌张力低下和瘫痪;外周血异型淋巴细胞增多,脑脊液蛋白增高和血清转氨酶增高,Coombs 阴性的溶血性贫血;可伴先天畸形,以腹股沟疝最多见,其他如腭裂、胆道闭锁、心血管畸形和多囊肾等。非典型病例约占 5%,可有上述 1 种表现或多种组合表现,单独存在小头畸形、肝脾大、血小板减少或感觉神经性耳聋相对常见。病死率可达 30%,主要死因为肝衰竭、弥散性血管内凝血（disseminated intravascular coagulation,DIC）和继发严重感染。先天感染所致神经性损害常不可逆,但非神经性损害多可恢复,虽然部分患儿肝病可迁延超过 6 个月,但通常认为不会慢性化。

（2）HCMV 肝炎:可发生于先天性、围产期或生后原发感染时,以肝细胞损害为主,多为无黄疸型或亚临床型（无临床症状,但有肝病体征和/或肝功能异常）,少数为黄疸型。常为轻至中度肝大,常伴脾大,黄疸型常有不同程度胆汁淤积,血清转氨酶轻至中度升高。HCMV 所致婴儿间质性肺炎者常同时伴有肝损害,多表现为无黄疸型。

（3）输血后综合征:见于经输血制品途径获得原发性 HCMV 感染时,多发生于围产期反复多次输注血制品的早产儿。一般在输血后 1~2 周出现轻微症状,3~6 周（平均 3~4 周）出现典型表现,可有发热、黄疸、肝脾大、溶血性贫血、血小板减少、淋巴细胞和异型淋巴细胞增多。常见皮肤灰白色休克样表现。亦可有肺炎征象,甚至呼吸衰竭。在早产儿,特别是极低出生体重儿病死率可达 20% 以上。

2. **免疫正常儿童感染** 7 岁以下症状性原发感染儿童可表现为无黄疸型肝炎。而青少年症状性原发感染常表现为单核细胞增多症样综合征（mononucleosis-like syndrome,又称类传单）,此时易发生肝损害,90% 以上患儿血清转氨酶轻度增高,仅约 25% 有肝脾大,黄疸极少见。

3. **免疫抑制儿童感染** 最常表现为单核细胞增多症样综合征而累及肝脏,10%~30% 有肝大,5%~40% 伴脾大,40% 转氨酶轻度升高,常有淋巴细胞增多,但异型淋巴细胞少见。约 7%~16% 肾移植患者出现明显肝炎征象,表现为黄疸、肝大和肝功能异常,通常在 1 个月左右病情缓解。HCMV 肝炎在肝移植受者较为严重,多发生于移植后 1~2 个月（2 周~4 个月）,常与急性排斥反应同时存在,以持续发热、白细胞和血小板减少、转氨酶升高、高胆红素血症和肝功能衰竭为特征,并易继发胆管消失综合征和上行性胆管炎。

已报告免疫抑制患者的慢性活动性肝炎与持续 HCMV 感染有关,但在诊断 HCMV 相关性肝炎时必须排除肝炎病毒、EB 病毒和其他病原引起的肝病。

【病原学检查】

1. **病毒分离** 是最可靠和特异性最强的方法。采用小瓶培养技术（shell vial assay）可缩短病毒检出时间至 24~32 小时。常采用尿样本,也可取其他体液和组织样本。

2. **病毒标志物** 在组织或细胞标本中可检测病毒标志物如包涵体、病毒抗原、病毒颗粒和病毒基因（DNA 或 mRNA）,前 3 项任一项阳性或检出 HCMV mRNA 均提示活动性感染。PCR 定性检测病毒 DNA 无法区分活动性感染和潜伏感染,定量 PCR 法检测 DNA 载量与活动性感染呈正相关,高载量或动态监测见到载量明显升高提示活动性感染可能。血清或血浆 HCMV DNA 阳性是活动性感染的证据;全血或单个核细胞阳性不能排除潜伏感染,高载量支持活动性感染。在新生儿期检出病毒 DNA 是原发感染的证据。

3. **特异性抗体**

（1）原发感染证据:①观察到抗 HCMV IgG 抗体阳转;②抗 HCMV IgM 阳性而抗 HCMV IgG 阴性或低亲和力 IgG 阳性。新生儿期抗 HCMV IgM 阳性提示原发感染。6 个月内婴儿需考虑胎传 IgG 抗体;严重免疫缺陷者或婴幼儿可出现特异性 IgM 抗体假阴性。

（2）近期活动性感染证据:①急性期和恢复期双份血清抗 HCMV IgG 滴度 ≥4 倍增高;②抗 HCMV IgM 和 IgG 阳性。

（3）潜伏感染或非活动性感染证据:高亲和力抗 HCMV IgG 阳性,而抗 HCMV IgM 阴性。

【诊断与鉴别诊断】

1. 诊断 病理性(各种免疫抑制人群)或生理性(新生儿和婴幼儿)免疫抑制者出现 HCMV 肝炎等疾病相关表现时,应积极寻找实验室证据,高度警惕 HCMV 肝炎等疾病。由于儿童期尤其是婴幼儿的 HCMV 感染普遍,感染者排毒时间长,且 HCMV 是弱致病因子,免疫正常时无论原发感染或再发感染,绝大多数无症状,故在免疫正常个体应优先排除其他病因,谨慎诊断 HCMV 肝炎。当病情不能完全用 HCMV 疾病解释时,应注意寻找基础疾病或其他伴随疾病。出现下列情况下应考虑其他肝病,例如,黄疸和肝脾大严重(其他肝病);或感染后黄疸和肝大迅速加重(酪氨酸血症Ⅰ型的肝病危象);或中度以上代谢性酸中毒或伴高血氨等(氨基酸或脂肪酸代谢缺陷病);或淤胆明显伴有谷氨酰转肽酶(γ-glutamyl transpeptadase ,GGT)低值或伴总胆汁酸(total biliary acid,TBA)低值(家族性肝内胆汁淤积症或胆汁酸合成缺陷病);胎便后持续陶土色或浅淡色大便或淤胆进行性加重(先天性胆道闭锁等);淤胆伴低白蛋白/PT 延长/高血氨(瓜氨酸血症新生儿型)。

（1）临床诊断:HCMV 肝炎的高危人群具备 HCMV 活动性感染的病毒学证据,又有肝炎相关临床表现,并排除其他常见病因后可作出临床诊断。

（2）确定诊断:从肝活检组织分离到 HCMV 病毒或检出病毒复制标志物(病毒抗原和基因转录产物)是 HCMV 肝炎的确诊证据。

（3）确定感染时相:因先天感染患者易发生严重疾病并可有后遗症而需随访监测,且不同时期感染的相关疾病谱有差异,故儿童病例,尤其是婴儿,确定感染时相尤为重要。①先天感染:以生后 2~3 周内证实有 HCMV 感染为依据。因早产儿经输血途径感染可于生后第 3 周内检出病毒学证据,故在 2 周内证实 HCMV 感染更为可靠。在出生 3 周以后,病毒学检测已不再能区分先天感染与围产期感染,诊断先天感染只能根据临床特征予以推测或回顾性检测出生时足底血样本中 HCMV DNA 加以确认。②围产期感染:以出生 3~12 周内开始排病毒者为诊断依据。严

格意义上说,应在生后 3 周内排除先天性感染。③生后感染:出生 12 周后开始排病毒者为生后感染。

2. 鉴别诊断

（1）其他先天性感染:在 CID 时,应与其他宫内感染如先天性风疹、弓形虫、梅毒螺旋体及单纯疱疹病毒感染等相鉴别。除考虑母亲孕期相应感染史或感染证据的高危因素之外,主要依赖病原学检查进行诊断与鉴别诊断。

（2）传染性单核细胞增多症:为原发性 EB 病毒(Epstein-Barr virus)感染所致,以发热、渗出性咽扁桃体炎和颈淋巴结肿大为主要临床特征。HCMV 相关性类传染性单核细胞增多症患儿全身淋巴结肿大较少见,渗出性咽炎极少,外周血异型淋巴细胞增高不如传染性单核细胞增多症明显,嗜异性抗体常为阴性,病原学检查可予以区别;由于常见休克样表现,易被误认为细菌感染,但炎症指标如 CRP 正常为其重要鉴别点。

（3）其他病毒所致输血后感染:输血后综合征患者应通过病原学检查排除 HBV 和 HCV 等其他病原所致感染。

【预防】

1. 一般预防 避免暴露是最主要的预防方法。标准手部卫生处理是预防的主要措施。使用 HCMV 抗体阴性血制品或洗涤红细胞(去除白细胞组分)可减少输血后感染。

2. 阻断母婴传播 ①易感孕妇应避免接触已知排病毒者的分泌物;注意手部卫生。②带病毒母乳处理:已感染 HCMV 婴儿可继续母乳喂养,无需处理;早产和低出生体重儿需处理带病毒母乳。置-15℃以下冻存至少 24 小时后室温下融解可明显降低病毒滴度,再加短时巴斯德灭菌法(62~72℃,5 秒)可消除病毒感染性。

3. 药物预防 主要用于骨髓移植和器官移植患者。①伐昔洛韦(valacyclovir,VACV):已在多个国家获准使用。主要用于移植后预防。口服剂量:肾功能正常时,2g,每天 4 次;肾功能不良(尤其肾移植后)者剂量酌减,1.5g,每天 1~4 次。一般需用 90~180 天,总剂量不超过 2 000g。②更昔洛韦(ganciclovir,GCV):同治疗剂量诱导治疗 7~14 天后维持治疗至术后 100~120 天。③缬更昔洛韦(valganciclovir,VGCV):2009 年美国 FDA 批准用于 4 月龄~16 岁心脏或肾移植儿童的预防。

儿童剂量(mg)=7×体表面积(BSA)×肌酐清除率(CrCl),或者 15~20mg/kg,单剂不超过 900mg;每天 1 次,术后 10 天内开始口服直至移植后 100 天。④乐特莫韦(letermovir):2017 年 11 月美国 FDA 批准用于成人 HCMV 抗体阳性的异体造血干细胞移植受者的预防,于移植当晚(不迟于移植后 28 天)开始给药,口服或静脉用药,持续约 100 天。

【治疗】

1. 对症治疗　轻症 HCMV 肝炎,尤其是围产期和生后感染者,仅需对症处理,主要是护肝降酶治疗。可选择:①降酶药:如双环醇片(每天 1.5~3mg/kg,分 2~3 次)和联苯双酯滴丸(适用于低体重的小幼婴或对双环醇不敏感者。每天 1~1.5mg/kg,分 2~3 次)。其降酶(以 ALT 为主)作用强,但停药后易有反跳,尤其是联苯双酯滴丸,建议参照 AST 的恢复情况逐渐减量至停药。②甘草酸制剂:同乙型肝炎。

2. 抗病毒治疗　对免疫抑制者是有益的;而免疫正常个体的无症状感染或轻症疾病无需抗病毒治疗。主要应用指征:①符合临床诊断或确定诊断的标准并有较严重或易致残的 HCMV 疾病包括间质性肺炎、黄疸型或淤胆型肝炎、脑炎和视网膜脉络膜炎(可累及黄斑而致盲),尤其是免疫抑制者如艾滋病患者;②有中枢神经系统损伤(包括感觉神经性耳聋)的先天感染者,早期应用可防止听力和中枢神经损伤的恶化。

(1)更昔洛韦(GCV):治疗方案参照国外儿科经验。诱导治疗:5mg/kg,静脉滴注(>1 小时),每 12 小时 1 次,共 2~3 周。维持治疗:5mg/kg,每天 1 次,连续 5~7 天,总疗程约 3~4 周。若诱导期疾病缓解或病毒血症/尿症清除可提前进入维持治疗;若诱导治疗 3 周无效,应考虑原发或继发耐药或现症疾病为其他病因所致;若维持期疾病进展,可考虑再次诱导治疗;若免疫抑制因素未能消除则应延长维持疗程,采用:①5mg/kg,每天 1 次;或②6mg/kg,每天 1 次,每周 5 天;或③序贯口服 GCV 30mg/kg,每 8 小时 1 次,或 VGCV(剂量同预防量),以避免病情复发。GCV 主要有骨髓抑制和肝肾毒性。用药期间应监测血常规和肝肾功能,若肝功能明显恶化、血小板和粒细胞下降≤25×10⁹/L 和 0.5×10⁹/L 或至用药前水平的 50% 以下应停药。粒细胞减少严重者可给予粒细胞集落刺激因子,若需再次治疗,仍可使用原剂量或减量,或联合应用集落刺激因子以减轻骨髓毒性。有肾损害者应减量。

(2)缬更昔洛韦(VGCV):2001 年美国 FDA 批准治疗 18 岁以上艾滋病(acquired immune deficiency syndrome,AIDS)患者的 HCMV 视网膜炎。成人口服 VGCV 900mg 相当于静脉 GCV 5mg/kg。成人方案:诱导治疗 900mg,每天 2 次,持续 21 天;维持治疗 900mg,每天 1 次,肾功能不全者剂量酌减。先天感染新生儿的 Ⅱ 期临床研究显示,口服单剂 16mg/kg 与静脉用 6mg/kg GCV 等效。国外推荐,中至重度症状性先天感染(有多种显性表现包括血小板减少性瘀斑、胎儿生长受限、肝脾大和肝炎,或有中枢神经系统受累如小头畸形和相关影像学异常包括脑室扩大和脑内或脑室周边钙化等、脑脊液异常、视网膜脉络膜炎、感觉神经性聋或脑脊液 HCMV DNA 阳性)患儿可在生后 1 个月内开始口服 VGCV,每次 16mg/kg,每天 2 次,疗程以改善听力和发育为目标,不超过 6 个月。主要副作用有胃肠反应、骨髓抑制、眩晕、头痛及失眠等。

(3)膦甲酸钠(foscarnet sodium,PFA):一般作为替代用药。国外介绍儿童参照成人方案:诱导治疗,60mg/kg,每 8 小时 1 次(静滴>1 小时),连用 2~3 周;免疫抑制者需维持治疗,90~120mg/kg,每天 1 次(静脉滴注>2 小时)。维持期间若有疾病进展,则再次诱导或与 GCV 联用。主要有肾毒性,患者耐受性不如 GCV。

(4)马立巴韦(maribavir;livtencity):2021 年 11 月美国 FDA 批准用于治疗成人和 12 岁以上儿童(体重≥35kg)造血干细胞或器官移植后的难治性 HCMV 感染/疾病(对 GCV、VGCV、PFA 或西多福韦耐药)。用法:400mg,b.i.d.,口服。因其对 GCV 和 VGCV 活性有拮抗作用,不建议与后两者联用。可在治疗期间或停药后(多于 4~8 周内)发生病毒学突破,故应监测 HCMV DNA 载量。不良反应发生率>10%,常见味觉障碍、恶心、腹泻、呕吐和疲乏。

🌐 拓展知识点

1. **先天性 HCMV 感染诊断要点**　由于先天感染者可发生神经性损伤后遗症,需随访评价和予以及时干预,故确定诊断尤为重要。其要点在于:①在生后 2~3 周内找到 HCMV 感染的实验室证据。应注意的是,围产期感染以生后>3~12 周内开始排毒为依据,但早产儿尤其是极低出生体重儿可早至第 3 周,故对于早产儿(尤其是极低出生体重儿),建议在生后 2 周内筛查 HCMV 感染,优先考虑取唾液和/或尿液检测 HCMV DNA。②回顾性诊断要点:一是利用新生儿筛查干血点样本回顾性检测 HCMV DNA 找证据。二是根据临床特征予以推测,如是否具有小头畸形、脑室扩大伴钙化、感觉神经性耳聋等先天感染表现特征,并排除其他病因。三是根据病毒学特征予以推测,如先天感染者排毒量大且持续排毒时间长。若为一过性 HCMV DNA 阳性或呈低载量者,不支持先天感染。

2. **免疫缺陷个体 HCMV 疾病的监测与防治**　随着干细胞和器官移植技术更广泛开展和新型生物制剂等应用于临床,免疫抑制个体的 HCMV 相关性疾病成为重要临床问题。更强调对于高危人群 HCMV 载量的动态监测,以便及早干预性防治 HCMV 疾病。由于这些患者可伴存其他微生物感染或继发抑制物抗宿主反应,使用抗 HCMV 药物需有活动性 HCMV 感染的病原学证据,并应依据病毒学检查结果评估抗病毒疗效,其方法包括:病毒特异性抗原和病毒滴度定量分析;动态血清或血浆/(全血)HCMV DNA 定量检测(可鉴定耐药毒株)。尿和唾液样本检测病毒核酸不宜用于评估抗病毒疗效。

(方峰)

第四节　EB 病毒性肝炎

导　读

　　EB 病毒性肝炎常为原发性 EB 病毒感染所致传染性单核细胞增多症的一部分,仅少数以肝炎为突出表现,大多病情较轻,极少发生黄疸和重症肝炎。但慢性活动性 EB 病毒感染(CAEBV)常反复或持续肝脾大,在疾病活动期最早出现肝功能异常。主要依据血清抗 EBV VCA-IgM 和血细胞 EBV DNA 阳性诊断原发性感染;根据具备淋巴细胞组织增殖性表现和 EBV 持续性感染证据(病变组织 EBER 强阳性为病理诊断的金标准)并排除其他疾病的原则诊断 CAEBV。原发感染有自限性,主要是对症支持治疗;而 CAEBV 则需要免疫抑制治疗,造血干细胞移植被认为是唯一的治愈性手段。

　　EB 病毒性肝炎(hepatitis caused by Epstein-Barr virus)是由 EB 病毒感染引起的肝脏损伤,常为原发性 EB 病毒感染所致传染性单核细胞增多症(infectious mononucleosis,IM)的一部分,仅少数病例以肝炎为主要表现,绝大多数患者恢复良好,极少数病例发生慢性活动性 EB 病毒感染而常有肝脏损伤。

【流行病学】

1. **传染源**　原发感染者为传染源,常持续或间歇从唾液中排病毒数月之久。

2. **传播途径**　接触含病毒唾液是其主要传播方式,偶经输血传播。尚无性传播和母婴传播的流行病学证据。

3. **易感人群和流行特征**　人群普遍易感,但不同地区原发感染的年龄有很大差异,发达地区多见于青少年,而发展中国家多见于幼儿期。EBV 感染呈全球性分布,成人抗 VCA IgG 阳性率为 90%~95%,我国儿童 10 岁时该抗体阳性率已达 90% 以上。

【病因和发病机制】

1. 病因 EB 病毒(Epstein-Barr virus,EBV)被正式命名为人疱疹病毒 4 型(human herpes virus 4,HHV-4),属于疱疹病毒科 γ 疱疹病毒亚科淋巴隐病毒属,有包膜,基因组为线状双股 DNA。EBV 具有使感染淋巴细胞无限增殖的能力和潜伏-活化特性。主要有两种细胞感染类型:①产毒性感染:依赖病毒 DNA 聚合酶复制,表达上百种抗原包括核抗原(nuclear antigen,NA)、膜抗原(membrane antigen,MA)、早期抗原(early antigen,EA)、病毒衣壳抗原(viral capsid antigen,VCA)及淋巴细胞检测膜抗原(lymphocyte-detected membrane antigen,LYDMA)等,感染细胞最终裂解并释放子代病毒。②持续性感染(persistent infection)或称潜伏感染:线状 DNA 分子在细胞内形成游离环化小体,在细胞 S 期利用细胞 DNA 聚合酶进行复制,可表达 6 种核蛋白(EBNA1、2、3A、3B、3C 和 LP)、3 种膜蛋白(LMP1、2A 和 2B)和 2 种小 RNA 产物(EBER1 和 EBER2),其表达产物有 4 型组合形式(EBNA1 是唯一存在于 4 种组合中的抗原)。病毒 DNA 还可以整合到细胞基因组的形式存在。在某些因素刺激下,潜伏感染可转变为产毒性感染。EBV 在外界环境中生存力弱,体外仅能感染人类和部分灵长类成熟 B 淋巴细胞,增殖缓慢。

2. 发病机制 EBV 从口咽部侵入,先在唾液腺导管、颊黏膜和咽部上皮细胞内复制,然后感染黏膜下具有 CD21 受体(或称 CR2)的成熟 B 淋巴细胞,其他存在 CD21 受体的细胞如某些 T 细胞也可被病毒感染。感染的淋巴细胞进入血液循环,至骨髓和各淋巴器官内增殖,其中约 10% 的感染淋巴细胞发生转化,成为无限增殖的淋巴母细胞。EBV 可长期潜伏在 B 细胞或鼻咽部上皮细胞内,或呈持续低水平复制状态。在慢性 EBV 感染患者,感染细胞通常仅表达持续性感染的 11 种病毒产物,但可诱导 T 细胞、自然杀伤(natural killer,NK)细胞或 B 细胞发生克隆性增生,引起淋巴细胞增殖性疾病。EBV 可引起多克隆 B 细胞(包括未感染 B 细胞)活化,产生自身抗体如嗜异性抗体、类风湿因子和一些抗细胞骨架成分抗体。自身抗体可参与血液系统异常发病机制。机体主要通过多种细胞免疫机制来抑制感染淋巴细胞的增殖,包括:①非 B 淋巴细胞,主要是 NK 细胞和细胞毒性 T 淋巴细胞(cytotoxic T

lymphocyte,CTL)诱导感染 B 细胞无限增殖能力的退化;②抑制性 T 细胞抑制 B 细胞生长和 EBV 诱导的免疫球蛋白合成;③干扰素抑制 EBV 诱导的细胞增殖和免疫球蛋白合成。病毒还刺激机体产生多种 IgA、IgM 和 IgG 型抗体,抗 VCA IgM 在感染早期出现,持续 2~3 个月;抗 VCA IgG 在 IgM 之后出现,抗 NA IgG 在恢复晚期出现,两者持续终生;抗 EA IgG 在急性晚期出现,常于感染后 6~12 个月消失。

【临床表现】

潜伏期一般为 30~50 天,在年幼儿童可较短。

1. 传染性单核细胞增多症 简称传单,为原发性 EBV 感染的典型表现。常先有 2~5 天轻症前驱表现:常见头痛、不适、乏力及畏食等,可有发热,然后出现下列典型征象:①发热-咽扁桃体炎-淋巴结肿大三联症:绝大多数都有发热,一般持续 1~2 周。约 80% 有咽扁桃体炎,约半数有白色膜状渗出,约 5% 伴有链球菌感染。90% 以上浅表淋巴结肿大,以颈部为明显。肿大淋巴结消退需时数周;少数可持续数月,甚至数年。②肝炎:30%~60% 有肝大,常为轻至中度;2%~15% 有黄疸;少数患儿出现重症肝炎样表现。一般不引起慢性肝病。③脾大:50%~70% 病例在病后 3 周内出现脾大,质柔软。④其他表现:眼睑水肿;皮疹。病程一般为 2~4 周,偶可延至数月。

2. 免疫缺陷儿童感染 包括遗传性免疫缺陷和获得性免疫缺陷者。常发生暴发性单核细胞增多症而累及肝脏,常有中至重度肝大,同时伴有中至重度脾大,常因肝衰竭、急性出血、脑膜脑炎或继发感染而危及生命,或可继发低或无免疫球蛋白血症、恶性多克隆源性淋巴瘤、再生障碍性贫血、噬血细胞综合征及慢性淋巴细胞性间质性肺炎等。

3. 慢性活动性 EBV 感染(chronic active Epstein-Barr virus infection,CAEBV) 根据临床表现可分为活动性疾病状态和非活动性疾病状态,患儿通常病情反复和迁延或者进行性加重,大多数预后不良,常于疾病活动期发生严重脏器功能损伤或继发严重感染或并发 EBV 相关性噬血细胞综合征、间质性肺炎、神经系统并发症或恶性肿瘤等而危及生命。主要诊断依据包括:①淋巴细胞组织增殖性表现:以持续性或反复发热伴有淋巴结肿大(多发、融合及质硬)和肝脾大(中至重度)为主,常有肝功能异常(在疾病活动期常最早出现)及血液系统改变包括贫血、血小板减少或全血减少,或伴黄疸,部分病例有视网膜炎、皮疹及蚊虫叮咬过敏(红斑、牛痘样水疱疹及溃疡等)等。②持续性 EBV 感染证据为具备以下任意 2 条:血清抗 VCA-IgG 和抗 EA-IgG 异常增高或伴有抗 VCA-IgA 和/或抗 EA-IgA 阳性;血清或血浆 EBV DNA 阳性(常伴有外周血单个核细胞内 EBV DNA 高载量);病变组织 EBER 强阳性(病理诊断的金标准)。③排除其他可引起类似临床表现的疾病,如自身免疫性疾病、肿瘤性疾病以及免疫缺陷性疾病等。

【实验室和辅助检查】

1. **血常规**　在起病后 1~4 周内出现典型血象改变,淋巴细胞增多≥5×10⁹/L 或≥50% 和/或异型淋巴细胞增多≥10% 或其绝对计数>1×10⁹/L,后者极具诊断意义。白细胞计数一般为(10~20)×10⁹/L。可有贫血,较常见轻度血小板减少和自限性粒细胞减少。免疫缺陷患者和 CAEBV 活动期常并发噬血细胞综合征,表现为二系或全血细胞减少。

2. **肝功能和其他检查**　40% 以上传单患儿有转氨酶轻至中度增高,通常在 2 周~2 个月内可完全恢复。少数病例有总胆红素和直接肝红素增高。急性重症肝炎样表现者还可见凝血功能障碍,如:凝血酶原时间(prothrombin time,PT)延长、凝血酶原活动度(prothrombin time activity,PTA)降低和国际标准化比值(international normalized ratio,INR)增高。

3. **超声检查**　可见肝实质光点不均,回声增强和脾脏长径和脾厚增大。

【病原学检查】

1. **特异性抗体谱**　各种血清 EBV 特异性抗体的临床意义详见表 8-4-1。

2. **病毒标志物**　用核酸杂交和 PCR 法检测唾液或口咽洗液脱落上皮、外周血单个核细胞

(peripheral blood mononuclear cells,PBMC)、血浆或血清和病变组织中 EBV DNA 是最特异的方法,还可用免疫标记法检测样本中病毒抗原,或用原位杂交法检测病变组织中 EBER。

3. **病毒分离**　利用 EBV 感染使培养 B 细胞(人脐血或外周淋巴细胞)无限增殖的特性进行病毒分离鉴定,需耗时 6~8 周。

【诊断与鉴别诊断】

1. **诊断**　遇有发热、咽扁桃体炎和淋巴结肿大三联症并有典型血象改变者应考虑传单,若出现肝大和转氨酶异常可临床诊断,根据病原学检查可确定诊断。

2. **鉴别诊断**

(1)单核细胞增多症样综合征:由 HCMV、人疱疹病毒-6、弓形虫、腺病毒、风疹病毒及 HAV 和 HBV 等感染引起,可有肝炎表现,但异型淋巴细胞增多不如传单明显,少见淋巴结肿大和脾大,主要依赖病原学检查确定病原和鉴别。

(2)病毒性肝炎:以肝炎为突出表现或为急性重症肝炎样表现者需与急性型或重型病毒性肝炎相鉴别。病毒性肝炎患者少见淋巴结肿大,通常肝损伤更为明显,主要依赖病原学检查进行鉴别。

(3)家族性噬血细胞综合征:并发噬血细胞综合征者都需排除原发性免疫缺陷病,主要通过基因检测予以鉴别与确诊。

【预防】

1. **控制传播**　集体机构内应注意环境和共享玩具的消毒处理;还应注意做好个人防护,如保持手卫生和避免接触患者唾液。原发性 EBV 感染患者在发病 6 个月以后才能献血。

2. **主动免疫**　已有 2 种 EBV 疫苗用于志愿者:表达 EBV gp350 的重组痘病毒疫苗和提纯病毒 gp350 蛋白加佐剂的亚单位疫苗,有望开发用于预防高危人群如原发性免疫缺陷病、艾滋病和

表 8-4-1　EBV 血清特异性抗体及其临床意义

抗 VCA IgM*	抗 VCA IgG	抗 EA IgG	抗 NA IgG	临床意义
+	-/+(低亲和力)	-	-	原发感染早期/急性期
+/-	+	+	-	原发感染急性晚期
弱+/-	+(低~中亲和力)	+	+	原发感染恢复晚期
-	+(高亲和力)	-	+	既往感染
-	+++	++	+	慢性活动性感染

注:*<4 岁患者该抗体水平低,消失快(通常在病后 3~4 周内消失)。

移植受者的 EBV 感染。

【治疗】

1. 支持对症治疗 急性期需卧床休息,给予对症治疗如退热、镇痛、护肝等。症状严重者,或因扁桃体肿大明显或气管旁淋巴结肿大致上气道梗阻或喘鸣,或有血液或神经系统并发症时可慎用短期常规剂量糖皮质激素(首选地塞米松)。证实继发链球菌感染时需加用敏感抗菌药物。脾大者恢复期应避免剧烈身体活动或运动,以防脾破裂;脾破裂时应紧急外科处理或非手术治疗。EBV 感染所致转氨酶增高通常可自行恢复,无需使用护肝降酶药物;转氨酶增高明显者可酌情使用甘草酸制剂和/或双环醇。

2. 抗病毒治疗 目前尚缺乏对 EBV 感染有明显疗效的抗病毒药物。更昔洛韦体外有抑制 EBV 效应,临床急性期应用可缩短热程和减轻严重的扁桃体肿胀,但尚缺乏循证的临床研究评估。可按抗 HCMV 诱导治疗方案给药,待体温正常或扁桃体肿胀明显减轻即可停药,无需维持治疗。

3. 慢性活动性 EBV 感染的治疗 目前认为,造血干细胞移植是 CAEBV 的治愈性手段。在造血干细胞移植前,如果处于疾病活动状态需应用联合化疗方案来控制病情。如果化疗期间疾病持续处于活动状态,应尽快接受造血干细胞移植。若患者表现为 EBV 相关性噬血细胞综合征,可按噬血细胞综合征的化疗方案进行治疗。国外推荐三步法治疗策略:①第一步是抑制活化的免疫细胞:泼尼松龙(prednisolone),1~2mg/(kg·d);VP-16 150mg/(m²·w);环孢素(cyclosporin),3mg/(kg·d),共 4~8 周。②第二步为清除感染的免疫细胞:可选用下列联合化疗方案:改良 CHOP 方案:环磷酰胺 750mg/m²,第 1 天;吡喃阿霉素 25mg/m²,第 1 天和第 2 天;长春新碱 2mg/m²,第 1 天;泼尼松龙 50mg/m²,第 1~5 天。Capizzi 方案:阿糖胞苷 3g/m²,每 12 小时 1 次,共 4 次;L-天冬酰胺酶 10 000U/m²,在阿糖胞苷输注 4 小时后静脉输注 1 次;泼尼松龙 30mg/m²,第 1 天和第 2 天。高剂量阿糖胞苷方案:阿糖胞苷 1.5g/m²,每 12 小时 1 次,共 12 次;泼尼松龙 30mg/m²,第 1~6 天。VPL 方案:VP-16 150mg/m²,第 1 天;泼尼松龙 30mg/m²,第 1~7 天;L-天冬酰胺酶 6 000U/m²,第 1~7 天。如果外周血 EBV 载量未降低 10 倍以上,需重复原化疗方案或采用新的化疗方案。③第三步是造血干细胞移植,以重建造血功能。

🌐 **拓展知识点**

1. **CAEBV 的诊断** 本病是一组与 EBV 持续性感染相关的淋巴细胞增殖性疾病,故其诊断要点主要包括 2 个方面:一是淋巴细胞组织增殖性表现;二是持续性 EBV 感染的证据,两者缺一不可。另外,本病具有多种多样的临床表现和后果,与某些潜在疾病(underlying diseases)相关联,故建议基因测序分析,排查免疫基因缺陷病和家族性噬血细胞综合征,并排查淋巴瘤等其他疾病。

2. **CAEBV 的治疗** 本病活动期常发生严重脏器功能损伤,或继发严重感染,或并发噬血细胞综合征或神经系统并发症等而危及生命,治疗难度大,常需联合化疗。需强调化疗方案的个体化调整,以有效控制病情活动。研发新的免疫抑制剂或化疗药物和优化更有效的联合化疗方案是未来临床研究的方向之一。对于有基因缺陷背景、病情严重且常规联合化疗效果不佳者,建议予以造血干细胞移植,以期获得长期缓解,甚至临床治愈。

(方峰)

第五节 肝脓肿

导 读

肝脓肿在儿童中是一种重要但相对不常见的感染性疾病,绝大多数的肝脓肿的病原为细菌性,儿童中最常见的是金黄色葡萄球菌、大肠埃希氏菌、克雷伯菌和某些厌氧菌,其次是阿米巴原虫和真菌。主要的易感因素是免疫功能受损、胆道疾病及腹腔感染等,典型的临床表现为发热、腹痛和肝大,部分患儿临床表现不明显,体格检查无特异性,腹部肝脏超声、CT 或 MRI 检查是诊断肝脓肿最有价值的检查手段,脓肿液的培养是诊断细菌、真菌性肝脓肿的金标准,脓肿液检出阿米巴滋养体或特异性 DNA 片段,是诊断阿米巴肝脓肿的重要依据。根据肝脓肿的不同病原,通过针对性的抗感染治疗、脓肿的穿刺引流是治疗的主要方法,有些需要外科手术治疗。

肝脓肿(liver abscess)是指由微生物侵入肝脏并在其中繁殖引起的占位性、化脓性病变。微生物可经损伤部位的血管或胆道侵入,通过血流或胆管系统进入肝脏,在儿童引起肝脓肿的病原体有阿米巴、细菌、寄生虫、真菌或混合性感染。多为单发肝脓肿,也可为多发性肝脓肿。在健康儿童中肝脓肿并不常见,通常发生在免疫功能受损的儿童中。

【流行病学】

肝脓肿在儿童中是一种重要但相对不常见的疾病,世界各地的发病率和流行程度不同,与医疗技术水平不同也有很大的关系。不同国家地区儿童肝脓肿的病原微生物有所不同,细菌性肝脓肿是儿童肝脓肿的主要原因,其次是阿米巴原虫和真菌。儿童细菌性肝脓肿在美国儿科住院患者发病率为 25/10 万,印度 12 岁以下儿童为 79/10 万,在西非的科特迪瓦为 400/10 万,中国内地报告的成人的年发病率约(1.1~5.4)/10 万。

关于儿童阿米巴肝脓肿的发病率报道很少,一项越南中部的报告人群中阿米巴肝脓肿的年发病率为 21/10 万,其中儿童只占有 5%。

【病因和发病机制】

1. **病原体特点**　儿童肝脓肿中绝大多数为细菌性肝脓肿,其次是阿米巴肝脓肿。在世界范围内,从肝脓肿分离出的儿童中最常见的病原体是金黄色葡萄球菌,其次分离出常见的细菌为革兰氏阴性肠道细菌(大肠埃希菌、克雷伯菌和肠杆菌)和厌氧菌,布鲁氏菌病、伤寒、猫抓病和类鼻疽病,在少见情况下也可形成肝脓肿。播撒性真菌感染,常见白念珠菌,引起真菌性肝脓肿,结核性肝脓肿较罕见。

2. **易感因素**

(1)肝脓肿更易发生在免疫功能低下的儿童,常见于严重慢性疾病、蛋白质缺乏的营养不良、粒细胞功能障碍、镰状细胞病和原发性或获得性免疫抑制的儿童。

在原发性免疫缺陷的儿童,尤其是慢性肉芽肿病(chronic granulomatous disease,CGD)儿童,吞噬细胞功能紊乱、中性粒细胞减少症易发展成肝脓肿;遗传性血红蛋白沉着症(hereditary hemochromatosis,HH),小肠结肠耶尔森菌感染引起多发性肝脓肿。C1 补体缺陷儿童出现感染和肝脏肿。高免疫球蛋白 E 综合征与累及肝脏等多器官的反复脓肿有关。与化脓性肝脓肿相关的一种罕见的常染色体隐性遗传病,如掌跖角化-牙周破坏综合征(Papillon-Lefevre syndrome),以掌跖角化病和牙周炎为特征。

在继发性免疫功能低下的儿童,如肝移植是肝脓肿发生的危险因素,尤其是存在有肝动脉血栓形成时。在白血病儿童,特别是有中性粒细胞减少时,引起播撒性真菌感染,可导致肝微脓肿或巨大肝脓肿的形成。

(2)当寄生虫感染,内脏幼虫移行经过肝脏时是儿童细菌性肝脓肿的易感因素。寄生虫感染刺激 T2 免疫和抑制 T1 效应,从而降低了吞噬细胞杀灭微生物的活性。此外,肝内寄生虫的幼虫和虫卵引起肝脏肉芽肿形成,诱捕细菌,促进细菌在局部繁殖,形成细菌性肝脓肿。

(3)儿童胆道系统的疾病,如先天性胆道狭窄等解剖结构异常导致胆汁流动受阻,新生儿及婴儿胆道闭锁的肝门肠吻合术后常见的并发症胆管炎,蛔虫病流行地区的胆道蛔虫病等,均与胆管炎和肝脓肿的发生相关。儿童胆总管囊肿易发生复发性胆管炎及肝脓肿;先天性肝纤维化可诱发胆管炎和肝脓肿。

(4)肝脏损伤:局部外伤,特别是腹部外伤,可通过直接肝脏损伤或由于机体的损伤,为其他部位的微生物生长繁殖提供栖息地,导致肝脓肿。门静脉置管可发生门静脉脓毒症和肝脓肿。

3. **病原进入肝脏的途径**

(1)全身菌血症是儿童肝脓肿最常见的来源,儿童肝脏血供丰富,当血流感染时,细菌通过血液循环,经肝动脉血行播散到肝脏可形成数个小脓肿,均匀分布在肝的两叶。如咽后或扁桃体周围脓肿相关的厌氧菌血症可能是厌氧菌肝脓肿的来源。皮肤感染在儿童中较为常见,很多儿童化脓性肝脓肿的病例报道中,与皮肤感染有高度的相关性,主要致病菌为金黄色葡萄球菌。

（2）细菌经门静脉系统到达肝脏。腹腔内感染可导致门静脉炎症和菌血症,如阑尾炎、憩室炎、直肠周围脓肿、局部肠炎、溃疡性结肠炎和脐炎都可将脓毒性栓塞释放,通过门静脉及其分支进入肝脏。化脓性肝脓肿可能是少见的消化道异物的并发症。通过门静脉系统炎症导致的肝脓肿,最容易形成单个脓肿。

当肠道内的阿米巴滋养体穿透结肠黏膜侵袭肠壁血管,随门静脉系统侵入肝脏,可引起阿米巴性肝脓肿。

（3）胆道系统是化脓性肝脓肿的重要来源。肠道的病原体逆行通过胆管,进入肝脏。肠道细菌易因诸多因素如肠黏膜屏障的损伤、肠道菌群失调、胆汁淤积等,造成肠道微生物迁移,可通过胆道系统迁移至肝内,定植并大量繁殖,引起胆管炎和/或肝脓肿发生。经胆道系统来源的细菌多为肠道细菌,如大肠埃希菌、阴沟肠杆菌、铜绿假单胞菌、肺炎克雷伯菌等。当胆道是肝脓肿的来源时,多为多个脓肿。

（4）相邻组织、器官炎症继发肝脓肿,如局部皮肤感染、胰腺炎、胃穿孔或十二指肠溃疡、阑尾炎穿孔等。

（5）隐源性感染:有部分肝脓肿感染来源不清,称为隐源性肝脓肿。

总之,肝脓肿的病原微生物可通过血流进入肝血窦成为肝脓肿形成的病灶;还可经非渗透性肝损伤,引起局部肝坏死、出血和胆汁漏,从而为微生物的生长繁殖提供了合适的环境。

【临床表现】

不管是何种病原体所致的肝脓肿,在儿童常见的临床特征为发热、腹痛(尤其是右上腹)和肝大。

1. 发热及全身症状

（1）发热:发热是儿童肝脓肿最常见的症状,但阿米巴性肝脓肿可以无发热表现,新生儿化脓性肝脓肿时通常不发热。有时肝脓肿患儿可仅表现为单纯发热,而其他临床表现不明显。

（2）非特异性表现:常有一些非特异性的消化道症状如恶心、呕吐、疲劳不适、畏食、虚弱、贫血,可持续数周。可有腹部不适或胸痛、体重减轻和腹泻,少数患儿可有黄疸。

2. 腹痛　典型的腹部症状为右上腹痛,但很多患儿常伴有隐约的右上腹不适或疼痛感。还可由于膈下刺激或胸膜肺扩散可导致右侧胸痛、右肩疼痛和/或刺激性咳嗽。有些病例可能会出现并发症,如暴发性脓毒症或由于脓肿破裂或感染转移致腹水感染引起急腹症,表现为全腹痛。

健康儿童有不明原因腹痛及发热史,提示要进行化脓性肝脓肿的进一步的检查。

3. 肝大　约有 40%~80% 的患儿有肝大,右上腹的压痛常很轻微,很少情况下能扪及右上腹包块。当脓肿靠近膈肌,可有右侧膈肌抬高或固定、反应性胸腔积液等。

4. 肝脓肿的位置和数量

（1）大多数儿童肝脓肿(约占 2/3)为单个脓肿,通常表现为隐匿性,可亚急性、慢性起病;部分可有多发性脓肿,常急性起病。在阿米巴性肝脓肿中,大多数患儿亚急性起病。

（2）肝脓肿最常位于肝右叶,约占 2/3,其次是肝左叶和累及双叶。

5. 并发症　肝脓肿有多种多样并发症,可溃破入胸腔,引起肺脓肿或胸膜炎;可溃破入心包,导致致死性心包炎;可溃破入腹腔,导致膈下脓肿、腹膜炎等。

【辅助检查】

1. 血常规及肝生化检查　可显示贫血、白细胞增多和 C 反应蛋白(C reaction protein,CRP)、降钙素原(procalcitonin,PCT)及其他炎症因子等炎症指标的升高。肝生化指标的改变常反映了肝脏潜在的损害,在大多数病例中,转氨酶浓度正常或轻度升高。当脓肿继发于胆道梗阻时,碱性磷酸酶(alkaline phosphatase,ALP)和胆红素浓度常升高。

2. 影像学检查　影像学成像技术,如腹部超声和计算机断层扫描(CT),是显示占位性病变和确定有无肝脓肿的有用工具。对于临床上疑似肝脓肿,提示要进行化脓性肝脓肿的进一步的检查。

（1）腹部超声检查:超声检查因快速、无创、经济和可重复性强,常作为肝脓肿检查的首选。应对所有怀疑肝脓肿的患儿均应进行超声检查,超声可显示脓肿大小、位置及深度等,可用于诊断,并引导介入穿刺治疗。典型的肝脓肿超声显示脓肿呈现圆形或椭圆形低回声改变,可能有不均匀的回声,多数可显示薄的或不规则的清晰脓肿壁。然而,当儿童配合不佳时,超声检查可能会漏诊非常小的脓肿或膈下脓肿。

（2）腹部对比增强计算机断层扫描(contrast-enhanced computed tomography,CECT)检查:CT扫描可发现直径约1cm的小脓肿,可确定脓肿的位置并确定脓肿中是否有气体,可用于肝脓肿的诊断及引导介入穿刺引流治疗。CECT对肝脓肿的检测灵敏度高于腹部超声检查。典型的CECT表现为单个或多个圆形或卵圆形密度不均的低密度病灶,边缘呈现密度不规则增高的强化(图8-5-1 A、B)。

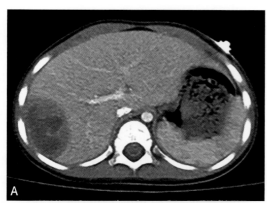
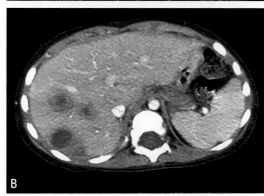

图8-5-1　肝脓肿CECT图像
A. 单个肝脓肿;B. 多发肝脓肿

（3）腹部磁共振成像(magnetic resonance imaging,MRI)检查:MRI具有多序列成像及功能成像的优势,有较高的软组织对比度,能较敏感地反映肝组织充血、水肿、坏死、液化、脓腔及脓壁形成等多种病理特征。肝脓肿的MRI表现呈现为T₁加权像上低信号,T₂加权像上高信号,典型的在T₂加权成像上可见周围炎性水肿带和脓肿壁呈等高信号环,增强MRI有助于脓肿病灶与其他肝局灶性病变相鉴别。

（4）放射性核素(radionuclide,RN)肝胆显像检查:在肝脓肿时,可显示为局限性放射性稀疏或缺损,但不能鉴别是肝内占位性病变或肝内其他病变,对确定肝脓肿的诊断,放射性核素扫描的作用有限。

3. 病原学检查

（1）脓液性质及检查:化脓性肝脓肿穿刺抽吸物常为脓性、恶臭,特别是厌氧菌感染;阿米巴性肝脓肿穿刺抽吸物常为浓稠的、无气味、巧克力色,类似"鱼酱"。

抽吸的脓液涂片在显微镜下,观察到真菌菌体和菌丝,可确诊为真菌性肝脓肿。脓液涂片查找到阿米巴滋养体,可确诊为阿米巴性肝脓肿,但由于阿米巴滋养体常位于脓肿壁,从脓肿吸取的脓液中有时很难查到滋养体。

（2）培养:血培养是化脓性肝脓肿诊断的重要辅助手段,对任何临床上怀疑肝脓肿的患者均应进行血培养(包括需氧菌和厌氧菌培养),如果患儿病情允许,应在使用抗生素治疗之前进行血标本采集,一般来说,多发性肝脓肿患儿血培养的阳性率比单发脓肿的高。但血液培养不如抽吸脓液培养的敏感性高,超声或CT引导下穿刺抽取的脓液样本培养(包括需氧菌、厌氧菌、真菌)是诊断细菌性、真菌性肝脓肿的金标准。

（3）核酸及基因检测:采用PCR法检测脓液、血液中阿米巴原虫特异性DNA片段,可作为诊断依据。

对于血或脓液培养阴性的肝脓肿,可采取宏基因组测序(metagenomics next-generation sequencing,mNGS)技术检测致病微生物基因,协助诊断。

（4）免疫学检查:对于阿米巴性肝脓肿可通过血清溶组织内阿米巴滋养体的特异性抗原,即半乳糖和N-乙酰半乳糖胺检测,协助诊断。

【诊断】

肝脓肿的临床表现是非特异性的。对这种疾病的高度怀疑和认识是确定诊断的必要条件。详细采集病史包括相关的流行病学史,过去史中如果有腹部手术史、外伤史、皮肤感染史等,有助于确定病因相关的易感因素。对疑似肝脓肿时,选择腹部超声、CT 或 MRI 检查,以确定肝脓肿,要进一步完善病原学检测,确定病原学的诊断。诊断依据为:

1. 超声、CT 或 MRI 扫描显示占位性病变,是确定有无肝脓肿的主要手段。

2. 肝脓肿的病因诊断通常是通过多种诊断方法,包括血液/脓肿分泌物培养,病原核酸及基因检测,阿米巴原虫的血清学检测等。采用脓肿内容物的分子检测是诊断阿米巴肝脓肿的可靠方法。

【鉴别诊断】

主要与肝脏占位性病变进行鉴别。

1. **肝血管瘤**　临床多无症状,常在腹部影像学检查时偶然发现,可通过超声、CT、MRI 协助鉴别。

2. **原发性肝癌**　临床表现为发热、消瘦、右上腹痛及肝大等酷似阿米巴肝脓肿。可通过血甲胎蛋白定量、腹部超声、CT、MRI、放射性核素肝区扫描、选择性肝动脉造影等进行鉴别,还可通过肝穿刺或腹腔镜肝活检,进行病理检查确定诊断。

3. **肝包虫病**　又称肝棘球蚴病,患儿来自棘球蚴流行区,有羊或狗的接触史,超声检查具有特征性改变,囊肿与正常组织界限分明,外壁光滑,内壁回声不规整等,腹部 X 线检查、CT 扫描或 MRI 检查也可见肝棘球蚴病的基本特征改变,囊性病灶组织检出棘球蚴囊壁、碎片和原头节可确诊。

4. **肝囊肿**　可长期存在,无临床症状,影像检查可鉴别。

【治疗】

对已确诊或疑似肝脓肿诊断的患儿,需对病情及全身情况进行评估,对危重症合并器官功能障碍者,应积极救治并保护脏器功能,治疗包括抗生素治疗、穿刺引流及外科手术治疗。

1. **抗生素治疗**　一旦作出肝脓肿的诊断,就应该启动抗生素治疗。对于肝脓肿最初抗生素的选择是基于患儿的易感因素、肝脓肿的可能来源及临床表现特点,尽可能全面覆盖肝脓肿常见致病菌,根据抗生素药敏结果及治疗反应重新评估,及时调整抗生素的治疗方案。如怀疑是血源感染或宿主有免疫缺陷疾病,金黄色葡萄球菌、链球菌的可能性更大。胆道疾病,更常与革兰氏阴性需氧菌、厌氧菌有关。白血病及中性粒细胞减少,应注意侵袭性真菌感染如假丝酵母菌病或假丝酵母

菌菌血症。

抗葡萄球菌药物(耐青霉素酶的青霉素,如奈福西林)、抗革兰氏阴性杆菌(广谱的头孢菌素,如头孢噻肟、头孢曲松或头孢吡肟)与抗厌氧菌和抗阿米巴药物(如甲硝唑)相结合是较好的初始选择;真菌性肝脓肿(侵袭性假丝酵母菌病或假丝酵母菌菌血症),经验性抗真菌治疗包括卡泊芬净、米卡芬净、氟康唑等。细菌性肝脓肿抗生素应用的最佳持续时间和给药途径尚未确定。一般来说,为 2~3 周的静脉抗生素治疗,然后续贯适当的口服治疗,总疗程至少 4 周。真菌性肝脓肿抗真菌治疗疗程更长。

2. **穿刺引流**　超声或 CT 引导下经皮肝脓肿穿刺引流是细菌性肝脓肿治疗的重要方法,其适应证包括以下几条:

(1)液化成熟的肝脓肿或者临床表现或超声检查提示脓肿有扩大。

(2)脓肿体积大,有自发性破裂的危险,特别是左叶肝脓肿。

(3)抗生素治疗 48~72 小时后,无临床反应,并有持续败血症的迹象。

(4)肝功能损害进一步加剧,出现肝衰竭的迹象。

引流可采用非手术方法,如经皮针抽吸(percutaneous needle aspiration,PNA)或经皮置管引流(percutaneous catheter drainage,PCD)。当脓肿直径>3cm 的脓肿首选 PCD。

单纯阿米巴原虫所致的较小的肝脓肿一般不需要常规抽吸引流,可单独使用抗阿米巴治疗。对于哪种类型的细菌性肝脓肿可只接受抗生素治疗尚不确定,有研究建议,<3cm 的肝脓肿可单独使用抗生素治疗。

3. **外科手术治疗**　包括开放手术(open surgery,OS)和腹腔镜引流(laparoscopic drainage,LD)。出现以下情况时,要进行外科手术治疗:

(1)脓肿有高度破溃风险,或破溃形成腹膜炎、胸膜炎。

(2)合并胆道疾病、腹腔疾病需手术治疗。

(3)经规范的药物及介入治疗(经皮穿刺置管引流 7 天)病情无明显改善者。

(4)厚壁脓肿或含有黏稠脓液致引流不畅或堵塞引流管,或经皮引流失败的患者。

(5)多发性或多腔脓肿。

近年来,随着儿童原发性免疫缺陷病、先天性肝胆疾病等疾病的临床检出率增加,恶性肿瘤、长期使用免疫抑制剂等患儿增多,临床上腹腔及肝胆的有创操作增多,儿童肝脓肿的发病率也在增多,并且儿童肝脓肿的病原体和临床表现也发生了变化,同时由于耐药菌株的产生,给临床上对儿童肝脓肿的诊治带来了新的挑战。

肺炎克雷伯菌肝脓肿:近年来肺炎克雷伯菌引起儿童肝脓肿的报告病例数不断增加,这些侵袭性感染称为高毒力肺炎克雷伯菌感染(hypervirulent *K. pneumoniae* infections,HVKp),其为K1/K2血清型肺炎克雷伯菌,它含有一些毒力相关的基因,如 *rmpA*、*iroBCDN*、*iucABCD* 和 *iutA*,并使细菌能够抵抗机体吞噬作用和细胞内杀伤作用,常出现更严重的并发症,包括菌血症、脓毒症休克伴器官衰竭和转移性病灶感染(如眼内炎、脑膜炎和坏死性筋膜炎),预后不良,需要立即进行积极的治疗。

(万朝敏)

第六节　非酒精性脂肪性肝病

导　读

非酒精性脂肪性肝病(NAFLD)是我国最常见的慢性肝脏疾病,在儿童中的发病率显著升高,多发生于肥胖及超重儿童。大多数 NAFLD 患儿无症状,少数可有乏力、腹部不适、肝区隐痛、肝脾大等非特异性症状及体征。肝活组织病理学检查是 NAFLD 诊断和分型的金标准。改变生活方式是儿童 NAFLD 的一线干预方案,目前没有针对儿童 NAFLD 的特效药,可根据病情选择一些药物控制代谢危险因素及治疗合并症,减肥手术不作为儿童 NAFLD 的常规治疗方案,要严格掌握手术指征。

儿童非酒精性脂肪性肝病(nonalcoholic fatty liver disease,NAFLD)是指 18 周岁以下的儿童及青少年肝脏慢性脂肪变性,累及 5% 以上肝脏细胞,并除外饮酒和其他明确致病因素所致的肝脏慢性脂肪沉积的临床病理综合征,是与胰岛素抵抗和遗传易感性密切相关的代谢应激性肝损伤。其疾病谱包括非酒精性单纯性脂肪肝(nonalcoholic fatty liver,NAFL)、非酒精性脂肪性肝炎(nonalcoholic steatohepatitis,NASH)及其相关肝纤维化和肝硬化。

【流行病学】

近年来,NAFLD 已超越乙型肝炎成为我国最常见的肝脏疾病。美国儿童 NAFLD 患病率为 3%~11%,亚洲及中国儿童的 NAFLD 患病率分别为 6.3% 和 3.4%。而在肥胖及超重儿童中 NAFLD 患病率显著增高,为 50%~80%。大多数患者在 9 岁后确诊,但一些病例报告称 NAFLD 儿童患者的年龄低至 2 岁,且最早在 8 岁即发生肝硬化。

【病因和发病机制】

NAFLD 是一个复杂的代谢相关疾病,其发病机制至今尚未完全明确。NAFLD 的早期发病机制广泛使用“二次打击”学说描述,在疾病发作时,“第一次打击”被认为是胰岛素抵抗,主要涉及肝细胞中脂肪酸和甘油三酯代谢的失衡,从而导致肝脂肪变性。随后,出现“第二次打击”,包括炎性细胞因子、脂质过氧化、线粒体功能障碍和氧化应激,其中以氧化应激反应为主要影响因素。由于 NAFLD 更容易受到“二次打击”,坏死性炎症和纤维化的影响会加重并最终导致肝硬化。由于 NAFLD 发生、发展的复杂性,目前很多学者将该病的发病机制从“二次打击”转为“多重打击”,即肥胖、胰岛素抵抗、线粒体功能障碍、肠道菌群失调、遗传因素等共同参与 NAFLD 的发生和发展。

1. 肥胖　肥胖在 NAFLD 的初始及进展阶段均发挥作用。在肥胖中观察到高脂肪和高碳水化合物饮食引起的脂毒性和糖毒性可通过线粒体缺陷、内质网应激和氧化应激等病理生理机制参与 NAFLD 的发展。在肥胖状态下，肝细胞以甘油三酯的形式储存额外的脂质，存在功能不全或胰岛素抵抗的脂肪细胞释放的游离脂肪酸可导致脂毒性；由甘油三酯衍生的有毒代谢产物异位积聚，激活炎症通路、细胞功能障碍和脂肪凋亡，进而造成 NASH。此外，肥胖还可通过脂肪因子（如瘦素、脂联素）、脂肪组织产生的激素影响肝脏，推动 NAFLD 发展；在此过程中，免疫细胞产生的细胞因子与脂肪因子相互作用，可能促进了肝脏炎症和纤维化进展。

2. 胰岛素抵抗　胰岛素抵抗是指各种原因使胰岛素促进葡萄糖摄取和利用率下降，从而不能使血糖维持在正常水平，机体为供能，脂质合成增加，同时对脂肪酸分解抑制作用减弱，引起肝脏内甘油三酯聚集过多，是发生 NAFLD 的主要原因。NAFLD 与胰岛素抵抗是共同存在的，引起胰岛素抵抗的相关因素也会对 NAFLD 产生影响，胰岛素抵抗会导致葡萄糖的利用率降低，机体通过分解脂肪来保证机体能量供应。此外，胰岛素还可以增加脂肪酶活性，从而导致脂肪组织摄取甘油三酯的能力增加，促使脂肪在肝脏贮存，引起脂肪肝。脂类物质沉积过多，会进一步加重胰岛素抵抗，它们之间是相互影响、相互促进的过程。

3. 线粒体功能障碍　线粒体功能失调对 NAFLD 的发生产生重要影响，NAFLD 患者由于肝细胞内游离脂肪酸聚集过多，会引起线粒体微结构肿胀、线粒体功能失调从而导致 β 氧化受损，改变内质网膜的通透性，会引起活性氧（reactive oxygen species，ROS）生成增多，ATP 生成减少。ROS 是一种具有较强活性的产物，包括氧自由基、氧自由基衍生物，ROS 会触发未折叠蛋白反应（unfolded protein response，UPR），UPR 可以介导三种信号通路，主要是肌醇需求酶 1（inositol-requiring enzyme 1，IRE1）、蛋白激酶 RNA 样内质网激酶（protein kinase RNA-like endoplasmic reticulum kinase，PERK）、转录激活因子 6（activating transcription factor 6，ATF6），从而导致肝细胞内大量脂质聚集，产生氧化应激反应及肿瘤坏死因子 α（tumor necrosis factor α，TNF-α）、白介素 6（interleukin 6，IL-6）、IL-8 等炎症因子生成过多，加重肝细胞的炎症反应，从而发生 NAFLD。

4. 肠道菌群紊乱　肠道菌群紊乱在 NAFLD 的发病中有重要的作用，肠道细菌主要通过肠肝循环经门静脉入肝，会导致肝脏发生病变、导致炎症的发生。进行高脂饮食或高果糖饮食、大量抗生素的使用和遗传因素等会破坏这个平衡状态，导致肠道菌群紊乱。肠道菌群紊乱可以导致肠道黏膜通透性改变，肠道黏膜通透性增加，肠道菌群及其内毒素通过肠-肝轴经门静脉进入血液循环，通过肠肝循环到达肝脏与肝细胞的 Toll 样受体 4（toll-like receptors 4，TLR4）结合，产生炎症反应，导致肝脏发生炎症坏死。此外，肠道内的细菌、致病菌能够产生具有促炎症作用的代谢产物，这些产物进入血液通过肠肝循环经门静脉进入肝脏，干扰胆汁酸代谢，导致肝细胞发生变性、炎症坏死。肠道菌群和胆汁酸代谢相互影响，然而不同的菌群影响的作用不一致，如肠道中的变形杆菌和拟杆菌会减少胆汁酸的合成，加重炎症反应，而放线菌等会增加胆汁酸的合成，减轻炎症反应，减轻肝细胞的损害，胆汁酸的正常代谢在维持肠道菌群平衡中起着至关重要的作用。

5. 遗传因素　有研究发现，多数的脂肪性肝病发生与基因等有关，比如 *PNPLA3 I148M*、*MBOAT7*、*TM6SF2* 等基因与 NAFLD 的发生密切相关，但这三种基因引起 NAFLD 的机制有所差别，如 *PNPLA3 I148M* 基因会使甘油三酯分解减少，导致甘油三酯在肝细胞内聚集过多，加快 NAFLD 的病情进展，产生炎症反应。*MBOAT7* 也可引起肝脏脂肪含量的增加，但是它主要是因为影响了肝磷脂酰肌醇链的重构，而导致了 NAFLD 的发生，也会加重 NAFLD 向肝细胞癌进展产生严重后果，而 *TM6SF2* 主要是增加低密度脂蛋白的沉积而引起肝细胞发生脂肪变性而导致 NAFLD。现在有研究认为 NAFLD 的发病不仅与基因关联，调控基因表达方式的表观遗传学也与 NAFLD 的发生有密切关联，如 miRNA 等参加了胰岛素抵抗等过程，对 NAFLD 的产生有影响。

【临床表现】

大多数 NAFLD 患者无症状。少数儿童可能诉右上腹痛，或腹部不适和乏力等非特异性症状。多数儿童合并超重或肥胖（向心性肥胖）。NAFLD

儿童和青少年患者很少出现终末期肝病的征象,如肝掌、蜘蛛痣、肌肉萎缩、黄疸或脑病,因为很少在儿童期进展为失代偿性肝硬化。

体格检查常发现黑棘皮病,表明 NAFLD 与胰岛素抵抗/2 型糖尿病相关,可能出现肝大和/或脾大。

【辅助检查】

1. **生化指标** 丙氨酸氨基转移酶(alanine aminotransferase,ALT)是筛查 NAFLD 的首选生化指标。ALT 实验室正常值上限为 40U/L,将 ALT 值>实验室正常值上限的 1.5 倍(60U/L)并持续 3 个月以上作为 NAFLD 的诊断标准,而 ALT>80U/L 者更容易进展为 NASH。天冬氨酸氨基转移酶(aspartate aminotransferase,AST)、γ-谷氨酰转肽酶(γ-glutamyl transpeptidase,γ-GT)和胆汁酸一般不作为 NAFLD 筛查指标,但 AST/ALT 比值>1、持续高水平 γ-GT 和胆汁酸可作为 NAFLD 进展为 NASH 的预测指标。

2. **影像学检查**

(1)腹部超声,具备以下 3 项中 2 项者即可诊断为弥漫性脂肪肝:①肝脏近场回声弥漫性增强,强于肾脏回声;②肝内管道结构显示不清;③肝脏远场回声逐渐衰减。

(2)CT 检查:肝脏密度普遍降低,CT 肝/脾密度值之比<1.0(肝/脾 CT 密度值≤0.5 为重度,>0.5 且≤0.7 为中度,>0.7 且<1.0 为轻度脂肪肝)(图 8-6-1)。

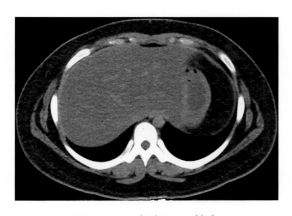

图 8-6-1 脂肪肝 CT 检查

(3)MRI 检查:MRI 检查无辐射、准确性高,氢质子磁共振波谱可定量检测肝内脂肪含量,具有安全、定量、敏感和准确的优势,但因费用高及技术普及面窄而不常规推荐。

3. **组织学检查** 肝脏细胞脂肪变性>5% 是儿童 NAFLD 最低组织学诊断标准,但儿童 NASH 肝汇管区病变常较小叶内严重。NAFL:肝脏细胞脂肪变性,无脂肪性肝炎表现,伴或不伴肝纤维化。NASH:肝脏细胞脂肪变性伴炎症改变,伴或不伴肝细胞气球样变及纤维化。NAFLD 伴纤维化:NAFL 或 NASH 伴门静脉、门静脉周围、窦周或桥接样纤维化。

常规进行 NAFLD 活动度积分(NAFLD activity score,NAS)和肝纤维化分期。

(1)NAS 由 3 部分组成:①肝细胞脂肪变性:0~3 分,分别为<5%、5%~<33%、33%~<66%、≥66%(图 8-6-2)。②小叶内炎症(20 倍镜下计数坏死灶):0~3 分,分别为无、<2 个、2~4 个、>4 个。③肝细胞气球样变:0~2 分,分别为无、少见、多见。总分 8 分,0~2 分可排除 NASH,3~4 分为 NASH 可能,5~8 分可诊断 NASH。

(2)肝纤维化分期(0~4):0,无纤维化;1a,肝腺泡 3 区轻度窦周纤维化;1b,肝腺泡 3 区中度窦周纤维化;1c,仅有门脉周围纤维化;2,腺泡 3 区窦周纤维化合并门脉周围纤维化;3,桥接纤维化;4,高度可疑或确诊肝硬化。

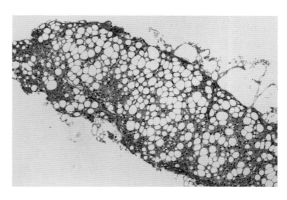

图 8-6-2 肝细胞脂肪变性

【诊断】

NAFLD 临床诊断标准需符合以下 1~5 项,和 6 或 7 中任何 1 项:

1. 年龄在 18 周岁以下,无饮酒史或饮酒折合乙醇量男性<140g/周,女性<70g/周。

2. 除外其他可导致脂肪肝的特定病因。

3. 原发疾病临床表现外,部分患者可伴有乏力、消化不良、肝区隐痛、肝脾大等非特异性症状及体征。

4. 可有超重、肥胖(向心性肥胖)、空腹血糖升高、脂代谢紊乱、高血压等代谢综合征。

5. ALT升高大于正常值上限的1.5倍(60U/L)并持续3个月以上。

6. 肝脏影像学表现符合弥漫性脂肪肝诊断标准。

7. 肝活检组织学改变符合脂肪性肝病的病理学诊断标准。

【鉴别诊断】

1. 病毒性肝炎　病毒感染如巨细胞病毒、EB病毒等嗜肝病毒及甲肝、乙肝、丙肝、戊肝等肝炎病毒感染可引起肝功能异常。可通过相关病毒检测明确诊断。

2. 药物或毒物性肝损伤　长期服用非甾体抗炎药、抗结核药或接触毒物等可引起肝损伤。可通过询问病史及完善药物及毒物筛查明确诊断。

3. 遗传代谢性疾病　微量元素代谢障碍如铜代谢异常,即肝豆状核变性,糖代谢障碍如半乳糖血症、遗传性果糖不耐受症、糖原贮积症等,氨基酸代谢障碍如希特林蛋白缺乏症等,脂类代谢异常如尼曼-皮克病、戈谢病等均可引起肝脏损害。可通过完善血清铜蓝蛋白、24小时尿铜、血尿代谢筛查及肝活检确诊。

4. 自身免疫性肝炎　是一种因机体免疫调节紊乱所致的肝脏进展性炎性改变,以血清自身抗体阳性、IgG和/或γ-球蛋白水平升高及界面性肝炎为主要特点。可结合病史、血清中自身抗体的改变和肝组织学改变进行诊断。

【治疗】

治疗首要目标是控制体重、改善胰岛素抵抗、防治代谢综合征及其相关终末期器官病变;次要目标是减轻肝脏脂肪变性,避免NASH的发生及肝病进展,预防或减少肝硬化、肝癌等发生。

1. 改变生活方式　加强健康宣教,改变生活方式,是儿童NAFLD的一线干预方案。改变饮食组分,避免高脂高糖饮食,控制碳水化合物、限制饱和脂肪酸、反式脂肪酸、胆固醇以及富含果糖的果汁和饮料的摄入,增加食物中黏性纤维、植物固醇(脂)的含量。培养儿童长期有规律的运动习惯,运动方式建议选择既增加能量消耗又容易坚持的有氧运动项目,如跳绳、游泳、打球、慢跑、快走、上下楼梯、骑自行车、登山等;也可采用力量运动和柔韧性训练,力量训练如哑铃、杠铃、沙袋及机械等,柔韧性训练包括各种伸展性活动。坚持每天不少于30~60分钟中等强度的运动,每周至少5天,减少静态活动时间,看电视、玩手机和/或电脑时间每周不超过2小时。

2. 药物治疗　目前没有针对儿童NAFLD疗效确切的药物,可根据临床需要采用相关药物治疗代谢危险因素及合并症。

(1)预防及减轻肝脏脂肪变性及纤维化:

1)二甲双胍:10周岁以上NAFLD伴糖尿病前期表现者,经3个月生活方式干预仍不能改善;10岁以上伴有2型糖尿病或糖尿病前期合并任一危险因素如高血压、高三酰甘油、低高密度脂蛋白胆固醇、糖化血红蛋白>6%或一级亲属有糖尿病的患儿,应立即给予二甲双胍治疗。剂量:500mg/次,2~3次/d,总量不超过2 000mg/d。疗效:二甲双胍可增加胰岛素敏感性,对儿童代谢综合征及NAFLD有一定疗效,但对NAFLD儿童ALT水平及肝脏组织学改善仍存在争议。注意事项:肝肾功能不全(转氨酶升高3倍以上)、严重感染、重大手术或放射检查使用碘化造影剂时禁用。

2)维生素E:对组织学明确为NASH的患儿推荐3~6个月中等剂量维生素E(800U/d)治疗。疗效:维生素E具有抗氧化作用,可明显减轻NASH及疑似NASH的炎症情况。注意事项:长期维生素E治疗的安全性尚存在争议,成人研究显示,长期大剂量补充维生素E可增加疾病总体病死率及前列腺癌发生的风险。

3)护肝药:对儿童NAFLD伴肝功能异常或经组织学证实为NASH者根据疾病活动度及病期合理选择护肝药物,如复方甘草酸苷片、多烯磷脂酰胆碱、水飞蓟素、葫芦素片以及熊去氧胆酸等药物治疗。

(2)针对肥胖及高脂血症的治疗:

1)减肥药:奥利司他、西布曲明,分别可用于12岁及16岁以上儿童,但由于药物副作用及缺少儿童用药经验,不常规推荐使用。

2)他汀类药物:对于轻中度血脂异常患儿可通过饮食改变达到降脂目的,用药指征包括:10周岁以上的儿童,经饮食干预6个月~1年无效,低密度脂蛋白胆固醇≥4.94mmol/L(1 900mg/L)或者≥4.16mmol/L(1 600mg/L)并伴有以下问题:①确切的早发冠心病家族史(55岁以前);②同时存在 2 个或 2 个以上的冠心病危险因素［早发冠心病、脑血管意外或突发外周血管疾病的家族史、吸烟、高血压、肥胖、糖尿病、缺乏锻炼、高密度脂蛋白胆固醇<0.91mmol/L（350mg/L）］，建议使用低剂量他汀类药物，尽量将低密度脂蛋白胆固醇水平控制在 3.36mmol/L（1 300mg/L）以内。疗效：他汀类药物可用于降低甘油三酯，改善 NAFLD 肝脏酶学指标并降低心血管疾病发生率。注意事项：用药过程中密切随访有无肌痛症状及转氨酶、肌酸激酶、血脂等生化指标，根据血脂水平调整药物用量。

（3）益生菌：益生菌用于儿童 NAFLD 的治疗近年来也得到广泛关注，研究显示益生菌不仅可有效降低 NAFLD 患儿 ALT 水平，还可减轻 NAFLD 胰岛素抵抗、肝脏脂肪沉积和氧化应激损伤，但尚处于临床研究阶段。

3. 手术治疗 减肥手术在治疗成人重度肥胖、改善 NASH 严重程度中取得了显著效果，但用于儿童减肥及改善肥胖相关合并症的治疗经验较少。因此，减肥手术不作为儿童 NAFLD 的常规治疗方案，对重度肥胖（BMI≥35kg/m²）的 NAFLD 且合并 2 型糖尿病、严重睡眠呼吸暂停及高血压等患儿可考虑减肥手术治疗。肝移植主要用于 NASH 相关终末期肝病及部分隐源性肝硬化肝功能失代偿患儿的治疗，术前需筛查代谢情况，BMI≥40kg/m² 为手术禁忌。成人研究显示肝移植术后复发率高，目前缺乏儿童 NAFLD 肝移植治疗经验。

拓展知识点

1. 治疗难点 针对 NAFLD 的治疗，首先应该推荐减体重、饮食控制和运动等生活方式改善，但是患者依从性并不令人满意；减肥手术在肥胖患者合并 NAFLD 的治疗中有效，但治疗创伤不容忽视；虽然美国 FDA 至今尚未批准任何药物用于 NAFLD 治疗，"老药新用" 的临床试验和新型药物研发正在积极开展，但是由于药物安全剂量和潜在用药风险的问题，仍存在诸多挑战，如何使上述药物达到安全、高效、便利尚需进一步深入研究。

2. 儿童 NAFLD 研究展望 主要聚焦于 NAFLD 发病机制的研究，尤其是肠道菌群及遗传学研究机制；针对 NASH 的新药研发等。

（吴捷）

第七节 药物性肝损伤

导 读

药物性肝损伤（DILI）是由各种药物或其代谢产物引起的肝功能异常。其临床表现呈多样性，无特异性，可无症状，也可表现为乏力、呕吐、腹胀、黄疸等肝损害症状，甚至肝硬化、肝衰竭。目前诊断 DILI 的方法主要根据有用药的病史，并在排除其他肝损伤病因的基础上作出诊断。治疗的原则是及时停用可疑药物，对症治疗。

药物性肝损伤（drug-induced liver injury，DILI）是指由各种药物或其代谢产物引起的肝功能失调或肝功能检测异常。各种药物包括各类化学药物、生物制剂、传统中药、天然药和膳食补充剂，近年来特别关注到膳食补充剂导致的肝损害。在使用过程中，因其本身和/或其代谢产物，或因生长发育过程中儿童对药物的超敏感性或耐受性降低导致 DILI 的发生，是最常见和严重的药物不良反应之一。

【流行病学】

由于 DILI 的定义的变化，临床表现的多变性，诊断的困难和漏报的原因，使得不同的国家及地区的 DILI 发病率差异较大，中国的 DJLI 发病率 24/10 万，法国报告的发病率为 13.9/10 万，冰岛报告的年发病率为 19.5/10 万，英国报告的每年发病率 2.4/10 万。药物在儿童肝脏中的生物转化、DILI 的发病机制等方面具有不同于成人的特点，再加上儿童的疾病种类及用药与成人有很大的差异，所以儿童 DILI 的发病率尚不完全清楚。

【病因和发病机制】

1. 药物及其代谢产物的直接毒性作用 由摄入人体内的药物和/或其代谢产物对肝脏产生的直接毒性所致,肝脏是药物及其代谢物进行生物转换主要部位,大多数药物的代谢由细胞色素P450酶(cytochrome P450,CYP)家族催化完成,P450是药物清除的限速酶,在CYP的作用下,多数药物及其代谢产物的毒性降低,但部分毒性增加,如药物的活性代谢产物的生成超过了肝细胞的清除能力,造成有毒代谢产物的在肝中蓄积而造成肝损害,其发病率和严重程度往往与药物剂量呈正相关,并与持续的时间相关;婴儿和儿童因生物转化途径的不成熟可能会阻碍有毒化合物的有效降解和消除,同样的不成熟转化也可能会限制反应性代谢物的形成,包括毒性产物的形成。

药物在肝脏通过其微粒体中的多种酶系转化,其中最重要的是CYP,大多数药物通过CYP的生物转化,失去药理活性,中和毒性,并转化为水溶性代谢物以利于药物的清除;CYP酶系对药物的代谢有双重性,药物经CYP酶系代谢后,还可与还原型谷胱甘肽、葡糖醛酸等蛋白或氨基酸结合,进一步促进其排泄,因此当还原型谷胱甘肽、葡糖醛酸等不足时会产生肝毒性。在儿童生长发育的不同阶段,CYP酶系显示不同的表达类型,如P450 2C9在婴儿中低表达,使得丙戊酸在婴儿中应用时,肝毒性风险的增加;有些酶在新生儿期就出现表达并且相对活跃,而有些则在婴儿期、幼儿期才逐渐表达和活跃,因此很多药物代谢在儿童期可快于成人。并且在不同的个体,当处于不同的病理生理状态时,如新生儿低血糖、摄入不足或高血糖以及新生儿暂时性非结合性高胆红素血症期,肝脏的CYP酶活性也有所不同。

2. 代谢特异质性肝损伤 与细胞色素P450系统遗传多态性相关的对肝脏造成的间接细胞毒性作用,或因药物本身或其活性代谢产物诱导的多种分子机制所致的变态反应导致肝细胞损伤,又称为特异质型DILI,无剂量依赖性特点。

在一些特异性个体中,药物及其代谢物作为半抗原与肝内蛋白质结合形成新抗原,经抗原呈递细胞处理后呈递给T细胞,刺激T细胞并诱导免疫反应;有些药物能够直接刺激记忆T细胞,而无需经过抗原呈递细胞的处理或不形成半抗原蛋白复合物,从而诱发免疫反应损伤肝细胞和胆管上皮细胞,除了直接裂解细胞外,细胞因子和穿孔素或颗粒酶的分泌也可能引起肝损伤。

3. 药物性肝损伤的遗传因素

(1)P450酶基因的差异:P450酶除了受到年龄因素、疾病状态的影响,同时还与基因类型相关。P450酶基因发生突变,可使其表达的酶蛋白活性明显的差异,对某种药物的代谢能力下降。

(2)人类白细胞抗原(human leukocyte antigen,HLA)基因多态性:可能导致人体更易对药物引起适应性免疫反应,如用于治疗炎症性肠病和自身免疫性肝炎的硫嘌呤,包括硫基嘌呤和硫唑嘌呤,硫嘌呤甲基转移酶(thiopurine S-methyltransferase,TPMT)可将这些药物转化为一种无活性的代谢物。然而,该酶的遗传多态性在一般人群中有三种酶活性类型:无活性到低活性(纯合突变)、中等活性(杂合突变)和正常活性(无突变),如果不调整剂量,TPMT活性降低的患儿会随着活性代谢物(6-硫鸟嘌呤核苷酸)的积累,转向肌苷单磷酸脱氢酶途径,这也增加了骨髓抑制的风险。缺乏或低TMPT活性的人需要更密切的监测,通常需要减少剂量,以避免骨髓抑制。

(3)线粒体功能障碍:在儿童的DILI中,超过50%的常用药物与线粒体功能障碍有关。具有线粒体酶突变和先天代谢缺陷的个体,对药物特异性反应的敏感性增加。如线粒体DNA聚合酶γ基因(polymerase gama,POLG)多态性与丙戊酸的致死性有关。

4. 药物性肝损伤的危险因素

(1)营养状态:禁食会引起肝内谷光甘肽水平下降和尿苷二磷酸葡萄糖醛酸转移酶辅助因子葡糖醛酸耗竭,对乙酰氨基酚清除能力下降导致肝毒性,与药物结合、氧化代谢和肝谷胱甘肽水平有关,营养不良导致抗结核药物肝毒性的风险及严重性增加。

(2)基础肝病的存在:主要是对于剂量依赖性或代谢机制相近的药物,基础肝病可能增加药物性肝损伤发生率。如慢性乙肝同时服用抗结核药物,可增加药物性肝损伤的风险。

(3)多种药物的相互作用:服用多种药物的患儿发生包括药物性肝损伤在内的药物不良反应的风险明显增加,特别是服用对乙酰氨基酚、异烟肼、抗肿瘤药物。

5. 导致儿童 DILI 的常见药物 儿童 DILI 中最常涉及的药物包括抗生素、抗惊厥药、非甾体抗炎药、抗结核药物、抗肿瘤药物和膳食营养补充剂，特别是近年来国际上越来越关注草药类和膳食营养补充剂导致的 DILI。目前已知很多药物可对肝脏造成特异性的损害：导致肝细胞型损伤的药物如四环素、异烟肼、阿托莫西汀；导致胆汁淤积型损伤的药物如大环内酯类、磺胺甲噁唑；导致混合型 DILI 的药物常见的有 β-内酰胺类抗生素（阿莫西林/克拉维酸）、非甾体抗炎药、拉莫三嗪；导致肝窦和肝小静脉内皮损伤的药物有含吡咯里西啶生物碱类的中药；此外，还包括可导致线粒体毒性的丙戊酸盐，导致类似自身免疫性肝炎的阿托西汀，以及可引起急性肝衰竭的对乙酰氨基酚等。

【临床表现】

儿童 DIIL 的临床表现呈多样性，无特异性，从无临床症状，到出现以不同程度的肝胆损害为主的表现，伴或不伴有全身过敏反应表现。然而，一般情况下 DILI 不仅仅影响肝脏单一细胞类型，而是同时影响肝脏内多种细胞类型，导致混合肝胆汁淤积临床表现。DILI 可导致慢性肝炎、肝纤维化、肝硬化、肝衰竭，并最终导致死亡。

1. 摄入药物后相关症状出现的时间 在开始用药到出现临床症状或肝生化检测异常之间有一个潜伏期，大多数药物的潜伏期在 1~12 周之间，因药物直接毒性作用的潜伏期一般为 1~5 天，因特异质性的约 5~90 天。如果既往曾接触过某种药物，当再次接触该药时，出现症状时间较短，可仅有 1~2 天的潜伏期。

2. 肝细胞损伤为主的症状 可无临床症状，或表现为乏力、恶心、呕吐、畏食、右上腹胀痛及上腹不适等消化道症状。

3. 胆管细胞损伤为主的症状 可出现皮肤瘙痒、黄疸，大便颜色变浅甚至呈白陶土色，小便颜色加深。

4. 肝脏内皮细胞损伤为主的症状 因肝窦血管阻塞，致肝窦阻塞综合征/肝小静脉闭塞病，表现为腹胀、肝区疼痛、食欲缺乏、乏力、腹水、黄疸、肝大等。

5. 药物高敏综合征的症状 如皮疹、发热、关节痛及其他器官损害（心、肾、皮肤）表现和淋巴结肿大等。

【辅助检查】

1. 肝功能及血生化的检查 肝功能检测是诊断 DILI 及其分型的必备条件。其他项目包括血糖、血铜、血氨、铜蓝蛋白、血脂等，排除常见的遗传代谢性肝病等。

2. 肝组织学检查 肝活检进行组织学检查在排除其他肝胆疾病（病毒性肝炎、自身免疫性肝炎和某些代谢性肝病）中有重要的作用，有助于识别肝脏损伤的组织学类型和严重程度，为 DILI 的诊断提供支持依据。DILI 的组织学表现并不具有特异性。最常见的肝脏组织病理学改变有以下几种：

（1）肝细胞的坏死，呈带状、非带状或大块样。

（2）微泡样脂肪变性。

（3）汇管区炎症。

（4）中性粒细胞和嗜酸性粒细胞增多。

（5）上皮细胞肉芽肿形成。

3. 腹部影像学检查 如怀疑药物导致的肝窦阻塞综合征/肝小静脉闭塞病需进行肝脾、门静脉的超声筛查，必要时进行腹部增强 CT 和/或 MRI 检查确定诊断。

4. 排除其他肝胆疾病的检查

（1）病毒感染性肝损害：血清学及病毒学检测，如乙肝（hepatitis B virus，HBV）、丙肝（hepatitis C virus，HCV）、戊肝（hepatitis E virus，HEV）、EB 病毒（Epstein-Barr virus，EBV）、巨细胞病毒（cytomegalovirus，CMV）、单纯疱疹病毒（herpes simple virus，HSV）等。

（2）血清自身免疫抗体检测：如抗核抗体（antinuclear antibody，ANA）、抗平滑肌抗体（smooth muscle antibody，SMA）、抗肝肾微粒体 1 型抗体（liver-kidney microsomal type 1，抗 LKM-1）。

（3）肝胆超声检查，必要时进行腹部 CT 扫描、MRI、磁共振胰胆管成像（magnetic resonance cholangiopancreatography，MRCP）等检查。排除肝脏占位性病变、硬化性胆管炎等肝胆其他疾病。

【诊断】

由于 DILI 不具有特异性的临床表现和肝组织学改变，肝功能等生化指标异常与其他肝胆疾病重叠，故诊断较困难，目前尚无诊断 DILI 的"金标准"，很多学者曾建立了各种量表，通过评分系统来诊断成人 DILI，但目前尚未广泛用于成人 DILI 的诊断。临床上常用的儿童 DILI 的诊断方法是在排除其他肝损伤病因的基础上作出诊断。

1. 有明确用药史　对于临床疑似儿童 DILI 时,应详细询问既往用药种类(包括中草药、膳食补充剂等)、开始用药的时间(6 个月内)、剂量以及家族史等,特别是在 3 个月内,使用了易致肝损害的药物,对 DILI 的诊断有重要意义。

2. 肝功能检测异常　肝功能异常的标准目前尚无统一的标准,亚太肝病研究学会 2021 年发表的药物性肝损伤的共识指南中,DILI 诊断标准的肝功能损害的标准为有以下条件之一者:①血清丙氨酸氨基转移酶(alanine aminotransferase, ALT)≥5 倍正常上限;②血清碱性磷酸酶(alkaline phosphatase,ALP)≥2 倍正常上限,特别是存在 γ-谷氨酰转肽酶(γ-glutamyl transpeptidase,GGT)升高;或 ③ALT≥3 倍正常上限,同时总胆红素浓度超过 2 倍正常上限。并按照肝功能检测国际药物性肝损害分型标准进行分型,即 R 值分类,将药物性肝损害分为 3 种类型,即肝细胞型、胆汁淤积型和混合型。R 值分类即根据发病时检测的 ALT 正常上限的倍数/ALP 正常上限的倍数为 R 值。肝细胞型即 R≥5,胆汁淤积型即 R≤2,混合型即 2<R<5。同时检测血清白蛋白、国际标准化比值(international normalized ratio,INR)和胆红素等生化指标,作为评估肝损害的严重程度。

3. 用药时间与肝损害的关系　如果有明确的药物摄入时间和肝损伤出现的时间及停药后肝脏功能迅速恢复,这样清楚的用药时间先后顺序是诊断 DILI 的一个关键因素。然而,当患者合并其他肝脏基础疾病,如隐匿性肝病、病毒性肝炎、自身免疫性肝炎、代谢性肝病等情况时,则很难判断肝脏功能急剧恶化是慢性疾病所致还是由于药物造成。

4. 排除其他肝损伤的病因　病毒性肝炎及自身免疫性肝炎的血清学标志物可作为排除药物性肝损害的特异性指标;肝脏病理学检查对于鉴别诊断也有重要意义。

【鉴别诊断】

DILI 的临床症状不典型,且缺乏明确的确诊手段,因此 DILI 的诊断应首先排除与儿童年龄相适应的常见的肝胆疾病。

1. 病毒感染所致的肝炎及肝损害　包括甲、乙、丙、丁、戊型肝炎病毒(HAV、HBV、HCV、HDV、HEV)引起的病毒性肝炎以及 EB 病毒导致的肝损害。所有疑似 DILI 的患儿均进行相关病毒感染的病毒学及抗原抗体的检测,协助诊断。

2. 自身免疫性肝炎　自身免疫性肝炎常见的血清学改变有肝功能异常,免疫球蛋白 IgG 升高,血清自身抗体如 ANA、SMA、抗 LKM-1 和抗肝细胞溶质 1 型抗体(liver cytosol type 1,抗 LC-1)阳性等;典型的肝组织学改变为界面性肝炎,门脉区淋巴浆细胞和单核细胞浸润。在评估自身抗体对自身免疫性肝炎的诊断意义时,应注意部分 DILI 会合并免疫损伤机制参与,也会出现自身抗体阳性,应注意鉴别。

3. 遗传代谢性肝病　可有全身其他系统组织或生化指标的改变,如血糖、血铜、血氨、铜蓝蛋白等异常,通过基因检测技术、遗传代谢病串联质谱检测及肝组织学等协助诊断。

4. 巴德-基亚里综合征等疾病　对于表现类似肝窦阻塞综合征/肝小静脉闭塞病的 DILI,可通过腹部血管超声,腹部增强 CT、MRI 检查,肝脏组织病理学检查,与巴德-基亚里综合征、失代偿肝硬化等其他肝胆疾病相鉴别。

【治疗】

治疗原则为及时停用可疑致肝脏损害的药物,尽量避免再次使用有潜在肝脏损害的药物或同类药物;对症治疗;严重患者必要时可进行紧急肝移植。具体可采用以下措施:

1. 去除病因

(1)停止使用可疑致肝脏损害的药物,绝大多数 DILI 停药后,肝功能均在几天到数月可恢复正常,<10% 的 DILI 可持续超过 1 年,成为慢性 DILI。

(2)尽量避免多种药物同时使用,特别是对肝脏药物代谢酶有诱导或者抑制作用的药物,如 CYP 抑制剂西咪替丁、酮康唑,转氨酶诱导剂利福平、苯妥英、苯巴比妥、卡马西平、地塞米松、奥美拉唑等,选用这些药物时,要考虑药物间的相互作用及代谢产物对 DILI 的影响。

(3)对于不能立即停药或者更换药物的疾病,如果无临床症状,肝功能损害不严重,可以先予以减少药物剂量处理,并予以保肝、降酶、退黄等对症治疗。

2. 对症治疗

(1)应用解毒剂:对少数药物导致的 DILI,可使用解毒剂。N-乙酰半胱氨酸（N-acetylcysteine，NAC）是对乙酰氨基酚诱导的肝毒性的解毒剂，对乙酰氨基酚过量导致的急性肝衰竭，尽早使用NAC，首剂150mg/kg，加入5%葡萄糖中，静脉输入，然后50~100mg/(kg·d)，持续7天，尽早使用乙酰基半胱氨酸可以使患者早期获益，避免进入难治性急性肝衰竭。

左旋肉碱是丙戊酸导致DILI的解毒剂，100mg/kg，静脉输入，然后15mg/kg，每4小时注射1次，直到临床改善。

（2）加速药物清除：考来烯胺能加速来氟米特的清除，每次2~4g，口服，每6小时1次，持续2周，治疗因来氟米特所致的DILI。

（3）糖皮质激素的应用：对药物诱导的自身免疫性肝炎或诊断了DILI，在停药后8~12周肝功能仍然无恢复，可使用糖皮质激素。

（4）其他：考来烯胺、抗组胺药以及利福平可减轻因胆汁淤积造成瘙痒症状；熊去氧胆酸可减轻DILI伴胆汁淤积的黄疸和疲劳感，缓解瘙痒，改善肝功能；早期应用低分子量肝素抗凝治疗对肝窦阻塞综合征/肝小静脉闭塞病有效。肝细胞型和混合型DILI，可用水飞蓟素、甘草酸制剂等保肝治疗，其他常用药物还有精氨酸谷氨酸注射液、双环醇等，但不建议2种以上的抗炎保肝药物联用。

3. 血浆置换及肝移植　在发生急性肝衰竭时，高容量血浆置换是一种选择，另外有条件时进行肝移植，可挽救生命。

拓展知识点

1. 慢性药物性肝损伤　多数DILI在诊断后，停止使用可疑的药物后，多数肝功能可恢复正常，但仍有部分DILI表现为持续肝功能损害成为慢性DILI（持续性肝功能损害超过1年），临床表现肝功能异常可反复出现，与自身免疫性肝炎极为相似，也可有血清自身抗体阳性，肝脏组织病理学可协助鉴别，目前治疗主要采用糖皮质激素等免疫抑制剂治疗，其方案和疗程尚未达成共识，有些需要终生治疗来控制肝脏炎症，保护肝功能，维持生活质量。

2. 药物性肝损伤研究展望　主要聚焦于预测DILI和DILI预后的血清生物标志物的研究，目前血清谷氨酸脱氢酶（glutamate dehydrogenase，GLDH）和miRNA-122是诊断DILI的有希望的候选生物标志，而角蛋白18（keratin 18，K18）、骨桥蛋白（osteopontin，OPN）和巨噬细胞集落刺激因子受体（macrophage colony-stimulating factor receptor，MCSFR），有助于预测急性DILI的预后。在未来数年，DILI生物标志物不断发现并将在临床上得以进一步验证，为DILI的精准诊断及治疗奠定基础。

（万朝敏）

第八节　自身免疫性肝炎

导　读

儿童自身免疫性肝炎的临床表现差异较大，从无症状，到严重肝病或急性肝衰竭。血清天冬氨酸氨基转移酶（AST）、丙氨酸氨基转移酶（ALT）和血清IgG水平增高以及存在1个或多个特征性自身抗体为其主要临床特征，而淋巴浆细胞性界面性肝炎>50%汇管区周长和汇管区浆细胞浸润占优势等肝组织病理改变是关键的诊断证据。治疗上首选激素和硫唑嘌呤联合方案，需做好随访管理，长期治疗以维持生化缓解的最小剂量或单用硫唑嘌呤为佳，无效者应重新评价诊断的准确性并排查重叠综合征。

自身免疫性肝炎（autoimmune hepatitis，AIH）是一种由免疫机制介导的炎症性肝病，可发生于任何年龄段，多见于女性，儿童发病率低于成人。其临床疾病谱差异较大，从无症状，到严重肝病或急性肝衰竭。主要采用长期免疫抑制疗法,但疗效变异度大,停药后复发率高,且儿童复发率高于成人。本病的不良预后为肝硬化或肝衰竭,甚至需接受肝移植。

【流行病学】

AIH 的发病率因地区、发病年龄和性别而异。据国外文献报道,儿童发病率为 0.23~0.4/10 万人年(成人:0.67~2.0/10 万人年);儿童患病率为 2.4~9.9/10 万(成人:4~42.9/10 万)。女性占明显优势:儿童病例 60%~76% 为女孩(成人:71%~95% 为女性)。我国尚缺乏大样本 AIH 发病率和患病率数据。

【病因和发病机制】

1. **病因**　尚不明确,可能与遗传、表观遗传、免疫及环境等多种因素相关。从遗传倾向性看,主要与人类白细胞抗原(human leukocyte antigen,HLA)相关联,表现为 HLA- Ⅰ、Ⅱ 和 Ⅲ 类位点内的连锁不平衡,还与非 HLA 遗传相关联,但后者患病风险的 *OR* 值(相对危险性)远低于 HLA 等位基因。AIH 易感性还与编码细胞毒性 T 淋巴细胞抗原-4、肿瘤坏死因子-α、Fas(CD95 或细胞凋亡抗原-1)、维生素 D 受体、STAT4、转化生长因子β-1、巨噬细胞迁移抑制因子、SH2B 衔接蛋白 3、半胱天冬酶募集域家族成员 10 和白细胞介素-23 受体的基因多态性有关。基因变异所致其产物功能缺失或水平不足会使控制自身反应性 T 细胞和 B 细胞增殖与存活的稳态机制发生失衡,进而改变细胞因子的产生并加剧炎症和免疫反应。环境因素是另一个重要因素,特定的环境暴露如病毒感染或异种生物暴露,可作为环境触发因素,导致有 AIH 遗传易感性的个体对肝脏自身抗原失去自我耐受性而引发进行性肝坏死炎症和纤维化的病理过程。

2. **发病机制**　AIH 的免疫致病机制是按下列步骤依次进展:①胸腺自身抗原特异性的天然调节性 T 细胞(natural regulatory t cells,nTreg)无法阻遏肝脏自身抗原的免疫反应,或者环境触发因素激发了全身免疫反应。②抗原呈递细胞(antigen presenting cells,APC)将自身抗原肽分别呈递给幼稚 CD4+ 辅助性 T 细胞(Th)和 CD8+T 细胞的自身反应性 α/β T 细胞受体(T cell receptor,TCR),APC 还将细菌处理的维生素 B 抗原呈递给黏膜相关恒定 T 细胞(mucosal associated invariant

T cell,MAIT)的 TCR 而使之激活。③共刺激诱导自身抗原特异性 CD4+ Th 亚群包括 Th1、Th2、Th3、Th9、Th17、诱导型调节性 T 细胞(inducible regulatory T cells,iTreg)、1 型调节性 T 细胞(type 1 regulatory T cells,Tr1)和滤泡辅助性 T 细胞(follicular helper T cell,TFH)以及 CD8+ 细胞毒性 T 淋巴细胞(cytotoxic T lymphocyte,CTL)和 CD8+Treg 细胞的分化和成熟。④CD4+Th 细胞亚群分泌特异性细胞因子产生多种免疫后果,包括 CD4+Th2 细胞因子刺激 B 细胞产生自身抗体;CD4+Tfh 细胞激活 B 细胞转变为抗体分泌性浆细胞;Treg 细胞通过 IL-35 机制和细胞因子活化的巨噬细胞来刺激调节性 B 细胞(B cells of regulation,Breg)发育,以及 CD4+Th17 细胞介导的致病性细胞毒效应。⑤CD4+Treg 和 CD8+Treg 以及 Breg 细胞对引起肝损伤的自身抗原特异性效应机制持续失去控制。此外,CD4+ iTreg 暴露于特定的细胞因子可使其转化为致病性的 CD4+Th17 细胞。⑥汇管区出现复杂的效应细胞炎症浸润[由 CD4+Th 亚群、CD8+CTL、MAIT 细胞、B 细胞、浆细胞、天然免疫细胞包括自然杀伤细胞(natural killer cell,NK)和NK T 细胞以及活化的巨噬细胞组成],引起汇管区周围和小叶内肝细胞的细胞毒效应。肝细胞坏死性炎症导致汇管区周边的星状细胞活化,后者通过接触依赖性和独立机制进一步放大局部免疫反应,并引起进行性汇管区纤维化,最终可导致肝硬化。

【临床表现】

临床可无症状,或有慢性非特异性表现如疲乏、不适及关节痛等,可有黄疸,常有肝大,晚期患者可有脾大、蜘蛛痣、手掌红斑及腹水等。部分患者可表现为肝病急性发作(一般持续时间<30天),可发生急性严重肝炎或肝衰竭。本病根据特定的自身抗体进行临床分型。

1. **AIH-1 型**　存在抗核抗体(antinuclear antibodies,ANA)和/或抗平滑肌抗体(anti-smooth muscle antibodies,ASMA)。为儿童常见类型;多表现为慢性肝炎或无症状;可有肝病急性发作,但急性严重肝炎仅占 2%~6%;肝硬化发生率≤33%;可伴同其他自身免疫病如免疫性甲状腺炎、风湿病和炎症性肠病,或与原发性硬化性胆管炎(primary sclerosing cholangitis,PSC)重叠;停药后有可能不复发。

2. AIH-2型 存在抗肝肾微粒体1型（anti-liver kidney microsome-1，LKM-1）抗体，而ANA和SMA通常阴性。为儿童少见类型；急性起病高达40%；可发生急性肝衰竭；罕见重叠综合征和肝硬化；通常需要长期免疫抑制治疗；罕见停药后不复发病例。

3. 血清阴性AIH（seronegative AIH） 具有AIH的其他特点，但ANA、ASMA及LKM-1抗体阴性。可能存在其他自身抗体。

4. 重叠综合征 包括与PSC或原发性胆汁性胆管炎（primary biliary cholangitis，PBC）重叠。儿童可见AIH-PSC重叠综合征，又称自身免疫性硬化性胆管炎（autoimmune sclerosing cholangitis，ASC），常见于AIH合并溃疡性结肠炎（约20%）患者。

【实验室和辅助检查】

1. 常规和生化检查 主要特征是血清天冬氨酸氨基转移酶（aspartate aminotransferase，AST）和丙氨酸氨基转移酶（alanine aminotransferase，ALT）增高以及血清球蛋白和IgG水平增高。发生急性严重肝炎或肝衰竭时可有总胆红素和直接胆红素增高、白蛋白减少以及凝血功能障碍，后者表现为凝血酶原时间（prothrombin time，PT）延长、凝血酶原活动度（prothrombin time activity，PTA）降低和国际标准化比值（international normalized ratio，INR）增高。肝硬化患者可有血细胞减少。

2. 血清自身抗体 典型AIH-1型存在ANA和/或ASMA；非典型病例可存在抗肌动蛋白（anti-actin）抗体、抗可溶性肝抗原（soluble liver antigen，SLA）抗体、非典型p-ANCA或抗线粒体抗体（antimitochondrial antibodies，AMA）。典型AIH-2型存在LKM-1抗体；而非典型病例可存在抗肝细胞溶质抗原-1型（anti-liver cytosol-1，LC-1）或抗肝肾微粒体3型（anti-liver kidney microsome-3，LKM-3）抗体。

3. 影像学检查 超声检查与评价同病毒性肝炎。在65%的急性严重自身免疫性肝炎患者中，CT未增强扫描可见到肝内形态不一的低密度区，这可能是AIH的特异性征象。

【肝组织学检查】

肝组织学评估是本病关键性诊断性检查。AIH的肝组织病理改变并无特异性，主要表现有：①淋巴浆细胞性界面性肝炎：汇管区有淋巴浆细胞浸润，并形成界面性肝炎，累及>50%的汇管区周长；②汇管区炎症浸润以浆细胞占优势；③中央静脉炎；④细胞穿入现象，如淋巴细胞穿入肝细胞质内；⑤肝细胞玫瑰花结形成。如有肝硬化特征提示慢性疾病加重。AIH伴发急性肝衰竭患者可见中央静脉炎、淋巴浆细胞浸润、淋巴样滤泡和大量肝坏死。

【诊断和鉴别诊断】

1. 诊断标准 典型AIH病例的诊断包括以下四个要点：①肝组织学异常：淋巴浆细胞性界面性肝炎，累及>50%周长；汇管区浆细胞浸润占优势；中央静脉炎；淋巴细胞穿入；肝细胞玫瑰花结形成。②血清AST和ALT以及血清IgG水平增高。③存在1个或多个特征性自身抗体。④排除其他类似疾病。

重叠综合征的诊断标准：具备AIH典型特征、AMA阴性及内镜造影或磁共振胆管成像或组织学有硬化性胆管炎证据。

对于血清阴性AIH和表现为ANA阴性或弱阳性以及血清IgG水平正常的急性严重AIH患者，其诊断主要依赖肝组织病理学证据。如果肝组织病理改变也不典型，只能依据临床特点和排除其他肝病以及观察激素治疗反应与撤除激素后是否复发，或利用AIH综合诊断积分系统（1999年）或国际自身免疫性肝炎小组的AIH简化诊断标准进行综合评价后加以判断。

2. 鉴别诊断

（1）药物性肝病：包括固有型和特异质型，后者致病机制为异常免疫反应（固有免疫和适应性免疫激活及各型变态反应），故其无论是临床表现，还是肝组织病理改变，都与AIH相似，又称AIH样药物性肝病。其鉴别要点包括：①追溯药物暴露史：需仔细询问和查找。②肝组织病理改变：汇管区可见中性粒细胞和嗜酸性粒细胞浸润，虽也有浆细胞浸润，但难占优势；界面性肝炎通常为轻度甚至中度。③对激素治疗有效，但减量停药后病情通常不反复。④随病情缓解，血清自身抗体滴度和IgG水平会降低至转阴或恢复正常。

（2）感染中毒性肝病：主要见于重症感染，常在疾病极期发生。常表现为转氨酶增高和白蛋白水平降低，甚至出现黄疸或急性严重肝损伤，但通常不会出现自身抗体阳性和血清IgG水平增高，其发生与感染性疾病密切相关。

（3）病毒性肝炎：部分慢性病毒性肝炎可出现自身抗体阳性和血清 IgG 水平增高。分为 2 种情况：①在肝炎病毒感染基础上发生 AIH：常表现为肝炎病情突然加重，肝活检可见典型 AIH 病理改变；②为慢性病毒性肝炎的表现：临床并无肝病加重，肝活检也无 AIH 的病理学改变。

（4）系统性红斑狼疮：可有 AIH 样表现，但还存在多器官系统受累征象如皮肤狼疮、肾损伤和血细胞减少等，并有其他自身抗体如抗双链 DNA 阳性等。

（5）遗传代谢性肝病：通常表现为慢性肝病或急性发作肝病危象。如果存在严重肝纤维化，可出现类似 AIH 表现。主要依赖基因检测进行诊断与鉴别。

【治疗】

1. **治疗前准备**　包括：①检测巯基嘌呤甲基转移酶（thiopurine methyltransferase，TPMT）活性或巯嘌呤类药物相关基因（包括 TPMT），以避免因 TPMT 活性缺乏而发生严重骨髓抑制的风险；②完成疫苗接种，尤其是甲肝疫苗和乙肝疫苗，建议选择亚单位疫苗和灭活疫苗；③测定基线骨密度和血清 25-（OH）D；④与患者和监护人充分沟通，主动查明和解决长期药物治疗依从性的潜在障碍，并在治疗后监测之。

2. **一线联合治疗**　首选激素（泼尼龙或甲泼尼龙或布地奈德）和硫唑嘌呤（azathioprine，AZA）联合治疗。具体治疗方案参照美国肝病研究学会推荐的 AIH 一线治疗方案（表 8-8-1）。

应注意：①单用泼尼松：仅适用于预计治疗期短于 6 个月者（如疑似 AIH 样药物性肝病）或有 AZA 禁忌证（已知不耐受或 TPMT 缺如）。②肝硬化：不使用布地奈德；失代偿性者不使用 AZA。③急性严重肝炎：应先单用泼尼松或泼尼松龙治疗 1~2 周，如果生化指标未改善或临床恶化，应做肝移植评估。④急性肝衰竭：应直接进行肝移植评估；⑤AZA 不耐受及处理策略：可考虑换用等量巯嘌呤。⑥一线治疗无效：应重新评价其 AIH 诊断的准确性和药物依从性。应排查 AIH-PSC 重叠综合征（通常对一线治疗反应不佳）。

表 8-8-1　美国肝病研究学会（AASLD）推荐的 AIH 一线治疗方案 *

方案	AIH	AIH 伴肝硬化	急性严重 AIH
初始治疗	激素：泼尼松，1~2 mg/（kg·d）或布地奈德（9mg/d）	激素：泼尼松同左，不可使用布地奈德	激素：泼尼松 2mg/（kg·d），或静脉用激素，不可使用布地奈德
	硫唑嘌呤：2 周后加用（50~150mg/d）	硫唑嘌呤：同左。肝硬化失代偿者不可使用	硫唑嘌呤：不可使用
	每 1~2 周复查生化	每 1~2 周复查生化	每 12~24 小时评估生化
诱导治疗	4~8 周内获生化应答：泼尼松减量至 5~10mg/d（布地奈德 3mg/d）维持 6 个月；继续用硫唑嘌呤 每 2~4 周复查生化	4~8 周内获生化应答：泼尼松减量至 5~10mg/d 维持 6 个月；若已使用硫唑嘌呤者继续使用 每 2~4 周复查生化	7~14 天内获生化应答：泼尼松谨慎减量；在胆汁淤积缓解后再考虑使用硫唑嘌呤 每 1~2 周复查生化
	未获得生化应答：重新评估诊断；或考虑二线用药	未获得生化应答：重新评估诊断；或考虑二线用药	未获得生化应答：重新评估诊断；或考虑二线用药；启动肝移植评估；肝性脑病者紧急肝移植
维持治疗	一旦达到完全生化应答：每 3~4 个月复查实验室检查；可尝试停用激素，并继续使用硫唑嘌呤 持续生化应答达到 24 个月：每 4~6 个月复查实验室检查；肝组织病理阴性时可考虑停用免疫抑制剂		一旦达到完全生化应答：每 3~4 个月复查实验室检查；使用最低剂量免疫抑制剂维持治疗；不能停用

注：* Mack CL，Adams D，Assis DN，et al. Diagnosis and management of autoimmune hepatitis in adults and children：2019 practice guidance and guidelines from the American Association for the Study of Liver Diseases. Hepatology，2020，72（2）：671-722.

⑦伴有慢性病毒性肝炎：应同时启动抗病毒治疗。

3. 二线替代治疗　用于一线治疗失败、治疗部分反应和药物不耐受者。可酌情选用：①巯嘌呤（6-mercaptopurine, 6-MP）：首选。剂量：1.5~2.5mg/（kg·d）。②吗替麦考酚酯（mycophenolate mofetil, MMF）：一项系统回顾和荟萃分析显示，MMF联合泼尼龙治疗在生化正常化及肝组织学缓解率方面优于AZA联合疗法。推荐剂量为20mg/（kg·d）。③他克莫司（tacrolimus, TAC）：可获得生化缓解率达75%以上。需先评价TAC代谢基因类型，并需监测血浓度。推荐血清谷浓度为5ng/ml，待病情稳定后可降至2.5ng/ml。④环孢素（cyclosporin A, CsA）：适用于糖尿病患者，起始剂量4mg/（kg·d），建议血清谷浓度为150~200ng/ml，待病情稳定后可降至50~70ng/ml。⑤生物制剂：如肿瘤坏死因子α（tumor necrosis factor-α, TNF-α）单抗（本身可引起药物相关性AIH样肝损伤）或CD20单抗（在上述治疗无效时考虑替代治疗，支持数据有限）。

4. 随访管理和停药指征　AIH通常需要长期免疫抑制治疗，故需做好随访管理。根据其血生化指标和体征来评价疗效和逐渐减量，以维持生化缓解的最小剂量为佳，最终可停用激素仅保留AZA。当血清转氨酶和IgG水平稳定正常达2年以上时可考虑停药。儿童满足停药指征者的复发率高达80%（成人46%），而肝组织恢复正常者的复发风险可降至28%，故儿童病例强烈建议停药前行肝活检，以确保肝脏炎症缓解。在激素抵抗型患者中，约21%最终需要肝移植。

🌐 **拓展知识点**

1. 自身免疫性肝炎的诊断　本病的诊断标准缺乏特征性指标，需基于患者临床特点、自身抗体和肝组织病理检查结果来综合考虑。其中，肝组织病理特征，如淋巴浆细胞性界面性肝炎累及>50%汇管区周长等，是重要诊断依据，后者有助于与AIH样药物性肝病相鉴别。对于血清自身抗体阴性型，诊断更为困难，其应对策略是寻找其他自身抗体，或利用AIH综合诊断积分系统或AIH简化诊断标准进行综合评价后加以判断；获取AIH肝组织病理学证据是关键；如果仍不能确认，可依据临床特点和排除其他肝病，加之观察激素治疗反应与撤除激素后是否复发来加以判定。

2. 自身免疫性肝炎的治疗　即使满足停药指征，儿童病例停药后的复发率明显高于成人，可达80%，尤其是AIH-2型，故需建立和加强长期随访管理机制。应避免长期单用泼尼松，首选激素和硫唑嘌呤联合方案，以维持生化缓解的最小剂量为佳，无效者应重新评价其AIH诊断准确性并排查重叠综合征。对于一线治疗，甚至二线替代治疗反应不佳者，是本病治疗的难点问题，尚待突破。

总之，无论是诊断，还是治疗和预后，儿童AIH病例都有其特殊性，尚需更多临床研究来优化其诊断标准和治疗手段与策略，以改善其预后。

（方峰）

第九节　婴儿胆汁淤积症

导　读

婴儿胆汁淤积症是婴儿期（包括新生儿期）常见的肝脏疾病，病因繁多，涉及肝内和肝外多种因素，首先应鉴别胆道闭锁和非胆道闭锁，依据临床、实验室、影像学和肝脏病理进行综合评估；胆道闭锁需早期进行葛西（Kasai）手术，恢复胆流。肝内胆汁淤积性肝病的病因甚多，遗传因素已成为研究热点，病因治疗可显著改善预后。

【定义】

婴儿胆汁淤积症（infantile cholestasis）是指婴儿期,尤其是 3 月龄内起病的以血直接胆红素升高为主要表现,伴或不伴肝脾大的严重疾病。国外首先采用新生儿肝炎综合征这一名称,系指一组包括新生儿期感染、遗传、中毒及代谢等病因引起的黄疸、肝大和肝脏组织学改变的综合征,发病年龄在 3 个月以内。我国根据实际情况先后采用了"婴儿肝炎综合征"或"婴儿肝病综合征",对促进我国婴儿期胆汁淤积性肝病的研究起到了重要作用。病理学家将胆汁淤积定义为:光镜下见到胆管/毛细胆管、肝细胞和肝脏其他部位有胆色素存在;生理学家将胆汁淤积定义为:肝细胞毛细胆管胆汁流量减少或者胆汁流中断;临床学家依据从胆汁正常排泄的物质在血液和肝外组织中贮积,定义为病理性黄疸、肝大伴质地改变、粪便颜色变浅和肝功能异常。2022 年我国《婴儿胆汁淤积症诊断与治疗专家共识》提出,婴儿胆汁淤积症定义为婴儿期（特别是生后 3 个月内）血结合胆红素超过 17.1μmol/L;或者直接胆红素超过 17.1μmol/L 且直接胆红素占总胆红素的比率超过 20%。与既往定义（总胆红素<85μmol/L 时,直接胆红素>17μmol/L 或总胆红素>85μmol/L 时,直接胆红素比例>20%）相比,更强调直接胆红素或者结合胆红素>17μmol/L,就应进行胆汁淤积的评估,目的在于尽早识别胆道闭锁等病因,从而对此类病因进行及时干预。

【发病率】

婴儿胆汁淤积的发生率依国家、地区、年龄及病因不同而有所差异,足月儿发病率为 1/2 500,特发性新生儿肝炎发病率为 1/9 000~1/4 800;全胃肠外营养相关性胆汁淤积的发生率为 7%~50%。胆道闭锁发病率不一,美国为 1/12 000,加拿大为 1/19 000,欧洲为 1/18 000。

【病因】

婴儿胆汁淤积症的病因复杂,胆道闭锁是婴儿胆汁淤积症最常见的病因,占比约 1/3;遗传代谢性胆汁淤积占胆汁淤积病例超过 20%;先天性感染占 5%（包括 TORCH 感染）;肠外营养相关的胆汁淤积是早产儿最常见的病因,肠外营养治疗超过 2 周的新生儿其患病率约为 1/5。见表8-9-1。

表 8-9-1 婴儿胆汁淤积症病因

感染
　病毒性
　　巨细胞病毒
　　疱疹病毒（单纯疱疹）
　　柯萨奇病毒
　　风疹
　　呼吸道肠道病毒 3 型
　　腺病毒
　　肠道病毒
　　细小病毒 B19
　　乙型肝炎病毒
　　人免疫缺陷病毒
　细菌
　　脓毒症
　　泌尿系统感染
　　梅毒
　　李斯特菌
　　结核
　　寄生虫感染
　　弓形虫
　　疟疾

肝外疾病
　胆道闭锁
　胆总管囊肿
　胆管结石
　胆管病
　肿瘤
　自发性胆总管破裂

胆道发育异常
　肝内胆管扩张症（Caroli 病）
　阿拉杰里综合征（Alagille syndrome）
　新生儿硬化性胆管炎
　关节挛缩、肾功能不全和胆汁淤积综合征（ARC 综合征）
　纤毛病

肝内胆汁淤积症
　毛细胆管运输缺陷
　进行家族性肝内胆汁淤积（progressive familiar intrahepatic cholestasis,PFIC）
　　I 型（进行性肝内胆汁淤积症、Byler 病、PFIC1）
　　II 型（毛细胆管胆汁酸泵缺陷,PFIC2）
　　III 型（毛细胆管磷酸酯转运障碍,PFIC3）
　　IV 型（紧密连接缺陷 TJP2 缺乏症,PFIC4）
　　V 型（FXR 缺乏症,PFIC5）

续表

VI型（MYO5B胆汁淤积症，PFIC5）
VII型（USP53缺乏症，PFIC6）
代谢障碍
关节挛缩症/肾/胆汁淤积症
希特林缺乏症（成人瓜氨酸血症2型）
α₁-抗胰蛋白酶缺乏
新生儿铁沉积病
内分泌疾病
脑垂体功能低下
甲状腺功能减退
氨基酸代谢障碍
酪氨酸血症
腺苷激酶缺乏症
脂质代谢障碍
尼曼-皮克病
戈谢病
胆固醇沉积病
尿素循环障碍
Citrin缺陷
糖代谢障碍
半乳糖血症
遗传性果糖不耐症
糖原贮积症IV
线粒体障碍（呼吸链）
线粒体疾病线粒体DNA耗竭综合征
SUCLG1，C10ORF2，SUCLG1，C10ORF2，延伸因子G1，
线粒体tRNA修饰酶（TRMU）相关和BCS1L缺陷
过氧化酶体病
肝脑肾综合征
其他溶酶体病
胆汁酸合成障碍
3β-羟基C27类固醇脱氢酶（3-HSD）缺陷
Δ⁴-3氧固醇-5β还原酶缺陷
氧固醇7δ羟化酶异构酶缺陷
脑腱黄瘤病
BACL缺乏症
BAAT缺乏症
2-甲基酰辅酶A消旋酶缺乏症
甲羟戊酸尿
细胞运输异常
MVK缺乏症
CALFAN综合征

续表

综合征性胆汁淤积
唐氏综合征和爱德华兹综合征
歌舞伎面谱综合征
努南综合征
中毒性
内毒素
药物
肠外营养
氢氢化铝
其他
休克/低血容量
组织细胞增生症
新生儿红斑狼疮
先天愚型
噬血细胞综合征

【临床表现】

1. **发病年龄**　胆汁淤积症多见于3个月内婴儿。巨细胞病毒、风疹病毒和弓形虫等感染出生后不久即可发生，细菌感染在新生儿或幼小婴儿时出现，半乳糖血症、酪氨酸血症在进食母乳后即逐渐出现症状，果糖不耐受症在进食糖后才出现，希特林蛋白缺陷出生后发生，食入含乳糖饮食后加重。

2. **病理性黄疸**　胆汁淤积症患儿以病理性黄疸，直接胆红素血症为特征，重症患儿全身黄疸较深，持续较久，大便浅黄或者呈白陶土色。若病情进一步恶化，则发生肝硬化、肝性脑病、出血和全身多器官功能衰竭。

3. **肝脾大**　根据不同病因、发病机制和病理，肝大多见于遗传代谢性肝病，脾大见于巨细胞病毒、风疹病毒、肝内、肝外胆管发育障碍。肝硬化、门静脉高压时，脾淤血。血液病多有肝脾同时受累。

4. **营养障碍**　高达80%的病例可出现蛋白质能量营养不良、脂溶性维生素缺乏症和肝性骨营养不良。病理生理机制包括能量摄入不足、脂溶性和脂溶性维生素吸收不良、能量消耗增加、中间代谢改变、激素失调和全身炎症，由于胆汁淤积，肠道胆汁排泄量减少或缺乏，常伴发脂溶性维生素吸收障碍，生长发育停滞，严重病例发生出血。

5. **其他表现**　神经系统损害见于先天性巨

细胞病毒、风疹病毒、弓形虫感染。先天性心脏病见于病毒感染、阿拉杰里（Alagille）综合征等。发热、皮疹见于朗格汉斯细胞组织细胞增生症。

6. 轻型和重型两种类型临床表现　轻型：临床黄疸较轻，无出血倾向，血总蛋白、白蛋白及凝血功能全套正常。重型病例表现：①黄疸重，进展快；②明显出血倾向，凝血酶原时间显著延长及凝血酶原活动度<40%或更低；③腹胀、腹水；④难治性并发症（严重感染、电解质紊乱及酸碱平衡失调、消化道大出血、重度营养不良、持续性严重低血糖、高氨血症）；⑤肝性脑病，在临床工作中，有时很难在早期识别，但一经识别即已为病程的晚期；⑥多器官功能衰竭；⑦有一种或者数种高危因素（早产、宫内窒息、肠闭锁、重度营养不良、坏死性小肠结肠炎等）。因此，只要有进行性黄疸、严重肝功能损害、低蛋白血症、腹水、肝性脑病和不能纠正的出血即可诊断危重病例。

【诊断】

1. 胆汁淤积症　血清总胆红素和直接反应（结合）胆红素来评估胆汁淤积，结合胆红素>1mg/dl（17μmol/L），或者直接胆红素>1mg/dl（17μmol/L），且直接胆红素占总胆红素比例>20%，诊断胆汁淤积症。

2. 病史　对于符合胆汁淤积症定义的黄疸婴儿，应收集详细的现病史、出生史和既往史、母亲产前及围产期和产后病史、家族史等。

（1）现病史：黄疸出现时间、波动情况、伴随症状、诊疗经过、大小便颜色等。医生亲自观察患儿粪便颜色非常重要；需要询问喂养方式和奶粉配方；吃奶特别频繁的婴儿要注意有无低血糖。

（2）出生史、既往史、母亲孕期病史等：

1）胎龄及出生体重：早产和极低出生体重可能存在静脉营养相关的胆汁淤积；小于胎龄儿可能提示先天性感染；而胆道闭锁婴儿通常有正常的胎龄和出生体重。

2）新生儿筛查：应注意询问先天性甲状腺功能减退症的筛查结果。

3）母孕期病史：包括母孕期 TORCH 全套的检测结果；孕期是否有胆汁淤积或瘙痒或急性脂肪肝；孕期是否有发热、皮疹、淋巴结肿大等感染表现；产前超声有无异常，包括胆总管囊肿、胆结石等。

4）既往有无胎便排出延迟史（可能提示囊性

纤维化）、新生儿听力筛查是否通过[可能提示巨细胞病毒（cytomegalovirus，CMV）宫内感染]、有无腹部手术后长期肠外营养史（可能提示肠外营养相关胆汁淤积）、有无相关用药史，常见有利福平、异烟肼、氯丙嗪等，还应询问近期有无输血及血浆制品等病史。

（3）家族史：父母若有亲缘关系，患常染色体隐性遗传病的风险增加；父母或者兄弟姐妹有新生儿时期胆汁淤积病史见于囊性纤维化、α_1-抗胰蛋白酶缺乏症、进行性家族性肝内胆汁淤积症、阿拉杰里综合征等；既往母亲是否生过类似婴儿，或有反复流产和婴儿早期死亡等病史。

3. 伴随症状与体征

（1）黄疸的发展及演变：新生儿期出现黄疸且进行性加重，皮肤黄染呈黄绿色者，粪便呈白陶土色应考虑胆道闭锁；黄疸呈波动性且逐渐下降，皮肤呈暗黄色多，见于肝细胞性黄疸。

（2）粪便颜色：观察患儿粪便颜色非常重要。粪便颜色正常可基本除外胆道闭锁，非胆道闭锁者粪便呈黄色，或为黄色→淡黄色→白色，经治疗后逐渐变黄色，胆道闭锁者粪便为持续白陶土色，当血清胆红素达一定浓度时粪便呈浅黄色。

（3）小于胎龄儿：应考虑宫内感染、阿拉杰里综合征及代谢性肝病，如 Citrin 缺乏所致新生儿肝内胆汁淤积症（neonatal intrahepatic cholestasis caused by citrin deficiency，NICCD）等。

（4）发热：急性病毒性肝炎在黄疸出现前常有低热、黄疸出现后热退至正常，金黄色葡萄球菌脓毒血症高热持续不退，恶性组织细胞病黄疸出现后发热持续不退，胆管炎发热伴有寒战，常发生在上腹部绞痛之后，随之出现黄疸。

（5）皮疹：黄疸伴皮疹见于组织细胞增生症、脓毒血症、皮肤黏膜淋巴结综合征等。

（6）肝脾大：急性肝炎时，肝脏轻度或中度肿大，质地软，肝硬化肝脏先大后小质地坚硬，表面能触及结节，肝硬化伴门静脉高压者脾脏明显肿大。

（7）其他：胆汁淤积伴生长迟缓者，见于进行性家族性胆汁淤积、胆汁酸代谢异常、尼曼-皮克病、过氧化物酶体病等。持续性黄疸伴代谢性酸中毒应考虑代谢性疾病。黄疸伴神志改变和出血为重症肝炎的表现。

（8）腹水：见于各种原因引起的肝硬化伴门

静脉高压、胆管自发性破裂。

【体格检查】

对病理性黄疸的婴儿应进行仔细完整的体格检查,应注意患儿一般情况,生长发育状况,有无特殊面容,皮肤黄疸程度,有否抓伤、皮疹、瘀点,有无听力损伤,心脏有无杂音,有无腹胀、腹水、腹壁静脉曲张、腹部有无包块,及脐疝、腹股沟斜疝。特别对肝大和/或脾大,粪便颜色的直接观察及其监测是任何黄疸婴儿临床评估的重要部分。

1. 全身健康状况评估　外观不佳可能提示感染或代谢性疾病;患有胆道闭锁的婴儿营养状况良好;重度瘙痒见于毛细胆小管转运、发育和紧密连接缺陷。

2. 面部特征　NICCD 患儿有圆胖脸;阿拉杰里综合征患儿常有前额突出、眼窝凹陷、高鼻梁、尖下颌、大耳郭等;21-三体综合征患儿常有眼距宽、鼻根低平、眼裂小、眼外侧上斜、舌胖且常伸出口外、流涎多等。

3. 粪便和尿液颜色观察　胆道闭锁大便完全白陶土样,是怀疑胆道阻塞性疾病(如胆道闭锁)的最有力论据;尿深黄色提示胆汁淤积。

4. 视力/裂隙灯检查　巩膜后胚胎环(阿拉杰里综合征),白内障[半乳糖血症、泽尔韦格综合征(Zellweger syndrome)、溶酶体贮积病、先天性感染],樱桃红斑(溶酶体贮积病),眼球旋转运动(DGUOK 缺乏症)。

5. 听力丧失　见于先天性感染、泽尔韦格综合征、先天性糖基化障碍等。

6. 心脏检查　杂音/先天性心脏畸形,见于阿拉杰里综合征、胆道闭锁伴脾畸形综合征,以及心肌病,包括线粒体疾病、脂肪酸氧化缺陷、糖原贮积症。

7. 腹部检查　腹水、腹壁静脉显露、肝脏大小和质地、脾脏大小(脾大提示尼曼-皮克病和戈谢病)、腹部肿块、脐疝、纤毛病、泽尔韦格综合征等。

8. 神经系统评估　易激惹、嗜睡、喂养不良、肌张力低下或癫痫发作等神经系统异常见于线粒体疾病、过氧化物酶体疾病等。

9. 皮肤评估　应注意有无脂溢性皮疹、紫癜、鱼鳞病等皮肤异常。

10. 生殖器　应检查会阴部明确生殖器是否正常。

【辅助检查】

1. 实验室检查　有助于确定胆汁淤积的病因、肝病严重程度和检测可治疗的疾病。

(1)评估肝脏受累的严重程度:丙氨酸氨基转移酶(alanine aminotransferase,ALT)、天冬氨酸氨基转移酶(aspartate aminotransferase,AST)、碱性磷酸酶(alkaline phosphatase,ALP)、总蛋白和白蛋白,葡萄糖,凝血酶原时间(prothrombin time,PT)、国际标准化比值(international standardized ratio,INR)和活化部分凝血活酶时间(activated partial thromboplastin time,APTT)。ALT 升高的程度与肝细胞损伤程度有关。弥漫性肝实质病变,如病毒性肝炎时,ALT 活性变化与临床表现大体一致。重症肝炎时,一度上升的 ALT 可随病情恶化而降低。肝硬化活动期 ALT 轻或中度增高,代偿期为正常或轻度升高。

(2)胆汁淤积评估:

1)γ-谷氨酰转肽酶(gamma-glutamyl transpeptidase,GGT):正常人血清 GGT 主要来自肝脏。在肝内 GGT 主要分布于肝细胞质和胆管上皮中。胆汁淤积、肝内炎症或癌肿时 GGT 升高。新生儿 GGT 值通常高于年龄较大儿童,胆汁淤积时 GGT 正常或者降低见于进行性家族性肝内胆汁淤积症 1 型(progressive familial intrahepatic cholestasis 1,PFIC-1)(ATP8B1 缺乏症)和 2 型(ABCB11 缺乏症),胆汁酸合成障碍和紧密连接蛋白 2 型缺乏症等。胆汁淤积 GGT 升高见于胆道疾病(胆道闭锁)、阿拉杰里综合征和 PFIC-3 型。以 GGT 值升高进行综合分析:GGT 升高、直接胆红素升高、胆汁酸升高应考虑 PFIC 3 型、阿拉杰里综合征、硬化性胆管炎、Citrin 蛋白缺陷所致 NICCD 等。GGT 降低、血胆汁酸升高、高胆红素血症,伴皮肤瘙痒者应考虑 PFIC1、2 型;GGT 降低、高胆红素血症、胆汁酸值降低或正常、皮肤无瘙痒者应考虑胆汁酸合成缺陷。

2)ALP:血清 ALP 在儿童主要来自骨,成人主要来自肝。部分胆道梗阻时,ALP 升高早于其他指标,也更迟恢复正常。胆汁淤积时,血清 ALP 升高显著。血清 ALP 水平在评估胆汁淤积性婴儿方面通常不如血清 GGT,因为在生长发育中的婴儿,血清 ALP 水平的正常范围差异很大。

3)5'核苷酸酶:为一种磷酸酯水解酶,在肝脏主要存在于胆小管和窦状隙面肝细胞膜内。在胆管损伤性疾病如胆汁性肝硬化，5'核苷酸酶增高。

（3）血基质金属蛋白酶-7（matrix metallopro-teinase，MMP-7）的检测：是近年研发的一个新的无创性标志物，对胆道闭锁的界定有较好的敏感性和特异性。

（4）脂溶性维生素：较多婴儿胆汁淤积症患者存在脂溶性维生素不足或缺乏，检测可评估血清维生素 D、维生素 A、维生素 K 及维生素 E 的水平。

（5）甲胎蛋白：是一种胎儿期蛋白和肝脏修复的标志物，Citrin 缺陷病、酪氨酸血症、半乳糖血症等疾病可显著升高。急性肝衰竭患儿若甲胎蛋白持续低下，提示预后不良。

2. 病因学检查

（1）病毒感染标志物检测：血清乙肝病毒表面抗原、乙肝病毒-DNA 检查确定有无乙型肝炎病毒感染，血清抗 CMV-IgM、鼻咽、唾液、血液或尿液巨细胞病毒培养或 PCR 得到证实。

（2）细菌培养：血培养和中段尿培养以确定有无细菌感染。

（3）代谢疾病筛查：葡萄糖、电解质、血气分析，评估碳酸氢盐、乳酸、丙酮酸、血氨、血脂全套等，必要时评估血氨基酸谱、酰基肉碱谱、尿有机酸谱等，在代谢危象时采样可提高阳性率。

（4）基因检测：基因突变检查的目的就是在出生后早诊断，给予有效的早干预及治疗，减少并发症，改善预后同时可进行遗传咨询。黄疸持续不退、肝大或/和脾大、嗜睡、呕吐、腹泻、酸中毒、低血糖、生长迟缓、白内障、听力损伤、心脏病、皮肤瘙痒、皮疹、黄色瘤、特殊面容等行基因突变检测。

【病因诊断】

1. 优先考虑早期治疗改善预后的病因诊断

（1）手术：胆道闭锁（葛西手术）、胆总管囊肿切除术等。

（2）感染（病毒、细菌、螺旋体、寄生虫）标志物检测：血清乙肝病毒表面抗原、乙肝病毒-DNA 检查确定有无乙型肝炎病毒感染，血清抗 CMV-IgM、鼻咽、唾液、血液或尿液巨细胞病毒培养或 PCR 得到证实。细菌培养，如血培养和中段尿培养以确定有无细菌感染。

（3）遗传代谢病：病因诊断常见疾病有：

1）半乳糖血症：无半乳糖饮食。

2）1 型酪氨酸血症：尼替西农（NTBC）[2-（2-硝基-4-三氟甲基苯甲醇)-1,3-环己二酮]，低酪氨酸或苯丙氨酸饮食。

3）遗传性果糖不耐症：不含果糖或蔗糖的饮食。

4）甲状腺功能减退症：甲状腺激素补充疗法。

5）囊性纤维化：胰酶补充。

6）垂体功能减退症：甲状腺、生长激素、皮质醇补充疗法。

7）胆汁酸合成缺陷：胆酸或熊去氧胆酸补充剂。

8）肠外营养相关胆汁淤积（肠功能衰竭相关性胆汁淤积症）：肠内喂养和对症治疗。

2. 胆道闭锁与非胆道闭锁的鉴别诊断

（1）胆道闭锁临床特征：

1）黄疸持续不退，进行性加重。

2）出生后粪便颜色白陶土色或者淡黄色。

3）肝脏进行性大、质地硬。常于 2~3 个月后出现胆汁性肝硬化，脾大、腹水等门静脉高压征象。

4）病程早期一般情况及营养状况良好。晚期营养不良、生长发育障碍等。

（2）血生化检查：血总胆红素和结合胆红素升高，血 GGT 升高（300U 以上），胆汁酸升高。

（3）MMP-7：血清 MMP-7 检测能够较准确诊断胆道闭锁。肝 MMP-7 表达与胆道闭锁的肝纤维化相关，参与胆道闭锁病理生理过程。

（4）动态十二指肠引流：无胆汁成分。

（5）肝胆超声检查：如发现肝门部纤维块、胆囊形态异常、经口喂养后胆囊收缩不足、胆管不显影、肝动脉直径或肝动脉直径/门静脉直径增宽、被膜下出血等有助于胆道闭锁的诊断。瞬时弹性成像是一种基于超声的无创检测技术，通过超声换能器将振动器发出的低幅低频振动传向组织，并利用接收器采集组织中弹性剪切波的传播速度，计算得到肝脏硬度值。肝脏硬度值与肝组织硬度相关，组织质地越硬，检测到的硬度值越大。

（6）其他影像学检查：核素肝胆显像、磁共振胆道成像诊断胆道闭锁的价值有限；内镜逆行胰胆管造影、经皮经肝胆囊-胆管造影均为有创性操作，不推荐作为诊断胆道闭锁的常规检查。

（7）肝脏病理：胆道闭锁的病理特征为肝小

叶结构基本正常,肝细胞坏死不明显,胆小管大量增生,胆汁淤积重,胆栓形成。汇管区和小叶周围水肿和纤维化。

【治疗】

治疗目的是恢复胆流,缓解症状,促进生长发育,提高生存质量。包括病因治疗和对症支持治疗。

1. 病因治疗　早期识别病因,对有特异性治疗手段的胆汁淤积症尽早进行病因治疗(表8-9-2)。

表 8-9-2　婴儿胆汁淤积症的病因治疗

病因	治疗
先天性胆道闭锁	30~45 日龄内进行葛西手术
肠外营养相关性胆汁淤积	停肠外营养,或改用鱼油制剂
希特林蛋白缺陷病	婴儿期给予无乳糖并强化中链甘油三酯配方,后续给予高脂、高蛋白、低碳水化合物的饮食
先天性胆汁酸合成缺陷	补充初级胆汁酸(胆酸或鹅去氧胆酸)
先天性甲状腺功能减退或全垂体功能低下	激素补充治疗
半乳糖血症	避免摄入乳糖和半乳糖
遗传性果糖不耐症	避免摄入果糖、蔗糖和山梨醇
酪氨酸血症 1 型	予以低苯丙氨酸、低酪氨酸饮食,尼替西龙
脓毒症和泌尿系统感染	积极抗感染治疗

尼替西农:用于酪氨酸血症Ⅰ型,初始剂量为 $1mg/(kg \cdot d)$,1 岁以内每天分 2 次服用,尼替西农最小应用剂量应使血药浓度达到 $40 \sim 60 \mu mol/L$,同时应限制饮食中酪氨酸及苯丙氨酸含量,使血浆中酪氨酸水平维持在 $200 \sim 600 \mu mol/L$,并补充维生素及微量元素以满足生长发育的需求。

2. 对症支持治疗

(1)营养治疗:半乳糖血症选择无乳糖配方或米粉,并辅以必需的维生素、脂肪等营养物质;酪氨酸血症Ⅰ型选择低酪氨酸及低苯丙氨酸饮食;Citrin 缺陷导致的胆汁淤积选择无乳糖并强化中链甘油三酯的特殊配方奶粉;遗传性果糖不耐

受需终止乳糖、山梨醇及蔗糖的摄入;糖原贮积症Ⅰ型可选择母乳或麦芽糊精,6 个月后用生玉米淀粉代替麦芽糊精。除上述外,一般情况下鼓励母乳喂养,推荐能量摄入目标为相同体重正常婴儿的 130%~150%。富含中链甘油三酯配方或在母乳喂养的同时额外补充中链甘油三酯能够使胆汁淤积症患儿获益,改善其营养状态。胆汁淤积可造成脂溶性维生素吸收不良,对胆汁淤积症婴儿需补充脂溶性维生素 A、D、E、K,并同时监测相关指标(表8-9-3)。

表 8-9-3　婴儿胆汁淤积症常用维生素补充剂

脂溶性维生素类型	剂量用法	不良反应
维生素 A	5 000~25 000U/d,口服	肝毒性,高血钙症
维生素 D_3	120~200U/(kg·d),口服	高血钙症,肾钙质沉着症
维生素 E	15~25U/(kg·d),口服	加剧维生素 K 缺乏的凝血功能障碍
维生素 K_1	2.5~5.0mg,2~3 次/d,口服	个别患儿有轻度一过性恶心或上腹部不适

(2)利胆退黄治疗:

1)熊去氧胆酸:为亲水性、有细胞保护作用、无细胞毒性的胆汁酸,广泛应用于各种婴儿胆汁淤积症,但确诊为胆道完全梗阻患儿禁用。常规治疗剂量为 $10 \sim 20mg/(kg \cdot d)$[征得家长同意后,部分患儿可加至 $30mg/(kg \cdot d)$],分 2~3 次服用。

2)胆酸或鹅去氧胆酸:为初级胆汁酸,适用于胆汁酸合成缺陷患儿,根据肝功能情况和/或尿胆汁酸谱分析结果个性化调整剂量。

3)考来烯胺:是一种阴离子交换树脂,在肠道内与胆汁酸结合形成不溶性化合物阻止其重吸收,达到利胆退黄、缓解瘙痒的效果。常规治疗剂量为 $0.25 \sim 0.50 g/(kg \cdot d)$,最大剂量为 8 g/d,推荐至少餐前 1 小时或餐后 4~6 小时服用。

4)其他:①氯马昔巴特是一种回肠胆汁酸转运蛋白抑制剂,可阻断胆汁酸的肠肝循环。2021 年美国食品药品监督管理局批准氯马昔巴特口服溶液用于治疗 1 岁及以上的阿拉杰里综合征患儿的胆汁淤积性瘙痒,可显著降低患者胆汁酸水平,改善瘙痒,减少皮肤黄瘤,改善患儿的生长。开

始治疗的首周剂量为 190 μg/（kg·d），后续持续治疗剂量为 380 μg/（kg·d）。②利福平是肝肠解毒关键酶和输出泵多药耐药相关蛋白（multidrug resistance-associated protein 2，MRP2）的强效诱导剂，可用于利胆退黄及缓解瘙痒的二线治疗，由于其固有的肝毒性，需从小剂量开始，并严密监测肝功能。治疗初始剂量为 5 mg/kg，每日 1 次或 2 次，根据临床反应，可分次增加剂量。③苯巴比妥：能诱导肝细胞微粒体葡糖醛酸转移酶和 Na^+-K^+-ATP 酶的活性，促进胆汁的排泄，具有改善胆汁淤积的作用，剂量 5~10mg/（kg·d），分次口服。④激动剂（例如，苯扎贝特）可以增加多药耐药蛋白 3 表达和再分配到毛细胆管膜，刺激磷脂分泌，以保护胆管上皮细胞，对抗胆汁酸毒性作用。

3. 外科治疗　内科治疗效果不佳的慢性肝内胆汁淤积患儿，部分可通过胆道分流术获得临床症状的缓解。胆道分流术在 PFIC-1 型、2 型（部分变异类型）的患儿中报道有效。

肝移植是婴儿胆汁淤积症进展到终末期肝病的有效治疗措施。术前评估、供体选择、手术风险、手术方式及术后管理需要多学科参与。目前胆道闭锁是儿童肝移植的首位病因，对于葛西手术效果不佳或反复胆管炎的患者应及时进行肝移植评估。此外，新生儿硬化性胆管炎、阿拉杰里综合征和其他一些遗传代谢相关的胆汁淤积经治疗病情进展至终末期，经相关专科医师评估衡量利弊后，也可考虑进行肝移植。

此外，肝细胞移植及基因治疗等正在临床研究中。婴儿胆汁淤积症诊治流程见图 8-9-1。

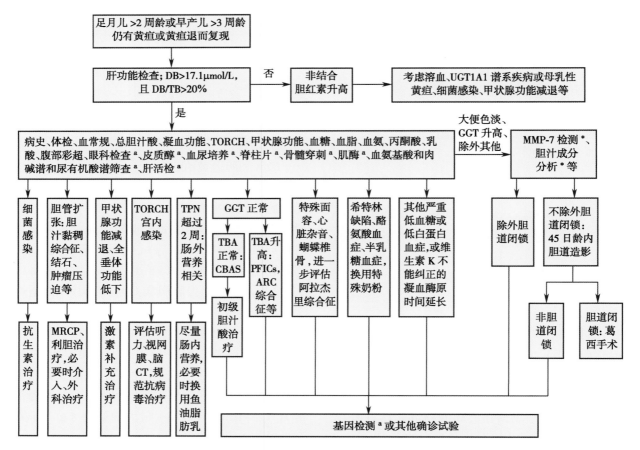

图 8-9-1　婴儿胆汁淤积症诊治流程

注：所有胆汁淤积症都应该注意营养及脂溶性维生素补充和监测，除病因治疗外，除外胆道完全梗阻后，可利胆治疗；DB 为直接胆红素；TB 为总胆红素；UGT1A1 为 UDP 葡糖醛酸转移酶家族 1 成员 A1；TORCH 为可导致先天性宫内感染及围产期感染而引起围产儿畸形的病原体，其中 T 为弓形虫，O 为其他病原微生物，R 为风疹病毒，C 为巨细胞病毒，H 为单纯疱疹 I/II 型；GGT 为 γ-谷氨酰转移酶；MMP-7 为基质金属蛋白酶-7；TPN 为全胃肠外营养；TBA 为总胆汁酸；CBAS 为先天性胆汁酸合成障碍；PFICs 为进行性家族性肝内胆汁淤积症；ARC 综合征为关节挛缩、肾功能不全和胆汁淤积综合征；MRCP 为磁共振胰胆管造影；[a] 指根据患者情况可选做的项目

拓展知识点

1. 胆道闭锁的早期识别　中国台湾地区一项回顾性队列研究比较了 2002 年引入粪便比色卡前后胆道闭锁患者的术后生存率,结果显示引入粪便比色卡后,胆道闭锁患儿的生存率明显提高。因此,在我国内地也可以广泛实施给每位新生儿家庭发放粪便比色卡的举措,提高胆道闭锁的早期筛查率,改善患者预后。

2. 肝细胞移植的研究展望　肝细胞移植历经 30 余年的不断研究,目前已经从动物模型上的操作开始进入初步临床试验阶段,为重症肝脏疾病和终末期肝病患者带来了更多的希望。和肝移植相比,具有治疗简单、取用方便、可反复移植、成本和风险降低,同时供体选择更多样等优点。但还存在肝细胞来源问题;肝细胞移植指征把控;肝细胞移植的部位、数量和方式;移植后细胞耐受的建立和免疫排斥的抑制等诸多问题需要解决,并需要完善法律法规,使之成为一种能够真正提高患者生存质量的有效治疗手段。

(黄志华　舒赛男)

第十节　Caroli 病与 Caroli 综合征

导　读

Caroli 病的特征是胆管扩张,而无其他明显的肝脏异常。而 Caroli 综合征的特征是胆管扩张伴先天性肝纤维化。Caroli 综合征比 Caroli 病更常见。Caroli 病和 Caroli 综合征的分子学发病机制尚未完全明确。大多数病例为常染色体隐性遗传,该异常基因称为多囊肾及肝病 1 基因。影像学检查显示胆管扩张,以及近侧肝内大胆管不规则囊性扩张而胆总管正常,可确诊 Caroli 病或 Caroli 综合征。内科治疗主要是对症支持治疗,病变局限可选择手术切除,但肝移植可能是患者的最佳治疗选择。

Caroli 病(Caroli disease)又称先天性肝内胆管扩张症(congenital intrahepatic bile duct dilatation),是一种较为罕见的先天性胆道疾病,1958 年由法国学者 Jaeque Caroli 首先报道一例肝内末梢胆管的多发性囊状扩张病例,故称为 Caroli 病。其特征为肝内胆管囊性扩张而形成肝脏内的胆管囊肿病变,可为单发,更多的为多发性。而 Caroli 综合征的特征是胆管扩张伴先天性肝纤维化。Caroli 综合征比 Caroli 病更常见。Caroli 病和 Caroli 综合征大多数病例为常染色体隐性遗传,根据临床表现伴有常染色体隐性遗传性多囊肾病(autosomal recessive polycystic kidney disease,ARPKD)。极少数病例伴有常染色体显性遗传性多囊肾病(autosomal dominant polycystic kidney disease,ADPKD)。此外,Caroli 病和 Caroli 综合征也可伴有其他肝肾纤维囊性疾病,包括肾消耗病 13、Meckel-Gruber 综合征、COACH 综合征、Joubert 综合征及相关疾病、Bardet-Biedl 综合征以及口面指/趾综合征。

【流行病学特征】

目前尚无 Caroli 病和 Caroli 综合征的确切患病率和年度发病率数据,但已知该疾病非常罕见。据估计,患病率为 1/1 000 000。本症主要发生于儿童或青少年,10 岁以下开始发病而出现症状者约占全部病例的 60%。女性稍多于男性。

【病因和发病机制】

目前认为 Caroli 病和 Caroli 综合征为罕见的常染色体隐性遗传病,是由位于 6 号染色体(6p21-p12)的多囊肾及肝病 1 基因(polycystic kidney and hepatic disease 1,PKHD1)基因变异所致。分为两种类型:①单纯性肝内胆管扩张型:仅在扩张的胆管壁上有纤维组织增生,约有>50%的患者合并肾囊性病变或髓质海绵状肾,称为 Caroli 病;②静脉周围纤维化型:除肝内的胆管节段性扩张外,常伴有肝脏先天性纤维化,从门静脉间隙到肝小叶周围均有广泛纤维增生,甚至可导致肝硬化及门静脉高压症,称为 Caroli 综合征。在 Caroli 病和 Caroli 综合征中,胆管囊样或梭状扩张使得胆汁易于停滞,导致胆泥和胆管内结石形成。常发生细菌性胆管炎,甚至并发败血症和肝脓肿。还可能因胆道梗阻而继发胆汁性肝硬化(图8-10-1)。

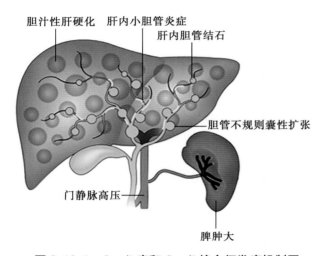

胆汁性肝硬化　肝内小胆管炎症　肝内胆管结石

胆管不规则囊性扩张

门静脉高压

脾肿大

图 8-10-1　Caroli 病和 Caroli 综合征发病机制图

PKHD1 基因编码一种大分子蛋白(4 074 个氨基酸),该蛋白与肝细胞生长因子受体有着相同的结构特点,集中于细胞的纤毛,属于参与细胞增殖调控和细胞黏附与排斥调控的蛋白超家族。*PKHD1* 主要表达于肾脏,在肝脏、胰腺和肺中有低表达,这种表达分布与疾病表型一致,即主要累及肝脏和肾脏。造成 Caroli 病和 Caroli 综合征之间差异的遗传学基础尚未明确。

【临床表现】

Caroli 病临床症状常不典型,以肝内胆管扩张和胆汁淤积所致的肝内小胆管炎症及结石形成为其临床特点,可起病于任何年龄。单纯型者临床表现为食欲降低、体重减轻、经常反复发作的右上腹疼痛、发热。可无黄疸或仅有轻度黄疸,有胆管炎时黄疸可加深,部分病例主要表现为反复发作的黄疸。在发作时肝脏常明显增大,待感染控制后,随着症状的好转肝脏多会较快地缩小。

若合并严重的胆道感染可形成肝内脓肿或革兰氏阴性杆菌性败血症。反复胆道感染的发作极易形成肝内胆管结石,又进一步加重了肝内胆管的梗阻,最终导致胆汁性肝硬化。若以门静脉周围纤维化型为主时,临床主要表现为门静脉高压、脾大及上消化道出血。

Caroli 综合征患者可表现为门静脉高压及其后遗症,如腹水和食管静脉曲张出血,也有患者仅表现为间歇性腹痛、瘙痒及肝大。Caroli 综合征患儿由于胆管炎和门静脉高压的共同作用,通常症状出现更早、病情进展更快。体格检查时,由于存在门静脉高压,肝脏通常增大,并可触及脾大;肾脏受累的患者,其肾脏也可肿大。

【并发症】

Caroli 病和 Caroli 综合征常见并发症包括胆道结石、胰腺炎和胆道癌变;其他并发症有复发性胆管炎、门静脉高压症、自发性囊肿破裂等。

【辅助检查】

1. **实验室检查**　可行血常规、尿常规及血生化检查,特别是对肝功能的检测非常重要,肝内胆管的炎症可引起肝脏损害,常表现为转氨酶的增高、碱性磷酸酶以及胆红素的明显上升,严重者可有严重的低蛋白血症的发生。

2. **彩色多普勒超声检查**　腹部肝胆彩色多普勒超声检查简便、无损伤,可作为首选方法。可以显示肝内扩张胆管的部位与形态,可见肝内胆管呈囊样或串珠样扩张,肝切面图像可见囊状、葡萄状或串珠状无回声暗区,境界清晰,后壁回声增强,囊肿沿肝内胆管走向分布,并与之相通。囊肿之间可见正常胆管声像图。

3. **肝胆 CT 检查**　多排螺旋 CT 检查能很好显示病变胆管大小、形态和范围,并能显示其与周围结构的关系、是否存在并发症,但其胆管显示效果差于磁共振胆胰管成像(magnetic resonance cholangiopancreatography,MRCP)检查。

CT 扫描常可见肝脏内有多个水样密度的圆形囊状病变,彼此间或其边缘上可见与囊肿相通的轻微扩张的细小胆管,囊性病灶内可见小点状、分隔状高密度影,点状影为被扩张胆管包绕的伴行门静脉分支,增强扫描门脉期可见明显强化,即"中心点征"(central dot sign),是 Caroli 病及 Caroli 综合征的特征性 CT 表现(图 8-10-2)。

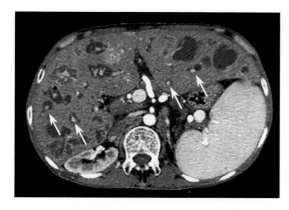

图 8-10-2　Caroli 综合征 CT 肝脏内多个囊状病变

4. 磁共振胰胆管造影（MRCP）　MRCP 作为无创检查，无需对比剂即可清晰显示胆道树，在三维结构图像上可以直观、立体地显示病灶与胆管的关系，其无创、无放射性的特点，以及在诊断方面的优势，使其逐步成为诊断 Caroli 病及 Caroli 综合征的首选检查（图 8-10-3）。

5. 肝穿刺活检　Caroli 综合征肝活检通常显示宽大带状的成熟纤维化组织和扭曲的胆管结构，为先天性肝纤维化的特征性表现。还可能有门静脉分支发育不全。扩张的胆管周围可见急性和慢性炎症细胞浸润，肝活检还可能显示胆管炎。Caroli 病肝活检通常仅见肝内大胆管扩张。

【诊断】

结合临床表现，影像学检查显示胆管扩张，以及近侧肝内大胆管不规则囊性扩张而胆总管正常，可确诊 Caroli 病和 Caroli 综合征。这些表现通过超声检查、CT 及 MRCP 均易于发现。影

像学检查还可显示相关的肾脏表现，三维超声和 MRCP 可在产前诊断 Caroli 病伴肾脏纤维囊性病变。

【鉴别诊断】

由于临床上对该病缺乏足够的认识，以及该病缺乏特异性临床表现，常易被误诊，应注意与以下疾病鉴别：

1. 肝内囊性病变　其中主要与肝囊肿鉴别。多囊肝常见于成年人，病变多为弥漫性变化，通常伴有多囊肾或其他先天性异常。病理学上多囊肝，胆管内无淤胆表现，细胞无形态学变化，炎症细胞无明显浸润。CT 有助于两者的鉴别，肝囊肿不与胆管相通，胆管不扩张，无中心点征。

2. 梗阻性肝内胆管扩张　常为局限性病变，仅累及梗阻部位以前的胆管，常有梗阻物存在。病史、临床表现及影像学检查可鉴别两者。如胆管癌可引起肝内胆管扩张，常可显示肝门区软组织结节、肿块或肝门结构模糊，扩张的胆管起始部形态不规则等改变。

3. 弥漫性肝癌　可表现为同 Caroli 病一样的肝内多发低密度病灶，但弥漫性肝癌的病变范围一般较大，且不伴有肝内胆管扩张，门静脉可见癌栓形成，一般 CT、MRCP 可鉴别。

4. 小错构瘤　为大小约 5mm 左右的灰白色病灶伴明显的胆管囊性改变，无明显的局部症状，如弥漫性分布可导致门静脉高压，根据其临床病程可与 Caroli 综合征相鉴别。

【治疗】

1. 内科治疗　主要是对症支持治疗，应因

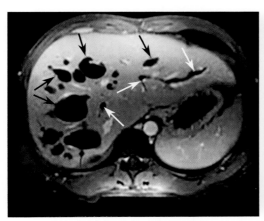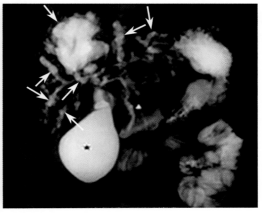

图 8-10-3　Caroli 病磁共振胰胆管造影（MRCP）

人而异。胆管炎和脓毒症应使用适当的抗生素治疗,并尽可能取出胆石。由于胆汁淤积和存在肝内胆管结石,感染可能极难根治,还可造成肝功能损害进行性加重。患者往往需要延长抗生素的疗程。慢性胆汁淤积患者应补充脂溶性维生素。

已发生食管静脉曲张的患者应预防性使用非选择性β受体阻滞剂。鉴于患者的肝功能可能良好,行选择性分流手术可缓解门静脉高压。

2. 外科治疗 局限性病变累及左右半肝,应在胆道梗阻或胆管炎后进行半肝切除术,数字医学技术可能在提高手术精确度和安全性方面提供帮助。双叶弥漫性受累可保守治疗,包括经内镜逆行性胰胆管造影术(endoscopic retrograde cholangio-pancreatography,ERCP)治疗和胆道内转流术。

肝移植可能是患者的最佳治疗选择,即使患者没有临床症状也建议进行肝移植治疗,部分Caroli病患者甚至需行肝肾联合移植。伴有先天性肝纤维化(Caroli综合征)患者和原位肝移植时胆管炎患者肝移植后存活率较低。一项研究基于"美国器官共享联合网络"的数据,纳入了140例在1987—2011年因Caroli病或行肝移植的患者,结果显示,患者生存率和移植物存活率非常高,与因其他病变行肝移植的患者相当,甚至更高。但Caroli综合征肝移植术后的不良预后仍然表明及时识别手术治疗的适应证是非常重要的。对于该病的早期诊断以及Caroli病或Caroli综合征之间的鉴别对患者的生存极为重要。

【预后】

该病的预后不一,取决于疾病的严重程度和是否合并肾功能不全。反复感染和胆道结石所致并发症者常病情严重。肝移植可能是这些患者的最佳治疗选择。

(金玉 刘志峰)

第十一节　遗传代谢性肝病

一、肝豆状核变性

导　读

肝豆状核变性（WD）的临床表现多样，主要分为肝病型（年幼儿）、神经型（年长儿）、混合型和少见型。任何不明原因肝病、锥体外系表现、骨关节病变、溶血性贫血或血尿患者，都应考虑到本病，若血清铜蓝蛋白<0.1g/L 和尿铜>100μg/24h，或伴角膜 K-F 环（6~7 岁以上）阳性，即可临床诊断；非典型病例建议基因检测证实。一旦确诊，应终生低铜饮食和排铜治疗，并常规筛查同胞兄弟姐妹。

肝豆状核变性于 1912 年由 Wilson 发现，又称 Wilson 病（Wilson disease，WD），是一种常于儿童期发病的常染色体隐性遗传病，由 *ATP7B* 基因致病性突变所致，由于绝大多数 WD 患者为各种类型的复合杂合突变，其基因突变的差异导致患者起病年龄不同和临床表现多样，幼年起病者主要表现为肝病，年长儿以基底节神经核损伤为主。倘若未能实现肝移植，快速进展的肝衰竭或肝硬化失代偿以及消耗性神经系统异常最终可导致死亡。所幸本病又是为数不多的可治疗的遗传病。若能早期诊断和早期启动终生低铜饮食和排铜治疗，可不发病（症状前诊断者）或实现疾病长期缓解，并可获得良好生活质量和与正常人近似的生存期。

【流行病学】

据估计，全球人群发病率为 1/10 万~1/3 万，杂合子频率为 1/90。一项来自英国的研究重新评价了人群发病率，认为理论发病率不应低于 1/7 026，推测外显率下降和诊断的局限性可能是实际发病率低于理论值的主要原因。中国为 WD 的高发地区，但缺乏人群发病率数据。

【病因和发病机制】

WD 属于单基因缺陷病，编码铜跨膜转运蛋白的 *ATP7B* 基因位于 13 号染色体（13q14.3）上，编码铜转运 P 型 ATP 酶（1 411 个氨基酸），是一种 ATP 依赖型铜跨膜转运蛋白，该蛋白经 2 条途径转

运铜离子：①与铜蓝蛋白原（apoceruloplasmin，apo-Cp）结合，形成全铜蓝蛋白（holoceruloplasmin，holo-Cp）；②将肝内多余的铜离子转运至胆管，随胆汁排出。当 ATP7B 蛋白缺陷时，肝细胞合成铜蓝蛋白（ceruloplasmin，Cp）减少，同时经胆道排铜障碍而致肝内铜沉积，且铜离子进入血流增多。由于血浆铜蓝蛋白（正常情况下与血浆中 95% 的铜离子紧密结合）明显降低，导致血中与白蛋白或氨基酸疏松结合的非铜蓝蛋白结合型铜离子（正常情况下仅占 5%）明显增多，这些铜离子易沉积于脑、角膜、肾、骨关节及血细胞膜等脏器组织，继而引起相应临床病症。

ATP7B 基因突变类型复杂，迄今报道的致病性突变已超过 500 种，绝大多数 WD 患者为复合杂合突变，且大多数致病性突变极为罕见或仅存于单个家系，这种基因突变类型的差异是导致患者起病年龄不同和临床表现多样的主要原因。有报道，同样基因型患者如单卵双胎也可有不同表型，这表明其他修饰基因或环境等其他因素对于 *ATP7B* 基因型表达也有影响。

【临床表现】

本病的临床表型多种多样。不典型患者较难识别或者易被忽略。一项队列研究结果显示，以肝病为主要表现的 WD 患者平均在起病后 14.4 个月获得诊断，而表现为神经精神症状的 WD 患者平均在发病后 44.4 个月才得到确诊。

1. **发病年龄**　起病年龄在 2~74 岁之间，多于 5~35 岁发病。婴儿期因铜摄入量低，故罕见发病。高铜饮食习惯可能是促其早发病的原因之一。

2. **临床分型**

（1）肝型：大约 50% 患者以肝病为主要表现，多见于儿童期发病者。临床表现差异较大，可表现为亚临床型（无症状性肝大伴转氨酶持续增高，因体检或者其他疾病就诊时被发现）、急性或慢性肝病、暴发性肝衰竭、代偿性或失代偿性肝硬化等，病情通常进展较快。约 50%~60% 肝型患者角膜 K-F 环阳性，大多于 6~7 岁以后才出现。

（2）神经型：约 20% 患者以神经系统异常首发，多见于年长儿和成人。据报道其平均发病年

龄为 18.9~20.2 岁,儿童神经型患者多在 10 岁以后发病,文献报道最小年龄为 6 岁。主要有锥体外系表现如震颤(静止性、姿势性或混合性震颤)、帕金森综合征、肌张力异常、舞蹈症、构音障碍、咀嚼和吞咽困难、惊厥发作以及抑郁或冲动和性格行为异常等精神症状。病情进展相对较缓。

（3）混合型:约 30% 患者发病时即有肝病和神经异常,病情进展缓慢。

（4）少见型:少数患者以溶血、骨关节改变或肾脏病变(血尿、蛋白尿或肾小管重吸收或酸化功能缺陷)等起病。这些不典型患者常同时存在肝病。

【实验室和辅助检查】

1. 常规检查　同其他肝病。主要是肝功能异常,血清转氨酶如丙氨酸氨基转移酶(alanine aminotransferase,ALT)、天冬氨酸氨基转移酶(aspartate aminotransferase,AST)增高。肝硬化失代偿或肝衰竭时可有总胆红素和直接胆红素增高、白蛋白减少以及凝血功能障碍,如凝血酶原时间(prothrombin time,PT)延长、凝血酶原活动度(prothrombin time activity,PTA)降低和国际标准化比值(international normalized ratio,INR)增高。肝硬化患者可有血细胞减少。

2. 血清铜蓝蛋白　正常值 0.2~0.4g/L(20~40mg/dl)。WD 患者通常低于正常下限的 50%,即 <0.1g/L,这是临床诊断 WD 的重要依据之一。约有 5%~20% 的 WD 患者血清铜蓝蛋白水平正常,见于 ATP7B 双等位基因错义突变者。约 20% 杂合子携带者血清铜蓝蛋白水平降低,但通常在 0.1~0.2g/L 之间。应注意到,某些疾病如铜缺乏症、Menkes 病(ATP7A 基因缺陷所致肠道铜吸收障碍,有肝和脑组织铜含量降低而肾和肠组织铜含量增高)、遗传性低(或无)铜蓝蛋白血症(位于 3 号染色体的铜蓝蛋白基因缺陷,有含铁血黄素沉积,但没有铜沉积)、肾病综合征或失蛋白性肠病等患者铜蓝蛋白亦呈低水平。

3. 尿铜定量　24 小时尿铜定量能间接反映血中非铜蓝蛋白结合铜水平。未治疗前的基线评估至关重要。正常人低于 40μg(0.6μmol)。有症状的 WD 患者通常高于 100μg(1.6μmol),这亦是临床诊断 WD 的重要依据之一。但约有 16%~23%WD 患者 24 小时尿铜在 40~100μg 范围,多见于轻症肝病患者,尤其是小年龄患儿。杂合子携带者通常在 70μg 以下。规范收集 24 小时尿样本和避免铜污染(最好选择未使用过的塑料容器或者经酸浸泡和清洗过的玻璃容器)是准确评估 24 小时尿铜定量的重要保障。应注意的是,其他淤胆性肝病或肝衰竭患者亦可出现尿铜增高,有学者提出采用青霉胺排铜试验(在 24 小时尿液收集期间,分别于 0 时和 12 时各口服 500mg 青霉胺,若 24 小时尿铜 >1 600μg 对于 WD 有诊断意义),但结果判定并不可靠,尤其是慢性淤胆性肝病患者(可呈假阳性)或者无症状儿童 WD 病例(敏感性低)。

4. 角膜 K-F 环　为铜沉积于角膜所致,反映血中非铜蓝蛋白结合铜已经沉积于肝外组织内,故有神经系统受累的 WD 患者几乎都存在角膜 K-F 环,是临床诊断 WD 的重要依据之一。约 50%~60% 肝型患者角膜 K-F 环阳性,但大多于 6~7 岁以后才出现,故在 6~7 岁以下儿童,K-F 环阴性不能排除 WD。

5. 血清铜和血清游离铜　血清铜是血清总铜水平。血清非铜蓝蛋白结合铜(游离铜)需根据血清铜和铜蓝蛋白水平进行换算,血清游离铜(μg/L)=血清总铜[血清铜(μmol)×63.5](μg/L)－铜蓝蛋白结合铜[3.15×铜蓝蛋白(mg/L)](μg/L)。虽然 WD 患者血清游离铜增加,但因铜蓝蛋白结合铜明显降低,故血清铜总量通常减少,可间接反映血清铜蓝蛋白降低。但在严重肝损伤时,血清铜可在正常范围,并不依赖于铜蓝蛋白的增高或降低;当任何病因所致急性肝坏死时,可因肝细胞破坏而大量释出肝细胞储存铜,导致血清总铜和游离铜均显著升高;且慢性胆汁淤胆症或铜中毒等亦可致血清铜增高。此外,血清游离铜值的准确性取决于血清铜和铜蓝蛋白测定的准确性,故对于 WD 的诊断价值有限。虽然血清游离铜有助于评估排铜疗效,但需采血样和进行计算,不如 24 小时尿铜测定来得直接和方便。

6. 影像学检查

（1）超声检查:利用 B 超检查动态观察肝脏和脾脏大小、形态和结构改变及门静脉内径,以评价肝硬化。瞬时弹性成像术能较准确地识别肝纤维化和早期肝硬化,可用于肝纤维化的诊断和分级(最好在胆红素正常时检查)。

（2）头部 MRI:常见豆状核、尾状核、中脑、小脑等部位对称性病灶。

7. 基因检测 标准方法为直接测序法。我国 WD 患者主要有 3 个突变热点，即 R778L、P992L 和 T935M，约占 60%，可根据本地区热突变点设计基因特异性 PCR 诊断系统。基因检测主要用于非典型病例的证实诊断。检测已知基因突变可用于筛查患者的一级亲属。应注意的是，需同时检测父母亲血样，以帮助评价和证实基因突变的遗传方式；对于基因突变阳性结果，应注意其致病性评价，临床意义不明的突变通常没有诊断意义；最后还需要全面评估患者的临床表型，以证实基因突变的致病性。另一方面，少数临床诊断 WD 患者并不能发现致病性基因突变，故阴性结果还不能完全排除 WD。

【肝组织学和肝铜检查】

1. 肝铜 正常肝脏铜含量 <50μg/g 干重，而大多数 WD 患者超过 250μg/g 干重。但约 20% 的 WD 特别是神经型患者肝铜可能在正常范围。应注意到，胆汁淤积患者肝铜水平亦可增高。目前国内临床上未能常规进行肝铜检测。

2. 肝组织病理学 早期仅见点灶状坏死以及肝细胞气球样变和脂肪变性；汇管区轻度炎症，以淋巴细胞浸润为主。随着疾病进展，小叶炎症坏死及汇管区炎症加剧，可见混合性炎症细胞浸润的坏死灶；部分病例呈慢性肝炎改变，汇管区淋巴细胞及少数浆细胞浸润，可见界面炎，伴周边带细胆管炎。终末阶段可表现为肝硬化，少数肝细胞广泛融合性坏死，呈急性或慢加急性肝衰竭病理改变。

【诊断和鉴别诊断】

1. 诊断 对于不明原因肝病、锥体外系表现或精神异常、Coombs 试验阴性溶血性贫血、骨关节病变或血尿等患者，都应考虑到本病。在评估和明确脏器病变特征的基础上，若血清铜蓝蛋白 <0.1g/L 和 24 小时尿铜 >100μg，即可作出 WD 的临床诊断；若为神经型或混合型或 6~7 岁以上其他类型患者角膜 K-F 环阳性，则是诊断 WD 的有力证据。对于非典型病例，建议进行 *ATP7B* 基因分析，以证实诊断。

2. 鉴别诊断

（1）其他低铜蓝蛋白病：①铜缺乏症：主要有生长和精神运动迟缓、肌张力障碍和缺铜性贫血，多为小细胞低色素性贫血，也可是大细胞性贫血，补铁治疗无效。还可见白细胞和中性粒细胞减少

而易感染。②Menkes 病：为 *ATP7A* 基因缺陷所致铜代谢障碍性疾病，表现为肠道铜吸收障碍，有肝和脑组织铜含量降低而肾和肠组织铜含量增高。③遗传性铜蓝蛋白缺乏症：为位于 3 号染色体的铜蓝蛋白基因缺陷所致，主要有铁离子沉积，而非铜沉积。临床特点为视网膜和基底节神经元进行性退行性变性。生化特点为血清铜蓝蛋白缺失。目前国内尚未见报道。④肾病综合征或失蛋白性肠病：前者有明显蛋白尿的证据，后者主要表现为低蛋白血症及水肿，血清白蛋白水平显著降低，并可伴有球蛋白减少。

（2）慢性淤胆性肝病或严重肝损伤：可出现尿铜和肝铜增高。可依据铜蓝蛋白水平和基因检测进行鉴别和判断。如上所述的青霉胺排铜试验有一定诊断价值，但不可靠。对于慢性淤胆患者，还可考虑短期诊断性排铜治疗，疗程 2~6 个月至尿铜降低后停药，然后再重复评估基线尿铜，若多次检测正常则可排除诊断。

【治疗】

1. 低铜饮食 确诊病例需要终生低铜饮食，应严格禁止摄入 5 大类高铜食物：①动物内脏和血；②蕈类；③坚果类和豆类（果实）；④壳类海、河水产品，如贝、螺、虾、蟹类；⑤巧克力和可可粉。

2. 排铜疗法

（1）锌剂：可诱导肠细胞金属硫蛋白（一种胞质金属结合蛋白）将小肠吸收的铜隔离于肠细胞中并随其脱落而排出，还可诱导肝细胞金属硫蛋白而发挥类似青霉胺的作用。单锌治疗适用于学龄前儿童、严格低铜饮食的轻症和维持治疗者以及不耐受青霉胺和神经型初治患者。剂量以元素锌计算（葡萄糖酸锌 70mg 含元素锌 10mg；硫酸锌 100mg 含元素锌 23mg；醋酸锌 50mg 含元素锌 15mg）。推荐剂量：>16 岁（或体重 ≥50kg）为 150mg/d，6~16 岁（体重 <50kg）为 75~100mg/d，6 岁以下为 50mg/d，分 3 次（6 岁以下分 2 次）于餐前 0.5~1 小时口服。不能耐受者可先于餐后 2 小时服用，逐渐适应后再改为空腹服用。疗效评价：以维持 24 小时尿铜 <75μg（大龄儿童 <100μg）水平为最佳，或参考血锌水平 >125μg/dl 或尿锌 >2mg/24h 评价其依从性（不能替代尿铜评价疗效）；转氨酶常较快恢复（数月以内，不超过 1 年）。若疗效不佳，可酌情增加剂量至疗效满意。若持续性 ALT 超过正常上限 3 倍以上和/或 INR>1.5

或不能耐受者,应考虑更换其他疗法。较大剂量锌剂治疗可引起血清胰酶(脂肪酶和胰淀粉酶)水平增高,应予以监测并酌情调减剂量或考虑联合使用小剂量青霉胺疗法。

(2)青霉胺:可螯合铜而使其从尿中排泄,还可诱导肝细胞金属硫蛋白来螯合铜而限制铜的肝毒性(铜"解毒"作用)。

1)疗法:儿童治疗剂量为 20mg/(kg·d),青霉素皮试阴性者方可服用,一般从半量或从 125~250mg/d 起始,每 1~2 周加量 1 次至治疗量,肝损伤明显者建议加量更为缓慢(可加服护肝降酶药物),分 2~3 次于餐前 0.5~1 小时或餐后 2 小时口服(青霉胺与食物同服可减少 50% 吸收量)。可与锌剂联合应用(以元素锌计,<5 岁 50mg/d,5 岁以上 75mg/d)。由于青霉胺与锌剂不能同服(需间隔 2 小时以上),建议早餐前和晚餐前服用青霉胺,中餐前和睡前服用锌剂。因青霉胺干扰维生素 B_6 活性,需补充维生素 B_6,剂量为 25~50mg/d,建议与锌剂同服。疗效评估:24 小时尿铜≥1 000μg,且临床肝病表现和肝功能指标稳定改善视为有效。

2)不良反应及处理:①近期过敏反应:常发生于治疗后 1~3 周内,常见发热、皮疹、血细胞减少、淋巴结肿大及蛋白尿等。过敏者应停用青霉胺。轻症过敏者可在服用抗组胺药同时再次从更小剂量开始试用,逐渐加量,部分病例仍可耐受。②中长期用药的其他不良反应:以血尿、蛋白尿和关节痛为特征的狼疮样综合征;伴严重血小板减少或再生障碍的骨髓毒性;与青霉胺抗胶原作用相关的皮肤病,例如匍行穿孔性弹性组织变性、皮肤松弛症、天疱疮、扁平苔藓和口疮性口腔炎。可予以对症处理,严重者需考虑换用其他疗法。③其他:常见血清抗核抗体升高,但与免疫性疾病的发生无明确相关性。

3)维持治疗:①维持治疗指征:尿铜稳定在 200~500μg/24h;临床病情稳定缓解;角膜 K-F 环消失。②维持治疗方案:青霉胺≤750mg/d,可联合锌剂(剂量同治疗量),持续服用。不建议间歇性服用青霉胺,因无法预估每个患者肝铜储积速率,故难以确定安全的间歇时间。或考虑单用锌剂。

(3)二巯基丙磺酸钠(sodium dimercaptosul-phonate,DMPS):为重金属螯合剂,其排铜效应约

为青霉胺的 3 倍。青霉胺排铜效果不佳者可考虑选用。推荐从 125mg 小剂量开始,加入 5% 葡萄糖溶液内(浓度≤1mg/ml),缓慢静脉滴注(≥6 小时),根据患者耐受情况和 24 小时尿铜排量逐渐增加剂量和延长输注时间,以尿铜 2 000~3 000μg/24h 为宜,治疗剂量≤20mg/(kg·d),用药 5~7 天,间歇 1~2 天为 1 个疗程,可连用 6 个疗程。可与青霉胺或单锌疗法交替使用。治疗前和治疗后需监测心电图,注意不良反应如头晕不适等,可通过适当调整药物剂量、浓度和输注时间而得到改善。由于铁和锌的排出亦增多,治疗期间建议补充铁剂和锌剂。有过敏反应者应停用。

(4)曲恩汀(trientine):为金属离子螯合剂,其排铜作用弱于青霉胺,但不良反应轻,获准用于不能耐受青霉胺患者。其价格昂贵,迄今未在国内上市。若能获得药物可考虑选用。儿童治疗用量同青霉胺,但维持用药一般不减量,于餐前 1 小时或餐后 3 小时服用,疗效评价同青霉胺。

3. 特殊临床类型的处理策略

(1)肝硬化:对于代偿性肝硬化,推荐采用半量或更小剂量青霉胺加锌剂疗法,待肝功能稳定后再考虑逐渐缓慢增加排铜药物至治疗量。这些患者更易发生血细胞特别是粒细胞和血小板计数减少,故需更加密切随访和监测。出现外周血细胞减少者可适当减量螯合剂,并加用利可君和/或氨肽素等处理。对于部分失代偿性肝硬化,可谨慎采用代偿性肝硬化的治疗和随访监测策略;若有黄疸,则不宜使用螯合剂,建议采用单锌治疗;病情严重者,推荐做好肝移植准备或接受肝移植治疗。

(2)肝衰竭:主要遵循肝衰竭的综合治疗方案和原则。有条件者建议接受肝移植治疗。不能进行肝移植患者建议采用血浆置换术。由于肝细胞大量坏死,会导致肝铜大量释放入血,血浆置换术有利于血中大量铜离子的清除。若综合治疗使肝脏病情获得稳定,可考虑先单用锌剂治疗,在确认不再发生肝细胞坏死且肝细胞再生良好时,再谨慎使用小剂量螯合剂治疗。需更加密切地监测肝功能、凝血功能、血常规和肝脾超声等,根据肝脏恢复情况、尿铜和血常规,缓慢调整螯合剂用量,有低蛋白性水肿时需间断输注白蛋白等支持治疗。

(3)神经型:一项队列研究结果显示,青霉

胺、曲恩汀和锌剂治疗都会造成神经病情恶化,但以青霉胺最为突出。故在排铜治疗初期建议单用锌剂或小剂量螯合剂。青霉胺排铜效果不佳者可考虑静脉用二巯基丙磺酸钠治疗。排铜治疗后神经异常的改善更加缓慢,甚至需时达 3 年之久才见到临床病情缓解。

（4）症状前诊断者:指尚未发病即缺乏疾病表现的肝豆状核变性患者,通常在先证者同胞筛查时被发现。应定期随访与评估,根据尿铜水平进行分级处理:①尿铜在正常范围,建议低铜饮食;②尿铜超过正常上限（40μg/24h）,建议锌剂治疗;③尿铜超过 100μg/24h,若无症状,建议锌剂治疗;若随访中出现临床疾病,即诊断为症状性WD,可酌情给予螯合剂治疗。

4. 对症治疗

（1）护肝治疗:一般无需使用降酶药。可酌情选用护肝药物如甘草酸类制剂、谷胱甘肽及水飞蓟素,有黄疸者可用熊去氧胆酸等利胆药物。

（2）神经系统用药:需在神经专科医师指导下对症治疗,例如肌张力障碍者可选用巴氯芬等;震颤可选用苯海索和复方多巴类制剂等;舞蹈样动作和手足徐动症可选用氯硝西泮和氟哌啶醇;兴奋躁狂者可选用喹硫平、奥氮平和氯氮平等;抑郁者可应用抗抑郁药物。

5. 随访管理

（1）随访频率和内容:一般每 2~6 个月随访 1 次。单锌治疗者最好每 2~3 个月评价尿铜,每 6 个月评价肝功能,每 12 个月评价肝脾超声检查。青霉胺治疗者一般每 6 个月评价尿铜、肝功能、血常规和尿常规,每 12 个月评价肝脾超声检查。肝硬化患者需酌情缩短随访间期。角膜 K-F 环阳性者需定期复查,可每 6~12 个月检查 1 次。神经型可根据病情评估需要复查头部 MRI。

（2）疗效观察:评估病情和患者依从性,并观察维持治疗的效果。青霉胺依从性良好者,尿铜在 200~500μg/24h 范围,且病情稳定缓解。若尿铜显著增多（>1 000μg/24h）,常提示患者之前久未服药但近期有服药;若停药 2 天后尿铜 >100μg/24h,亦提示患者依从性不好,应认真评估病情和进行教育,并增加随访次数。单用锌剂者尿铜应 <75（大龄儿童 100）μg/24h,若 >100μg/24h,亦应认真评估病情和增加随访次数,并酌情考虑加用螯合剂治疗。若肝病进展,应复查角膜 K-F 环,阳性者应行头部 MRI 检查以评估肝外病变。

🌐 拓展知识点

1. 肝豆状核变性的诊断　任何原因不明的儿童肝病都应排查本病。血清铜蓝蛋白水平和 24 小时尿铜定量是诊断本病的基本要点,简便易行。神经型和学龄期以上肝病型病例方可发现角膜 K-F 环作为本病诊断依据,阴性不能排除。基因诊断主要用于不典型病例的确定诊断。对于基因突变阳性结果,应注意其致病性评价,还需全面评估其临床表型,并确定其临床类型,以指导治疗方案的选择。

2. 肝豆状核变性的长期治疗管理　本病是为数不多的可治性遗传病,一旦确诊,需终生低铜饮食和排铜治疗,可获得良好生活质量和近于正常的生存期。确诊后应充分强调终生治疗的理念与重要性。在长期随访中,除评价疗效之外,更需关注其依从性。临床常见问题是,对疾病预后过于悲观,选择放弃;或急于求成;或家长忌讳药物毒性作用或监管缺位;患者依从性差等,其结局是病情恶化和生活质量极度下降。临床可用的排铜药物是有限的,亟需研发新的排铜制剂。临床上,需综合考虑到患者病情、药物耐受性和不良反应以及依从性等,给予治疗方案的个体化调整,并注意病情评估,以确保治疗的有效性。

（方峰）

二、胆汁酸代谢障碍

（一）家族性肝内胆汁淤积症

导　读

家族性肝内胆汁淤积症是一组常染色体隐性遗传病。临床上呈现严重程度不等的谱系改变,主要表现为胆汁淤积症、瘙痒及生长发育落后,部分患儿可出现肝外表现。基因检测是目前诊断家族性肝内胆汁淤积症最具价值的方法。各型家族性肝内胆汁淤积症均可用熊去氧胆酸、考来烯胺及补充脂溶性维生素等内科治疗。由于致病原因不同,各型家族性肝内胆汁淤积症对内科治疗反应不同,部分患儿疾病进展,最终需肝移植治疗。

家族性肝内胆汁淤积症(familial intra-hepatic cholestasis)是一组常染色体隐性遗传病。其中 ATP8B1 缺陷、ABCB11 缺陷、TJP2 缺陷、MYO5B 缺陷、USP53 缺陷相关的胆汁淤积为低 γ-谷氨酰转肽酶(gamma-glutamyltransferase,GGT)胆汁淤积,而 ABCB4 缺陷、DCDC2 缺陷、ZFYVE19 缺陷相关的胆汁淤积多呈现高 GGT 胆汁淤积症。家族性肝内胆汁淤积症通常呈严重程度不等的谱系改变,严重型表现为进行性家族性肝内胆汁淤积症(progressive familial intrahepatic cholestasis,PFIC),病情常持续进展,以持续性肝内胆汁淤积、黄疸伴瘙痒为特征,最终发展为肝纤维化、肝硬化和肝功能衰竭,需要肝移植才能长期存活;轻型常表现为良性复发性肝内胆汁淤积(benign recurrent intrahepatic cholestasis,BRIC)或暂时性胆汁淤积(transit neonatal cholestasis,TNC),在病情缓解期可无任何肝损伤表现;部分病例介于以上表现之间,开始表现为 BRIC 或 TNC,反复发作进展为 PFIC。

【流行病学】

10%~15% 的儿童胆汁淤积症可归因于家族性肝内胆汁淤积症。PFIC 通常在婴儿或儿童期起病,最终进展至肝衰竭。目前 PFIC 确切发病率尚无报道,估计为 1/100 000~1/50 000。男女发病率无差异。

【病因和发病机制】

1. 家族性肝内胆汁淤积症 1 型　致病基因是 ATP8B1 基因,该基因定位于染色 18q21-22 区域,编码 FIC1 蛋白。FIC1(ATP8B1)是 P 型 ATP 酶 4 型亚家族(P4 ATPase)成员,表达于上皮细胞的顶膜,包括肝细胞的毛细胆管膜。ATP8B1 介导磷脂酰丝氨酸由细胞外膜向内膜的内转位,其引起胆汁淤积的机制尚不完全清楚,可能和肝细胞毛细胆管膜上胆固醇和磷脂的比例降低,导致 ABCB11 功能下降有关。ATP8B1 在多种器官表达,包括肝脏、胰腺、肾脏和小肠。因此,部分患者可出现胰腺炎、腹泻、甲状腺功能减退和听力损害

等肝外表现,严重病例肝移植后可出现慢性难治性腹泻。目前该病未发现基因型和表型间关系。

2. 家族性肝内胆汁淤积症 2 型　致病基因是 ABCB11,该基因定位于常染色体 2q24 区域,编码 BSEP 蛋白。BSEP 是肝细胞毛细胆管膜胆盐转运蛋白,属 ABC(ATP-Binding cassette)转运蛋白超家族成员,是位于肝细胞毛细胆管面分泌胆汁酸的运载体,目前在人类尚未发现替代途径。人类胆汁流的形成 75% 是胆盐依赖性的,分泌至毛细胆管的胆盐是形成胆汁流的主要驱动力。BSEP 蛋白的表达水平和/或功能损害会严重影响胆盐的分泌,进而影响胆汁流的形成,导致胆汁淤积;胆汁酸在肝细胞内蓄积,损伤肝细胞,引起炎症和纤维化,所以该蛋白的表达水平和功能与淤胆性疾病的关系甚为密切。ABCB11 基因插入、缺失、无义和经典剪切位点突变均可导致 BSEP 蛋白功能严重缺陷,肝细胞毛细胆管膜几乎没有 BSEP 蛋白表达,临床表现更重。

3. 家族性胆汁淤积症 3 型　致病基因 ABCB4 定位于 7q21.1,大小为 74kb,包含 27 个外显子,编码多药耐药蛋白 3(multi-drug resistance protein 3,MDR3)。MDR3 蛋白,又称为 P 型糖蛋白 3,属于 ABC 超家族成员,位于肝细胞毛细胆管膜上,为磷脂输出泵,将磷脂从肝细胞转运到胆管中,是胆管中磷脂分泌的限速步骤。正常情况下,肝细胞合成的磷脂通过 MDR3 转运到胆汁中,与胆盐共同形成微粒,使胆盐亲水性增加,减轻胆盐的去垢作用,保护胆管细胞免受胆盐的毒性损伤。ABCB4 发生突变可导致与胆管中磷脂分泌相关的 MDR3 蛋白表达水平降低或功能障碍,胆汁中磷脂缺乏,混合微粒不能形成,胆盐游离,对毛细胆管膜发生毒性去垢作用,使胆管细胞发生损伤,出现胆汁淤积、小胆管增生、炎症浸润,逐渐进展为门管区纤维化、肝硬化及门静脉高压,最后发展为终末期肝病。目前已知 PFIC3 相关 ABCB4 基因突变已达 300 多个,PFIC3 患者的基因型可为一种致病突变的纯合子或两种不同致病突变的复合杂合子。目前研究认为携带 ABCB4 纯合或复合杂合突变基因的患者更易进展为肝硬化或终末期肝病,而携带杂合变异基因的患者可临床症状轻微或无症状,也有进展为胆汁性肝硬化的报道。PFIC3 患者中基因型-表型关系尚未完全阐明。

4. 近年认识的家族性胆汁淤积症还有 TJP2

缺陷病、NR1H4 缺陷病、MYO5B 缺陷相关的家族性肝内胆汁淤积症等。TJP2 缺陷病又称家族性肝内胆汁淤积症 4 型，其致病基因 *TJP2* 编码紧密连接蛋白 2。*TJP2* 突变引起家族性胆汁淤积的具体机制不清。*NR1H4* 缺陷病又称家族性肝内胆汁淤积症 5 型，其致病基因 *NR1H4* 基因编码法尼酯 X 受体（farnesoid X receptor，FXR）蛋白。FXR 是核受体蛋白家族成员之一，接收胆汁酸信号激活并进行反馈调节，是维持体内胆汁酸稳态最重要的核受体蛋白。FXR 在肝脏、小肠上皮细胞、肾脏特异性表达，当胆汁酸体内蓄积时，FXR 激活，反馈抑制胆汁酸的从头合成途径中的限速酶，并调控胆汁组分转运体 ABCB11/BSEP、ABCB4/MDR3、ABCC2/MRP2（这些转运体本身的缺陷将导致胆汁淤积或胆红素代谢障碍发生）的表达，促进胆汁酸向小肠的分泌。MYO5B 缺陷相关的家族性肝内胆汁淤积症在 2017 年由我国和法国研究者分别独立鉴定，该病致病基因编码 MYO5B 蛋白。MYO5B 隶属于 5 型肌球蛋白家族，主要由 Motor、IQ、Coiled Coil 及 Globular tail 四个功能结构域组成，参与细胞内囊泡运输。MYO5B 在各种细胞内广泛表达，参与细胞内物质运输，以及细胞膜-细胞器膜的囊泡循环，其与 Rab 家族蛋白的相互作用在小肠上皮细胞微绒毛面形成、肝细胞毛细胆管面形成过程中至关重要。MYO5B 参与 BSEP 在肝细胞毛细胆管面的正确定位。基因型-表型关系研究发现 MYO5B 相关的胆汁淤积症患者至少具有一个非零效（主要是错义）MYO5B 致病突变，而双等位基因均为零效突变的患者临床表现为微绒毛包涵体病。在正常 MYO5B 功能缺失的情况下，非零效（常常是错义）的 MYO5B 致病变异能够结合包含 BSEP 的囊泡，造成 BSEP 蛋白积存于肝细胞内，但不能运输到毛细胆管膜正确定位，从而引起胆汁淤积症。

【临床表现】

不同基因突变的家族性胆汁淤积症均为谱系疾病，但可有不同的临床特点和不同肝外表现。

1. **进行性胆汁淤积症** 各型严重的家族性胆汁淤积症均可表现为 PFIC，以进行性胆汁淤积、黄疸伴瘙痒为特征。PFIC 患者可以在儿童早期迅速进展到终末期肝病，也可以在十几岁时缓慢进展为肝硬化，少数患儿不经治疗可存活至二十几岁。瘙痒是大多数 PFIC 患儿最明显的临床特征，其严重程度与黄疸程度不成正比。6 月龄以下的患儿瘙痒不易被发现，但瘙痒患儿比较烦躁，易激惹，夜间睡眠差。

PFIC1 通常 1 岁之前发病，平均发病年龄为 3 月龄，少数患儿在新生儿期起病，部分可到青春期才出现胆汁淤积；PFIC2 通常在新生儿期起病，病情进展多较 PFIC1 迅速，多在 10 岁前进展为肝硬化，发生肝功能衰竭。PFIC2 可伴发胆结石，发生肝癌和胆管癌的风险较大。

PFIC3 发病年龄差异较大，从生后 1 月龄到 20.5 岁不等，婴儿多以黄疸、瘙痒、白陶土样便为首发症状，且常在儿童期就进展为肝硬化，常需接受肝移植；瘙痒通常于 2~3 岁出现，严重的瘙痒会导致皮肤抓伤、睡眠不足、易怒、注意力不集中和学习成绩下降，查体可见皮肤抓痕。年龄相对较大的儿童或成年人常以肝脾大、胃肠道出血等肝硬化及门静脉高压表现为首发症状。该病可伴有胆石症，与其他型 PFIC 的主要区别在于其血清 GGT 升高及肝组织病理表现为明显的小胆管增生。肝胆恶性肿瘤比较少见，包括肝细胞癌、肝内胆管癌和胆囊癌。

TJP2 缺陷病临床表现及生化特征与 PFIC1 相似。部分患者可有听力损害等。严重病例肝组织免疫组化可见 TJP2 蛋白表达缺失，常导致死亡或需要肝移植才能长期存活。该病也可表现为轻重不等的连续的表型，有明显的基因型表型关系，错义或非经典剪切突变常和较轻的临床表型相关。

NR1H4 缺陷病可表现为严重的新生儿胆汁淤积及早发型非维生素 K 依赖性凝血障碍，迅速发展至终末期肝病。该病丙氨酸氨基转移酶（alanine aminotransferase，ALT）、天冬氨酸氨基转移酶（aspartate aminotransferase，AST）及甲胎蛋白（a-fetoprotein，AFP）升高明显，肝组织病理显示为肝细胞巨细胞样变伴胆汁淤积及胆管增生，免疫组化可见 BSEP 表达完全缺失，多需要早期肝移植才能存活。

MYO5B 缺陷相关的家族性肝内胆汁淤积症主要表现包括复发性及进行性胆汁淤积，伴瘙痒、儿童生长发育迟缓、血清 GGT 水平正常等。部分病例可伴有腹泻或稀便等肠道症状。复发性病例可先有腹泻或稀便，腹泻好转后出现胆汁淤积。肝组织病理表现为肝细胞巨细胞样变，肝细胞内及毛细胆管内胆汁淤积,免疫荧光示 BSEP 定位异常。

2. 良性复发性胆汁淤积症(BRIC) 可反复发作胆汁淤积,通常会有 2~4 周的以乏力、食欲减退及瘙痒为特征的黄疸前期,但无明显的发作诱因,黄疸期可持续 1~18 个月不等,以 2~3 个月常见。在黄疸期,患者可出现体重下降,生化检查可见血清胆汁酸、胆红素及碱性磷酸酶水平升高,而 GGT 水平正常。肝组织活检提示良性改变。目前,尚无有效的预防或者缩短黄疸发作期的方法。在无症状期,该病患者临床表现、生化指标及肝组织病理均无异常。部分患者反复发作,可进展为慢性持续性肝病。家族性胆汁淤积症 1 型和 2 型、MYO5B 缺陷相关胆汁淤积症有明确的 BRIC 表现报道,BRIC1 首次黄疸可出现于 1~50 岁,BRIC2 和 MYO5B 缺陷相关的 BRIC 首次起病可发生在任何年龄。BRIC1 患者发作期常出现腹泻,MYO5B 缺陷相关的 BRIC 常在腹泻后出现胆汁淤积。

3. 暂时性胆汁淤积症(TNC) 患者起病和 PFIC 常难以区别,主要表现为黄疸和瘙痒,生化指标变化与 PFIC 相似。但经治疗后,随着时间的推移,病程可持续数周至数月,之后生化指标逐渐恢复正常,在随访期内未观察到黄疸复现或生化指标异常,症状和体征可完全消失。该类患者以后是否会发展为 BRIC 需要更多的临床观察研究。

4. 生长发育障碍 生长发育障碍是家族性胆汁淤积症患儿另一主要特征,尤以 PFIC 型突出。多数患儿身材矮小(小于第 15 百分位),对于未经移植而能够存活至青少年期的患者,其青春期及性征发育延迟。患儿出生后前几个月,腹泻、营养物质吸收障碍及生长发育障碍较常见,脂溶性维生素吸收障碍可以导致维生素 K 缺乏性出血、维生素 E 缺乏性神经肌肉功能异常等。

5. 肝外表现 除家族性胆汁淤积症 2 型外,由于多种 FIC 的致病基因在多种组织中存在,所以不同 FIC 会有不同的肝外脏器受累。FIC1 最常见的肝外临床表现包括复发性胰腺炎、腹泻、感音神经性听力损害、慢性咳嗽或喘息、甲状腺功能减退等;PFIC2 型和 3 型可有胆石症;TJP2 缺陷可有耳聋;MYO5B 缺陷可有腹泻等。

此外,随疾病进展,PFIC 患儿还会出现肝脾大、肝功能衰竭及门静脉高压的表现。家族史中患儿父母可有妊娠期胆汁淤积症表现,PFIC3 型的父母常有泥沙样胆结石。

【辅助检查】

1. 常规实验室检查 家族性肝内胆汁淤积症 1 型、2 型患者血清 GGT 水平在正常范围内。PFIC1 患者刚出生时碱性磷酸酶、胆红素、胆汁酸水平正常或接近正常,随病情进展,出现血清总胆红素、转氨酶水平升高及凝血异常。晚期这些指标变化与其他胆汁淤积性肝病相似。胆汁中初级胆汁酸水平降低。由于胆汁检查的标本不易获得,临床上不易推广。BRIC 患者在黄疸发作期,血清胆汁酸、胆红素及碱性磷酸酶水平升高,但在无症状期生化指标恢复正常。PFIC 患者多数会出现脂溶性维生素缺乏,血清维生素 D、维生素 K 及维生素 E 水平下降。

PFIC1 型血转氨酶水平一般不会高于正常值的 2 倍;PFIC2 型患者常有血白细胞升高,血转氨酶水平一般高于正常上限的 5 倍。

PFIC3 型早期可仅为 ALT、GGT、总胆汁酸、结合胆红素中的一项或几项轻度升高;晚期常表现为 ALT、GGT、碱性磷酸酶、总胆汁酸及结合胆红素明显升高,甚至可达正常的 10 余倍以上,并可出现凝血功能障碍,而总胆固醇正常。

2. 影像学检查 除部分 PFIC2 型和 3 型可有胆结石表现外,肝脏超声、MRI 或 CT 一般显示胆管无扩张,肝胆系统无畸形。

3. 肝组织病理 PFIC1 早期可见轻微的肝细胞及毛细胆管胆汁淤积,少数肝细胞呈巨细胞转化及肝细胞气球样变;肝巨细胞转化多见于婴儿期,随年龄增长逐渐复原。婴儿期胆道损伤轻微,随时间推移,逐渐明显,最终可出现胆管缺如。76% 的患儿到 2 岁时会出现肝纤维化,纤维化最初可见于小叶中央和/或门管区,纤维化持续进展,最终发展为肝硬化。免疫组化常可发现肝细胞毛细胆管膜上 GGT 表达缺失。

PFIC2 主要表现为巨细胞性肝炎、慢性炎症及纤维化,肝细胞内胆汁淤积严重,小胆管内存在胆汁淤积,肝细胞排列紊乱。多快速进展为肝硬化,一般无小胆管增生表现。免疫组化常可发现肝细胞毛细胆管膜上 BSEP 表达缺失。

PFIC3 的肝脏组织病理学表现差异较大,主要包括门脉区炎症浸润,伴有明显的门脉周围胆管反应和纤维化,通常进展为胆汁性肝硬化、肝小叶紊乱、肝细胞巨细胞转化和肝小管胆汁淤积,偶尔可见胆管内的胆固醇晶体和慢性胆管病的形态学特征。免疫组化可发现肝细胞毛细胆管膜上MDR3蛋白表达减少或完全缺失,但MDR3正常表达仍不能排除PFIC3。在超微结构上,胆汁致密且无定形,偶尔伴有胆固醇结晶裂隙。

BRIC发作期肝组织活检提示良性改变,发作间期肝组织病理无异常。

4. 基因检测 检测到相应基因致病性突变是诊断该病的重要依据,对于临床怀疑该病的患者,建议行基因检测。当检测到相应基因的纯合或复合杂合致病变异可明确诊断。

【诊断】

PFIC的临床表现差异很大,需要结合临床特征、家族史、实验室检查和分子基因检测来确定诊断。临床上对于原因不明的血清GGT水平正常的胆汁淤积性肝病,需考虑家族性肝内胆汁淤积症1型和2型、TJP2缺陷病、NR1H4缺陷病和MYO5B缺陷相关胆汁淤积症可能。主要诊断依据为:①病史:表现有持续或反复发作的黄疸或严重瘙痒;②排除肝外胆道疾病:B超、放射性核素显像或MRCP显示肝外胆管通畅;③肝脏病理检查:无明显的胆管增生和/或严重脂肪变性;④生化指标:病程中血清胆汁酸升高,而GGT正常;⑤PFIC1多在新生儿或婴儿期起病,婴儿期或儿童期发展为肝硬化和/或肝功能衰竭。BRIC1可在任何年龄起病。

临床上对于血清GGT升高的原因不明的胆汁淤积性肝病,需考虑PFIC3可能,但首先需除外已知引起胆汁淤积的疾病,如胆道闭锁、阿拉杰里综合征等。

【鉴别诊断】

临床上对于病因不明的胆汁淤积性肝病,均应考虑家族性肝内胆汁淤积症可能,免疫组化有助于分型,明确诊断需行相关基因检测。

【治疗】

家族性胆汁淤积症患者需要全面的临床管理以缓解症状、改善营养状况、延缓疾病进展以及防止并发症的发生。目前主要的治疗方法分为营养管理、药物治疗和手术治疗。

1. 个体化营养管理 多数PFIC患者存在营养不良,应在首次就诊时对其进行详细的营养评估和记录,适当补充脂溶性维生素D、K、E及中链脂肪酸,满足患儿生长发育所需,以达到理想身高体重所需的能量。每天总热量摄入应为每天推荐热量的125%。膳食脂肪应以中链甘油三酯为主。患者还应每周或每天口服补充脂溶性维生素,尤其是维生素D,以满足生长发育需要。开始可经验性补充维生素A(5 000~10 000U/d)、维生素D(2 000~5 000U/d)、维生素E(50~400U/d)、维生素K(10mg/周~2.5mg/d),之后根据监测结果调整剂量。

2. 药物治疗

(1)熊去氧胆酸(ursodeoxycholic acid,UDCA):UDCA属于亲水性胆汁酸,可促进胆汁排出,增加循环胆汁酸池的亲水性指数,减轻疏水性胆汁酸的细胞毒作用,同时还有免疫调节、抗炎和抗凋亡作用,是PFIC患者的一线治疗药物。剂量为10~30mg/(kg·d)。口服UDCA可缓解症状以及延缓肝硬化进展,但其仅对残留部分BSEP或MRD3蛋白表达的患者有效,对BSEP或MDR3表达完全缺失的患者往往无明显治疗效果。治疗反应因人而异,最好的情况肝功能指标可完全恢复正常,长期无病生存,也可肝功能指标始终异常,最终进展为终末期肝病,需接受肝移植治疗。

(2)考来烯胺(cholestyramine):是一种阴离子交换树脂,属于胆酸螯合剂,与肠内胆酸结合,阻碍了胆酸的重吸收。考来烯胺是胆汁淤积性瘙痒的一线治疗药物。剂量为240~500mg/(kg·d)。应空腹口服,与其他药物间隔4小时使用。依从性差的主要因素是口感差,可与果汁混合口服。不良反应包括脂肪吸收不良、便秘、畏食和胃肠道不适。

(3)利福平:是一种孕烷X受体(pregnane X-receptor,PXR)激动剂,也是CYP3A4表达的强诱导剂,可增加胆汁盐的6α-羟基化,将其葡糖醛酸化后从尿中排出,还可催化尿苷二磷酸-葡糖醛酸转移酶1A1(uridine diphosphate glycosyltransferase 1A1,UGT1A1),增加胆红素结合和排泄。利福平可改善胆汁淤积性瘙痒,是UDCA治疗无效患者的二线治疗药物。剂量为5~10mg/(kg·d),从小剂量开始逐步加量。不良反应包括恶心、食欲下降、溶血性贫血、肝脏或肾脏毒性。

(4)其他:其他可用于缓解瘙痒的药物包括阿片受体拮抗剂、舍曲林和抗组胺药,但尚缺乏针对性的疗效研究。新型治疗药物包括药物分子伴侣、核和膜受体激动剂、囊性纤维化跨膜电导调节剂增效剂、内质网相关降解抑制剂,通常与 UDCA 联合使用,尚需进一步研究。

3. 胆汁转流术　分为部分胆汁转流术和全转流术,又分别可分为胆管外引流术和内引流术。胆汁转流术可减少或阻断肠肝循环,从而减少毒性胆汁盐的积累。胆汁分流手术对部分低 GGT 胆汁淤积症病例有效,有报道多数患者术后肝功能指标恢复正常或改善,且组织学显示改善或进展停止,尤其在携带对蛋白功能损害较轻的错义突变的患者中效果相对好。PFIC1 型肝移植时常同时需要进行胆汁转流术。PFIC3 相关研究有限,有患者死于严重腹泻和脱水的报道。

4. 肝移植　由于 PFIC1 患者常伴有肝外表现,肝移植后并不能改善肝外病变,并且移植肝可发生脂肪性肝病,进一步发展为肝硬化,因此,通常不推荐 PFIC1 患者进行肝移植治疗。因为 PFIC2 无肝外长期病变,并有很高的肝癌发生率,所以应密切随访,及时进行肝移植。由于 BSEP 蛋白和 MDR3 蛋白只表达于肝脏,患者无肝外表现,肝移植治疗效果好。肝移植治疗的指征包括:严重瘙痒、明显生长发育迟缓、肝硬化及肝衰竭。

🌐 拓展知识点

遗传性肝内胆汁淤积症治疗新进展:

1. 分子靶向治疗

(1)肠肝循环特异性抑制剂:通过外科手术阻断肠肝循环已证明对减轻部分遗传性肝内胆汁淤积症的胆汁淤积有效,但手术属创伤性,且存在长期复发问题。已知胆汁酸从胆囊进入肠道后,大部分通过顶膜钠离子依赖性胆汁酸转运体(apical sodium-dependent bile acid transporter,ASBT)被肠道黏膜细胞吸收,经肠肝循环进入肝脏,因此靶向 ASBT 特异性阻断胆汁酸的肠肝循环是近年的研究热点之一。

ASBT 抑制剂 Maralixibat 在国外已被批准用于治疗多种胆汁淤积性肝病进行评估,包括阿拉杰里综合征、进行性家族性肝内胆汁淤积症。其他的类似药物也处在研究及审

批阶段,其最终批准后可望一定程度改善遗传性胆汁淤积症的预后。

(2)突变特异性治疗:不同类型突变通过不同机制最终影响转运体或蛋白功能而致病,比如无义突变常常通过无义介导的 mRNA 降解(non-sence mRNA decay,NMD)而导致功能严重丧失,一些错义突变可通过影响其折叠而影响蛋白的定位和寿命。4-苯基丁酸(4-phenylbutyrate,4-PB)是一种分子伴侣,可稳定由错义突变导致的蛋白质异常折叠,促进某些错义突变在体外细胞蛋白表达。对于进行性家族性肝内胆汁淤积症 1 型和 2 型患儿,均有报道 4-PB 可改善其肝功能指标及瘙痒症状,肝组织病理也有一定改善。对于无义突变,一些小分子(比如庆大霉素)能够促进读通(readthrough),从而显示出治疗潜力。随着对不同致病基因的不同突变对蛋白结构或功能影响机制的深入研究,相信将来会有更多突变特异性的靶向性药物用于治疗,依据患者基因型特异性的个体化治疗将成为趋势。

2. 基因治疗　随着 CRISPR-CAS9 技术和载体改造技术的日臻成熟,基因治疗经历过多次的巨大舆论漩涡和失败,正一步步走向成熟,开始真正的临床应用阶段。虽然现在遗传性肝病领域还没有药物被最终批准应用于临床,但有多个药物在不同的临床试验阶段。对于遗传性胆汁淤积症,已有多项利用非整合的腺相关病毒(adeno-associated virus,AAV)载体对进行性家族性肝内胆汁淤积症 3 型动物模型进行基因矫正的论文发表,显示基因治疗是有效可行的。

(李丽婷　王建设)

(二)阿拉杰里综合征

导　读

阿拉杰里综合征是一种累及多系统的常染色体显性遗传病,主要临床特征有慢性胆汁淤积、心脏杂音、蝴蝶椎骨、角膜后胚胎环、特殊面容和肾脏畸形等。目前尚无特异的治疗手段,主要是支持治疗和对症处理。由于

该病患者多系统受累,因此需要多学科会诊。肝病方面主要是胆汁淤积及其并发症,包括脂溶性维生素缺乏,可服用熊去氧胆酸及常规补充脂溶性维生素。定期监测肝功能,必要时肝移植治疗。

阿拉杰里综合征(Alagille syndrome,ALGS)是一种常染色体显性遗传病,由 Daniel Alagille 等于 1969 年首次报道。发病率约为 1/50 000~1/30 000,无明显性别差异。该病患者多系统受累,主要临床特征有慢性胆汁淤积、心脏杂音、蝴蝶椎骨、角膜后胚胎环、特殊面容和肾脏畸形,是儿童慢性胆汁淤积的常见原因之一。

【流行病学】

基于遗传分析依据,ALGS 的发病率接近 1/30 000,男女发病率无差异。

【病因和发病机制】

ALGS 由 NOTCH 信号通路缺陷导致。NOTCH 信号通路高度保守,调控细胞、组织发育、稳态和修复。已知 NOTCH 信号通路存在 5 种配体(JAG1、JAG2、DLL1、DLL3 和 DLL4)和 4 种受体(NOTCH1、NOTCH2、NOTCH3 和 NOTCH4)。94%~96% 的 ALGS 由 JAG1 基因突变所致,2%~3% 由 NOTCH2 基因突变引起,尚有 2%~4% 患者未找到致病突变基因。JAG1、NOTCH2 在人体发育的各个阶段及多种组织中均有表达。在人类胚胎的肺动脉、主动脉、心脏远端流出道、后肾、胰腺、神经管、视神经泡及耳泡均可检测到 JAG1 表达。由于 JAG1 表达广泛,其功能缺陷可导致相应器官出现临床表型。NOTCH 信号通路在肝内胆道系统的形态发生和功能成熟过程中发挥至关重要的作用,而 JAG1-NOTCH2 信号轴对于正常胆管的形成十分必要。JAG1 或 NOTCH2 基因突变引起的该信号轴功能缺陷可导致胆管形成障碍,所以 ALGS 患者肝组织活检病理的典型表现是小叶间胆管减少或缺失。

【临床表现】

ALGS 是一种常染色体显性遗传病,显性率达 98% 左右,但个体的表现度可有很大差别,因此表型有高度变异性。它可累及多个器官,临床以肝脏、心脏、骨骼、眼睛异常及特殊面容表现最常见。多项临床研究显示基因型与表型之间无显著关联。

1. **肝脏表现** 常表现为不同程度的胆汁淤积,导致胆汁淤积性慢性肝病。黄疸是该病最主要的表现之一,多数在婴儿早期,尤其在新生儿期即可出现高结合胆红素血症,呈阻塞性黄疸表现。大约 1/2 的患者黄疸持续整个婴儿期,部分患儿黄疸可随年龄增长逐渐缓解。瘙痒是 ALGS 的突出表现。ALGS 患者可有严重的高脂血症,以血清中胆固醇升高最明显。严重者可见多发性黄瘤,通常在生后数年内逐渐增多,随胆汁淤积改善可消失。凝血功能障碍常见,多数患者注射维生素 K_1 可纠正。肝脏表型的严重程度是影响 ALGS 患者预后的主要原因。

2. **心脏表现** 心脏杂音是 ALGS 患者的常见体征,杂音主要因肺动脉流出道或外周肺动脉的狭窄引起。肺动脉狭窄可单独存在,也可合并法洛四联症、室间隔缺损、房间隔缺损等。

3. **骨骼表现** ALGS 患者可有脊椎异常,主要表现为蝶形椎骨,多见于胸椎。蝶形椎骨通常不表现出临床不适症状。33%~87% 的患者可出现特征性的蝶形椎骨。其他骨骼异常包括尺桡骨融合、椎体中央透亮等。此外,ALGS 综合征患者可发生代谢性骨病、骨质疏松症及病理性骨折。

4. **眼部表现** 角膜后胚胎环是凸出中心位的 Schwalbe 环,常出现在角膜内皮和色素层小梁组织的交界处,是最具有特征性的眼部表现。角膜后胚胎环可见于 56%~95% 的患者,但是 8%~15% 的正常人也可出现,所以后胚胎环单独出现诊断价值有限。其他眼部异常包括青光眼、角膜巩膜发育不全、中胚层发育不全、视神经乳头异常等。该病患者的眼部异常很少出现临床症状。

5. **面部表现** ALGS 患者的面部特征为前额突出、眼球深陷伴眼距中度增宽、尖下颌、鞍形鼻并前端肥大等。小婴儿以前额突出多见,随年龄增长,其他各项特征逐渐突出。在成年人,前额突出不太明显,但下颌突出更明显。其他面部特征还有耳朵大等。

6. **肾脏表现** ALGS 患者可有孤立肾、小型肾、多囊肾等肾发育异常,部分患儿可出现肾小管性酸中毒。

7. **其他表现** ALGS 患者可出现血管发育异常,可表现为烟雾病、肾动脉、腹腔动脉、肠系膜上动脉、锁骨下动脉等异常。有研究证实超过 30% 的 ALGS 患者头颅 MRI 提示血管异常,这些患者大多无任何症状。其他的异常有声音尖、音调单一等。

许多患者的父亲或母亲可表现出 ALGS 的 1 项或 1 项以上临床特征,其中以角膜后胚胎环和心脏杂音最为常见,也有表现为婴儿期短暂的胆汁淤积、蝴蝶椎骨等。

【辅助检查】

1. 常规实验室检查 多数 ALGS 患者肝功能化验中可见血清胆红素、胆汁酸升高,GGT 明显升高,血中转氨酶水平也不同程度升高,但肝脏合成功能常不受影响。部分患者肝脏表型轻,血清胆红素可在正常范围内,以转氨酶升高为主。凝血功能障碍常见,但多在注射维生素 K_1 后可纠正。该病患者多伴有严重的高脂血症,尤其以血中胆固醇升高最明显。部分患者尿常规及血气分析可见肾小管性酸中毒表现。

2. 影像学检查 部分腹部 B 超可见肾脏发育不良、孤立肾等异常。心超声可见肺动脉狭窄等畸形。部分患儿行头颅 MRI 血管成像可见动静脉畸形。

3. 肝组织病理 肝脏活检病理发现小叶间胆管减少或缺乏曾被认为是 ALGS 的最重要的特征。研究发现有些患儿在婴儿早期可无小叶间胆管消失或减少,其小叶间胆管消失是在生后逐渐发生的。6 月龄前进行肝脏穿刺活检,仅有约 60% 的患儿有小叶间胆管缺乏;6 月龄后进行肝活检,95% 的患儿可表现小叶间胆管缺乏。有些病例可表现为汇管区的减少,部分病例汇管区可有炎症细胞浸润,早期纤维化常不明显。若有早期纤维化,则可表现为窦旁纤维化,而非汇管区纤维化。少部分病例在疾病早期可有小胆管的增生,此时和胆道闭锁鉴别非常困难。

【诊断】

该病临床诊断的确立依赖于综合判断。经典的诊断标准为肝组织活检有肝内小叶间胆管数量减少或缺如,并具有至少包括慢性胆汁淤积、心脏杂音、蝴蝶椎骨、角膜后胚胎环和特殊面容等 5 个主要临床表现的其中 3 个,并排除其他可能原因。现在肾脏异常也列为主要异常之一。如果肝活检不表现为肝内小叶间胆管数量减少或缺如,或由于某些成年轻症患者并未进行肝活检,修订的诊断标准认为符合 4 个或以上主要标准也可诊断。如果已知有 *JAG1/NOTCH2* 基因突变或阳性家族史时,2 个主要标准通常即可确诊。

【鉴别诊断】

婴儿期高 GGT 胆汁淤积症均需考虑该病可能。ALGS 患者血清 GGT 升高明显,因此需要和伴有 GGT 升高的各种婴儿期胆汁淤积症相鉴别。由于 ALGS 患者脊椎、眼睛和肾脏异常多无显著的临床表现,特征性面容在婴儿早期也不显著等原因,ALGS 与其他原因引起的胆汁淤积症鉴别也有一定难度。ALGS 早期诊断面临的最大挑战是如何与胆道闭锁相鉴别。由于胆道闭锁需要尽早手术治疗,而有报道若把 ALGS 误诊而进行葛西手术可使预后变差,因此及时进行鉴别诊断尤为重要。婴儿高 GGT 胆汁淤积症患儿行脊柱摄片、心脏超声及眼科检查对于鉴别 ALGS 与胆道闭锁非常必要。此外,肝穿刺组织活检对鉴别诊断也有很大帮助。胆道闭锁的特征是小胆管显著增生,而 ALGS 虽然在早期可不存在肝内胆管消失或减少,但也少见显著小胆管增生。

【治疗】

目前尚无特异的治疗手段,主要是支持治疗和对症处理。由于该病有多系统受累,因此良好的管理需要多学科参与。肝病方面主要面临的是胆汁淤积及其并发症,包括脂溶性维生素缺乏。常规补充脂溶性维生素,一般可采用维生素 D 400~600U,每天 1 次口服;维生素 E 100U,每天 1 次口服;维生素 K_1 10mg,每周 1 次口服。维生素 D 和 E 的营养状态可通过血药浓度检测,维生素 K_1 的营养状态通过测定凝血酶原时间检测。利胆药可选用熊去氧胆酸,每天每千克体重 20~30mg,分次口服。定期监测肝功能变化,必要时肝移植。

🌐 **拓展知识点**

1. ALGS 预后及早期预测指标 40.3% 的 ALGS 患儿可自体肝生存至成年期。患儿 6~12 月龄之间总胆红素 <85.5μmol/L 与肝脏疾病预后良好相关。

2. ALGS 基因型-表型无显著关联 ALGS 可累及多个器官,表型高度变异。肝脏表型方面,轻者肝功能正常或仅表现为转氨酶轻度升高,重者在婴儿期即可出现肝衰竭并需要肝移植。即使在携带相同基因突变的同一家系中,临床表型也存在很大差异。来自全球不同的肝病研究中心的多项报道显示 *JAG1* 基因型-表型不存在显著关联。

（李丽婷　王建设）

三、糖代谢障碍

糖代谢障碍包括糖原、半乳糖和果糖代谢途径中的酶缺乏所致的疾病,如糖原贮积症、半乳糖血症、遗传性果糖不耐症等。临床表现为低血糖、肝功能障碍、肝大、肌病和/或心肌病;生化表现为低血糖、酮症,可能会伴代谢性酸中毒、异常代谢产物增多如半乳糖血症和遗传性果糖不耐受症患儿中尿液出现非葡萄糖的还原性物质等。糖代谢障碍确诊通常需要相关基因和酶活性的检测。治疗主要是饮食干预、频繁喂养避免低血糖、减少毒性物质产生和纠正代谢紊乱等对症支持治疗。

(一) 糖原贮积症

导　读

肝糖原的主要作用是贮存葡萄糖,以便在空腹期间释放至组织供能。肝脏受累的糖原贮积症主要表现为低血糖、转氨酶升高和肝大,可继发高脂血症、生长迟缓等;长期可有肝纤维化、肝腺瘤等并发症。确诊依靠相关的基因检测。该病治疗主要为饮食调整、生玉米淀粉口服以维持血糖的生理水平,尽可能抑制低血糖所继发的各种代谢紊乱,减少并发症。

糖原贮积症(glycogen storage disease,GSD)是由于酶缺陷所造成的糖原分解、糖酵解、葡萄糖释放或糖原合成等障碍所致的一组代谢病。该类疾病的共同生化特征是糖原代谢异常。糖原是由葡萄糖构成的带分支的多糖,摄入体内的葡萄糖先后在葡萄糖激酶(glucokinase,GK)、葡萄糖磷酸变位酶 1(phosphoglucomutase 1,PGM1)、尿苷二磷酸葡萄糖焦磷酸化酶(UDP-glucose pyrophosphorylase,UDPG-P)的催化下形成尿苷二

磷酸葡萄糖(uridine diphosphate glucose,UDPG),然后由糖原合成酶将 UDPG 提供的葡萄糖分子以 α-1,4-葡萄糖苷键连接成一个长链,每隔 3~5 个葡萄糖残基由分支酶将 1、4 位连接的葡萄糖转移成 1、6 位形成分支,最终构成树状结构的大分子。糖原分解由磷酸化酶作用于 α-1,4-葡萄糖苷键从糖原分子中释放出葡萄糖-1-磷酸,当分解到分支点前仅存 4 个葡萄糖残基时必须通过脱支酶,发挥 α-1,4-葡萄糖基转移酶作用将其中 3 个残基转移至直链并发挥 1,6-葡萄糖苷酶作用,如此反复,最终在葡萄糖-6-磷酸酶(glucose-6-phosphatase,G6PC)作用下分解成葡萄糖(图 8-11-1)。

糖原主要在肝脏、肌肉等组织中贮积。储备在肝脏中的糖原对维持血糖稳定至关重要,因此影响肝脏的糖原代谢紊乱主要表现是低血糖和肝大;储备在肌肉中的糖原提供运动中的能量供应,影响肌肉的糖原代谢紊乱主要表现为肌肉痉挛、易疲劳和运动不耐受、进行性无力、心肌病和传导缺陷等。本节主要介绍累及肝脏的糖原贮积症,包括 0 型(糖原合成酶-2 缺乏症)、Ⅰ 型(Ⅰa,葡萄糖-6-磷酸酶缺乏症;Ⅰb,葡萄糖-6-磷酸转运蛋白缺乏症)、Ⅲ型(糖原脱支酶缺乏症)、Ⅳ型(糖原分支酶缺乏症)、Ⅵ型(肝磷酸化酶缺乏症)、Ⅸ型(磷酸化酶激酶缺乏症)。糖原分解代谢过程中的酶缺陷导致 GSD 包括 Ⅰ 型、Ⅲ型、Ⅵ型、Ⅸ型;糖原合成过程中的酶缺陷所致的 GSD 包括Ⅳ型和 0 型。累及肝脏的 GSD 大部分为常染色体隐性遗传(Ⅸa 型除外,为 X 连锁)。不同类型的致病基因、临床特征及治疗见表 8-11-1。

【流行病学】

GSD Ⅰ 型约占总肝糖原贮积症的 30%,其中 80% 为 Ⅰa 型,发病率约为 1:100 000,是肝糖原贮积症中最常见类型。Ⅲ型约占总 GSD 的 25%,是除 Ⅰ 型外最多的一种类型,发病率在美国为 1:100 000,中国香港为 1:25 650。Ⅸ型中肝磷酸化酶激酶缺乏症常见,占所有 GSD 的 25%,发病率为 1:100 000,最常见的亚型是 X 连锁 *PHKA2* 基因缺陷所致,约占Ⅸ型病例的 75%。GSD Ⅵ型发病率约为 1:(65 000~85 000)。Ⅳ型罕见,约占 GSD 的 3%,估计全球发病率为 1/(60万~80 万)。0 型发病率不详。

【病因和发病机制】

GSD 0 型是由定位于 12p12.1 的 *GYS2* 基因

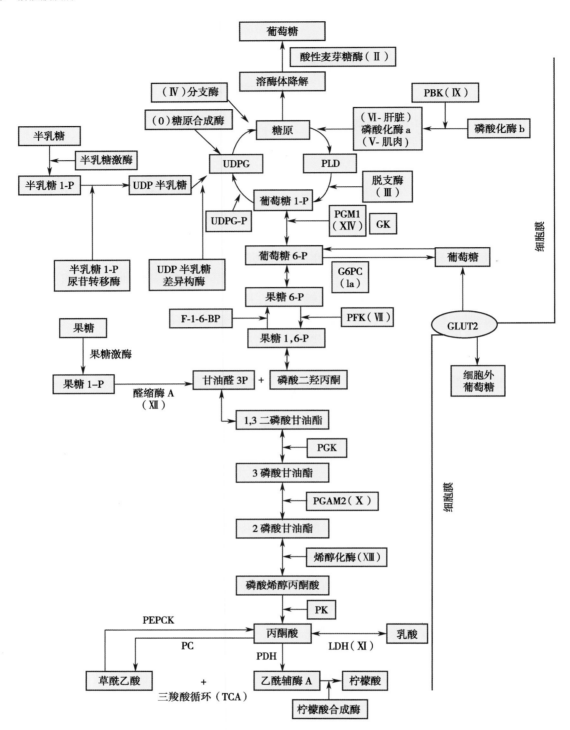

图 8-11-1　糖原代谢和糖酵解的代谢途径

该图显示了导致糖原酶缺陷部位。糖原储积类型如下：0 型：糖原合酶缺乏。Ⅰa 型：葡萄糖-6-磷酸酶（G6PC）缺乏症；von Gierke 病。Ⅱ型：酸性麦芽糖酶缺乏症；庞贝病。Ⅲ型：糖原脱支缺乏症；Cori 病。Ⅳ型：糖原分支缺乏症；Andersen 病。Ⅴ型：肌肉磷酸化酶缺乏；McArdle 病。Ⅵ型：肝磷酸化酶缺乏症；Hers 病。Ⅶ型：磷酸果糖激酶（PFK）缺乏；Tarui 病。Ⅸ型：磷酸化酶 b 激酶（PBK）缺乏。Ⅹ型：磷酸甘油酸变位酶（PGAM2）缺乏。Ⅺ型：乳酸脱氢酶（LDH）缺乏。Ⅻ型：醛缩酶 A 缺乏。ⅩⅢ型：β-烯醇化酶缺乏症。ⅩⅣ型：磷酸葡萄糖变位酶-1（PGM1）缺乏症
其他缺乏综合征、酶和中间产物包括：果糖-1,6-二磷酸酶（F-1,6-BP）缺乏；葡萄糖激酶（GK）；葡萄糖转运蛋白 2（GLUT2）缺乏；Fanconi-Bickel 综合征；磷酸甘油酸激酶（PGK）缺乏；磷酸烯醇式丙酮酸羧化酶（PEPCK）缺乏；磷酸化酶限制性糊精（PLD）；丙酮酸羧化酶（PC）缺乏；丙酮酸脱氢酶（PDH）；丙酮酸激酶（PK）缺乏；
尿苷二磷酸葡萄糖（UDPG）；尿苷二磷酸葡萄糖焦磷酸化酶（UDPG-P）

表 8-11-1 不同类型的肝糖原贮积症特征

分类 MIM 基因 OMIM	缺陷酶; 受累组织	染色体位置 遗传模式	临床特征	治疗
GSD0a,240600 GYS2,138571	糖原合成酶 肝	12p12.1 AR	空腹酮症低血糖 餐后高血糖,高乳酸血症 无肝大	复合碳水化合物, 高蛋白饮食 生玉米淀粉 肝移植
GSDⅠa,232200 G6PC,613742 GSDⅠb,232220 SLC37A4,602671	葡萄糖-6-磷酸酶 肝,肾,小肠 葡萄糖-6-磷酸转 运体; 各组织均有表达	17q21 AR 11q23 AR	空腹低血糖 高乳酸、高尿酸、高甘油三酯 肝大、肝腺瘤 生长迟缓/身材矮小 肾功能不全 骨质疏松症、贫血 Ⅰb 同时伴有复发性细菌感染,粒细 胞减少症 口腔/肠黏膜溃疡,炎症性肠病	限制蔗糖、乳糖、 果糖等 生玉米淀粉 别嘌醇 肝移植 粒细胞集落刺激 因子
GSDⅢ,232400 AGL,610860	糖原脱支酶 肝,肌肉	1p21 AR	酮症低血糖 肝大 肌无力;心肌病 转氨酶升高	生玉米淀粉 复杂碳水化合物、 高蛋白饮食 肝移植
GSDⅣ,232500 GBE1,607839	糖原分支酶 肝,肌肉,神经	3p12.2 AR	肝脾大 早发肝硬化 生长迟缓 神经肌肉病变 运动障碍、肌病 轴突神经病 成人多葡聚糖体病	无特异治疗 高蛋白、低碳水 化合物饮食可 能有效 肝移植
GSDⅥ,232700 PYGL,613741	肝糖原磷酸化酶 肝	14q22.1 AR	肝大 轻度低血糖 空腹酮症	生玉米淀粉 肝移植
GSDIXa1,30600 PHKA2,30079 GSDIXb,261750 PHKB,172490 GSDIXc,613027 PHKG2,172471	磷酸化酶激酶 a1:肝脏 α 亚基 b:肝脏 β 亚基 c:肝脏和肌肉中 γ 亚基 肝,肌肉	a1:Xp22.13 XLR b:16q12.1 AR c:16p11.2 AR	肝大 轻度低血糖 空腹酮症 部分有易疲劳 运动不耐受	生玉米淀粉

突变所致肝糖原合成酶缺陷。肝糖原合成酶为一限速酶,在将 UDP-葡萄糖上的葡萄糖分子转移到糖原分子末端使葡萄糖分子链延长以形成糖原。该酶缺乏的情况下,进食碳水化合物后由于肝脏不能将葡萄糖合成糖原可导致餐后高血糖,葡萄糖通过糖原分解旁路代谢造成餐后高乳酸血症和高脂血症;空腹时由于脂肪酸氧化出现酮症性低血糖。

GSDⅠa 型致病基因 G6PC 位于染色体 17q21,

该基因突变有明显人种和地区差异:如白种人及德系犹太裔以 c.247C>T 常见,中国人和日本人以 c.648G>T 常见。GSDⅠb 型致病基因 SLC37A4 位于染色体 11q23,白种人 c.1042_1043delCT 和 c.1015G>T 较常见,而日本患者常见为 c.352T>C。G6PC 在肝、肾、小肠中选择性表达,而 G6PT 在人体各种组织中均有表达,两者均为细胞内质网膜蛋白,在内质网中起作用:G6PT 可将葡萄糖-6-磷酸(glucose-6-phosphate,G6P)从细胞胞质转运到内质网,其后 G6P 被 G6PC 分解成葡萄糖和磷酸,这是糖原分解和糖异生的最后一个关键步骤。G6PT 和 G6PC 都是调节血糖水平的关键分子。这两种分子的缺陷使糖原仅能分解到 G6P 水平,糖异生途径也受阻。当外源性葡萄糖消耗殆尽时血糖迅速下降,旁路途径 G6P 转化为丙酮酸继而酵解成乳酸;其次,单糖和双糖利用障碍,通过旁路代谢为乳酸,导致高乳酸血症,长期高乳酸血症可导致生长迟缓。低血糖使脂肪大量动员,中间代谢物乙酰辅酶 A、丙酮、游离脂肪酸等升高导致高脂血症。G6P 堆积使戊糖旁路活跃,产生过量嘌呤,继而分解产生大量尿酸,而体内其他有机酸异常增多对尿酸在肾小管上皮的主动分泌存在竞争性抑制,共同导致高尿酸血症,长期高尿酸血症对肾脏造成损害。

GSDⅢ型为染色体 1p21 上的 AGL 基因编码的糖原脱支酶(glycogen debranching enzyme,GDE)缺陷所致。该基因突变有显著的异质性,无义突变多见,亚洲人中常见的突变为 IVS14+1C>T。在糖原分解过程中,当糖链上的葡萄糖基逐个被磷酸化酶水解至离分支点约 4 个葡萄糖基时需要脱支酶。脱支酶有 2 种酶催化活性:一种是葡聚糖转移酶活性(寡聚-1,4-1,4-葡聚糖转移酶)将 3 个葡萄糖基转移到邻近糖链的末端以 α-1-4 糖苷键连接,除去分支后,磷酸化酶能继续发挥作用;另一种是当剩下一个以 α-1-6 糖苷键与糖链形成分支的糖基被脱支酶水解成游离葡萄糖。GSDⅢ型患者由于脱支酶活性的缺乏,糖原链去除分支受阻,支链糖原大量堆积于肝脏、肌肉而出现相应组织受累表现,如肝大、肌肉酸痛、肌萎缩、肌无力、心肌肥厚。由于不能充分动员肝糖原,促进了脂肪的 β 氧化而出现高脂血症。

GSD Ⅵ型为定位于 14q22.1 的 PYGL 基因突变致肝糖原磷酸化酶缺陷。GSD Ⅸ型中 PhK 由 α、β、γ、和 δ 四个亚单位组成,α、β 和 δ 亚单位共同调节 γ 亚单位上具有催化活性部位。肝脏 PhK 缺乏症主要致病基因有 3 个:PHKA2 基因(位于 Xp22.13)、PHKB 基因(位于 16q12.1)、PHKG2 基因(位于 16p11.2)。PHKA2 基因突变导致 α 亚单位异常,为 X 连锁隐性遗传性 PhK 缺乏症,此型在临床上最常见;PHKB 基因和 PHKG2 基因突变分别导致 β 和 γ 亚单位异常,为常染色体隐性遗传。由于磷酸化酶或 PhK 缺乏,糖原分解受阻。

肝糖原磷酸化酶分解糖原支链上的 α-1,4-糖苷键产生 1-磷酸葡萄糖。PhK 是激活磷酸化酶所必需的,是将酶活性较低的磷酸化酶 b 转化为活性较高的磷酸化酶,从而增加糖原分解。当酶缺乏时,1-磷酸葡萄糖不能从糖原分子上分解出来,储积在肝脏导致肝大,而葡萄糖分解障碍导致低血糖。

GSDⅣ型为位于 3p12.2 的 GBE1 基因编码 α-1,4-葡聚糖分支酶,其主要作用是将短链葡聚糖在 α-1,6-糖苷处与大分子糖原相连接,产生水溶性更高的分支聚合物。目前发病机制尚不清楚,推测由于 α-1,4-葡聚糖分支酶缺乏造成细胞内可溶性较差、结构异常(分支少、支链长)的多葡聚糖堆积,导致肝脏、心脏和肌肉细胞出现渗透性水肿和死亡。酶活性缺乏程度与疾病严重程度相关,GBE1 基因的多种致病性变体与该疾病的神经肌肉形式有关。

【临床表现】

该类疾病可表现为低血糖及继发代谢紊乱,可有肝大,严重的会影响生长发育。不同类型的 GSD 各自特点如下:

GSD 0 型:患者在断奶之前通常没有症状,但断夜奶常较困难。夜间断奶后可发生晨起空腹酮症性低血糖、易激惹、疲乏,餐后高血糖和高乳酸血症。大多数儿童常常由于存在胃肠道症状出现食欲缺乏时被发现低血糖。部分患者因矮小、喂养困难、高脂血症、转氨酶升高就诊。患者随年龄增长常出现空腹耐受改善,但控制较差者可能出现身材矮小、骨质减少等远期并发症。

GSD Ⅰ a 型:患者可在婴儿早期出现低血糖(常在生后 3~4 个月夜间吃奶减少时出现,表现为易激惹、苍白、多汗、睡眠不稳甚至惊厥,喂养后缓解)、高胆固醇、高甘油三酯、高尿酸、高乳酸、酸中毒;年龄较大的婴幼儿表现为匀称性矮小、娃娃脸、生长不良、肝进行性大至平脐甚至入盆,肾脏肿大(区别于其他型 GSD),腹部膨隆、步态不稳、四肢瘦弱且肌力小。部分患者无明显临床症状仅在体检中发现肝大。本病还可表现为出血,常为鼻出血,可能与血小板功能障碍有关。也可表现为反复间歇性腹泻。患儿可在肢体伸肌和臀部等处有皮下黄色瘤,与甘油三酯升高的程度相关。多数患者有骨量减少,骨质疏松和骨折的风险增加。年长儿可因尿酸升高出现肾结石、皮下尿酸结节和痛风发作。50% 以上患者可有发育延迟和骨龄落后。成年女性患者可出现多囊卵巢综合征、月经量增多。长期并发症中肝腺瘤、进行性肾功能不全最为突出。肝腺瘤首诊平均年龄为 14.8 岁,发生率从 16%~75% 不等,2/3 患者表现为多发肝腺瘤。如代谢水平控制良好,肝腺瘤可静止甚至缩小。该类患者常伴有缺铁性贫血,部分肝腺瘤可恶变为肝细胞癌。肾功能不全的首发表现是肾小球高滤过,常见于青少年时期,随后出现微量白蛋白尿、蛋白尿,还可出现高钙尿症、增加肾钙质沉着和结石的风险,尤其在高尿酸血症和乳酸性酸中毒控制不佳的情况下。尿白蛋白排泄增加、局灶性节段性肾小球硬化和间质纤维化导致的严重肾损伤、蛋白尿、高血压和内生肌酐清除率降低,最终致终末期肾病。严重的高甘油三酯血症可诱发胰腺炎。肺动脉高压是严重而少见的并发症,预后差。GSD Ib 型患儿除上述特征外,可因中性粒细胞减少和功能障碍致复发性细菌感染、口腔和直肠黏膜溃疡、克罗恩病样小肠结肠炎,也可增加甲状腺自身免疫和甲状腺功能减退症的患病率。

GSD III 型:在婴儿和儿童期,该病主要特征是肝大、低血糖、高脂血症和生长迟缓。与 I 型相比,III 型转氨酶升高明显,部分有骨骼肌和心脏受累,而肾脏大小、尿酸、乳酸正常。随着年龄增长,大部分患者转氨酶升高和肝大会逐渐改善,但会有长期并发症如肝纤维化、肝硬化、肝衰竭、肝腺瘤、肝细胞癌,重症肝病的整体发生率为 11%。其中 IIIa 型常见迟发性肌病,表现为肌无力、肌张力低、肌肉萎缩、运动不耐受。30~40 岁出现进行性肌无力并逐渐恶化。肌电图可有肌源性病变,神经传导速度正常,部分患者有运动神经元疾病和周围神经病变。该型患者 58% 存在心脏并发症,15% 表现为心肌病,也可有无症状的心肌病,表现为心电图和心脏彩超心室肥厚等。30 岁后患者心脏受累的症状会变突出,可有充血性心力衰竭、呼吸困难、胸痛。本病也有多囊卵巢的报道,但不影响受孕。

GSD IV 型:经典型,肝脏受累为主的患儿在婴儿早期出现生长发育迟缓、肝脾大,多迅速进展为肝硬化、门静脉高压、肝功能衰竭,病程晚期低血糖明显。在不可逆性肝病发病前,患者可出现禁食不耐受和/或酮症。如无肝移植,常在 5 岁前死亡;极少数患儿起病较晚、病程较长。其他神经肌肉表型有致死性围产期神经肌肉型、先天性神经肌肉型、儿童及成人神经肌肉型。

GSD VI 型和 IX 型:患者临床表现相对 I 型较轻。婴幼儿期肝大、生长发育落后及空腹低血糖不明显,当同时合并其他疾病影响进食时才易出现低血糖。患儿智力正常但运动发育有时稍落后。随年龄增加,大多数患者临床表现减轻,但亦有部分 VI 型可有早期肝硬化,IX 型中部分 *PHKG2* 基因突变患者可能进展为肝硬化。少部分 GSD IX 型患者有肌病表现。女性患者多囊卵巢发生率增高。

【辅助检查】

1. **生化及代谢相关检查** 0 型:空腹酮症性低血糖、餐后血糖和乳酸同时升高。I 型:低血糖、高乳酸、高甘油三酯、高胆固醇、高尿酸血症、肝功能异常。Ib 型患者会有中性粒细胞减少和功能受损。III 型:可有低血糖、血脂升高,而乳酸和尿酸水平多正常或轻度升高,转氨酶和肌酸激酶升高显著。IV 型:经典型可有转氨酶、胆红素、血氨等升高。VI 型和 IX 型可有转氨酶升高,低血糖不明显,空腹酮体、血脂可升高,VI 型可有餐后乳酸血症,诊断时半数可有尿酸升高,治疗后恢复正常。

2. **影像学检查** 除 0 型肝脏大小正常外,其余各型有不同程度肝大。IV 型可见肝硬化、脾大、门静脉高压。

3. **组织病理检查** I 型:肝细胞肿胀,胞质内含糖原增多,可见脂肪浸润。糖原分布均匀、结构正常,脂泡较大、数量较多,纤维化不明显。PAS 染色阳性、淀粉酶敏感。III 型:细胞质的糖原空泡堆积,通常无脂肪浸润;存在肝纤维化:从微小的门脉周围纤维化到小结节硬化;可见 PAS 染色阳性物增多。冷冻切片可见结构异常的糖原过度堆积,外支较短。IV 型:有纤维化和肝硬化,糖原堆积过多。电子显微镜检测到除了排列在 α 和 β 颗粒中的正常出现的糖原外,还可见糖原的纤维状聚集。VI 型可见肝细胞肿胀,窗格样改变,结构正常的糖原含量增加。IX 型有早期门静脉周围和小叶之间的纤维化,少数患者有早期肝硬化。不同型的 GSD 可有相应酶活性减低或缺失(见表 8-11-1)。

4. **基因检测** 基因检测可明确诊断。产前诊断一般在母亲怀孕 12~18 周时采集绒毛或羊水,依据先证者的致病突变进行。

5. 其他　Ⅲa 型肌电图可显示肌病性改变。Ⅳ型中的神经肌肉型患者可有神经源性损害,肌肉活检可见结构异常的糖原堆积。

【诊断】

典型的临床表现结合相关基因突变分析可确诊。

【鉴别诊断】

1. 不同类型的 GSD 鉴别　Ⅰ型、Ⅲ型、Ⅵ型和Ⅸ型均存在肝大、空腹低血糖、高甘油三酯血症。Ⅰ型低血糖显著,有高乳酸和高尿酸。Ⅲ型转氨酶明显升高,多有肌酸激酶水平升高,血酮升高较显著,可伴有骨骼肌无力。Ⅵ型和Ⅸ型低血糖相对较轻,一般不伴空腹高乳酸。0 型空腹酮症性低血糖,餐后血糖、乳酸同时增高,无肝大。Ⅳ型可早期出现肝硬化和门静脉高压,可伴神经肌肉受累等。

2. 与其他糖代谢障碍相鉴别,如半乳糖血症、遗传性果糖不耐受症多在进食含半乳糖或果糖的食物后发生低血糖等代谢紊乱,相应基因突变可有助于鉴别。与氨基酸代谢和脂肪酸氧化障碍类疾病可依据血串联质谱和尿有机酸分析相鉴别。

【治疗】

治疗的总目标是维持血糖生理水平,避免低血糖,尽可能减少继发的代谢紊乱;改善生长发育,减少长期并发症,提高生活质量。

饮食治疗中膳食结构:Ⅰ型推荐碳水化合物占总能量的 60%~70%,蛋白质占 10%~15%,脂肪占 20%~30%(以不饱和脂肪酸为主)。限制蔗糖、乳糖、果糖、山梨糖醇等摄入。婴儿推荐以大豆为基础的不含蔗糖、果糖和乳糖的配方奶粉,每 2~3 小时按需喂养 1 次。睡眠超过 3~4 小时,需叫醒、监测血糖并提供喂养,或过夜管饲喂养使血糖水平维持在 4mmol/L 以上。如生病、拒食等情况下血糖不能维持,需输注葡萄糖。除Ⅰ型外,其余肝糖原贮积症可摄入蔗糖、果糖和乳糖,但为避免过度的糖原储存,应限制单糖量,推荐复合碳水化合物、高蛋白饮食。Ⅲ型的营养分配推荐:碳水化合物占 35%~55%,蛋白质占 20%~30%,脂肪占 20%~35%。Ⅵ型和Ⅸ型推荐碳水化合物占 45%~50%,蛋白质占 20%~25%,推荐 2~3g/(kg·d)(其可以作为糖异生的前体、肌肉的直接燃料,可取代部分碳水化合物而减少糖原储存),脂肪占 30%(应包括足够的多不饱和脂肪,饱和脂肪控制在总热量的 10% 以下,胆固醇低于 300mg/d)。

除饮食结构调整外,可用生玉米淀粉(raw corn starch,UCS)来维持正常的血糖。婴儿 6 月龄以后,可从少量逐步添加生玉米淀粉。UCS 在部分人中可有腹胀、腹泻等副作用。GSD Ⅰb 的患者存在胃肠道问题,在某些情况下,可补充胰酶与 UCS 联合使用。0 型如空腹低血糖不能纠正,可考虑夜间予生玉米淀粉每次 1~1.5g/kg。Ⅰ型中 UCS 用量为婴幼儿 1~1.6g/kg(理想体重),年龄较大的儿童、青少年和成年人 1.7~2.5g/kg,间隔 4~5 小时(有时 6 小时),部分成年人只需睡前服用一剂 UCS 即可维持正常血糖。Ⅲ型中 UCS 每次 1g/kg 可维持 4 小时或更长的时间,部分低血糖较严重的婴幼儿可 1.6g/(kg·4h),年龄较大的儿童,1.7~2.5g/(kg·6h)。Ⅵ和Ⅸ型儿童一般在睡前服用 1g/kg 的生玉米淀粉可以维持 4~8 小时的正常血糖水平。成人每千克体重所需的生玉米淀粉更少。改良的长效玉米淀粉(glycosade)已批准用于夜间治疗。UCS 不宜与柠檬水、高剂量维生素 C、热水混合服用。值得注意的是过多的 UCS、过量的膳食会导致肝脏中糖原储存过多,还会导致胰岛素抵抗、肥胖。

其他营养素补充,Ⅰ型 GSD 因饮食限制,患者需补充矿物质及复合维生素包含 B 族维生素、维生素 D、钙剂等,并监测骨密度、维生素 D。贫血时可能需要补充铁和促红细胞生成素。其他型的 GSD 因无特别饮食限制,矿物质及维生素补充同同龄儿童。

并发症的治疗:Ⅰ型中经饮食控制血甘油三酯仍 >10mmol/L 应服用降脂药物。血尿酸升高应低嘌呤饮食,加用别嘌醇及碱化尿液。肾小管功能障碍的患者补充柠檬酸盐,从而改变尿环境,减少尿钙沉淀。有高钙尿症的患者,可服用噻嗪类利尿剂,增强肾脏对过滤钙的重吸收。存在高滤过[估计 GFR>140ml/(min·1.73m^2)]、有蛋白尿(持续 3 个月及以上的微量蛋白尿)应加用血管紧张素转化酶抑制剂或血管紧张素受体阻滞剂。血压升高则应加用降血压药物。Ⅰb 患者可使用人重组粒细胞集落刺激因子(granulocyte colony-stimulating factor,G-CSF)纠正粒细胞减少,减少细菌性感染的发生和控制感染性肠炎,用量 0.5~1.0μg/(kg·d),或隔天 1 次,剂量间隔 2

周逐步增加 1 次,直到目标中性粒细胞计数达到(0.5~1.0)×10⁹/L 以上。然后维持该剂量,使用期间密切监测脾脏大小、血细胞计数和骨密度等。

肝移植治疗:终末期肝病、代谢控制不良、腺瘤恶化、存在肝细胞癌和/或肝功能衰竭、Ⅳ型经典型患者可行肝移植。肝移植后可纠正代谢紊乱、正常饮食,但无法纠正Ⅰ型肾脏并发症,甚至会因免疫抑制剂应用而导致肾功能恶化;肝移植无法改变Ⅲ型的骨骼或心脏病变;可能不会改变Ⅳ型的肝外进展,尤其是心肌病;Ⅰb 型肝移植后仍需 G-CSF 治疗中性粒细胞减少症。

> ### 🌐 拓展知识点
>
> 尽管坚持饮食治疗,GSD Ⅰa 仍会出现急性和慢性并发症,包括生长迟缓、肝大、间歇性低血糖、乳酸血症、高脂血症、痛风、蛋白尿、肾结石和进行性肾病。改良的长效 UCS 显示出改善饮食治疗效果的前景。GSD Ⅰa 并发症之一是成人肝腺瘤的频繁发生,并有恶变的风险。GSD Ⅰa 存在肝腺瘤患者中发现了 6 号染色体异常,超过 50% 的肝腺瘤在 6q 区两个候选抑癌基因的表达降低,肿瘤发生的机制有待阐明。肾素-血管紧张素过度激活可能是 GSD Ⅰa 型超滤过和进行性肾衰竭的原因。GSD Ⅰa 新疗法如基因或细胞疗法,可能会预防长期并发症。包含人 G6PC 调节盒/启动子的腺相关病毒(adeno-associated virus,AAV)载体在 GSD Ⅰa 动物模型中已被证明是有效的,但受到潜在毒性、AAV 载体表达随时间的推移而减少的限制。尽管基因治疗在 GSD Ⅰ 中有局限性,需进一步优化。
>
> 尿液生物标志物 Hex4 被证明与 GSD Ⅲ 型患者疾病的严重程度有很好的相关性。目前对 GSD Ⅲ 的治疗仍然是以对症和营养为基础。高脂肪膳食可改善个别患者的心肌病。体外实验显示,重组人酸性 α-葡萄糖苷酶(recombinant human acid α-glucosidase,rhGAA;阿糖苷酶 α)显著减少了 2 例 GSD Ⅲa 型患者肌细胞中的糖原水平,这提示 rhGAA 是 GSD Ⅲ 型的潜在新疗法,还需要体外研究来证实其临床效果。另一项体外研究显示,雷帕霉素抑制了一例 GSD Ⅲa 型患者肌细胞中的糖原贮积;对 GSD Ⅲa 犬的体内研究表明雷帕霉素降低了肌糖原含量,这提示雷帕霉素是 GSD Ⅲa 型的另一潜在疗法。
>
> 一项体外研究显示,雷帕霉素逆转了糖原分支酶缺乏引起的多葡聚糖神经毒性,表明糖原合酶抑制对Ⅳ型 GSD 潜在的治疗价值。
>
> 尿葡萄糖四糖(glucose,Glc4)、血清生物素酶活性等特异性生物标志物有助于肝性 GSD 患者的诊断和监测。例如,尿液 Glc4 是糖原的一种极限糊精,在 GSDⅡ、Ⅲ、Ⅵ和Ⅸ型升高。PHKA2 致病变异型患者的临床症状与尿液 Glc4 水平之间的关系已有报道。生物素酶活性在 GSD Ⅵ 和 Ⅸ 患者的血清中可能会升高,但有个体差异。还需要进一步的研究来评估这些生物标志物。

（张雪媛　王建设）

（二）半乳糖血症

> ### 导读
>
> 半乳糖血症是糖代谢障碍的一种。半乳糖由半乳糖激酶(GALK)、半乳糖-1-磷酸尿苷酰转移酶(GALT)和 UDP-半乳糖-4-差向异构酶(GALE)代谢。以上酶的缺陷可导致半乳糖血症。经典的半乳糖血症为 GALT 缺乏,表现为黄疸、呕吐、腹泻、肝大、喂养困难、嗜睡、生长迟滞、脓毒症等。酶的检测和相关基因可帮助确诊。治疗方法是限制乳糖饮食,可有效解决急性并发症,但不能预防长期神经系统的并发症和卵巢功能不全。

半乳糖血症(galactosemia)为半乳糖代谢酶活性缺陷致其代谢改变,引起血中半乳糖浓度升高的一种常染色体隐性遗传代谢性疾病。半乳糖血症根据不同的酶缺陷分为三型:半乳糖-1-磷酸尿苷酰转移酶(galactose-1-phosphate uridyltransferase,GALT)缺乏型(OMIM200400)、半乳糖激酶(galactokinase,GALK)缺乏型(OMIM 200200)、UDP-半乳糖-4-差向异构酶(uridinediphosphate galactose-4-epimerase, GALE) 缺乏型（OMIM200350）。其中 GALT 完全缺乏引起的经典的半乳糖血症最常见且最严重, 为本节主要介绍内容。

【流行病学】

半乳糖血症的发病率随着地区的不同而异, 范围在 1/60 000~1/40 000（欧洲和美国）至 1/1 000 000（日本）。

【病因和发病机制】

经典型半乳糖血症为常染色体隐性遗传病, 致病基因 GALT 位于染色体 9p13.3 上, 目前已发现超过 300 多种突变, 高加索人群中最常见的是 p.Q188R。

人体内, 乳糖通过肠乳糖酶水解成葡萄糖和半乳糖, 随后半乳糖先后在 GALK、GALT 及 GALE 作用下生成 1-磷酸葡萄糖进入糖酵解途径提供能量, 其中任何一个酶缺陷均可引起代谢阻滞, 致半乳糖及其旁路代谢产物在体内堆积（图 8-11-2）。

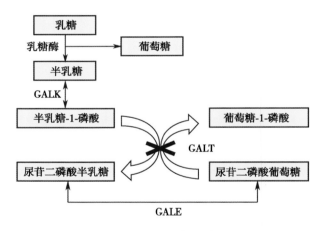

图 8-11-2　半乳糖代谢途径

GALK、GALT、GALE 酶的缺乏都可能导致半乳糖血症。如果 GALT 或 GALE 缺失或受损, 则半乳糖-1-磷酸升高。

X 表示酶阻断/缺陷

GALK, 半乳糖激酶；GALT, 半乳糖-1-磷酸尿苷酰转移酶；GALE, 尿苷二磷酸半乳糖-4-差向异构酶

GALT 在肝脏、红细胞等组织中均有表达。当 GALT 缺乏时, 体内出现半乳糖、半乳糖醇、半乳糖酸以及半乳糖-1-磷酸（galactose-1-phosphate, Gal-1-P）堆积。目前 GALT 的致病机制尚不明确, 推测 Gal-1-P 的堆积可能是引起 GALT 长期并发症的原因。Gal-1-P 可抑制 UDP-Glu 焦磷酸化酶、

糖原磷酸化酶以及 G6PD 的活性。高 Gal-1-P 也可引起卵泡刺激素（follicle-stimulating hormone, FSH）及转铁蛋白异常。

肝脏是 GALT 的主要受累器官, 表现为肝细胞受脂肪小滴的影响, 外周胆管增生, 在未得到治疗的患者中出现如酒精性肝硬化的改变。此外可有中枢神经系统的病变；肾脏排出大量的异常代谢产物, 出现可逆性的氨基酸尿；眼部晶状体小滴病变, 甚至形成白内障；女性患者中可出现条索状卵巢或者卵泡细胞减少。GALT 患儿新生儿期白细胞缺乏对革兰氏阴性菌包膜上的糖脂高度亲和的蛋白, 可能引起革兰氏阴性菌败血症。

经典的半乳糖血症中, GALT 活性近乎完全缺失。多数变异型中, GALT 活性部分缺乏, 活性下降程度不等。当 GALT 活性≥50% 正常值时, 无明显临床症状。GALK 缺乏的唯一表现是白内障, 发病机制不详。GALE 缺乏, 大部分缺陷仅存于红细胞, 该部分患儿生长和发育通常正常；而红细胞及其他组织 GALE 广泛缺乏的患者表现出与典型半乳糖血症类似的症状。

【临床表现】

1. 早期表现 典型半乳糖血症患儿在生后接受奶类几天内出现临床表现, 常见的有：黄疸（74%）、呕吐（47%）、肝大（43%）、生长迟滞（29%）、喂养困难（23%）、嗜睡（16%）、腹泻（12%）、脓毒症（10%, 常见大肠埃希氏菌感染）。查体常有黄疸、肝大、嗜睡和肌张力低下、水肿和腹水、脑病、瘀斑或出血、白内障等表现。如未及时诊治, 可出现腹水、出血、肝功能衰竭等终末期症状甚至夭折。

2. 晚期表现 生长速度缓慢, 部分患者有智力缺陷、言语问题, 受累青少年和成人通常存在局灶性神经系统表现, 如震颤、共济失调和辨距不良。女性患者存在原发性卵巢功能不全：月经周期不规则、月经量少、闭经、卵巢功能早衰甚至不孕。

【辅助检查】

1. 肝功能障碍 可有转氨酶异常、高胆红素血症、凝血障碍、低血糖等, 也可继发出现血浆丙氨酸、酪氨酸和蛋氨酸等氨基酸升高。

2. 碳水化合物代谢异常 血浆半乳糖、红细胞半乳糖-1-磷酸浓度升高, 血液和尿液半乳糖醇水平升高。

3. **肾小管功能障碍** 可出现代谢性酸中毒、半乳糖尿症、糖尿、氨基酸尿、白蛋白尿。

4. **溶血性贫血** 血红蛋白降低,网织红细胞计数升高,Coombs 试验阴性。

5. **新生儿筛查、酶学检测、基因检测** 目前欧美等国及日本、韩国均将半乳糖血症列入新生儿筛查的范围,筛查方法包括末梢血滤纸片测定 GALT 活性或测定半乳糖及相关代谢产物。也可采用荧光免疫法或放射免疫法定量测定红细胞 GALT 活性,基因检测可协助明确诊断。

【诊断】

典型的 GALT 缺乏的半乳糖血症患儿常在围产期即发病,对于存在黄疸、呕吐、腹泻、肝大、喂养困难、嗜睡、生长迟滞或脓毒症患儿需除外半乳糖血症。可通过红细胞 GALT 酶活性测定和/或 *GALT* 基因检测协助明确诊断。

【鉴别诊断】

1. **希特林蛋白缺乏症** 表现为肝内胆汁淤积、低出生体重、生长迟缓、低蛋白血症、低血糖及凝血功能障碍,血和尿中可出现半乳糖的毒性代谢产物,与半乳糖血症很难区别。通过 GALT 活性检测或基因分析可进行鉴别。

2. **葡萄糖-6-磷酸脱氢酶缺乏症** 可导致新生儿 GALT 筛查假阳性;门体血管分流、胆道闭锁等疾病引起的肝功能障碍也可导致半乳糖升高,相应的临床表现、影像学检查有助于鉴别。

【治疗】

长期治疗的主要目标是最大限度地减少饮食中半乳糖的摄入,定期监测及治疗并发症。

一旦怀疑该病,应立即停止摄入含有半乳糖的饮食及根据具体症状进行对症支持治疗。对于疑似该病的婴儿,停止摄入乳类及乳制品,改用豆基配方粉。1 岁以后应注意补钙,并检测维生素 D 和钙水平。

应及时发现神经发育障碍、生长延迟、白内障和卵巢功能早衰,以便采取适当的干预措施。如对于存在运动、语言以及认知缺陷的患儿进行神经心理学评估;对于语言发育迟缓的患儿应该尽早进行语言治疗;生长障碍患儿需检测 IGF-1、IGFBP3、游离 T_4;每年应该进行眼科检查评估是否有白内障;对于女孩从 10 岁时开始检测卵泡刺激素、黄体生成素和雌二醇水平,如果促性腺激素水平高,且雌二醇水平低,则应考虑雌二醇替代治疗。

拓展知识点

目前经典半乳糖血症长期并发症的预防和治疗仍是难题。基因疗法和 mRNA 疗法是医学领域的新兴疗法,在恢复模型动物中的 GALT 活性水平方面显示出巨大的潜力。

作为 GALT 底物,Gal-1-P 堆积被认为是一种关键的致病因子。正在探索减轻 Gal-1-P 堆积的小分子 GALK1 抑制剂作为经典半乳糖血症的可能治疗剂,对患者成纤维细胞的研究已显示出令人鼓舞的结果。

部分错义突变引起 GALT 活性严重受损的致病机制是蛋白质错误折叠导致构象障碍。构象障碍可使用分子伴侣药物(chaperone,PC),使变异的蛋白质适当折叠并提高其稳定性,从而使其活性提高到功能阈值以上。PC 代表了半乳糖血症的潜在疗法。从理论上讲,它们会恢复酶的功能。

(张雪媛 王建设)

(三)遗传性果糖不耐受症

导 读

遗传性果糖不耐受症是一种影响果糖代谢进而抑制糖酵解和糖异生途径的常染色体隐性遗传病。该病表现为摄入果糖、蔗糖或山梨糖醇后出现如恶心、呕吐、腹痛等消化道症状和低血糖;长期可有肝功能损害、肝大和肾小管酸中毒等。确诊靠果糖二磷酸醛缩酶 B 基因(*ALDOB*)双等位基因的致病突变。治疗为无果糖膳食,补充水溶性维生素;急性期对症支持。

遗传性果糖不耐受症(hereditary fructose intolerance,HFI,MIM229600)是由于果糖二磷酸醛缩酶 B 基因(fructose bisphosphate aldolase B,ALDOB)突变导致的一种果糖代谢障碍的常染色体隐性遗传疾病,主要临床表现为摄入果糖后出现消化道症状、低血糖,长期可有肝大等,治疗措施包括限制果糖摄入量和避免长时间空腹。

【流行病学】

基于人群的患病率估计值为 1/31 000~1/18 000。

【病因和发病机制】

HFI 是由于位于染色体 9q31.1 上的 *ALDOB* 基因突变所致的果糖二磷酸醛缩酶 B 缺乏的常染色体隐性遗传病。该酶缺乏使 1-磷酸果糖在肝、肾、肠中堆积导致肝糖原分解和糖异生受抑制，从而引发低血糖。目前已报道 *ALDOB* 基因常见的突变为 Ala149Pro、Ala174Asp 和 Asn334Lys。醛缩酶 B 活性受突变类型影响，有些突变可保留部分酶活性，而另一些酶活性完全丧失。

果糖二磷酸醛缩酶 B 具有三种催化活性：1-磷酸果糖裂解、1,6-二磷酸果糖裂解、磷酸二羟丙酮与 3-磷酸甘油醛缩合成 1,6-二磷酸果糖。正常情况下，果糖由空肠吸收入血，通过门静脉进入肝脏，在果糖激酶作用下果糖磷酸化为 1-磷酸果糖，1-磷酸果糖经醛缩酶 B 裂解为甘油醛和磷酸二羟丙酮，甘油醛进一步磷酸化为 3-磷酸甘油醛，可进一步糖酵解为丙酮酸、乳酸；磷酸二羟丙酮与 3-磷酸甘油醛可重新缩合成 1,6 二磷酸果糖进行糖异生成葡萄糖。

ALDOB 突变致果糖二磷酸醛缩酶 B 结构和活性发生改变，患者摄入果糖后 1-磷酸果糖不能转化为甘油醛和磷酸二羟丙酮，使 1-磷酸果糖在肝内堆积，致使肝糖原分解和糖异生途径均发生障碍，从而引起低血糖症；同时 1-磷酸果糖在肝内堆积，消耗细胞内无机磷。使肝线粒体氧化磷酸化减少，致 ATP 减少，ATP 缺乏使肝细胞 ATP 依赖性离子泵功能障碍，使得细胞肿胀，细胞内容物外溢，引起肝细胞损伤等。

【临床表现】

严重程度与发病年龄、饮食习惯等有关。发病年龄越小，症状越重。患儿摄入果糖、蔗糖或山梨糖醇后出现恶心、呕吐、腹痛、出汗甚至抽搐昏迷等，查血糖降低，反复进食含果糖食物后均可诱发低血糖发作。当给患者输注含果糖药物时，可能引发致命的低血糖。

长期慢性摄入果糖可引起患者肝大、黄疸、出血、腹水、水肿、肝肾衰竭和肾小管性酸中毒、体重不增、生长迟缓等。即使患者避免饮食中的果糖，因糖原分解和异生的中间代谢产物 1,6-二磷酸果糖堆积，仍可致进行性肝损伤。

【辅助检查】

1. **急性期**　摄入果糖、蔗糖或山梨糖醇后患者出现低血糖、乳酸血症、低血磷症、高尿酸血症、高血镁症、高丙氨酸血症。当血中果糖浓度超过 2mmol/L 时尿液中可出现果糖。

2. **慢性期**　表现为肝功能损害，血清胆红素、转氨酶升高，凝血酶原时间延长，肝脏脂肪浸润、肝大、纤维化甚至肝腺瘤。肾小管特别是近端肾小管功能不全，表现为葡萄糖尿、非特异性氨基酸尿、磷酸尿、蛋白尿、肾小管性酸中毒、肾钙质沉着症、慢性肾功能不全等。

3. **酶学检查**　采集肝肾或肠黏膜组织，测定醛缩酶 B 活性。

4. **基因检测**　*ALDOB* 存在双等位基因致病突变可以明确诊断。

【诊断】

患者进食果糖、蔗糖或山梨糖醇后出现恶心、呕吐等胃肠道症状和低血糖症状，相关化验提示低血糖、乳酸血症、低血磷症、高尿酸血症、高血镁症、高丙氨酸血症，去除相关食物后症状体征消失。肝组织醛缩酶 B 活性降低，*ALDOB* 双等位基因致病突变可明确诊断。

【鉴别诊断】

应与相关疾病鉴别：

1. **果糖激酶缺乏症**　摄入果糖后出现低血糖时需与此类疾病鉴别。果糖激酶缺乏症无肝功能损伤，确诊需要酶活性或基因检测。

2. **其他糖代谢障碍性疾病**　如糖原贮积症、半乳糖血症等。后两者均有低血糖、肝大等症状，但低血糖与摄入果糖无关，特异性酶检测或致病基因分析明确诊断。

3. **氨基酸代谢障碍性疾病**　枫糖尿病、支链氨基酸代谢病等可有低血糖及肝功能损害，但氨基酸及有机酸分析可见特征性代谢产物，以及酶学检测与基因突变分析可明确。

【治疗】

对怀疑该病的患儿应立即停止使用一切含果糖、蔗糖或山梨醇成分的食物和药物。早期诊断及时治疗可减轻对肝脏的损伤。急性期对症治疗包括静脉注射葡萄糖，纠正低血糖、电解质紊乱、代谢性酸中毒，以及对肝和/或肾功能不全的支持治疗。

确诊后应终生避免服用一切含果糖、蔗糖或

山梨醇成分的食物和药物;因饮食限制,应注意补充多种维生素,尤其是水溶性维生素。

(张雪媛　王建设)

(四)果糖-1,6-二磷酸酶缺乏症

> ### 导　读
>
> 　　果糖-1,6-二磷酸酶缺乏症(FBP1)是一种糖异生障碍。急性期在发热、禁食、呕吐和摄入大量果糖等诱因下出现低血糖的相关症状,化验提示酮症性低血糖、乳酸酸中毒等,常伴有肝大;间歇期可无症状。基因检测 FBP1 双等位基因致病突变或肝脏、单核白细胞中 FBP1 缺乏可确诊。治疗为急性期应用葡萄糖及纠正代谢性酸中毒;日常限制果糖、蔗糖、甘油和/或山梨糖醇的摄入,避免禁食和经常进餐以预防低血糖。

　　果糖-1,6-二磷酸酶(fructose-1,6-bisphosphatase 1,FBP1)是催化果糖-1,6-二磷酸转化为果糖-6-磷酸,该酶缺乏会导致糖异生障碍(MIM 229700)。该病临床特征与 GSD I 型相似,包括低血糖、乳酸酸中毒、高尿酸、高甘油三酯和生长迟滞,但糖原分解功能正常,因此肝大仅为轻至中度且转氨酶正常。治疗主要为频繁进食和补充生玉米淀粉,必要时持续喂养或输注葡萄糖支持。

　　【流行病学】 该病罕见,估计在荷兰人群中患病率为 1/350 000,在法国人群中为 <1/900 000。

　　【病因和发病机制】

　　FBP1 缺乏症是位于染色体 9q22.32 的致病基因 FBP1 突变所致的常染色体隐性遗传病。FBP1 是糖异生途径的关键酶,其缺乏会损害糖异生产生葡萄糖。FBP1 缺乏症患者的正常血糖的维持取决于肝脏中的糖原储备。在应激时(包括分解代谢状态,如感染或禁食),糖原储存被耗尽,糖异生底物丙酮酸、丙氨酸和甘油积累,丙酮酸转化为乳酸和乙酰辅酶 A,进一步导致乳酸血症和酮症(图 8-11-3)。

　　【临床表现】

　　1. 急性代谢危象期　常见于儿童早期、近 1/2 在新生儿期(特别是前 4 天),在发热、禁食、摄入减少、呕吐、感染和摄入大量果糖等诱因下,因糖原储备不足而出现低血糖。患儿表现为过度通

气、呼吸暂停、癫痫发作和/或昏迷,通常伴肝大,也可表现为易激惹、心动过速、肌张力低下和多汗症。相关化验提示乳酸性酸中毒、酮症性低血糖。

　　2. 间歇期　患儿无症状,大部分生长和精神运动发育正常;个别患儿有脑损伤、智力障碍,可能与早期和长期低血糖有关。随着年龄的增长,发作频率降低。

　　在未经治疗的个体中,随着持续的分解代谢导致多器官衰竭(尤其是肝脏、脑、心脏),症状逐渐恶化,死亡率高。已有报道部分病例有脓毒症、失明和瑞氏综合征样表现。

　　【辅助检查】

　　1. 急性代谢危象期　反复发作的低血糖、乳酸血症、代谢性酸中毒、酮症、假性高甘油三酯血症(实际为血浆甘油水平高,常规生化不能区分甘油与甘油三酯)、高尿酸血症,有时有游离脂肪酸增加。尿液有机酸分析中,甘油 3-磷酸升高是该病重要生物标志物。

　　2. 酶学检查　肝组织或单核白细胞中 FBP1 缺乏。

　　3. 基因检测　FBP1 存在双等位基因致病突变。

　　【诊断】

　　FBP1 缺乏症是在一定诱因下出现过度通气、呼吸暂停、癫痫发作、昏迷等,相关检查提示乳酸性酸中毒、酮症低血糖等,基因检测 FBP1 双等位基因致病突变或肝脏、单核白细胞中 FBP1 缺乏。

　　【鉴别诊断】

　　1. 糖原贮积症 1 型　均表现为低血糖、高乳酸、高尿酸血症、高甘油三酯血症、肝大等表现,但尿有机酸分析中 FBP1 缺乏症的甘油 3-磷酸水平升高有助于鉴别。

　　2. 脂肪酸氧化缺陷(fatty acid oxidation disorders,FAOD)　是由脂肪酸 β-氧化缺陷引起的线粒体疾病,在新生儿期可有低血糖、高氨血症,但酮体减少或缺失,而在 FBP1 缺乏症中酮体不低,血串联质谱中肉碱升高可协助 FAOD 的诊断。

　　3. 遗传性果糖不耐受症(hereditary fructose intolerance,HFI)　发作时患儿可能会表现出恶心、腹胀、呕吐、出汗、腹痛和生长受限。但总体而言,HFI 比 FBP1 缺乏症的病程进展更慢,患有 HFI

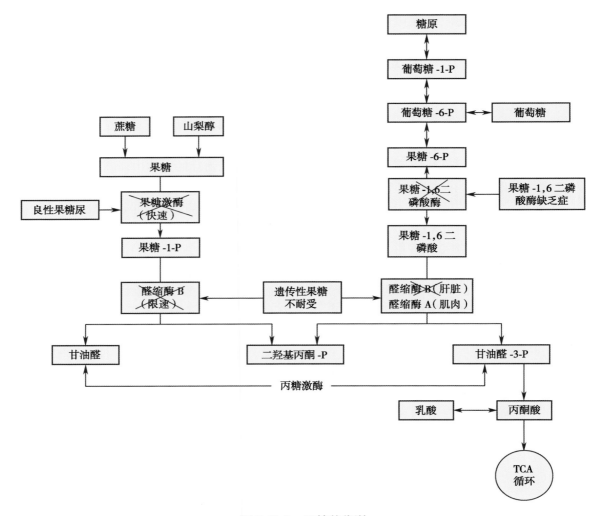

图 8-11-3　果糖的代谢

果糖主要通过果糖激酶、醛缩酶 B 和丙糖激酶在肝脏、肾皮质和小肠黏膜中代谢。醛缩酶 B 也干预糖酵解糖异生途径。果糖-1-P：果糖 1-磷酸；葡萄糖-1-P：葡萄糖-1-磷酸；葡萄糖-6-P：葡萄糖-6-磷酸；果糖-6-P：果糖-6-磷酸；二羟基丙酮-P：磷酸二羟基丙酮；甘油醛-3-P：甘油醛-3-磷酸酯；TCA：三羧酸

的儿童更厌恶甜食并常伴有肾小管功能障碍。

【治疗】

避免摄入含有果糖、蔗糖、甘油和/或山梨糖醇的食物或药物,特别是在婴幼儿期及急性发作期。虽然 FBP1 缺乏症患者对少量果糖[≤2g/(kg·d)]耐受性良好,但单次摄入高剂量果糖(>1g/kg)是有害的。

急性代谢危象期:因可能存在迟发性低血糖,需早期口服/静脉应用葡萄糖干预,纠正代谢性酸中毒,其他如补液、维持内环境稳定等对症支持治疗。

间歇期:通过避免禁食和经常进餐预防低血糖。对于 6~12 个月后夜间有低血糖的患儿推荐摄入生玉米淀粉(1~2g/kg),睡前混合在牛奶或水中口服。定期监测生长发育等指标。

(张雪媛　王建设)

(五)转醛醇酶缺陷病

导　读

转醛醇酶缺陷病是一种罕见的先天性戊糖磷酸通路缺陷。临床表现为肝大、肝功能异常、贫血、血小板减少、心脏疾病、肾小管功能障碍、畸形等早发的多系统疾病。确诊靠检测到转醛醇酶 1(TALDO1)双等位基因致病突变。目前本病以对症支持为主,无特效治疗。

转醛醇酶(transaldolase,TALDO)缺陷病

（Eyaid 综合征，OMIM 606003）是一种罕见的先天性戊糖磷酸通路（pentose phosphate pathway，PPP）缺陷致多系统受累的常染色体隐性遗传病。2001年，Nanda 等首次报道该病，表现为严重的、早发、多系统疾病。

【流行病学】

罕见，目前全球累计报道 30 余例病例。

【病因和发病机制】

TALDO 缺陷病致病基因 TALDO1 位于 11p15.5，跨越 17.73kb 区域。转醛醇酶是参与 PPP 的重要酶。PPP 是体内葡萄糖-6-磷酸（glucose-6-phosphate，G6P）最终转化为 5-磷酸核糖（ribulose-5-phosphate，R5P）的过程，存在于肺、肝、乳腺、脑、肾上腺皮质和皮肤。PPP 途径的主要功能是提供烟酰胺腺嘌呤二核苷酸磷酸氢（nicotinamide adenine dinucleotide phosphate hydrogen，NADPH）及 R5P。TALDO 联系 PPP 和糖酵解途径，催化 7-磷酸景天庚酮糖和 3-磷酸甘油醛与赤藓糖-4-磷酸和果糖-6-磷酸之间的可逆反应。

TALDO 缺乏的患者存在 7-磷酸景天庚酮糖的堆积，NADPH、还原性谷胱甘肽的减少、脂质过氧化物的增加和线粒体跨膜电位的不足。有学者推测，堆积的 7-磷酸景天庚酮糖可能进一步代谢为景天庚糖等，降低体内糖磷酸化水平，可导致细胞毒性反应。目前已证实景天糖醇和 7 磷酸-景天庚糖的堆积是肝脏损伤和肝纤维化、近端小管毒性作用的原因。还原性谷胱甘肽减少使细胞膜抗氧化能力丧失致溶血性贫血。

【临床表现】

本病临床表现多样。

1. 肝脏方面　肝大伴或不伴脾大、肝功能异常（转氨酶升高、胆汁淤积、白蛋白降低、凝血因子异常）、轻度肝脂肪变性、肝纤维化、肝硬化甚至肝衰竭、肝细胞癌，其严重程度随着年龄增长可变。

2. 血液方面　贫血、血小板减少、白细胞减少。

3. 心脏方面　室间隔缺损、房间隔缺损、二尖瓣脱垂、动脉导管未闭、右位心、心室肥大等。

4. 肾脏方面　近端和远端肾小管功能障碍（氨基酸尿、蛋白尿和电解质丢失），此外部分有肾结石、肾盂积水、肾发育不良。

5. 呼吸系统方面　反复咳嗽；呼吸困难、支气管痉挛。

6. 神经及内分泌方面　肌张力低下、眼球震颤；甲状腺功能减退、高促性腺激素、性腺功能减退症。

7. 骨骼方面　长骨干骺端异常、骨密度异常、佝偻病。

此外还有胎儿水肿、畸形，表现为：皮肤松弛、毛细血管瘤、低耳位、三角形脸、嘴巴宽、嘴唇薄、眼裂倾斜、眼球突出、宽鼻梁。罕见小阴茎、阴蒂改变、隐睾等。

【辅助检查】

采用气相和液相色谱-串联质谱法检测尿中多种代谢产物，甘露庚酮糖和 7 磷酸-景天庚糖浓度升高。成纤维细胞、淋巴母细胞中代谢产物分析可发现景天庚酮糖和核糖醇水平异常。TALDO1 基因检测可发现双等位基因致病突变。

【诊断】

根据肝脾大、肝功能异常、贫血、血小板减少、心脏疾病、畸形等临床表现，通过气相、液相色谱-串联质谱法检测体液中景 C7 糖（天庚酮糖、7-磷酸景天庚酮糖）、多元醇（赤藓糖醇、阿拉伯糖醇等）水平升高，结合 TALDO1 双等位基因致病突变确诊。

【鉴别诊断】

1. 酪氨酸血症 I 型　多数为婴儿期起病，肝脏受累显著，可有贫血、血小板减少、肝脾大、肾小管功能受损等；少数 1 岁以后起病，以生长发育迟缓、肝硬化、肾小管功能受损、低磷性佝偻病等为主要表现，以上与本病有类似之处，但酪氨酸血症 I 型以肝脏合成功能障碍更为突出，血尿质谱中的琥珀酰丙酮升高可协助鉴别。

2. 新生儿血色病　常表现为低血糖、凝血功能障碍、低蛋白血症、水肿，与本病类似，需鉴别。新生儿血色病多早发肝衰竭，肝细胞外铁的沉积，血清铁蛋白水平较高，可协助鉴别。

【治疗】

目前本病无特效治疗，对症支持治疗为主。如手术纠正心脏异常，补充钙和维生素 D，当有指征时输注红细胞和血小板，性腺功能减退症时激素补充等。其他如补充 N-乙酰半胱氨酸增加还原型谷胱甘肽的产生，应用抗氧化剂（维生素 C 或 E）来减少氧化应激，具体剂量及长期疗效有待于进一步评估。对于患有严重慢性和终末期肝病的 TALDO 缺陷病患者，可考虑肝移植，但肝移植不能解决其他系统受累问题。

（张雪媛　王建设）

四、氨基酸代谢障碍

氨基酸代谢障碍由氨基酸代谢途径中的缺陷引起，导致不能被代谢的氨基酸及其产物蓄积，引起组织器官损害；其中 1 型酪氨酸血症（HT-1）为一种可导致肝脏严重损害的氨基酸代谢障碍性疾病。氨基酸脱氨基分解代谢产生的氨是人体内氨的主要来源，过量的氨具有神经毒性，肝脏尿素循环是氨的主要解毒方式，因此本部分也将介绍尿素循环障碍。

（一）1 型酪氨酸血症

导　读

1 型酪氨酸血症又称肝肾型酪氨酸血症（HT-1），是一种常染色体隐性遗传病，临床特征为严重的进行性肝损伤和肾小管功能障碍，并可伴有神经系统异常以及肝细胞癌高风险，严重影响生存质量和寿命。尼替西农是治疗 HT-1 的有效药物，早期诊断、及时治疗可使大多数患儿获得较好的长期预后。血或尿琥珀酰丙酮水平升高是诊断 HT-1 的必要条件，采用血琥珀酰丙酮作为新生儿筛查标志物可用于早期发现 HT-1。

酪氨酸是一种芳香族氨基酸，在甲状腺激素、儿茶酚胺类和黑色素的合成中起重要作用；其分解代谢途径过程包含 5 步酶促反应（图 8-11-4），分别由酪氨酸转氨酶、4-羟基苯丙酮酸双加氧酶、尿黑酸双加氧酶、马来酰乙酰乙酸异构酶、延胡索酰乙酰乙酸水解酶（fumarylacetoacetate hydrolase，FAH）参与。其中 FAH、酪氨酸转氨酶和 4-羟基苯丙酮酸双加氧酶的缺陷可分别引起酪氨酸血症（hereditary tyrosinemia，HT）的 1 型、2 型和 3 型，尿黑酸双加氧酶的缺陷引起尿黑酸尿症。酪氨酸血症 1 型（tyrosinemia type 1，HT-1）可导致显著肝脏损害，是酪氨酸分解代谢障碍中最严重的类型；HT-2、HT-3 不以肝脏受累为主要临床表现；尿黑酸尿症不伴有酪氨酸水平升高。

【流行病学】

HT-1 总患病率约为 1/120 000~1/100 000，在法国、加拿大和斯堪的维纳亚人中患病率特别高，如加拿大魁北克省圣约翰湖区人群携带率约为 1/25~1/20，出生时患病率为 1/1 846 例活产。我国 HT-1 患病率尚未清楚。

HT-1 多在新生儿及婴儿时期发病，根据发病年龄可分为急性型、亚急性型和慢性型，急性型多在出生后 2 个月内发病，亚急性型在 2~6 月龄发病，慢性型多在出生 6 个月后发病，病情相对平稳，临床表现也较轻。

【病因和发病机制】

HT-1 由 *FAH* 基因变异所致，可引起 FAH 活性减退或丧失，使酪氨酸分解代谢障碍，酪氨酸和代谢产物 4-羟基苯丙酮酸、马来酰乙酰乙酸、延胡索酰乙酰乙酸（fumarylacetoacetate，FAA）及其衍生物琥珀酰乙酰乙酸、琥珀酰丙酮等在体内堆积，从而导致肝、肾、神经系统症状。由于 FAH 主要在肝细胞及近端肾小管细胞中表达，因此肝脏及肾脏损害最为显著。

FAH 基因位于 15q23，截至目前已发现 100 多种和 HT-1 相关的变异类型，分布具有地区特异性，剪接变异 c.1062+ 5G>A 是最常见的变异类型，在加拿大魁北克省圣约翰湖区人群中约占已报道变异的 90%，占全球已报道变异的 1/3；第二常见的变异是 c.786G>A（p.W262X），在斯堪的纳维亚 HT-1 中占 88%。

HT-1 中的酪氨酸水平升高并非 FAH 缺乏直接导致，而是酪氨酸分解代谢途径前 2 步酶促反应受到继发抑制所致，包括酪氨酸转氨酶 mRNA 表达减少、4-羟基苯丙酮酸双加氧酶水平降低等。酪氨酸本身对肝脏或肾脏没有毒性，但会引起皮肤、眼部、神经发育问题。

FAH 缺陷时 FAA 在肝细胞和肾小管细胞内蓄积。FAA 是一种强效烷化剂，可与谷胱甘肽和蛋白质的巯基反应，对细胞造成氧化损伤，严重干扰基因表达，导致细胞凋亡，进而影响诸多生化代谢过程，包括糖异生、氨解毒和蛋白合成等。

FAA 在细胞内半衰期较短，仅在细胞内发生作用，在血浆中不能被检测到，其代谢产物琥珀酰乙酰乙酸和琥珀酰丙酮可被释放到细胞外进入血液循环，造成多个脏器损伤，其中主要是肾小管功能损害。

琥珀酰丙酮还会抑制红细胞 δ 氨基乙酰丙酸脱水酶（即胆色素原合成酶，参与血红素的生物合成），导致血红素合成障碍，血液及尿中 δ 氨基乙

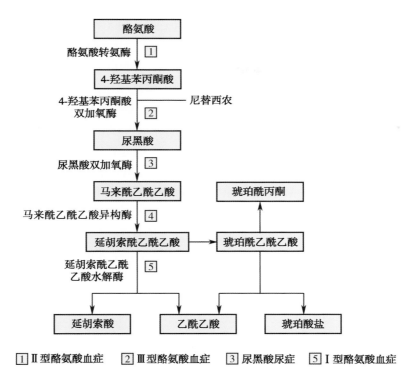

图 8-11-4　酪氨酸分解代谢途径及不同酶缺陷引起的相关疾病

酰丙酸增多,从而引起和急性间歇性卟啉病类似的神经危象。

HT-1 发生肝细胞癌的风险较高,具体发病机制目前尚未明确。可能和 FAA 的强致突变作用以及间接破坏维持基因组稳定蛋白作用有关。

【临床表现】

HT-1 的临床特征为严重的进行性肝损伤和肾小管功能障碍,以及肾小管病变导致的低磷性佝偻病,同时也是肝细胞癌发病率最高的先天性遗传代谢病。HT-1 临床表现多样,同一家系不同患者也可临床表现不同。

急性型多数在生后 2 个月内发病,主要特征是伴有肝硬化的严重肝衰竭,表现为肝脾大、凝血功能异常、低血糖,若不及时治疗可在生后 2~3 个月内死亡;肾小管功能障碍如范科尼综合征和佝偻病也是其另一特征。部分新生儿可无显著临床症状,因新生儿遗传代谢病筛查而发现。

亚急性型和急性型类似,但通常在 2~6 月龄起病,有时也被归入急性型管理治疗。

慢性型进展相对较慢,多在 6 月龄后出现,虽然起病隐匿,但仍进行性发展。肾脏病变如肾小管近端病变较为突出且可能是其就诊原因;当肾小管重吸收功能受损时可导致范科尼综合征,表

现为肾小管酸中毒、广泛性氨基酸尿、低磷性维生素 D 抵抗型佝偻病和生长发育迟缓等。

HT-1 肝脏病变呈进行性加重,可发展为肝硬化和肝细胞癌。早期研究提示 >2 岁的患者有 37% 可出现肝细胞癌,后续在斯堪的纳维亚半岛和加拿大魁北克省的研究提示肝细胞癌发生率降低,约为 15%,可能和肝移植术的应用和治疗方法的改善相关。HT-1 患者不仅具有较高的肝细胞癌发病风险,而且发病时间也比其他疾病更早,通常在 5 岁之前就发生。

此外,40% HT-1 还可出现急性周围神经病变急性发作表现,类似于卟啉症的神经系统危象,包括重度疼痛伴伸肌张力过高、呕吐或麻痹性肠梗阻、肌肉无力和自伤等。HT-1 一般不存在智力障碍。30% 患者在诊断时存在心肌病,最常见的是室间隔肥厚,可通过尼替西农治疗逆转。

【辅助检查】

1. **一般实验室检查**　多数患者肝功能检查异常,表现为白蛋白降低,凝血功能明显异常,但血清转氨酶及胆红素仅轻度升高或完全不升高。血浆甲胎蛋白(a-fetoprotein,AFP)水平显著升高。肾小管功能受损可出现葡萄糖尿、蛋白尿、氨基酸尿和高磷尿等,血清磷水平降低。因琥珀酰丙酮

抑制胆色素原合成酶活性,抑制血红素合成,可伴有贫血。

2. 血串联质谱和尿气相色谱检测 血氨基酸分析可发现酪氨酸、蛋氨酸、苏氨酸升高,部分伴有苯丙氨酸增高。尿气相色谱分析可发现酪氨酸代谢产物 4-羟基苯乳酸、4-羟基苯乙酸、4-羟基苯丙酮酸增高。血和/或尿中琥珀酰丙酮增加是 HT-1 特征性改变。因琥珀酰丙酮抑制 δ 氨基乙酰丙酸脱水酶活性,尿 δ-氨基乙酰丙酸水平升高。

3. 酶学分析 可检测到皮肤成纤维细胞、外周血淋巴细胞、肝活检组织中 FAH 活性降低或缺失。

4. 基因检测 对致病基因 *FAH* 基因测序可发现致病变异。

5. 影像学检查 超声心动图可发现心肌肥厚,四肢长骨摄片可发现佝偻病表现,腹部影像学(包括超声、CT 和 MRI)检查可发现肝大、脂肪肝、肝硬化和肝肿瘤等异常。

6. 肝活体组织检查 肝活检可发现肝组织结构异常、肝细胞形态异常和脂肪肝等,但这些是非特异性肝病表现,对确诊诊断帮助不大。

【诊断】

遇到不明原因黄疸、腹水、凝血功能障碍、生长发育迟缓、难治性佝偻病等均需考虑酪氨酸血症 1 型的可能。HT-1 诊断依据为:①临床表现:多有肝脏及肾小管损害的临床表现,还可能伴发神经系统症状。②一般实验室检查:肝功能、肾功能损害表现,血浆 AFP 水平显著升高。③血串联质谱/尿气相色谱检测:血酪氨酸及琥珀酰丙酮升高;尿 4-羟基苯丙酮酸、4-羟基苯乙酸、4-羟基苯乳酸及琥珀酰丙酮水平增高。通常血或尿琥珀酰丙酮增高是诊断 HT-1 必要条件,测定琥珀酰丙酮是快速、灵敏筛查 HT-1 的重要方法,已列入部分地区新生儿筛查的内容。FAH 活性测定和/或 *FAH* 基因测序可进行确诊。

【鉴别诊断】

HT-1 可伴有显著肝脏和肾脏损害,且可伴有血酪氨酸水平升高,需与以下疾病鉴别:

1. 引起血酪氨酸水平升高的疾病,如 HT-2、HT-3、新生儿暂时性高酪氨酸血症、高蛋白质饮食引起的暂时性血酪氨酸水平增高等。需注意任何病因引起的严重肝细胞功能不全均可能导致血浆酪氨酸水平升高、尿液中酪氨酸代谢产物排泄增加,但一般不会出现高酪氨酸血症的症状,血和尿中琥珀酰丙酮不会升高。

2. 引起肝功能障碍的疾病,如希特林蛋白缺乏症、半乳糖血症、遗传性果糖不耐症、线粒体病、先天性糖基化障碍以及各种感染等均可能导致显著的肝损害和肝衰竭。

3. 引起肾脏损害的疾病,如原发性肾小管病变包括 Liddle 综合征、Batter 综合征、Lowe 综合征、胱氨酸病、范科尼综合征、自身免疫性疾病累及肾脏、药物性或中毒性肾病等均需和 HT-1 鉴别。

【治疗】

根据新生儿筛查结果,或临床表现,高度疑似 HT-1 时尽早开始尼替西农和饮食治疗。

1. 尼替西农 是 4-羟基苯丙酮酸双加氧酶的抑制剂,可抑制 4-羟基苯丙酮酸转化为尿黑酸,继而减少 FAA、马来酰乙酰乙酸及琥珀酰丙酮等的生成,从而使血尿琥珀酰丙酮降至正常、肝功能和肾功能显著改善、临床症状显著好转,并显著减少肝移植的需求。早期使用尼替西农可使 90% 患者有反应,并可降低肝细胞癌的发生率。琥珀酰丙酮产生的减少还可使卟啉合成正常化,减少神经危象的发生。但尼替西农会引起酪氨酸、4-羟基苯丙酮酸和 4-羟基苯乳酸水平相应升高,从而引起相关的不良反应。起始推荐剂量为 $1mg/(kg \cdot d)$,需密切监测肝肾功能、凝血功能、酪氨酸、琥珀酰丙酮、AFP 水平及尼替西农浓度,根据检测结果调整用药量。

2. 低酪氨酸、低苯丙氨酸饮食 目前已不推荐单纯的饮食治疗,因为单纯饮食治疗虽部分有效,并不能完全阻止后续的肝损害和肾损伤。尼替西农治疗的同时需低酪氨酸、低苯丙氨酸饮食,因为尼替西农引起酪氨酸升高可造成眼部及皮肤病损,甚至影响大脑发育,且饮食中 75% 苯丙氨酸可被羟化形成酪氨酸。同时需注意提供足够的营养维持正常的生长发育。为达到这一目标,需限制饮食中的天然蛋白质,补充无酪氨酸、无苯丙氨酸医用氨基酸混合物,严格控制血液和组织中酪氨酸浓度在 200~600μmol/L,苯丙氨酸在 20~80μmol/L。

3. 肝移植 仅限于对尼替西农无反应的急性肝衰竭或肝硬化失代偿患者、无法获得尼替西农,以及有确定证据证实肝组织已恶变的患者可考虑肝移植。移植后可恢复肝功能和降低肝细胞癌风险,也可正常饮食,多数患者琥珀酰丙酮明显降低,但不能完全恢复正常,可能是肾脏仍在产生琥珀酰丙酮。目前尚未明确肝移植对肾损害的远期疗效。

🔖 拓展知识点

　　1. HT-1新生儿筛查　研究已表明在生后前几个月内予以尼替西农联合低酪氨酸、低苯丙氨酸饮食可防止 HT-1 发生肝、肾衰竭,避免神经系统危象及肝移植的需要。因此建议大范围的新生儿筛查对 HT-1 进行早期识别,予早期诊断后立即开始治疗。采用串联质谱方法测定干血片样品中的琥珀酰丙酮而不是酪氨酸水平是早期识别 HT-1 的最佳筛查方法。

　　2. HT-1 的神经精神发育　已有多项研究报道 HT-1 患者经尼替西农和饮食治疗后仍可出现生长发育迟缓和注意力缺陷,但在加拿大魁北克省 HT-1 尼替西农治疗研究项目发现大多数 HT-1 患者能参加学校的适龄课程,部分年轻成年患者正在接受高等教育或已参加工作,部分人甚至在学术上表现突出,但也有患者需要特殊帮助。精神运动发育仍然是 HT-1 的重要问题,需更多的前瞻性研究来进一步提供数据。

(方微园　王建设)

(二)尿素循环障碍

导　读

　　尿素循环障碍(UCDs)是氨解毒过程中的关键酶或转运体缺陷导致的一系列疾病。除精氨酸酶缺乏外,其他 UCDs 可导致婴儿期发生高氨血症和危及生命的神经系统症状,若治疗不及时,可发展为脑病或遗留神经系统后遗症,甚至死亡,需及时识别并治疗以改善患者结局。血氨检测是诊断 UCDs 的关键。目前 UCDs 主要治疗方法包括饮食、药物以及肝移植治疗。

　　尿素循环又称鸟氨酸循环,是人体内氨清除的主要途径,需 6 种关键酶,包括氨甲酰磷酸合成酶 1 (carbamyl phosphate synthase 1,CPS1)、鸟

氨酸氨甲酰基转移酶(ornithine carbamoyltransferase,OTC)、精氨酸代琥珀酸合成酶(argininosuccinatesynthetase,ASS)、精氨酸代琥珀酸裂解酶(arginine succinate lyase,ASL)、N-乙酰谷氨酸合成酶(N-acetylglutamate synthase,NAGS)和精氨酸酶 1 (arginase 1,ARG1),以及两种转运体包括线粒体内膜鸟氨酸转运体(mitochondrial ornithine transporter 1,ORNT1)和天冬氨酸/谷氨酸载体蛋白(aspartate/glutamate carrier or citrin)的参与(图 8-11-5);任何一个酶或转运体的缺陷都会导致尿素循环障碍(urea cycle disorders,UCDs)。

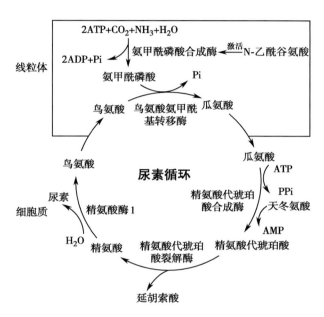

图 8-11-5　肝细胞尿素循环

【流行病学】

　　UCDs 是一组罕见疾病,总患病率估算约为 1/69 000~1/35 000。不同地区患病率数据不同,德国、瑞士、奥地利的三国研究显示其累计患病率为 1/57 687,美国患病率为 1/30 000~1/8 200,日本为 1/50 000~1/46 000,我国 UCDs 患病率较低,为 1/43 444。

　　其中 OTC 缺乏症是最常见的 UCDs,占所有 UCDs 50%~60% 以上,男女发病率大致相同,发病率约为 1/56 500;其次是 ASS 缺乏症和 ASL 缺乏症,患病率为 1/117 000~1/105 927;CPS1 缺乏症和 NAGS 缺乏症较少,患病率分别为 1/1 300 000 和 1/2 000 000;而 ARG1 缺乏症(也称精氨酸血症)患病率约 1/1 000 000~1/300 000。亚洲人群中编码 Citrin 蛋白的 *SLC25A13* 基因变异携带

率较高,为 1/70~1/63,推算 Citrin 缺乏症的患病率为 1/17 000,而我国的患病率仅为 1/68 600,但该病是临床高危儿中诊断最多的先天性遗传代谢性疾病,提示可能存在漏诊。*ORNT1* 基因变异导致的高鸟氨酸血症-高氨血症-同型瓜氨酸尿症(hyperornithinaemia-hyperammonaemia-homocitrullinuria,HHH)综合征最为罕见,占 UCDs 1%~3.8%,其患病率 <1/2 000 000。

【病因和发病机制】

尿素循环可将体内的氨转化成可被排出体外的水溶性尿素,该过程中所需酶活性的降低或缺乏或转运体功能异常,将导致氨代谢受阻,血氨升高。血氨升高可使大量的氨穿过血脑屏障在大脑中积聚,引起神经功能障碍,如震颤、共济失调、癫痫、昏迷和死亡。

高氨血症引起脑损伤的机制仍未完全阐明。已知氨可与脑细胞的 α-酮戊二酸结合生成谷氨酸,α-酮戊二酸是三羧酸循环中重要代谢产物,其减少严重影响三羧酸循环的进行,导致 ATP 供应不足,对脑功能造成严重损害。谷氨酸和氨可继续结合形成谷氨酰胺,持续升高的谷氨酰胺可引起脑细胞渗透压增高,导致脑细胞水肿,由于大脑星形细胞富含谷氨酰胺合成酶,因此脑细胞水肿在星形胶质细胞更为明显,该机制被认为是脑损伤的主要原因。此外,脑细胞水肿进一步导致脑供血不足,造成大脑功能损伤。高氨血症还会干扰谷氨酸神经传递,影响其他神经递质系统;急性高氨血症可导致神经细胞兴奋性毒性细胞死亡;急性高氨血症可引起神经元胞外钾浓度升高,激活无脑水肿神经元 Na^+-K^+-$2Cl^-$ 共转运蛋白亚型 1,这可能是触发神经元抑制解除,导致癫痫发作的主要病理生理机制。另外 UCDs 中氨基酸失衡也会导致发生脑损伤。

除 OTC 缺乏症呈 X 连锁遗传模式外,其余类型的 UCDs 均为常染色体隐性遗传。

【临床表现】

UCDs 可在任何年龄发病,大多数受累患者在新生儿或婴幼儿期发病,酶活性部分缺乏患者可能在年龄较大儿童或成年期出现症状。临床症状轻重变化不一,严重程度和体内氨水平有一定的相关性。

神经系统异常是 UCDs 的主要临床表现,如体位异常、呕吐、共济失调、意识混乱和易怒等;换气过度也是一种常见症状,可引起呼吸性碱中毒,从而加重脑水肿。如果不采取及时适当的干预措施,患者可进展为癫痫发作,进入昏迷和死亡。在较轻的病例中,神经系统症状可仅表现为食欲减退、周期性呕吐、嗜睡、行为异常、睡眠障碍、妄想、幻觉和精神病等。UCDs 中肝脏也常受累,可导致急性肝衰竭,也可导致长期并发症如肝硬化和肝细胞癌等(可见于 Citrin 缺乏症、OTC 缺乏症、ASS 缺乏症和 ASL 缺乏症)。

目前 UCDs 根据发病年龄和起病形式可分为 3 类:

1. **症状前型**　通过产前诊断或新生儿筛查发现,尚未出现典型临床表现。

2. **新生儿发病型**　也称早发型,可表现出经典的高氨血症神经系统症状;约 50% 的 UCDs 病例为新生儿发病型,初期出现嗜睡、食欲缺乏和呕吐等脓毒症样表现,容易误诊为新生儿败血症;随着血氨升高,进展为肌张力过低和换气过度,甚至出现癫痫、昏迷或死亡等急性脑病表现,病死率高达 25%~50%,幸存者往往遗留严重的神经系统后遗症。

3. **迟发型**　是指婴儿期到成年期被各种情况诱发出现高氨血症相关的神经系统症状的患者,导致机体出现分解代谢状态的各种因素都可能是其诱因,如发热、感染、禁食、手术、创伤、过度运动、药物等。

ARG1 缺乏症高氨血症程度相对较轻,一般不出现高氨血症急性发作的表现,通常在婴儿后期至学龄前期发病,表现为生长发育迟缓和进行性痉挛,也常常出现癫痫发作、肝大和智力丧失。

【辅助检查】

1. **血氨**　血浆氨水平升高是 UCDs 实验室检查最重要的标志。患者临床表现、预后也和血氨水平升高的程度及持续时间有关。早发型血氨升高显著;晚发型发病时血氨升高,无症状时期血氨可能正常,因此怀疑 UCDs 时需在急性期检查、监测血氨。部分 ARG1 缺乏症和 HHH 综合征血氨可不升高。血氨正常参考水平如下:早产儿 <150μmol/L,足月新生儿 <100μmol/L,婴儿和儿童 <40μmol/L,青少年和成人 11~32μmol/L。

2. **氨基酸分析**　UCDs 血和尿氨基酸谱可出现特异性变化,结合上游氨基酸的积累或下游氨基酸的减少可确定缺陷的酶类型;氨基酸分析可用于 UCDs 的筛查及诊断(图 8-11-6)。OTC 缺乏症中谷氨酰胺、丙氨酸和甘氨酸升高,瓜氨酸和精氨酸下降;ARG1 缺乏症精氨酸显著增高,Citrin 缺乏症瓜氨酸显著升高;ASL 缺乏症精氨酰琥珀酸显著增高;NAGS 缺乏症谷氨酸增高;HHH 综合征鸟氨酸增高;CPS1 缺乏症瓜氨酸降低。但需注意部分患者血氨基酸谱可无特异性改变。

3. 尿有机酸分析　在 OTC、ASS、ASL、ARG1 和 ORNT1 缺乏症中存在氨甲酰磷酸积累可导致尿乳清酸和嘧啶排泄增加,据此可与 CPS1、NAGS 缺乏症区别开来。ASL 缺乏症尿精氨酰琥珀酸显著增高,CPS1 缺乏症尿 3-甲基戊烯二酸升高。

4. 血气分析　UCDs 患者血 pH 和 CO_2 水平随脑水肿、过度通气或通气不足情况而变化;急性高氨血症早期因脑水肿导致过度换气,可出现呼吸性碱中毒,晚期脑水肿进展可导致呼吸不足甚至呼吸停止。

5. 基因检测　基因检测是目前确诊 UCDs 的首选方法,除临床诊断外还可用于产前诊断、遗传咨询以及亲属筛查。

6. 酶学分析　目前酶学检测应用在减少,仅用于不能通过基因检测或生化代谢指标获得确诊的疑似病例,包括肝脏(所有尿素循环酶)、肠黏膜组织(CPS1、OTC)、皮肤成纤维细胞(ASS、ASL、ORNT1)或红细胞(ARG1、ASL)内的酶活性检测。

7. 神经影像学检查　血氨水平不同、高氨血症持续时间不同以及临床表现严重程度不同,神经影像学检查结果也各不相同,影像学结果还和神经系统预后相关。头颅磁共振成像检查最好在昏迷或卒中样发作的第 1~4 天进行,还需检查弥散张量成像、T_1、T_2、液体衰减反转恢复序列(fluid attenuated inversion recovery,FLAIR)和磁共振波谱(magnetic resonance spectroscopy,MRS)等,随后建议每 2 年检查 1 次用于病情评估。UCDs 急性期可出现弥漫性脑水肿,表现为一侧或两侧大脑半球中多个不对称的脑梗死样信号和皮质及下方白质扩散受限;基底节病变表现为尾状核、壳核和苍白球 T_2WI 高信号;岛叶和罗朗多区周围脑沟 T_1 短信号;MRS 显示谷氨酰胺水平明显升高。急性高氨血症几个月后,在岛叶和罗朗多区可看到中等强度的残余高信号;慢性高氨血症可见髓鞘形成异常和进行性脑萎缩相关改变,部分患者可伴有非特异性点状白质高信号。

【诊断】

任何年龄出现的急性或间歇性神经/精神系统异常、急性肝衰竭、疑似中毒或新生儿败血症样表现均需警惕 UCDs 的可能,尤其是存在分解代谢或高蛋白负荷诱发因素时更需考虑 UCDs。血氨检测是发现 UCDs 的关键手段,可作为上述情况的常规筛查。对血氨升高者进一步检查血气分析、血氨基酸谱、尿乳清酸、尿有机酸谱以进一步明确 UCDs 类型,可行基因检测予确诊。诊断流程见图 8-11-6。少数 UCDs 为通过新生儿筛查检出。

【鉴别诊断】

早发型 UCDs 的早期表现和新生儿败血症表现相似,容易误诊,需鉴别;导致血氨产生增多或血氨解毒受损的其他疾病也可能表现为 UCDs 相似表现,也需鉴别,如其他先天性代谢异常性疾病(包括有机酸血症、脂肪酸氧化障碍以及丙酮酸代谢障碍)、肝衰竭或先天性感染均可导致新生儿期高氨血症;早产儿也可出现一过性新生儿高氨血症。

迟发型高氨血症可以是 UCDs 在年龄较大儿童和成人后被诱发因素诱发出现,也可见于重度脱水、蛋白分解代谢增加疾病、急慢性肝衰竭、药物或毒物中毒、门体分流、胃肠道细菌过度生长或泌尿生殖道感染导致的氨产生增加、全肠外营养导致的氮负荷过多等多种情况,均需互相鉴别。

【治疗】

UCDs 治疗分急性期与稳定期两阶段,需要多学科合作,尽快降低血氨,保护重要器官,避免或减轻不可逆的脑损害,改善预后;需进行长期的监测和随访,定期评估患者的临床、生化、营养以及神经系统影像学指标等。

急性期的治疗原则是逆转内源性蛋白质的分解代谢,促进氨的解毒和排泄。由于高氨血症的预后和昏迷持续时间以及血氨峰值相关,一旦发现需及时治疗;包括限制蛋白质摄入(不超过 24~48 小时)、葡萄糖补液(保证热量、液体入量充足和电解质稳定)和一线药物治疗、转诊至专科中心。一线药物包括精氨酸(ARG1 缺乏症禁用)、瓜氨酸(Citrin 缺乏症禁用)、N-氨甲酰谷氨酸、苯甲酸钠、苯乙酸钠、苯丁酸钠、苯丁酸甘油酯等。当血氨 >250μmol/L 需准备血液滤过(透析)治疗,

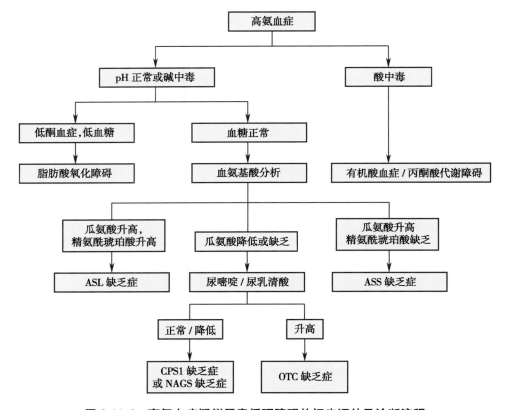

图 8-11-6　高氨血症疑似尿素循环障碍的初步评估及诊断流程
CPS1. 氨甲酰磷酸合成酶 1；OTC. 鸟氨酸氨甲酰基转移酶；ASS. 精氨酸代琥珀酸合成酶；
ASL. 精氨酸代琥珀酸裂解酶；NAGS. N- 乙酰谷氨酸合成酶

一线药物治疗后 4 小时评估其效果,效果不佳可启动血液滤过(透析);血氨 >500μmol/L 或神经系统症状严重时立刻行血液滤过(透析);成人血氨水平 >200μmol/L 就需考虑血液滤过(透析)。腹膜透析效果比血液滤过(透析)差,当无法实现血液滤过(透析)治疗或无法及时转诊情况时才考虑腹膜透析。

UCDs 稳定期的长期管理原则是维持稳定的代谢状态,避免慢性并发症,维持正常生长发育。包括低蛋白饮食(除 Citrin 缺乏症外),补充必需氨基酸,补充必需营养素如维生素、矿物质、左卡尼丁,药物治疗(包括促进氮清除的药物以及精氨酸或瓜氨酸或 N-氨甲酰谷氨酸),并准备病情可能急性复发的紧急处理措施。促进氮清除的药物包括苯甲酸钠、苯乙酸钠、苯丁酸钠或苯丁酸甘油酯。N-氨甲酰谷氨酸是治疗 NAGS 缺乏症的特异性替代治疗,也可作为未明病因高氨血症紧急一线用药。

肝移植是根治 UCDs 的治疗方法,对于饮食和用药控制不佳又无严重神经受损的患者可建议肝移植,成功率和存活率同其他病因肝移植病例,术后不再需要饮食控制。对于早发型 UCDs 3~12 月龄、体重 >5kg,且在不可逆的神经系统受损前进行肝移植时预后较佳。

🌐 拓展知识点

1. UCDs 的三级预防　UCDs 是一组可预防的遗传代谢病,可通过三级预防对该病进行防控;一级预防包括高危人群筛查、遗传咨询和婚育指导;二级预防包括胎儿基因分析、产前诊断;三级预防主要为新生儿筛查以及高危儿筛查,争取早期诊断、早期干预避免神经系统并发症。但目前采用已有的新生儿筛查血串联质谱法分析血氨基酸谱对 UCDs 病种的筛查种类有限,且已有的筛查指标特异性和敏感性均不高,存在一定程度的漏筛;且部分早发型新生儿 UCDs 可能在常规筛查采血前发病,采血时或获得检测报告时已为时过晚,因此传统的生化指标筛查结合紧急基因分析筛查可提高新生儿期 UCDs 的筛查效率,可使大部分 UCDs 患儿得到早期诊断,提高生活质量。

2. UCDs 的新治疗方法 全身低温疗法可作为 UCDs 的辅助疗法,安全有效;肝细胞移植也成为 UCDs 治疗的一种选择,可缓解移植肝源短缺问题;基因治疗和酶替代治疗也已进入临床试验。

(方微园 王建设)

五、溶酶体贮积病

导 读

溶酶体内的任一种酶或者酶激活因子或者溶酶体膜蛋白因其编码基因变异,导致功能下降,体内的大分子不能被降解而在细胞内外堆积,形成溶酶体贮积病。由于全身细胞除红细胞外,均含有溶酶体细胞器。因此,溶酶体贮积病总体特征为慢性进行性加重和多系统累及。其中,以消化系统累及为显著特征的溶酶体贮积病包括戈谢病、尼曼-皮克病 A/B 型和尼曼-皮克病 C 型。本节讨论这 3 个疾病。

溶酶体内的任一种酶或者酶激活因子或者溶酶体膜蛋白因其编码基因变异,导致功能下降,体内的大分子不能被降解而在细胞内外堆积,形成溶酶体贮积症(lysosomal storage disease)。按照贮积的底物及致病基因的特点,可以将溶酶体贮积病分为如下六类:①黏多糖贮积症;②寡糖贮积病;③鞘脂贮积病;④神经元脂褐质沉积病;⑤溶酶体膜蛋白转运障碍;⑥其他溶酶体贮积病。由于全身细胞除红细胞外,均含有溶酶体细胞器。因此,溶酶体贮积病总体特征为慢性进行性加重和多系统累及。其中,以消化系统累及为显著特征的溶酶体贮积病包括戈谢病和尼曼-皮克病。

(一)戈谢病

戈谢病(Gaucher disease)是一种罕见的常染色体隐性遗传代谢类疾病,主要是由于编码葡萄糖脑苷脂酶(acid β-glucocerebrosidase,GBA)的基因突变引起的常染色体隐性遗传病。由于基因突变,造成体内该酶活性下降,从而导致其底物葡萄糖脑苷脂不能被正常降解而在溶酶体中贮积,在多种组织中形成典型的溶酶体贮积细胞即戈谢细胞,临床表现多脏器受累并呈进行性加重,甚至危及生命。

【流行病学】

该病发病率在不同种族间有很大差异,东欧阿什肯纳兹犹太人根据杂合子频率预测该病发病率高达 1/450。普通人群该病发病率在 1/100 000~1/40 000 之间。

【病因和发病机制】

戈谢病主要是由于编码 GBA 的基因突变导致,极少数是葡萄糖脑苷脂酶的激活基因 Prosapsin 基因突变导致。Prosapsin 基因突变导致的临床表现与 GBA 基因突变导致的临床表现类似。戈谢病疾病的发病机制不仅仅是葡萄糖脑苷脂贮积造成的器官肿大、功能受损和结构破坏,补体系统激活的免疫炎症反应也是重要的发病机制。

【临床表现】

根据神经系统是否受累,将戈谢病主要分为非神经病变型(Ⅰ型)及神经病变型(Ⅱ型及Ⅲ型)。少见亚型包括围产期致死型、心血管型等。

1. Ⅰ型(非神经病变型) 最常见,无原发性中枢神经系统受累表现。各年龄段均可发病,主要为肝脾大,尤以脾大显著,可伴脾功能亢进。血液学主要为脾亢表现,如血小板减少及贫血,甚至白细胞减少。患者可有疲乏无力、皮肤及牙龈出血,女性可表现出月经量增多。

患者可有急性或慢性骨痛,严重者出现骨危象(严重骨痛急性发作,伴发热及白细胞增高、红细胞沉降率加快)。X 线表现为股骨远端的烧瓶样畸形、骨质减少、骨质疏松,重者出现骨的局部溶解、骨梗死、病理性骨折、关节受损等。骨骼病变可影响日常活动,并可致残。

部分患者可有肺部受累,主要表现为间质性肺病、肺实变、肺动脉高压等。

2. Ⅱ型(急性神经病变型) 婴儿期发病,除有肝脾大外,神经系统症状快速恶化,迅速进展为癫痫发作、角弓反张等,精神运动发育落后,一般 2~4 岁前死亡。

3. Ⅲ型(亚急性神经病变型) 也称慢性神经

病变型,早期表现与Ⅰ型相似,逐渐出现神经系统表现,病情进展缓慢,寿命可较长。患者常有动眼神经受侵导致的眼球运动障碍。

【辅助检查】

1. 葡萄糖脑苷脂酶活性检测　葡萄糖脑苷脂酶活性检测是戈谢病诊断的金标准。当其外周血白细胞或皮肤成纤维细胞中葡萄糖脑苷脂酶活性明显降低至正常值30%以下时,即可确诊戈谢病。由于干血滤纸斑检测的葡萄糖脑苷脂酶活性受患儿外周血白细胞数量影响,当其活性下降时,需进一步进行确诊性检测。

2. 基因检测　戈谢病为常染色体隐性遗传病,如果能在其致病基因酸性葡萄糖脑苷脂酶基因的2个等位基因均发现致病突变,可以进一步明确诊断。基因诊断不能代替酶活性测定,但可明确家系中的杂合子。如果已通过酶学检测确诊戈谢病,应进行基因分子检测,以预测患慢性神经性戈谢病的风险,以确定合理的治疗和随访方案。

3. 分子标志物(biomarker)检测　使用比较广泛的是血浆壳三糖酶。未经治疗的戈谢病患者壳三糖酶活性平均增加数百至上千倍,经过适当治疗的患者,这些指标会下降并保持稳定。若治疗过程中因某种原因治疗药物剂量减量,达不到治疗的要求,血浆壳三糖酶活性即升高。所以该指标可用于临床监测疾病进展和患者对治疗的反应。然而,大约5%~6%的普通人群由于壳三糖酶基因突变,完全缺失壳三糖酶活性。若戈谢病患者同时携带壳三糖酶基因突变,此时血浆壳三糖酶活性就不能反映戈谢病患者体内脂质贮积的状态。需要注意的是血浆壳三糖酶活性升高并不是戈谢病的特异性指标,在其他溶酶体贮积病或者血液病患者血浆中也可能增高。

近年研究发现戈谢病患者血浆中的葡萄糖脑苷脂的去乙酰化产物葡糖鞘氨醇(Lyso-Gb1)的水平显著升高。葡糖鞘氨醇水平与患者的临床症状,如肝脾大的严重程度等相关。对于戈谢病诊断的敏感性和特异性均达到100%。且酶替代治疗或底物减少疗法后血浆葡糖鞘氨醇水平降低。葡糖鞘氨醇可作为一种新型的戈谢病诊断和随访治疗的血浆标志物。

4. 骨髓细胞学检查　骨髓穿刺细胞学检查能找到戈谢病的特征细胞:戈谢细胞。光镜下,戈谢细胞体积大、核偏心,染色质和细胞质浓缩,呈"洋葱皮样"。但该检查存在假阴性及假阳性的情况。慢性粒细胞白血病、地中海贫血、多发性骨髓瘤、霍奇金淋巴瘤、浆细胞样淋巴瘤及慢性髓性白血病等在骨髓中看到一种与戈谢细胞很相似的类戈谢细胞。因此,骨髓中出现"戈谢细胞"并非戈谢病所独有,需进一步做葡萄糖脑苷脂酶活性测定。

5. 影像学检查　影像学检查有助于戈谢病的早期诊断、严重程度判断、并发症的评估以及治疗监测。腹部超声检查既往多用于腹部肝脾大及腹部淋巴结受累程度评估。磁共振成像(magnetic resonance imaging,MRI)是评估戈谢病骨髓浸润程度、判断有无骨质破坏及骨梗死最灵敏的影像学检查方法。常规MRI检查部位为双侧股骨及腰椎,但最准确判断骨骼病变方法为全身骨骼扫描。双能X线吸收测定法(dual energy X-Ray absorptiometry,DEXA)骨密度检测判断骨量,预测病理性骨折风险。

6. 其他辅助检查　戈谢病患儿的血常规、血生化检查通常表现为血红蛋白和血小板减少,或三系下降,血胆固醇降低、高密度脂蛋白和载脂蛋白A降低,以及血清铁蛋白升高等。此外,超声心动图检查有助于评估有无肺动脉高压。在神经病变型戈谢病中,脑电图监测出现慢波背景、棘波、尖波等,脑干听觉诱发电位检查出现阈值增加、眼科评估出现眼球运动障碍时,预示着神经系统受累。

【诊断】

戈谢病于各个年龄均可发病,临床表现多样,故诊断需结合临床表现、实验室及影像学检查等综合判断。

脾大和/或血小板减少是儿童戈谢病的最主要特征,对于不明原因的脾大和/或血小板减少患儿,需结合临床表现,在排除恶性肿瘤等疾病后,进行葡萄糖脑苷脂酶活性和血浆生物标志物(Lyso-Gb1)检测以确诊或排除戈谢病。当其外周血白细胞或皮肤成纤维细胞中葡萄糖脑苷脂酶活性降低至正常值的30%以下时,即可确诊戈谢病。当葡萄糖脑苷脂酶活性在切割值附近时,需参考生物标志物结果,进一步做基因突变检测,从而实现确诊。骨髓涂片细胞学检出或未检出戈谢细胞都需要通过酶活性测定以确诊。

【鉴别诊断】

戈谢病临床表现与血液系统恶性肿瘤如白血病、淋巴瘤,地中海贫血、溶血性贫血、难治性血小板减少症,以及其他遗传代谢病如尼曼-皮克病、肝豆状核变性等疾病相似,需要通过实验室检查进行鉴别诊断。与血液系统恶性肿瘤的鉴别主要依靠骨髓穿刺活检技术。与尼曼-皮克病的鉴别在于外周血酶活性、基因和不同血浆标志物检测,大多数尼曼-皮克病患者骨髓穿刺检测会发现尼曼-皮克细胞。

【治疗】

1. **非特异性治疗** 贫血患者可补充维生素及铁剂,必要时输注红细胞及血小板以纠正贫血或血小板减少。脾切除虽可减轻腹部膨胀并纠正贫血及血小板减少,但可加速葡萄糖脑苷脂在骨髓、肝脏、肺等器官的蓄积,增加暴发严重感染的机会。骨骼病变的处理包括止痛、理疗、处理骨折、人工关节置换等,可辅以钙剂及双膦酸盐治疗骨质疏松。

2. **特异性治疗** 美国食品药品监督管理局于1994年又批准了以基因重组方法研制的葡萄糖脑苷脂酶[注射用伊米苷酶(imiglucerase)],用于戈谢病的酶替代疗法(enzyme replacement therapy,ERT)治疗。美国食品药品监督管理局相继于2010年批准了第二种酶维拉苷酶α(velaglucerase α),2012年批准了第三种葡萄糖脑苷脂酶(taliglucerase α)用于治疗戈谢病。目前国内被批准用于治疗戈谢病的药物为伊米苷酶和维拉苷酶。应根据患者的严重程度、病情进展、合并症的发生等情况对患者进行风险评估,并确定患者治疗剂量。高风险患者的推荐初始剂量为60U/kg,每2周1次静脉滴注。低风险患者的初始剂量为30~45U/kg,每2周1次静脉滴注。

临床实践显示,酶替代治疗可明显改善I型戈谢病患者的临床症状体征,维持儿童正常生长发育,提高生活质量。治疗越早,疗效越好。

3. **探索性治疗** 酶替代治疗对戈谢病神经系统病变无疗效。其他治疗方法如底物减少疗法、分子伴侣疗法、干细胞移植治疗、基因治疗正在研究中。已发现有能透过血脑屏障的小分子,通过抑制葡萄糖脑苷脂的合成,达到减少脑神经细胞内葡萄糖脑苷脂的目的,推测对戈谢病神经系统病变有疗效,目前正在药物临床研究过程中。

近年来,多篇文献报道祛痰药氨溴索作为分子伴侣在大剂量时能提高部分戈谢病患者残余葡萄糖脑苷脂酶的活性,对戈谢病有一定治疗作用。

(二)尼曼-皮克病A/B型

尼曼-皮克病A/B型(Niemann-Pick type A/B,NPA/B),也称酸性鞘磷脂酶缺乏症,是由于酸性鞘磷脂酶基因(sphingomyelin phosphodiesterase 1,SMPD1)突变使酸性鞘磷脂酶(ASM;EC 3.1.4.4.12)活性下降,底物鞘磷脂在肝脏、脾脏、肺和中枢神经系统逐渐集聚,导致多系统损伤。

【流行病学】

本病在各个民族均有发病,在国际上整体发病率大约为0.005‰~0.01‰,中国目前尚无发病率报道。在不同种族间,患病分型有很大的差异。据报道,犹太人中A型患者相对较多,而阿拉伯人、土耳其人和葡萄牙人和中国患者中B型患者相对较多。

【病因和发病机制】

尼曼-皮克病A/B型主要是由于编码酸性鞘磷脂酶的基因突变导致。酸性鞘磷脂酶缺乏导致鞘磷脂在机体贮积。尼曼-皮克病A/B型的发病机制目前尚无深入研究,鞘磷脂贮积造成的器官肿大、功能受损和结构破坏参与了病情进展。

【临床表现】

NPA/B均有内脏系统累及,根据是否有神经系统累及及严重程度,分为三种不同的临床形式:神经型NPA、非神经型NPB和中间型。神经型占比约为15%~20%,非神经型NPB占比约为60%~70%。

神经型NPA(OMIM:257200)最严重,临床表现是一个固定模式,一般在出生后3个月左右发现肝脾大,脾脏增大为主;1岁以前出现神经系统症状,开始可表现为轻微肌张力低下、喂养困难,运动和智力发育落后和倒退逐渐明显;由于肺间质神经鞘磷脂的聚集,出现反复呼吸道感染。可有消化系统症状,如腹泻、便秘。多数在3岁以内由于肺部感染死亡。

非神经型NPB(OMIM:607616)临床表现较广,从婴儿期到成年后期均可发病,发病时间及严重程度个体差异大。首要临床表现为肝脾大,也以脾大为主。随后出现脾功能亢进、凝血功能异常和肝硬化、肝衰竭等。儿童患者幼年生长落后,身高增加慢,可能达不到遗传身高。疾病早期即出现肺间质浸润,极少数成人患者因此以肺衰竭首诊。部分患儿在 2~8 岁左右出现神经系统症状,比如智力落后、弓形足,可归为中间型。危及 B 型和中间型患儿生命的并发症为肝功能衰竭。

部分患儿出生后可发现背臀部有大片状蒙古斑,部分 B 型和中间型患儿颜面皮肤有贮积病的症状,表现为颜面粗糙、上眼睑水肿、颜面皮肤较硬,鼻头和下颌更明显。

【辅助检查】

1. 酸性鞘磷脂酶活性检测 外周血白细胞或皮肤成纤维细胞酸性鞘磷脂酶活性是临床怀疑此病的首要检测,若酶活性显著下降是该病确诊的金标准。由于干血滤纸斑酸性鞘磷脂酶活性受患者外周血白细胞数量影响大,干血滤纸斑酶活性检测目前仅作为疑似患儿筛查;若干血滤纸斑酸性鞘磷脂酶活性低下,建议进一步行外周血白细胞或皮肤成纤维细胞酸性鞘磷脂酶活性检测。大样本数据提示患儿残余酸性鞘磷脂酶活性与临床表现的严重程度密切相关。

2. SMPD1 基因检测 基因检测是酶活性检测的必要补充,部分较常见的基因型对预后有指导作用。注意在中国人 SMPD1 基因有 2 个常见的多态性:c.107T>C, p. (Val36Ala),c.138_143del, p. (Ala48_Leu49del),不能误判致病性变异。中国患儿与国外基因突变谱不一样,没有国外的热点突变 p.R610del。目前中国患儿最常见的突变是 p.R602H,占等位基因的 10% 左右。p.R602H或 p.N522S 纯合子或杂合子与较晚发现的 B 型有关,p.Y500H 纯合子与较早发现的 B 型相关,而p.H284SfsX18、p.F465S、p.S486RA 与 A 型有关,p.R3AfsX74 与中间型有关。

3. 生物标志物检测 血浆中鞘磷脂的去乙酰化产物-溶血鞘磷脂(lyso-sphingomyelin,lyso-SM),也称鞘氨醇磷酸胆碱(sphingosyl-phosphoryl-choline,SPC)和胆固醇线粒体代谢的衍生物 7-酮胆固醇(7-ketocholesterol,7-KC)显著增加。血浆7-KC 水平与疾病严重程度相关,A 型患者血浆7-KC 水平较 B 型患者高。

4. 骨髓穿刺和肝脏穿刺 在现代诊断技术条件下,上述三项实验室检测用于确诊尼曼-皮克病 A/B 型。骨髓穿刺和肝脏穿刺虽不是确诊该病的必需检测,但若骨髓穿刺和肝脏穿刺发现泡沫细胞对该病诊断有辅助价值。

5. 其他 血生化检测:贫血和血小板降低,A型患儿由于喂养困难,贫血更常见,B 型患儿由于慢性脾功能亢进,血小板下降更明显;转氨酶(丙氨酸氨基转移酶、天冬氨酸氨基转移酶)轻中度异常,较稳定,一般不会快速恶化;血脂异常,包括甘油三酯轻度升高、高密度脂蛋白下降、低密度脂蛋白升高);凝血酶原时间延长等;病程长的患者可能血钙磷偏低。

【诊断】

NPA/B 确诊主要依据患者的典型临床表现,外周血白细胞酸性神经鞘磷脂酶(acid sphin-gomyelinase,ASM)酶活性显著降低且 SMPD1 双等位基因突变;辅助诊断依据有血浆 7-KC 升高及鞘磷脂的去乙酰化产物 SPC 升高。

【鉴别诊断】

临床表现与该病特别类似的疾病是戈谢病。因此建议初诊肝脾大的患儿同时检测酸性鞘磷脂活性和葡萄糖脑苷脂酶活性。

尼曼-皮克病 A/B 型也需与血液系统恶性肿瘤如白血病、淋巴瘤,地中海贫血、溶血性贫血、难治性血小板减少症相鉴别。与血液系统恶性肿瘤的鉴别主要依靠骨髓穿刺活检技术。需要注意的是,贫血、糖皮质激素使用和其他脂质代谢障碍,也可能导致骨髓发现泡沫细胞。

【治疗】

针对该病的特异性治疗,静脉补充患者缺陷的酸性鞘磷脂酶,目前在美国已获得食品药品监督管理局的批准。

无特异性治疗的患者,目前主要定期监测,及早发现并发症以及针对性治疗,预防危及生命的并发病。建议低脂饮食,补充脂溶性维生素,避免烟酒,减少和谨慎进行有肢体接触的运动,以尽量减少对脾脏的创伤,避免碰撞到肝脾。

对于肝脏,需注意纤维化的程度,当基于超声的瞬态弹性成像显示肝纤维化达到 25kPa 时,需进行上消化道内镜检查,及早发现食管静脉曲张。当脾脏快速增大时需要注意门静脉高压。在终末期肝病患者,必要时选择肝移植。

对于巨脾患者,谨慎选择单独脾脏切除,或许部分切除较好。脾脏全切除后,肝脏、肺症状会加重。

(三)尼曼-皮克病 C 型

尼曼-皮克病 C 型(Niemann-Pick type C,NPC)

是由于 *NPC1* 和 *NPC2* 基因突变导致的常染色体隐性遗传病。NPC1 蛋白为溶酶体跨膜蛋白，NPC2 蛋白为溶酶体可溶性蛋白。NPC1 和 NPC2 在体内发挥协同作用，参与晚期内体/溶酶体包括胆固醇内的多种脂质转运。*NPC1* 和 *NPC2* 基因突变导致了晚期内体/溶酶体分子转运异常，多种脂质贮积，临床表现为内脏和神经系统受累，可能在围产期或者成人期发病，严重缩短患者寿命，神经系统症状出现早对寿命影响更大。

【流行病学】

尼曼-皮克病 C 型为罕见病，大约发病率为 1：100 000。95% 左右患者是由于 *NPC1* 基因突变导致，仅 5% 左右是由于 *NPC2* 基因突变导致。

【病因和发病机制】

95% 尼曼-皮克病 C 型是由于编码溶酶体膜蛋白 *NPC1* 基因突变导致，约 5% 是编码溶酶体可溶性蛋白 *NPC2* 基因突变导致。NPC1 和 NPC2 在同一条胆固醇代谢通路，因此 *NPC1* 与 *NPC2* 基因突变导致的临床表现类似。尼曼-皮克病 C 型的病理生理机制较复杂，患者细胞低密度脂蛋白（low density lipoprotein，LDL）来源的胆固醇酯化障碍以及溶酶体内胆固醇贮积，该病广泛的脂质代谢异常导致炎症通路和氧化应激反应异常。

【临床表现】

根据神经系统症状发生的年龄，分为早期婴儿型（发病年龄 <2 岁）、晚期婴儿型（发病年龄 2~6 岁）、青少年型（发病年龄 6~15 岁）和成人型（发病年龄 >15 岁）。一般来说，早期发病的患儿更可能伴有肝脾大，随着年龄增大，肝脾可能缩小，但神经系统症状逐渐加重；晚期发病的患者可能仅有脾大；少部分患者无明显肝脾大。

1. **围产期型** 该型患儿在出生后 2 个月内表现为黄疸消退延长和肝脾大，部分伴有肺炎；大多数在 3~4 个月黄疸自发消退，而肝脾大持续；约 8%~9% 患儿迅速发展为急性肝衰竭和/或多器官衰竭，导致出生后 6 个月内死亡。少数患者表现为胎儿腹水或胎儿水肿。渡过黄疸期的患儿可能在数月或者数年后表现出神经系统症状，主要为生长迟滞和肌张力低下。

2. **早期婴儿型** 肌张力低下和大运动发育落后是早期婴儿型的特征，大多数患儿有肝脾大和新生儿胆汁淤积症。早期远端精细运动可能受损，但交流功能保持。垂直性核上性凝视麻痹多不易观察。

3. **晚期婴儿型** 笨拙、步态障碍和精细运动技能障碍是该型的突出特征，伴有语言落后。可有程度不一的肝脾大、痴笑猝倒症、嗜睡症、神经性耳聋，随着疾病进展，出现抽搐。垂直性核上性凝视麻痹多存在，但不易观察。

4. **青少年型** 语言和学习能力落后，学习成绩差，协调性差，动作笨拙、易跌倒、进行性共济失调、肌张力障碍和痴笑猝倒症。垂直性核上性凝视麻痹多存在。

5. **成人型** 认知功能倒退和精神症状明显，伴进行性运动功能障碍，包括震颤、共济失调、肌张力障碍、运动障碍、构音障碍、吞咽困难等。垂直性核上性凝视麻痹多存在。

【辅助检查】

1. **血浆标志物** 目前常用血浆标志物包括血浆氧代固醇（cholestane-3β,5α,6β-triol 和 7-KC）、SPC 和 lyso-SM-509。lyso-SM 在尼曼-皮克病 A/B 型升高更明显，lyso-SM-509 在尼曼-皮克病 C 型升高更明显。多个指标的联合运用，对诊断提示的准确性更高。

2. **基因检测** 基因检测是 NPC 确诊依据。对临床高度疑似且血浆标志物阳性患者，需进行 *NPC1/NPC2* 基因检测确诊。*NPC1/NPC2* 基因检测首要是包括基因的全部外显子测序，或当 2 条等位基因发现有 2 个致病性变异时，可确诊该病。仅发现一个变异时，需进行多重连接探针扩增（multiplex ligation-dependent probe amplification，MLPA）或者 cDNA 测序，寻找第二个等位变异基因。

3. **菲律宾（Filipin）染色** 该技术相对复杂，需培养患儿皮肤成纤维细胞，耗时较长。当血浆标志物和基因检测联合运用诊断仍可疑时，需进行菲律宾染色来协助诊断。

4. **骨髓穿刺** 非必要性检测。骨髓穿刺可发现尼曼-皮克细胞，或者海蓝细胞。骨髓检测阴性不能除外尼曼-皮克病。

5. **肝脏穿刺** 非必要性检测。肝脏穿刺可发现肝脏库普弗细胞吞噬大量脂质。

【诊断】

尼曼-皮克病 C 型临床表现不同年龄差别较大。但无论哪个年龄阶段，肝脾大或者单独脾大，伴或者不伴发育落后；儿童青少年或者成人运动、语言、智力倒退,即使没有肝脾大或者脾大;成年人精神障碍,都需要考虑尼曼-皮克病 C 型。若有新生儿期胆汁淤积症病史,该病可能性增加。痴笑猝倒症在晚发婴儿型较常见;垂直性核上性凝视麻痹是该病所有型的特征性变化,水平性核上性凝视麻痹出现相对较晚,进展较慢。血浆标志物联合基因检测为尼曼-皮克病 C 型一线检测手段。疑似患者首先进行血浆标志物检测,阳性者进一步进行 *NPC1/NPC2* 基因 Sanger 测序。2 条等位基因的致病性变异确诊患者为尼曼-皮克病 C 型。当诊断不明确时,需进行菲律宾染色帮助确诊。

【鉴别诊断】

不同年龄段鉴别诊断的疾病不同。年幼时需鉴别其他导致肝脾大的疾病,如戈谢病、尼曼-皮克病 A/B 型、沃尔曼病(Wolman disease)。年长时需与导致神经变性的疾病相鉴别,如 Wilson 病、脊髓小脑性共济失调综合征、脑腱性黄瘤症等。

【治疗】

确诊后患儿首先进行疾病严重程度评估及分型评估。目前国内已经批准一个药物麦格司他用于治疗该病的神经系统症状。麦格司他为葡萄糖神经酰胺合成酶抑制剂,通过减少溶酶体内底物的生成,来达到减少溶酶体内贮积底物含量的目的。经过多年的临床实践,该药能延缓青少年型、成人型的神经系统症状的进展速度,但对肝脾大的内脏症状没有缓解作用。在少量青少年和成人型患者发现锂盐短时期内减轻神经系统症状。

拓展知识点

生物标志物的定义为可以客观测量,并用来评价正常生理或者病理状态,或者监测药物干预后反应的指标。生物标志物发现和使用是溶酶体贮积病近年的新进展。对于溶酶体贮积病来说,生物标志物一般为贮积的底物、底物衍生物,或者底物旁路代谢的产物;因此,相对于正常人,血浆标志物均升高。

溶酶体贮积病是较常见的一类经典遗传代谢病。对所有表现为肝脾大的患者,都应考虑此类疾病的可能性,进行相应的鉴别诊

断,实验室检测包括酶学、基因和血浆标志物检测。

大多数溶酶体贮积病为常染色体隐性遗传。先证者的同胞有 25% 风险发生同样的疾病。在先证者确诊后,需对该家庭进行遗传咨询。建议该家庭生育时进行产前诊断,避免相同疾病的患儿在同一家庭再次出生。

(张惠文)

六、囊性纤维化相关肝病

导 读

约 30% 的囊性纤维化(CF)患者出现囊性纤维化相关肝病(CFLD)。CFLD 不仅是 CF 严重表型之一,也是 CF 患者死亡的主要原因之一,仅次于肺病及肺移植相关并发症。随着诊治水平的提高,患者寿命延长,CFLD 显得尤为突出,但因肝病进展隐匿,当出现症状时往往已出现终末期肝病。目前尚无诊断 CFLD 的金标准,需要依赖临床评估、实验室检查、影像学检查及肝活检。CFLD 可表现为肝功能指标异常、脂肪肝、胆汁性肝硬化、婴儿胆汁淤积症、胆石症、胆囊炎及细小胆囊。儿童 CFLD 常出现在青春发育期,携带严重突变的患者发病更早。CFLD 需要肝病科、消化科、营养科、影像科及外科等多学科团队协助诊治。治疗的目的为预防或减轻肝胆损伤,预防或治疗肝硬化及门静脉高压等并发症。虽然熊去氧胆酸治疗有效,但不一定能预防终末期肝病,最终可能需要肝移植。

囊性纤维化(cystic fibrosis,CF)于 1949 年被首次报道,是一种累及多系统的常染色体隐性遗传单基因病,可表现为慢性肺病、生长发育迟滞、营养不良、脂肪泻、肝脏疾病等,危害儿童健康,影响患儿寿命。CF 患儿预后极差,如不治疗,预期寿命不超过 10 岁。

囊性纤维化相关肝病(cystic fibrosis-associated liver disease,CFLD)不仅属于 CF 严重表型,也是 CF 患者死亡的主要原因之一,仅次于肺病及肺移植相关并发症。CFLD 可表现为肝功能指标异

常、脂肪肝、胆汁性肝硬化、婴儿胆汁淤积症、胆石症、胆囊炎及细小胆囊。儿童 CFLD 常出现在青春发育期，携带严重突变的患者发病更早。CFLD 需要肝病科、消化科、营养科、影像科及外科等多学科团队协助诊治。治疗的目的为预防或减轻肝胆损伤，预防或治疗肝硬化及门静脉高压并发症。虽然熊去氧胆酸治疗有效，但不一定能预防终末期肝病，最终可能需要肝移植。

【流行病学】

CF 的新生儿发病率因国家和种族而异，高加索人发病率最高，为 1/25 000~1/1 800，美国白种人为 1/3 000，西班牙裔美国人为 1/10 000~1/4 000，非洲裔美国人为 1/20 000~1/15 000，而亚洲人的发病率很低。日本 CF 发病率低至 1/350 000，而我国由于病例数甚少，尚无 CF 发病率的相关数据。国内学者回顾性分析 1974 年 1 月—2016 年 12 月的文献，仅收集 49 例确诊为 CF 的中国患者。但近年来随着对该病认识的提高及基因检测技术的发展，我国对 CF 的诊断也有所增加。

约 30% 的 CF 患者出现 CFLD。法国队列研究跟踪随访 3 328 例 CF 患者发现 CFLD 发病率每年增加 1%，25 岁时达 32.2%，其中重症 CFLD 只有在 5 岁以后才开始增加，30 岁时总比达 10%。

英国 2013 年全国调查 3 417 例 CF 患者，结果显示伴有肝脏累及的 CFLD 患者比例为 228.3/1 000。CFLD 不仅属于 CF 严重表型，也是 CF 患者死亡的主要原因之一，仅次于肺病及移植相关并发症。随着诊治水平提高，患者寿命延长，CFLD 显得尤为突出。

【病因和发病机制】

CF 由囊性纤维化跨膜传导调节因子（cystic fibrosis transmembrane conductance regulator，CFTR）基因突变所致。*CFTR* 基因最早于 1989 年由 Riordan 等发现，该基因位于 7 号染色体长臂，全长约 250kb，其产物为 CFTR 蛋白，是一种环磷酸腺苷依赖性 Cl^- 通道蛋白，位于细胞膜顶端，通过吸收 Na^+，分泌 Cl^- 的方式调节离子转运。目前已报道 2 000 多个 *CFTR* 基因突变位点，欧美人群中 70% 以上存在 F508del 位点突变。但中国的基因突变与欧美人群差异极大，国内学者报道的中国 CF 患者均为少见突变，其中最常见的突变为 c.1766+5G>T，占 24.138%，其次为 c.2909G>A、c.2684G>A、c.2083dupG 及 c.595C>T，这些突变在欧美人群中不常见。

CF 引起 CFLD 的发病机制尚未完全明确，通常认为胆管上皮细胞表达的 CFTR 蛋白功能异常导致毛细胆管内胆汁淤积。正常的胆管上皮细胞通过一系列细胞内转运功能调控氯离子及碳酸氢根的重吸收，最终决定胆汁分泌量及成分。CFTR 功能异常破坏胆管上皮细胞功能，减少胆汁流的同时减弱胆汁碱性成分。CFTR 功能异常引起的胆管内胆汁淤积使胆管上皮细胞遭受细胞因子及化学因子的毒性作用，导致炎症及纤维化。CFTR 蛋白异常也有可能通过导致胆汁黏稠、肠道菌群改变或肠道炎症等途径导致或加重 CFLD。

CFLD 的高危因素包括男性、F508del 纯合子状态和胎粪肠梗阻病史。有学者研究 CF 患者出现 CFLD 的其他基因相关高危因素，发现 *SERPINA1* 基因 Z 等位基因显著与 CFLD 和门静脉高压有关。

【临床表现】

1. 不合并门静脉高压的肝病

（1）无症状肝功能异常：最常见的异常是丙氨酸氨基转移酶（alanine aminotransferase，ALT）、天冬氨酸氨基转移酶（aspartate aminotransferase，AST）、碱性磷酸酶（alkaline phosphatase，ALP）及 γ-谷氨酰转肽酶（gamma-glutamyl transpeptidase，GGT）升高。但肝功能指标异常程度与肝脏病变严重程度没有明显的相关性，有不少多叶性胆汁性肝硬化患者肝功能指标完全正常。单纯 ALT 及 AST 升高，但 GGT 正常可能提示有脂肪肝。GGT 升高提示胆管损伤，但儿童单纯 ALP 升高，而 GGT 正常不一定提示有胆管病变。

（2）胆汁淤积症：新生儿或婴儿胆汁淤积症可能是 CF 最早表现，但较少见（<2%），故需要明确除外引起胆汁淤积症的其他病因后考虑 CFLD。

（3）脂肪肝：CF 肝活检的儿童 70% 存在脂肪肝。具体机制不明，但考虑可能与必需脂肪酸、肉碱及胆碱等缺乏，营养不良、糖耐量异常、糖尿病、肥胖症及高甘油三酯血症等因素有关。

（4）胆囊及胆管异常：包括微小胆囊、胆囊缺如、胆结石、胆囊炎、肝内胆管狭窄或扩张等。CF 患者胆结石多为胆色素结石，胆固醇结石少见。

2. 合并肝硬化或门静脉高压的肝病

（1）门静脉高压及消化道出血：食管-胃底静脉曲张、脾大及血小板下降是肝硬化门静脉高压的主要表现。不管有没有肝硬化或肝脏合成功能异常,都可以出现静脉曲张出血。少数非肝硬化患者也可以出现门静脉高压,考虑与纤维化或炎症引起的肝血窦或门静脉病变所致。

(2)局灶性胆汁性肝硬化:表现为肝脏局灶性网状结构塌陷及纤维化,而周围肝组织无明显受累。多数患者无任何症状,查体、肝功能指标及影像学检查可查不到明显异常。尸体解剖资料显示局灶性胆汁性肝硬化发病率随着年龄增加,婴儿、1岁幼儿及成人CF患者发现局灶性胆汁性肝硬化的比例分别为11%、27%及25%~70%。少数患者继续进展为多叶性胆汁性肝硬化或肝性脑病。

(3)多叶性胆汁性肝硬化:表现为弥漫性结节样肝硬化,是CFLD出现肝硬化的主要类型之一,可伴有杵状指、蜘蛛痣及肝掌等明显慢性肝病表现。肝硬化失代偿期可出现白蛋白下降、腹水、肝性脑病及营养不良。

(4)肝性脑病:CFLD患者极少见,但多见于因门静脉高压进行门脉分流的患者。见表8-11-2。

表 8-11-2　CFLD临床表现及发病率

临床表现	发病率/%
肝脏	
无症状性转氨酶升高	10~35
脂肪肝	20~60
局灶性胆汁性肝硬化	11~70
多叶性胆汁性肝硬化	5~15
婴儿胆汁淤积症	少见
胆囊	
胆石症及胆囊炎	1~10
细小胆囊	30

【辅助检查】

1. **实验室检查**　最常见的异常是ALT、AST及ALP和GGT升高。出现临床表现和影像学异常数年前即可出现转氨酶升高,而且可无任何症状。21岁之前约53%~93%的CF患者存在ALT或AST升高,而约1/3的CF患者GGT异常。肝功能指标异常可以随着药物、感染或营养等因素波动。肝硬化、脾功能亢进者可出现血小板减少、贫血或白细胞下降。终末期肝病患者可出现白蛋白下降、凝血功能异常。

2. **影像学检查**　肝胆胰脾B超及门静脉彩超可以作为非创伤的评估措施。肝脏回声增强提示脂肪肝,肝硬化可表现为结节样改变。肝右叶萎缩、左肝尾状叶肿大均提示肝硬化。肝硬化患者尚能看到脾大、侧支循环形成或腹水。磁共振胰胆管造影(magnetic resonance cholangio-pancreatography,MRCP)可评估肝内外胆管病变,典型表现包括胆管狭窄、扩张或串珠样改变。磁共振和肝脏瞬时弹性成像检查(fibroscan)等检查措施还可间接定量检测肝脏纤维化及脂肪肝程度。

3. **肝活检**　是诊断肝纤维化或肝硬化金标准,但CFLD肝脏病变可表现为局灶性病变,故肝穿结果可能反映不了整个肝脏的病变。肝活检也可作为排查包括肝豆状核变性、自身免疫性肝炎、病毒性肝炎等其他肝病的辅助措施。

【诊断】

CFLD诊断尚无金标准。多数患者出现临床症状时肝胆损害已进展到晚期,因此早期发现及早期诊断至关重要。早期发现的病理学损害可能被有效诊治或逆转。以下措施可帮助早期筛查CFLD:

1. 定期临床观察随访。

2. 监测肝功能指标变化。

3. 监测血常规、凝血功能、肝胆脾B超等指标。

4. 必要时内镜及肝活检等措施评估肝病严重程度。

目前认为临床诊断CFLD可靠依据是肝活检病理检查,组织病理学典型表现是局灶性或弥漫性胆汁性肝硬化。没有肝活检的患者需要每年至少复查2次实验室及影像学指标,诊断CFLD至少需要有以下2个或以上指标异常:

1. 肝大(肋下>2cm,需要B超检查核实)。

2. 肝功能指标异常(至少2次,ALT、AST或GGT等指标异常)。

3. B超检查发现其他异常,如肝脏回声不均匀、肝脏结节样改变、肝脏包膜不规则或脾大。

CFLD患者需要全面评估确定是否存在体重增长缓慢、疲劳、恶心、腹胀、腹痛、紫癜、消化道出血、黄疸及瘙痒。体格检查项目包括慢性肝病皮肤巩膜表现(肝掌、蜘蛛痣、巩膜黄染)及腹部查体确定肝脾大小及质地。

【鉴别诊断】

1. 原发性硬化性胆管炎（primary sclerosing cholangitis，PSC） 是肝内外胆管的炎症及纤维化，最终可导致终末期肝病，通常伴发炎症性肠病。与 PSC 不同，CFLD 仅累及肝内胆管，而肝外胆管无明显病变。

2. 肝豆状核变性 由 *ATP7B* 基因突变引起，可出现无症状转氨酶升高、慢性肝病、肝硬化、门静脉高压。表现虽然与 CFLD 类似，但一般不会出现肺部病变。检查铜蓝蛋白、24 小时尿铜、K-F 环、神经系统检查、肝活检铜定量及基因诊断都可以帮助鉴别此病。

3. 进行性家族性肝内胆汁淤积症 3 型 由 *ABCB4* 基因突变引起，可表现为无症状性肝功能异常或胆汁淤积性肝病，也可以发展成为肝硬化和门静脉高压。但一般不会出现肝外表现，基因诊断可帮助鉴别。

【治疗】

CFLD 治疗需要肝病科、营养科、消化科、影像科、外科等多学科团队参与。治疗的目的是预防或减轻肝脏损害、门静脉高压及肝硬化等并发症。

1. 药物治疗 任何确诊 CFLD 的患者建议口服熊去氧胆酸，可能会延缓肝硬化，但不一定能够完全预防肝硬化发生。研究显示较高剂量的熊去氧胆酸（20~30mg/kg）可能较常规剂量效果更好，但需要多中心、随机对照、前瞻性研究进一步证明。建议监测脂溶性维生素水平，必要时补充。胰腺外分泌功能不足者应补充胰酶。

2. 饮食治疗 大部分 CFLD 患者因脂肪吸收不良、蛋白丢失，存在严重营养不良的风险。建议均衡富含维生素的饮食，应适当增加蛋白质和脂肪摄入。如出现肝衰竭或肝性脑病，可适当减少或暂停蛋白质摄入。CFLD 患者不仅应避免饮酒或使用肝毒性药物，也应避免服用增加消化道出血风险的非甾体抗炎药及水杨酸类药物。

3. 食管-胃底静脉曲张及消化道出血的治疗 尚无研究评估 β 受体阻滞剂能否预防 CF 患者消化道出血。食管-胃底静脉曲张套扎或硬化剂治疗，以及经颈内静脉肝内门体分流术（transjugular intrahepatic portosystemic shunt，TIPS）可有效治疗或预防消化道出血，但需要考虑全身麻醉存在增加 CF 患者肺部感染或使肺功能恶化的风险。

4. 腹水的治疗 体格检查或影像学检查发现腹水提示肝病预后不良，采取保守治疗手段（包括限制液体摄入、低盐饮食及利尿剂的应用）的同时应考虑肝移植。

5. 肝移植 终末期肝病患者需要肝移植，合并有严重支气管、肺部及心脏病变严重者可以考虑多脏器移植。以下情况可以考虑肝移植：

（1）进行性加重的低白蛋白血症及维生素 K$_1$ 治疗不敏感的凝血功能障碍。

（2）出现反复或持续消化道出血、无法用内科用药或内镜治疗控制。

（3）出现肝肺综合征或门肺综合征。

（4）出现明显的肝性脑病。

（5）出现肝肾综合征。

CFLD 患者肝移植后预后较好，患者和移植物 1 年生存率分别高达 89% 及 83%，患者 5 年生存率高达 85.8%。肝移植后的患者肺功能指标与未肝移植的 CFLD 患者类似，提示肝移植不能改善肺部病变。

🌐 **拓展知识点**

目前研究热点不仅在寻找 CFLD 临床、生化及影像学标记物，也在寻找 CFLD 有效治疗措施。熊去氧胆酸治疗方面需要进行多中心、随机对照、前瞻性研究证明其治疗 CFLD 中的价值。接受肝移植的患者长期生存质量也有待进一步改善。

CFLD 患者应每 6 个月~1 年定期检查肝脏 B 超、CT、MRI 或肿瘤标志物筛查肝癌，也应该按时接种疫苗预防感染。

（库尔班江·阿布都西库尔　王建设）

七、α₁-抗胰蛋白酶缺乏症

导 读

α$_1$-抗胰蛋白酶缺乏症（AATD）可在各个年龄段发病，临床表现多样。其诊断不能仅依靠临床表现及体格检查。诊断 AATD 的金标准为基于等电聚焦蛋白凝胶电泳，或基于基因检测的基因型分析。目前尚无特效治疗，以对症治疗为主，AAT 增补治疗可提高生存率。

α₁- 抗胰蛋白酶缺乏症（alpha-1-antitrypsin deficiency, AATD）是一种常染色体隐性遗传病，由 SERPINA1 突变引起。SERPINA1 编码 α₁-抗胰蛋白酶（AAT），主要在肝脏合成，其他中性粒细胞、单核细胞和肺肠上皮细胞也有合成。目前至少已检出 120 种 SERPINA1（NM_000295.5）变异，蛋白酶抑制剂（protease inhibitor, PI）M 为野生型，引起 AAT（NP_000286.3）功能缺陷的常见突变相应蛋白变化为 PI*S（p.E288V）和 PI*Z（p.E366K）。AATD 患者常累及肝脏和肺。肺受累最常见的临床表现是肺气肿、慢性阻塞性肺疾病（chronic obstructive pulmonary disease, COPD），主要发生在成年人。肝脏受累比较少见，儿童和成人均可发病，可进展为肝硬化和肝衰竭。新生儿期起病可发生新生儿胆汁淤积症。

【流行病学】

全球范围内，约有 1.9 亿人携带为 PI*S（E264V）和 / 或 PI*Z（E342K）等位基因，其中 74.8% 为 MS 型，22.3% 为 MZ 型，2.1% 为 SS 型，0.7% 为 SZ 型，0.1% 为 ZZ 型；在中国，PI*Z 等位基因是极为罕见的，估计约有 250 余万人携带 PI*S 等位基因，其中超过 99.9% 为 MS 型，余为 SS 型。MS 基因型仅导致轻微的 AAT 活性降低，无进展为 AAT 缺乏相关疾病的风险；MZ 和 SS 基因型有发生 AAT 缺乏相关疾病的潜在风险；SZ 基因型发生 AAT 缺乏相关疾病的风险明显升高；ZZ 基因型可发生 AATD。

【病因和发病机制】

AAT 是一种糖蛋白，为丝氨酸蛋白酶抑制剂，主要在肝脏合成，然后分泌进入血液。中性粒细胞、单核细胞、肺和肠道上皮细胞也可分泌少量的 AAT。正常情况下血浆中 AAT 的浓度为 20~48μM，而 PI*S 纯合子血浆中 AAT 的浓度为 15~33μM，PI*SZ 复合杂合子的 AAT 浓度为 8~19μM，PI*Z 纯合子的 AAT 浓度仅 2.5~7.0μM，零效突变纯合患者 AAT 的浓度为 0.0μM。炎症过程中，中性粒细胞会非特异性释放中性粒细胞蛋白酶，AAT 可在很短的时间内破坏这种酶，抑制其活性，保护宿主。而在 AATD 患者的肺部，由于 AAT 显著减少甚至完全缺乏，中性粒细胞蛋白酶持续破坏正常肺组织，进而导致慢性阻塞性肺疾病等肺部疾病。

肝脏的损伤机制与肺部不同。变异的 AAT 蛋白形成异常的空间结构，无法被分泌进入血液，滞留在肝细胞的内质网，并形成异常的多聚体，不能通过内质网的蛋白酶体途径降解，进而发生肝细胞死亡和慢性肝损伤。AATD 相关肝病主要发生在 PI*Z 纯合子。

【临床表现】

AATD 可累及肝脏、肺脏，也可同时累及皮肤、血管、肠道、肾脏等。

1. **肝脏表现**　婴儿期的肝脏表现：AATD 相关肝病的婴儿期表现多样，可发生新生儿胆汁淤积症，临床上表现为皮肤巩膜黄染，不同程度的肝脾大。肝功能检测可发现直接胆红素升高；丙氨酸氨基转移酶（alanine aminotransferase, ALT）、天冬氨酸氨基转移酶（aspartate aminotransferase, AST）升高，可达正常值 10 倍以上；γ-谷氨酰转肽酶（gamma-glutamyl transpeptidase, GGT）水平正常或增高。严重病例可出现低蛋白血症、凝血功能障碍等。肝活检可见肝细胞巨细胞变、明显的脂肪变性、小叶性肝炎、不同程度的纤维化、肝细胞坏死、胆小管缺乏或增生。此外，部分肝细胞可见嗜酸性小体（HE 染色），dPAS 染色更容易发现嗜酸性小体。绝大多数患儿的胆汁淤积症可自行缓解，仅有少部分患儿进展为严重肝病，甚至危及生命。

年长儿的肝脏表现：AATD 相关肝病的年长儿表现也多样，可无任何症状在筛查时发现，也可因为慢性肝病、喂养困难、生长发育落后、不明原因肝脾大排查时被诊断。少数情况下，AATD 患儿的病情进展，出现门静脉高压、血小板减少、食管胃底静脉曲张出血，甚至慢性肝衰竭。肝功能检测可发现转氨酶轻度升高，但胆红素、胆汁酸、GGT 水平多正常。肝活检：汇管区周围肝细胞内嗜酸性小体增多，轻微的微泡性脂肪变性，轻微炎症，不同程度的肝纤维化。

随着年龄的增长，肝脏受累的风险增加，成人期可发生伴或不伴肝硬化的慢性肝炎。

2. **肺部表现**　肺部受累见于成人，主要为肺气肿和 COPD；肺气肿的发病时间可早于 COPD。临床上主要表现为慢性咳嗽、喘息、咳痰、反复呼吸道感染和气道高反应性等，容易被误诊为哮喘。反复的呼吸道感染可引起支气管扩张症。

3. **其他表现**　AATD 患者可出现脂膜炎，表现为红色痛性皮肤结节或皮肤损害；也可发生肉芽肿伴多血管炎。

【辅助检查】

临床上怀疑 AATD,应检测患儿血浆中 AAT 的水平和 PI 型。基因检测分析已知的致病突变可明确基因型,对于新突变需进一步行等电聚焦蛋白凝胶电泳明确 PI 分型。肝脏受累应完善肝功能试验、凝血功能、肝脏 B 超和肝弹性测定、肝活检等;胆汁淤积症患儿还应监测脂溶性维生素水平。肺部受累还应完善痰病原学、肺功能试验、胸部 CT 等。

【诊断】

诊断 AATD 不能仅依靠临床表现及体格检查。血浆 AAT 水平可作为 AATD 诊断的筛查手段;但 AAT 为急性相物质,其水平可受多因素影响。肝活检有助于诊断,但不是必需的。诊断 AATD 的金标准为基于等电聚焦蛋白凝胶电泳的 PI 型分析,或基于基因检测的基因型分析。

【鉴别诊断】

婴儿期 AATD 主要表现为新生儿胆汁淤积症,应与其他引起胆汁淤积症的病因,包括胆道闭锁进行鉴别。在西方国家,AATD 是新生儿胆汁淤积症的重要病因,但在我国由 AATD 引起的新生儿胆汁淤积症极为罕见。

年长儿和成人,通常在某些临床症状、体征的病因鉴别过程中被诊断,应与引起该症状、体征的相应疾病进行鉴别。

【治疗】

目前 AATD 尚无特效疗法。

1. 对症治疗　胆汁淤积症患儿可予熊去氧胆酸(ursodeoxycholic acid,UDCA)利胆,补充脂溶性维生素,必要时可予考来烯胺。终末期肝病患儿符合肝移植标准可行肝移植治疗。

肺部感染患儿可予抗感染治疗。出现严重气流受阻的重症肺气肿患儿,可考虑行肺大疱切除术或肺减容术。

2. AAT 增补治疗　每周静脉输注纯化的 AAT,持续维持 AAT 在正常水平,可保护肺组织不被破坏,提高生存率。

3. 基因治疗　基因治疗尚处于研究阶段。

🌐 拓展知识点

肝细胞移植与 AATD:随着干细胞技术的快速发展,极大地推动肝细胞移植在遗传性肝病中的应用。肝细胞来源可以是原代肝细胞、干细胞肝向分化的肝细胞样细胞。原代肝细胞的体外增殖是肝细胞移植的最佳肝细胞来源。但干细胞来源广泛,干细胞肝向分化为肝细胞移植提供一种更加便捷的肝细胞来源;目前可选的干细胞有胚胎干细胞、间充质干细胞、诱导多能干细胞等。基因编辑技术可以纠正遗传信息错误,肝细胞移植联合基因治疗在遗传性肝病中有很大应用前景,也为 AATD 的根治提供一种新的可能。

（王能里　王建设）

第十二节　门静脉高压症

导　读

任何出现胃肠道出血或不明原因脾大的患儿都应考虑门静脉高压症。门静脉高压症患儿的临床表现包括脾大与脾功能亢进、静脉曲张与出血、腹水与胸腔积液。门静脉压力的测量仍然是门静脉高压症严重程度最重要的评估,并且已被证实为门静脉高压并发症发展的最佳预测指标。治疗旨在通过药物降低门静脉血流量或降低肝内阻力,或通过外科手术建立门静脉分流。主要目标为解决门静脉高压引起的上消化道出血、静脉曲张形成、脾大脾亢等并发症。

门静脉高压症（portal hypertension，PHT）是由于门脉系统血流受阻和/或血流量增加，导致门脉系统内压力升高，继而引起一系列血流动力学改变和临床症状。临床上常用肝静脉楔入压与游离压之差即肝静脉压力梯度（hepatic venous pressure gradient，HVPG）来代表门静脉压力。正常人≤5mmHg，当 HVPG≥6mmHg 时定义为门静脉高压。当 HVPG≥10mmHg 时出现临床表现，可能发生胃食管静脉曲张。一旦 HVPG≥12mmHg，可能发生腹水和静脉曲张破裂出血。

【病因和发病机制】

引起儿童门静脉高压症的病因分布较广，最常见的原因是胆道闭锁（biliary atresia，BA）和肝外门静脉阻塞（extrahepatic portal vein obstruction，EHPVO）。根据病因和病变部位，将其分为肝前、肝内和肝后三型。

1. 肝前型　EHPVO 是儿童 PHT 的主要原因。儿童 EHPVO 中很大一部分是特发性的，可能有新生儿脐炎、败血症、脱水或脐静脉插管的病史，常见病因有婴儿前脐静脉炎、婴儿脐静脉闭锁等导致门静脉血栓或先天性门静脉畸形呈海绵样血管瘤样变异，国内外均以门静脉海绵样变多见。

2. 肝内型　乙、丙型病毒性肝炎肝硬化是主要原因。肝细胞病变包括 α_1-抗胰蛋白酶缺乏症、自身免疫性肝炎、感染性肝炎、非酒精性脂肪肝和毒素损伤；胆道病变包括胆道闭锁、囊性纤维化、原发性硬化性胆管炎和 Caroli 病。

3. 肝后型　包括缩窄性心包炎、右心衰竭、巴德-基亚里综合征（Budd-Chiari syndrome）、各种原因导致的肝静脉或下腔静脉血栓和/或栓塞等。

【病理生理学】

门静脉高压是由于门静脉阻力以及门静脉血流量变化所致。门静脉阻力增加的机制取决于门静脉高压的位置和原因，如肝硬化或门静脉阻塞。门静脉血流量增加或高动力循环以心输出量增加、内脏血管舒张和内脏血管收缩反应性降低为特征。门静脉流入量增加导致侧支血管扩张，由于门体侧支循环的形成不足以使门静脉压力恢复正常，反而会导致门静脉高压的并发症，如食管静脉曲张。

【临床表现】

门静脉高压症患儿有广泛的临床表现，包括脾大与脾功能亢进、静脉曲张与出血、腹水与胸腔积液。

1. 消化道出血　常继发于食管静脉曲张，也可见于胃、小肠及结肠静脉曲张出血，表现为呕血和黑便，是肝内和肝外 PHT 患儿最常见症状和最初表现。

（1）食管下段和胃底静脉曲张：食管下段黏膜下静脉距门静脉主干最近，最直接持续受门静脉高压影响。食管静脉的局部因素决定了出血的危险性，包括曲张静脉的直径、静脉壁的厚度、曲张静脉内与食管腔之间的压力梯度。门静脉高压导致的胃底静脉曲张及胃底黏膜血管扩张充血、黏膜水肿糜烂（门静脉高压性胃病）也可引起上消化道出血。

（2）静脉曲张的形成和破裂出血：是由于静脉壁张力超过静脉壁强度引起的，患者可出现呕血和/或黑便。呕血可呈突发性，一次呕血量多在80~200ml，并有再发倾向。出血常发生在腹部不适或急性上呼吸道感染并发支气管炎或肺炎之后，其原因包括咳嗽或打喷嚏时腹压增高、发热引起的心输出量增加，以及非甾体抗炎药的副作用等。

2. 脾大与脾功能亢进　脾大是儿童门静脉高压症的主要体征。正常人 70% 的脾静脉血汇入门静脉，如果门静脉发生梗阻，脾静脉压力增高、脾血回流受阻，可导致脾脏淤血和体积增大，出现充血性脾大。有的患儿早期以腹部不适、消化不良、乏力、苍白、扪及左上腹肿块（脾）为主要表现。脾大出生后即可存在，多在婴幼儿期发现，由于红髓内单核巨噬细胞增生，大多数患儿同时伴有脾功能亢进。

3. 腹水（ascites）　肝内病变是腹水形成最常见的原因，其次是继发于充血性心脏病的肝后型 PHT。还有部分患儿可同时出现胸腔积液。

（1）腹水形成机制：液体潴留在腹腔形成腹水，是多种因素综合作用的结果。门静脉高压导致内脏动脉舒张和有效循环血量下降是引起腹水的主要原因。门静脉高压时，肝窦静水压升高（门静脉压力 >10mmHg，是腹水形成的基本条件），大量液体流到窦周隙，造成肝脏淋巴液生成过多，从肝包膜直接漏入腹腔形成腹水。同时肝内压力受体激活，通过肝肾反射减少肾对钠的排泄，加重了水钠潴留。

（2）血清腹水白蛋白梯度（serum albumin ascites gradient，SAAG）：用于将腹水分为门静脉高压和非门静脉高压病因。SAAG 是通过从血清白蛋白值中减去腹水白蛋白水平值来计算的，结果与门静脉压力直接相关。高梯度（SAAG≥1.1g/dl）表明腹水是由门静脉高压引起的，而低梯度（SAAG<1.1g/dl）表明腹水与门静脉压力增加无关。

【辅助检查】

1. 门静脉压力的测量　门静脉压力的测量仍然是门静脉高压症严重程度的最重要的评估，并且已被证实为门静脉高压并发症发展的最佳预测指标。门静脉压力应以肝静脉压力梯度（HVPG）表示，即肝静脉楔入压（wedged hepatic vein pressure，WHVP）与游离压之差。门静脉压力可以用直接或间接的方法评估。

（1）直接测量：门静脉压力直接测量是基于外科手术、经皮经肝或经颈静脉导管插入的侵入性检查，由于手术和出血风险很少使用。由于 HVPG 不能反映肝窦前因素引起的门静脉高压症的门静脉压力，包括血吸虫病、原发性胆汁性肝硬化和特发性门静脉高压症。在这种情况下，经皮肝穿刺是测量肝窦前门静脉高压症的门静脉压力首选方法。

（2）间接测量：门静脉压力的间接测量是通过肝静脉置管实现的，主要并发症仅限于股静脉或颈静脉的局部损伤，已成为许多医院的常规检查方法。WHVP 通过闭塞肝静脉来测量，当肝静脉中的血流被楔形导管或球囊导管阻断时，对肝窦压力进行测量，充分反映了引起窦性门静脉高压的疾病，包括酒精性肝病、脂肪性肝炎和肝炎病毒性肝硬化。

2. 多普勒超声　超声门静脉高压的特征包括脾大、门体侧支血管以及门静脉血流方向的逆转。彩色多普勒技术可以提供门静脉系统、肝动脉和肝静脉的血流信息并计算血流速度。

3. 内镜检查　上消化道内镜是最常用的检测静脉曲张的方法。虽然 PHT 患儿的内镜检查仅适用于急性出血的治疗和进一步出血事件的二级预防，但肝硬化或怀疑门静脉高压的患者都应进行上消化道内镜检查以评估食管静脉曲张的数量、大小和外观。重度静脉曲张、Child-Pugh C 级肝硬化和静脉曲张有红色征的患者在 1 年内出现静脉曲张出血的风险最高。

4. 瞬时弹性成像　晚期肝纤维化或肝硬化患者的 HVPG 与瞬时弹性成像（transient elastography，TE）的肝硬度测量（liver stiffness measurement，LSM）之间存在良好的相关性，可以及早识别存在门静脉高压症风险的慢性肝病（chronic liver disease，CLD）患者，但还需进一步研究来验证这种方法的准确性。

【诊断】

任何出现胃肠道出血或不明原因脾大的患儿都应考虑门静脉高压症。儿童门静脉高压症根据病史、临床表现、体格检查以及常规的生化检测，门脉及肝静脉的彩色超声多普勒检查以及腹部磁共振成像（magnetic resonance imaging，MRI）、门静脉及肝静脉造影，结合早产儿、新生儿黄疸、脐导管插入术等既往史确诊。但更重要的是明确病因，这与疾病的预后密切相关。由于儿童肝静脉压力梯度的测量属于侵入性操作，因此大多是基于静脉曲张、血小板减少和脾大等并发症和潜在肝脏疾病的临床证据作出的诊断。

【鉴别诊断】

1. 血液病　所致的脾大多有外周血细胞成分改变，通过骨髓检查可以鉴别。

2. 胃肠道疾病　有呕血或黑便表现者，需要与其他引起消化道出血的胃肠道疾病相鉴别，如胃或十二指肠溃疡、肿瘤、梅克尔憩室、炎症性肠病等。这些疾病大多无脾大和脾功能亢进，结合钡餐、B 超检查可以相鉴别。

3. 其他　根据病史、临床表现、查体以及生化与影像学检查可与感染、免疫性血小板减少性紫癜（immune thrombocytopenic purpura，ITP）、肝硬化、脾囊肿和血管瘤相鉴别。

【治疗】

门静脉高压症的治疗旨在通过药物降低门静脉血流量或降低肝内阻力，或通过外科手术建立门静脉分流。食管静脉曲张出血的治疗分为一级预防（即预防从未出血的患者的静脉曲张出血）、控制食管静脉曲张破裂出血和二级预防复发性静脉曲张出血。

1. 药物治疗　用于治疗门静脉高压的药物分为两类，减少内脏血流量的药物和减少肝内总外周阻力的药物。

（1）垂体后叶素及其类似物：垂体后叶素是

一种内源性肽激素,可直接收缩肠系膜小动脉,减少门静脉流入,并降低门静脉压力。推荐剂量是 0.2~0.4U/min 的连续静脉输注,最大剂量为 0.8U/min。特利加压素是一种长效加压素衍生物,毒副作用较小,剂量为每 4~6 小时 2mg,持续 48 小时。在达到最初的出血控制(24 小时无出血期)后,剂量可以减半,治疗维持 5 天。

(2)生长抑素及其类似物:生长抑素通过抑制血管扩张素(如胰高血糖素)的释放间接导致内脏血管收缩和门静脉血流减少。可以 1μg/kg 推注后以 1~5μg/(kg·h)滴注或每天 3 次皮下注射,对于诊断性内镜检查时有活动性出血者,将输注剂量增加到 500μg/h,并在治疗的最初几个小时内提供重复的 250μg 推注能显著提高出血控制率。奥曲肽是合成的生长抑素类似物,具有较长的半衰期,生长抑素或奥曲肽联合内镜治疗对于静脉曲张破裂出血有显著疗效。

(3)β-肾上腺素受体阻滞剂:首选非选择性 β-受体阻滞剂(nonselective beta-blockers,NSBB)如普萘洛尔或纳多洛尔。卡维地洛是一种具有非选择性 β-受体阻滞剂和弱 α-受体阻断活性的药物,阻断 α-受体可以减少肝内总外周阻力,从而进一步降低门静脉压力,在预防首次静脉曲张出血方面可能优于内镜下静脉曲张结扎。有小静脉曲张的 Child-Pugh C 级肝硬化患者和所有大静脉曲张(直径 >5mm)患者应考虑服用 β-受体阻滞剂预防性治疗(一级预防),以防止静脉曲张出血。但 NSBB 对儿童具有显著的副作用,包括反应性气道疾病或哮喘患者对支气管扩张剂缺乏反应、外周动脉疾病加重、对低血糖反应迟钝等,特别是对于幼儿,可能导致由于抑制低血容量引起的心率代偿性增加而使静脉曲张恶化。临床上可将 NSBB 用于年长儿童静脉曲张的预防措施,但明确的应用指南有待更多临床试验结果。

2. 内镜治疗　内镜治疗是被广泛接受的预防静脉曲张出血、控制食管静脉曲张和预防静脉曲张再出血的治疗方法。内镜治疗包括静脉曲张硬化疗法和内镜下食管静脉曲张套扎术(endoscopic esophageal varix ligation,EVL)。在内镜硬化疗法中,硬化疗法通过静脉内或静脉旁注射在大多数情况下急性出血可以得到控制,其并发症包括进一步出血、菌血症、食管溃疡和狭窄形成,大多数情况下并不预防性地进行静脉曲张的

内镜下硬化治疗,而是将这种治疗作为通往肝移植或外科分流手术的桥梁。静脉曲张出血一级预防的内镜下治疗首选 EVL。

(1)急性静脉曲张破裂出血的治疗:首先进行液体复苏,所有疑似 PHT 继发出血的患者应尽快使用血管活性药物并持续 2~5 天。急性食管静脉曲张出血后预防性静脉滴注头孢曲松对儿童有明显疗效。对于意识状态改变和活动性呕血患者,应在内镜检查前行气管插管,一旦血流动力学稳定,应尽快进行治疗内镜检查以确定出血源。如果无用药禁忌,可考虑在内镜检查前使用红霉素(内镜检查前 30~120 分钟,静脉输注 250mg)。对于难治性静脉曲张破裂出血,或药物及内镜联合治疗失败者,球囊填塞(balloon embolization,BT)或自膨式金属支架(self-expandable metallic stent,SEMS)可作为桥接治疗过渡至更有效方法,如经颈静脉肝内门体分流术(transjugular intrahepatic portosystemic shunt,TIPS)。

(2)预防复发性静脉曲张出血:NSBB 联合 EVL 是预防静脉曲张再出血的一线治疗方案。在一级预防的情况下仍发生出血时推荐通过 EVL 或硬化疗法根除食管静脉曲张。对于根除食管静脉曲张失败、复发性出血或静脉曲张进一步发展的患者,应考虑手术治疗、TIPS 或肝移植。

3. 外科治疗　外科治疗的主要目标为解决门静脉高压引起的上消化道出血、静脉曲张形成、脾大脾亢等并发症。传统的门静脉高压手术包括断流术和分流术,断流术曾是我国门静脉高压治疗的主要方式,但术后再出血的发生率高,随着显微外科手术及血管吻合技术的提高,断流术已逐渐被分流术取代。根据 2015 年 Baveno-6 共识,Rex 手术为所有肝前性门静脉高压患儿首选术式,部分因 Rex 隐窝闭锁或肝内门静脉系统发育不良无法行 Rex 手术患儿,一般推荐选择性分流手术,如 Warren 手术。无 Warren 手术条件时,可行肠腔分流术。对于传统手术失败,或肝硬化晚期的门静脉高压患儿,可行肝移植手术。

(1)Rex 分流手术:Rex 手术可恢复门静脉系统生理状态,为肝前性门静脉高压出血的首选术式。Rex 手术通过在肠系膜上静脉和肝内 Rex 隐窝内门静脉左支之间搭桥,使门静脉血流重新回流入肝,缓解门静脉高压同时恢复了肝脏供血(图 8-12-1),不仅可以消除消化道出血、脾大脾亢

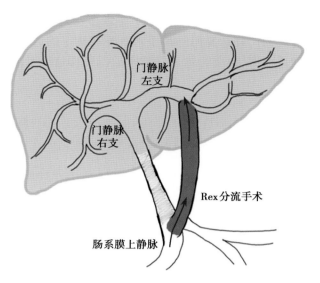

图 8-12-1　Rex 分流手术示意图

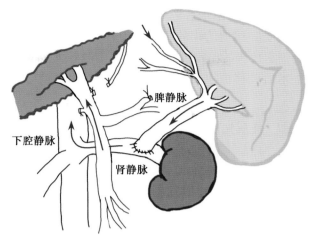

图 8-12-2　Warren 手术示意图

等门静脉高压引起的并发症,还可以纠正由于肝脏缺血和门体分流引起的凝血障碍、肝性脑病、神经认知能力障碍、体格发育迟缓等问题。肝外门静脉阻塞合并静脉曲张破裂出血或严重的脾亢是Rex 手术的绝对手术指征;对已行分流术或断流术的患儿,经肝静脉逆行门静脉造影证实肝内门静脉系统发育良好并且除外肝实质病变者,也可实施 Rex 手术;对于有条件在术前判断 Rex 手术可行性的医院,可将 Rex 手术作为预防消化道出血的初级预防措施。

（2）脾肾静脉分流术:脾肾静脉分流术是将脾静脉近端或远端与左肾静脉吻合,达到分流减压控制出血,缓解或消除脾亢的目的,其分流量较小,属于周围性分流。脾肾静脉分流术分为非选择性分流和选择性分流。非选择性脾肾静脉分流是在脾脏切除后,将脾静脉近端和左肾静脉吻合,称为近端脾肾分流;选择性脾肾静脉分流是保留脾脏,将离断后的脾静脉远端和左肾静脉吻合,称为远端脾肾分流或 Warren 术(图 8-12-2)。Warren 术旨在通过降低脾胃区的门静脉压力,保留肠胰区的高压状态,在减轻食管-胃底静脉曲张同时,保证肝脏的门静脉供血,与近端脾肾分流相比,此术式可以减少肝性脑病的发生率。在门静脉高压的分流手术中,近端脾肾静脉分流已逐渐被 Warren 术取代而成为主要的分流术式,在儿童门静脉高压的治疗中亦是如此,Baveno-6 共识指出,Warren 手术为不能行 Rex 手术的患儿首选术式。

（3）肠-腔静脉分流术:肠腔静脉分流是指肠系膜上静脉和下腔静脉间的分流术,一般在两者之间用人工血管或颈内静脉搭桥形成 H 型分流。手术适应证为肝内型门静脉高压或不能实施 Rex 手术的肝前性门静脉高压,且没有条件实施远端脾肾分流的患儿。肠腔静脉分流术分流量较大,术后肝性脑病的发生率较高,由于 Rex 手术及肝移植技术的推广及其良好效果,目前需要肠腔分流的患者已明显减少。

（4）贲门周围血管离断术:门静脉高压状态下,高压的门静脉经过胃冠状静脉进入低压的奇静脉,引起食管-胃底静脉曲张,是消化道的出血的主要部位和原因。阻断门奇静脉之间的交通也就直接消除了出血的源头。贲门周围血管离断术手术原则为切除脾脏,彻底阻断门奇静脉的交通,并保留食管旁静脉,使食管-胃底静脉曲张减轻或消失,随着腹腔镜技术的进步,腹腔镜下断流术也逐渐得到推广应用。断流术可保证术后肝脏血供,但新生侧支循环常导致静脉曲张复发、门静脉高压性胃病加重,在 Baveno 共识中,对于不能行Rex 手术的患者首先推荐使用 Warren 手术,断流术仅在一些特殊情况下推荐使用,如有反复食管静脉曲张破裂出血病史且不适合行分流术或者分流术失败的门静脉高压症患儿,脾切除术后再发食管静脉曲张破裂出血者。

（5）肝移植:肝移植是肝硬化门静脉高压唯一根治手段,对于合并肝功能衰竭的门静脉高压患者,肝移植既可以移除硬化的肝脏,恢复肝脏正常生理功能,又可彻底降低门静脉压力,做到标本兼治。然而,由于肝源短缺、费用较高等原因,能够接受肝移植治疗的患者较少,现阶段我们仍然要倚重传统的治疗手段。肝移植门静脉高压外科手术后肝移植须面对严重粘连、门静脉血栓形成（portal vein thrombosis,PVT）等诸多难题,因此,合理的门静脉高压外科手术既要有较好的远、近期止血率,也要为患者保留今后行肝移植手术的机会。

🌐 拓展知识点

1. 肝肺综合征(hepatopulmonary syndrome,HPS) 是 PHT 的肺部并发症,可以概括为一组临床三联症,即慢性肝病或门静脉高压症、低氧血症及肺内血管扩张(intrapulmonary vascular dilation,IPVD)。IPVD 是 HPS 的病理基础,发病机制仍无定论,其中一氧化氮和一氧化碳的作用是研究的热点,对比增强超声心动扫描术可以检测 IPVD。该并发症的临床早期诊断及治疗较困难,目前 HPS 的唯一根本性治疗方法是原位肝移植。

2. 儿童 PHT 研究展望 HVPG 测定是评价降门静脉压力药物疗效的金标准,是诊断门静脉高压症最可靠的方法。因此,无创 HVPG 评估方法或模型如肝脏瞬时弹性成像来评价药物、内镜及外科手术疗效是未来重点研究的方向之一。另外,β-肾上腺素受体阻滞剂目前还不能常规用于患儿消化道出血的一级预防和二级预防,还需大量随机、对照试验进一步评估其效能。

（邓朝晖　詹江华）

第十三节　肝硬化

导　读

　　肝硬化是多种病因导致的进行性肝病,以慢性肝损伤引起的肝纤维化为特征。肝纤维化引起肝脏结构改变,导致门静脉高压。大多数肝硬化代偿期患儿症状不明显。失代偿期肝硬化患儿常常出现终末期肝病及门静脉高压相关的并发症,包括生长发育落后、食欲缺乏、营养不良、疲劳、腹水、自发性细菌性腹膜炎、肝性脑病、肝肾综合征、门脉性肺动脉高压、静脉曲张出血、骨病等。根据患儿的病史、临床表现及化验检查肝硬化诊断并不难,重要的是通过检查评估病因。肝硬化患儿治疗的关键目标是管理潜在的肝病,预防和治疗相关的并发症;符合肝移植指征的肝硬化患儿可移植治疗。

　　20 世纪 80 年代末以来,世界卫生组织将肝硬化(liver cirrhosis)定义为弥漫性肝纤维化进程,纤维化导致肝脏结构转变为结构异常的结节。肝硬化病理改变见图 8-13-1。肝硬化是许多慢性肝病的终末期表现,如果肝脏的合成功能能维持,称为代偿期肝硬化,随着时间的推移,代偿患者可发展为失代偿期肝硬化,肝脏失去正常的合成能力,发展为黄疸或门静脉高压的并发症,如腹水、静脉曲张出血和肝性脑病(hepatic encephalopathy,HE)。肝硬化失代偿期更严重的阶段包括出现危及生命的并发症,如复发性静脉曲张出血、难治性腹水、低血钠症和/或肾衰竭。

【流行病学】

　　全世界每年约有 200 万人死于肝病,100 万人死于肝硬化。肝硬化是第 11 位最常见的死亡原因,是 45~64 岁人群的第三大死亡原因,儿童肝硬化的发生率、病死率及疾病负担尚不完全清楚。

【病因和发病机制】

　　1. 病因 所有慢性肝病都可能导致肝硬化,其疾病谱多种多样,包括感染性疾病和非感染性

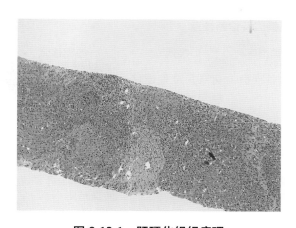

图 8-13-1 肝硬化组织病理
HE 染色×400，汇管区纤维组织增生，可见桥接样纤维化及假小叶形成

疾病。儿童与成人肝硬化的病因有明显的不同，儿童不同时期肝硬化的病因也存在不同。随着时代的进步，经济、文化和医学的不断发展，我国儿童感染性疾病如巨细胞病毒感染、乙型肝炎病毒感染、丙型肝炎病毒感染、结核菌感染等导致的肝硬化逐渐减少，而胆管发育异常性疾病如胆道闭锁及遗传代谢性疾病（如家族性肝内胆汁淤积症、先天性肝纤维化、囊性纤维化等）、免疫性疾病、血管性疾病、药物或毒物等导致的儿童肝硬化患者占比越来越多。儿童肝硬化常见病因见表 8-13-1。

2. 发病机制

（1）肝纤维化、肝硬化的形成：肝硬化的发病机制是很复杂的，是细胞损伤（坏死）、细胞对损伤的激活反应（纤维化）和再生（结节形成）的相互作用的结果，这三个过程的平衡失调导致肝硬化。肝纤维化是以肝损伤后细胞外基质（cell-extracellular matrix，ECM）沉积为特征的反应。持续的肝细胞损伤导致慢性炎症，过量的 ECM 蛋白合成，ECM 蛋白的合成和分解之间失去平衡，从而导致肝实质瘢痕组织的发展。肝损伤后，肝血窦窦周隙（perisinusoidal space），又称狄氏间隙（Disse space）的正常基质从Ⅳ/Ⅵ胶原组成转变为Ⅰ、Ⅲ胶原和纤维连接蛋白组成的基质。这种成分结构的改变导致血窦毛细血管化，阻塞血浆在血窦腔和肝细胞之间的流动，极大地影响了肝脏功能。这些改变的窦状静脉形成从门静脉到中央静脉的导管，将门静脉终末静脉和肝动脉的血液分流到肝中央静脉，很少与肝细胞直接接触。随着结缔组织网络的发展，在门静脉三联之间或在门静脉三联与中央静脉之间形成结缔组织带。这些间隔可能阻碍血液流向整个肝小叶，导致进一步的缺血损伤和细胞脱落。在纤维化的发病机制中 ECM 蛋白的合成、沉积与肌成纤维细胞、肝星状细胞及肌成纤维细胞前体分化增加密切相关。ECM 基质沉积逐渐增加并导致肝纤维化进展、肝硬化发生和进展。

（2）肝硬化并发症的发生：肝硬化的组织学结构异常导致肝血管结构扭曲，增加了门静脉血流阻力，是导致门静脉高压的初始因素。肝硬化的肝脏中，窦状内皮细胞产生的一氧化氮较少，导致肝阻力的进一步增加，从而导致门静脉压力的增加。由于肝内血管血流阻力增高，门静脉压力升高，导致循环异常，其中最重要的是内脏动脉血管扩张，内脏毛细血管床和小动脉的血管扩张导致门静脉血流进一步增加。由于内脏血管床约占全身血管阻力的 25%，进行性内脏血管扩张导致有效动脉血容量下降，全身低血压，动脉充盈不足和神经体液性血管收缩系统（即交感神经系统、肾素血管紧张素醛固酮系统和加压素的非渗透性释放）的激活，导致钠和水潴留，从而导致血浆容量增加。由于门静脉高压，过量血浆的一部分被分隔到腹膜间隙，形成腹水。门静脉压力的增加导致体循环系统和门静脉循环交通部位（如胃食管交界处）原有侧支通道的血流逆转和扩张，并激活血管生成。促进分支的形成，导致胃底、食管静脉曲张。当静脉曲张的压力超过血管壁的弹性容量时，就会发生静脉曲张出血。门体分流，加上肝功能的恶化，肠源性氨的清除降低，导致肝性脑病。肝硬化时肠道菌群组成和功能发生显著变化，肠道细菌过度生长、肠道转运延迟和肠道通透性增加促进了细菌易位的发生，病原菌的富集可能导致内毒素血症增加，从而加重全身炎症反应。肝硬化失代偿期门静脉高压、肝功能受损和免疫功能障碍使肝硬化患者更易发生各类感染。

【临床表现】

儿童肝硬化的临床表现取决于肝硬化的病因以及肝细胞功能障碍和纤维化的进展速度。许多代偿期肝硬化儿童和青少年由于引起肝硬化的病因比较隐匿，在例行体检中才偶然发现肝硬化表现，或在其他不相关疾病检查时发现肝硬化；有些肝硬化患儿在某些情况下可首发表现为突然发生

表 8-13-1　儿童肝硬化常见病因及诊断检查

类型	疾病	诊断性检查	类型	疾病	诊断检查
代谢性疾病	α_1- 抗胰蛋白酶缺乏	血清 α_1-抗胰蛋白酶,蛋白等电聚焦电泳	免疫性疾病	自身免疫性硬化性胆管炎	自身免疫性肝炎抗体、血 IgG、肝活检、胆道造影或 MRCP
	囊性纤维化	汗液氯试验,基因型分析		原发性硬化性胆管炎	MRCP、肝活检病理
	果糖不耐受症	基因检测	胆道发育异常或畸形	胆道闭锁	B 超、ECT、肝活检、胆道造影
	半乳糖血症	尿非葡萄糖还原糖、红细胞半乳糖-1-磷酸尿苷转移酶水平		阿拉杰里综合征	心脏超声、脊柱摄片、眼科检查、基因检测
	戈谢病			肝内胆管发育不良	肝活检
	糖原贮积症,III型和IV型	乳酸、空腹血糖、尿酸、肝脏和肌肉组织酶水平		胆总管囊肿	B 超、MRCP
	新生儿血色病	唇腺活检,MRI 检查胰腺铁沉积		先天性肝纤维化	肝活检、基因检测
	朗格汉斯细胞组织细胞增生症	皮疹或肝组织病理		肝内胆管囊性扩张(Caroli 病)	MRCP、肝活检、基因检测
	尼曼-皮克病 C 型	肝活检病理及酶学检测、基因检测		先天性新生儿硬化性胆管炎	MRCP、肝活检、胆道造影基因检测
	酪氨酸血症	血清氨基酸水平,尿琥珀酰丙酮检测,基因检测	血管病变	巴德-基亚里综合征	B 超、血管 CT、血管造影
	肝豆状核变性	血清铜,血清铜蓝蛋白,24h 尿铜,裂隙灯检查,肝铜浓度,基因检测		充血性心力衰竭	心脏超声
				充血性心包炎	心脏超声
				肝窦阻塞综合征	B 超、血管 CT、磁共振、肝活检病理
	沃尔曼病	肝活检病理及酶学检测、基因检测	毒物	自然界中发现的毒素(蘑菇)	
感染性疾病	巨细胞病毒感染	血清学和尿液检测病毒,PCR 检测病毒 DNA		有机溶剂	
	慢性乙型肝炎 ± 丁型肝炎	乙肝表面抗原等病毒抗原/抗体,病毒 DNA		肝毒性药物(如甲氨蝶呤)	
	慢性丙型肝炎	丙肝抗体,RNA 抗原,病毒 RNA	营养性疾病	维生素 A 过多症	
	单纯疱疹病毒感染	病毒抗体及 DNA		全肠外营养	
	风疹	病毒抗体、病毒核酸		营养不良	
	胆管炎	血或组织细菌检查	特发性疾病	脑肝肾综合征(泽尔韦格综合征)	基因检测
	复发性新生儿败血症	血细菌培养或核酸检查		进行性家族性肝内胆汁淤积症	肝活检、基因检测
免疫性疾病	自身免疫性肝炎	自身免疫性肝炎抗体、血 IgG、肝活检		特发性新生儿肝炎	

的呕血、肝性脑病、腹水或感染。失代偿性肝硬化患儿会出现终末期肝病的表现并伴有严重的肝功能障碍。

1. 一般临床表现 生长发育落后，畏食，营养不良，发热，肌肉萎缩，疲劳，运动耐受性下降，发绀；黄疸，面色苍白，手掌红斑，蜘蛛状血管瘤，杵状指；腹胀，腹壁静脉显露或曲张，腹水，肝萎缩，脾大，直肠静脉曲张；男性乳房发育症，睾丸萎缩，女性化，青春期延迟；扑翼样震颤，巴宾斯基反射阳性，深腱反流松弛期延长，精神状态异常。

2. 肝外表现

（1）呼吸系统表现：肝硬化时由于肺部动静脉分流引起肝肺综合征（hepatopulmonary syndrome，HPS），同时肺动脉血管阻力增加导致肺动脉高压，患儿运动时呼吸困难是最常见的症状，甚至出现端坐呼吸、杵状指、慢性咳嗽和经皮氧饱和度下降。

（2）血液系统表现：肝硬化相关的血液学变化包括贫血和凝血功能障碍。贫血的原因包括胃肠道失血，脾功能亢进溶血、畏食和吸收不良导致铁和叶酸缺乏，水钠潴留导致红细胞体积稀释等。凝血障碍的原因包括凝血酶原和因子Ⅶ、Ⅸ等肝源性凝血蛋白的合成减少，纤维蛋白溶解和弥散性血管内凝血，凝血因子消耗增加；营养不良，维生素K缺乏和脾功能亢进，血小板减少加重凝血障碍。

（3）心血管表现：面色潮红，肺动脉高压、高血压。

（4）内分泌表现：糖尿病、高胰岛素血症、甲状腺功能减退、低血钠症、女性化（包括男性乳房发育和腋毛减少）、青春期延迟、肾上腺功能不全。

（5）神经系统表现：儿童肝硬化HE的分期见表8-13-2。HE的早期临床表现在小年龄儿童可能很难评估。

（6）免疫系统表现：免疫功能不全，易感染，重症感染是导致死亡的重要原因。患儿最常见的感染是自发性细菌性腹膜炎（spontaneous bacterial peritonitis，SBP）、尿路感染和肺炎。

（7）肝肾综合征（hepatorenal syndrome，HRS）：少尿或无尿、血尿素氮及肌酐升高。

（8）SBP：腹胀、发热、腹痛、呕吐和腹泻，在较小的婴儿中，症状可能包括喂养不良和嗜睡。化验血白细胞升高、中性粒细胞为主，C反应蛋白、降钙素原等炎症指标升高，诊断可依据腹水培养阳性或多形核细胞计数 >250 个/μl。成人SBP相关的死亡率高达55%，儿童的数据较少。

（9）营养不良：营养不良是肝硬化失代偿期的常见并发症，尤其是婴儿更容易发生营养不良。体重、身高和体重指数的标准测量常常低估了儿童营养不良的程度，特别是那些肝脾大和腹水的儿童，肱三头肌皮褶厚度是对营养状况更准确的评估。肝硬化患儿营养不良源于畏食症，从而导致能量和蛋白质摄入不足、吸收不良、脂肪泻，以及脂溶性维生素缺乏。同时肝硬化患儿代谢增加进一步加剧营养不良。

（10）骨病：肝硬化患儿营养不良、维生素D吸收不良和系统性炎症导致骨密度低下、骨质疏松或佝偻病等表现，创伤性或非创伤性骨折在肝硬化患儿中比较常见。

表 8-13-2 儿童肝硬化肝性脑病的分期

分级	临床表现	反射	神经体征	脑电图改变
亚临床期	无	无改变/正常	大年龄儿童心理测试和质子磁谱异常	无改变
1期（前驱期）	逻辑混乱，情绪变化，睡眠习惯改变，失去空间定位，健忘	正常或反射亢进	颤抖，失用，书写障碍	正常或弥漫变慢
2期	嗜睡，行为不当，抑制能力下降	反射亢进	共济失调，构音困难	异常广泛的慢波
3期（昏睡期）	明显混乱；嗜睡但可唤醒；说话语无伦次	反射亢进	肌强直	异常广泛的慢波
4期（昏迷期）	昏迷状态，但可被疼痛刺激（IVa）唤醒或对刺激无反应（IVb）	常常引不出	去大脑或皮质状态	异常极慢的波形

【辅助检查】

1. **肝硬化病因学评估** 评估疑似肝硬化的患者,应重点确定病因。儿童肝硬化常见病因评估见表8-13-1。

2. **肝硬化患者肝功能及并发症评估** ①血生化检查:肝肾功能。②凝血功能检测。③维生素及微量元素检查:可反映患儿的营养状态。④非侵入性检查评估肝纤维化程度:肝弹性成像(elastography)、瞬时弹性成像可检测肝脏的硬度,可用于评估肝纤维化程度,由于其易用性和实用性,是首选的检测,作为一种即时的评估。磁共振评估肝纤维化可能更优于肝弹性成像,但较昂贵,不宜广泛使用。

3. **腹水检查** 包括常规、生化(特别是腹水白蛋白浓度)、培养、腺苷脱氨酶、肿瘤细胞检测,必要时进行病原体宏基因检测。计算血清-腹水白蛋白梯度,高梯度值(>1.1g/dl)提示门静脉高压引起腹水,而低梯度值(<1.1g/dl)提示其他的诊断(浆膜炎、腹膜癌、结核性腹膜炎、胰腺腹水、胆瘘性腹水、肾病综合征)。

4. **腹部磁共振成像或CT检查** 可见肝脏各叶比例失常,密度降低,呈结节样改变,肝门增宽、脾大、腹腔积液。

5. **心脏超声检查** 评估心脏的大小,肺动脉高压情况。

6. **肺灌注扫描** 了解肺内血管分流情况,辅助判断肝肺综合征。

7. **内镜检查** 可确定有无食管-胃底静脉曲张,在并发上消化道出血时,急诊胃镜检查可判明出血部位和病因,并进行止血治疗。

8. **门静脉压力测定** 经颈静脉插管测定肝静脉楔入压与游离压,两者之差为肝静脉压力梯度(hepatic venous pressure gradient,HVPG),反映门静脉压力。正常多<5mmHg,>10mmHg则为门静脉高压症。由于其有创性在儿童尚未广泛应用。

9. **骨密度及骨骼X线片检查** 可评估骨硬度及有无骨质疏松、佝偻病情况。

【诊断】

根据患儿慢性肝病病史,出现肝硬化典型的症状如生长发育不良、畏食、营养不良、疲劳、运动耐受性下降、发绀、黄疸、面色苍白、手掌红斑、蜘蛛状血管瘤、杵状指、腹水、肝脏质地变硬等,结合肝功能、凝血功能,影像学检查及内镜检查有脾大、腹水、门静脉增粗及流速变慢、食管-胃底静脉曲张等门静脉高压的表现,肝硬化的诊断并不难,肝活检病理检查可辅助进一步明确。对于尚未明确病因的肝硬化患儿需完善上述病因检查评估及相关并发症评估。

【鉴别诊断】

1. **血液肿瘤性疾病** 如白血病、淋巴瘤等血液肿瘤性疾病,可有贫血、肝脾大、畏食甚至腹水等慢性肝病、肝硬化表现。血细胞分类、骨髓细胞学检查、淋巴结或占位病变活检病理可明确血液肿瘤性疾病的诊断。

2. **门静脉异常** 门静脉狭窄、海绵样变、门静脉动静脉瘘或门静脉栓塞等门静脉疾病可引起脾大、腹水、食管-胃底静脉曲张,甚至食管-胃底静脉破裂出血等门静脉高压的表现。但常常无肝功能严重异常或慢性肝病的表现如黄疸、肝掌、蜘蛛痣等,肝硬度检测常常无明显升高,影像学检查肝脏形态无肝硬化表现,血管检查可发现门静脉异常。

3. **慢性活动性EB病毒感染** 慢性活动性EB病毒(Epstein-Barr virus,EBV)感染表现为反复发热、肝脾大、腹水、淋巴结肿大,肝功能异常,容易误诊为肝硬化。依据病史、临床表现、血清/血浆EBV-DNA阳性或外周血单核细胞(peripheral blood mononuclear cell,PBMC)中EBV-DNA水平高;受累组织中EBV-EBERS原位杂交或EBV-LMP1免疫组化染色阳性;Southern杂交在组织或外周血中检测出EBV-DNA可有助于鉴别慢性活动性EB病毒感染。

【治疗】

患者确诊肝硬化后,治疗的目标是尽可能消除病因,延缓肝功能失代偿,处理并发症,确定预后,评估肝移植的适用性。

1. **一般治疗** 肝硬化患儿注意劳逸结合,合理饮食,严禁饮酒,避免应用有肝损害的药物。代偿期应以高热量、高蛋白、维生素丰富易消化的食物为宜。失代偿期患儿以易消化、富营养的饮食为宜,适当高蛋白,按1.0~1.5g/(kg·d),适当的高糖、低脂饮食,有肝性脑病时应限制蛋白,按0.5~1.0g/(kg·d)。避免刺激性及硬的食物,防止食管静脉曲张破裂出血。有腹水及水肿时应限制钠和水的摄入。如果口服不能耐受,应少量开始鼻胃管喂养;必要时肠外营养以满足营养和能量需求。肝硬化患者常常需要补充脂溶性维生素。

2. **病因治疗** 在任何阶段都应考虑对肝硬化患儿进行病因治疗,降低肝硬化失代偿风险。慢性乙型病毒性肝炎、慢性丙型病毒性肝炎需要抗病毒治疗;自身免疫性肝炎肝硬化患儿需要激素及其他免疫抑制剂治疗;部分遗传代谢性疾病肝硬化如酪氨酸血症、果糖不耐受症、半乳糖血症、糖原贮积症、肝豆状核变性等需要特殊饮食。肝豆状核变性患儿需要驱铜治疗。胆汁淤积导致的肝硬化患儿可能需要解除胆道梗阻因素,利胆治疗。

3. **腹水的处理** 限钠饮食可以有效地控制腹水,将钠摄入量限制在每天 2mg/kg,有助于减少腹水的形成。除非血清钠 <125mEq/L,否则通常不需要限制饮水。利尿剂治疗;螺内酯和呋塞米口服,婴幼儿起始剂量为每天 1mg/kg,剂量以每天 1mg/kg 递增,最大剂量为每天 6mg/kg。在较大的儿童和青少年中,起始剂量为每天 100~200mg,可每 3~4 天增加 100mg,最大剂量为 600mg。不良反应包括氮血症、高血钾症和容量收缩。袢利尿剂与螺内酯合用,可促进钾流失,缓解高血钾症。年龄较大的儿童和青少年的呋塞米起始剂量为每天 40mg,逐渐增加到最大剂量 240mg。婴儿和幼儿应该从每天 1mg/kg 开始,最大剂量为每天 6mg/kg,其副作用包括耳毒性和肾钙质沉着。也可选用噻嗪类利尿剂,在年龄较大的儿童和青少年中,剂量为每天 50~100mg,婴儿剂量从每天 2~3mg/kg 开始。副作用有低血钾症、高血糖、高尿酸血症和胰腺炎。利尿治疗中注意监测血清电解质、肌酐和血尿素氮、血糖、尿酸。一般的腹水利尿疗法通常是有效的,没必要治疗性穿刺大容量放腹水。对于难治性腹水或呼吸衰竭患者,可以治疗性穿刺放腹水并联合静脉输注 25% 白蛋白 1g/kg 治疗,控制腹水。经颈静脉通路在肝静脉和门静脉系统之间放置一个支架(TIPS),可以用来缓解与门静脉高压相关的症状,如腹水和食管静脉曲张出血。目前该治疗有成人使用的适应证和指南,考虑到儿童的风险因素和经验使用并不普遍。

4. **SBP** 静脉注射抗生素的选择依据当地经验和致病菌的药物敏感试验。头孢噻肟或类似的第三代头孢菌素 5~10 天疗程可作为首选初始治疗;由于 SBP 的复发率很高,口服诺氟沙星、环丙沙星或甲氧苄啶/磺胺甲噁唑预防可减少复发。但由于担心长期使用抗生素会导致细菌耐药,目前不建议进行初级预防。

5. **肝肾综合征(HRS)的治疗** 肝肾综合征患儿应避免使用肾毒性药物;及时发现并处理脱水、消化道出血和败血症等低血容量情况,停止使用利尿剂。肝肾综合征的一线治疗是特利升压素及白蛋白;也可联合使用奥曲肽,或输注去甲肾上腺素和白蛋白;血液透析或持续静脉-静脉血液滤过作为肾脏替代治疗。

6. **肝性脑病(HE)的治疗** 首先要识别和避免 HE 任何诱发因素,应避免使用镇静剂,如果需要镇静,应避免使用苯二氮䓬类药物和阿片类药物。饮食上将蛋白质限制在每天 1g/kg;乳果糖及乳糖醇是肝性脑病的治疗药物,儿童剂量为 0.3~0.4ml/kg(10g/15ml),每天 2~3 次,每天 3 次软酸性大便为宜。副作用有腹胀、腹泻。乳糖醇(β-半乳糖苷山梨醇)是另一种用于 HE 治疗的合成双糖,它的作用方式与乳果糖相同,其主要优点是粉末状,比液体糖浆更可口。

新霉素、万古霉素和甲硝唑抗生素口服治疗,以减少肠道氨的产生,也已用于 HE 患者,但由于耳毒性、肾损害和周围神经病变的发展,长期使用应慎用。利福昔明是一种最低限度吸收的口服抗菌剂,对革兰氏阳性和革兰氏阴性需氧和厌氧肠道细菌具有广谱活性,在成人 HE 患者中的疗效。支链氨基酸已被用于晚期肝硬化和营养不良儿童的肠内蛋白补充,但尚未有研究探讨其在儿童 HE 治疗中的应用。

7. **食管或胃底静脉曲张破裂出血的治疗** 食管-胃底静脉曲张破裂出血是肝硬化的严重并发症之一,病死率高,应积极抢救。首先要保持气道通畅,建立静脉通道,用血液、晶体或胶体液进行容量复苏,实现血流动力学稳定;放置鼻胃管以评估持续出血量并清除胃内血液;维持血红蛋白 7~8g/dl 的目标。药物选择包括奥曲肽、维生素 K₁、质子泵抑制剂(proton pump inhibitors,PPI)奥美拉唑、抗生素头孢曲松防治感染。如果持续出血或血流动力学不稳定,应考虑紧急内镜检查,可行内镜下套扎治疗;出血仍控制不住的患儿可以考虑经颈静脉穿刺肝内门静脉肝静脉分流术 TIPS。食管或胃底静脉曲张患儿饮食应注意避免刺激性或硬的食物,并根据病情选用非选择性 β-肾上腺素能阻断剂、内镜下血管套扎或注射硬化剂治疗、外科及经颈静脉肝内门静脉分流术预防食管或胃底静脉曲张破裂出血。

8. 心血管并发症的治疗　肝硬化患儿易发生肝肺综合征和肺动脉高压并发症。肝肺综合征患儿需要肝移植治疗,肺动脉高压可用药物(马替西坦)降低肺动脉压力,必要时肝移植治疗。

9. 肝移植治疗　终末期肝病模型和儿童终末期肝病评分可用于预测儿童肝硬化患者死亡的相对风险,为肝移植患者分配肝源依据,可作为患儿肝移植时机的参考依据。

> 🌐 **拓展知识点**
>
> 儿童肝硬化及其相关并发症是危害儿童身心健康和死亡的重要原因。但儿童肝硬化的发病率、病死率及疾病负担尚不清楚,诊断和治疗还存在很多问题。不少儿童肝硬化的病因还没有完全明确;儿童肝硬化门静脉高压的自然史仍需进一步阐明;肝硬化肠道微生物的改变、细菌的易位与全身炎症及肝硬化进展之间的关系还需进一步研究。目前治疗儿童肝硬化门静脉高压并发症(特别是难治性腹水或复发性静脉曲张出血)的介入治疗如 TIPS 经验还不足,也缺少特异有效的治疗药物。儿童肝硬化病因消除后纤维化的可逆性也是今后一个重要的研究领域和挑战。多学科诊疗参与管理儿童失代偿期肝硬化相关并发症如门静脉高压、营养不良、肌减少症、代谢性骨病、移植前评估等还需进一步加强,以改善患儿的生活质量和预后。

(谢新宝)

第十四节　肝衰竭

> **导　读**
>
> 肝衰竭通常指急性肝衰竭,儿童肝衰竭临床上虽少见,但病因较复杂,不少患儿甚至未能明确病因,由于起病急,进展快,严重威胁着儿童的生命健康。其临床表现为严重的肝功能异常、凝血障碍,并可伴有肾功能不全、肝性脑病等多系统异常的表现。临床上主要根据患儿的病史、肝功能及凝血功能指标作出诊断,病因的判断依赖系统的检查评估。儿童肝衰竭的治疗需要多学科协作,主要治疗包括维持内环境的稳定及病因治疗,应避免乱用药、滥用血制品,有指征的患者可行血液净化治疗,为自体肝功能恢复和肝移植赢得更多的时间,肝移植是治疗儿童肝衰竭的有效措施,但肝移植时机的把握对临床医生是一个挑战。

儿童急性肝衰竭(pediatric acute liver failure, PALF)是一种复杂的、快速进展的临床综合征,可迅速发展为多系统器官衰竭,甚至死亡,许多疾病均可进展为肝功能衰竭。其特点是急性肝细胞损伤或死亡,导致肝脏功能迅速丧失,并累及多系统,最终导致多器官功能衰竭。儿童急性肝衰竭可定义为无慢性肝病证据的儿童出现急性肝损伤,表现为通过补充维生素 K_1 无法纠正的凝血障碍,满足以下 2 种情况之一:一是有肝性脑病表现伴凝血功能检测国际标准化比值(international standardized ratio,INR)≥1.5 或凝血酶原时间(prothrombin time,PT)≥15 秒;二是无脑病表现时,INR≥2.0 或 PT≥20 秒。急性肝衰竭起病急骤,进展快,常常危及生命,应引起临床医生的重视。

【流行病学】

在发达国家,PALF 发生率非常罕见,为

（5~6）/100 万。据估计,在美国每年约有 1 600 例 PALF 病例被报告,ALF 儿童肝移植占每年儿童肝移植手术的 10%~15%。在发展中国家(包括我国),儿童 ALF 的确切发病率尚不清楚,但估计其发病率更高。

【病因和发病机制】

1. 病因 儿童 ALF 的病因多种多样,包括感染性疾病、遗传代谢性疾病、免疫性疾病、药物或毒物因素、血管性疾病及血液肿瘤性疾病等,20%~50% 甚至更多的病例不能明确病因。感染性疾病除了嗜肝病毒感染,如甲型肝炎病毒(hepatitis A virus,HAV)、乙型肝炎病毒(hepatitis B virus,HBV)、戊型肝炎病毒(hepatitis E virus,HEV),非嗜肝病毒感染有巨细胞病毒(cytomegalovirus,CMV)、单纯疱疹病毒(Herpes simplex virus,HSV)、腺病毒(adenovirus,ADV)、肠道病毒(enterovirus,EV)、EB 病毒(Epstein-Barr virus,EBV)、水痘带状疱疹病毒(varicella-zoster virus,VZV)等;严重的细菌感染如败血症、结核分枝杆菌感染等都可以引起急性肝衰竭;代谢性疾病包括半乳糖血症、遗传性果糖不耐受症、线粒体病、糖基化障碍、酪氨酸血症、有机酸尿症、肝豆状核变性等也是引起儿童急性肝衰竭的重要原因;免疫性疾病引起的急性肝衰竭包括自身免疫性肝炎、巨肝细胞肝炎伴 Coombs 阳性自身免疫性溶血贫血(giant cell hepatitis-autoimmune hemolytic anemia,GCH-AIHA);毒物(如毒蘑菇)、药物(包括抗生素、抗癫痫药、中成药、中草药毒素等)引起的儿童急性肝功能衰竭也越来越引起大家的重视;血液肿瘤性疾病,如噬血细胞综合征(hemophagocytic syndromes,HLH)、淋巴瘤、白血病等。血管性疾病(巴德-基亚里综合征、急性循环障碍、心力衰竭性疾病)引起儿童急性肝衰竭相对少见。儿童急性肝衰竭的病因随着年代、年龄、地区不同而有所不同,欧美等发达国家对乙酰氨基酚中毒、自身免疫性肝炎、HLH、病毒性肝炎是相对比较常见的原因;发展中国家感染性病因占主导地位。3 个月内婴儿 ALF 的病因代谢性疾病、病毒性感染(特别是疱疹病毒感染、肠道病毒感染)、新生儿血色病比较常见;在青少年中,药物性肝损伤和自身免疫性肝炎更为常见。反复的发作性的发热伴急性肝衰竭要高度警惕某些基因(例如 NBAS、SCYL1、RINT1 基因)变异引起的发作性

发热伴急性肝衰竭。不同年龄儿童肝衰竭常见病因见表 8-14-1。

2. 发病机制 肝损伤的启动、加重、缓解和修复是很复杂的,儿童 ALF 的发生机制更是如此。但大多数肝损伤模型主要是异常或强烈的免疫反应导致的肝损伤。尽管免疫失调,特别是免疫介导的肝脏损伤,以及全身炎症反应综合征在多大程度上参与了儿童 ALF 的发病机制尚不清楚,然而考虑到复杂多样的肝脏免疫环境,在大多数 ALF 病例中免疫和炎症机制都参与了儿童 ALF 的发生和延续。与病毒性肝炎相关的肝细胞损伤不是由病毒直接损伤引起的,而是由清除肝脏病毒的强烈免疫反应引起的肝损伤;药物诱导的肝损伤可能由反应性代谢物和细胞成分组成的新抗原诱发机体免疫反应导致肝损伤。在肝脏损伤过程中炎症反应包括损伤和修复不断的动态变化。促炎反应由免疫效应细胞产生,如 Kupffer 细胞、B 淋巴细胞和 T 淋巴细胞以及中性粒细胞,释放大量的趋化因子、黏附素和细胞因子,抗炎反应几乎同时启动,通过抗炎症细胞因子白细胞介素-4、白细胞介素- 10、转化生长因子-β 等消除炎症反应,使细胞免疫功能失活,降低抗原呈递能力。暴发性的促炎或抗炎反应可导致多器官功能障碍和死亡。急性肝损伤后,患者存活和恢复至少在一定程度上取决于肝脏从损伤中的再生能力。各种原因引起线粒体 DNA 缺失或损伤,导致线粒体功能障碍,也是引起肝衰竭的重要原因。失血性休克、创伤、败血症等导致低心输出量及充血性心力衰竭进而导致释放促炎和抗炎症细胞因子、趋化因子大量释放,补体激活以及先天和适应性免疫反应的激活,线粒体损伤导致 ATP 耗竭和有毒活性氧激增,从而引起肝衰竭。

【临床表现】

1. 肝功能严重受损的表现 ALF 的临床症状因病因和患儿年龄不同而呈现多样性。在新生儿,症状常常无特异性,可表现为一般情况差、生长落后、呕吐。在婴儿或较大的儿童前驱期,通常表现为恶心和畏食,随后出现黄疸,但也有部分 ALF 患儿不出现黄疸(如某些代谢性疾病或中毒性疾病肝衰竭),临床诊断更加困难。凝血功能异常是 ALF 患儿的重要表现,但只有 5% 不到的急性肝衰竭患者可能发生活动性出血,主要累及消化道,1% 不到的患者出现颅内出血。急性肝衰

表 8-14-1　不同年龄儿童肝衰竭常见病因

年龄	遗传代谢性疾病	感染性病原体	免疫性疾病	血管/缺血性疾病	血液肿瘤	药物或毒物
新生儿	半乳糖血症、酪氨酸血症、果糖不耐受症、尿素循环障碍、尼曼-皮克 C、胆汁酸合成障碍、线粒体病、遗传性果糖不耐受症	HSV ADV、EV、CMV、柯萨奇病毒、微小病毒 B19,HBV	GALD-NH	严重窒息先天性心脏病心脏手术	新生儿白血病HLH	不常见
婴儿	脂肪酸氧化障碍、果糖不耐受症、尿素循环障碍、尼曼-皮克 C、胆汁酸合成障碍、线粒体病、遗传性果糖不耐受症、糖基化障碍	ADV、EBV、CMV、柯萨奇病毒、EV,HAV、HBV	围产期-NH GCH-AIHA	心肌炎、严重窒息、先天性心脏病、心脏手术	HLH	对乙酰氨基酚、丙戊酸磺胺
儿童	肝豆状核变性、线粒体病尼曼-皮克 C、α-抗胰蛋白酶缺乏	VZV ADV、EBV、微小病毒 B19,流行性感冒病毒、HAV、HBV	自身免疫性肝炎	巴德-基亚里综合征、心肌炎、心肌病	HLH	对乙酰氨基酚、丙戊酸、抗生素、蘑菇、中草药
青少年	肝豆状核变性尼曼-皮克 C	VZV ADV、EBV、微小病毒,流行性感冒病毒、HAV、HBV	自身免疫性肝炎	巴德-基亚里综合征、心肌炎、心肌病	HLH	对乙酰氨基酚、丙戊酸、抗生素、蘑菇、中草药

竭时很容易发生内环境紊乱,如低血糖。严重低血糖可导致癫痫发作、酸碱平衡紊乱(代谢性酸中毒、呼吸性碱中毒)、电解质异常(低血钠症或高血钠症、低血钾症、低血钙症、低血磷症等)。

2. 肝外器官或系统表现　肝衰竭时常常并发其他器官或系统的异常表现,中枢神经系统可出现颅内高压、肝性脑病、脑水肿,表现为精神差、呕吐、性格改变、抽搐或震颤、神志意识不清、昏迷等;心血管系统可出现低血压、容积难治性高动力循环衰竭;呼吸系统可并发急性呼吸衰竭、肺水肿、肺出血、急性呼吸窘迫综合征;甚至急性肾损伤、肝肾综合征,出现少尿甚至无尿;肾上腺可表现为肾上腺功能不全;急性肝功能衰竭患儿还可伴发胰腺炎、腹水,部分患儿可伴有溶血性贫血、弥散性血管内凝血、骨骼肌及心肌的损伤,在急性期或恢复期出现肝炎后再障;急性肝衰竭患儿可继发感染,如败血症、自发性腹膜炎等。

3. 肝脏组织病理表现　ALF 患儿由于出血等相关风险,肝活检病理对患儿的诊断治疗价值可能有限,不建议经皮肝活检病理作为肝衰竭患者的常规检查,经静脉(如经颈静脉)入路获取肝

组织可显著降低患儿肝活检的风险,是 ALF 患儿进行肝活检相对安全的方法。肝细胞坏死是 ALF 的特征性病理表现,大面积融合或多小叶坏死,很难确定任何残存的正常肝细胞,病理上可见主要由淋巴细胞、浆细胞、中性粒细胞和嗜酸性粒细胞组成的混合性炎症浸润,不仅局限于门管区,也可在小叶内和中央静脉周围。弥漫性肝脂肪变性在儿童 ALF 中很少见,而表现为肝细胞脂肪呈微泡状变性,小叶网状结构塌陷。有些患者肝脏病理可有再生的迹象及胆管样结构增生。儿童肝衰竭肝脏病理见图 8-14-1。

【辅助检查】

1. 常规检查　血常规全血细胞计数,血生化检查:丙氨酸氨基转移酶、天冬氨酸氨基转移酶、碱性磷酸酶、胆红素分类、白蛋白、总蛋白、尿素氮、肌酐、血糖、总胆固醇、甘油三酯、淀粉酶、脂肪酶;血电解质及钙、镁、磷;凝血功能 PT、INR、活化部分凝血活酶时间(activated partial thromboplastin time,APTT)、纤维蛋白原、凝血因子(Ⅴ、Ⅶ、Ⅷ),同时完善血清氨水平、乳酸、血气分析。影像学检查可以先完善腹部肝、脾、胆囊、胆管、肾脏、腹水、

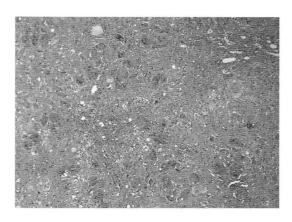

图 8-14-1　急性肝衰竭肝移植切除的自体肝脏病理
HE×400,肝细胞大片坏死,结构不清,仅见少许残存肝细胞

肝脏血管超声检查。

2. 感染性疾病相关检查　根据患者的病史特点可选做以下感染性疾病相关检查。甲、乙、丁、戊型肝炎病毒、单纯疱疹、巨细胞病毒、EB 病毒、肠道病毒、人类免疫缺陷病毒血清学检测;如果有指征可行麻疹病毒、水痘-带状疱疹、腺病毒、埃可病毒、钩端螺旋体病相关检查;留取血、尿、粪便、咽拭子、痰、腹水(如果有)标本做培养,排查相关细菌感染;粪便、尿及皮损可做相关病毒检测;必要时可行相关标本的病原体宏基因组检测。

3. 代谢相关检查　血、尿串联质谱;血转铁蛋白电泳、血清铜、铜蓝蛋白、24 小时尿铜、眼科 K-F 环检查,必要时进行基因检测。

4. 免疫学检查　免疫球蛋白、抗核抗体平滑肌抗体、肝胞质抗体、可溶性肝抗原、肝肾微粒体抗体、抗中性粒细胞胞质抗体。

5. 浸润性疾病检查　骨髓涂片检查、腹水或脑脊液细胞涂片、噬血细胞综合征的遗传学检查。

6. 血管相关的检查　血管超声、心脏超声可排查巴德-基亚里综合征、心肌病、心力衰竭等疾病。

7. 毒物或药物相关检查　如有条件可进行血或尿中相关毒物或药物水平的检查。

8. 肝活检　通常认为肝衰竭时肝活检出血风险比较大,肝活检病理常常不能为治疗方案提供有价值的信息,不应作为常规检查。但有认为操作是安全的,尤其是经静脉(如经颈静脉)入路肝活检是可行的,肝活检病理可用于指导诊断和治疗。临床医师应在评估利弊的基础上,决定是否给患儿行肝活检病理检查。

9. 颅脑影像学检查　肝性脑病、脑水肿时脑电图可见慢波,头颅 CT 可见脑水肿表现。

【诊断】

根据患儿既往无肝病病史,8 周内出现急性肝细胞损伤,通过补充维生素 K_1 无法纠正的凝血障碍,有肝性脑病表现 INR≥1.5 或 PT≥15 秒;无脑病表现时,INR≥2.0 或 PT≥20 秒,可诊断肝衰竭。所有 ALF 患儿都应该进行系统的评估,以确定肝衰竭的原因。临床医生应全面详细地询问病史,黄疸出现的时间,是否发热及体温波动情况,皮疹情况,呕吐、腹泻、腹痛的情况,行为和性格的改变,有没有咳嗽、呼吸急促,询问体重的变化对了解最近腹水有没有增多有帮助。仔细询问患儿近 3 个月的用药史包括药名、剂量、用药次数,特别是对乙酰氨基酚、中草药及其他可能引起肝损伤的药物;询问有无可疑毒蘑菇食用史。出生史包括母亲孕期的情况,新生儿出生时情况,父母血亲关系,母亲的孕产史及早产、流产或死胎情况。患儿既往抽搐、意识障碍、出凝血倾向病史,肝病、代谢性疾病、自身免疫性疾病、肿瘤性疾病家族史;旅游史、特殊患者接触史对特殊病原体的诊断比较有帮助。对患儿进行系统的体格检查和神经状态评估至关重要,实验室评估除了评估身体所有重要器官的整体功能外,还包括评估肝损伤的病因,包括全面的代谢指标、转氨酶、总胆红素和直接胆红素、氨甲酰转移酶、国际标准化比率、凝血酶原时间、血氨水平和全血细胞计数;根据患儿的年龄及临床表现进行相应的病因学检查。一些特异的检查指标异常可以帮助临床医生对患儿作出早期诊断,例如尿液中半乳糖血症筛查阳性(低半乳糖-1-磷酸尿苷转移酶水平)提示半乳糖血症;尿液琥珀酰丙酮阳性,特征性血清氨基酸谱异常提示酪氨酸血症;血清碱性磷酸酶水平极低,碱性磷酸酶/胆红素 <2,溶血和/或肾衰竭,K-F 环阳性提示肝豆状核变性;高球蛋白 IgG 血症,自身抗体阳性(抗核抗体、抗平滑肌抗体或抗肝肾微粒体抗体阳性)提示自身免疫性肝炎可能;发热,脾大,特征性生化特征,包括高甘油三酯血症、高铁蛋白血症和低纤维蛋白原血症提示噬血细胞综合征;对乙酰氨基酚药物的过量应用史和血浆对乙酰氨基酚高水平对于诊断对乙酰氨基酚药物中毒导致

的肝衰竭比较有帮助。

【鉴别诊断】

1. **凝血因子缺乏导致的凝血障碍**　先天性或继发性凝血因子缺乏可导致凝血功能异常,但患儿常常有引起凝血因子降低的其他病史,肝功能检查无严重肝脏受损的生化表现,凝血因子检查发现相应的凝血因子减少可鉴别。

2. **维生素 K_1 缺乏症**　维生素 K_1 缺乏可引起凝血功能异常,特别是胆汁淤积易伴有维生素 K_1 缺乏,肝功能异常伴有严重的凝血异常时容易误诊肝功能衰竭。但该病患儿补充维生素 K_1 后凝血功能明显改善可以鉴别。

【治疗】

PALF 属于危重症,患儿随时面临着失去生命或需要肝移植的风险,因此需积极治疗,这类患儿需要高级生命支持,保持气道通畅,充足的氧供,建立静脉通道。患者最好能在安静的隔离病房,避免镇静,密切监测和监护。其治疗包括一般治疗、病因治疗、人工肝支持系统治疗和肝移植治疗。患者入院后一方面要积极内科保守治疗,另一方面要积极对病因和病情评估,寻找原因,尽早开始针对病因治疗,密切进行病情评估,并列入等待肝移植名单,进行肝移植术前评估。

1. **一般治疗**

（1）维持内环境血糖、水、电解质稳定:存在心血管生命体征不稳定(如休克表现)的患儿,液体或胶体液复苏应优先考虑。在不需要容量复苏的情况下,静脉输液总量最初应限制在正常儿童维持液量的 80%~90% 左右,以避免过度补液,同时避免输注乳酸林格液。肝衰竭患儿需要密切监测并及时处理低血糖、高血糖、电解质或酸碱平衡紊乱,要达到稳定的血糖水平(90~120mg/dl),必要时输液糖速 10~15mg/(kg·min),将血清钠维持在 145~155mmol/L 之间可改善颅内高压,但应避免暂时性和持续性高血钠症;患儿易发生严重的低血磷症,需要补充磷制剂,以保持血清磷水平在 3mg/dl 以上。补液过程中注意如果液体过多可导致肺水肿、腹水和脑水肿,而液体严重不足可导致肝肾综合征、急性肾小管坏死、脑病和低血压。

（2）营养支持治疗:急性肝衰竭患者需要更多的能量,约是正常人的 120%~150%,尽量肠内营养,不能进食者需要给予肠外营养。一般无蛋白摄入限制,密切监测血氨,除非有高氨血症,限蛋白 1g/(kg·d),当患者发生肝性脑病或者血氨 >150μmol/L 需暂停蛋白摄入 24~48 小时,直到血氨得到控制,除非考虑患者有脂肪酸氧化障碍疾病的可能,肠外营养不需禁用脂肪乳。

（3）消化道出血的预防:H_2 受体阻滞剂(如西咪替丁)或质子泵抑制剂(如奥美拉唑)可以预防消化道出血。

（4）高氨血症、肝性脑病的治疗:所有 ALF 患儿都应进行高氨血症及肝性脑病的临床评估,以确定肝性脑病(hepatic encephalopathy,HE)的证据和严重程度,评估时要注意不同年龄肝性脑病评估有所不同(表 8-14-2、表 8-14-3)。HE 评估具有挑战性,尤其是在婴幼儿中;由严重疾病、代谢失代偿、电解质异常、心血管不稳定或恐惧引起的精神状态改变可能会混淆 HE 评估,有创放置颅内压监测装置监测颅内压尚有争议,密切观察患儿神经系统变化、监测血氨十分重要。动脉血氨浓度 <75mmol/L 患者很少发生 HE,而血氨 >100mmol/L 是 HE 发生的独立高危因素,如果 >200mmol/L 则与脑疝密切相关。因此,通常采用以降血氨为目标的药物防治 HE。HE 治疗包括头抬高 30°,保持环境安静,减少刺激,气管插管患者尽量减少吸痰;注意避免意外伤害,考虑将蛋白质摄入量减少到 1g/(kg·d);乳果糖口服,大便保持每天 2~4 次,减少氨的吸收;利福昔明口

表 8-14-2　4 岁以下儿童肝性脑病的评估

分级	精神状态	反射	神经体征	脑电图改变
早期(1~2 期)	哭吵,睡眠时间颠倒,注意力不集中	不确定,正常/反射亢进	很难测试。反应可能延迟,注意力持续时间缩短	正常或轻微慢波
中期(3 期)	嗜睡、麻木、攻击行为	不确定,减少/引不出/增加	难测试。对外界刺激反应逐渐减少	轻至中度异常慢波
晚期(4 期)	昏睡,疼痛刺激可唤醒或无反应	减少/引不出/增加	去大脑或皮质表现	严重衰减或变慢

表 8-14-3　4 岁以上儿童肝性脑病的评估

分级	情绪和精神状态	反射	神经体征	脑电图改变
1 期(前驱期)	情绪波动:欣快/抑郁;轻微的混乱;心理和情感的缓慢;生活邋遢;口齿不清;睡眠紊乱	正常或反射亢进	颤抖,失用,书写障碍	正常或弥漫变慢
2 期	1 期症状加重;嗜睡;中度混乱;行为异常;无法控制大小便	反射亢进	共济失调,构音困难	异常广泛的慢波
3 期(昏睡期)	明显混乱;嗜睡但可唤醒;说话语无伦次	反射亢进	肌强直	异常广泛的慢波
4 期(昏迷期)	疼痛刺激可唤醒或无反应	常常引不出	去大脑或皮质状态	异常极慢的波形

服减少肠道氨的产生;精氨酸是常用的降血氨药物,天冬氨酸-鸟氨酸降血氨的效果在儿童尚有争议;经验性应用抗生素,预防感染。降低核心体温至 32~33℃,短暂(如 20 分钟)的强制过度通气;静脉甘露醇 0.5~1.0g/kg、高渗盐水维持血清钠在 145~155mEq/L 之间,这些措施可减轻脑水肿。

(5)凝血异常的处理:凝血功能异常可以适当补充维生素 K_1。但在临床上有时过度地担心患儿的凝血异常,从而滥用血浆、凝血酶原复合物等,其实急性肝衰竭时由于急性期反应血小板升高或正常,纤维蛋白原正常,且Ⅷ因子增多,促凝与抗凝仍处于平衡状态,临床上仅 5% 不到的急性肝衰竭患者可能发生活动性出血,1% 不到的患者出现颅内出血,而且 INR 是最有效的预后评估监测指标,所以急性肝功能衰竭的患者,一般不输注血浆、凝血酶原复合物等血制品,以免影响病情严重程度观察。另外,输注血制品可能迅速增加血容量导致血管损伤,出现肺水肿、脑水肿;同时由于某些凝血因子的半衰期非常短,比如Ⅶ因子,因此输注血浆和凝血酶原复合物并不能真正减少患者的出血风险。所以,对急性肝衰竭患者,不主张输注血浆等血制品。新鲜冷冻血浆和/或血小板用于活动性出血或侵入性操作;在无出血的情况下,避免使用新鲜冷冻血浆和血小板来纠正 INR 或改善血小板计数,因为两者都与输血相关的肺损伤和液体过载有关;冷沉淀用于低纤维蛋白原水平(例如 <100mg/dl);有创操作之前,可使用重组因子Ⅶ来纠正 INR,但非常昂贵,而且有血栓形成的风险;凝血酶原复合物中因不可避免地含有少量激活的凝血因子,在肝衰竭患者可诱导弥散性血管内凝血(diffuse intravascular coagulation,DIC),应禁忌使用。患儿血红蛋白较

低时可以输血治疗,血红蛋白保持在 70~90g/L。

(6)感染的防治:ALF 患儿是否应用抗生素应根据个体情况决定,如果临床及化验检查有使用抗生素的指征,可以经验性使用广谱抗生素,使用前注意完善病原学检查。

(7)心血管功能障碍:必要时使用升压药物来维持与年龄相符的血压。

2. 病因治疗　积极寻找病因,针对病因治疗对 PALF 特别重要,如对乙酰氨基酚中毒需要用 N-乙酰半胱氨酸;半乳糖血症的患者需要及时给予无乳糖饮食;酪氨酸血症的患者给予特殊饮食(不含酪氨酸和苯丙氨酸的食物),同时给予尼替西农治疗,可改善预后;肝豆状核变性患儿应低铜饮食,驱铜治疗;新生儿血色病患儿及时应用静脉丙种球蛋白和双倍换血疗法;自身免疫性肝炎的患儿需要及时用激素治疗;疱疹病毒感染引起的肝衰竭需要尽早用阿昔洛韦抗感染。免疫因素及细胞因子在 ALF 的发生发展中起着重要作用。小样本病例报道激素对 ALF 治疗有效,而激素治疗 ALF 的真实效果、剂量、使用时机,仍不明确。考虑到激素相关的副作用,需要更多的随机对照试验研究。临床医生应针对每个患者制订个性化的激素治疗方案,优先考虑患者安全,及时监测,避免不良反应。

3. 血液净化治疗
(1)持续性肾替代治疗:肝衰竭患儿出现以下情况之一时需进行持续性肾脏替代治疗:并发肾功能不全出现少尿或者无尿、高血钾症、液体负荷过多;血氨 >150μmol/L 治疗无缓解,或血氨 >200μmol/L 以及Ⅱ度以上的肝性脑病;血清 Na^+<130mmol/L 或者经内科治疗无效的代谢性酸中毒。

（2）人工肝辅助支持治疗：包括白蛋白透析、血浆置换、生物人工肝支持系统、体外肝辅助装置、分子吸收再循环系统等，可提供短期的体外支持，减少毒素（氨、胆红素、细胞因子等），可能为自体肝修复或肝移植赢得时间，起到桥梁作用。但它们的效益及利弊还需进一步评估，没被常规推荐。

4. 肝移植治疗　肝移植仍然是目前 PALF 唯一疗效肯定的治疗方法，儿童肝移植病例中 10%~15% 的病因是 ALF。相当比例的 ALF 患儿可以自体肝存活，因此准确预测 ALF 患儿的预后极为重要，这将决定哪些 ALF 患儿接受肝移植治疗。理想的 ALF 预后预测模型应该能够准确区分 ALF 患儿的预后，即自体肝存活还是死亡，可帮助医生作出正确的临床决策。英国伦敦国王学院医院（King's College Hospital，KCH）评分用于成人 ALF 预后预测已得到广泛应用，但在 ALF 的应用敏感度和特异度较低。目前推荐儿童使用终末期肝病模型（model for end-stage liver disease，MELD）或儿童终末期肝病（pediatric end-stage liver disease，PELD）评分及肝脏损伤单元（liver injury units，LIU）评分评估指导儿童急性肝衰竭的肝移植手术时机。然而这些预后模型仍然存在显著的局限性，肝移植时机仍然很复杂，需要医生根据经验、临床评估和合适的器官可用性来决定。当在 PALF 条件下进行肝移植时，结果显示与其他需要移植的慢性肝病患儿相比，预后较差，因此 PALF 肝移植时机需要进一步研究和改善。

总之，儿童肝衰竭病因复杂，不少患者还不能明确病因，需要进一步研究和探索。临床医生应加强患者的监护和监测，持续病情评估并采取相应措施至关重要。儿童肝衰竭病情进展迅速，需要及时启动肝病专业团队、肝移植团队、重症监护团队多学科协作救治；肝移植是救治 ALF 儿童的有效措施，但手术时机、手术风险、术后长久无病存活等仍是极大的挑战。

🌐 **拓展知识点**

ALF 是一种复杂、快速进展的临床综合征，符合诊断标准的儿童应考虑尽早诊治或转送到经验丰富的儿童肝移植中心。对 ALF 儿童应进行系统的病因评估、详细的实验室检查和临床监测，以确定病因，对不明原因的 ALF 需要多中心大样本的深入研究。ALF 的治疗需要规范化，如维持内环境的稳定、凝血功能的处理、营养支持治疗、并发症的防治等，ALF 的激素治疗效果、时机、剂量需要更多随机对照研究；新的检测或新的治疗方法的随机临床试验研究将为临床管理提供循证依据，如改进 ALF 患儿神经系统监测方法可能让我们为 HE 和脑水肿提供超前治疗的能力；新的治疗方法如肝细胞移植治疗等需要未来大规模研究验证；未来临床上更有价值的个性化预后评估模型可以更精准地预测患儿的预后，从而改变肝移植决策。

（谢新宝）

第十五节　肝移植

导　读

肝移植是治疗成人和儿童终末期肝病的有效方法，而儿童肝移植在整个肝移植的发展史中有着举足轻重的地位。儿童肝移植受者的原发疾病不同于成人受者，很少为病毒性肝炎后肝硬化所致的终末期肝病，多数儿童受者的原发病为良性终末期肝病。我国的儿童肝移植受者中原发病所占比例最高的是胆道闭锁所致的肝硬化、肝衰竭，胆道闭锁原发病所占的比例约为 80%。其他的儿童肝移植受者中,相对多的是各种遗传代谢性的肝脏疾病,少见的有急性肝衰竭、肝脏恶性肿瘤等疾病。儿童肝移植是一个涉及多学科、综合性的治疗手段。儿科、消化内科、移植外科、麻醉、护理、心理学等相关学科的医生,以及协调员和社会工作者等各司其职,通力合作,为肝移植的顺利实施及长期的生存质量提供保障。

【概述】

1963 年,Thomas 进行了世界上临床肝移植(liver transplantation)的首次尝试,接受手术的是 3 岁的胆道闭锁患儿,因此可以说儿童肝移植揭开了人类肝移植历史的序幕。儿童肝移植历经半个多世纪的发展,肝移植技术已提高很多,患儿术后生存率及生存质量均有极大的提升。西方发达国家儿童肝移植起步较早,取得了较大成功。美国每年大约可实施 500~600 例儿童肝移植(<18 周岁),欧美、日本等发达国家儿童肝移植比例均超过肝移植总例数的 10%,术后 5 年生存率可达到 80%~90%,儿童活体肝移植的生存率则更高。中国内地儿童肝移植的开展起步较晚,但近年来发展迅速。中国内地于 1996 年 5 月 22 日第 1 例儿童尸体肝移植获得成功(上海长征医院为 1 例肝豆状核变性患儿手术),而第 1 例儿童活体肝移植于 1997 年 6 月 30 日获得成功。早期阶段以 Wilsons 病等大龄儿童的肝移植为主,2012 年以后每年胆道闭锁患儿在我国儿童肝移植中占 80% 以上。供肝来源的匮乏一直是限制肝移植发展的最大问题,不过近年来国家大力推动的公民去世后尸体器官捐献(donation after cardiac death,DCD)政策取得了显著成效,儿童器官捐献数量逐年增加。加上劈离式肝移植技术的推广,越来越多的终末期肝病患儿获得了肝移植的机会。同时,超减体积肝移植、单段活体肝移植等技术的日渐成熟进一步解决了很多低体重患儿供肝大小不匹配的问题。2015 年,中国医师协会器官移植医师分会儿童器官移植专业委员会的成立以及《中国儿童肝移植临床诊疗指南(2015 版)》的发布大力推动了肝移植相关学科间的交流与合作。2019 年,中华医学会器官移植学分会组织国内知名儿童肝移植专家制定《中国儿童肝移植操作规范(2019 版)》,进一步规范中国儿童肝移植相关操作技术,推动儿童肝移植的发展。

【肝移植的适应证】

1. 胆道闭锁(biliary atresia,BA) 是一种严重的婴儿期肝胆疾病,由肝内外胆管的炎症和闭塞导致胆汁淤积、进行性肝硬化肝衰竭(图 8-15-1)。肝门空肠吻合术(Kasai 术)是患儿早期诊断后的主要治疗方法,Kasai 术后预后仍不理想,大部分患儿会因为继续存在的免疫炎症反应和反流性胆管炎而出现进行性肝硬化直至肝衰竭,出现门静脉高压相关表现、肝肺综合征、生长发育障碍等,最终需要行肝移植术挽救生命。《中国儿童肝移植临床诊疗指南(2015 版)》中推荐了胆道闭锁患儿肝移植的移植时机:①若患儿葛西术后 3~6 个月总胆红素(total bilirubin,TBil)仍高于 100μmol/L,则需尽快行肝移植手术;葛西术后 TBil 介于 34~100μmol/L 之间、难以控制的门静脉高压症状或反复胆管炎发作的患儿也应考虑行肝移植评估;②肝硬化导致肝功能失代偿;③严重的生长发育障碍;④未行葛西手术的患儿若出现肝硬化失代偿可直接行肝移植手术。

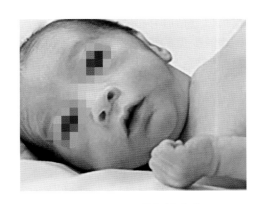

图 8-15-1 胆道闭锁患儿

2. 遗传代谢性疾病(inborn errors of metabolism,IEM) 包括肝实质损伤为主的疾病(遗传性胆汁淤积症、Wilson 病、酪氨酸血症、遗传性血色病等)及以肝脏为基础但肝结构接近正常的疾病(尿素循环障碍、Crigler-Najjar 综合征、家族性类淀粉样神经病变等)。肝移植是遗传代谢病重要的有效治疗手段。当出现以下表现时需考虑肝移植治疗:预期代谢性疾病将出现危及生命或严重影响生活质量的并发症,且经饮食与药物无法控制或得不到有效治疗;经内科治疗无效的肝硬化失代偿;代谢紊乱可引起严重的神经系统并发症。遗传代谢病在儿童肝移植中占的比例为15%~25%,仅次于胆道闭锁。

3. **急性肝衰竭**(acute liver failure,ALF) 是一种出现黄疸、凝血功能障碍,并伴有肝性脑病,合并多器官功能损害的临床综合征,也是儿童肝移植的重要适应证。引起的病因较多,如感染、药物及毒物、免疫、遗传代谢病、血管源性、血液疾病、妊娠期同种免疫型肝脏疾病等。对于暴发性肝衰竭应及时联系儿童肝移植中心行多学科评估,并在疾病发展到多脏器功能衰竭等禁忌移植的阶段之前行肝移植术。可考虑使用肝脏损伤单元评分系统指导儿童暴发性肝衰竭的手术时机选择。

4. **肝脏肿瘤** 包括肝脏恶性肿瘤和良性肿瘤。肝母细胞瘤是儿童最常见的肝脏恶性肿瘤,是在肝脏形成的阶段由肝细胞前体细胞恶变产生的。其他的肝脏恶性肿瘤包括肝细胞癌、生殖细胞肿瘤、横纹肌样肿瘤等。无法切除的肝脏恶性肿瘤局限于肝内时,均可考虑肝移植。无法有效控制的肝外转移灶是肝移植的禁忌,但肝外转移病灶通过切除和放化疗等辅助治疗能够得到有效控制,也可以进行肝移植手术。

5. **其他少见的疾病** 慢性自身免疫性肝炎后肝硬化、巴德-基亚里综合征、隐源性肝硬化、门静脉海绵样变、Caroli 病、先天性肝纤维化、门脉性肺动脉高压等。

【肝移植的禁忌证】

随着儿童肝移植技术的发展,其禁忌证随之减少。但存在以下情况是肝移植的禁忌证:

1. 难以控制的全身性感染。

2. 存在难以根治的肝外恶性肿瘤。

3. 合并其他器官功能障碍,如严重的心、肺、脑等重要脏器病变。

4. 获得性免疫缺陷综合征。

5. 其他 尼曼-皮克病 C 型、严重的多器官受累的线粒体病(如 Alper 综合征、丙戊酸钠诱导的肝衰竭)等。

【肝移植供体的选择和评估】

儿童肝移植供肝来源主要有亲体捐献、儿童公民去世后捐献和成人公民去世后捐献。相关研究结果显示,亲体捐献相较于公民去世后捐献可控性更强、器官功能状态更好、人类白细胞抗原配型更佳、短期预后和长期生存均占优势。因此供体的选择上优先考虑亲体捐献,如无合适亲体捐献,再考虑公民去世后器官捐献。对于亲体肝移植的供体评估需要详细询问供者既往病史及手术史并进行详细的实验室检查,然后行 CT 血管造影(CT angiography,CTA)、磁共振胰胆管成像(magnetic resonance cholangiopancreatography,MRCP)等影像学检查,明确供体的血管胆道的解剖变异,进行心肺功能评估,免疫功能状态评估。供体的心理评估是必需的,供体捐献肝脏必须完全出于自愿,没有任何利益驱使和威胁、焦虑。制订详细的手术方案,计算预备切取肝脏的重量等。对于公民去世后捐献的肝源需要根据供肝的年龄、死亡原因、ICU 住院时间、肝肾功能、凝血功能、乙肝三系、肝脏大小等方面评估供肝的质量。

【肝移植受体术前准备与评估】

肝移植手术前需要对受体进行详细的评估,这需要包括移植外科、肝病科、麻醉、放射以及营养、心理等多学科专家的共同参与。其内容通常包括是否有肝移植指征,有无替代治疗方案、禁忌证、活动性感染、免疫状态、其他器官功能障碍(如心脏、肺、肾)、营养代谢状况,及患儿及其父母的心理状态等。术前需要对患儿的血常规、肝肾功能、凝血功能、电解质、血型、血清病毒学和心肺功能进行评估,尤其需要注意术前对于 EB 病毒、巨细胞病毒的检测,术前需要进行详细的影像学评估,了解患儿肝脏动静脉、门静脉和胆道情况。患儿移植前一般存在不同程度的营养障碍,需要进行营养评估和营养支持。术前还要尽可能完成对患儿的免疫接种。患儿的肝功能状态是决定肝移植时机的最重要的因素。儿童终末期肝病(pediatrics end-stage liver disease,PELD)评分是目前普遍接受的反映待移植患儿肝功能状态的评分系统,它采用的 5 个参数是国际标准化比值、血清总胆红素、白蛋白、年龄(<1 岁)和发育迟缓(<2SD)。它能较好地反映肝移植患儿今后 3 个月内的死亡率。PELD 已被用于肝移植患儿获得供体的优先度排序,评分越高,越需要尽快行肝移植,但术后疗效也越差。

【肝移植手术操作】

1. **病肝切除** 病肝切除过程中应尽可能保

留长且完整的 Roux-en-Y 吻合肠袢。尽可能在远端离断肝动脉,以便选择适当直径的血管进行重建。离断肝动脉后行门静脉解剖,应尽量不阻断门静脉血流直至病肝切除最后阶段。接受全肝移植的儿童受者下腔静脉游离过程与成人经典原位肝移植相同,接受活体肝移植(living donor liver transplantation,LDLT)的儿童受者进行病肝切除术时应保持下腔静脉完好。离断肝短静脉后,钝性解剖通过肝右静脉左边的无血管空间环绕肝右静脉根部,依次离断肝右、肝中和肝左静脉(图 8-15-2)。

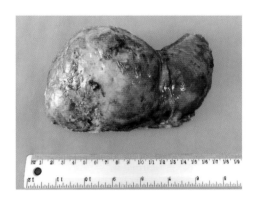

图 8-15-2　病肝切取

2. **肝静脉吻合**　儿童全肝移植一般采用经典原位肝移植术式,吻合肝上、肝下下腔静脉,保证流出道通畅。当供、受者下腔静脉直径相差悬殊时,可采用背驮式肝移植术式。在儿童 LDLT 中,供肝肝静脉通常与受者下腔静脉行端侧吻合。在左外叶和左半肝移植中,通常采用肝左静脉或肝左和肝中静脉的共同开口与受者下腔静脉行端侧吻合。当供肝肝静脉有 2 个开口时,可以选择将 2 个开口整形为单个开口或分别吻合 2 个开口,根据供肝肝静脉开口直径调整受者下腔静脉吻合口大小。

3. **门静脉吻合**　在儿童 LDLT 中,通常采用受者门静脉分叉处形成的血管袢与供肝门静脉行端端吻合。对于门静脉硬化且发育不良的儿童受者,门静脉血流不理想则需进行调整,包括解除腹壁肠黏附、结扎粗大侧支和阻断脾脏回流细小侧支等。必要时可行门静脉补片修整或门静脉替换手术,将门静脉主干直径调整至合适大小,增加门静脉血流,保证移植肝血液灌流充分(图 8-15-3)。

4. **肝动脉吻合**　推荐使用显微外科技术进

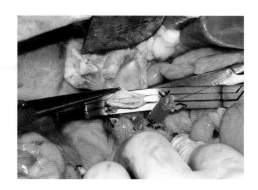

图 8-15-3　门静脉吻合

行儿童肝移植术中肝动脉重建,以降低肝动脉血栓发生风险。左外叶 LDLT 时,如果供肝侧肝动脉存在 2 个或 2 个以上分支,应优先吻合直径匹配、条件良好的主要分支,再检查其他分支动脉回流。如果重建后的肝动脉搏动和血液回流良好,则可以安全结扎其他分支;如果血液回流不良,则需要进行额外吻合。通常选 8-0 或 9-0 不可吸收单丝缝线。

5. **胆道重建**　对于胆道闭锁的儿童受者,移植肝胆管可与原有或新制作的 Roux-en-Y 肠袢吻合;对于代谢性疾病或暴发性肝衰竭的儿童受者,可行胆管端端吻合。使用 7-0 可吸收缝线行间断缝合,外部打结(图 8-15-4)。

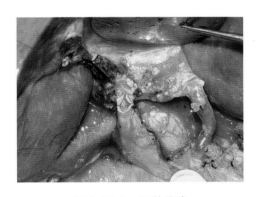

图 8-15-4　胆道重建

【肝移植的免疫抑制治疗】

免疫抑制剂是影响移植术后患儿生活质量及移植物存活率的重要因素。免疫抑制剂使用遵循药物剂量最小化原则和个体化用药原则,根据患儿原发病及实际健康情况对免疫抑制剂进行调整和选择,选择最适合患儿的免疫方案。免疫抑制剂经典方案通常包括:钙调磷酸酶抑制剂(calcineurin inhibitor,CNI),如他克莫司或环孢素、细胞增殖抑制剂(吗替麦考酚酯或硫唑嘌呤)和糖皮质激素(泼尼松或甲泼尼龙),首选以 FK506 作为基础免疫抑制剂,并根据患儿个体情况加用吗替麦考酚酯和糖皮质激素。考虑到吗替麦考酚酯类药物有影响儿童生长发育的风险,因此,仅在患儿不能耐受 CNI 相关不良反应(如癫痫及肾脏毒性等)、需停用或减量 CNI 时加用。术中无肝期甲泼尼龙的使用剂量为 10mg/kg,术后第一天静脉注射糖皮质激素剂量为 4mg/(kg·d),每天递减至术后 1 周更换为口服制剂,尽早撤除糖皮质激素。激素的应用会增加患儿的食欲,降低脂肪氧化、增加脂肪堆积,最终导致其体重过重,所以尽早停用激素是值得推荐的。免疫抑制过度使用易导致儿童围手术期出现感染,为动态平衡免疫抑制和移植感染,儿童移植术后需严密监测血药浓度和感染指标,如出现感染加重时,需减量或停用免疫抑制剂的使用。

【肝移植的并发症及处理】

肝移植术后常见并发症包括血管并发症、胆道并发症、排斥反应、肺部感染、小肝综合征、出血及急性肾衰竭等。儿童各器官系统发育不完善,肝移植术后并发症较多,且儿童血管直径纤细,吻合难度大,因此儿童肝移植术后尤以血管并发症多见。

1. 血管并发症　包括动脉血栓、门静脉狭窄或血栓和静脉流出道梗阻,其中动脉血栓最常见且最严重,多发生于移植术后 1 周左右,与移植物的失去功能和患儿的病死率密切相关;与之相反,静脉并发症往往发生在移植术后晚期,且与移植物的失去功能或患者病死率关系并不密切。超声检查对肝动脉血栓检测的灵敏度较高,是首选的影像学检查手段,必要时可行肝血管造影等有创性检查或手术探查。如超声检查怀疑患儿门静脉狭窄时建议行 CT 血管成像,门静脉造影是目前诊断门静脉狭窄的金标准。

2. 胆道并发症　主要包括胆道狭窄和胆瘘,多发生于移植术后 1 周左右。肝动脉狭窄或血栓冷缺血时间过长及排斥反应是发生胆道狭窄的重要因素,胆道造影是诊断胆道狭窄的金标准。儿童肝移植术后胆瘘多见于肝切面和胆肠吻合口处,以吻合口瘘较常见。影像学检查对于胆瘘的早期诊断和治疗很重要,少量胆瘘患儿可予暂时留观或留置引流管,严密观察患儿腹痛及引流液情况,胆瘘严重者应积极行手术探查。

3. 排斥反应　根据排斥反应发生的时间、病理检验及临床表现,排斥反应分为超急性排斥反应、急性排斥反应和慢性排斥反应。儿童肝移植登记系统显示,排斥反应的发生率随着儿童月龄的增长逐渐增加,如 <1 岁和≥1 岁患儿的排斥反应发生率分别为 43.8% 和 57.9%。

4. 肺部感染　儿童肝移植术后感染多见于肺部感染、腹腔感染和血流感染,其中以肺部感染最为常见。肝移植术后肺部感染症状体征有:①患儿出现咳嗽、咳痰、肺部啰音等肺部症状体征,同时伴有发热或白细胞计数升高;②肺部影像学提示肺部炎症浸润性病变。儿童肝移植术后在常规预防性使用广谱抗菌药物的同时,给予拍背咳痰、雾化吸入等护理措施能促进痰液排出,改善肺部感染症状。

5. 小肝综合征　是导致原发性移植肝无功能的主要原因之一,影响活体肝移植效果的主要因素是移植物体积绝对或相对过小,易发生小肝综合征。儿童受者供肝质量与受者体重比正常值为 2%~4%。过小的移植肝不能满足患儿的功能需要,引起移植肝功能障碍,表现为术后持续性胆汁淤积、凝血功能紊乱、门静脉高压、顽固性腹水和肝性脑病。

6. 出血　包括腹腔出血和消化道出血,血管吻合口缝合不佳、患儿凝血功能差及腹腔感染是腹腔出血主要因素,研究报道其发生率为 4.9%~13.0%,随着儿童肝移植手术技术日趋完善,腹腔出血发生率逐渐减少。少数患儿因肝炎复发造成肝硬化导致食管胃底静脉曲张出血;另一方面,由于患儿移植术后长期服用免疫抑制剂和糖皮质激素类药物,引起消化系统溃疡,造成消化道出血。

【儿童肝移植的展望】

虽然中国内地儿童肝移植的总体疗效与发达国家之间仍存在差距,但是我国的儿童肝移植事业正在兴起,外科技术日趋成熟,活体肝移植已逐渐成为主要的移植类型。另外,近年来国家大力推广的器官捐献政策获得了较明显的成效,极大地缓和了儿童尸体器官短缺状态;多形式儿童肝移植如劈离式肝移植、婴幼儿单段活体肝移植、婴幼儿超减体积活体肝移植、辅助性肝移植、多米诺肝移植等技术的逐步开展也使得越来越多的终末期肝病患儿获得了肝移植的机会。然而，目前全国各个中心在儿童肝移植的操作与管理中尚无统一标准，且相关学科间缺乏交流与合作。

不过，随着中国儿童肝移植的临床实践提供理论的不断提升，我国儿童肝移植事业将会有更好的发展。

拓展知识点

近年来，随着微创外科技术以及手术设备快速发展，"精准与微创"的外科理念更多地应用到了临床治疗中，代表微创领域最高技术的达芬奇机器人也被更多地运用到了外科手术中。在肝移植领域，2013 年，Giulianotti 团队报道了首例机器人辅助成人肝移植活体右半肝切除，该团队以完全微创的方式进行手术，通过下腹切口安全取出供肝，供体和受体术后均恢复良好，无并发症。从而为机器人技术在儿童肝移植领域的应用打下基础，同时它也正式开启肝移植的机器人时代。在肝移植供肝切除术中，达芬奇机器人辅助切取供肝被认为是一种可以替代腹腔镜的更好选择，除了传统的腹腔镜手术所提供的优势外，达芬奇机器人能够放大 10~15 倍立体清晰的手术视野，使得外科医生更容易分辨肝脏血管，从而把门静脉、肝动脉、肝静脉以及左右肝管精确细致的游离，在狭窄的解剖区域完成人手难以完成的精细化操作，而对周围组织损伤较小，降低患者术后并发症的发生率，提高潜在供者进行手术的意愿。当然，目前该技术仍处于发展阶段，临床试验仍在进行，多种新系统尚在开发，但相信在不久的将来机器人技术一定会对儿童肝移植领域产生深远影响。

（高志刚）

第十六节　胆石症和胆囊炎症

导　读

儿童胆石症是指在胆囊、肝内外胆管的任何部位发生结石的一种疾病。其临床表现差异较大，大多数患儿无症状。典型症状为右上腹或上腹部阵发性或持续性疼痛，可放射至右肩胛部或背部，可伴有恶心、呕吐，最常见的并发症为胆囊炎。胆石症及胆囊炎症的诊断首选超声检查。胆囊结石的治疗包括饮食调整、药物溶石、腹腔镜保胆取石术等。当出现或合并急性胆囊炎时，应早期应用抗菌药物和镇痛药物，积极评估是否需手术切除或紧急引流。

儿童胆石症（cholelithiasis）是指在胆囊、肝内外胆管的任何部位发生结石的一种疾病。胆石由胆固醇、胆红素钙盐或棕榈酸钙盐、蛋白质和黏蛋白混合构成。根据胆石的主要组分分为胆固醇型、胆色素型以及混合型 3 种，其中以胆固醇型最为常见。胆石症临床表现差异较大，大多数患儿无症状，典型症状为胆绞痛，最常见的并发症为胆囊炎（cholecystitis）。此类与胆囊结石存在相关的胆囊炎症性疾病称为急性结石性胆囊炎（acute calculous cholecystitis，ACC），此外急性非结石性胆囊炎（acute acalculous cholecystitis，AAC）在儿童中也较常见。

【流行病学】

胆囊疾病在儿童中是一种相对罕见的疾病。在 2000 年以前，每 1 000 例胆囊疾病病例中只有 1.3 例儿童病例。然而，近几十年来，儿童胆石症的发病率呈上升趋势，患病率为 0.13%~1.9%，主要与儿童肥胖症的流行相关。除了肥胖，另一个导致儿童胆石症发病率随时间增加的因素是长期接受全肠外营养和/或有潜在异常导致短肠综合征的危重新生儿的生存率的提高。AAC 是儿童急性胆囊炎最常见的形式，占儿童期所有急性胆

425

囊炎病例的 50%~70%,而在成人中仅占所有病例的 5%~10%。

【病因和发病机制】

1. 胆石症　胆道结石的成因与多种因素有关。任何影响胆固醇与胆汁酸和磷脂浓度比例和造成胆汁淤积的因素都能导致结石形成。

（1）遗传因素:胆囊结石的患病率存在显著的人种差异和家族聚集性。研究发现,致石基因是结石产生的遗传基础,目前小鼠体内已发现近 100 种基因可能与胆囊结石有关。2007 年首次证实 *ABCG8* 为人类胆囊结石的易感基因,随后,越来越多的人类致石基因被发现。目前在动物和人类中发现的胆囊结石相关基因大部分编码胆固醇和胆汁酸合成代谢以及转运过程的关键蛋白。

（2）胆汁中胆固醇-胆汁酸平衡紊乱:胆汁中胆固醇/胆汁酸平衡紊乱致使胆固醇病理性过饱和是胆固醇结石形成的先决条件。肝细胞分泌胆固醇过多或肝细胞分泌进入胆汁的胆汁酸和磷脂的降低及游离胆固醇增多促进胆囊结石形成。

（3）胆囊运动受损:胆囊周而复始的收缩与舒张驱动胆汁的肠肝循环。胆囊收缩与舒张驱动异常致使胆汁长期淤积,促进胆固醇结晶析出,也促使胆囊胆汁过度浓缩,最终形成结石。

（4）肠道因素:肠道中胆固醇吸收增加、肠道蠕动减慢是促进结石形成的重要因素。除此以外,在胆汁形成的几乎所有阶段,胃肠道和胆道的微生物群都参与其中,包括脂质代谢、胆固醇代谢、生物转化和胆汁酸的肝肠循环,研究发现胆结石的发生与菌群异常密切相关。

（5）在儿童中,胆结石发病机制的相关危险因素包括:①胆囊或胆道系统畸形或解剖结构变异;②细菌、病毒、寄生虫感染;③代谢因素、饮食和生活方式如肥胖、胰岛素抵抗、血脂异常等;④长期禁食、长期接受全肠外营养;⑤遗传因素如进行性家族性肝内胆汁淤积、囊性纤维化等;⑥与胆色素结石形成相关的因素有溶血性疾病(镰状细胞病、遗传性球形红细胞增多症、丙酮酸激酶缺乏症等)、克罗恩病、短肠综合征等;⑦药物如利尿剂、头孢曲松、生长抑素类似物、激素补充治疗等;⑧脓毒血症、既往心脏或腹部手术等。

2. 非结石性胆囊炎　其存在多种发病机制,这些机制可以追溯到两种主要类型的胆囊损伤:胆汁淤积所致的化学损伤及胆囊缺血,危险因素包括感染、胆囊排空障碍、胆囊壁血管病变、大型非胆道手术,以及败血症、休克等重症疾病。

【临床表现】

1. 胆囊结石　大多数患儿无症状,仅在腹部影像学检查时偶然发现。胆囊结石的典型症状为胆绞痛,但只有少数患儿会出现,多在油腻饮食后发作,疼痛位于右上腹或上腹部,呈阵发性或持续性疼痛阵发性加剧,可放射至右肩胛部或背部,可伴有恶心、呕吐。除胆绞痛之外,部分患儿也可表现为嗳气、早饱、腹胀、胸痛等非特异症状,对于有非典型症状但无胆绞痛的患儿,即使影像学证实存在胆石,仍应评估有无其他疾病。

2. 肝外胆管结石　平时一般无症状,当出现胆管梗阻和细菌感染时,可表现为较典型的 Charcot 三联症:腹痛、寒战高热、黄疸。

3. 肝内胆管结石　多数患儿无症状,仅在腹部影像学检查时偶然发现,常见临床表现为急性胆管炎引起的腹痛、寒战高热,局限于某肝段、肝叶可无黄疸,严重者可发生脓毒症休克,反复胆管炎可导致多发肝脓肿,长期梗阻可致肝硬化。

4. 并发症

（1）胆囊炎:是胆囊结石最常见的并发症,由胆囊管梗阻和致病菌胆道逆行感染引起,通常表现为发热、右上腹持续性剧烈疼痛,可放射至肩背部,墨菲征阳性。

（2）急性胆源性胰腺炎:当胆石暂时性堵塞壶腹部时,患儿可表现为急性胰腺炎,肝生化指标升高。

（3）Mirizzi 综合征:是胆石症较罕见的并发症,胆石嵌顿在胆囊管,导致胆总管或肝管受压。患儿可表现为黄疸、发热、右上腹疼痛,但只有 44%~71% 的患者会出现所有三种症状。最常见的起病特征是疼痛,其次是黄疸和胆管炎。

【辅助检查】

1. 实验室检查　不论是无症状期或疼痛发作期,无并发症的胆石症患儿实验室检查均正常。若发生胆囊炎、胆管炎,可见白细胞、C 反应蛋白(C-reaction protein,CRP)、丙氨酸氨基转移酶(alanine aminotransferase,ALT)、碱性磷酸酶、胆红素升高。若淀粉酶及脂肪酶升高≥3 倍,则提示发生胆源性胰腺炎。

2. 影像学检查

（1）超声:腹部超声是胆石症的首选检查,其诊断胆石症的准确率可达 95% 以上。在非紧急情况下,在腹部超声检查前患儿应至少禁食 8 小时,因为当胆石在扩张胆囊中被胆汁包围时,显像最为清晰。超声检查时,胆石表现为强回声灶,可产生声影,并出现重力依赖性。腹部超声还可发现胆囊肿大、胆囊周围积液、胆囊壁增厚(>4mm)、超声墨菲征等胆囊炎征象(图 8-16-1)。内镜超声对常规腹部超声检查未发现的胆囊微小结石有较高的检出率。

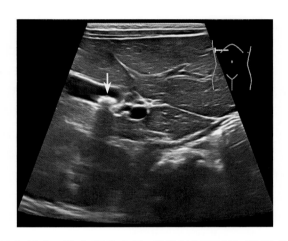

图 8-16-1 男,2 岁 3 个月,多发结石(肾脏、胆囊、胆总管)。腹部超声提示胆囊颈强回声影,考虑胆囊结石(白色箭头)

(2)其他影像学检查:计算机断层扫描(computed tomography,CT)可发现胆管扩张和结石的部位(图 8-16-2),但对不含钙结石的显示不佳。CT 对急性胆囊炎的识别度不高,但它可以准确地显示胆囊增大和胆囊壁增厚,识别急性胆囊炎的并发症如胆囊穿孔、胆囊周围脓

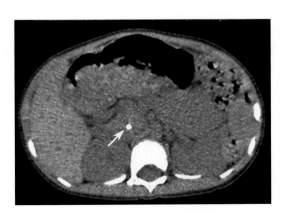

图 8-16-2 男,2 岁 3 个月,多发结石(肾脏、胆囊、胆总管)。腹部 CT 平扫提示胰头区高密度影,考虑胆总管胰头段结石(白色箭头)

肿等。磁共振胰胆管成像(magnetic resonance cholangiopancreatography,MRCP)对结石显示不满意,但可发现胆道梗阻的部位,可作为二线选择。若经常规影像学检查不能明确诊断的病例,可行内镜下逆行胰胆管造影(endoscopic retrograde cholangiopancreatography,ERCP)(图 8-16-3)、内镜超声、经皮肝穿刺胆道造影检查。

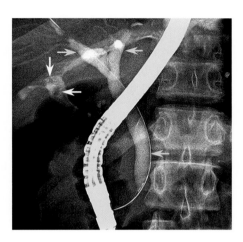

图 8-16-3 男,14 岁 2 个月,胆石症。ERCP 示胆囊多发充盈缺损(白色箭头),肝内外胆管轻度扩张(黄色箭头)

【诊断】

胆石症不管有无临床症状,均依赖于影像学检查。急性胆囊炎需结合临床表现、实验室检查、影像学检查进行综合判断(表 8-16-1)。

表 8-16-1 急性胆囊炎诊断标准

诊断标准	内容
A. 局部炎症表现	①墨菲征;②右上腹包块、疼痛和/或压痛
B. 全身炎症表现	①发热;②C 反应蛋白升高;③白细胞计数升高
C. 影像学检查	急性胆囊炎的影像学表现
疑似诊断:A 1 项+B 1 项	
确切诊断:A、B、C 各 1 项	

急性胆囊炎的严重程度不同(表 8-16-2),治疗方法和预后不同。

【鉴别诊断】

1. 胆总管囊肿 是一种少见的肝内外胆管部分良性扩张性疾病,Todani 等将其分为 5 型:Ⅰ型,肝外胆管囊肿(最常见,占 90%);Ⅱ型,憩室

表 8-16-2　急性胆囊炎严重程度分级

严重程度	内容
重度	急性胆囊炎合并以下≥1 个器官功能不全 1. 心血管功能障碍　低血压需要多巴胺≥5μg/（kg·min），或使用去甲肾上腺素 2. 神经系统功能障碍　意识障碍 3. 呼吸功能障碍　氧合指数<300mmHg 4. 肾功能障碍　少尿，血肌酐>176.8μmol/L 5. 肝功能不全　国际标准化比值>1.5 6. 凝血功能障碍　血小板计数<100×10⁹/L
中度	急性胆囊炎合并以下中的 2 项可诊断 1. 白细胞计数 >8×10⁹/L 2. 右上腹触及压痛的肿块 3. 明显的局部炎症（坏疽性胆囊炎、胆囊周围脓肿、肝脓肿、胆汁性腹膜炎、气肿性胆囊炎）
轻度	急性胆囊炎不伴随中度和重度局部或全身炎症表现

样扩张；Ⅲ型，胆总管开口部囊性脱垂；Ⅳ型，肝内外胆管扩张；Ⅴ型，肝内胆管扩张（Caroli 病）。典型临床表现为腹痛、腹部肿块和黄疸三联症，常并发肝内外胆管结石、胆管炎、胰腺炎，胆管癌为其最严重并发症。B 超为首选影像学检查，而 CT 及 MRCP 则能提供囊肿与胆管及周围组织的关系，指导后续手术治疗，对于合并胆道结石或胆胰管合流异常的胆总管囊肿，ERCP 可明确诊断并行取石、置管引流等治疗。

2. 胆胰管合流异常　是指胰管和胆管在十二指肠外汇合形成较长的共同通道，使 Oddis 括约肌失去对胰胆汇合部的正常约束作用，导致胆汁和胰液互相逆流，主要表现为胆源性胰腺炎和胆道结石、胆管炎，部分患儿因胆汁逆流激活胰蛋白酶原引起胰腺炎反复发作，ERCP 是诊断的金标准。

3. 溶血性疾病　如地中海贫血、遗传性球形红细胞增多症、镰刀细胞性贫血导致的反复血管外溶血。红细胞经脾脏时被破坏，产生大量胆红素，经胆汁排泄不畅，少数可并发胆石症，表现为发热、腹痛、黄疸。

【治疗】

对于诊断为胆囊炎的患儿，治疗目标是祛除病因、缓解症状、预防复发、防治并发症。

1. 基本治疗　急性胆囊炎一旦诊断明确，在评估是否需手术切除或紧急引流的同时，应禁食，并维持水、电解质、酸碱平衡。早期应用抗菌药物和镇痛药物，持续监测生命体征和血流动力学指标。

2. 急性胆囊炎的抗菌治疗

（1）建议在任何有创性诊疗操作开始时抽取胆汁送细菌培养，尽可能在使用抗菌药物前采集胆汁样本并完成细菌学检查，初步判断细菌类型。

（2）抗生素使用时机：轻度和中度急性胆囊炎应在诊断明确后 6 小时内；重度急性胆囊炎，通常合并感染性休克的表现，需在诊断明确 1 小时内使用。

（3）抗生素选择：轻度和中度急性胆囊炎可给予第二、三代头孢菌素，同时联合硝基咪唑类药物，如甲硝唑注射液，首剂 15mg/kg，继以 7.5mg/kg q.6~8h.。合并基础疾病、既往有腹腔感染或胆道手术病史等复杂情况时，可使用 β- 内酰胺酶抑制剂复合制剂或碳青霉烯类，如头孢哌酮/舒巴坦 30~60mg/（kg·d）q.6~12h.，严重感染可增至 240mg/（kg·d）q.6h.，或选择哌拉西林/他唑巴坦 240mg/（kg·d）q.8h.、亚胺培南西司他丁 60mg/（kg·d）q.6h.、厄他培南 30mg/（kg·d）q.12h. 等。重度急性胆道感染可给予第三、四代头孢类，同时联合硝基咪唑类药物；或直接使用 β- 内酰胺酶抑制剂复合制剂或碳青霉烯类或替加环素 2.4mg/（kg·d）q.12h.，如头孢哌酮/舒巴坦、哌拉西林/他唑巴坦、亚胺培南、美罗培南、厄他培南等。

需要注意的是，任何抗菌药物均不能替代解除胆道梗阻的治疗措施。

（4）停药指征及抗菌药物疗程：

停药指征：①体温正常 72 小时以上；②腹痛及腹部压痛、反跳痛等临床表现缓解或消失；③血常规白细胞计数正常；④降钙素原 <0.05μg/L；⑤重度急性胆囊炎患者，血流动力学指标及重要器官功能恢复正常。

轻、中度急性胆囊炎患者抗菌药物治疗仅在

术前或手术中使用,术后应用尽量不超过 24 小时,重度急性胆囊炎患者抗菌药物治疗至感染控制(手术切除或胆囊穿刺造瘘术)后 4~7 天。

3. 手术治疗　对于符合手术指征、手术风险评估合适的急性胆囊炎患者,推荐在急性胆囊炎起病 72 小时内行胆囊切除术,以获得良好的近、远期预后。特殊情况下,如炎症程度较轻、患者全身情况可耐受手术、就诊于具有一定经验的高级别医院的胆道中心,可根据实际情况适时实施胆囊切除术。对于不适合手术的患者,推荐在保守治疗或胆囊引流术 1~3 个月后,再次评估患者的全身状态和胆囊炎症情况,符合手术条件者行胆囊切除术。

4. 胆囊结石的治疗

(1)饮食调整:建议规律、低脂、低热量膳食,并提倡定量、定时的规律饮食方式。

(2)口服药物溶石治疗:有症状的患者如不宜手术,且腹部超声检查评估为胆囊功能正常、X线检查阴性的胆固醇结石,可考虑口服溶石治疗,常用的药物有熊去氧胆酸(ursodeoxycholic acid, UDCA),能抑制肝脏胆固醇的合成,有利于结石中胆固醇逐渐溶解。推荐 UDCA 剂量≥10mg/(kg·d),应连续服用 6 个月以上,若服用 12 个月后腹部超声检查或胆囊造影无改善者即应停药。

(3)腹腔镜保胆取石术:对于无症状胆囊结石且胆囊功能良好或者炎症轻微的患者,可以尝试腔镜下保胆取石术。

(4)ERCP:近年来 ERCP 在儿童的应用逐渐增多,尤其对于伴随胰胆管畸形的患者,ERCP 可兼顾诊断与治疗的作用。在急性胆道梗阻伴发感染,且患者一般情况不佳无法耐受手术时,可通过 ERCP 进行快速的内引流解除梗阻,挽救患者的生命。但单纯无症状胆囊结石一般不采用 ERCP 处理。

5. 缓解胆绞痛症状　胆绞痛急性发作期间应予禁食及有效的止痛治疗。推荐治疗药物首选非甾体抗炎药,如双氯芬酸,0.5~2mg/(kg·d),分 2~3 次口服;吲哚美辛,1.5~2.5mg/(kg·d),分 3~4 次口服;或镇痛剂(如哌替啶)。但临床上仍以解痉药更常用,包括阿托品 0.01~0.02mg/kg,2~3 次/d,根据剂型皮下注射或口服;山莨菪碱 0.1~0.2mg/kg,1~2 次/d,肌内注射。需要注意的是,这些药物并不改变疾病转归,且可能掩盖病情。因吗啡可能促使括约肌痉挛进而增加胆管内压力,故一般禁用。

匹维溴铵为临床常用的消化道钙离子通道拮抗剂,可用于治疗胆道功能紊乱有关的疼痛,其直接作用于 Oddis 括约肌表面的钙离子通道,从而缓解括约肌痉挛,改善胆道系统的压力梯度,不建议儿童使用。

6. 常见并发症的处理

(1)慢性胆囊炎急性发作:会导致胆囊内胆汁淤积合并感染,如果感染未能及时控制,胆囊壁会出现坏疽,最终可导致胆囊穿孔,临床上可出现感染性休克症状,危及生命,此时应以外科治疗为主。

(2)急性胆源性胰腺炎:对于急性胆源性胰腺炎伴胆总管梗阻、胆管炎的患者,宜行经内镜逆行性胰胆管造影术、经皮穿刺肝胆管引流术或手术治疗。对于急性胆源性胰腺炎伴胆囊结石、胆囊炎的患者,宜尽早行胆囊切除,防止急性胰腺炎复发。

(3)Mirizzi 综合征:Mirizzi 综合征的解剖成因是胆囊管与肝总管伴行过长或者胆囊管与肝总管汇合位置过低,邻近胆囊壶腹(Hartmann 袋)的结石压迫肝总管或胆总管,炎症反应反复发作可导致胆囊肝总管瘘管,胆囊管消失,结石部分或全部堵塞肝总管。Mirizzi 综合征患者的治疗以外科手术为主。

> 🌐 **拓展知识点**
>
> 　儿童胆结石属于少见疾病,但随着近年来儿童肥胖的增多,儿童胆石症的发病率也随之提高。儿童胆石症的病因往往较难明确,溶血性疾病可能是其中较常见的疾病。对于选择保守治疗的儿童胆石症患者,进一步明确原因是难点,文献对于儿童胆石症的病因报道也缺乏大样本的研究。
>
> 　相较于成人对于胆囊炎胆石症的大量研究,儿童这方面研究较少,对于治疗缺乏多中心大样本的研究,尤其是胆囊切除术后对于儿童的营养是否有长期的影响需要寻找更多依据。

(邓朝晖)

第十七节　胰腺疾病

一、急性胰腺炎

导　读

急性胰腺炎（AP）是一种胰酶在胰腺内被提前激活而引起胰腺自身消化的一种炎症性疾病。常表现为持续性中上腹痛、恶心、呕吐，脂肪酶及血、尿淀粉酶增高，是临床常见的急腹症之一。儿童 AP 的病因与成人不同，以感染、先天性胰胆管疾病常见。诊断是基于特征性胰源性腹痛、血清淀粉酶和/或脂肪酶≥正常上限的 3 倍、影像学检查符合 AP 表现。治疗根据 AP 的严重程度有所不同，主要包括液体治疗、抑制胰酶分泌、疼痛管理和营养支持等。

急性胰腺炎（acute pancreatitis，AP）是由于胰酶在胰腺内被提前激活而引起胰腺自身消化的一种炎症性疾病。临床表现主要为持续性中上腹痛、恶心、呕吐，伴血清淀粉酶、脂肪酶增高。

【流行病学】

儿童 AP 发病率约（3.6~13.2）/100 000，发病率低于成人。儿童 AP 常见于 5 岁以上儿童，约 15%~35% 的儿童 AP 会复发，急性复发性胰腺炎与胰胆管异常、自身免疫性胰腺炎、代谢性疾病、遗传性胰腺炎相关。

儿童 AP 大多数情况下病情轻，呈一过性良性过程，预后好。AP 的病死率常与全身性疾病相关，但病死率总体上偏低，绝大多数研究患者病死率均 <5%。

【病因和发病机制】

1. **病因**　儿童 AP 的病因与成人不同，成人主要是胆石症和酗酒，而儿童常见病因主要包括感染、胰胆管疾病、系统性疾病、代谢性疾病、药物、外伤等，但仍有约 30% 左右的患儿病因不明，被统称为特发性。

（1）感染：是儿童 AP 较常见的危险因素，以病毒感染居多，包括腮腺炎病毒、单纯疱疹病毒、柯萨奇病毒等，多数属于轻症。其他沙门氏菌、链球菌、支原体等病原感染引起的脓毒血症也可伴发胰腺炎。

（2）胰胆管疾病：①胆道疾病不仅是成人也是儿童 AP 的常见病因，但儿童以先天结构畸形多见，如胆总管囊肿、胰胆管合流异常（图 8-17-1）等；②胰腺结构异常，如胰腺分裂（图 8-17-2）、环状胰腺（图 8-17-3）等，胰腺分裂与胰腺炎的关系还存在一定的争议。

（3）系统性疾病：目前较为明确的是川崎病、过敏性紫癜、系统性红斑狼疮、炎症性肠病等疾病均可并发急性胰腺炎或复发性胰腺炎，可能的机制是胰腺自身免疫损伤或血管炎相关。

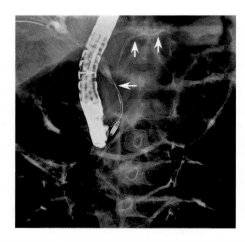

图 8-17-1　胆胰管合流异常合并胆总管囊肿
胆总管（黄色箭头）汇入主胰管（白色箭头），汇合点以上肝外胆管扩张

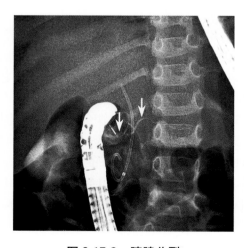

图 8-17-2　胰腺分裂
ERCP 下切开刀插入副乳头并造影示背侧胰管（白色箭头）全程显影，单猪尾支架示意主乳头位置

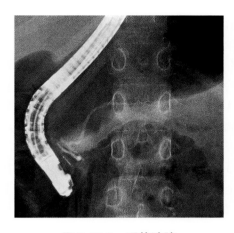

图 8-17-3　环状胰腺
患儿生后因环状胰腺行手术治疗,ERCP 造影发现环状胰腺主胰管起始段纡曲呈环形

（4）药物:儿童是药物相关胰腺炎的高危人群,可能与药物的直接毒性使得胰腺分泌功能受损及患儿胰腺组织的高敏感性有关。常见的相关药物左旋天冬酰胺酶（L-asparaginase,L-ASP）、丙戊酸、激素、6-巯基嘌呤等。特别是 L-ASP,具有较高的 AP 风险,发病率在 2%~16%。

（5）代谢性疾病:诱发 AP 最常见的为高脂血症,儿童以肥胖、家族性高脂血症多见,高血脂可促进胰液内脂质沉着或脂肪微血栓形成,进而诱发胰腺炎。其次是高钙血症,血钙可通过促进胰管钙化、增加胰液分泌和促进胰蛋白酶原激活引起胰腺炎,如原发性甲状旁腺功能亢进、维生素 D 过多等。

（6）创伤:多由腹部外伤所致,车祸伤多见。经内镜逆行胰胆管造影术（endoscopic retrograde cholangiopancreatography,ERCP）后也可导致胰管内损伤后胰腺炎。

（7）遗传因素:基因突变是复发性胰腺炎和慢性胰腺炎常见的原因,在儿童急性胰腺炎病因的比例不到 10%,最常与儿童胰腺炎相关的突变是阳离子胰蛋白酶原（serine protease inhibitor kazal type 1,PRSS1）、囊性纤维化跨膜转导调节因子（cystic fibrosis transmembrane conductance regulator,CFTR）、丝氨酸蛋白酶抑制剂（serine protease inhibitor kazal type 1,SPINK1）和糜蛋白酶-C（chymotrypsin C,CTRC）。

2. 发病机制　AP 的发病机制尚无统一定论,现有的共识认为各种病因虽然致病途径不同,但具有共同的分子基础,胰蛋白酶原的过早活化激活消化酶引起的腺体自我消化,引起胰腺腺泡细胞坏死及局部组织损伤是急性胰腺炎发病的主要环节。正常胰腺分泌的消化酶有两种形式:一种是有生物活性的淀粉酶、脂肪酶和核糖核酸酶等;另一种是以前体或酶原形式存在的无活性的酶,如胰蛋白酶原、糜蛋白酶原、前磷脂酶、前弹性蛋白酶、激肽释放酶原等。正常情况下,合成的胰酶绝大多数是无活性的酶原形式,胰腺腺泡的胰管内含有胰蛋白酶抑制物质,抑制酶的提前激活。当胰液进入十二指肠后,在肠激酶作用下,首先激活胰蛋白酶原形成胰蛋白酶,在胰蛋白酶作用下激活各种胰消化酶原形成有生物活性的消化酶,对食物进行消化。一旦各种消化酶被提前激活,其中起主要作用的活化酶磷脂酶 A_2、激肽释放酶、胰血管舒缓素、弹性蛋白酶和脂肪酶等,产生大量血管活性物质,如组胺、缓激肽等,各种炎症介质的释放导致循环血量减少从而产生休克等脏器功能损伤。此外,外溢出的活化胰酶可导致细胞介质再次释放,引起全身性炎症反应综合征（systemic inflammatory response syndrome,SIRS）,SIRS 进一步引起巨噬细胞及中性粒细胞的超活化,并释放组织损伤介质,引起循环衰竭、急性肾损伤、急性呼吸窘迫综合征等多器官功能衰竭。

【临床表现及分类】

1. AP 的临床表现　主要为上腹部疼痛,性质为钝痛、钻痛或刀割样疼痛,可向腰背部放射,进食后腹痛可加重,前倾位或屈膝位可部分减轻,可伴恶心、呕吐、腹胀等,婴幼儿可能表现为烦躁、哭闹、精神状态不佳等。重症患者可出现低血压、休克、呼吸困难、少尿等。如渗液流入腹腔,则出现急性腹膜炎体征。如渗液透过腹膜后进入皮下组织,可分解皮下脂肪,引起毛细血管出血,使局部皮肤青紫,在脐周表现为 Cullen 征,腰背部表现为 Grey Turner 征。

2. 急性胰腺炎的分类

（1）间质性水肿性胰腺炎:此类型更常见,影像学上提示胰腺弥漫性或者局限性肿大。腹部增强 CT 显示胰腺实质相对均匀强化,胰周轻度炎性改变,伴或不伴少许胰周渗出（图 8-17-4）。

（2）坏死性胰腺炎:坏死性胰腺炎最常见的表现为胰腺及胰周组织坏死（图 8-17-5）。病程较长者可并发脓肿、假性囊肿或瘘管形成。由于胰

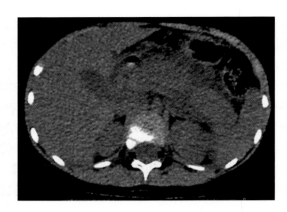

图 8-17-4 间质性水肿性胰腺炎
胰腺肿胀,胰周少量渗出

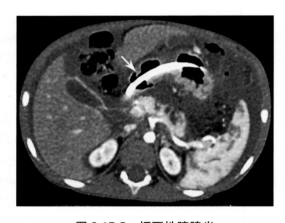

图 8-17-5 坏死性胰腺炎
胰管扩张,胰腺坏死,胰周及腹腔内广泛积液,胰瘘形成

液外渗和血管损伤,部分病例可有化学性腹水、胸腔积液和心包积液,并继发细菌感染或脏器功能损伤。

【辅助检查】

1. 血清标志物 用于诊断 AP 的主要生化指标包括血清淀粉酶和脂肪酶,但血清淀粉酶和脂肪酶与疾病的严重程度相关性不高。血淀粉酶在发病后 2~6 小时开始升高,12~24 小时达高峰,轻型 24~72 小时可恢复正常。血清脂肪酶在发病 24 小时后开始升高,持续时间较长,可维持 1 周以上,有助于诊断延迟就诊的 AP 患者。对于胰腺炎的诊断,脂肪酶是敏感性(87%~100%)和特异性(95%~100%)更高的指标。

2. 生化指标 一些实验室检测指标测定有助于判断 AP 的病情。通常血清电解质、血尿素氮、肌酐和全血细胞计数对监测体液/水化状态和肾功能非常重要,转氨酶、血脂检查可用于鉴别胆源性或胆石症、高脂血症等病因,并用于评估器官

受累情况。监测呼吸状态可警示临床医生注意患者由轻度到中度或重度进展。

3. 影像学检查 如果病史或临床表现以及血清的生化标志物可以诊断 AP,那么没有必要对早期 AP 进行影像学检查。影像学检查主要用于确诊胰腺坏死、胰腺炎并发症,包括积液等,或明确是否存在胆结石/胆道疾病或解剖异常等因素。

(1)腹部超声:非侵入性、无辐射、具有较好的安全性。但超声在评估胰腺时可因结构干扰而受限,如肠道内气体以及肥胖干扰检查。与增强 CT 比较,对胰腺的可视性敏感度较低。

(2)CT 检查:AP 的影像诊断的金标准是增强 CT,尽管如此,在儿童 AP 的诊断和治疗中并非必要选择,尤其是轻症 AP。在 AP 诊断不明确的病例,如临床症状较晚出现,或血清标志物水平低时,可能需要增强 CT 确诊。早期的影像表现可能会低估病变程度,AP 并发症也可能在早期影像中没有表现出来,因而增强 CT 最好在起病后 96 小时进行检查。在轻度 AP 病例,增强 CT 上可见胰腺均匀肿胀,胰周脂肪炎性改变或胰周积液。在重症病例中,增强 CT 上可见器官不均匀坏死灶或胰周组织坏死。此外,增强 CT 同样可以发现胰周积液或假性囊肿。

(3)磁共振成像(magnetic resonance imaging, MRI):MRI 通常不作为初期 AP 患者首选的影像检查,但它有助于评估后期并发症。MRI 在评估坏死组织上比增强 CT 更敏感,可作为需要静脉造影剂但伴有肾损伤或对造影剂过敏的替代方法。

【诊断】

1. 诊断标准 以下标准符合 2 条可诊断为急性胰腺炎:

(1)特征性胰源性腹痛(上腹部,有或没有放射到腰背部)。

(2)血清淀粉酶和/或脂肪酶≥正常上限的 3 倍。

(3)影像学检查符合 AP 表现:胰腺肿大、渗出、坏死等。

如果腹痛剧烈,血清淀粉酶/或脂肪酶 <3 倍正常上限,确认诊断应依靠影像学检查。

2. 严重程度分级 成人用于评估预测重症胰腺炎的评分标准有 Ranson 评分、Glasgow 评分、BISAP 评分、APACHE Ⅱ 评分等。但目前儿童尚无统一的评分标准,因此对于儿童 AP,着重于评

估脏器功能和并发症,以鉴别胰腺炎的严重程度。

（1）轻度急性胰腺炎（mild acute pancreatitis, MAP）:无器官功能衰竭,没有局部或全身并发症, MAP 占 AP 的 60%~80%。

（2）中度重症急性胰腺炎（moderate severe acute pancreatitis, MSAP）:伴有局部或全身并发症, 有脏器功能损伤但不超过 48 小时,占 10%~30%, 病死率 <5%。

（3）重症急性胰腺炎（severe acute pancreatitis, SAP）:持续器官功能衰竭,超过 48 小时以上, 占 5%~10%。胰腺炎早期阶段发生 SIRS,当 SIRS 持续存在并发展就会出现持久的器官功能衰竭, 持久器官功能衰竭可能是单个或多个器官。

3. 并发症

（1）局部并发症:包括急性胰周液体积聚、胰腺假性囊肿、胰腺及胰周坏死。其他还包括胃流出道梗阻、消化道瘘、脾门静脉血栓形成以及结肠坏死等。

（2）全身并发症:包括器官功能衰竭、SIRS、脓毒症、腹腔内高压、腹腔间隔室综合征和胰性脑病等。

【鉴别诊断】

1. 上消化道穿孔 主要临床表现为腹痛突然加剧,可伴随恶心、呕吐等,查体提示腹肌紧张、肝浊音界的消失,腹部 X 线片见膈下有游离气体。

2. 急性胆囊炎 可表现为上腹痛、恶心、呕吐等,疼痛位于右上腹,常放射到右肩背部,墨菲征（+）,可伴随血及尿淀粉酶轻度升高,B 超和上腹部 CT 或胆道造影可明确。

3. 急性肠梗阻 疼痛为阵发性,伴有腹胀、呕吐、无肛门排气,查体肠鸣音亢进,有气过水声,腹部可见肠型,腹部 X 线可见液平。

【治疗】

1. 内科治疗 AP 的内科治疗主要包括液体治疗、疼痛管理与营养支持。

（1）监测和评估:对 AP 患者的监测可警示并发症的发生,包括 SIRS 和器官功能不全或衰竭,起病后前 48 小时要严密监测心脏、呼吸和肾脏功能情况,尿素氮、肌酐和尿量,作为适量液体治疗的指标和筛选急性肾损伤的指标,因为大部分并发症都会发生在这一时间段。

（2）液体治疗:AP 发作时由于炎性介质释放,导致体内血管收缩功能紊乱,有效血容量减少。同时因发病时消化道症状明显,经由消化道丢失液体及不愿进食等原因,共同导致体内有效循环血量减少。因而发病早期的液体治疗非常重要,早期补液有助于纠正低血容量,增加胰腺灌注,改善微循环和减少坏死,减少重症胰腺炎发生。诊断为 AP 的儿童应该 24~48 小时内给予生理需要量的 1.5~2 倍静脉维持输液量。儿童 AP 初始液体复苏应用晶体液,在急性期可以用乳酸林格液或生理盐水,根据脱水情况或血流动力学的评估结果决定输液速度,液体治疗成功的指标以脉搏率、血压、毛细血管再充盈时间、尿量等做综合判断。

（3）疼痛管理:儿童 AP 的疼痛管理目前日益得到重视。轻度疼痛时可应用对乙酰氨基酚或布洛芬进行镇痛管理,中度或重度疼痛时应考虑阿片类药物镇痛。镇痛药物的使用应遵循最简单、最有效、施药方式痛苦最小的原则进行。因此口服制剂是最常用的方法,当不能口服时,可选择静脉、皮下、肛门等给药方式。

（4）肠内营养（enteral nutrition, EN）和肠外营养（parenteral nutrition, PN）:推荐早期肠内营养,早期肠内营养可以降低感染、器官衰竭的风险并改善预后。入院后 24~48 小时内即开始经口喂养,不需要等待所有的实验室参数正常化或疼痛停止。在长时间不能 EN 的情况下,如肠梗阻、复杂瘘、腹腔间隔室综合征,为了减少机体分解代谢,需要考虑 PN。在病情许可的情况下,建议 EN 尽早开始,EN 和 PN 联合优于单一 PN。但在胰腺裂伤、断裂或导管破裂的患者中,目前尚不明确在急性期 EN 是否有害。

（5）抗生素的应用:对于无感染证据的 AP, 不推荐预防性使用抗菌药物。对于可疑或确诊的胰腺（胰周）或胰外感染（如胆道系统、肺部、泌尿系统、导管相关感染等）、胆管炎或感染性胰腺坏死的患者,可经验性使用抗菌药物,如碳青霉烯类、三代头孢等。并尽快进行体液培养,根据细菌培养和药物敏感试验结果调整抗菌药物。

（6）抑制胰腺外分泌:主要药物有奥曲肽和施他宁,生长抑素主要作用为抑制胰腺外分泌,阻止血小板活化因子引起的毛细血管渗漏。

（7）ERCP 在儿童 AP 的应用:儿童 AP 中, ERCP 的作用有限,ERCP 应用指征是胆总管结石引起的胆源性胰腺炎和胰管病变,如导管结石或导管渗漏几乎都用于继发于胆总管结石或淤泥的胆源性胰腺炎。成人患者有梗阻性黄疸和/或胆管炎,在起病后 48 小时内行 ERCP 检查。ERCP 对不伴胰腺炎的胆总管结石是安全和有效的,但在儿童胆总管结石或急性胆源性胰腺炎中,没有关于 ERCP 时机的具体建议。

2. 手术治疗 急性胰腺炎大部分不需要手术治疗,急性重症胰腺炎伴有胰腺坏死、化脓、腹腔间隔室综合征等情况需手术,以引流、清创、减压为主。

🌐 拓展知识点

1. 儿童 AP 并发症的治疗

(1)胰腺坏死、胰腺脓肿:坏死性胰腺炎经抗感染治疗无效后,需行胰腺坏死组织清除术,鉴于早期进行坏死组织切除存在较高病死率,建议在血流动力学及一般状态稳定时施行。胰腺脓肿可经皮、内镜或手术引流。

(2)胰腺假性囊肿:通常发生于胰腺炎 4 周之后。假性囊肿形成 6 周后无消退,直径 >5cm,或压迫周围脏器,伴发腹痛、感染、出血、囊肿破裂时,建议进行外科或 ERCP 干预。

2. 持续性血液净化(continuous blood purification,CBP)在儿童重症 AP 中的应用是近些年来出现的新疗法,主要通过弥散、吸附、对流机制,有效清除体内的炎症介质及细胞因子,维持内环境稳定从而阻断 SIRS 及多器官障碍综合征(multiple organ dysfunction syndrome,MODS)的发生,是治疗重型 AP 的有效方法。主要优点是血流动力学稳定,有效维持水、电解质、酸碱平衡,提高机体免疫力和全身各个系统的功能。对于重型 AP 的治疗,多建议于发病 48 小时内行 CBP,以及时阻止 SIRS 向 MODS 发展,从而改善预后。但目前 CBP 治疗的时机及时间、多种治疗模式的合理选择等尚需大量临床研究。CBP 治疗儿童重症 AP 临床应用较晚,部分报道提示 CBP 因阻断炎症反应进展,是安全、有效的早期治疗儿童重症 AP 方法。

(邓朝晖)

二、慢性胰腺炎

导 读

儿童慢性胰腺炎(CP)表现为胰腺炎反复发作,发病早、病程迁延,主要影响儿童营养状态和生长发育。遗传以及梗阻是儿童 CP 发生的高危因素。其诊断主要依赖影像学改变,尤其是磁共振胰胆管成像(MRCP)。治疗目标是减少胰腺炎发作次数,延缓内、外分泌功能的损害,保证儿童的营养需求和生活质量。内镜下逆行胰胆管造影技术(ERCP)是治疗儿童 CP 的一线治疗方案。确诊为 CP 的儿童应定期随访胰腺内、外分泌功能,监测亚临床消化不良和糖尿病的发展。

【流行病学】

慢性胰腺炎(chronic pancreatitis,CP)是指胰腺组织局灶或弥漫性慢性炎症及纤维化,具有进行性、持续性、不可逆性,最终引起胰腺实质损害及胰管狭窄、扩张,胰腺内外分泌功能进行性衰退。与成人相比,儿童 CP 临床特点及发病机制具有自身的特殊性,具有发病早、疾病频发的特点。由于临床对儿童 CP 的重视程度不够,流行病学不详,发病率从 0.5/100 000~10.3/100 000 不等。近年来,随着内镜下逆行胰胆管造影技术(endoscopic retrograde cholangiopancreatogy,ERCP)在儿童 CP 治疗的有效性,临床医生对 CP 认识逐步提高,其发现率逐年增高。

【病因和发病机制】

在成人,滥用酒精和胆石症是引起慢性胰腺炎的两大主要原因。儿童 CP 病因学与成人有所不同,基因变异是其最常见的危险因素,其他危险因素是梗阻、自身免疫、毒性和代谢因素。

1. 遗传性因素 国际儿童胰腺炎国际研究组织(The International Study Group of Pediatric Pancreatitis:In search for a cure,INSPPIRE)关于儿童 CP 的横断面研究表明基因检测的阳性率是 67%,并且存在一种或多种易感基因。多是因为调控胰蛋白酶的基因变异,导致胰蛋白酶激活或者灭活异常诱发胰腺炎。比如最常见的 CP 相关突变阳离子胰蛋白酶原基因,又称丝氨酸蛋白水解酶 1（serine protease 1,PRSS1），是胰腺合成最多的分泌蛋白，也是发生胰腺癌的风险因素。Ⅰ型 KAZAL 丝氨酸蛋白酶抑制剂（serine protease inhibitor,kazal type 1,SPINK1）是一种有效的蛋白酶抑制剂，能特异性灭活胰腺内胰蛋白酶。囊性纤维化跨膜转导调节因子（cystic fibrosis transmembrane conductance regulator,CFTR）是囊性纤维化基因，*CFTR* 基因突变与慢性胰腺炎发病相关，但其发病机制尚不清楚。其他与 CP 发病相关的基因突变还包括 α_1-抗胰蛋白酶基因缺陷、胰腺结石蛋白基因缺陷，及其他消化酶基因突变，如胰凝乳蛋白酶原、弹性蛋白酶、肽链端解酶等。

2. **梗阻性病变** INSPPIRE 数据库中 Schwarzenberg 等报道 33% 的 CP 患儿存在胰管梗阻性病变。胰管梗阻导致胰液引流不畅，胰管高压引起胰腺细胞破裂诱发胰腺炎并反复发作。常见的是先天性胰腺分裂（pancreatic division,PD）和胆胰管合流异常（pancreaticobiliary malformations,PBM）。PD 主要是结构变异致大部分胰液经背侧胰管通过副乳头排出。而 PBM 是胰管和胆管两者汇合在十二指肠壁外，共同通道过长。见图 8-17-6 及图 8-17-7。

3. **代谢性疾病** 高血钙症可通过促进胰管钙化、增加胰液分泌和促进胰蛋白酶原激活引起胰腺炎，如原发性甲状旁腺功能亢进、维生素 D 过多等。其次是高脂血症，可促进胰液内脂质沉着或脂肪栓塞并发胰腺炎。

4. **自身免疫性胰腺炎**（autoimmune pancreatitis,AIP） AIP 是一种独特亚型的胰腺炎，是

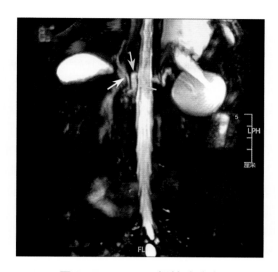

图 8-17-7 MRCP 慢性胰腺炎
主胰管显著扩张（黄色箭头），肝外胆管（白色箭头）无扩张

一种复杂的免疫介导的胰腺疾病，儿童发病率较低，在儿童 CP 风险人群中仅占 4%。免疫因素不仅能引起胰腺组织慢性、迁延性炎症，确切机制尚不清楚。据推测可能由于自身免疫异常，机体对胰腺组织特异性抗原（包括胰腺导管上皮靶抗原碳酸脱水酶）产生体液免疫及细胞免疫反应，从而引起胰腺组织慢性炎症和纤维化。

5. **特发性胰腺炎** 没有明确病因的一类慢性胰腺炎，称为特发性 CP，但是通过相关特殊检查有部分特发性胰腺炎仍可以找到确切的病因。研究发现，特发性 CP 潜在的病因主要包括 Oddi 括约肌运动功能障碍、PD 等。

【临床表现】

1. **腹痛** 与成人不同，儿童 CP 的腹痛程度不重，以至于儿童 CP 诊断很大程度上依赖于影像学表现、胰腺功能或胰腺炎的生化证据，而较少依赖于疼痛程度。

2. **营养不良** 儿童 CP 属于早期阶段，尚未累及外分泌功能。临床中常见的消瘦、营养不良以及维生素缺乏等多因为反复发作胰腺炎，以及传统严格限制饮食的治疗方式导致。

3. **内、外分泌功能不全** 与成人 CP 不同，儿童 CP 进展为内、外分泌功能的时间过程尚不清楚。因此，因胰腺内、外分泌功能不全导致营养物质吸收不良、腹泻以及糖尿病不常见。但 INSPPIRE 仍推荐 CP 患儿需每年评估一次内、外分泌功能。

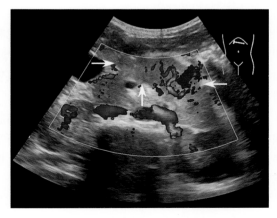

图 8-17-6 超声慢性胰腺炎急性发作表现
胰腺体积增大（白色箭头示胰腺轮廓），血流增多

【辅助检查】

1. 实验室检查

（1）肝功能检查：丙氨酸氨基转移酶（alanine aminotransferase，ALT）、天冬氨酸氨基转移酶（aspartate aminotransferase，AST）、γ-谷氨酰转肽酶（gamma-glutamyl transpeptidase，GGT）有助于评估是否是阻塞导致的胰腺病变，比如胆胰合流异常。

（2）血甘油三酯、血钙：CP 伴高甘油三酯血症者应考虑脂蛋白脂酶和载脂蛋白 C-Ⅱ 的遗传缺陷。伴高钙血症的原发性甲状旁腺腺瘤的患者中甲状旁腺功能亢进，如多发性内分泌瘤综合征Ⅰ型。

（3）基因检测：我国 CP 相关基因为 *PRSS1*、*SPINK1*、*CTRC*、*CFTR*，欧洲胰腺俱乐部/匈牙利胰腺研究小组指南推荐第二次发作胰腺炎以及第一次发作但有胰腺疾病家族史的儿童或青少年需要基因检测。

（4）内、外分泌功能：应每年评估一次胰腺内、外分泌功能。外分泌功能检测的金标准是直接测量法，外源性刺激促胰液素或胆囊收缩素分泌，测量胰管中胰液碳酸氢根和胰酶浓度。特异度和敏感度可达 90%~100%。但由于操作复杂，限制了它在儿科临床的应用。内分泌功能的检测同糖尿病的诊断标准：空腹血糖（fasting plasma glucose，FPG）≥7.0mmol/L 或随机血糖 ≥11.1mmol/L 或口服葡萄糖耐量试验（oral glucose tolerance test，OGTT）2 小时血糖 ≥11.1mmol/L。

（5）其他：病毒、IgG4 以及营养评估比如脂溶性维生素、血清白蛋白、前白蛋白、镁、视黄醇结合蛋白等。

2. 影像学检查　影像学主要表现为胰腺钙化、胰管结石、胰管狭窄、胰管扩张。检查方式包括 B 超、CT、磁共振胰胆管成像（magnetic resonance cholangiopancreatography，MRCP）、ERCP、内镜超声（endoscopic ultrasound，EUS），各类影像学检查方式的敏感性和特异性各异，观察目的也不同，见表 8-17-1。

（1）B 超：可以观察胰腺大小、形态，对于胰腺结石、钙化的敏感性高，对于胆胰管病变敏感性不如 MRCP。检查经济方便，在 CP 急性发作、随访中作为首选检查手段。由于儿童处于生长发育期，胰腺大小随之变化，凭借 B 超下胰腺大小并不能诊断慢性胰腺炎（图 8-17-8）。

表 8-17-1　CP 的影像学特征性表现

典型表现（下列任何一项）	（1）胰管结石
	（2）分布于整个胰腺的多发钙化
	（3）ERCP 显示主胰管不规则扩张和全胰腺散在不同程度的分支胰管不规则扩张
	（4）ERCP 显示主胰管完全或部分梗阻（胰管结石或蛋白栓），伴上游主胰管和分支胰管不规则扩张
不典型表现（下列任何一项）	（1）MRCP 显示主胰管不规则扩张和全胰腺散在不同程度的分支胰管不规则扩张
	（2）ERCP 显示全胰腺散在不同程度分支胰管扩张，或单纯主胰管不规则扩张，或存在蛋白栓
	（3）CT 显示主胰管全程不规则扩张伴胰腺形态不规则改变
	（4）超声或 EUS 显示胰腺内高回声病变（考虑结石或蛋白栓），或胰管不规则扩张伴胰腺形态不规则改变

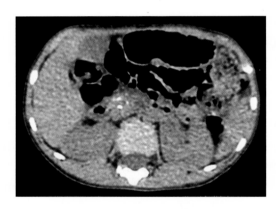

图 8-17-8　CT 示慢性胰腺炎胰头区多发高密度影，提示胰管小结石，胰腺钙化

（2）MRCP：是胰、胆管病变的首选。可观察到主胰管扩张、胰腺先天变异、胆管扩张或狭窄。因为无创、无放射性，在儿童 CP 的诊断中价值较高，逐步替代 ERCP（图 8-17-7）。

（3）腹部 CT：在 CP 急性发作时，用于评估胰腺损伤的严重程度以及并发症，因此，一旦病情进展，优先选择 CT。此外，对胰管结石、胰腺钙化敏感性优于 MRCP（图 8-17-8）。

（4）ERCP：是诊断 CP 的重要依据，但因其是有创性检查，目前仅在诊断困难或需要治疗操作时选用 ERCP（图 8-17-9）。

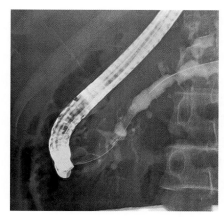

图 8-17-9　ERCP 提示慢性胰腺炎改变
主胰管及分支胰管扩张,主胰管阶段性狭窄

（5）EUS:可用于 5 岁以上的儿童,对胰腺实质病变、胰管异常、胰腺钙化、胆管结石敏感性高,此外,EUS 能辅助细针穿刺诊断 CP,并有助于并发症的治疗。

【诊断】

参照 INSPPIRE 的标准:①弥散性或局灶性胰组织纤维化、钙化,胰管结石、狭窄、扩张等改变伴周期性胰源性腹痛或胰酶升高(血淀粉酶或脂肪酶高于 3 倍正常值);②弥散性或局灶性胰组织纤维化、钙化,胰管结石、狭窄、扩张等改变伴胰腺内分泌功能不足;③弥散性或局灶性胰组织纤维化、钙化,胰管结石、狭窄、扩张等改变伴胰腺外分泌功能不足。符合上述任意一条即可确诊。

分析该诊断标准,儿童 CP 的诊断主要依靠患儿病史(反复发作性胰腺炎相关性腹痛)、病理学证据(弥漫性或局灶性胰组织纤维化、钙化)、血淀粉酶或脂肪酶高于 3 倍正常值、胰腺内、外分泌功能检测(内、外分泌功能不全)、影像学检查(胰腺钙化、胰管结石、胰管狭窄、胰管扩张)。而实际临床操作中,临床医师很难拿到病理学及内、外分泌功能检测证据,因此,影像学证据(胰腺钙化、胰管结石、胰管狭窄、胰管扩张)在 CP 的诊断权重最高,反复发作性胰腺炎加上影像学依据,临床上可诊断为 CP。

【鉴别诊断】

1. **病因鉴别**　包括遗传性、梗阻性、代谢性、自身免疫性等病因。

2. **与急性复发性胰腺炎(acute recurrent pancreatitis,ARP)鉴别**　ARP 与 CP 临床表现一样,均有胰腺炎反复发作,两者病因也有重叠性。

ARP 是进展为 CP 的风险因素,因此认为 ARP 是 CP 发生的早期阶段。但 ARP 在组织病理、胰腺损害严重程度以及预后与 CP 不同,需要加以鉴别。ARP:①指 AP 发作≥2 次(发作间期≥1 个月,且腹痛完全缓解;或间隔期内血清胰酶指标完全正常,且疼痛症状完全消退,则对 AP 发作间隔无时间要求);②不伴胰腺内、外分泌功能异常,或不可逆胰腺实质、胰管结构等异常表现。ARP 与 CP 鉴别的关键在于不伴有胰腺实质病变和胰管的改变,不伴有胰腺内、外分泌功能的损害。

【治疗】

包括保守治疗、ERCP 治疗和手术治疗。治疗目标是减轻痛苦,减少胰腺炎发作次数,延缓胰腺内、外分泌功能障碍。与急性胰腺炎不同,CP 多存在胰管结石、胰管结构的变化。内科保守治疗只能通过饮食控制、胰酶抑制剂治疗胰腺炎的急性发作,并不能真正对 CP 的反复发作进行有效干预,目前公认 ERCP 是 >8 岁以上儿童 CP 一线治疗方法。

1. **疼痛管理**　儿科 CP 的疼痛管理经验有限,可以通过药物和/或 ERCP 或手术途径进行处理。药物包括对乙酰氨基酚、非甾体抗炎药和麻醉性镇痛药。一般情况下,应以非麻醉性镇痛药为主,对于无法控制的疼痛可用麻醉性镇痛药。此外,可通过 ERCP 或外科手术解除胰管梗阻缓解疼痛。以上措施无效者,可考虑完全性胰岛切除术和自体胰岛移植。

2. **胰酶替代治疗(pancreatic enzyme replacement therapy,PERT)**　当生长和体重增加不令人满意或存在胰腺外分泌功能不全症状比如大便次数增多、脂肪泻、腹胀、食欲过盛时,应考虑 PERT。4 岁以下儿童每餐中应摄入 1 000U/kg 的脂肪酶;4 岁以上每餐 1 000U/kg 的脂肪酶。

3. **ERCP**　国际儿科内镜组织推荐 ERCP 作为 >8 岁小儿 CP 的一线干预手段。指征是胰管梗阻导致腹痛或者胰腺炎反复发作、胰管结石。ERCP 通过乳头胰管括约肌切开术、胰管取石及主乳头扩张术、胰管支架植入等达到清理胰管、减压的治疗目标。具有高成功率、低并发症、可重复性等优点。

4. **外科手术治疗**　手术治疗指征是保守治疗或 ERCP 治疗失败后,尤其是慢性疼痛仍持续存在,且患儿反复发作导致多次住院。外科手术方式主要有引流术、部分或全胰切除术及两者联合手术3种方式,其中单纯减压引流术在儿童中应用最多。术中保护胰腺功能是外科手术的首要目标。另外,手术无效可行全胰切除术并自体胰岛移植,但目前国内该技术在儿童的应用经验尚不足。

5. 支持治疗　发生营养不良在慢性胰腺炎患儿中非常普遍,全身营养状况对儿童体格生长发育至关重要,因此在确定存在营养风险的患儿应提供膳食咨询和营养干预。总体应遵循的原则是健康均衡饮食,少食多餐,适当脂肪含量摄入。慢性胰腺炎患儿消化吸收不良较常见,常存在脂溶性维生素缺乏,影响钙的吸收,预防措施是足量补充钙质、维生素,保障热量和蛋白水平的供给。

🌐 拓展知识点

ERCP技术:应用于儿童CP的诊断和治疗,其安全性和有效性逐步得到认可,成为儿童CP的一线诊疗手段。正因为有ERCP的介入,我国儿童胆胰疾病包括CP的诊断和治疗水平得以提高。随着ERCP的进一步开展,ERCP相关的Spygalss系统、胆管内超声及cellvizio共聚焦激光显微内镜等新技术也将辅助ERCP,相辅相成,应用于儿童胆胰疾病,从而真正提高诊断与治疗能力。

附:胰腺假性囊肿

导　读

儿童胰腺假性囊肿(PPC)是胰腺病变的并发症,诊断主要依靠影像学检查,注意和真性囊肿的鉴别。无论囊肿大小、位置,如果没有症状者,等待自然吸收。囊肿直径>6cm、持续4周以上者,自然吸收可能性不大,需要干预。由于多数囊肿胰管与囊腔相同,内镜下逆行胰胆管造影技术(ERCP)干预是首选。

【流行病学】

胰腺假性囊肿(pancreatic pseudocysts,PPC)多由胰腺外伤或炎症导致胰腺损伤后的并发症。一般发生在起病后2周~14个月,平均时间为6周。因发病率并不高,儿童PPC无流行病学报道。

【病因和发病机制】

儿童PPC多由胰腺创伤后引起,占60%~70%,急性胰腺炎引起者占30%;不明原因占10%。胰腺创伤或炎症导致胰腺损伤,胰腺实质或胰管破裂,外漏的胰液、渗出液、坏死组织及血液等积聚于腹膜后间隙,刺激胰腺周围组织产生炎症反应及纤维结缔组织增生,形成纤维性假膜包裹积液,形成PPC。其发展是一个渐进的过程,早期只是胰周液体积聚,被腹膜完全吸收后可消失,也可逐渐增大形成假性囊肿。

【临床表现】

儿童PPC的临床表现主要以囊肿压迫症状为主。

1. 腹痛　多数患者表现为左上腹部疼痛,性质为持续性或阵发性钝痛,可向左背部放射,可能是囊肿压迫胃肠道及腹膜后神经丛所致。

2. 腹部包块　可在上腹部扪及。其表面光滑、质韧、有波动感、活动度差,少数囊内感染可伴压痛。

3. 胃肠道症状　由于囊肿对胃肠道的压迫及胰腺外分泌不足,可表现为恶心、呕吐、腹胀、腹泻及便秘。

4. 发热　多为不规则发热,可能是由于胰腺炎及坏死物质吸收所致。

5. 其他表现　囊肿对胆总管的压迫可表现为梗阻性黄疸;由于囊内出血,失血过多可造成贫血;消瘦及营养不良。

【辅助检查】

胰腺损伤后,血淀粉酶和尿淀粉酶都会不同程度地升高。除生化指标外,影像学检查对PPC的诊断至关重要。

1. B超　因简便易行、安全高效,是作为首选的辅助检查。B超中上腹部或左上腹可探及囊性包块,为液性暗区,内可见弱回声光点沉积,可随体位变化而移动,囊内如有感染则囊肿回声增强。

2. CT　对PPC的诊断准确率高达98.1%,可作为诊断金标准。表现为胰腺或胰周囊性病灶,常为单房液性密度影,部分病例可有分隔和钙化,也可因含有血性物质或蛋白坏死碎片等而密度较高,增强后无强化(图8-17-10)。

【诊断和鉴别诊断】

根据病史、症状和体征,结合生化检查及影像学的辅助下即可作出诊断,需与胰腺真性囊肿(先

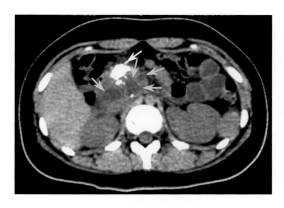

图 8-17-10　CT 示慢性胰腺炎改变
胰头区高密度影（白色箭头）示多发胰管结石，胰头区低密度影（黄色箭头）为多发假性囊肿

天性胰腺囊肿和肿瘤性囊肿）鉴别。

1. 先天性胰腺囊肿　多见于婴幼儿，为胰腺发育异常，先天性胰腺囊肿与假性囊肿鉴别，前者囊壁衬有上皮细胞，囊壁薄，多为影像学偶尔发现；后者囊壁为纤维组织而无上皮细胞，囊壁较前

者为厚，多有胰腺炎病史。如果诊断不明确者，可行内镜超声下囊肿穿刺活检，穿刺液为清亮透明液体，细胞学检查可见正常上皮细胞，囊液富含淀粉酶。

2. 肿瘤性囊肿　儿童少见，是少见的胰腺外分泌肿瘤，包括胰腺浆液性囊腺瘤、胰腺黏液性囊腺瘤和囊腺癌。多无胰腺炎和胰腺损伤史；血清淀粉酶正常；B 超和 CT 检查一般为多囊或有分隔，囊壁光整且厚薄不均，常有囊壁钙化，与邻近脏器很少粘连；确诊仍有赖于术前、术中和术后病理学检查。

【治疗】
儿童 PPC 的治疗包括保守治疗、B 超或 CT 引导下经皮置管引流、内外引流、囊肿切除及内镜腹腔镜引流术等。文献报道，70% 急性 PPC 可自行吸收，因此主张 PPC 如无症状，可定期随访，无需治疗。>6cm 的囊肿持续 4 周以上自行吸收的可能性较小。

🌐 **拓展知识点**

内镜技术引流是根除胰腺假性囊肿的新方法。目前内镜技术常用于治疗假性胰腺囊肿的方法有：ERCP 经乳头引流（图 8-17-11A、B、C）、内镜下经胃或十二指肠壁引流术（图 8-17-12A、B、C）以及腹腔镜胃腔内手术。

ERCP 经乳头引流适用胰腺导管与囊肿相通者，操作方便且更符合生理解剖；对于胰腺假性囊肿与主胰管不相通者选择内镜下经消化腔内穿刺引流；腹腔镜胃腔内手术，即将腹腔镜手术器械直接穿刺入胃腔，结合经口插入的内镜在胃腔的空间内对胃壁后的囊肿进行手术。这是一种完全不同于传统腹腔镜手术的全新概念的微创技术，大大简化手术步骤，降低手术危险性和创伤程度。

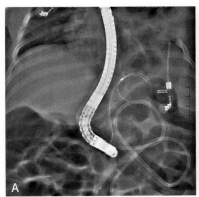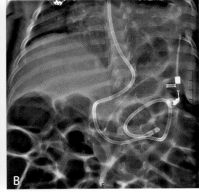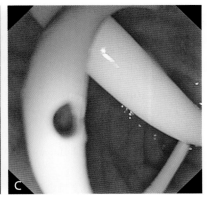

图 8-17-11　ERCP 经乳头引流
A. ERCP 下导丝进入假性囊肿内盘圈；B. 支架植入假性囊肿内；C. 内镜下表现：绿色为单猪尾支架，黄白色为空肠管

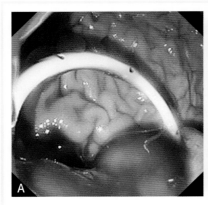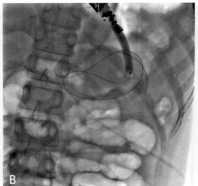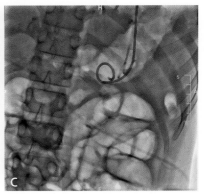

图 8-17-12 内镜下经胃或十二指肠引流

A. 双猪尾支架一侧位于胃腔内,见褐色引流液;B. EUS 引导下经胃穿刺扩张穿刺路径;C. ERCP 下双猪尾支架另一侧置于囊腔内

（邓朝晖）

参考文献

[1] ARCHIE JG, COLLINS JS, LEBEL RR. Quantitative standards for fetal and neonatal autopsy. Am J Clin Pathol, 2006, 126: 2566-2565.

[2] STRINGER MD. Clinical anatomy of the newborn//Puri P, editor. Newborn surgery. 3rd ed. London: Hodder Arnold, 2011: 29-38.

[3] BURT AD, DAY CP. Pathophysiology of the liver//MacSween RNM, Burt AD, Portmann BC, et al. Pathology of the liver. 4th ed. Philadelphia: Churchill Livingstone, 2002: 67-106.

[4] Diseases of The Liver in Children Murray, KAREN FH, SIMON. Anatomy and Development of the Liver. Springer New York Heidelberg Dordrecht London, 2014: 3-23.

[5] 方峰, 俞蕙. 小儿传染病学. 5 版. 北京: 人民卫生出版社, 2020: 98-111.

[6] JOANS MM, LOK ASF, MCMAHON BJ, et al. Antiviral therapy in management of chronic hepatitis B viral infection in children: A systematic review and meta-analysis. Hepatol, 2016, 63 (1): 307-318.

[7] KARNSAKUL W, SCHWARZ KB. Management of hepatitis C infection in children in the era of direct-acting antiviral agents. J Viral Hepatitis, 2019, 26 (9): 1034-1039.

[8] 中华医学会儿科学分会感染学组, 全国儿科临床病毒感染协作组,《中华儿科杂志》编辑委员会. 儿童巨细胞病毒性疾病诊断和防治的建议. 中华儿科杂志, 2012, 50 (4): 290-292.

[9] RAWLINSON WD, BOPPANA SB, FOWLER KB, et al. Congenital cytomegalovirus infection in pregnancy and the neonate: consensus recommendations for prevention, diagnosis, and therapy. Lancet Infect Dis, 2017, 17e: 177-188.

[10] CHERRY JD, HARRISON GJ, KAPLAN SL, et al. Feigin and Cherry's textbook of pediatric infectious diseases. 8th ed. Philadelphia: Elsevier, 2018: 1450-1471.

[11] OKANO M, KAWA K, KIMURA H, et al. Proposed guidelines for diagnosing chronic active Epstein-Barr virus infection. Am J Hematol, 2005, 80: 64-69.

[12] 中华医学会儿科学分会, 全国儿童 EB 病毒感染协作组. 儿童 EB 病毒感染相关疾病的诊断和治疗原则专家共识. 中华儿科杂志, 2021, 59 (11): 905-911.

[13] KAWA K, SAWADA A, SATO M, et al. Excellent outcome of allogeneic hematopoietic SCT with reduced-intensity conditioning for the treatment of chronic active EBV infection. Bone Marrow Transplantation, 2011, 46: 77-83.

[14] BLESSMANN J, LINH PV, NU PA, et al. Epidemiology of amebiasis in a region of high incidence of amebic liver abscess in central Vietnam. Am J Trop Med Hyg, 2002, 66 (5): 578-583.

[15] TIRDAD TZ, RAZAN ER, STEPHEN A. KLOTZ. ZAKIM AND BOYER'S HEPATOLOGY: A Textbook of Liver Disease Seventh Edition 40 Bacterial and Miscellaneous Infections of the Liver. Elsevier 2016: 579-593.

[16] MISHRA K, BASU S, ROYCHOUDHURY S, et al. Liver abscess in children: an overview. World J Pediatr, 2010, 6 (3): 210-216.

［17］THAVAMANI A，UMAPATHI KK，KHATANA J，et al. Incidence Trends，Comorbidities，and Outcomes of Pyogenic Liver Abscess Among Children：A Nationwide Population-based Analysis. J Pediatr Gastroenterol Nutr，2020，71（1）：106-111.

［18］中华医学会儿科学分会内分泌遗传代谢学组，中华医学会儿科学分会消化学组等. 儿童非酒精性脂肪肝病诊断与治疗专家共识. 中国实用儿科杂志，2018，33（7）：487-492.

［19］LONARDO A，NASCIMBENI F，MAURANTONIO M，et al. Nonalcoholic fatty liver disease：Evolving paradigms. World J Gastroenterol，2017，23（36）：6571-6592.

［20］TOKUSHIGE K，IKEJIMA K，ONO M，et al. Evidence-based clinical practice guidelines for nonalcoholic fatty liver disease/nonalcoholic steatohepatitis 2020. J Gastroenterol，2021，56（11）：951-963.

［21］POLYZOS SA，KOUNTOURAS J，MANTZOROS CS. Obesity and nonalcoholic fatty liver disease：From pathophysiology to therapeutics. Metabolism，2019，92：82-97.

［22］HOOFNAGELE JH，BJÖRNSSON ES. Drug-induced liver injury - types and phenotypes. N Engl J Med，2019，381：264-273.

［23］European Association for the Study of the Liver. EASL clinical practice guidelines：drug-induced liver injury. J Hepatol，2019，70：1222-1261.

［24］MONOSTORY K，NAGY A，TOTH K，et al. Relevance of CYP2C9 function in valproate therapy. Curr Neuropharmacol，2019，17（1）：99-106.

［25］KUMACHEV A，WU PE. Drug-induced liver injury. CMAJ，2021，193（9）：E310.

［26］CHALASANI NP，MADDUR H，RUSSO MW，et al. ACG CLINICAL GUIDELINE：Diagnosis and Management of Idiosyncratic Drug-Induced Liver Injury. Am J Gastroenterol，2021，116（5）：878-898.

［27］MCGILL MR，JAESCHKE H. Biomarkers of drug-induced liver injury. Adv Pharmacol，2019，85：221-239.

［28］MACK CL，ADAMS D，ASSIS DN，et al. Diagnosis and management of autoimmune hepatitis in adults and children：2019 practice guidance and guidelines from the American Association for the Study of Liver Diseases. Hepatology，2020，72（2）：671-722.

［29］中华医学会肝病学分会. 自身免疫性肝炎诊断和治疗指南（2021）. 临床肝胆病杂志，2021，60（12）：1038-1049.

［30］中华医学会儿科学分会感染学组，中华医学会儿科学分会消化学组，《中华儿科杂志》编辑委员会. 婴儿胆汁淤积症诊断与治疗专家共识. 中华儿科杂志，2022，60：（10）990-997.

［31］MOYER V，FREESE DK，WHITINGTON PF，et al. Guideline for the evaluation of cholestatic jaundice in infants：recommendations of the North American Society for Pediatric Gastroenterology，Hepatology and Nutrition. J Pediatr Gastroenterol Nutr，2004，39（2）：115-128.

［32］FELDMAN AG，SOKOL RJ. Recent developments in diagnostics and treatment of neonatal cholestasis. Semin Pediatr Surg，2020，29（4）：150945.

［33］CHEN G，XUE P，ZHENG S，et al. A pathological scoring system in the diagnosis and judgment of prognosis of biliary atresia. J Pediatr Surg，2015，50（12）：2119-2123.

［34］GILBERT MA，BAUER RC，RAJAGOPALAN R，et al. Alagille syndrome mutation update：Comprehensive overview of JAG1 and NOTCH2 mutation frequencies and insight into missense variant classification. Hum Mutat，2019，40（12）：2197-2220.

［35］SAMBROTTA M，STRAUTNIEKS S，PAPOULI E，et al. Mutations in TJP2 cause progressive cholestatic liver disease. Nat Genet，2014，46（4）：326-328.

［36］GOMEZ-OSPINA N，POTTER CJ，XIAO R，et al. Mutations in the nuclear bile acid receptor FXR cause progressive familial intrahepatic cholestasis. Nat Commun，2016，7：10713.

［37］QIU YL，GONG JY，FENG JY，et al. Defects in myosin VB are associated with a spectrum of previously undiagnosed low γ-glutamyltransferase cholestasis. Hepatology，2017，65（5）：1655-1669.

［38］ZHANG J，YANG Y，GONG JY，et al. Low-GGT intrahepatic cholestasis associated with biallelic USP53 variants：Clinical，histological and ultrastructural characterization. Liver Int，2020，40（5）：1142-1150.

［39］PHAM YH，MILOH T. Liver Transplantation in Children. Clin Liver Dis，2018，22（4）：807-821.

［40］SHI W，YANG AM. Caroli disease：an update on pathogenesis. Chin Med J，2021，134：2844-2846.

［41］WANG ZX，LI YG，WANG RL，et al. Clinical classification of Caroli's disease：an analysis of 30 patients. HPB（Oxford），2015，17（3）：278-283.

［42］SOCHA P，JANCZYK W，DHAWAN A，et al. Wilson's disease in children：a position paper by the Hepatology Committee of the European Society for Paediatric Gastroenterology，Hepatology and Nutrition. J Pediatr Gastroenterol Nutr，2018，66（2）：334-344.

［43］中华医学会肝病学分会遗传代谢性肝病协作组. 肝豆状核变性诊疗指南（2022年版）. 中华肝脏病杂志，2022，30（1）：9-20.

［44］LI LT，LI ZD，YANG Y，et al. ABCB11 deficiency

presenting as transient neonatal cholestasis：Correlation with genotypes and BSEP expression. Liver Int，2020，40（11）：2788-2796.

［45］ZHANG J，LIU LL，GONG JY，et al.TJP2 hepatobiliary disorders：Novel variants and clinical diversity. Hum Mut，2020，41：502-511.

［46］GOMEZ-OSPINA N，POTTER CJ，XIAO R，et al. Mutations in the nuclear bile acid receptor FXR cause progressive familial intrahepatic cholestasis. Nature Communications，2016，7：10713.

［47］QIU YL，GONG JY，FENG J，et al. Defects in myosin VB are associated with a spectrum of previously undiagnosed low γ-glutamyltransferase cholestasis. Hepatology，2017，65：1655-1669.

［48］WANG L，QIU LY，XU HM，et al. MYO5B-associated diseases：Novel liver-related variants and genotype-phenotype correlation. Liver Int，2022，42（2）：402-411.

［49］MITCHELL E，GILBERT M，LOOMES KM. Alagille Syndrome. Clin Liver Dis，2018，22：625-641.

［50］LI L，DONG J，WANG X，et al. JAG1 Mutation spectrum and origin in Chinese children with clinical features of Alagille syndrome. PLoS ONE，2015，10（6）：e0130355.

［51］CARPENTER CD，LINSCOTT LL，LEACH JL，et al. Spectrum of cerebral arterial and venous abnormalities in Alagille syndrome. Pediatr Radiol，2018，48（4）：602-608.

［52］KAMENETS EA，GUSAROVA EA，MILOVANOVA NV，et al. Hepatic glycogen synthase（GYS2）deficiency：seven novel patients and seven novel variants. JIMD Rep，2020，53（1）：39.

［53］KISHNANI PS，SUN B，KOEBERL DD.Gene therapy for glycogen storage diseases. Hum Mol Genet，2019，28（R1）：R31-R41.

［54］DERKS TGJ，RODRIGUEZ-BURITICA DF，AHMAD A，et al. Glycogen Storage Disease Type Ia：Current Management Options，Burden and Unmet Needs. Nutrients，2021，13（11）：3828.

［55］SENTNER CP，HOOGEVEEN IJ，WEINSTEIN DA，et al. Glycogen storage disease type Ⅲ：diagnosis，genotype，management，clinical course and outcome. J Inherit Metab Dis，2016，39（5）：697.

［56］LIU M，SUN LY. Liver Transplantation for Glycogen Storage Disease Type Ⅳ. Front Pediatr，2021，9：633822.

［57］KISHNANI PS，GOLDSTEIN J，AUSTIN SL，et al. Diagnosis and management of glycogen storage diseases type Ⅵ and Ⅸ：a clinical practice resource of the American College of Medical Genetics and Genomics（ACMG）. Genet Med，2019，21（4）：772-789.

［58］BANFORD S，MCCORVIE TJ，PEY AL，et al. Galacto-semia：Towards Pharmacological Chaperones.J Pers Med，2021，11（2）：106.

［59］DELNOY B，COELHO AI，RUBIO-GOZALBO ME. Current and Future Treatments for Classic Galactosemia. J Pers Med，2021，11（2）：75.

［60］TRAN C. Inborn Errors of Fructose Metabolism. What Can We Learn from Them? Nutrients，2017，9（4）：356.

［61］BIJARNIA-MAHAY S，BHATIA S，ARORA V. Fructose-1，6-Bisphosphatase Deficiency.GeneReviews，Seattle，2019，12.5. PMID：31804789.

［62］STEFANOWICZ M，JANOWSKA M，PAWLOWSKA J，et al. Successful Liver Translantation in Two Polish Brothers with Transaldolase Deficiency.Children（Basel），2021，29：8（9）：746.

［63］KISHNANI PS，Al-HERTANI W，BALWANI M，et al. Screening，patient identification，evaluation，and treatment in patients with Gaucher disease：Results from a Delphi consensus. Mol Genet Metab，2022，135（2）：154-162.

［64］VALAMPARAMPIL JJ，GUPTE GL. Cystic fibrosis associated liver disease in children. World J Hepatol，2021，27；13（11）：1727-1742.

［65］BETAPUDI B，ALEEM A，KOTHADIA JP. Cystic Fibrosis And Liver Disease. 2022 May 8. In：StatPearls［Internet］. Treasure Island（FL）：StatPearls Publishing，2022 Jan，PMID：32310546.

［66］CAZZOLA M，STOLZ D，ROGLIANI P，et al. α1-Antitrypsin deficiency and chronic respiratory disorders. Eur Respir Rev，2020，29：190073.

［67］MESEEHA M，ATTIA M. Alpha 1 Antitrypsin Deficiency. 2021 Jul 25//StatPearls［Internet］. Treasure Island（FL）：StatPearls Publishing，2022 Jan.

［68］王天有，申昆玲，沈颖. 诸福棠实用儿科学.9 版. 北京：人民卫生出版社，2022.

［69］MAURO E，GADANO A. What's new in portal hyper-tension? Liver Int，2020 Feb，40（Suppl 1）：122-127.

［70］DE FRANCHIS R，BOSCH J，GARCIA-TSAO G，et al. Baveno Ⅶ - Renewing consensus in portal hypertension. J Hepatol，2022，76（4）：959-974.

［71］GINES P，KRAG A，ABRALDES JG，et al. Liver cirrhosis. Lancet，2021，398（10308）：1359-1376.

［72］YOSHIJ H，NAGOSHI S，AKAHANE T，et al. Evidence-based clinical practice guidelines for Liver Cirrhosis 2020. J Gastroenterol，2021，56（7）：593-619.

［73］SQUIRES JE，ALONSO EM，IBRAHIM SH，et al. North American Society for Pediatric Gastroenterology，Hepatology，and Nutrition Position Paper on the Diagnosis and Management of Pediatric Acute Liver Failure. J Pediatr Gastroenterol Nutr,2022,74（1）:138-158.

［74］BERARAI G,TUCKFIELD L,DELVECCHIO MT, et al. Differential Diagnosis of Acute Liver Failure in Children:A Systematic Review. Pediatr Gastroenterol Hepatol Nutr,2020,23（6）:501-510.

［75］中华医学会器官移植学分会,中国医师协会器官移植医师分会.中国儿童肝移植临床诊疗指南（2015版）.中华移植杂志(电子版),2016,12（1）:12-23.

［76］SUN H,WARREN J,YIP J,et al. Factors Influencing Gallstone Formation:A Review of the Literature. Biomolecules,2022,12（4）:550.

［77］DIEZ S,MÜLLER H,WEISS C. Cholelithiasis and cholecystitis in children and adolescents:Does this increasing diagnosis require a common guideline for pediatricians and pediatric surgeons? BMC Gastroenterol,2021,21（1）:186.

［78］中国医师协会胰腺病专业委员会慢性胰腺炎专委会.慢性胰腺炎诊治指南（2018,广州）.临床肝胆病杂志,2019,35（1）:45-51.

第九章 功能性胃肠病

第一节 功能性胃肠病总论

导 读

功能性胃肠病(FGID)是脑-肠互动异常,强调其症状产生与动力紊乱、内脏高敏感性、黏膜和免疫功能改变、肠道菌群变化及中枢神经系统调节功能异常有关。按年龄分为新生儿/婴幼儿FGID(共7种)和儿童/青少年FGID(共10种)。不同年龄儿童FGID的临床表现不一,主要基于个体发育阶段的不同,如生理的、自主的、情感的及智力的发育程度。FGID的诊断强调的是以症状为基础,如果没有报警征象,符合罗马IV诊断标准的就可以诊断。治疗上强调生物-心理-社会模式,强调健康宣教和医学人文教育,加强与监护人的沟通与交流,适当给予安慰,帮助监护人建立信心,减轻监护人的焦虑和挫败感;强调非药物治疗的重要性,注意药物治疗的适应证及方案的选择,注重心理干预及多学科会诊,加强随访评估。

【概述】

功能性胃肠病(functional gastrointestinal disorders,FGID)是指与年龄相关的、慢性或反复发作的,无法用器质性病变或生化异常来解释的一类胃肠道功能性疾病。1980年,世界知名胃肠病领域专家小组在罗马举行专门会议,制定了FGID的定义和规范化的试用诊断标准即"罗马标准",1994年发布了FGID的诊断标准,即"罗马I标准",直到1999年发布的罗马II标准才单列出儿童FGID分类,2006年罗马III标准根据年龄分为新生儿和婴幼儿(0~36月龄)和儿童(37月龄~18岁)2个年龄段,分别制定了各自相应的标准,2016年罗马IV标准强调诊断主要基于以症状为基础的循证依据,更新了需排除器质性疾病的观念,并对相应的诊断标准进行一系列的调整。罗马IV标准对FGID重新进行了定义,即又称为脑-肠互动异常,强调其症状产生与动力紊乱、内脏高敏感性、黏膜和免疫功能改变、肠道菌群变化及中枢神经系统调节功能异常有关。由此可见,FGID的罗马诊断标准是一个不断更新和发展的过程。

【分类】

新生儿/婴幼儿FGID主要分为7种:G1.婴儿反流;G2.反刍综合征;G3.周期性呕吐综合征;G4.婴儿绞痛;G5.功能性腹泻;G6.婴儿排便困难;G7.功能性便秘。儿童/青少年FGID主要分为三大部分共10种:H1.功能性恶心与呕吐疾病,包括H1a.周期性呕吐综合征、H1b.功能性恶心与功能性呕吐、H1c.反刍综合征和H1d.吞气症;H2.功能性腹痛疾病,包括H2a.功能性消化不良(2个亚型)、H2b.肠易激综合征(4个亚型)、H2c.腹型偏头痛、H2d.非特异性功能性腹痛;H3.功能性排便异常,包括H3a.功能性便秘和H3b.非潴留性大便失禁。每一种功能性胃肠病都有相应的诊断标准和处理方案。

【临床表现】

儿童时期的胃肠道症状可伴随着正常的发育过程,或是对内、外刺激不适应性的行为反应。不同年龄儿童FGID的临床表现不一,主要基于个体发育阶段的不同,如生理的、自主的、情感的及智力的发育程度。生后第1年,新生儿和婴儿无法表达恶心、疼痛等症状。幼儿和学龄前期儿童不能区分情绪或身体上的不适。因此,临床医生主要依据其监护人的描述和解释,并通过临床观察来诊断,同时要注意患儿症状对监护人情绪和行为能力上的影响。任何一项治疗计划都要兼顾患儿和监护人的感受,有效的治疗措施依赖于监护人的积极配合。对功能性胃肠疾病进行不适当的治疗会造成患儿不必要的身体和情感上的痛苦。

【诊断】

婴幼儿是一个特殊的群体,各器官系统发育及功能不完善,此阶段生长发育迅速;婴幼儿的喂养从单一乳类到接近成人的食物,是食物过渡的重要阶段;加之部分婴幼儿家庭对儿童健康照护知识不足,因此婴幼儿易出现呕吐、腹胀、腹痛(异常哭闹)、排便异常、食欲下降等症状,但未达到功能性胃肠病罗马Ⅳ标准,临床上诊断比较困惑。我国上海市闵行区婴幼儿及 15 个城市 4 202 例婴儿轻度胃肠功能紊乱发病率分别为 38.0% 和 33.6%,Howard 等随访观察了 700 例婴儿的 5 周龄~6 月龄阶段,15% 的家长报告自己的子女过度哭闹,但真正符合功能性胃肠病罗马 Ⅲ 诊断标准的婴儿只有 2%。为解决此问题,中华医学会儿科学分会消化学组等联合国内知名儿童消化专家初步命名并定义了"婴幼儿功能性消化不良综合征",即一组以反复发作的食欲下降、嗳气、腹胀、肛门排气增多,干呕或呕吐,反复哭闹或腹痛,排便异常(排便次数或排便量增多、粪便不成形、粪便见奶瓣或未消化的食物残渣较平时增多、粪便伴有酸臭味、粪便干结、排便次数 >2 次/周并无排便障碍)为主要表现,经过适当的医疗评估,症状不能归因于其他疾病的一组常见临床综合征。并分别制定了食欲下降;嗳气、腹胀、肛门排气增多;干呕或呕吐;反复哭闹或腹痛、排便异常等 5 个相应的诊断标准。《中国儿童功能性消化不良诊断和治疗专家共识(2022 版)》把功能性消化不良分成 3 个亚型:餐后不适综合征、上腹痛综合征和混合型,以适应临床不同表型的诊断需求。

FGID 的诊断强调的是以症状为基础,婴幼儿 FGID 可伴随正常的发育过程,大多为生理性或功能性,如果没有报警征象,符合罗马Ⅳ诊断标准的就可以诊断。注意患儿年龄、病程、症状的轻重、持续时间及间隙期的表现,有没有并发症或合并症。正确理解罗马Ⅳ标准,该标准并未包含所有临床上尚未定义的功能性胃肠病,相应的诊断条件也并不一定完全适合于我国儿童。对于未达到罗马Ⅳ标准的胃肠道症状婴幼儿,可用婴幼儿功能性消化不良综合征诊断标准进行诊断。

【实验室检查】

有些 FGID 的诊断,不需要实验室检查就可以诊断,如婴儿排便困难、反刍综合征;有些 FGID 的诊断,根据临床症状就可以诊断,如功能性便秘、婴儿反流;有些 FGID 的诊断,需要做一些实验室检查,如婴儿肠绞痛、功能性腹泻、功能性消化不良;有些 FGID 的诊断,需要做较全面的实验室检查进行鉴别诊断,如周期性呕吐综合征。要

根据患儿的情况,如果有警示症状和体征,结合实验室条件,有针对性地开展相关的检查,排除病理性或器质性病变。

【治疗】

FGID 大多是生理性、功能性的,强调生物-心理-社会模式的综合治疗,如果按器质性疾病来进行治疗,不仅达不到效果,反而会导致不良后果。注意患儿症状对监护人情绪和行为能力的影响,治疗计划要兼顾患儿和监护人的感受,需要评估监护人的精神状态,如抑郁状况以及是否缺乏社会帮助等。

1. 首要措施是健康宣教,加强与监护人及其家庭成员的沟通与交流,适当给予安慰,普及 FGID 知识,帮助监护人建立信心,减轻监护人的焦虑和挫败感。具体如下:①不同年龄 FGID 的临床表现不一,主要与个体不同的生长发育阶段有关;②要加强亲子互动和交流,满足婴儿的生理和情感需求,改善监护人与婴儿之间的关系,提高监护人的育儿能力;③加强监护人对疾病的认识,FGID 总体上并不危及生命,且大多数 FGID 随着年龄的增长可自行缓解,减轻监护人对婴儿健康的担忧;④给予监护人营养和喂养指导,宣传母乳喂养的优点,避免停止母乳喂养,或频繁更换配方,按时合理添加辅食,避免过分限制饮食给婴幼儿造成营养不均衡;⑤建议监护人记录婴儿饮食、排便和行为日记,并对监护人进行有效的安慰,帮助识别和避免诱发因素;⑥注重监护人文化、民族、习俗的多元性及其影响力。

2. 强调非药物治疗在儿童 FGID 治疗中的重要性,包括饮食管理、生活方式的改善及和谐的家庭环境,避免应激因素、压力和其他创伤。正确认识食物过敏(主要是牛奶蛋白过敏)与一些婴幼儿 FGID 症状的重叠性,如果高度怀疑牛奶蛋白过敏是可能的病因,对于母乳喂养儿可要求母亲饮食中回避牛奶,人工喂养的婴儿可将普通配方换成氨基酸配方粉或深度水解蛋白配方粉,观察 2~4 周,如果无效则认为牛奶蛋白过敏引起相关症状的可能性比较小,要进一步考虑其他因素。

3. 注意药物治疗的适应证、治疗药物的选择、药物使用剂量(包括初始剂量)和疗程及其可能的副作用。

4. 强化医学人文教育 导致儿童 FGID 的心理因素已越来越受到重视,医生诊疗过程中应具

备足够的同情心、耐心,积极给予情绪疏导。对于有明显心理因素或精神心理障碍的患儿,建议请心理科或精神科医生协助诊治。经专科医生全面评估后,给予必要的行为治疗、认知疗法或心理干预,及精神类药物治疗,必要时采取多学科会诊,制定个性化治疗方案。

5. 加强中西医结合 中药治疗以健脾开胃、消积导滞为主。成人临床研究显示中医药在 FGID 的治疗上有一定效果。对于儿童 FGID,大部分中医药缺乏临床疗效评估。中医强调整体观、辨证论治,综合调理脏腑功能,使机体达到"阴平阳秘"的健康状态,与 FGID 的个体化及综合治疗观念相吻合。因此,要加强中西结合临床研究,为中医药治疗儿童 FGID 提供有力的循证医学证据。

6. 随访 FGID 是功能性疾病,诊断强调的是以症状为基础,而症状往往是非特异性的,会引起临床上诊断困难,特别是对于与某些器质性疾病的症状有重叠或类似之处,但又没有报警症状或体征,未进行全面的实验室检查者。因此,要强调随访的重要性,如果按 FGID 处理,症状未改善,要注意诊断是否正确,治疗是否恰当,疗程是否足够,与监护人的交流是否充分,及时调整治疗方案。如果发现报警征象,或治疗效果仍不理想,要重新进行评估,以进一步明确诊断。

> 🌐 **拓展知识点**
>
> 由于 FGDI 是脑-肠轴互动异常,病理生理机制尚不清楚,涉及胃肠动力紊乱、内脏高敏感性、黏膜和免疫功能改变、肠道菌群变化及中枢神经系统调节功能异常,需要进一步加强基础和临床研究,运用分子生物学、组学、高通量测序及细胞和动物模型,寻找 FGID 生物标志物及潜在的治疗靶点。

(江米足)

第二节 婴儿反流

> **导 读**
>
> 婴儿反流是出生后第一年最常见的功能性胃肠病,其病程多为自限性,随着年龄的增长而逐渐自行缓解。溢奶或呕吐是婴儿反流最常见的表现,生理性反流一般在呕吐后没有不适感,未引起不良后果,生长发育不受影响。每天反流 2 次或以上,反流持续时间超过 3 周且无器质性改变的婴儿应考虑本病。婴儿反流不需要医学干预。

婴儿反流(infant regurgitation)是指胃内容物的逆向运动,通常指胃食管反流(gastroesophageal reflux,GER),也常见于健康婴儿。反流在婴儿期很常见,婴儿期咽下的食物或者分泌物易反流至食管、口腔和/或鼻腔,且月龄越小的婴儿更容易出现,尤以新生儿的发生率更高。当健康患儿反流持续发生超过 3 周,无其他并发症即考虑为婴儿反流。若反流引起并发症、导致组织损伤或炎症(例如食管炎、阻塞性呼吸暂停、气道高反应性疾病、吸入性肺炎、喂养和吞咽困难、生长迟缓等),应进一步评估存在胃食管反流病(gastroesophageal reflux disease,GERD)的可能。

【流行病学】

婴儿反流是一岁以内婴儿的常见病,且月龄越小越容易出现。研究表明,采用罗马Ⅳ标准诊断婴儿反流的患病率为 14.6%。41%~67% 的 4 月龄健康婴儿每天反流可达 1 次以上。婴儿反流的自然病史随着年龄的增长而改善。在健康婴儿中,生后 3 个月内,几乎有 50% 的婴儿每天至少有一次反流,但到 12 月龄时症状几乎完全消失。另有报道,生后 3~4 个月内为反流高峰期,可达41%,后逐渐下降,13~14 月龄时降至不足 5%。同时也存在个别健康婴幼儿的反流症状持续至 3 岁。其中大多数婴儿除了反流并无其他症状,如果出现其他并发症,应考虑存在并发 GERD 的可能。

【病因和发病机制】

1. 抗反流屏障功能低下

(1)食管下括约肌(lower esophageal sphincter,LES)是食管下段环形平滑肌形成的功能高压区,是最主要的抗反流屏障,LES 压力降低,是引起婴儿反流的主要原因。正常吞咽时 LES 反射性松弛,压力下降,通过食管蠕动推动食物进入胃内,然后压力又恢复到正常水平,并出现一个反应性的压力增高以防止食物反流。当胃内压和腹内压升高时,LES 会发生反应性主动收缩,使其压力超过增高的胃内压,起到抗反流的作用。如因某种因素使上述正常功能发生紊乱,LES 短暂性松弛(transit LES relaxation,TLESR),即可导致胃内容物反流入食管,左侧卧位可减少 TLESR 的次数。

(2)LES 周围组织作用减弱:小婴儿食管角(由食管和胃贲门形成的夹角,即 His 角)较大(正常为 30°~50°)及膈肌食管裂孔钳夹作用减弱,膈食管韧带和食管下端黏膜瓣解剖结构存在器质性或功能性病变,以及胃内压、腹内压增高等,均可破坏正常的抗反流功能。

2. 胃排空减缓 食管炎、激素分泌及胃动力异常等因素均可使胃排空减慢、胃内压升高、LES 松弛,从而导致反流。

3. 食管容积 是引起反流的另一因素,婴儿尤其是新生儿的食管容积只有成人的 1/20,因此婴儿反流物更容易达到食管上端位置。

4. 心理因素 婴儿反流可能是情绪紧张的一种表现。很多心理因素,包括看护人的焦虑或母亲的产后抑郁、婴儿性格急躁、环境压力等,都可影响婴儿的进食问题,如拒食和过度哭闹,并可导致生长发育迟缓。

【临床表现】

婴儿反流的临床表现轻重不一,主要与反流的强度、持续时间、有无并发症以及婴儿的年龄有关。

1. 反流 大多数患儿生后第 1 周即出现,另有部分患儿于生后 6 周内出现症状。部分婴儿还可表现为溢乳、反刍或吐泡沫,一般无恶心、呕血、误吸、呼吸暂停、生长迟缓、喂养或吞咽困难、姿态异常等。仅少数患儿表现为反复呕吐,呕吐程度轻重不一,多数发生在进食后,有时在夜间或空腹时,严重者呈喷射状,呕吐物为胃内容物,有时含少量胆汁。60% 患儿虽未经临床治疗可在 6 个月~1 年内自行缓解,可视为生理性反流,临床不需特殊治疗。

2. 反流物刺激食管引起的症状 反流物损伤食管黏膜使之发生炎症变化引起咽下疼痛,婴幼儿症状不典型,可表现为易激惹、睡眠不安、拒食和喂养困难,当食管炎症严重,发生糜烂或溃疡时,可出现呕血或黑便症状。

3. 食管外症状 部分患儿因吸入反流物可反复出现呛咳、哮喘、支气管炎和吸入性肺炎等呼吸道感染症状。个别出现鼻窦炎、中耳炎、喉炎等。

【辅助检查】

如果临床上仅表现为反流,没有其他相关症状,生长发育正常的话,没有必要进行相关辅助检查。如有其他症状或体征,需要进行鉴别诊断时,可做以下检查:

1. 24 小时食管 pH 动态监测 是诊断 GER 方便、快捷、先进的方法。其通过监测食管下端 pH 的改变,来了解反流的程度以及反流与症状、体位、进食的关系。一般当食管下端 pH 降到 4.0 以下持续 15 秒以上为一次酸反流。并以相关的检测指标来区分生理性和病理性反流。婴儿反流并不伴随器质性改变,通常为生理性的,通过该项检测方法,可以与 GERD 初步鉴别。

2. 电子胃镜检查及黏膜活检 检查安全可靠,此方法能直观判断食管黏膜是否存在损伤,结合病理学检查,可与 GERD 相鉴别。在检查的过程中,也可以发现患儿是否存在先天性上消化道解剖学异常。

3. 食管动力功能检查 食管测压是测定动力功能的重要方法。而食管高分辨率测压(high-resolution manometry,HRM)是新一代高效、简洁、快速的测压方法,对贲门失弛缓症、食管裂孔疝等具较高的诊断价值。

4. 食管多通道腔内阻抗监测(multichannel intraluminal impedance,MII)技术 该技术能识别食管内容物的运动方向及性质(液体、气体或混合反流),是有效的可以检测非酸反流的技术。MII 技术与 pH 监测技术联合可以识别出酸反流、弱酸反流、弱碱反流,可以更全面地监测 GER 以及 GER 反流物质的性质与成分,提高 GER 的诊断率。

5. 食管钡餐造影(GI) 可对食管的形态、运动状况、钡剂的反流和食管与胃连接部的组织结构进行评估,并能观察有无食管裂孔疝、贲门失弛缓症、食管狭窄等病变,但对 GER 诊断的敏感性和特异性均较差,可作为初筛手段。

【诊断】

婴儿反流在婴儿中很常见。根据罗马Ⅳ诊

断标准,3周~12月龄的婴儿必须满足以下2项条件可以诊断:①每天反流2次或以上,持续3周或更长时间;②无恶心、呕血、误吸、呼吸暂停、生长迟缓、喂养或吞咽困难、姿态异常。

现病史及体格检查可提供其他疾病的证据,包括与呕吐有关的代谢性、感染性以及神经系统的症状和体征。早产儿、生长发育迟缓以及口咽部、胸部、肺、中枢神经系统、心脏或胃肠道先天畸形,都被认为是GERD的危险因素。生长迟缓、呕血、大便潜血阳性、贫血、拒食和吞咽困难的患儿也要进行GERD的评估。

【鉴别诊断】

1. **婴儿呕吐**　呕吐是由自主神经和骨骼肌肉的中枢神经系统反射引起,通过小肠、胃、食管和膈肌的运动将胃内容物有力地推向口腔。

2. **婴儿反刍**　反刍是将咽下的食物返回到咽喉、口腔,吐出或咀嚼后再次咽下。

3. **胃食管反流病(GERD)**　当胃内容物反流引起食管内外并发症,导致组织损伤或炎症,如食管炎、阻塞性呼吸暂停、气道高反应性疾病、吸入性肺炎、喂养和吞咽困难、生长迟缓等,称为胃食管反流病。

4. **先天性上消化道解剖学异常**　当反流始于新生儿期;反流持续至1周岁以上;出现呕吐物含胆汁、脱水或其他并发症时,临床医生应进行评估以排除上消化道解剖学异常,如胃扭转不良、胃出口梗阻等。

【治疗】

婴儿反流呈现出自我完善的过程。因此,治疗目的是给予家长有效的解释,缓解症状,避免并发症的发生。减轻监护人对婴儿健康的担忧,有助于改善监护人与婴儿之间的互动关系。婴儿反流的管理并不需要医疗干预。多项随机对照试验表明,对反流或以反流和不适症状为主的疑似GERD婴儿应用质子泵抑制剂(proton pump inhibitors,PPI)并没有益处。PPI的不良反应主要为增加呼吸道和胃肠道感染的风险。

保守治疗方法包括餐后改变体位和增加食物的稠厚度。稠厚的食物和抗反流配方奶粉可以减少婴儿的反流。可推荐少量多餐,但并没有直接证据证明其有效性。餐后左侧卧位或俯卧位可减少反流,但睡眠时俯卧位或侧卧位可能增加婴儿猝死的风险。因此,美国儿科学会推荐睡眠时仰卧位。

(江逊)

第三节　婴儿肠绞痛

导　读

婴儿肠绞痛是一种行为综合征,特指婴儿长时间哭闹而难以停止的行为,而不是各种疾病所引起的平滑肌痉挛所导致的腹痛。对婴儿肠绞痛特异性诊治缺乏统一的标准。第一步首先是寻找提示器质性疾病的潜在的报警症状。如果没有报警症状存在,应对喂养技术进行评价,对家长和照护者进行健康教育,提供安抚和支持,让家长认识和识别婴儿饥饿和疲劳的征象,了解其原因和规律性。强调这种状况自然过程的自限性是非常重要的,应给予婴儿和家长适当处理,帮助婴儿度过这个特殊时期,避免过度干预。

婴儿啼哭是一种生理行为,出生后早期婴儿啼哭是发育象征,是生命最初几个月的自然组成部分,传达婴儿的一些基本的要求,婴儿通过啼哭沟通和表达自己,与母亲交流不适和痛苦。但婴儿过度的、无缘无故的啼哭或哭闹则可能是婴儿肠绞痛的表现之一,甚至可能是严重危及生命的疾病的表现。

绞痛通常是指由肾、胆囊或小肠疾病引起的腹痛,然而婴儿肠绞痛(infant colic)是一种行为综合征,特指婴儿长时间哭闹而难以停止的行为,而不是各种疾病所引起的平滑肌痉挛所导致的腹部疼痛。哭闹的发作是无明显诱因的,这也是监护人担忧的主要原因之一。肠绞痛婴儿的长时间的哭闹主要发生在下午或晚上,4~6周龄达高峰,12周龄开始逐渐缓解;但家长一般都认为过分的哭闹是由于胃肠道不适而引起的腹痛所致，并寻求儿科消化科医师诊疗。

【流行病学】

婴儿肠绞痛症状常见于 2 周龄~4 月龄的新生儿和婴儿，在生后 6 周为发作高峰期，3~4 个月会自行趋向好转，满 6 月龄以后基本消失；而对于早产儿，则一直要到相对于足月儿的年龄后 3~4 个月才会缓解。Lucassen 等对 2001 年开始的关于 0~3 月龄婴儿肠绞痛发生情况的 15 项社区调查进行系统综述，在前瞻性研究中，婴儿肠绞痛发生率为 3%~28%，而在回顾性研究中，婴儿肠绞痛发生率仅为 8%~40%，相当多的父母认为长时间哭泣不寻求或不需要专业帮助。纪文静等对我国 7 个城市 10 193 例 0~3 岁婴幼儿功能性胃肠病（functional gastrointestinal disorders，FGID）患病率进行分层随机抽样调查，1~2 个月的婴幼儿肠绞痛的发病率最高可达 10%，且随着年龄增加而逐渐减低。王硕等对我国 15 个主要城市的 4 202 例 1~12 月龄的常见婴儿胃肠道症状进行横断面调查，婴儿肠绞痛的发生率为 1.7%，主要集中在 0~5 月龄，满 6 月龄以后基本消失，大部分婴儿肠绞痛不会影响其生长发育。

【病因和发病机制】

引起婴儿肠绞痛的确切病因尚不清楚，没有证据显示肠道是不适的根源或婴儿肠绞痛时的哭吵是由于腹痛或身体其他部位疼痛而引起。目前认为与以下两方面因素有关联，一个是胃肠道因素所致，另一原因则是胃肠道外原因所致。胃肠道因素包括：乳糖酶生成不足、食物不耐受、食物过敏（包括牛奶蛋白过敏）、肠道微生物群改变、胃肠道功能不成熟、胃肠道动力障碍、胃肠道激素变化及胃肠道低度炎症等；这些原因引起 5-羟色胺分泌增加和胃动素受体表达增加而导致肠道蠕动亢进。胃肠道外原因有：喂养技术改变、亲子关系改变、中枢神经系统发育不成熟、行为学因素（母婴互动不足、母亲焦虑/产后抑郁），以及母亲吸烟/吸毒。

普遍认为婴儿肠绞痛可能是多因素的；近年来，肠道微生物菌群的改变与婴儿肠绞痛相关引起重视。肠道微生物群落、肠道炎症和微生物群落-肠-脑轴可能是其病理生理学的重要组成部分。有研究证实，婴儿肠绞痛的发生可能与肠道微生物定植的缓慢和异常模式以及婴儿早期肠道微生物群落的细菌种类多样性缺乏有关。这可能导致肠道微生物群代谢组学改变，细菌代谢组学的改变可能减缓肠道蠕动，增加肠道气体产生。母亲吸烟可能是诱发婴儿肠绞痛危险因素，婴儿性别、喂养方式、早产儿或足月儿，社会经济状况或季节变化、母亲年龄、学历和妊娠史与婴儿肠绞痛未发现有必然的联系。

【临床表现】

婴儿肠绞痛是 <5 月龄的健康婴儿过度哭闹、烦躁不安或易怒，发生没有明显原因，父母（照护者）无法安慰或安抚，难以缓解，没有生长停滞、发热或疾病，是婴儿常见的行为综合征，属于婴儿期 FGID 范畴。婴儿肠绞痛症状常见于 2 周龄~4 月龄的新生儿和婴儿，在生后 6 周为发作高峰期，3~4 个月会自行趋向好转，满 6 月龄以后基本消失；而对于早产儿，则一直要到相对于足月儿的年龄后 3~4 个月才会缓解。

【辅助检查】

病史询问和体格检查仍然是评价哭闹婴儿是否存在器质性严重疾病的基础和核心，并以病史询问、体格检查所发现的线索为基础，选择性进行系列检查。例如：粪便潜血、血常规、血乳酸和血氨、血生化、角膜荧光染色检查、心电图或心彩超检查、胸部和腹部 X 线检查、腹部超声检查、颅脑超声、X 线或 MRI 检查等；若为粪便潜血检查阳性需进行肛门指检。

【诊断】

Wessel 等在 1954 年首次描述，并提出判断的"三个法则"（3-3-3），即 Wessel 诊断标准：健康的婴儿每天哭闹近 3 小时，每周哭闹 3 天以上，超过 3 周。在烦躁哭闹发作期间，婴儿出现胀气，双腿弯曲，这种行为不能通过护理人员的常规干预而获得缓解。由于达到诊断的规定时间难以实施，Wessel 对诊断标准进行调整，改良 Wessel 诊断标准（3-3-1）：在任何 1 周时间内，每天持续哭闹 3 小时以上，每周至少发作 3 天。罗马基金会 FGID 国际协会对婴儿肠绞痛达成诊断标准。罗马Ⅲ诊断标准：适于自出生至 4 个月婴儿，易激惹，烦躁，哭闹的时间延长，无明显原因地开始和停止，持续时间≥3h/d，如果≥1 周时，则≥3d/周，经常在下午或夜间出现。罗马Ⅳ诊断标准分成以临床诊断为目的和以临床研究为目的。以临床诊断为目的，必须满足下列所有条件：症状起始和停止时婴儿必须 <5 月龄；无明显诱因下出现长时间的反复

的哭闹、烦躁或易激惹,监护人难以阻止和安抚;无生长迟缓、发热或疾病的证据。以临床研究为目的,婴儿肠绞痛诊断必须满足以上诊断标准,并符合以下 2 项条件:研究者或医生通过电话交谈或当面问诊时,监护人描述婴儿哭闹或烦躁每天持续 3 小时或以上,每周至少 3 天或以上有症状发作;24 小时内哭闹和烦躁时间达 3 小时或以上,需要前瞻性的调查如记录 24 小时行为日记来确认。目前,临床上普遍采用罗马Ⅳ关于婴儿肠绞痛诊断标准。

婴儿肠绞痛是一种常见的临床问题,是一种良性的、自限性的过程;大部分婴儿肠绞痛不会影响其生长发育和进食。然而,婴儿肠绞痛常常对婴儿和父母造成极大的痛苦,对家庭生活质量有显著的负面影响,导致父母焦虑、影响父母与婴儿间关系、增加儿童虐待风险、母亲产后抑郁及反复就医等。

【鉴别诊断】

婴儿通常通过哭闹来沟通和表达自己,婴儿哭啼可以由多种多样不同的原因所致,包括饥饿、需要关注或希望得到照护,甚至严重危及生命的疾病。肠绞痛婴儿的哭闹常见于出生后 2 周龄,多在 5 月龄缓解,因此,出生后 1 天开始持续的哭闹或哭闹持续超过 5 月龄为异常哭闹。对于哭闹婴儿,首先需要寻找非病理性因素,包括婴儿由于缺乏睡眠、饥饿及尿片脏、尿布皮疹、高温、噪声或光线的突然刺激引起的不适,特别强调在寻找其他原因前,应先寻找是否为这些原因所导致的婴儿啼哭。其次,就是寻找是否为社会心理原因所致,例如:家庭压力、焦虑等;是否为家长特别关注,父母亲对正常婴儿哭闹表现的误解。

婴儿啼哭鉴别诊断非常广泛,涉及每个器官系统(表 9-3-1)。在器质性疾病所致的原因中,最为常见的就是胃肠道原因,包括:错误的喂养方法,如喂养不足、过量喂养、过量吞下空气等;其次为牛奶蛋白过敏、乳糖不耐受及胃食管反流等。婴儿持续哭闹与牛奶蛋白过敏存在一定的关联性,牛奶蛋白过敏婴儿肠绞痛发生率高,严重肠绞痛婴儿应考虑牛奶蛋白过敏和胃食管反流可能;如怀疑有牛奶蛋白过敏,采取牛奶蛋白回避试验+激发试验,可以明确诊断。如怀疑胃食管反流病,采用少量多餐、左侧卧位、抬高头位等非药物措施,必要时采取质子泵抑制剂经验性治疗试验,有条件时进行 24 小时食管 pH 监测,可以明

表 9-3-1　引起婴儿哭闹可能的潜在严重病因或状态

器官/系统	潜在严重病因或状态
腹部	阑尾炎,肠旋转不良/肠扭转,肠套叠,嵌顿性/绞窄性疝,腹膜炎,胆总管结石,胰腺炎,肠梗阻
心脏	心肌炎,充血性心力衰竭,室上性心动过速
胸部	低氧血症,高碳酸血症,肺炎,支气管炎,急性气道梗阻(喉炎,异物,哮喘)
全身	菌血症,脓毒症,血容量减少,高胆红素血症
泌尿生殖器	睾丸/卵巢扭转,生殖器绞窄,泌尿系统感染,肾结石
头/眼/耳/鼻/喉	异物
血液	镰状细胞疾病,恶性肿瘤,中性粒细胞减少,血小板减少,贫血
皮肤/骨骼肌肉	化脓性关节炎,骨髓炎,手指绞窄,骨折,脱臼,半脱位
神经系统	细菌性脑膜炎,脑炎,颅内出血,脑水肿,脑积水,癫痫,退行性病变
中毒-代谢性	产前药物应用,毒物摄入,电解质紊乱,遗传代谢性疾病,甲状腺功能亢进

确诊断,但不能排除非酸反流。

对于婴儿肠绞痛,临床处理策略的核心寻找可能提示器质性疾病的潜在"报警征象",以排除器质性疾病。肠绞痛"报警征象"有:①阳性体格检查结果;②频繁溢奶、呕吐、腹泻、便血;③体重下降/发育迟缓;④缺乏昼夜节律;⑤偏头痛、哮喘、过敏或湿疹阳性家族史;⑥母亲服用药物。如果没有危险信号的肠绞痛婴儿,则评估喂养技巧;应消除照护者的疑虑并给予一般性建议,着重强调:①继续随访、识别"报警征象"的重要性;②婴儿肠绞痛的自限性;③适当处理,避免过度干预。业已证实,婴儿肠绞痛可以与牛奶蛋白过敏和/或胃食管反流病并存;可以并存其他 FGID,如婴儿反流、婴儿排便困难、功能性便秘等。

持续性、极度哭吵,餐后哭闹,脸部怪相,腹胀,脸红,腿部能弯曲至腹部等均不提示疼痛或疾病。如 4~5 月龄以内婴儿哭闹表现出婴儿肠绞痛样的短暂性的特征,无中枢神经系统或发育问题,体格检查正常,生长正常,符合罗马Ⅳ婴儿肠绞痛

的诊断标准则可诊断为婴儿肠绞痛。给予非止痛、非营养的安慰方法可使患儿安静,如在安静的环境中放在摇床里有节律地摇动,轻拍 2~3 次/s 可使患儿安静。不能止痛但能终止哭闹的常用方法具有诊断和治疗价值,如驾车兜风。<10% 的婴儿肠绞痛性哭闹是由于器质性疾病引起的。如怀疑有牛奶不耐受或胃食管反流病,限时性治疗试验,如予深度水解蛋白配方粉、氨基酸配方粉或抑制胃酸分泌药物是合适的,但一般症状会较快缓解。

【治疗】

婴儿肠绞痛应采取综合处理措施,包括健康教育、喂养指导、饮食调整、药物治疗及其他治疗。超过 90% 的治疗的目的不是治愈肠绞痛,而是帮助家长顺利度过婴儿发育过程中的这个特殊的阶段;为给家庭提供持续的可行的治疗方法(表 9-3-2),临床医生需要评估监护人的精神状态,如抑郁状况以及是否缺乏社会帮助。

表 9-3-2　对肠绞痛婴儿父母基于证据的推荐

母乳喂养的婴儿	配方喂养的婴儿
安慰父母	安慰父母
父母照护手法建议	父母照护手法建议
母亲:回避膳食中不耐受或过敏食物	婴儿:低乳糖+适度水解蛋白配方粉
母亲:低敏饮食(回避牛奶、蛋、坚果及大豆等)	婴儿:不含棕榈油配方或 β-棕榈油作为脂肪来源的配方
母亲:饮食中避免食用会产生气体的食物(洋葱、大蒜、卷心菜或豆类等)	婴儿:考虑试验性转换深度水解蛋白配方粉或氨基酸配方粉喂养 2 周,如果没有改善,恢复原来的配方喂养
母亲:低 FODMP 饮食	婴儿:大豆蛋白配方
婴儿:罗伊氏乳杆菌	婴儿:罗伊氏乳杆菌(有争议)
婴儿:乳糖酶	婴儿:乳糖酶(低乳糖或无乳糖配方奶)
婴儿:西甲硅油	婴儿:西甲硅油
婴儿:蔗糖	婴儿:蔗糖
婴儿:茴香、洋甘菊和柠檬香薄荷提取物	婴儿:茴香、洋甘菊和柠檬香薄荷提取物

1. 肠绞痛婴儿的健康教育

(1)转变传统观念,树立对婴儿烦躁/哭闹的正确认识:转变"出生后早期婴儿哭闹就意味哪里出问题"的观念。出生后早期婴儿哭闹也意味着其他可能的情况,例如:婴儿反应敏感或精力充沛。婴儿期的前 3 个月是发育的过渡期,所有婴儿度过婴儿期的前 3 个月的顺利程度不同。

(2)缓解母亲及家长们焦虑情绪:如果不能成功地缓解患儿的哭闹,监护人可能会出现焦虑和挫败感。当监护人亲属不能理解时,这种情况更容易发生;长期的精神压力可能会削弱监护人安抚婴儿的能力,进而使他们怀疑自己的育儿能力;因此,应缓解母亲/家长的焦虑情绪,树立信心,让家长相信自己的能力,并让他们知道婴儿的前 3 个月是他们可以克服的一种挑战,可以让他们自己以及他们与孩子的关系获得正面的发展结果。

(3)改善家长与婴儿间关系:因无法安抚婴儿产生的对抗或疏远感情易导致"婴儿摇晃综合征"和其他形式虐待,为此,应消除家长憎恶宝宝哭闹的心理,提醒家长重视"婴儿摇晃综合征"的危险性。安抚人员轮流替换,确保每个家长有足够时间休息,有足够精力与耐心完成安抚。

2. 肠绞痛婴儿的喂养指导　提倡母乳喂养;强调顺应喂养。需留意观察婴儿发出的动作、表情、声音等信号,及时做出恰当、有针对性的反应,以满足婴儿真实需求;细心、耐心喂养,同时,家长应对喂养有预见性,以免婴儿因等待而引起哭闹;避免一哭就喂,过多哺乳可导致婴儿吞气过多,加重腹胀和哭闹,形成恶性循环。每次喂奶时间以 20 分钟以内为宜;两次喂奶中间不要频繁给水、果汁、药物等入口的东西;喂养后斜抱拍婴儿后背,渐次直立婴儿并且辅助拍背,以便婴儿打嗝排出胃内气体;喂奶后 2 小时,给予腹部按摩抚触,帮助婴儿排出胃肠气体,促进排便。

3. 肠绞痛婴儿饮食调整　根据原有婴儿的喂养方式,分成母乳喂养儿如何进行饮食调整,配方粉喂养儿如何进行饮食调整。

(1)对于母乳喂养儿而言,首先必须强调的是婴儿肠绞痛不是停止母乳喂养理由,必须坚持母乳喂养;对于焦燥和哭闹明显的肠绞痛婴儿,可以根据个体实际情况,对母亲的饮食进行以下调整供选择:①母亲低敏饮食,回避牛奶、蛋、坚果、大豆、虾蟹等 2~4 周,然后再逐步引入;②母亲饮食中避免食用会产生气体的食物,如洋葱、大蒜、卷心菜或豆类等;③母亲选择低可发酵的低聚糖、双糖、单糖和多元醇（fermentable oligosaccharides，monosaccharides，disaccharides and polyols，FODMAP）饮食。

有临床研究证实，母亲低 FODMAP 饮食可减轻纯母乳喂养肠绞痛婴儿的症状，缩短症状持续时间。母亲低 FODMAP 饮食干预的可能机制：剔除母乳中主要的致敏食物及不耐受食物，婴儿肠道菌群组成和功能改变，母乳中菌群组成和功能改变，母乳成分的变化，母亲压力和焦虑的减轻，及产生安慰剂效应。

（2）对于配方粉喂养婴儿，饮食调整包括以下几点：疑似牛奶蛋白过敏时，深度水解蛋白配方粉或氨基酸配方粉能减少婴儿肠绞痛的发生程度；如牛奶蛋白过敏不是婴儿肠绞痛潜在原因，采用部分水解配方粉喂养可能有益；配方粉中脂肪来源为 β-棕榈油似乎更有益。而单纯低乳糖/无乳糖配方或大豆配方粉无益。鉴于婴儿肠绞痛是一种多因素所致，应采取综合措施进行处理。就配方粉喂养的肠绞痛婴儿饮食调整也应该是采取综合措施，包括适度水解+低乳糖+β-棕榈油/不含棕榈油+益生元或益生菌，可能对缩短婴儿哭闹时间有益。

4. 肠绞痛婴儿药物治疗

（1）益生菌：大量文献报道，罗伊氏乳杆菌 DSM 17938 能显著降低婴儿肠绞痛发生率/发作。益生元和益生菌补充剂可有效治疗肠绞痛，证明其安全性、耐受性和具有改善胃肠道症状的作用而无明显副作用。WGO 全球指南（2017 年）建议在肠绞痛婴儿中，每天给予罗伊氏乳杆菌 DSM 17938 的 10^8 个菌落形成单位（CFU），连续应用 21 天，作为治疗婴儿肠绞痛的一级证据，并建议罗伊氏乳杆菌 DSM 17938 也用于预防婴儿肠绞痛。推荐给予鼠李糖乳杆菌 GG（LGG）10^{10}~10^{11} 每天 2 次可作为婴儿肠绞痛的预防策略。

（2）乳糖酶：婴儿肠绞痛可能与乳糖不耐受有关联，但绝大多数文献认为乳糖在婴儿肠绞痛中仅发挥着次要作用；英国指南推荐：母乳喂养和配方粉喂养的肠绞痛婴儿给予 1 周乳糖酶滴剂，认为添加乳糖酶是一种不必改变喂养方式的治疗方法。尽管补充乳糖酶是安全的干预措施，但并不推荐所有婴儿肠绞痛都经验性应用。对于母乳喂养儿，可能是一种可尝试的方法。

（3）植物制剂：有资料报道草药提取物/精油治疗婴儿肠绞痛有效。茴香、德国洋甘菊、柠檬香

薄荷提取物能够减轻婴儿肠绞痛，但是，其证据极为有限而无法对任何产品作出任何推荐。

（4）其他治疗药物：高渗葡萄糖溶液或蔗糖溶液对婴儿肠绞痛哭闹时间影响显示有很大差异；质子泵抑制剂并不能降低婴儿肠绞痛严重程度，没有胃食管反流病表现的肠绞痛婴儿不推荐应用质子泵抑制剂。西甲硅油等对症治疗的药物并未证实有效；一些药物可引起严重的副作用，例如：西托溴铵会引起昏睡、运动障碍（晕动病）和/或嗜睡。

5. 安抚和护理指导　寻求控制/最大限度减少婴儿哭闹的非止痛、非营养的安抚和照护方法，有可能解决 1~3 月龄婴儿的哭闹问题。例如：在安静的环境中有节律的摇动，每秒钟轻拍 1~3 次，有可能使患儿安静下来；一旦停止安抚，婴儿很有可能会再次哭闹；及时更换尿布，减少/避免刺激，减少哭闹发生；如这种常见的方法安抚有效则支持肠绞痛的诊断，同时给予监护人以安慰。其他照护方法还有褴褓法、按摩法、嘘声法及吮吸法等。继续随访追踪婴儿生长发育和父母心理情况。

6. 其他干预措施　包括脊椎按摩疗法、针灸等。

> 🌐 **拓展知识点**
>
> 　　婴儿肠绞痛是婴儿常见的行为综合征，属于婴儿期 FGID 范畴。近年来，婴儿功能性胃肠病逐渐引起关注，特别是婴儿肠绞痛；但大多家长热衷于药物治疗，多数人把婴儿肠绞痛等同于婴儿牛奶蛋白过敏，造成不必要的饮食回避，甚至停止母乳喂养。需要强调的是，在超过 90% 的病例中，治疗的目的并不是治愈肠绞痛，而是帮助家长顺利度过婴儿发育过程中的这个特殊的阶段；为了给家庭提供持续的可行的治疗方法，临床医生需要评估监护人的精神状态，如抑郁状况以及是否缺乏社会帮助。
>
> 　　婴儿肠绞痛是一种多病因所致，单一干预措施不可能显著减少婴儿肠绞痛发生，应采取综合措施进行处理，包括健康教育、喂养指导、饮食调整、药物治疗及其他治疗。

（吴斌）

第四节 反刍综合征

导 读

反刍综合征是指在无器质性疾病的情况下,将刚摄入的食物从胃反刍至口腔,进行再次咀嚼,随后咽下或者吐出。目前儿童反刍综合征的诊断主要依靠罗马Ⅳ诊断标准及《精神障碍诊断与统计手册》(第5版)(DSM-5)诊断标准。对于餐后反复呕吐/反流的儿童和青少年,排除器质性疾病后,仍无法满足上述诊断标准,可行食管高分辨率测压和24小时pH-阻抗监测协助诊断,但目前暂无新生儿及婴幼儿反刍综合征的客观检测方法。对于反刍综合征的治疗主要为针对发病机制的行为干预,包括协调婴幼儿与母亲的关系以及针对儿童和青少年的腹式呼吸法。

反刍综合征(rumination syndrome)是指在无器质性疾病的情况下,将刚摄入的食物从胃反刍至口腔,进行再次咀嚼,随后咽下或者吐出。

【流行病学】

反刍综合征是一种较少见的功能性胃肠病。由母亲参与的问卷调查显示婴幼儿反刍综合征患病率为1.9%~4.3%。健康儿童和青少年反刍的发作通常是在避开外人的情况下发生,因此,该年龄段反刍综合征的患病率的研究很少。然而,在进食障碍或神经系统受损等特殊人群中,反刍综合征的患病率可高达7%~8%。

【病因和发病机制】

反刍综合征的发病机制尚未明确。新生儿/婴幼儿反刍综合征的发生常被认为是母婴关系疏远所致,是一种在长期得不到关怀情况下出现自我安慰的行为;母亲可能表现为忽视或盲目关注,她们在照护孩子的过程中缺乏乐趣或对于婴幼儿对舒适和满意的要求缺乏敏感性。儿童及青少年反刍综合征的发病机制与成人相似;习惯性腹壁肌肉收缩是引起反刍综合征的主要机制,但腹壁肌肉收缩的原因尚未明确,同时,心理因素也占据一定的地位。有研究表明食用特定的食物或某些刺激可诱发反刍;部分患者反刍前可出现难以忍受的先兆冲动,需要通过反刍来缓解其不

适,或通过反刍来减轻心理焦虑,从而提供愉悦的感觉;部分患者对体重过分担忧,可出现类似于神经性贪食症患者所采取的防止体重增加的补偿性行为,他们试图通过持续反刍来维持他们的体型。

采用胃十二指肠测压仪监测显示,反刍综合征患者可记录到与反流相关的特征压力峰波("R"波),其被认为是腹壁肌肉激活后引起的,这些峰波在餐后期间的频率和振幅均显著增加,同时,反刍综合征患者腹壁基础肌电和餐后腹壁肌电水平升高。有研究报道:在高分辨率测压(high resolution manometry,HRM)上,70%反刍综合征患者胃内压力峰值>30mmHg,胃食管反流患者则无一例胃内压力峰值>30mmHg;该结果同样在儿童中得到印证,但其胃内压力增加较成人低,反刍的出现与胃内压力峰值>25mmHg密切相关。此外,虽然食管近端反流事件在反刍综合征的患者中比例更高,但单凭24小时食管pH-阻抗监测无法区分胃食管反流和反刍。

基于食管24小时pH-阻抗监测和HRM,反刍综合征有三种模式:①原发性反刍(primary rumination):胃压力增加后出现的反刍;②继发性或反流相关的反刍(secondary or reflux associated rumination):类似于原发性反刍,但在反刍之前有自发性胃食管反流发生;③胃前嗳气性反刍(supra-gastric belching rumination):最初膈肌上抬,导致食管腔内气压低于大气压,空气随之进入食管,此时食管上括约肌的松弛,随后食管的空气立即被排出,在此期间观察到胃压力增加,胃内容物随后反流入食管出现反刍。

【临床表现】

婴幼儿、健康或神经系统受损的年长儿和成人均可发生反刍。反刍物通常为可辨识的、未消化的食物,通常发生于进餐后10~15分钟之内,但其症状可反复持续数小时,而更换食物种类或者改变进食环境都无法使症状缓解。反刍一般不会在夜间睡眠时发作,通常也不会伴有恶心、呕吐的症状。但反刍综合征的识别较为困难,家长和临床医生常常会忽视其临床表现,容易与反流或呕吐相关的疾病相混淆,导致不必要的检查和作出错误诊断或漏诊,导致患者症状反复,病情迁延可

引起消瘦或体重减轻、牙齿损伤等并发症。

【辅助检查】

反刍综合征诊断主要依靠罗马Ⅳ和DSM-5诊断标准,对于临床怀疑有反刍综合征,但不符合罗马Ⅳ或DSM-5诊断标准的儿童和青少年,可通过食管高分辨率测压和24小时食管pH-阻抗监测协助诊断。其诊断标准如下:①24小时pH-阻抗监测食管近端出现反流;②反流的发生与食管压升高及腹腔压力升高>25mmHg密切相关;③上述模式并非仅由胃食管反流发作引起;④24小时pH-阻抗监测指标中酸反流指数正常。

【诊断】

罗马Ⅳ诊断标准将反刍综合征归类为"功能性胃十二指肠疾病",分为新生儿/婴幼儿反刍综合征和儿童/青少年反刍综合征,其临床诊断标准如下:

1. 新生儿/婴幼儿反刍综合征 必须满足以下所有条件,症状持续至少2个月:

(1)腹肌、膈肌和舌肌的反复收缩。

(2)胃内容物不费力反流,再从口腔吐出或者重新咀嚼后再次咽下。

(3)满足以下3项或以上:①发病年龄为3~8月龄;②按GERD和反流治疗均无效;③不伴有痛苦的表情;④睡眠时或与周围其他人交流时不发作。

2. 儿童和青少年反刍综合征 诊断前至少2个月症状符合以下所有条件:

(1)反复反胃并重新咀嚼或吐出食物:①进食后不久发生;②睡眠期间不发生。

(2)反刍前无干呕。

(3)经过适当评估,症状不能用其他疾病来完全解释,但要排除进食障碍。

美国《精神障碍诊断与统计手册》(第5版)(Diagnostic and Statistical Manual of Mental Disorders,5th edition,DSM-5)将反刍综合征归类为"喂养和进食障碍"(表9-4-1)。其诊断标准:①反复反流至少1个月,反刍出来的食物可能会被重新咀嚼、吞咽或吐出来;②反复反流不是由胃肠道(如胃食管反流、幽门狭窄)或其他相关疾病引起的;③进食障碍并不只发生在神经性畏食症、神经性贪食症、暴食症或回避型/限制性食物摄入障碍的过程中;④如果症状发生在另一种精神障碍[如智力残疾(智力发育障碍)]的情况下,则其严重程度足以引起更多的临床关注。

【鉴别诊断】

反刍综合征患者常见的主诉包括呕吐、恶心、烧灼感、腹痛、腹胀,和一些躯体症状,如头痛、头晕和睡眠障碍。对于鉴别是否为反刍综合征对后续治疗至关重要,首先应明确反刍、呕吐和反流的区别,见表9-4-2。

表 9-4-1　罗马Ⅳ与 DSM-5 诊断标准比较

	罗马Ⅳ	DSM-5
症状持续时间	至少2个月	至少1个月
反复反流模式	①进食后不久发生 ②当反流物变成酸性时,这一过程趋于停止,但有些人可能会在反流物变成酸性后继续反胃 ③睡眠期间不发生	①喂食或进食后发生 ②在"诊断特征"中指出,应该"每周至少几次,通常每天1次"
反流特征	①无干呕、无恶心、不费力的、不能控制的 ②反刍的物质为可辨认的、尝起来美味的食物,但有些人可能会觉得反流物是酸的或是苦的 ③食物反流至口腔后重新咀嚼、吞咽或吐出来	①无不自觉的干呕、无恶心、无厌恶感 ②食物反流至口腔后重新咀嚼、吞咽或吐出来
排除疾病	①进食障碍 ②胃肠道疾病 ③症状不能完全用另一种疾病来解释	①神经性畏食症、神经性贪食症、暴食症或回避型/限制性食物摄入障碍 ②胃肠道疾病 ③如症状发生在另一精神障碍的情况下,其严重程度足以引起更多临床注意
并发症	①避免社交场合进食 ②营养不良和体重减轻	①限制进食和避免社交场合进食 ②营养不良和体重减轻

表 9-4-2　反刍、呕吐和反流的区别

反刍	呕吐	反流
不费力的	用力的	不费力的
不伴干呕	伴干呕	不伴干呕
不伴恶心	伴恶心	不伴恶心
可识别的食物	可识别的食物	酸性物质
餐后和用餐期间	一整天	一整天,餐后增加
不会在夜间发生	不会在夜间发生	夜间也会发生
经常反复发作	周期性呕吐综合征时发作频繁、剧烈	孤立事件
伴体重减轻	伴体重减轻	不伴体重减轻

1. 新生儿/婴幼儿反刍综合征的鉴别诊断

（1）先天性肠旋转不良：多发于新生儿期,是胚胎期肠发育过程中以肠系膜上动脉为轴心的正常旋转运动发生障碍所造成的先天性肠道畸形,出生后引起完全或不完全性肠梗阻。其典型症状：出生后有正常胎粪排出,生后 3~5 天出现间歇性呕吐,呕吐物含有胆汁,患儿常伴有消瘦、脱水及体重下降。

（2）先天性肥厚性幽门狭窄：症状出现于生后 2~6 周,很少发生在 4 个月之后,病因尚不清楚,有家族集中的倾向。以呕吐为主要症状,最初仅是溢奶,接着为喷射性呕吐,呕吐物多为黏液或乳汁,不含胆汁。病初仅表现为体重不增,后迅速下降,伴尿少。其典型的临床表现是见到胃蠕动波、扪及幽门肿块和喷射性非胆汁呕吐,可通过幽门超声或钡餐检查以明确诊断。

（3）婴儿反流：生后第 1 年最常见。其罗马 IV 诊断标准为：3 周~12 月龄的婴儿必须满足以下 2 项条件：①每天反流 2 次或以上,持续 3 周或更长时间；②无恶心、呕血、误吸、呼吸暂停、生长迟缓、喂养或吞咽困难、姿态异常。

2. 儿童和青少年反刍综合征的鉴别诊断

（1）胃食管反流病,以下几点有助于鉴别：①其反流物的成分主要是胃液和十二指肠液等液性物质,很少有固体食物的反流；②反流可在任何时间发生；③在躺下或弯腰时更易发生,直立位不易发生；④反流时无咀嚼现象发生；⑤胃镜或钡餐检查时可发现食管炎,食管 24 小时 pH-阻抗监测,pH<4 的时间百分比超过正常范围。

（2）贲门失弛缓症：是指食管下括约肌松弛障碍导致的食管功能性梗阻。在进餐时或在餐后可发生,反流的食物内混有宿食,可伴有臭味。贲门失弛缓症者在做内镜检查或食管吞钡检查时可显示食管扩张,造影可显示贲门处食管呈鸟嘴样狭窄,食管压力检查有食管下括约肌（LES）压力增加、松弛障碍和食管蠕动功能异常。

（3）神经性畏食症：指个体通过节食等手段,有意造成并维持体重明显低于正常标准为特征的一种进食障碍。其主要特征是以强烈害怕体重增加和发胖为特点的对体重和体型的极度关注,盲目追求苗条,体重显著减轻,常有营养不良、代谢和内分泌紊乱。

（4）神经性贪食症：好发于青春期女性,是以反复发作性暴食,并伴随防止体重增加的补偿性行为及对自身体重和体型过分关注为主要特征的一种进食障碍。行为特征为暴食-清除循环,初起为冲动性暴食行为,缺乏饱食感,伴有失控感,多在出现罪恶感、极度痛苦或躯体不适时终止,继之是补偿性行为,以防止体重增加。病初可有轻微或一过性症状如疲乏、腹胀和便秘等,渐发展到慢性的甚至威胁生命的障碍,如低血钾症、肾脏功能和心功能损害等。

【治疗】

近年来,随着家长重视和诊疗水平提高,人们逐渐把反刍综合征这种少见的功能性胃肠病和反流、呕吐鉴别出来,但由于缺乏足够的临床研究,目前尚无药物可预防或控制反刍的发生和进展,主要治疗为针对发病机制的行为干预。

1. 新生儿/婴幼儿反刍综合征治疗　新生儿和婴幼儿反刍往往是母婴关系疏远所致,应增加母爱,经常与婴幼儿密切接触,在喂食时或喂食后应抱一抱小孩,满足婴幼儿的生理和情感需求,从而减少发作。对于发现反刍的患儿,建议定期门诊随访,一方面和家长普及婴幼儿抚触相关的知识,另一方面能更好地评估患儿病情程度,从而调整治疗方案。

2. 儿童和青少年反刍综合征治疗　腹式呼吸(diaphragmatic breathing)为目前最常见的儿童反刍综合征的一线疗法,其通过放松腹壁来对抗患儿反复性的腹壁收缩,能够接受腹式呼吸法治疗的儿童应该首选腹式呼吸法进行个体化治疗,训练一段时间后,若反刍未见减少,应适时调整腹式呼吸计划,调整后若还未见症状减轻,再考虑其他行为干预,如厌恶训练、转移注意力训练(如咀嚼口香糖)等。有文献报道,对于接受行为干预后症状未见明显改善或者无法接受行为干预的患儿,可适量服用巴氯芬,可增加食管下括约肌压力,减慢吞咽速度,减少反刍的发生,但目前在儿童中缺乏足够的证据。

罗马基金会的一个工作小组近来将神经调节剂如三环类抗抑郁药作为脑-肠轴互动异常疾病的推荐药物,但目前没有研究结果表明神经调节剂能够减少反刍综合征的反流症状以及增强行为干预的疗效,所以不推荐神经调节剂单独作为反刍综合征的使用药物,但对于合并有内脏高敏感(如肠易激综合征)或心理障碍(如广泛性焦虑障碍)的患儿,可作为其合并症的治疗。

🌐 拓展知识点

反刍综合征是一种较少见的功能性胃肠病,婴幼儿、健康或神经系统受损的年长儿和成人均可发生反刍,其识别较为困难,国内儿童中确切发病率尚不明确。同时,家长和临床医生常常会忽视其临床表现,容易与反流或呕吐相关的疾病相混淆,导致不必要的检查和作出错误诊断或遗漏。目前,儿童反刍综合征的诊断主要依靠罗马Ⅳ诊断标准及 DSM-5 诊断标准;对于餐后反复呕吐/反流的儿童和青少年,排除器质性疾病后,仍无法满足上述诊断标准,可行食管高分辨率测压和 24 小时 pH-阻抗检测协助诊断,但目前暂无新生儿及婴幼儿反刍综合征的客观检测方法。对于反刍综合征的治疗主要为针对发病机制的行为干预,包括协调婴幼儿与母亲的关系以及针对儿童和青少年的腹式呼吸法。

(吴斌)

第五节　周期性呕吐综合征

导　读

周期性呕吐综合征(CVS)是病因不明确的胃肠道功能性疾病。以固定模式、周期性发作的剧烈呕吐、恶心为主要表现,且具有无症状的发作间期。该病的诊断标准参见罗马Ⅳ,且诊断该病必须排除以呕吐为主要表现、危及生命的疾病。治疗该病的一线药物是赛庚啶(≤5 岁)和阿米替林(≥6 岁),二线药物为普萘洛尔。大多数 CVS 患者呕吐可达到完全缓解。

周期性呕吐综合征(cyclic vomiting syndrome,CVS)是病因尚不明确,反复发作的慢性胃肠道功能性疾病。以反复发作的剧烈恶心、呕吐为主要表现,具有发作性、刻板性、周期性等特点,发作时可伴自主神经系统症状(如多汗、乏力、面色苍白等),发作间期可恢复到基础健康水平。CVS可发生于婴儿期至成年后的中年时期,发病高峰期为 2~7 岁。大部分 CVS 患儿可在青少年期好转,少数可持续到成人,部分可发展为典型偏头痛。

【流行病学】

儿童 CVS 的研究主要以高加索人种为主,研究报告显示患病率为 1.9%~2.3%,发病率为(3~3.5)/100 000。平均诊断年龄为 9.6 岁,而平均发病年龄为 5.3 岁。有文献报道女孩患病人数多于男孩,但也有相反的结果。成人中,美国的CVS 患病率为 2%,加拿大为 0.7%,英国为 1%,成人 CVS 的平均发病年龄为 22 岁左右。我国目前缺乏该病的儿童流行病学资料。

【病因和发病机制】

CVS 目前尚无明确的发病机制,目前研究发现 CVS 与偏头痛有关,提示两者可能具有共同的病理生理过程。但 CVS 也与自主神经功能异常(交感神经张力升高)、下丘脑-垂体-肾上腺激活(Sato 变异型)、线粒体功能障碍、月经期(雌激素敏感)以及食物过敏有关。因此,CVS 的发病机制一般不是单一因素所导致,而是由多种病理生理过程共同影响而导致。与偏头痛、癫痫、恐慌发作等其他周期性发病的疾病相似,由特定的触发因素突破个体阈值而诱发疾病的发作。

1. **偏头痛假说**　CVS 与偏头痛在临床表现上均有刻板性、周期性和发作性的特点,发作时均可伴随面色苍白、恶心、呕吐、食欲下降、头痛、畏光等不同程度的自主神经系统症状,且均有无症状间歇期。一项有关 CVS 和偏头痛患者大脑皮质岛叶功能连接性的磁共振成像(magnetic resonance imaging,MRI)研究提示:CVS 患者的中/后岛叶(处理恶心和其他内脏感觉刺激的大脑区域)的功能连接显著增强;另一方面,CVS 和偏头痛患者的感觉运动功能连接性有相似的降低,提示这是一种共同的病理生理学表现。

2. **下丘脑-垂体-肾上腺轴假说**　20 世纪 60 年代,首次描述了激活的下丘脑-垂体-肾上腺轴与 CVS 有关,并进一步被分类为 Sato 亚型。该 CVS 亚型表现发作期血压升高,伴有促肾上腺皮质激素(adrenocorticotropic-hormone,ACTH)、抗利尿激素、皮质醇、儿茶酚胺和前列腺素 E_2 水平升高,提示促肾上腺皮质激素释放因子(corticotropin releasing factor,CRF)为潜在影响脑-肠神经内分泌介质。Taché 等用动物的实验验证,由心理或生理应激诱导动物下丘脑 CRF 释放,可通过 CRF 受体 2(CRF-R2)作用抑制迷走神经传出神经元,导致胃排空延迟,而独立于 ACTH 和皮质醇释放存在。

3. **线粒体功能障碍**　在儿童 CVS 患者中观察到明显的母系遗传特点。线粒体 DNA 中的 2 个单核苷酸多态性,即 16519C→T 和 3010G→A,与儿童 CVS 和偏头痛高度相关。治疗上对应补充线粒体补充剂,例如辅酶 Q10 和维生素 B_2,对 CVS 的治疗取得了一定的效果。

4. **自主神经系统功能紊乱**　研究发现 CVS 患者的交感神经张力增强,而副交感神经张力低下或正常。

5. **月经**　与月经性偏头痛一样,部分女孩会在月经期开始时发生月经性 CVS。小剂量雌激素或孕激素类口服避孕药治疗对部分患者有效。

6. **食物过敏**　对牛奶、大豆和蛋清蛋白过敏可能是 CVS 发作的诱因,但其具体关系尚不明确。

【临床表现】

CVS 主要的临床表现为固定模式、反复发作的剧烈呕吐及恶心,呕吐可持续数小时至数天,无症状间隔期可持续数周至数月。CVS 往往发作在固定的时间,常见于清晨时段开始(2:00~7:00),每次持续时间大致相同。呕吐发作时可伴有面色苍白、身体乏力,亦可伴有自主神经功能症状,如流涎、头痛、眩晕、高血压等。呕吐剧烈时,呕吐物可伴有咖啡色物和胆汁。多数患儿伴有精神萎靡、嗜睡、不能进食、社交退缩,严重者可导致脱水及电解质紊乱。

1. **CVS 分期**　前驱期、呕吐期、恢复期、发作间期/无症状期。

(1)前驱期:在呕吐期之前,可持续数分钟或数小时。年长儿及成人可体会到类似偏头痛患者即将发作时的相似经历,在呕吐发作前有特定的症状,例如恶心、出汗、烦躁、腹痛、疲劳、体温变化和失眠。如在此时期用药,有阻止呕吐发作的可能。

(2)呕吐期:进入呕吐期后,除呕吐外,常见的伴随症状可见腹痛、精神萎靡、面色苍白、潮红、多汗、流涎、腹泻、头晕、发热或体温过低。由于呕吐过于剧烈、频繁,呕吐物中可带有胆汁和/或血液;67%~80% 的儿童在呕吐发作期有严重的腹痛;Sato 亚型中可见到呕吐发作期一过性血压升高,呕吐停止后血压恢复正常;大约 50% 的患者具有类似经典偏头痛症状,同时伴有畏光、畏声的表现。呕吐发作高峰期时呕吐次数可达 6 次/h,持续数小时或数天。

(3)恢复期:主要表现为呕吐停止,可立刻恢复饮食、交流。部分成人可能需要几天恢复到发病前的饮食、精神状态。

(4)发作间期/无症状期:无呕吐,回到基线健康状态。

2. **CVS 严重程度分级**

(1)轻度:1 年内发作 <4 次,不影响学习与

生活。

（2）中/重度:发作≥4次/年,每次持续>2天;伴随严重的呕吐及恶心;需要反复住院和/或急诊诊疗;不能保证正常生活。

3. 并发症　由于该病为慢性病程、反复发作,对患者的生活质量造成了一定影响,部分患者合并有焦虑或抑郁等心理问题,且心理因素亦是造成 CVS 反复发作的原因之一。因此,需要心理医生积极参与,进行疏导治疗。

【辅助检查】

1. **主要检测**　血气分析、血常规、血生化、血脂肪酶和淀粉酶、血氨、乳酸、尿常规、大便常规、血/尿代谢疾病筛查。检查目的主要排除内分泌代谢性疾病、急慢性肝炎、胰腺炎等疾病。

2. **主要检查**　心电图、脑电图、全消化道造影、腹部实质脏器超声或腹部 CT、头颅 CT、头颅 MRI。检查目的主要除外心律失常、肠旋转不良等消化道发育异常、腹内占位、妇科急腹症、颅内占位/病变、癫痫等疾病。

3. 必要时需完善线粒体疾病基因筛查、胃镜检查、24 小时食管 pH 监测。

【诊断】

CVS 的诊断依靠病史和排除其他诊断。目前国际上,共有 3 套关于该病的诊断标准。在消化系统疾病中有 2 个版本,包括罗马标准和北美儿科胃肠病学、肝病学和营养学会（North American Society for Pediatric Gastroenterology, Hepatology and Nutrition, NASPGHAN）发布的共识。在神经系统疾病中有 1 个版本,是国际头痛疾病分类（International Classification of Headache Disorders, ICHD III）发布的共识。

1. **罗马IV关于 CVS 的诊断标准**

（1）6 个月内,至少有 2 次及以上的持续性恶心和阵发性呕吐,可持续数小时至数天。

（2）发作呈模式化。

（3）间歇期约为数周至数月,发作后可恢复至基础健康水平。

（4）经适当的医疗评估后,症状不能用其他诊断解释。

2. **NASPGHAN 关于 CVS 的诊断标准**

（1）任意时间内,发作至少 5 次以上,或 6 个月内至少发作 3 次。

（2）强烈的呕吐和恶心可持续 1 小时~10 天,每次至少间隔 1 周。

（3）患者的发作具有模式化的特征和症状。

（4）至少持续 1 小时,每小时至少呕吐 4 次。

（5）发作间期回到基线健康水平。

（6）不能用其他疾病解释。

3. **ICHD III关于 CVS 的诊断标准**

（1）至少有 5 次强烈的呕吐和恶心,同时符合（2）和（3）。

（2）呈模式化发作,并且有可预测的周期性。

（3）符合以下 3 条:①恶心及呕吐 >4 次/h;②每次持续至少 1 小时,最多至 10 天;③每次发作间隔至少 1 周。

（4）发作间期无任何症状。

（5）没有其他疾病可解释以上症状。且既往史和体格检查不提示消化道疾病。

【鉴别诊断】

CVS 需与有反复发作的呕吐的疾病进行鉴别诊断,尤其是与危及生命的疾病相鉴别。

1. **各种原因导致的消化道梗阻**　例如先天性肠旋转不良、十二指肠瓣膜、腹内占位均可导致反复发作的呕吐,可先行消化道造影、腹部 CT 或腹部实质脏器超声了解消化道及腹部情况,进行除外诊断。

2. **各种原因导致的颅内压升高**　如颅内占位、先天性脑积水,均可导致颅内压升高,从而导致呕吐,故需要进行详细的神经系统查体,评估精神意识状态,查眼底、头颅 CT 进行除外诊断。

3. **代谢性疾病**　对于发作间期有异常临床表现,发作时有脑病表现,且高脂、高蛋白或高碳水化合物食物引发的呕吐需特别警惕代谢性疾病。

4. **线粒体疾病**　对于查体有神经系统异常的患儿,例如有严重精神状态改变、眼动异常、步态异常等,需特别警惕线粒体疾病。

5. **腹型偏头痛**　对于呕吐合并有腹痛的年长儿,要详细询问腹痛及呕吐的性质。若以腹痛为主,需注意是否有中线疼痛、脐周或弥漫性腹痛的表现,是否符合腹型偏头痛的诊断标准。

【治疗】

目前对 CVS 的治疗主要是经验性治疗,主要目标是减少发作的频率和严重程度,提高生活质量、减轻对生长发育的影响。对于轻度的 CVS 主要是建立良好的生活方式,减少诱因刺激。对于中/重度 CVS,不但需要建立良好的生活方式,而且需要在发作间期进行药物预防性治疗。

1. 一般治疗　在无症状期,最重要的是建立良好的生活方式,避免已知的诱发因素,例如睡眠剥夺、特定的食物、压力、兴奋等。对于有不良睡眠习惯的患者,避免熬夜及夜间使用电子产品。对于有明确不良心理因素的患者,减少压力及心理干预,能有效减少由压力诱发的发作。

2. 前驱期治疗　前驱期时予以止吐治疗,昂丹司琼也许有效。有偏头痛相关症状的,可予以治疗偏头痛的药物,>12 岁的儿童可应用曲坦类药物,皮下注射的舒马曲坦和吸入的舒马曲坦或佐米曲坦比因反复呕吐而不能达到有效吸收的口服剂型效果更好。目前神经激肽-1(neurokinin-1,NK-1)受体拮抗剂,被证明在前驱期能够有效止吐,对于呕吐发作时间非常固定的患者,可在发作前至少 30 分钟予以阿瑞匹坦,具体如下:<15kg:第 1 天,80mg/次,口服;第 2~3 天,40mg/次,口服,1天 1 次。15~20kg:80mg/次,口服,1 天 1 次,共 3 天。>20kg 和成人:第 1 天,125mg/次,口服,1 天 1 次;第 2~3 天,80mg/次,口服,1 天 1 次。

3. 发作期治疗　呕吐发作期,支持治疗为主。予以静脉补液,糖浓度 5%~10% 的 0.45% 氯化钠注射液。根据临床症状对症予以止痛、镇静、止吐药物。常见的镇静药:①劳拉西泮 0.05~0.1mg/(kg·次),每 6~8 小时,静脉/口服/肌内注射,最大量不超过成人量;②氯丙嗪:儿童 0.5~1mg/(kg·次),q.6h.,静脉/口服,最大量不超过成人量;③苯海拉明(可与氯丙嗪共用):1.25mg/(kg·d),q.6h.,静脉/口服。止痛药,国外常用酮咯酸:儿童 0.5~1mg/(kg·次),q.6h.,静脉/口服,最大量不超过成人量。常见的止吐药昂丹司琼在呕吐发作期应用,只能减轻呕吐、恶心,但不能中止呕吐发作,单纯增加剂量,只能增加该药的不良反应。另外,保持安静,减少声、光刺激有助于避免诱发恶心及呕吐。

4. 预防性治疗　发作间期予以预防性治疗,根据症状缓解程度调整到最佳药物剂量,若一线药物治疗失败,可选择二线治疗或联合用药治疗。目前推荐的一线药物:≤5 岁儿童,赛庚啶 0.25~0.5mg/(kg·d),口服,分次或睡前,最大量 8mg/d,副作用较轻,常见的为食欲增加、体重增加、嗜睡等表现;≥6 岁儿童,阿米替林 0.2~0.5mg/(kg·d)起

始,口服,分 2~3 次,目标量 1~1.5mg/(kg·d),每周增加 5~10mg。用药前监测心电图、甲状腺功能、眼压。若阿米替林的剂量 >1mg/(kg·d),需要监测心电图,有条件的医院可监测阿米替林的血药浓度(>150ng/ml,治疗量)。若不能耐受阿米替林的副作用,则可以换用多赛平、甲阿米替林、去甲丙米嗪。若一线药物治疗效果不佳,可予以二线治疗药物普萘洛尔 0.25~1mg/(kg·d),分 2~3 次口服,需监测心电图、血压。

如果以上药物治疗失败,目前可以选择阿瑞匹坦、抗惊厥药、钙离子通道拮抗剂。例如,托吡酯 1~2.0mg/(kg·d),口服,分 2 次;苯巴比妥 2~3mg/(kg·d)口服,睡前或分次,但需注意神经系统不良反应。其他药物例如唑尼沙胺、左乙拉西坦在部分成人中有效,儿童缺少用药经验。米氮平适合有焦虑和抑郁的患者,有助于改善睡眠及增加食欲。

线粒体补充剂作为治疗 CVS 的辅助用药,一般分别与阿米替林、赛庚啶联用。例如,左卡尼汀 50~100mg/(kg·d),最大量 2g/d,口服;辅酶 Q10 10mg/(kg·d),分 2 次,口服,最大量 600mg/d。维生素 B_2 10mg/(kg·d),分 2 次,最大量 400mg/d。

🌐 拓展知识点

1. 难治性 CVS　目前难治性 CVS 是指经正规治疗后,疾病发作较治疗前无改变,甚至加重,或 4 周以上不能上学者。在治疗上,是比较棘手的。在反复确定诊断无误的情况下,则需要联合用药治疗,并需要心理、神经、精神、消化、营养等多学科合作,共同制定康复治疗方案。目前文献中所推荐的联合药物治疗方案如下:阿米替林+普萘洛尔、阿米替林+托吡酯、阿米替林+阿瑞匹坦、多赛平+赛庚啶+丙戊酸。

2. 儿童 CVS 研究展望　目前 CVS 的诊断标准及诊断流程趋于完善,但发病机制尚不明确,治疗上基于临床的经验性治疗。因此,随着科学技术的进一步发展,应更深入地研究 CVS 的诱因、发病机制,从而找到科学、有效的治疗方法。

（郭姝　吴捷）

第六节　吞气症

导　读

吞气症是一种功能性或行为性的疾病，在健康儿童或有基础性疾病（如神经系统疾病、心理疾病或智力障碍）的儿童中均可发生。患儿由于吞入大量气体而导致一系列消化道症状，表现为腹胀、嗳气、食欲下降、肛门排气增多等。吞气症的诊断主要是依赖临床症状描述，目前尚无特异性的实验室检查方法。饮食调节、心理行为治疗是吞气症的重要治疗手段之一。药物及外科治疗也可应用于吞气症的治疗。

儿童吞气症（aerophagia）是因患儿反复、过度吞咽空气导致进行性腹胀，从而引起的一系列消化道症状（包括肛门排气增多、嗳气、腹痛和食欲下降等）。儿童吞气症可以在健康儿童中发病，虽有生活质量的下降，但症状常可自限。同时，也可在患有一些基础疾病的儿童中发病，如智力障碍、心理疾病、神经系统疾病等，在此类患儿中症状可呈持续性，甚至因为过度吞气发生较严重并发症，如胃肠扭转、肠坏死、肠梗阻及呼吸困难等。儿童吞气症的症状有时比较隐匿，从而导致诊断延误或过度检查。

【流行病学】

吞气症自 1891 年法国 Bouveret 首次报道以来，迄今已有 100 多年历史，但国内对儿童吞气症的认识及报道起步较晚。自 2010 年起国内陆续出现儿童病例的报道及临床分析。不同地区患病率不同，使用罗马Ⅲ标准，美国儿童吞气症患病率为 4.2%，斯里兰卡报道的学龄儿童吞气症患病率为 7.5%，印度尼西亚报道的学龄儿童中吞气症患病率为 4.5%，哥伦比亚儿童患病率为 0.5%。吞气症多见于神经认知障碍患儿，发病率可达 8.8%，该类人群的高发病率应该引起重视。

【病因和发病机制】

其病因未明，目前认为是一种功能性或行为性的疾病表现，在健康儿童或有基础性疾病的儿童中均可发生。同时，其他因素如心理压力过大、易焦虑也是过度吞咽空气的因素之一。

【临床表现】

儿童吞气症是因患儿反复、过度吞咽空气而引起的一系列消化道症状，包括进行性腹胀、肛门排气增多、嗳气、腹痛和食欲下降等。吞气症是一种类似于儿童胃肠动力障碍的临床症状，在儿童中很少被关注。吞气症可导致肠腔胀气，严重者可导致肠梗阻、肠扭转，甚至肠坏死或穿孔。吞气症除了消化道的相关症状外，还可以伴有睡眠障碍、头痛和头晕等全身症状。

1. **频繁吞气**　吞咽空气这种行为普遍存在，通常人们是不自觉的。它常在人们进食、饮水和吞咽唾沫时发生。婴幼儿阶段，吞气常见于儿童哭闹、吸吮奶嘴或喂养不当等；年龄较大儿童中吞气常见于吸管喝液体或咀嚼口香糖等。心理压力大的儿童吞气症的比例明显增高，焦虑也是过度吞咽空气的一个因素。但如果是过度频繁吞咽空气，就会导致机体出现不适，甚至出现疾病状态。

2. **腹胀**　当空气吞咽过多，气体充满消化道管腔就会导致腹胀和腹痛。有一部分患儿无法打嗝，导致腹胀和腹痛的症状就会更加严重。腹胀通常发生在晨起后，一般表现为晨轻暮重，主要是由于白天清醒时患儿不自主的吞咽气体动作较多，渐渐出现腹胀，且进食后加剧，甚至可以出现腹痛。因此患儿惧怕进食，但饥饿感明显，又想进食，往往产生矛盾和焦虑。长时间这种状态，会导致进食减少，出现营养不良。睡眠时，由于吞气停止，副交感神经兴奋，促进肠蠕动而导致肛门排气增多，且部分气体被胃肠道吸收等原因，腹胀渐渐减轻或消失。所以，吞气症腹胀多表现为"晨轻暮重，夜间消失"的特点。

3. **嗳气**　吞气症患儿由于存在过度吞气行为导致胃始终处于扩张状态，从而引起食管下括约肌松弛反射，胃内空气进入并扩张食管引起食管上括约肌松弛反射，导致反复嗳气。

4. **肛门排气增多**　吞气症患儿由于吞入气体过多，肛门排气较正常儿童更为频繁。睡眠时，由于吞气停止，副交感神经兴奋，促进肠蠕动而导致肛门排气增多，夜间腹胀减轻。

5. **肠外表现**　主要包括头痛、失眠和头晕，还可表现为颈部抽动、清嗓子、张大嘴巴吞气、频繁挤眉弄眼、皱鼻子、耸肩、撅嘴、摇头晃脑、扭脖子等表现。

【辅助检查】

儿童吞气症的诊断目前尚缺乏特异性的实验室检查方法。详细且有针对性地询问病史和系统的查体是诊断的关键。但是,由于儿童缺乏准确的表达能力,以及家长缺乏疾病的正确认识等原因,儿童吞气症的诊断难度往往很大。在这样的情况之下,如果出现体重减轻、腹痛、吞咽困难、胃灼热和反流等报警症状,需要进行必要的辅助检查来除外器质性疾病。

1. **实验室检查** 需完善血常规、C反应蛋白(C-reactive protein,CRP)、血电解质、尿常规、便常规、甲状腺功能等检查,结果多为正常。

2. **影像学检查** 腹部X线片可见胃、小肠和结肠积气、扩张,无液气平面,可以帮助鉴别是否存在消化道梗阻等疾病。

3. **上消化道造影** 可对食管的形态、运动状况、造影剂的反流和食管与胃连接部的解剖结构进行评估,并能观察到有无食管裂孔疝、贲门失弛缓症、食管狭窄等病变,但由于吞气症的患儿发作时间不确定,有时在进行检查时不一定会有症状的发作,影响临床诊断的准确性。

4. **24小时食管多通道腔内阻抗(MII)+pH测定** 最早由Silny在1991年报道,将含有多个阻抗感受器的一根导管置于食管腔内,根据电阻抗值和pH值不同,可监测食管腔内气体及液体性质和走行状态。吞气症的患儿可显示有较多的吞咽次数,阻抗值可显示为气体或液气混合,同时这种气体反流主要在直立位时发生,白天多见,睡眠时消失。见图9-6-1。

【诊断】

吞气症的诊断主要依赖于症状学表现,而部分家长因未观察患儿的吞气行为,无法提供确切的病史,故不能及时准确地诊断儿童吞气症。

根据2016年儿童功能性胃肠病(functional gastrointestinal disorders,FGID)罗马Ⅳ诊断标准,≥4岁儿童/青少年诊断前至少2个月符合以下所有条件:①过度吞咽空气;②白天由于胃肠道内气体的增加导致腹胀;③反复打嗝和排气增加;④经过评估,症状不能用其他疾病来完全解释。

【鉴别诊断】

儿童吞气症的主要临床症状是有过度吞咽空

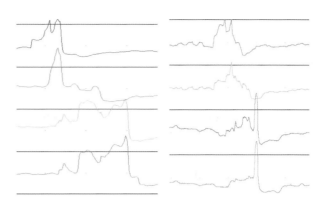

图9-6-1 24小时食管阻抗监测
显示的是吞气的征象。可以看到气体的阻抗比较高,而且气体是从上面起始,所以提示存在吞气现象

气和腹胀,但症状的轻重不一,监护人的重视程度不一,有些症状可能会被忽略,所以在询问病史的过程中,要注意和以下的疾病进行鉴别:

1. **感染性疾病** 如急性胃肠道感染、败血症等,均会出现腹胀,但感染性疾病,常常伴有发热、呕吐、腹泻等其他感染症状,同时伴有血常规、CRP升高,而吞气症患儿的炎症指标常常正常。

2. **电解质紊乱(低血钾症等)** 当机体内电解质发生紊乱时,如低血钾症时,钾的降低可导致肠道蠕动变慢,轻度低钾的患儿临床表现为食欲减退、腹胀、便秘;严重低钾的患儿可出现麻痹性肠梗阻。通过血钾检测即可进行鉴别。

3. **慢性假性肠梗阻(chronic intestinal pseudo-obstruction,CIPO)** CIPO患儿多数在刚出生时或12月龄内起病,除有恶心、呕吐表现外,还会存在腹胀、腹泻或便秘等消化道症状,腹部影像学检查可观察到肠管扩张及液气平面,并没有吞气动作。

4. **先天性巨结肠** 是由于结肠缺乏神经节细胞导致肠管持续痉挛,粪便淤滞于近端结肠,近端结肠肥厚、扩张,是儿童常见的先天性肠道疾病之一。临床症状为胎便排出延迟、顽固性便秘和腹胀,直肠指检时直肠壶腹部空虚。钡剂灌肠可见到典型的痉挛肠段和扩张肠段,排钡功能差,24小时后仍有钡剂存留。该病诊断的金标准是取距肛门齿状线3cm以上直肠组织,病理检查发现有异常增生的神经节纤维束,但无神经节细胞。

5. **小肠细菌过度生长** 为小肠内细菌数目显著升高和/或菌群类别变化导致的,主要症状为吸收功能异常、腹胀、腹痛等。目前本病的诊断依据是提取近端小肠的小肠液,小肠液内细菌数量超过 10^5CFU/ml 即可诊断。但由于小肠液在临床上很难获取,现临床上多通过氢甲烷呼气试验来诊断小肠细菌过度生长,该试验是通过给患儿口服一定量的碳水化合物底物(如葡萄糖、乳果糖、乳糖等),然后在 2~4 小时内,间隔一定时间来采集呼出气体的样本来测量 H_2 和 CH_4 水平变化,根据不同变化的数值来进行疾病诊断。

6. 乳糖不耐症　是由于先天性或继发性乳糖酶缺失,导致机体内乳糖酶不足或无活性,这样食物中的乳糖不能成功水解为葡萄糖和半乳糖为人体所吸收,导致大量乳糖在消化道内积聚,从而出现胀气、腹泻等症状。临床上可以通过氢甲烷呼气试验、粪还原糖或小肠黏膜乳糖酶活性检测等方法进行诊断。

7. 胃轻瘫(gasroparesis)　是指无机械性梗阻情况下出现的胃排空延迟,临床表现主要包括恶心、呕吐、早饱、餐后饱胀感、腹胀、上腹痛、体重减轻等。基于恶心、呕吐、早饱、餐后饱胀感、腹胀等临床症状,胃排空延迟的客观证据(胃排空闪烁显像 2 小时 >60%,4 小时 >10%)以及排除胃肠道梗阻性疾病,可初步诊断胃轻瘫。治疗主要以改善营养状态、缓解症状为主要原则。

【治疗】

目前本病并没有特效的治疗手段,主要是对症支持,包括调整饮食、行为疗法和药物治疗。要注意判断吞气症是慢性状态还是急性发病,这对治疗方法的选择是十分必要的,急性发病严重者可出现肠扭转、肠梗阻甚至呼吸困难,需立即施行胃肠减压,严重者需应用镇静药物,如苯二氮䓬类药物进行控制,以终止患儿进一步吞咽空气。

1. 调整饮食　调节饮食习惯,建议患儿进食速度要慢,避免大口进食、狼吞虎咽,减少气体的摄入和产生;减少进食糖果、口香糖和碳酸饮料,也不要用吸管或吸管杯喝水;减少富含膳食纤维、难于消化吸收的饮食;如果有便秘可以口服一些通便药、胃肠动力药等促进消化道气体的排出。

2. 行为疗法　要重视对家长的宣教,让患儿家长正确认识吞气症,在观察到儿童吞咽空气的

动作时,对于 <6 岁的患儿,建议看护人尽量增加陪伴时间,分散患儿注意力,让患儿忘记吞气动作;学龄期的患儿看护人要提醒其减少吞咽动作,尽量多开导,减轻学习及生活压力,缓解患儿焦虑情绪等。调整作息时间,避免劳累,恰当进行文体活动。

3. 药物治疗　目前尚无治疗吞气症的最佳药物,下面药物可部分改善患儿的症状。

(1)西甲硅油:是一种具有表面活性的药物,可改变消化道内气泡的表面张力,使气泡分解,释放出来的气体可以被消化道管壁吸收和通过肠蠕动排出体外,从而减轻腹胀。用法:1~6 岁,每次 1ml,每天 3~5 次;6~14 岁,每次 1~2ml,每天 3~5 次。

(2)赛庚啶:是一种 5-羟色胺 2A 受体和组胺 H_1 受体拮抗剂,用于治疗儿童 FGID,用药剂量为每天 0.25~0.5mg/kg,分 2~3 次口服。疗程 2~8 周。

(3)氯硝西泮:是一种苯二氮䓬类镇定剂,可以有效地缓解伴有心理疾病的患儿。用法为:10 岁以下或体重 30kg 以下的儿童开始每天 0.01~0.03mg/kg,分 2~3 次服用,以后每 3 天增加 0.25~0.5mg,直至出现了不良反应或临床症状得到控制为止。10 岁以上可参考成人常用量:开始用每次 0.5mg(1/4 片),每天 3 次,每 3 天增加 0.5~1mg(1/4 片~1/2 片)。疗程应不超过 3~6 个月。

🌐 拓展知识点

1. 功能性胃肠病罗马Ⅳ标准将吞气症归入 4 岁以上儿童的功能性胃肠病,并未在新生儿/婴幼儿功能性胃肠病中纳入。然而,吞气症的诊断更多是依赖于患儿过度吞气的临床表现及体征,而不是患儿对自身不适的表述,由此认为,年龄并非吞气症诊断的必要条件。

2. 判断吞气症是慢性稳定状态还是急性危重情况非常重要,后者常由于过度吞气导致肠扭转、梗阻或呼吸困难,临床需要进行急性胃肠减压或镇静药物治疗,以防止过度吞气。

(王丽波)

第七节　功能性恶心和功能性呕吐

导　读

不同年龄的功能性胃肠病（FGID）的临床表现不一，主要基于个体发育阶段的不同，如生理上的、自主的、情感上及智力上的发育程度。功能性恶心和功能性呕吐为良性疾病，主要针对4岁以上的儿童，表现为恶心、呕吐，常合并心理行为异常，但常反复发作，病程较长。诊断主要依赖于临床症状与医师经验。对于伴有明显心理疾病的患儿，心理健康干预为最有效的治疗手段。

功能性恶心和功能性呕吐（functional nausea and functional vomiting）是在2016年罗马Ⅳ标准的功能性胃肠病（functional gastrointestinal disorders，FGID）分类系统中儿童和青少年的部分新增加的分类，根据定义，这两种疾病均不是由器质性疾病引起，临床上有些患儿只表现为恶心，有些患儿只表现为呕吐，有些患儿两者同时并存，是与儿童心身因素关系更为密切的相关消化系统疾病。患儿可伴有自主神经系统症状，如苍白、出汗或头晕。这些诊断分类不存在腹痛症状，据此可与功能性消化不良相区分。功能性恶心和功能性呕吐更常见于存在潜在焦虑或抑郁的患者，其常见的发作时间模式为清晨出现恶心，且在一天内逐渐改善。

【流行病学】

儿童功能性恶心和功能性呕吐是2016年罗马Ⅳ标准新增分类，有关的流行病学资料较少，有限的资料显示，哥伦比亚的研究显示新诊断为功能性呕吐和功能性恶心的儿童占所有儿童的0.7%。国内尚无相关报道。

【病因和发病机制】

功能性恶心和功能性呕吐的发病机制尚不明确，目前研究认为有多种病理生理学机制参与，包括胃排空延迟、胃窦的动力减弱及肠道运动功能异常、胃容受性下降、幽门螺杆菌（*Helicobacter pylori*，*H.pylori*）感染、内脏敏感性增加、十二指肠对酸的敏感性异常、乳糖不耐受、巨噬细胞和嗜酸性粒细胞的浸润以及精神因素等。

1. 胃排空延迟　功能性恶心和功能性呕吐在罗马Ⅲ中属于功能性消化不良（functional disorder，FD）的范畴，有25%~50%的FD患儿存在胃排空延迟。研究者采用恒压器、超声显像、放射性核素断层扫描（emission computed tomography，ECT）等检查发现至少40%的消化性不良患者存在胃容受性异常。有研究报道，功能性恶心和功能性呕吐患儿还存在其他的动力功能紊乱，包括胃底收缩节律异常、胃电节律异常、胃-十二指肠动力障碍等，但这些动力功能紊乱与功能性恶心和功能性呕吐的症状之间是否存在联系，目前尚不清楚。

2. 内脏高敏感性　内脏高敏感性是指患儿对胃内机械性或化学性刺激的敏感性增加，从而产生恶心和呕吐的症状。内脏感觉的阈值下降，是功能性恶心和功能性呕吐的主要发病机制之一。内脏高敏感性的产生是由于外周神经末梢感受器的功能异常，或是脊髓传递或大脑中枢处理感觉冲动的功能改变所致，抑或是两种因素共存，仍是亟待解决的问题。

3. 感染与免疫　尽管 *H.pylori* 阳性与阴性患儿相比，其症状的发生率与严重程度并无显著差别。但不少研究发现，根除 *H.pylori* 治疗的确能减轻一小部分患儿的恶心、呕吐症状。在一项儿童FD的研究中发现：肥大细胞与黏膜神经纤维密切相关，并释放类胰蛋白酶，而后者需要黏膜神经纤维上的蛋白酶激活受体来激活。另有研究，发现功能性恶心与功能性呕吐的症状与十二指肠嗜酸性粒细胞轻度浸润和脱颗粒明显有关。

4. 精神心理因素　功能性恶心和功能性呕吐患儿常存在抑郁、焦虑、性格内向、人际关系紧张等精神心理异常，而应激事件可能是促进发病的重要原因。一项随机对照病例交叉实验显示联合抗抑郁及抗焦虑治疗有助于短期症状的缓解。

5. 脑-肠轴双向作用　肠-脑轴通过双向信息（通过血管活性肠肽、5-羟色胺等多种脑肠肽和调节因子完成传递）将胃肠道功能与中枢神经系统联系在一起：外在刺激与内在信息通过高级神经中枢影响胃肠道感觉、运动、分泌和炎症，反之胃肠道的信息也会通过高级神经中枢影响感觉、情绪和行为。

【临床表现】

功能性恶心和功能性呕吐在临床表现上有些

患儿只有恶心,有些患儿只有呕吐,有些患儿两者并存。有些患儿只表现为晨起恶心,但当起床时间晚于通常恶心的时间,恶心就不会发生。部分患儿可有自主神经系统症状,如出汗、头晕、面色苍白、心动过速。体位性心动过速综合征可表现为恶心和呕吐,但只作为其综合征的一部分症状,应与功能性恶心和功能性呕吐区别。在询问病史时还需要注意询问是否有 FGID 的家族史,对于诊断也具有重要意义。

此外,此类患儿常合并精神心理障碍,易出现抑郁、焦虑,并影响睡眠质量。而精神心理异常可能会加重患儿的临床症状,并可能影响患儿的就诊时间、诊治经过,以及治疗方案和疗效。当具有以下特征时,应高度注意合并心理行为异常:病程漫长曲折、应激因素明显、症状纷繁多样、陈述冗长重复、体征相对轻微、就诊经历复杂、性格敏感抑郁、行为固执纠结、目标不切实际、态度消极被动等。

功能性恶心和功能性呕吐是功能性疾病,但常反复发作,病程较长,患儿多四处就医,重复做大量检查,不仅耗费大量医疗资源,给个人和社会均带来巨大经济负担,也使患儿及家长身心俱疲,严重影响其生活和工作,生活质量低下。

【辅助检查】

功能性恶心和功能性呕吐临床表现缺乏特异性,仅凭临床症状有时难以与其他原因引起恶心、呕吐的疾病相鉴别,难以区分是功能性还是器质性。凡临床上与体征不符的不明原因的恶心、呕吐均应考虑到功能性恶心和功能性呕吐的可能,针对不同情况,选择必要的辅助检查或医师的临床经验以明确诊断。在询问病史采集和体格检查中如有以下的警示症状(如体重减轻、神经系统症状、晨起出现重度呕吐或头痛、腹痛、贫血等),需要结合相应的辅助检查予以排除其他疾病。

1. **内镜检查**　该病的诊断不需要常规进行上消化道内镜检查。应根据患儿的症状、年龄、病史、是否存在幽门螺杆菌感染和实验室检查的综合评估诊断。但当有报警信号(如体重减轻、贫血、黑便、腹痛等)而怀疑存在器质性疾病时,应及时进行内镜检查。

2. **实验室检查**　在评估患儿症状后,细化辅助检查内容。完善血常规判断有无贫血;粪便隐血试验明确有无消化道出血;肝胆胰腺超声检测排除引起器质性恶心与呕吐等其他慢性脏器疾

病;肝肾功能、血糖、甲状腺功能、胸部 X 线作为基础检查无异常时开展选择性检查。

3. **心理评估**　对于不伴呕吐的功能性恶心患儿开展心理评估很重要。常用的测试量表:生活质量量表、焦虑抑郁自评量表、焦虑抑郁他评量表、艾森克个性问卷(Eysenck personality questionnaire,EPQ)的四个分量表(内外向量表-E、情绪性量表-N、精神质量表-P 和效度量表-L)、《精神障碍诊断与统计手册》(第 5 版)(Diagnostic and Statistical Manual of Mental Disorders,5th edition,DSM-5)的躯体症状障碍标准、广泛性焦虑量表(generalised anxiety disorder assessment,GAD)-7、患者健康问卷(patient health questionnaire,PHQ)中抑郁症状群量表(PHQ-9)等量表。

【诊断】

根据 2016 年 FGID 的罗马 Ⅳ 标准共识分类,功能性恶心和功能性呕吐的诊断依据如表 9-7-1 所示。

表 9-7-1　功能性恶心和功能性呕吐诊断标准

功能性恶心	功能性呕吐
过去 2 个月内必须包含以下所有症状: ① 恶心是主要症状,每周至少发生 2 次,通常与进餐无关 ② 并不总是与呕吐有关 ③ 恶心不能用另一种疾病来解释	过去 2 个月必须包含以下所有症状: ① 平均每周有 1 次或更多的呕吐 ② 没有自我诱导呕吐或进食障碍或反刍 ③ 呕吐不能用其他疾病来解释

【鉴别诊断】

1. **功能性消化不良(FD)**　FD 为每个月至少 4 天腹痛,符合以下 1 项或多项临床的症状(符合诊断标准至少持续 2 个月):餐后饱胀;过早饱感;与排便无关的上腹痛或烧灼感;这些症状无法用其他疾病完全解释。包含 3 个亚型:①餐后不适综合征:令人烦恼的餐后饱胀或过早饱感,影响正常进食。症状有上腹胀气、餐后恶心、过度打嗝。②上腹部疼痛综合征:主要包括严重的上腹部疼痛或烧灼感,影响正常活动。③混合型:同时具备上述两种亚型症状。

2. **慢性胃炎**　慢性胃炎是指各种原因引起的胃黏膜的慢性炎性病变。致病因素包括 *H.pylori.* 感染、胆汁反流、自身免疫反应等。病变

累及胃黏膜,病理组织学涉及淋巴细胞和/或中性粒细胞等炎症细胞浸润、腺体萎缩、肠上皮化生及上皮异型增生。患儿可无任何症状,多数表现为非特异性消化不良症状,无特异性体征,确定诊断主要依据内镜检查和胃黏膜活检组织学检查。

3. 胃食管反流(gastroesophageal reflux,GER)GER 是指胃内容物反流到食管,甚至口咽部,如有十二指肠内容物反流到食管称十二指肠胃食管反流。GER 分为生理性和病理性两种。婴儿GER 大多数为生理性,生后 1~4 个月为好发年龄,到 12 个月时大多会自行好转。当反流频繁发作或持续发生导致生长发育落后时,即考虑为病理性 GER。其临床表现随年龄不同而异,婴幼儿以反流、呕吐为主,年长儿可表现为胃灼热和胸痛,部分患儿以非典型症状为主要表现。24 小时食管pH+阻抗监测是目前诊断 GER 最具价值的方法。

【治疗】

诊断为功能性恶心和功能性呕吐的患儿,要与患儿家长进行充分沟通,向其解释疾病的形成及发展,使其对该病有较全面的了解,让家长帮助患儿进行相应的治疗。止吐类药物对功能性恶心和功能性呕吐通常是无效的。因此,最有价值的干预措施是采用心理社会多种因素的多学科疗法,包括安慰、放松策略和/或认知行为疗法。治疗时须以解除症状、提高生活质量为目的,根据不同患儿的表现实施个体化治疗。

1. 心理健康干预　对于那些伴有明显心理异常的患儿,首先应给予心理健康干预。目前研究认为心理治疗方法包括认知行为疗法和催眠治疗,可使部分患儿受益。随着现代社会生活节奏的加快和竞争的日趋激烈,儿童普遍面临学业升学沉重压力、家长及教师期望过高、人与人之间沟通减少、师生同学之间人际关系日趋复杂等问题,加上儿童心智发育不成熟,均易导致儿童人格个性偏离、情绪不稳定,诱发心身疾病。有研究显示,4~10 岁儿童及 11~16 岁青少年 FGID 的总体患病率分别高达 13.69% 和 11.68%,高于多数成年人发病率报道的数据。这类疾病的心理行为异常的真正机制还未明确,分类也较复杂,但心身同治的整体医学治疗模式,可以解决很多此类常规方法治疗无效的疾病。

(1)心理指导:心理指导要包括和患儿及家长进行充分沟通。首先以接纳、尊重、关注、倾听、共情、理解、积极、支持的态度告知患儿躯体和实验室检查结果无异常,取得患儿信赖,消除患儿顾虑,了解其在生活、学习中存在的各种问题,给予恰当的疏导解释,劝其思想放松,情绪乐观。同时对患儿进行该病的知识教育,使其对本病有充分的认识。告知患儿这是一种相当常见的无明显器质性病变的疾病,可引起严重不适并影响工作和生活。解释尽管躯体检查无明显异常,这些躯体症状并非主观有意而为,也不能通过主观努力消除。告知有方法治疗或缓解该疾病,但需要医患密切合作。

(2)行为指导:要求患儿生活有规律,早睡早起,保证足够的休息及睡眠,养成良好的生活习惯,改变紧张的学习方式,学会自我放松,适度运动,指导家长改善家庭关系,改进教养方式,减轻对患儿的学习和生活压力等。行为治疗是一种借助学习、训练来消除或矫正患儿不良行为的治疗方法,也是一个行为重塑的过程。

2. 胃肠电刺激　胃肠电刺激是一种治疗胃肠动力障碍性疾病的新方法。研究表明经皮电刺激能改善功能性恶心和呕吐的症状,这种改善与高频的心率变异性增加和神经肽 Y 的调节相关。动物及人体试验表明短波胃电刺激可缓解症状。

3. 赛庚啶　赛庚啶是一种 5-羟色胺受体拮抗剂,有报道称其可增加食欲。美国的研究称赛庚啶治疗儿童 FD 症状,特别是对年幼的儿童以及在接受胃底折叠术后早期呕吐和干呕的儿童安全有效。

🌐 拓展知识点

肠道菌群紊乱与功能性恶心和功能性呕吐:胃肠道微生态环境与 FGID 症状的产生、加重有关,食物、肠腔内环境的改变通过肠道菌群和宿主的相互作用,产生包括免疫和代谢反应而影响脑-肠轴的功能,进而影响 FGID 的转归。在新发布的罗马Ⅳ标准中,专门阐述了食物、肠道微生态对 FGID 的影响及其机制。胃肠道微生态与功能性恶心和功能性呕吐的关系的研究仍需不断开展和探索,具体功能和机制仍需要更加深入的基础与临床研究予以揭示。

(王丽波)

第八节　功能性腹泻

导　读

儿童功能性腹泻是发生在婴幼儿或学龄前期儿童中的反复无痛性排便次数增多,不伴有腹痛或者腹部不适症状。一般是由于胃肠道功能失调导致的,该病的发生可能跟心理因素、肠道运动感觉功能异常、自主神经功能紊乱有关。检查没有器质性胃肠道疾病。治疗主要是对症处理及饮食调整,如果饮食中有足够热量,通常不会影响儿童生长发育。

功能性腹泻(functional diarrhea)也被称为慢性非特异性腹泻,是指每天排 4 次或以上不成形便、无痛性、持续 4 周或以上,多见于 6~60 月龄儿童,如果饮食中热量充足,不会引起生长迟缓。功能性腹泻的患儿会出现大便松散,当父母发现患儿排出的或遗留在尿布上的不成形粪便中含有可辨认的、数小时前吃下的未消化的食物残渣时才开始意识到问题,患儿不会因排松散便而有丝毫不适,并且这些现象到学龄期时会自行好转。

【流行病学】

美国的一项调查发现 11.7% 的儿童每天大便 3 次,27% 的儿童粪便较软,4.5% 的儿童有水样便,1.5% 儿童大便中有不消化的食物残渣,22.1% 的儿童 6 月龄后开始出现腹泻。根据儿童功能性胃肠病罗马Ⅲ诊断标准,2.4%<1 岁的婴儿和 6.4% 1~3 岁的幼儿可发生功能性腹泻。

【病因和发病机制】

功能性腹泻的发生有营养因素、消化道黏膜因素、动力因素及心理因素。

1. **营养因素**　营养因素是婴幼儿腹泻发病机制中的一个关键因素,功能性腹泻的患儿常常饮食过多,摄入过多的果汁、低脂高碳水化合物(果糖)和山梨醇等。

2. **消化道黏膜因素**　功能性腹泻患儿的小肠转运功能并无缺陷,水、电解质的分泌和葡萄糖的吸收均正常,没有脂肪泻。功能性腹泻患儿的空肠黏膜活检中,Na^+-K^+-ATP 酶和腺嘌呤核苷酸环化酶的活性升高。这种黏膜酶活性的升高与血浆中前列腺素 E_2 和 F 的水平升高有关。功能性

腹泻患儿的空肠黏膜分泌功能正常,前列腺素可激活腺嘌呤核苷酸环化酶并影响小肠分泌。

3. **肠道动力**　移行性复合运动(migrating motor complex,MMC)是指消化间期在整个小肠反复出现的周期性收缩形式。在健康儿童和成人,进食可使 MMC 中断,并可刺激频繁的不同幅度的收缩波出现,其中部分收缩波将肠腔内容物混合,另一部分收缩波推进食物的转运。但在功能性腹泻患儿,进食无法使 MMC 中断,当胃内出现 MMC Ⅲ相时,一组高幅胃窦收缩波使未消化的胃内容物通过开放的幽门很快进入并迅速通过小肠,过早到达结肠。由于无法诱导产生餐后运动形式,导致结肠倾倒现象,带走大量胆盐和未完全消化的食物。在功能性腹泻患儿粪便提取液中钠和胆汁酸的浓度都是增高的。

4. **心理因素**　心理因素在功能性腹泻的发病中起一定作用,研究发现性格急躁的人容易出现功能性腹泻症状。

【诊断】

根据罗马Ⅳ标准,必须满足以下所有条件:①每天无痛性排便 4 次或以上,为不成形便;②症状持续超过 4 周;③在 6~60 月龄时出现症状;④如果热量摄入充足,不会出现生长迟缓。

对于其他方面健康的儿童来说,功能性腹泻是引起慢性腹泻的主要原因。功能性腹泻的婴幼儿,典型的大便为松散便,含或不含肉眼可见的未消化食物。排便次数越多,大便的黏稠度越低。符合功能性腹泻诊断标准的患儿不会出现吸收不良综合征。如果饮食中有足够热量,往往不影响患儿生长发育。

【鉴别诊断】

1. **导致小肠消化吸收功能障碍的疾病**　如乳糖酶缺乏、葡萄糖-半乳糖吸收不良、失氯性腹泻、原发性胆汁酸吸收不良等,可根据不同疾病特点选择大便酸碱度、粪还原糖试验、大便钾钠及氯离子测定、基因检测等检查方法加以鉴别。

2. **抗生素相关性腹泻**　是指近期曾使用或正在使用抗生素后出现腹泻稀便或水样便,甚或黏液便、脓血便、血便,或见片状或管状假膜,且不能用各种明确病因所解释的腹泻。艰难梭菌肠炎

是常见的抗生素相关性腹泻。

3. 隐孢子虫肠炎　主要表现为急性水样腹泻或稀糊状便,一般无脓血。多数患者持续数天或1~2个月后可自行停止,但临床上由急性转为慢性而反复发作者并不少见。隐孢子虫肠病的粪便多呈黏液稀便或稀水便,常可同时伴有腹痛、腹胀、恶心、呕吐、食欲减退、低热等症状。诊断依据粪便、呕吐物找到隐孢子虫卵囊。

4. 食物蛋白诱导的直肠结肠炎　多见于纯母乳喂养的6个月以内婴儿。主要表现为腹泻,大便性状多变,可呈稀便或稀糊便,常见黏液和血便。患儿一般状态好,腹部触诊无阳性发现。回避可疑食物症状好转,重新进食可疑食物后症状反复者应高度怀疑,食物激发试验有助于确诊。

5. 乳糜泻　可表现为慢性腹泻,大便呈水样便,稀黏便,典型为脂肪泻,可伴腹胀、腹痛、恶心、呕吐,同时可出现因吸收不良引起的其他症状,如生长障碍、体重减轻、严重贫血、维生素缺乏等。年长儿童以及成人胃肠道症状相对较轻,主要以胃肠道外表现为主。确诊依赖于乳糜泻特异性抗体和肠黏膜活检。

【治疗】

本病的治疗并不需要医学干预,但为了健康和均衡饮食,推荐评估患儿每天饮食中果汁和果糖的摄入量。此外,对患儿父母而言,有效的解释与安慰是至关重要的,如果患儿父母情绪紧张、无法接受功能性腹泻的诊断则可能导致不当的饮食控制,导致热量缺乏,记录患儿每天饮食和排便可使父母确信腹泻症状与特殊食物无关。很多家庭能够欣然接受医生的有效解释,因此无须随诊。对于另一些家庭,定期随诊可监测患儿体重,同时可解答患儿父母的疑问。饮食调整有时有效(如增加膳食纤维摄入量有助于改善大便黏稠度)。尽管餐后运动反应异常是功能性腹泻最可能的发病机制,但一般不需要减慢胃肠运动的药物治疗。

拓展知识点

2022年发表的具有腹泻的功能性肠病:欧洲胃肠病和欧洲神经胃肠病和动力学会联合制定的临床指南中建议对怀疑腹泻型的肠易激综合征或功能性腹泻的患者进行粪便钙卫蛋白测定以排除炎症性肠病的可能。钙卫蛋白是一种36kD的钙锌结合蛋白,约占粒细胞细胞质可溶性蛋白的60%。在最近的一篇文献综述中,评估了不同的粪便钙卫蛋白的阳性判断值,以区分器质性或功能性胃肠道疾病。在100~164mcg/mg的粪便钙卫蛋白值范围内,64%的器质性疾病患者可正确识别,而90%的无器质性疾病患者可正确识别为阴性。当阈值为50mcg/mg时,检测结果的性能更高。在临床实践中,这种判断似乎是有用的,因为钙卫蛋白阳性的患者患炎症性肠病的可能性增加6倍,粪便钙卫蛋白最重要的作用是排除炎症性肠病的存在。一项荟萃分析比较了粪便钙卫蛋白和内镜检查,结果显示粪便钙卫蛋白对炎症性肠病诊断的敏感性和特异性分别为93%和96%。因此,粪便钙卫蛋白可以被认为是一种有用的筛查工具,用于鉴别那些最有可能需要内镜检查的炎症性肠病患者。

(徐樨巍　李宁宁)

第九节　婴儿排便困难

导　读

婴儿排便困难(infant dyschezia)是婴儿期最常见的功能性胃肠病之一,主要表现为每次排便前处于情绪紧张状态,伴尖叫、哭闹、因排便费力引起的颜面涨红或发青,症状可持续10~20分钟,直至排出软便或稀便,无其他健康问题。症状可随年龄自行缓解,无须特殊治疗,避免直肠刺激及泻药干预。

婴儿排便困难（infant dyschezia）是最常见的功能性胃肠病（functional gastrointestinal disorders，FGID）之一，指婴儿排便前处于紧张状态，伴尖叫、哭闹、因排便费力引起的面色发红或发青，这些症状通常持续 10~20 分钟，可排出软便或未能排出。患儿每天可有数次排便。婴儿排便困难的症状在出生后的 1 个月即可出现，大多持续 3~4 周可自行缓解。其发病机制不清，可能与婴儿排便动作不协调、肠道菌群演替、过早添加辅食、脑-肠-微生物轴不成熟有关。

【流行病学】

婴儿排便困难的发病率因研究对象年龄及所调查地域而不同。来自荷兰的研究显示，1 月龄和 3 月龄婴儿排便困难发生率分别为 3.9% 和 0.9%，到 9 月龄，仍有 0.9% 婴儿存在排便困难。按照罗马Ⅳ诊断标准，一项系统性回顾分析将 20 项临床研究、18 935 例儿童纳为研究对象，根据罗马Ⅳ标准，研究发现婴儿排便困难的发病率为 2%~6%。另一项对婴儿 FGID 发病率的研究发现，婴儿期肠绞痛发病率最高，其次为婴儿反流及婴儿排便困难，其中排便困难发生率为 9.8%，此外该研究还发现纯母乳喂养可降低婴儿排便困难的发生率，早产儿的发病率高于足月儿，存在过敏性疾病家族史的婴儿更易患病。最近一项来自中国的研究发现，0~6 个月婴儿排便困难发生率为 3.6%，7~9 个月婴儿排便困难发生率为 2.7%，另一项流行性调查研究发现，西安市婴儿排便困难发生率 3.46%，0~3 月龄患病率为 5.78%，这与之前的数据一致，此外该项研究发现 10 月龄患儿也有排便困难样症状。除此之外，不同性别、胎龄、出生体重、分娩方式、城市农村、家庭收入等对婴儿排便困难的发生率无明显影响。

【发病机制】

婴儿排便困难是婴儿期成长过程中的特有现象，其确切的发病机制尚不明确，目前认为可能与排便反射控制发育不完善、肠道菌群演替、脑-肠-微生物轴调节不成熟及过早添加辅食有一定关系。

排便需要肛门、直肠、结肠、盆底肌肉及肠神经、周围及中枢神经系统协调完成，是一个复杂的生理过程。其中直肠-肛门压力梯度在排便过程中是非常重要的。如果正常直肠-肛门压力梯度被逆转，肛门括约肌不能有效松弛或矛盾收缩，和/或直肠内压力增加不足，就会造成排便功能障碍。婴儿排便困难是婴儿成长过程中特有现象，确切发病机制不清，主要认为与腹内压增加及盆底肌松弛之间协调性差有关。婴儿哭闹增加腹压导致排便困难进一步加重。

研究发现婴儿肠道菌群紊乱与许多疾病有关，包括功能性胃肠病。婴儿喂养方式的不同造成特定菌群失调，可能与婴儿排便困难有关，但肠道微生态的具体改变仍不清晰，需进一步研究支持。近年来越来越多的证据支持脑-肠-微生物轴具有调节宿主健康和应激的重要作用，推测短链脂肪酸是关键信号分子。而脑-肠-微生物轴不成熟、短链脂肪酸成分比例失衡，神经递质信号通路异常可能是导致婴儿排便困难的潜在机制。

生后 4~6 个月由于婴儿胃肠功能和肾功能发育逐渐成熟，从而逐渐添加辅食。过早添加辅食与婴儿排便困难发生可能相关。研究发现添加不同种类的食物也可能对婴儿排便困难的发生产生影响。此外研究发现，对于排便频率低的婴儿，母乳喂养患排便困难的风险为非母乳喂养的 8.1 倍，提示母乳喂养可能是婴儿排便困难的影响因素。

【诊断】

婴儿排便困难的诊断主要基于详细的病史采集、临床症状及全身体格检查。详细询问病史包括：婴儿大便性状和排便频率，排便/未成功排便前哭闹时间，有无呕吐、腹泻、腹胀、便血、发热等症状，既往有无过敏性疾病及内分泌遗传代谢性疾病等，出生分娩方式、喂养史、添加辅食的时间及种类等；在体格检查时尤其注意是否存在腹胀、腹部包括肛周病变及畸形等，注意评估婴儿营养状况及生长发育情况。

婴儿排便困难罗马Ⅳ诊断标准：年龄 <9 月龄的婴儿，必须同时满足以下两项条件：①在排出软便或未成功排便前，处于紧张和哭闹状态至少持续 10 分钟；②无其他健康问题。此外临床上需明确是否存在以下报警症状：①胎便排出延迟，超过生后 48 小时；②频繁腹胀、呕吐，呕吐物为胆汁及伴有精神萎靡；③腹泻、便血、大便变细；④发热；⑤生长发育落后；⑥脊柱、腰骶部、肛周异常；⑦神经肌肉系统疾病。若有以上症状需排除器质性疾病引起的排便困难，如先天性巨结肠、肠套叠、

牛奶蛋白过敏、先天性代谢性疾病,进一步完善腹部超声、粪便常规+潜血、遗传代谢筛查等协助诊断。

【鉴别诊断】

1. **功能性便秘**　婴幼儿功能性便秘的诊断标准:年龄<4岁儿童至少符合以下2项条件:①每周排便≤2次;②大量粪便潴留史;③排便疼痛和排便费力史;④排粗大粪便史;⑤直肠存在大量粪块。对于已接受如厕训练的儿童,附加下列2项条件:①能控制排便后,每周至少1次大便失禁;②粗大的粪便堵塞抽水马桶史。婴儿排便困难患儿每天均可排便,大便性状多为软便或糊便,而功能性便秘患儿大便次数较少,大便性状为粗大硬便。

2. **先天性巨结肠**　该疾病是一种常见的肠神经元发育异常性疾病,主要是由于病变段肠神经元缺失引起,新生儿期即可发病,常见的症状为:新生儿肠梗阻、胎便排出延迟、新生儿肠穿孔、顽固性便秘、生长发育迟滞以及反复发作的小肠结肠炎,易与婴儿排便困难相混淆。足月儿出生48小时内未排胎便应考虑先天性巨结肠可能,患儿腹胀、便秘的病史以及肠梗阻的临床表现是筛查先天性巨结肠的重要依据,直肠黏膜吸引活检和直肠全层活检病理神经元缺失是诊断先天性巨结肠金标准。

3. **婴儿肠绞痛**　婴儿肠绞痛是一种引起婴儿期过度哭闹的常见原因。婴儿肠绞痛与婴儿排便困难均可生后即发病,但婴儿肠绞痛在生后6~8周哭吵达高峰,生后12周逐渐下降,不超过生后5个月,罗马Ⅳ婴儿肠绞痛诊断标准:

(1)以临床诊断为目的,还必须满足以下条件:①婴儿起病和停止发病年龄需<5个月;②无明显诱因出现的反复和长时间哭闹、烦躁和易激惹,监护人无法阻止和安抚;③无其他证据表明婴儿生长受限、发热或其他疾病。

(2)以临床研究为目的,还必须满足以下条件:①符合上述所有标准;②与研究者或临床医生通过电话问诊或面对面问诊时,监护人描述婴儿哭闹或烦躁每天持续时间≥3小时,每周≥3天;③24小时内哭闹时间为3小时或以上,需要至少一份前瞻性的24小时行为日记来确认。

【治疗】

首先医生需耐心向患儿监护人解释,该疾病是排便不协调引起的功能性问题,非器质性病变,不需要过多干预。随着年龄增长,患儿会逐渐掌握如何放松盆底肌肉,症状自然得到缓解。同时需要安抚家长紧张情绪,强调需关注婴儿生长发育和运动发育情况。建议父母避免对患儿进行直肠刺激,避免对排便前的刺激产生依赖,可适当按摩腹部促进肠道蠕动。提倡母乳喂养,避免过早添加辅食,不需要轻泻剂治疗。

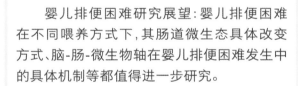

> **拓展知识点**
>
> 婴儿排便困难研究展望:婴儿排便困难在不同喂养方式下,其肠道微生态具体改变方式、脑-肠-微生物轴在婴儿排便困难发生中的具体机制等都值得进一步研究。

(王宝西)

第十节　功能性便秘

导　读

功能性便秘(FC)是一种儿童功能性胃肠病,临床以排便次数减少,排便异常以及粗大、干硬粪块为主要表现。诊断主要依据临床表现,如果无报警征象,符合罗马Ⅳ诊断标准的可进行诊断。治疗包括解除粪便嵌顿及维持有效排便两部分内容。缓泻剂如聚乙二醇、乳果糖是目前儿童常用的功能性便秘治疗的药物,通过排便习惯训练和坚持合理的药物治疗,大部分功能性便秘患儿的预后良好。

便秘(constipation)是儿童常见的消化系统症状,临床主要表现为排便次数减少,排便异常(排便困难、排便费力、排便疼痛)以及粗大、干硬粪块。功能性便秘(functional constipation,FC)指非由器质性疾病及药物因素等引起的便秘,是儿童最常见的便秘原因,占儿童便秘的90%~95%。长期慢性便秘可影响患儿生活质量。FC不仅可以影响胃肠功能,可伴有遗尿、大便失禁等症状,严重者甚至可能影响儿童的生长发育及心理健康。

【流行病学】

儿童FC的患病率在0.7%~29.6%,并存在明显地域差异,亚洲国家发病率较低,而北美、欧洲及大洋洲相对发病率较高。国内的流行病学调查显示发病率在3.8%~28.8%,城区儿童发病率高于农村儿童。儿童FC患病率与年龄存在一定相关,在儿童出生后第1年FC的患病率约为2.9%,第2年为10.1%,发病与性别无明确相关。FC可在儿童中长时间持续存在,未经系统治疗或干预,约50%的儿童FC可延续至成人阶段。

【病因和发病机制】

FC发病受饮食结构、肠道微生态等诸多因素影响,与肠道动力异常、排便功能障碍有关。

1. **膳食结构** 膳食结构不合理,膳食纤维摄入量过少,粪便干硬,排出困难导致便秘。

2. **心理、行为因素导致的刻意忍便** 生活中焦虑、应激事件(如入托、入学、旅游)可导致儿童刻意忍便,粪便滞留,形成干硬粪块,导致便秘发生。

3. **肠道微生态及肠神经系统** 肠道菌群可能通过影响肠道内短链脂肪酸浓度及次级胆汁酸水平影响肠道传输,最终导致便秘。便秘患者可出现肌间神经丛和黏膜下神经丛形态学的改变,并同时伴有胃肠激素改变。

4. **遗传因素** 部分便秘儿童存在潜在遗传倾向。6月龄前出现便秘症状同时有便秘家族史的儿童提示其具有发生FC的遗传倾向。

【临床表现】

儿童FC临床表现包括排便相关症状、长期便秘对其他系统的影响以及长期便秘对儿童生活质量及心理的影响。

1. **排便相关症状** 表现为排便次数减少、排便困难、排便费力、排便疼痛,以及粗大、干硬粪块。值得注意的是,儿童便秘很多时候合并有大便失禁。表现为不受控制的排便或溢粪(即在尿不湿或内裤上遗留粪便)。这是由于潴留的巨大粪块造成直肠敏感性的降低,从而导致粪便溢出,即潴留性粪便失禁。

2. **其他系统症状** 部分便秘儿童可伴有腹痛表现,这种腹痛一般在排便后可缓解。同时,长期慢性便秘儿童常伴有营养吸收障碍,并由此可导致营养不良、生长发育迟缓以及贫血等疾病表现。

3. **心理社会问题** 长期慢性便秘可影响患儿的生活质量,对其社会心理发育造成不良影响。常见的表现有情绪化、喜怒无常、社交学习能力差、焦虑等。

【辅助检查】

1. **实验室检查** 血常规可提示有无贫血。粪便潜血实验呈阳性需考虑有无肠道息肉、食物蛋白过敏等疾病,有辅助诊断意义。甲状腺功能、电解质检查以除外甲状腺功能减退以及电解质紊乱等因素造成的便秘。

2. **不透X线标记物检查** 不透X线标记物检查可了解结肠传输时间,了解结肠动力变化。可以对便秘进行分型诊断,这并不是鉴别FC与其他原因所致便秘的必要检查,但在某些时候对便秘治疗药物的选择具有一定的指导作用(如出口梗阻型便秘选择胃肠动力药物是无效的)。

检查方法:患儿吞服一定数量不透X线标记物,72小时后摄腹部X线片观察直肠、乙状结肠区标记物存留数与全结肠标志物的存留数,并计算两者的比值,即结肠通过时间(transit index,TI)值,通过TI值的变化判断是否存在结肠慢传输。如TI<0.5,则慢传输型便秘可能性大;TI≥0.5,提示标志物存留在直肠、乙状结肠区多,则出口梗阻型便秘可能性大。

3. **肛门直肠测压** 肛门直肠测压用于评价节制排便和排便的功能是否正常。可检测肛门括约肌静息压及最大收缩压。肛门括约肌最大收缩压增高的便秘患儿往往存在肛门直肠区的动力障碍,提示为出口梗阻型便秘。功能性便秘患儿肛门直肠抑制反射是存在的,用于鉴别先天性巨结肠患儿由于病变段神经元细胞缺失导致的肛门直肠抑制反射消失,较具临床应用价值。

【诊断及诊断标准】

儿童FC为症状性诊断,诊断基于完善的病

史询问及详细体格检查。病史应详细记录患儿一般状况、新生儿期胎便排出情况、便秘的程度及病程、大便的 Bristol 分级、有无便血、日常饮食及生活习惯等。体格检查注意患儿的生长发育情况，有无特殊面容、肛门位置、有无局部畸形，而直肠指诊视病情需要，并非常规检查。无报警症状及体征的便秘患儿可不必进行进一步检查。如存在报警征象或经正规治疗效果不理想时，需考虑进一步的辅助检查以除外疾病因素。

诊断标准：目前较常用的为罗马Ⅳ诊断标准，按年龄分为婴幼儿（G7）及儿童/青少年（H3a）两部分。

1. 婴幼儿 FC 的诊断标准（G7） 年龄 <4 岁的儿童至少符合以下 2 条，持续时间达 1 个月：

（1）每周排便 2 次或少于 2 次。

（2）有大量粪便潴留史。

（3）有排便疼痛和排干硬粪便史。

（4）有排粗大粪便史。

（5）直肠内存在有大量粪便团块。

对于接受排便训练（如厕排便）的儿童，以下条件也作为选项：

（6）学会如厕排便后，每周至少出现 1 次大便失禁。

（7）有排大块粪便堵塞马桶病史。

2. 儿童/青少年 FC 诊断标准（H3a） 必须满足以下 2 项或多项条件（每周至少发生 1 次，时间持续 1 个月以上），但不符合肠易激综合征的诊断标准：

（1）每周排便≤2 次（≥4 岁儿童）。

（2）每周至少出现 1 次大便失禁。

（3）有粪潴留的被动姿势或过度克制排便的病史。

（4）有排便疼痛或排干硬粪便的病史。

（5）直肠内存在大粪块。

（6）有排大块粪便曾堵塞抽水马桶。

经过适当评估，症状不能用其他疾病来完全解释。

【鉴别诊断】

虽然功能性胃肠病罗马Ⅳ标准指出，经过适当医疗评估，症状不能归因于其他疾病即可诊断功能性胃肠病。但仍应注意，在出现相应报警征象时，要注意便秘的鉴别诊断（表 9-10-1）。如果临床存在报警征象时，建议进一步检查。

表 9-10-1 便秘的报警征象

报警征象	提示
足月新生儿 >48h 后方排出胎粪	甲状腺功能异常
便秘在生后第一个月就开始出现	肛门位置异常
有先天性巨结肠家族史	肛门反射或提睾反射消失
扁条状粪便	下肢力量/肌张力/反射减弱
在无肛裂的情况下出现便血	有骶骨窝形成
生长发育迟缓	脊椎后背毛发
胆汁性呕吐	臀裂偏移
严重的腹胀	肛门瘢痕

1. 先天性巨结肠 先天性巨结肠也表现为排便次数减少，但发病早，多在新生儿期即发病，灌肠可帮助大便排出，排出大便多为软便，同时往往伴有腹胀表现。钡剂灌肠及直肠肛门测压有助于鉴别诊断。

2. 先天性甲状腺功能减退 先天性甲状腺功能减退患儿有腹胀、排便次数减少等临床表现，但同时合并有黄疸消退延迟、生长迟缓等临床表现。甲状腺功能测定提示甲状腺素减低，促甲状腺激素（thyroid-stimulating hormone，TSH）升高。

3. 脊柱、脊髓疾病 马尾脂肪瘤、脊髓牵扯和骶前脊膜膨出可以导致潴留性或非潴留性大便失禁，表现为潴留性大便失禁时，与便秘临床表现类似。但脊柱疾病引起的临床症状还包括盆底肌无力的表现（肛门张开、咳嗽时肛门外括约肌和盆底肌的反射性收缩消失、尿失禁）。骶骨浅凹陷、脊柱上长有成簇毛发、臀部不对称、臀裂偏位、跟腱反射亢进或消失、色素沉着异常、腰骶部血管痣或血管窦等均提示可能存在脊柱的异常。放射影像学可协助诊断。

【治疗】

功能性便秘治疗包括基础治疗和药物治疗，治疗的关键在于解除粪便嵌顿和维持大便软化，以达到维持顺利排便的目的。

1. 便秘的基础治疗

（1）排便习惯训练（defecation habit practice，DHP）：婴儿期的排便为反射性排便，不受意识的控制，不形成规律的排便习惯。而意识性排便为适应社会生活需要的条件反射，能按时排便，使儿童生活规律化,防止便秘、便失禁。排便习惯训练即是人为的对儿童进行排便强化训练,使其形成规律的排便习惯。

DHP训练要点:①一般在24个月左右开始,开始时间的早晚必须以儿童能接受及沟通为前提,不可强行进行DHP训练。应依据儿童兴趣、能力渐进性训练,允许反复实践及训练过程中可能出现的后退现象。②便器准备:外观引人、颜色鲜艳,置于儿童易使用位置,便器高度应使双膝高于臀部,双足着地以便用力。③训练内容:指导排便用力方式(Valsalva技巧的学习),在呼气后屏气,增加腹内压,学会协调肛门内、外括约肌运动。④训练时间安排:一般安排在餐后30~60分钟进行,每次5~10分钟较适宜。

DHP过程遭遇失败,家长应理解并予心理支持。对训练中可能出现的后退现象,如强忍粪便不解为训练中正常现象,不代表失败,父母应接受这一事实不必焦虑或对儿童施加压力,不恰当的DHP反而会导致儿童刻意忍便。

(2)合理饮食:合理的膳食结构有助于改善FC。膳食结构合理指膳食搭配合理,注重一定的膳食纤维(dietary fiber,DF)摄入。DF具有吸收水分、软化粪便、增加粪便量的作用,推荐剂量为0.5g/(kg·d)。DF摄入过多可出现产气过多、腹胀等不适,并可能影响矿物质(如钙)在肠道的吸收,因此,DF摄入在生理需要量范围即可。

(3)足量饮水和适量运动:目前并没有证据显示摄入更多水分可以改善粪便干结的情况,因此,对于便秘患儿只需正常足量饮水即可。运动与改善便秘的关系亦未置可否。

2. 药物治疗

(1)缓泻剂:常用缓泻剂包括容积型泻剂和渗透型泻剂,使用缓泻剂可达到解除粪便嵌顿及维持大便软化的目的。在儿童FC中,应尽量避免使用刺激性泻剂。

常用的容积型泻剂有聚乙二醇(polyethylene glycol,PEG)和小麦纤维素颗粒。目前包括罗马Ⅳ标准在内的临床指南都推荐PEG作为解除嵌塞粪便以及维持治疗时的首选药物。解除粪便嵌顿时一般使用PEG3350,但国内难以获得,以PEG4000替代,剂量为1~1.5g/(kg·d),一般应用3~5天,粪便嵌顿解除后即开始减量。维持剂量为0.2~0.8g/(kg·d),便秘症状改善维持1个月之后再逐渐减量,疗程持续至少2个月。PEG口服进入肠道吸水后形成柔软凝胶,可增加粪便量及粪便含水量,改善粪便硬度,有助于排便。PEG在肠道内以原型排出,很少出现腹胀等不良反应,亦较少导致水电解质紊乱。

渗透性泻剂常用药物有乳果糖,其口服后以原型到达结肠,在肠道内细菌作用下分解发酵,生成乳酸等各种酸性代谢产物,具有渗透效应,可使结肠内水分增加,大便软化。其副作用是部分儿童可能出现腹胀。乳果糖适用于任何年龄的FC治疗,无法获得PEG时,乳果糖可作为儿童FC的首选。

(2)润滑剂:常用液状石蜡及开塞露。润滑剂使用多采用灌肠等方式,多数患儿配合程度差,且长期使用易产生依赖,因此不作为首选。润滑剂长期应用可能导致排便时需刺激依赖等问题。临床只可作为短期临时应用。

(3)微生态治疗:益生菌在FC中的治疗作用存在争议。理论上补充益生菌可以改善肠道微生态环境,可能会增加儿童排便次数,但目前还不能推荐某单一菌株或菌株组合。益生菌在FC中的作用可能与益生菌菌株、使用时间、治疗剂量有关,仍需要进一步研究探索。因此在儿童FC诊疗中应当谨慎选择合适的益生菌,不同菌株、不同剂量、不同联合食用方法对人体作用的差别是将来的研究需要关注的问题。

3. 物理疗法　经皮电刺激疗法是指通过电极刺激来改善结肠传输时间以治疗慢传输型便秘的方法。有研究对慢传输型的便秘患儿进行经皮电刺激治疗,显示73%病例症状改善,33%病例改善可持续2年以上,25%~33%的病例症状改善持续<6个月。但目前临床少用。

4. 生物反馈治疗　生物反馈治疗是将心理学、精神卫生学与物理医学结合起来,通过电子工程技术收集内脏器官的生理活动信息,并转化为声音、图像等信息使受训者准确地感知,然后通过大脑皮质、下丘脑产生神经和体液变化调整生理反应,形成生物反馈通路的一种治疗方法。对便秘患儿进行生物反馈治疗的目的是通过对耻骨直肠肌和肛门外括约肌进行再训练,重建和改善患儿盆底肌肉的力量和协调性,以期改善便秘的症状。

儿童FC的诊治流程见图9-10-1。

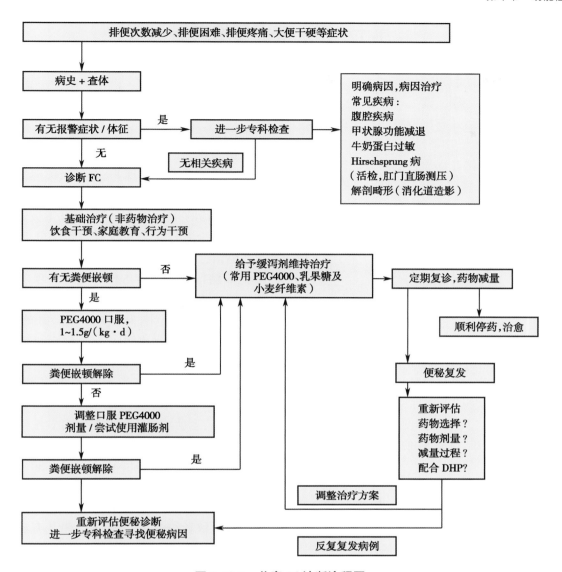

图 9-10-1　儿童 FC 诊断流程图

🌐　**拓展知识点**

　　胃肠动力药物在功能性便秘的使用：胃肠动力性药物可改善胃肠传输，改善由于肠传输异常导致的 FC，但目前缺少可供儿童使用的同类药物。常用胃肠动力药物为 5-羟色胺（5-hydroxytryptamine，5-HT）受体激动剂，可刺激肠肌间神经丛释放乙酰胆碱，从而促进结肠运动，增加肠动力。西沙必利是目前较常用的胃肠动力药物，但其为非选择性 5-HT 受体激动剂，不良反应大，不推荐应用于儿童。选择性的 5-HT 受体激动剂如鲁比前列酮，缺乏儿童的临床试验，不推荐使用。

（王宝西）

第十一节 非潴留性粪溺

导 读

非潴留性粪溺是与排便障碍相关的功能性胃肠病之一,属于功能性大便失禁,主要表现为 4 岁以上儿童非器质性因素或因躯体疾病所引起的排便障碍,经常反复出现在不适当时间和地点排便。其病因及发病机制尚不明确,治疗上主要是让家长了解心理障碍、学习困难和行为问题是导致患儿排便异常的重要因素,通过行为疗法,在奖励制度下定期进行如厕训练和减少如厕恐惧,降低患儿痛苦,恢复正常的排便习惯并重新建立自尊。

功能性胃肠病(functional gastrointestinal disorders,FGID)是指一类与年龄相关的、慢性、反复发作为特征,且无法用器质性结构或生化指标异常来解释的疾病。其中与排便障碍相关的 FGID 包括婴儿排便困难、功能性便秘和功能性大便失禁。

功能性大便失禁(functional fecal incontinence,FI)又称遗粪症,是指 4 岁以上儿童,既往排便正常,之后出现至少反复发作 3 个月不能控制的粪便自流,且无神经源性或解剖结构异常等病因学改变的一种临床症状,包括潴留性功能性大便失禁(便秘相关)及非潴留性功能性大便失禁(non-retentive functional fecal incontinence,NFI)。

其中非潴留性功能性大便失禁又称为非潴留性粪溺(non-retentive fecal drowning),无论病理生理学如何,因在不合适时间或地点不自主排便,非潴留性粪溺给患儿活动和生活带来不便,严重影响其身心健康。该疾病发病机制尚不明确,可能与肛门括约肌协调运动异常、顺应性降低、感知阈值增高、运动功能障碍及肛管自发性松弛频率增加等因素有关。治疗方法主要是行为治疗和对家长的健康教育。

【流行病学】

据估计,在西方社会中,0.8%~4.1% 的儿童受到 FI 的影响。来自亚洲的研究表明,FI 在伊朗、韩国和斯里兰卡是一个重大问题,影响范围从 2%~7.8%。斯里兰卡的一项涵盖 10~16 岁儿童的研究报告指出 10 岁以下儿童的 FI 患病率为 5.4%。来自荷兰的一项研究显示,5~6 岁儿童比 11~12 岁儿童患 FI 的概率更高。基于医院的研究报告称,在普通儿科诊所就诊的儿童中,有 3%~4.4% 的儿童曾出现 FI;在三级护理儿童胃肠科就诊的儿童中,有 21% 的儿童出现 FI;而在精神病院就诊的儿童中,有 5.7% 的儿童被发现患有 FI。但既往流行病学并没有明确区分潴留性 FI 及非潴留性 FI,近期有流行病学研究表明潴留性 FI 比非潴留性 FI 高 4.5 倍。近期一项功能性排便障碍的荟萃分析报告显示,非潴留性 FI 全球总患病率为 0.4%,范围为 0%~1.8%。男孩的 FI 患病率明显较高,男女比例从 3:1 到 6:1.7 不等。

【发病机制】

目前 FI 发病机制尚不明确,便秘相关 FI 可能与肛门括约肌协调运动异常、顺应性降低、感知阈值增高、运动功能障碍及肛管自发性松弛频率增加等因素有关。有研究认为,约 50% 的患儿与肠管的感觉及运动功能障碍有关,约 30% 的患儿与直肠顺应性降低或排便反射异常有关,15% 的患儿与括约肌运动功能障碍有关,而精神、心理等因素所致者约占 5%。但 NFI 患儿有正常的排便频率和结肠、肛门直肠动力参数,即总结肠传输时间和部分结肠传输时间在正常范围,肛门直肠测压法显示的直肠顺应性及敏感型阈值均正常。NFI 的潜在发病机制仍不清楚,目前 NFI 的诊断基于临床症状,如排便次数正常、腹部或直肠无明显粪块、肠道传输时间正常。而社会心理因素可能在 NFI 发病机制中发挥重要作用,该疾病可能是学龄期儿童情绪障碍的一种表现,是由难以控制的愤怒所触发的一种冲动行为。NFI 也可能与儿童受性虐待有关,具体病理生理机制尚需进一步研究。

【诊断】

一般情况下,NFI 患儿与功能性便秘患儿相比,结肠内容物会被完全排空,而不仅仅是弄脏内裤。询问病史时应了解是否存在便秘史、注意排便模式(粪块大小和硬度、克制排便史、排便费力情况)、发病年龄、排出粪便的性状及量、饮食史、用药史、泌尿系症状、社会心理障碍、家庭或个人应激状况等。体格检查应注重生长发育指标、腹部检查、直肠检查和全面的神经系统检查。

诊断标准:非潴留性功能性大便失禁罗马Ⅳ诊断标准:4 岁以上的儿童症状至少持续 1 个月,且必须包括以下所有条件:①在公共场所不适当的排便;②没有粪便潴留的证据;③经过适当评估,大便失禁不能用其他疾病来解释。

【鉴别诊断】

1. **潴留性 FI** 诊断标准:必须是 4 岁以上儿童,不足以诊断 IBS 的以下 2 项或多项,诊断前 2 个月,每周至少满足一次诊断标准:①每周在厕所排便 2 次或更少;②每周至少一次大便失禁;③有保持姿势或过度自愿大便潴留病史;④疼痛或排便困难历史;⑤直肠内存在大量粪便;⑥可能堵塞厕所的大直径大便史。

2. **神经源性便失禁** 先天性腰骶部嵴膜膨出、脊髓栓系和骶尾椎发育不良等神经系统发育异常所致便失禁。

3. **先天性肛门直肠畸形术后便失禁** 先天性肛门直肠畸形术后由于肛门括约肌或神经发育不良所致便失禁。

4. **先天性巨结肠术后便失禁** 先天性巨结肠术后由于肛门括约肌或盆底神经损伤所致便失禁。

【治疗】

家长需要了解心理障碍、学习困难和行为问题通常是促成排便异常的重要因素。性虐待受害者必须被识别并进行适当的咨询。管理 NFI 最成功的方法是行为疗法。在奖励制度下定期进行如厕训练和减少如厕恐惧有助于降低痛苦、恢复正常的排便习惯并重新建立自尊。据观察,与传统治疗相比,用生物反馈疗法对 NFI 进行治疗,即使排便动力学得到了改善,也无助于症状的改善。一项长期的随访研究显示,经过 2 年的强化治疗和行为疗法,有 29% 的患儿完全避免了大便失禁。在 18 岁时,仍然有 15% 患 NFI 的青少年还有症状。

(王宝西)

第十二节 功能性消化不良

导 读

功能性消化不良是一种常见的与腹痛相关的功能性胃肠病,以反复发作的餐后饱胀、早饱、畏食或上腹痛、上腹烧灼感为主要表现的消化道综合征。内脏高敏感和胃肠动力紊乱是发病的关键因素。诊断主要基于症状为基础的,分为 3 个亚型:上腹痛综合征、餐后不适综合征和混合型。注意识别报警征象。治疗上强调个体化,不同亚型选择不同的治疗方案。对于常规治疗无效的合并幽门螺杆菌(*H.pylori*)感染的功能性消化不良患儿,可行 *H.pylori* 根除治疗。强调精神心理干预,必要时可选用中医中药治疗。

功能性消化不良(functional dyspepsia,FD)是一组无器质性原因的慢性或间歇性消化道综合征,患病率高,易反复发作,严重影响患儿的生长发育和身心健康。临床症状主要有上腹痛、餐后饱胀、早饱、嗳气、畏食、胃烧灼感、反酸、恶心和呕吐等。诊断及分型主要依据罗马Ⅳ标准。

【流行病学】

近年来,随着对该病认识的提高,其检出率逐年升高。儿童 FD 多发生于学龄前及学龄儿童,西方报道发病率较高,从 3% 到 27% 不等,我国目前尚缺乏儿童 FD 流行病学资料。

【病因和发病机制】

儿童 FD 病因、发病机制仍不清楚,目前认为是多种因素综合作用的结果。这些因素包括如精神心理因素、胃肠运动障碍、内脏高敏感、胃酸分泌、幽门螺杆菌(*Helicobacter pylori*,*H.pylori*)感染等。特别是胃排空延缓与停滞以及十二指肠反流有密切关系。动力学检查显示 50%~60% 患者存在胃近端和远端收缩和舒张障碍。某些人口学特征,如家庭居住拥挤、居住条件恶劣、社会经济状况差或家庭内 *H.pylori* 感染史,应考虑消化不良的症状可能与 *H.pylori* 感染有关。持续的消化不良症状可继发于病毒性感染或腹泻发作,即使原发病已经缓解后也可发生,对这些患者要怀疑病毒感染后的胃轻瘫。

目前认为 FD 病理生理中有 3 个主要机制:

1. 运动障碍 一些研究表明,FD 的成年人胃十二指肠运动异常。事实上,胃在运动功能异常中起着核心作用,包括胃调节功能受损、胃排空延迟、胃窦运动减退等。2/3 的患者可能有胃窦和十二指肠运动异常,主要症状为餐后饱腹、恶心和呕吐。研究发现 20%~50% 的 FD 患儿胃排空延迟。

2. 容纳障碍 胃容纳能力受损(胃在进餐时适当膨胀,容量增加,而压力没有增加)被认为是一种运动异常,与 FD 患者的症状有关。它发生在 40% 的成人患者,与早饱或进食后胃内压力增加引起的疼痛症状有关。有研究认为 FD 患者胃近端调节功能受损。使用闪烁显像和超声的研究表明,食物在胃内的分布异常,倾向于在远端胃中积聚。研究表明,超过 90% 的成人患者存在早饱,其他研究未发现胃容纳能力与症状之间存在任何关联。容纳障碍的病因可能与迷走-迷走反射的异常、固有抑制性神经支配(肌间神经丛)或近端胃平滑肌的改变有关。

3. 内脏高敏感 内脏高敏感被定义为内脏感觉知觉的增加。内脏高敏感的发生率已在成人 FD 人群中得到证实,范围从 34% 到 66%。FD 可以被认为是一种脑-肠疾病的模型,胃肠道中食物的存在会通过神经激素通路向大脑区域发出信号。研究发现胃底高敏和窦腔扩张共存,这些症状是由进食和餐后对胃扩张的敏感引起的。这种高敏反应可以是中枢的,也可以是外周的,在 FD 中,内脏感觉通过传入神经从肠道传递到大脑。结果表明,与健康对照组相比,FD 患者通过球囊扩张胃显示更高水平的脑信号诱导。调节疼痛从胃传递到大脑的机制的改变可以解释胃扩张高敏的存在。在感觉过滤有缺陷的情况下,从胃肠道到大脑的正常感觉信号可能会被不恰当地感知。这种有缺陷的感官过滤可能损害食物摄入调节和增加生理刺激的感觉,如疼痛。十二指肠对酸的高敏也被认为会产生消化不良症状。这种高敏反应也出现在脂质摄入后的消化不良症状。观察到脂质灌注对消化不良症状的剂量相关效应,这些效应似乎是针对脂肪,如十二指肠的脂质。最近一项对患有 FD 的成年人的系统综述显示,与对照组相比,感染性胃肠炎后发生 FD 的平均发病率更高。研究发现沙门氏菌、大肠埃希氏菌 O157、空肠弯曲杆菌、蓝氏贾第鞭毛虫和诺如病毒可诱发 FD,危险因素包括遗传因素和吸烟。研究发现感染后患者胃肠道炎症细胞的表征上,十二指肠黏膜 CD4$^+$T 细胞数量减少,巨噬细胞数量增加。一项比利时的研究发现,24 例 FD 患者的十二指肠黏膜样本,发现在感染后 FD 患者(感染发作 3 个月后)T 细胞聚集并 CD8 升高;CD4$^+$T 细胞在感染后 FD 中较少出现。虽然一些证据支持成人的数据,高敏被认为是一个重要的机制,但儿童 FD 的研究有限。炎症和感染在 FD 中起着重要作用。有急性感染性胃肠炎病史的患者更易发生 FD,这可能与免疫系统异常激活有关。

4. 社会心理因素 众所周知,应激在 FD 的发展中也起着重要的作用。心理社会因素和精神障碍,特别是焦虑和抑郁,在 FD 的发病机制中被描述为一个重要的内在作用,以及它们对就医行为的影响。研究发现,与器质性疾病对照组相比,成年 FD 患者表现出更高水平的焦虑和抑郁。约 50% 患有 FD 的儿童和青少年表现出较高的焦虑评分。压力与下丘脑的激活有关,下丘脑释放促肾上腺皮质激素释放因子,有显著的反应,包括炎症(特别是肥大细胞的激活)、交感神经系统的激活、胃适应改变、胃运动障碍和内脏高敏。一些基因多态性与 FD 的内脏高敏和其他症状相关。研究已经确定了成人血清素转运蛋白基因多态性,特别是上腹痛综合征与 FD 之间的关系。

5. 与胃食管反流病和肠易激综合征的重叠 虽然胃食管反流病(gastroesophageal reflux diseases,GERD)和 FD 通常被认为是完全不同的疾病,有独特的症状和治疗方法,但它们在许多方面相似多于不同。例如,GERD 和 FD 的症状经常重叠,评估和治疗往往相似。仔细区分这两个疾病可能会很困难,由于在流行病学和症状上存在大量重叠,这种重叠使得精确诊断成为一项挑战;考虑到有限的治疗选择,主要目标是识别那些对酸抑制治疗有反应的患者。胃烧灼感和反流是胃食管反流的主要症状,尤其是餐后。在成人人群中的一项研究发现,近 32% 的 FD 患者有病理性食管酸反流。事实上,已有研究表明,许多成年 FD 患者存在 GERD 样症状,很难区分 GERD 和

FD。当以腹痛为主要症状时,FD 与肠易激综合征(irritable bowel syndrome,IBS)可能存在重叠。一项荟萃分析显示,消化不良患者的 IBS 患病率高于无消化不良患者。一些研究也报道了 FD 与肥胖、体重减轻和精神共病(如焦虑)之间的相关性。研究表明,在儿童消化不良患者中,无论是有正常内镜检查的患者还是有食管炎的患者,在青春期和青年期出现慢性消化不良症状、焦虑障碍和生活质量下降的风险都更高。

6. H.pylori 感染　大约 75% 的消化不良患者上消化道内镜检查结果正常,大多数患者最终被诊断为 FD。各种细菌感染已涉及发病机制相关,H.pylori 是其中最可能的原因之一。有一些证据表明,慢性 H.pylori 感染和消化不良之间存在关联。然而,H.pylori 在 FD 中的确切角色仍存在争议。在成年人群中,越来越多的人认为 H.pylori 阳性 FD 应该被视为一个单独的实体,根除是有益和适当的。在对 H.pylori 阳性 FD 成人患者进行的消除消化不良症状试验中,抗生素治疗后症状改善率为 49%,而奥美拉唑和安慰剂治疗后症状改善率为 36%。根除 H.pylori 似乎对胃上中腹部疼痛为主的消化不良和运动障碍型消化不良都有效,亚组之间的效果没有异质性。对 H.pylori 的检测和治疗策略,特别是在该病高流行人群中,可能是一个正确的方法。相反,在儿童中目前还没有充分的证据支持 H.pylori 胃炎与 FD 之间的因果关系。因此,对于符合诊断标准的儿童腹痛病例,除非在诊断过程中进行了上消化道内镜检查,否则不应检测 H.pylori。

7. 饮食和生活方式因素　大部分 FD 患者报告其症状是由膳食摄入引起的,与膳食摄入有关的潜在因素包括总热量摄入、饮食模式和膳食营养成分;生活方式因素可能包括运动、吸烟、喝酒、喝咖啡、睡眠习惯和情绪状态。FD 患者的反应是可变的,饮食模式也不同。饮食模式方面的评估包括餐量(即正餐和零食的消耗)、进食速度和进食时间。国外研究证明,与健康对照组相比,FD 人群中吃零食的比例更高,吃正餐的比例更低,"快食者"比例更大;脂肪摄入量较高,碳水化合物摄入量较低,至于特定食物的作用,有报告发现消化不良症状与油炸食品(52% 的患者)、糕点(33%)、泡菜(30%)、香料(27%)和橙子(26%)等食用之间的联系。

【**临床表现**】

功能性消化不良患儿可有不同的临床症状,主要包括上腹痛、餐后饱胀、早饱、嗳气、畏食、胃烧灼感、反酸、恶心和呕吐。可以表现为一种症状,也可是多种症状的叠加。症状可反复发作,也可在相当一段时间内无症状。餐后饱胀是指正常餐量即出现饱胀感。早饱是指有饥饿感但进食后不久即有饱感,导致摄入食物明显减少。

【**辅助检查**】

目前还没有一项诊断检查是用来明确诊断的,辅助检查只是有助于鉴别排除消化系统器质性疾病。临床上应根据患儿的病史特点,有针对性地制订检查方案。目前推荐的基础检查项目主要有血常规、C 反应蛋白、粪常规、粪隐血、腹部超声(肝、胆、胰、脾);其他可选择的检查包括:上消化道内镜、胃肠钡餐、H.pylori 检测、肝功能、肾功能、空腹血糖、甲状腺功能、红细胞沉降率、尿常规、心电图、胸部 X 线片、泌尿系统超声检查等。以上可选择检查项目主要针对报警症状,排除其他可能的器质性疾病,而不是针对 FD 的评估。胃镜检查可直接确定黏膜炎症、黏膜糜烂、消化性溃疡、食管裂孔疝等病变。对于治疗效果不佳的 FD 患儿建议转消化专科进一步评估和治疗,完善 24 小时食管 pH 监测、胃肠道测压、血尿淀粉酶、腹部 CT 检查等,如有必要也可请心理科完善心理评估。24 小时食管 pH 监测有助于表现为反酸、胃灼热、胸骨后疼痛患儿的临床诊断。血尿淀粉酶、腹部 CT 检查有助于排除胰腺、肝胆道疾病。

【**诊断**】

功能性消化不良的症状与有潜在器质性原因的消化不良难以区分。为了克服这些障碍而作出准确的诊断,医生在诊断时应包括以下几个步骤:

第一是临床评估。

由于 FD 的病理生理机制尚不清楚,目前还没有诊断性生物标志物存在,因此详细进行病史和体格检查是至关重要的。病史应包括腹痛、与症状发作相关的感染发作或应激事件、儿童和父母的社会心理史、饮食诱因、既往 FD 治疗史以及家庭胃肠道疾病或功能失调的发生情况。仔细记录病史,结合症状,将患者分为适当的亚型并检查有无警报症状或迹象。然而,腹痛的频率、严重程度、部位和时间(餐后或夜间醒来)并不能区分功能性障碍和器质性疾病。只有当出现报警症状,可能表明器质性疾病的存在时,随后才应进行相关检查。

报警征象:如患儿有下列征象,建议进一步检查:炎症性肠病、乳糜泻或消化性溃疡家族史、持续性右上或右下腹疼痛、吞咽困难、吞咽疼痛、持续呕吐、胃肠道出血、夜间腹泻、关节炎、直肠周围疾病、非控制的体重下降、生长迟缓、青春期延迟、不明原因发热。

体检应包括全面的全身检查,以确定器质性疾病的证据。FD患儿常无特异的阳性体征,部分患儿可有上腹部轻压痛、腹部胀气的表现,还需要仔细注意患儿的营养状况、生长发育情况等。详细的腹部检查、肛周和直肠检查对确诊FD也至关重要。

第二是实验室检查。

临床医生可以通过血液、尿液和粪便分析来区分器质性疾病和功能性障碍,即使没有危险信号。但是,目前还没有对这些实验室检测的预测价值进行评估的研究。当临床医生或家属需要进一步明确时,有限而合理的筛查方案将包括全血细胞计数、C反应蛋白水平、乳糜泻筛查和粪便钙卫蛋白检测。

第三是放射学和内镜检查。

超声检查适用于有腹痛和不典型临床特征的儿童,如黄疸、呕吐、腰背痛、泌尿系统症状或体检发现异常。当出现报警症状时,内镜检查可能被考虑作为儿童慢性腹痛的诊断检查。

罗马Ⅳ标准对FD的定义为:诊断前至少2个月症状必须符合以下1项或多项条件,且每个月至少4天是有症状的:①餐后饱胀;②早饱;③上腹疼痛或烧灼感,与排便无关;④经过适当评估,症状不能用其他医学疾病来完全解释。

目前分为3个亚型:餐后不适综合征、上腹痛综合征和混合型。

1. 餐后不适综合征(postprandial distress syndrome,PDS) 餐后饱胀不适或早饱感,影响正常进食。支持诊断的标准:上腹胀气、餐后恶心或过度打嗝。

2. 上腹痛综合征(epigastric pain syndrome, EPS) 必须包括以下所有条件:①严重上腹疼痛或烧灼感,影响日常生活;②疼痛非全腹,局限于腹部其他部位或胸肋部区域;③排便或排气后不能缓解。支持诊断的标准:①疼痛可能为烧灼样但不包括胸骨后疼痛;②疼痛通常由进食诱发或缓解,但也可在空腹时发生。

3. 混合型 同时具有餐后不适综合征和上腹痛综合征的表现。

【鉴别诊断】

1. 胃食管反流病 可有胃灼热、反酸、畏食等消化不良症状,胃镜下和/或食管黏膜活检病理可有不同程度的食管炎症改变,24小时食管pH监测有酸反流,而FD患儿胃镜下一般无食管形态或结构的异常,24小时食管pH监测正常。

2. 胆道系统疾病 如慢性胆囊炎、慢性胆管炎等,以腹痛为主要症状,腹痛呈持续性或间断性钝痛、胀痛,常伴有恶心、呕吐,偶有黄疸。体格检查右上腹可有压痛,部分可伴有腹肌紧张。肝胆超声可测定胆囊大小及囊壁是否粗糙增厚。FD患儿虽有腹痛,但腹部超声无异常。

3. 消化性溃疡 如十二指肠球部溃疡、幽门管溃疡等临床上往往表现为上腹痛、饥饿痛、夜间痛等表现,症状与FD上腹痛综合征亚型有时难以鉴别,需做胃镜检查以进一步明确。FD患儿胃镜下一般无溃疡或糜烂性胃炎改变。

4. 克罗恩病 以慢性腹痛、腹泻为主,可有黏液和血便,可伴有腹部肿块,全身表现主要为体重减轻、食欲缺乏、发热、营养不良、贫血、低蛋白血症和生长发育迟缓等。内镜下结肠病变可呈节段性,病灶之间黏膜正常。FD患儿无血便及体重改变,内镜检查结肠黏膜无异常。

5. 胃轻瘫 是一组以胃排空延缓为特征的临床综合征,可有嗳气、腹胀、腹痛、畏食、早饱等症状,并可伴恶心、呕吐、体重减轻等,通常可由糖尿病、胃部手术、感染、代谢异常等引起,应注意与FD餐后不适综合征亚型相鉴别。

6. 慢性胰腺炎 反复发作的腹痛、呕吐及血清淀粉酶、脂肪酶升高或胰腺超声、CT检查的异常。腹痛为最常见的症状,病史越长,一般腹痛严重性减轻、持续时间减少。超声可诊断胰腺假性囊肿、胰管有无扩张等。FD患儿胰腺彩超无异常。

7. 寄生虫的胃肠道并发症(如贾第鞭毛虫、圆线虫、异尖线虫病等) 贾第鞭毛虫病腹胀明显,有周期性腹泻,排恶臭水样便、软便或粥样便,粪便中查到贾第鞭毛虫滋养体或血清抗体阳性可确诊。线虫病表现为腹痛、恶心、呕吐、腹胀,可出现腹泻、柏油样黏液便,右下腹和脐周等有压痛,胃肠镜检查与活检可确定诊断。FD患儿粪便寄生虫抗原阴性,胃肠镜检查无明显异常。

8. 慢性肠系膜缺血性疾病　血管自身病变及血容量不足造成的肠道缺血,如全身性血管病变、肝硬化门静脉高压、腹腔感染、心力衰竭等均可引起本病,常在进食后发病,频繁餐后腹痛、畏惧进食及体重下降是典型表现,腹痛位置不明确,多在脐周及左下腹。腹腔血管超声及 CT 血管造影(CT angiography,CTA)可发现腹腔动静脉及肠系膜动静脉的狭窄和闭塞。FD 患儿彩超及 CTA 均无异常表现。

【治疗】

目前没有公认有效的治疗方案,对 FD 的治疗管理包括:根据症状确认有无器质性疾病;解释疾病的病理生理学和自然病史;针对主要的症状进行治疗,并对现有疗法的局限性进行现实的讨论以控制预期。几乎没有证据表明生活方式的改变或锻炼会导致症状的改善,尽管一些食物与症状的产生有关联,但很少有饮食控制的随机对照试验存在。因此,药物治疗是主要的治疗方法,尽管大多数治疗方法的有效性不高,也难以改变 FD 的自然病程。

1. 安慰治疗及心理治疗　FD 患者多较敏感、多疑、情绪不稳定,FD 安慰治疗的反应率为 20%~60%。作为一种治疗策略,安慰治疗包括解释症状、评估相关的社会-心理因素和饮食建议。

2. 饮食和生活方式　调整饮食和生活方式,改变饮食习惯,少食多餐,低脂食物,监测体重,提倡运动。避免摄入生冷及其他刺激性饮食、含碳水化合物过多的饮料、咖啡、酒精等。据报道,食物摄取和膳食相关症状之间的关系表明饮食调整在 FD 的治疗中的作用。FD 患者的上消化道感觉和反射活动异常,可因饮食和生活方式因素而加剧。一种可能的饮食方法如避免高脂肪含量的食物,因为脂肪会刺激胃高敏。目前治疗 FD 的儿童通常忽略了饮食的潜在作用。通过日记前瞻性地评估与饮食模式相关的消化不良症状是有用的。然而,还需要进一步的研究来证明饮食干预在 FD 中的作用。

3. 根除 *H.pylori* 治疗　据估计一般人群中 5% 的消化不良是由 *H.pylori* 感染引起的,根除疗法对感染伴有 FD 的患者效果一般。对于常规治疗无效的 FD 患儿,如进一步检查提示 *H.pylori* 感染,不除外 *H.pylori* 相关性消化不良,可参考儿童 *H.pylori* 感染诊治指南进行根除治疗。

4. 抑酸治疗　鉴于 FD 患者存在十二指肠清除胃酸受损和十二指肠对灌注胃酸高敏的证据,抑酸治疗是一种合理的治疗方法。在酸敏感的情况下,抗酸治疗可能是有用的,包括组胺-2 受体拮抗剂(H$_2$ 受体拮抗剂)和质子泵抑制剂(proton pump inhibitors,PPI)。抑酸疗法是儿童最常用的治疗方法,常用奥美拉唑。药物及剂量分别为:奥美拉唑 0.7~1.0mg/(kg·d),持续 4 周;埃索美拉唑 0.2~1.0mg/(kg·d),持续 4 周;兰索拉唑 0.7~1.0mg/(kg·d),持续 4 周。

5. 促动力药　增加胃肠动力和排空的治疗包括刺激胃收缩的促动力剂,以及主要针对 5-HT(5-HT$_3$ 拮抗剂和 5-HT$_4$ 激动剂)、多巴胺受体的药物。一些 FD 患者表现出胃动力和胃底容受调节的异常,因此增强胃动力和胃底容受调节的药物可能会有益处。西沙必利为 5-HT$_4$ 受体激动剂,可以使胃排空正常化,但可能会导致致命的心律失常,包括 Q-T 间期延长导致的猝死,临床上已禁用。莫沙必利可增加胃窦与十二指肠运动及其收缩频率与幅度,常用剂量为每次 0.2mg/kg,每天 3 次,但在儿童中的安全性尚不确定,不推荐长期使用。

甲氧氯普胺是一种多巴胺拮抗剂,其有效性被认为是减少消化不良症状的促进剂,但不良反应可能包括锥体外系症状。在儿童 FD 中,由于缺乏被证实的疗效和显著的潜在不良反应,临床几乎不应用。

多潘立酮是一种多巴胺-2 受体拮抗剂,可有效减轻上腹部疼痛和餐后饱胀的症状,常用剂量每次 0.3mg/kg,每天 3~4 次,餐前口服,主要副作用为腹泻和嗜睡,长期治疗中需警惕潜在的心血管风险(可能出现 Q-T 间期延长的心律失常),临床上也很少应用。

阿考替胺是一种新型的乙酰胆碱酯酶抑制剂,抑制胆碱能神经末梢上的毒蕈碱 1 型和 2 型(M1/M2)受体,从而刺激肠神经元释放乙酰胆碱,增强胃排空和胃调节,可放松胃底。该药物可用于改善餐后饱胀和早期饱腹感,而对胃脘痛无明显疗效,证实了对 FD 中 EPS 和 PDS 的不同治作用,已在日本和印度获准用于 FD 患者。

另一个潜在的治疗靶点是胃调节功能受损,这是 FD 的主要病理生理机制之一。这种效果是由多种药物决定的,如硝酸盐、西地那非(磷酸二酯酶-5 抑制剂)和抗偏头痛药物(5-HT 受体激动剂),但它们成本高、耐受性低。对 5-HT 受体起作用的药物也已被测试,丁螺环酮和坦度螺酮是 5-HT$_{1A}$ 的激动剂,可导致胃底舒张,目前还未在儿童中应用。

6. 中枢神经调节类药物 现在已经确定胃肠功能紊乱与肠-脑轴和异常中枢疼痛处理有关,而中枢神经调节剂,包括低剂量抗抑郁药,由于其对周围疼痛的改善作用,多年来一直被认为是一种治疗方法。抗焦虑药、抗抑郁药等精神药物主要是基于 IBS 中获得的证据,用于治疗 FD,降低内脏超敏和中枢性疼痛感知。它们包括三环类抗抑郁药、选择性 5-羟色胺再摄取抑制剂(selective serotonin reuptake inhibitor,SSRI)和相关药物,并有潜在的不良影响,包括心律失常和抗胆碱能效应。SSRI 可增强肠道转运和胃调节。抗抑郁药减轻 FD 疼痛的疗效与抗分泌药和促动力药相当。关于用三环类抗抑郁药和 SSRI 治疗小儿 FD 的数据有限。

7. 抗组胺类药物 赛庚啶:作为 5-HT 受体、H$_1$ 受体和毒蕈碱受体的拮抗剂,具有松弛胃底和促进食欲的作用,可有效改善儿童 FD 患者的临床症状,剂量为 0.25~0.5mg/(kg·d),尽管约 1/3 的儿童可能出现副作用,但通常较轻微,仅限于嗜睡、食欲增加和体重增加。

8. 中医中药治疗 中药治疗以健脾开胃、消积导滞为主,根据患儿病情适当选用。大部分中成药缺乏疗效评估,目前调理肠胃的部分中成药陆续进行了临床对照研究,其他药物的治疗效果有待进一步研究证实。其他疗法包括敷贴疗法、推拿疗法和针灸疗法。一项研究表明,针灸可以改善成年患者的胃排空和调节。

9. 辅助及补充疗法 由于常规药物治疗的疗效有限,FD 开始采用新的治疗方式,其他一些药剂,包括红辣椒的一种成分辣椒素,或者薄荷油和香菜油的混合物,已经在小型成人研究中显示出了一些益处。褪黑激素作为 5-HT 受体的部分拮抗剂可延迟胃排空,也可能对内脏敏感性有直接影响。

拓展知识点

我们需要生物标志物来区分 FD 与其他症状相似或重叠的疾病,而不是仅仅依赖于基于症状的标准和阴性内镜检查。十二指肠嗜酸性粒细胞增多症现在已被证实与餐后不适综合征(尤其是早饱)症状有关。尽管症状常常发生在餐后,并且可以通过试验餐诱发,但饮食干预还没有被深入研究。功能性消化不良与非乳糜泻的小麦敏感性相重叠,两种疾病都可能有十二指肠嗜酸性粒细胞增多症。小麦蛋白可能诱发病理和症状,这表明有必要对 FD 患者进行无小麦饮食的随机对照试验。

可发酵的碳水化合物也与症状有关。饮食中低含量的可发酵低聚糖、双糖、单糖和多元醇可能会有帮助,但无麸质饮食中这些碳水化合物的含量也很低,这再次表明需要进行充分的随机对照试验。

新的药物靶点已经确定。组胺由肥大细胞和微生物群释放。用现有的、廉价的、非处方药物阻断 H$_1$ 受体和 H$_2$ 受体是一种有希望的治疗方法,是未来随机对照试验的目标。

在 FD 治疗中,PPI 可能会减少嗜酸性粒细胞增多并使十二指肠通透性正常化,但需要安慰剂对照试验来证明 PPI 抑制嗜酸性粒细胞增多可导致症状减轻。局部给药布地奈德靶向增加嗜酸性粒细胞的作用正在研究中,但到目前为止,这种方法的效果还没有得到证实。抑制胃肠道嗜酸性粒细胞的新型药物也在测试中,可能会应用于 FD。

其他促动力剂正在对 FD 患者进行测试。促胃液素激动剂,如瑞莫瑞林,和 5-HT$_4$ 激动剂,如普卢卡比利和维鲁司曲,可改变胃轻瘫患者的胃部生理结构,然而对 FD 的疗效尚不清楚。促胃液素受体激动剂在餐后会使胃底松弛加重,这表明对该疾病的益处不大。减少上消化道内脏感觉的神经调节剂可能会在未来的治疗中发挥作用,但目前还没有随机对照试验。

(江米足 郑伟)

第十三节　肠易激综合征

导　读

儿童肠易激综合征（IBS）是一种常见的功能性胃肠病，女性多于男性，分为四种亚型：腹泻型（IBS-D）、便秘型（IBS-C）、混合型（IBS-M）和未定型（IBS-U）。目前发病机制尚未完全清楚，肠-脑-微生态相互作用障碍和内脏高敏感是其主要的两大特征。反复腹痛和排便习惯改变是 IBS 的主要症状，常伴有焦虑、抑郁等情绪障碍。IBS 主要基于临床症状和罗马Ⅳ诊断标准进行诊断。建立良好的医患关系，调整饮食和生活方式是最主要的治疗方法，生物-心理-社会调节疗法逐渐受到重视。

肠易激综合征（irritable bowel syndrome，IBS）是儿童常见的功能性胃肠道疾病，近年来倾向于称为肠-脑相互作用障碍，好发于学龄儿童及青少年。慢性、反复发作的腹痛，伴排便次数或大便性状变化是该病的主要临床特征，可表现出消化道外症状。根据排便情况和粪便性状，IBS 分为四种亚型：腹泻型（IBS-D）、便秘型（IBS-C）、混合型（IBS-M）和未定型（IBS-U）。其发病机制尚不清楚，可由应激、情绪障碍（如焦虑、抑郁）、胃肠道感染、饮食或生命早期不良事件所诱发。该病虽不危及生命，但常占用大量医疗资源和医疗成本，导致生活质量低下，影响学习和家人生活。

【流行病学】

IBS 在全球儿童都是比较常见的，由于国家、地域、民族、种族、饮食习惯以及诊断标准不同，各国和地区间的患病率差异也较大。儿童全球总患病率为 13.8%，介于 2.8%~18.0% 之间，亚洲儿童的患病率为 12.4%。好发年龄 8~12 岁，随着年龄的增长，患病率呈下降趋势。女性多于男性，男女患病风险比为 1∶（1.2~2.1）。IBS-C 是儿童 IBS 最常见的亚型，其次为 IBS-M。有牛奶蛋白过敏或腹部手术史儿童更容易患 IBS。IBS 有一定的基因易感性和家庭聚集性。在 IBS 患者的家庭中，母亲和孩子更易出现重叠症状，可能与基因遗传或社会因素，如母亲对孩子的关心，及与社会经济地位、共同的生活经历（如家庭压力或创伤）等有关。

【病因和发病机制】

1. 脑-肠轴双向互动障碍　肠道和中枢神经系统之间的互动是双向的，集中于神经、内分泌和神经免疫通路方面。脑-肠轴结构和功能的破坏可改变神经系统的反射和感知觉反应，导致 IBS 的发生。此外，迷走神经在其中起到纽带作用，自主神经系统（antonomic nervous system，ANS）中副交感神经活动减少和交感神经活动增加，也可造成自主神经反射异常，导致胃肠道和肠外症状的发生。IBS 症状不局限于胃肠道，焦虑和抑郁也是 IBS 最常见的症状之一。其他如肠道感染、细胞因子和肠道微生物及其代谢物都在脑-肠轴双向互动障碍中发挥作用。

2. 内脏高敏感（visceral hypersensitivity，VH）　VH 定义为生理刺激引起的内脏感觉的改变，可分为痛觉超敏和痛觉过敏。IBS 儿童内脏疼痛阈值低于正常，致胃肠动力异常。VH 的机制不清楚，现认为与腰骶部传入神经、脊髓背角以及中枢神经系统感知改变有关。炎症、感染或应激等诱因可引起肠屏障功能破坏，使得 K^+、H^+、三磷酸腺苷、5-羟色胺、缓激肽和前列腺素等肠道炎症介质增加，异常激活原本沉默的胃肠道伤害性感受器。外周肠神经致敏后的下游信号，产生的级联反应信号上传中枢神经系统（central nervous system，CNS）使中枢致敏，共同导致 VH，这也是 IBS 腹痛的关键原因。研究表明，儿童在生命早期创伤更容易出现 VH。

3. 胃肠道感染　感染后 IBS（post-infection IBS，PI-IBS）是指感染前没有 IBS 症状的儿童，在急性感染性胃肠炎缓解后出现的 IBS 症状。儿童 PI-IBS 患病率为 9%~14.7%，其中 IBS-M、IBS-D 是最常见的亚型。有证据表明，超过 10% 的感染性肠炎可发展为 IBS。急性胃肠炎后 IBS 的风险是未患急性胃肠炎患者的 4 倍。细菌（如空肠弯曲菌、沙门氏菌、志贺氏菌和大肠埃希氏菌）、病毒（如诺如病毒）和寄生虫（如蓝氏贾第鞭毛虫）肠炎都与 PI-IBS 的发生有关。PI-IBS 的病理生理机制尚不完全清楚,可能与感染后肠黏膜损伤、肠上皮炎症细胞浸润、黏膜炎症持续存在、肠神经重塑异常和肠道菌群组成及功能改变有关。

4. 肠道低度炎症和神经免疫异常激活　肠道低度炎症、神经免疫相互作用在感觉-运动障碍和 IBS 症状产生中起关键作用。IBS 患儿回肠、结肠黏膜肥大细胞数量增加。激活的肥大细胞释放组胺等炎症介质引起肠神经反应,刺激外源性传入神经,诱发感觉-运动障碍,出现排便习惯改变和腹痛症状。研究还发现,肥大细胞和神经纤维与腹痛的强度和频率相关。

5. 肠道微生态失衡　IBS 患儿的肠微生物群特征存在差异。IBS 患者的粪便微生物群多样性降低或保持不变,但与健康对照组相比,粪便各微生物群落存在差异。双歧杆菌和乳酸杆菌的相对丰度降低,粪杆菌属的相对丰度也降低,尤其是与抑制炎症相关的普拉梭菌丰度降低;厚壁菌与拟杆菌的比值增加;保护性细菌(如梭状芽孢杆菌Ⅰ)的丰度相对减少,而潜在有害的细菌(如肠杆菌科和类杆菌科)的数量相对增加。少数研究表明 IBS 患者的小肠微生物群也发生了变化,为 IBS 合并小肠细菌过度生长提供了证据。除了细菌,真菌或病毒也可能在 IBS 病理生理学中发挥作用,但目前证据有限。

6. 大脑功能的改变　基于儿童和成人的数据发现,IBS 儿童对情绪的抑制性反馈减少,对内脏刺激后的活动增加。功能磁共振(functional magnetic resonance imaging, fMRI)结果显示 IBS 患儿的下丘脑与大脑皮质之间的功能连接减少。下丘脑是大脑上升和下行双向通路中的重要解剖位置,是大脑皮质调节内脏稳态的重要枢纽,这提示其大脑皮质对下丘脑功能调控的中断。而另有研究发现,IBS 患儿的岛叶皮质和扣带回皮质等脑区异常激活,这些区域在皮质和皮质下大脑结构有着广泛的联系,包括内侧前额叶皮质、丘脑、杏仁核、小脑和中脑结构。这些大脑功能的异常均认为与脑-肠轴功能障碍和内脏高敏感相关,影响情绪、认知、情感等人类重要功能。在神经元生长和发育的关键时期,比如婴儿期或青春期,中枢神经系统相对脆弱,如果受到损伤更容易发展为 IBS。

7. 遗传易感性、饮食因素、生活不良事件　同

卵双胞胎 IBS 诊断率高于异卵双胞胎,提示 IBS 有遗传倾向。多达 2% 的 IBS 患者存在编码电压门控钠离子通道Ⅴ型的 *SCN5A* 基因突变,可直接诱发 IBS 腹痛症状。先天性蔗糖酶——异麦芽糖酶缺乏者更容易患 IBS。除此之外,免疫调节、上皮屏障功能、胆汁酸合成、大麻素受体、肿瘤坏死因子 α(tumor necrosis factor α,TNF-α)、促肾上腺皮质激素释放激素(corticotropin releasing hormone,CRH)结合蛋白以及 5-羟色胺再摄取转运体蛋白(serotonin reuptake transporter protein,SERT)等的基因多态性近年来也备受关注。饮食因素中,食物过敏、食物不耐受是 IBS 的主要危险因素。胃肠道内的营养物质会影响胃肠道运动、敏感性、屏障功能和肠道微生物平衡,如食物中的短链碳水化合物会增加小肠气体和结肠水分,提高肠道渗透压,出现腹痛、腹胀等 IBS 症状。生命早期的不良事件,如低出生体重儿、创伤、虐待、家庭不和睦和儿童期反复出现的胃肠道症状,与成人 IBS 有关,这表明儿童期发生胃肠道疾病的影响可能会延续到成年。

【临床表现】

1. 消化道症状

(1)腹痛:腹痛是 IBS 的主要症状,可发生于任何部位,多见于左下腹。疼痛强度、发作时间不等,可呈阵发性或持续性发作,也可周期性加重。疼痛性质差异很大,可表现为胀痛、钝痛或绞痛。排便后疼痛无缓解,少数排便后可加重。情绪应激和进食可能会使腹痛加重,睡眠期间通常不会发作。

(2)排便习惯改变:表现为便秘、腹泻、便秘与腹泻交替或正常排便与腹泻和/便秘交替。

1)便秘:表现为排便次数减少,大便干结,呈小球状,可有排便不尽或里急后重感。因便秘引起的肛裂可出现大便带血。

2)腹泻:表现为排便次数频繁,每天 3~10 次不等,排少量或中量稀水便、黏液便。排便多有急迫感及排便不尽或里急后重感。腹泻常发生于餐后,与进食量有关,通常不会在睡眠期间,不易出现脱水。

(3)其他消化道症状:包括腹胀、嗳气、恶心,食欲缺乏、呕吐等。一般不影响生长发育和体重增长。

2. 消化道外症状　最常见的是焦虑、抑郁等

情绪障碍。除此之外,还可出现背痛、肢体疼痛、头痛、胸痛、头晕、晕厥、心悸、呼吸困难、痛经、失眠和嗜睡等睡眠障碍,及疲乏、面色苍白和体重减轻等医学上无法解释的肠外症状。2/3 IBS 患者,肠道症状出现先于情绪障碍,另 1/3 情绪障碍出现先于肠道症状。

IBS 临床表型非常复杂,可与许多其他功能性疾病,如纤维肌痛、创伤后应激障碍、膀胱疼痛综合征、慢性骨盆疼痛和慢性疲劳综合征等疾病重叠。IBS 与其他胃肠疾病,如功能性消化不良、胃食管反流、小肠细菌过度生长(small intestinal bacterial overgrowth,SIBO)或炎症性肠病(inflammatory bowel diseases,IBD)的共病发病率相对更高。

【辅助检查】

诊断 IBS 最重要的是详细的病史采集和全身系统的体格检查。病史采集中的关键是腹痛特征的问诊,包括疼痛的部位、性质、严重程度、持续时间、诱因(尤其食物)、与排便的关系、缓解因素以及是否在睡眠时发作,排便的性状和频率、排便是否费力,是否有里急后重和排便不尽感。此外,还需详细询问出生后生活史、喂养史(膳食纤维摄入情况)、食物/药物过敏史、家族史、家庭成员关系是否和睦以及初步的社会-心理因素、个性特征评估。需排除的报警信号,见表 9-13-1。

营养状态评估和全身系统的体格检查是有必要的。IBS 患儿体格检查通常无阳性体征。但临

表 9-13-1　儿童 IBS 诊断的报警征象

有炎症性肠病、乳糜泻或消化性溃疡家族史
持续性右上腹或右下腹疼痛
吞咽困难/吞咽疼痛
持续性呕吐
消化道出血
夜间腹痛/腹泻
关节炎
直肠周围疾病
腹部肿块或淋巴结肿大
非控制体重减轻
生长发育迟滞/生长发育落后
青春发育延迟
不明原因发热

床医生仍应警惕是否有腹水、肝脾大和腹部肿块存在。卡内特(Carnett)试验(即腹部压痛评估)可区分腹壁痛还是内脏痛。肛门直肠指检有时也是有必要的,尤其对于 IBS-C,可寻找肛门直肠出血的原因、评估肛门直肠张力和排便缩榨力,以明确是否存在排便不协调。

如果有报警征象,需排除胃肠道器质性疾病,选择适当的检查。初步筛查内容包括全血细胞计数、C 反应蛋白、尿常规、粪常规+OB+虫卵、粪便培养、血生化、血沉、腹部 B 超等。建议行粪便钙卫蛋白筛查,排除是否存在肠黏膜炎症性疾病,若粪便钙卫蛋白水平 <50μg/g,提示炎症性肠病的可能性小,不建议进一步行内镜和组织病理学检查。若长期大便不成形或出现临床报警症状,临床医生仍应积极行内镜检查和组织病理学检查,排除是否存在器质性疾病。有条件的医院还可进行血清组织转谷氨酰胺酶抗体、总 IgA 抗体筛查和十二指肠活检以排除乳糜泻(coeliac disease,CD),尤其是 IBS-D 儿童。75 Se 牛磺胆酸潴留试验(75 Se-homotauro cholic acid retention,SeHCAT),一种快速的血清 7α-羟基-4-胆甾烯-3-酮和成纤维细胞生长因子-19(FGF19)可作为胆汁酸吸收不良(bile acid malabsorption,BAM)的初筛检查。对于 IBS-C 儿童,酌情行甲状腺功能、腹部立位片、胃肠道造影或钡灌肠检查。青春期的女孩,必要时妇科会诊,排除子宫附件相关的器质性疾病,如子宫内膜异位症等。

【诊断】

由于缺乏可检测的生物标志物,IBS 的诊断主要基于临床症状和排除其他器质性原因,诊断具有挑战性。根据最新的罗马Ⅳ诊断标准:IBS症状满足持续 2 个月或 2 个月以上,且同时符合以下所有条件:

1. 出现与以下一种或多种情况相关的腹痛,每月至少 4 天:①与排便相关;②排便频率改变;③大便性状改变。

2. 伴有便秘的儿童,腹痛不会随着便秘的好转而缓解(若腹痛缓解则为功能性便秘,而非 IBS)。

3. 经过适当的评估,症状不能由其他疾病来充分解释。

IBS 亚型诊断标准:①IBS-C,>25% 的大便性状为 Bristol 粪便分类 1 型或者 2 型,且 <25% 的大

便性状为 Bristol 粪便分类 6 型或者 7 型；②IBS-D，>25% 的大便性状为 Bristol 粪便分类 6 型或者 7 型，且 <25% 的大便性状为 Bristol 粪便分类 1 型或者 2 型；③IBS-M，>25% 的大便性状为 Bristol 粪便分类 1 型或者 2 型，且 >25% 的大便性状为 Bristol 粪便分类 6 型或者 7 型；④IBS-U，符合 IBS 诊断标准但其排便习惯无法准确归类为上述三组中的任何一组。

值得注意的是，因"腹部不适"这一术语的定义太过模糊，不能严格地区分腹痛和腹部不适的区别，故已从诊断标准中删除。根据罗马Ⅲ标准诊断为 IBS 的部分患儿，使用罗马Ⅳ标准转变诊断为功能性便秘（functional constipation，FC）或功能性腹泻。罗马Ⅳ对于 IBS 的诊断标准更为严格，研究方法学的改变是目前 IBS 患病率下降的主要原因。FC 和 IBS-C 的区别已明确，IBS 的腹痛应"与排便相关"，而无法通过排便缓解腹痛。建议治疗初，给予便秘治疗，若腹痛通过便秘治疗得以缓解，则诊断为 FC；若腹痛通过便秘治疗无法缓解，甚至排便后腹痛加重者，则诊断为 IBS。

IBS 常与其他功能性胃肠病，如腹型偏头痛、吞气症等重叠共病。随着时间的推移和对治疗的反应，IBS 的亚型可发生改变，表明了 IBS 亚型的不稳定性。

【鉴别诊断】

1. 消化性溃疡　指胃或十二指肠局限性黏膜缺损，其深度达到或穿透黏膜肌层。根据病因不同可分为原发性溃疡和继发性溃疡。腹痛是最常见的临床症状，还可出现大便性状改变、腹胀、恶心和便血等伴随症状。以男性患儿好发，6 岁以下以胃溃疡为主，继发性溃疡居多；学龄期及青春期以十二指肠溃疡为主，原发性溃疡居多，幽门螺杆菌感染是常见病因。确诊通常需行上消化道内镜检查。

2. 食物不耐受　食物不良反应包括免疫介导的食物过敏和非免疫介导的食物不耐受。食物不耐受比食物过敏更常见，如乳糖不耐受、果糖不耐受。可出现腹痛、腹泻、便秘、恶心和呕吐等消化道症状，此外，呼吸、皮肤、神经和循环系统均可累及。症状可能在进食数小时后才出现，持续数小时或数天。

3. 炎症性肠病（IBD）　包括克罗恩病（Crohn's disease，CD）、溃疡性结肠炎（ulcerative colitis，UC）和未定型 IBD（undefined IBD，IBDU）。IBD 可发生在任何年龄段，但多发生于 6 岁以上，平均年龄 10~14 岁。主要临床表现为腹痛、腹泻、便血和体重减轻等症状，可合并发热、生长迟缓、关节炎、虹膜睫状体炎及肛周疾病等。IBD 诊断需要综合临床表现、内镜检查、组织病理学特点以及影像学检查综合分析。

4. 乳糜泻　是由对麸质及其相关蛋白不耐受引起，常发生在遗传易感人群中，是一种免疫介导的全身性疾病，又称为麸质敏感性肠病。断乳后所有年龄段儿童均可发病。一部分乳糜泻患儿无典型腹痛、腹泻等吸收不良症状，而是易疲劳、排便习惯改变等类似与 IBS 的不典型症状。在含麦麸饮食的前提下，进行小肠活检和组织学检查是诊断乳糜泻的金标准。

【治疗】

1. 科普宣教，建立良好的医患关系。治疗的前提需建立在牢固、相互信赖的医患关系基础上。医生应耐心向患儿及其家长了解 IBS 相关知识，做好科普宣教工作，这将有助于家长了解孩子的症状，建立良好的医患沟通和信任关系，这样更容易接受非药物治疗。需要制订个体化治疗方案，向家长解释 IBS 的治疗目标，并不是以完全消除症状为目标，而是能够尽快恢复正常生活和学习。

2. 调整饮食和生活方式是 IBS 的一线治疗手段。

（1）提倡健康均衡和规律的饮食习惯，勿进食过快，少吃辛辣、高脂、含咖啡因、酒精性食物和饮料，正常摄入膳食纤维，回避可能过敏/不耐受的食物。

（2）低可发酵的低聚糖、双糖、单糖和多元醇（FODMAP）饮食　可有效改善 IBS 症状，尽管有争议。推荐回避食用带核水果、豆类、乳糖食品和人工甜味剂等含有大量 FODMAP 的食物 4~8 周，后可根据耐受性重新引入双糖、单糖和多元醇。特殊的饮食监督需在专业的营养师指导下进行。

（3）无麦麸饮食　目前存在争议，证据质量低，疗效可能是低 FODMAP 饮食的作用。

（4）适当运动跑步、有氧运动均可改善 IBS 症状。

3. 药物治疗 大多数 IBS 的药物治疗针对特定的某一种病理生理途径,从理论上来讲,治疗可能对仅局限于靶向机制相对应的患者有效。研究表明,在心理-社会共病显著的情况下,药物安慰剂也可取得较好的疗效。

(1)解痉药:

1)肠溶薄荷油胶囊:可阻断钙内流,放松肠道平滑肌,达到解痉作用。药物剂量:体重 30~45kg,每次 1 粒(0.1ml/粒,每粒含薄荷油 187mg),每天 3 次;体重 >45kg,每次 2 粒,每天 3 次,口服。

2)山莨菪碱:是儿童常用的解痉药,在治疗腹痛方面具有显著效果,但尚无儿童 IBS 临床试验。药物剂量:0.1~0.2mg/kg,静脉滴注,每天 1~2 次。可出现口干、面红、视物模糊等副作用。

(2)对症治疗:

1)IBS-D:可使用降低肠动力和分泌的药物。可用蒙脱石散,具有吸附作用,保护肠道黏膜,缓解腹泻症状。药物剂量:<1 岁,每天 1 袋;1~2 岁,每天 1~2 袋;>2 岁,每天 2~3 袋,分 3 次口服。

2)IBS-C:可使用轻泻剂,聚乙二醇电解质散(PEG),起始剂量 0.4g/(kg·d);维持剂量 0.2~0.8g/(kg·d),疗程不少于 8 周。促分泌剂和促动力药物,如鲁比前列酮、普鲁卡丙利脂和利那洛肽,成人临床试验有效,儿童中未能显示新型药物的优越性,目前主要在成人应用。

(3)非吸收性抗生素:肠道局部作用、人体吸收少的抗生素,可用于 IBS-D。如利福昔明(Rifaximin),可以改变肠道微生物的组成,调节肠道渗透压。药物剂量:2~6 岁,每次 0.1g,每天 4 次;6~12 岁,每次 0.1~0.2g,每天 4 次;12 岁以上,剂量同成人,每次 0.2g,每天 3~4 次,疗程 4~7 天。

(4)益生菌:有效性尚未在 IBS 中得到充分验证,故不推荐特定的种类或菌株,尽量选用临床安全性高的产品。建议尝试服用益生菌不超过 12 周,如果症状无改善,则应停药。

(5)抗抑郁药:三环类抗忧郁药(tricyclic antidepressants,TCA)阿米替林和选择性 5-羟色胺再摄取抑制剂(selective serotonin reuptake inhibitors,SSRI)西酞普兰用于治疗儿童 IBS。但仍存在争议,可能存在异常高的安慰剂效应。

4. 生物-心理-社会调节疗法 被认为是儿童功能性腹痛性疾病最有效的治疗方法之一,认知行为疗法、冥想治疗是近年来 IBS 心理学治疗的新进展,催眠、针灸、瑜伽和脊柱推拿也取得不错的疗效,但仍需大规模、高质量的临床研究提供证据支持。

🌐 拓展知识点

1. IBS 是基于症状诊断,类似的还有其他功能性胃肠病,比如功能性便秘、功能性腹泻等。随着时间的推移,同一患儿可能罹患不同的功能性胃肠病,或者 IBS 不同的亚型。它们是真正独立的疾病吗?这是一个值得深思的问题,且对疾病的治疗尤为重要。扩大 IBS 药物试验范围,将具有类似症状的其他功能性胃肠病也纳入研究,设计高质量的随机、双盲、安慰剂对照、平行组临床试验,是未来 IBS 新药研发的方向。

2. IBS 是一种全球性的疾病。我们对 IBS 的病理生理学和危险因素的认识尚浅,未来的研究应侧重于开发将病理生理学和症状学完全结合的模型,以加深对 IBS 病因的了解。还应挖掘可用于 IBS 诊断、靶向和检测治疗及预测预后等方面的生物标志物;进一步开展纵向研究,以确定 IBS 的自然病史,明确儿童期向成人期 IBS 过渡时表型的变化;改善 IBS 儿童的管理,注重早期诊断,及时治疗以及以患儿为中心的护理。儿童罗马 IV 诊断标准主要是基于西方人群进行的研究,故制定适合中国儿童的 IBS 专家共识也迫在眉睫。

(江米足)

第十四节　腹型偏头痛

导　读

腹型偏头痛（AM）是基于特定症状的临床诊断，女孩的患病率高于男孩，部分成年后可以演变为典型偏头痛。其临床表现主要为腹中线的阵发性、复发性、急性发作的疼痛，常伴随面色苍白、畏食、恶心、呕吐等自主神经症状，发作间歇从数周到数月不等，患者在此期间通常没有症状。AM 的治疗目前以预防发作为主，包括非药物治疗及药物治疗。

腹型偏头痛（abdominal migraine，AM）是指反复发作的、剧烈的、阵发性、发作模式固定的腹痛，伴随自主神经症状，并影响日常生活，症状发作可以间隔数周至数月。与功能性消化不良、肠易激综合征和非特异性功能性腹痛一起同属于功能性腹痛疾病。

【流行病学】

AM 的发病率在 1%~15%。常见于 3~10 岁的儿童，平均发病年龄为 7 岁，其中 5~7 岁的女孩和 7~9 岁的男孩发病率最高。与其他功能性胃肠病（functional gastrointestinal disorder，FGID）和偏头痛相似，女孩的患病率高于男孩，几乎 70% 的 AM 儿童会继续发展为典型的偏头痛。

【病因和发病机制】

AM、周期性呕吐综合征（cyclic vomiting syndrome，CVS）和偏头痛可能有同样的病理生理机制，其发病都是偶发性、自限性和特定性，且都有无症状间隔期。据报道，AM 和典型的偏头痛患儿均有类似的触发因素（如压力、疲劳和旅行）、相关症状（如畏食、恶心、呕吐）和缓解因素（如休息和睡眠）。AM 和周期性呕吐综合征到成年期可转变成偏头痛。在典型偏头痛的患者中发现兴奋性氨基酸活性增加，这可以解释临床上能增加 γ-氨基丁酸的药物的疗效。

目前相关假设包括：

1. 内脏高敏反应　最被接受的假设是 FGID 是初级感觉神经元和中枢脊髓神经元内脏高敏反应的结果。尽管尚未完全了解，但人们认为遗传、心理社会和环境因素都可能引起个体内脏痛觉过敏。由于这些神经元的敏感性增高，脑-肠轴异常分泌兴奋性神经递质，特别是 5-羟色胺，会影响胃肠道感觉、胃肠系统的运动和分泌功能，导致腹痛发作。

2. 肠-脑神经系统改变　有研究显示腹型偏头痛患儿在腹痛发作时胃排空时间和胃窦运动显著降低。

3. 心理因素　据报道，压力增加与高敏感的内脏感知相关。压力增加会引起中枢神经系统兴奋，导致神经递质和神经肽被释放，从而导致胃肠系统功能失调。

【临床表现】

AM 的临床特征是腹中线的阵发性、复发性、急性发作的疼痛，持续时间在 2~72 小时，平均为 17 小时。疼痛通常被描述为钝痛和脐周疼痛，但也有报告为绞痛和弥漫性痛。估计 93%~100% 的患者伴有面色苍白，91% 有畏食，73%~91% 有恶心，35%~50% 出现呕吐。疼痛缓解通常是突然发生的。在 AM 患者中，每年平均发作次数为 14 次。AM 发作通常是散发的，但发作前可能有非特异性前驱症状。包括情绪和行为的变化、畏食、潮红、腹泻和畏光、视觉变化、口齿不清、四肢远端刺痛和麻木。发作间歇从数周到数月不等，患者在此期间通常没有症状。有一些常见的诱因会诱发 AM 发作，包括学校和家庭生活中的压力；睡眠不佳和不规律的睡眠习惯；长时间禁食；脱水；旅行；锻炼；高胺食物；含添加调味剂、色素和味精的食品；闪烁的灯光。而通过睡眠和休息能够缓解疾病症状，减少发作频率。

【辅助检查】

AM 是基于 ICHD-Ⅲ和罗马 Ⅳ诊断标准中特定症状的主观诊断。没有经过验证的生物标志物可以正确作出诊断。完整的病史和体格检查至关重要。对于一些有报警症状：持续性右上腹或右下腹疼痛、疼痛向背部放射、持续性或胆汁性呕吐、胃肠道出血、血尿、慢性和不明原因的腹泻、不明原因的消瘦、反复或不明原因的发热、吞咽困难、夜间发作、炎症性肠病或乳糜泻家族史、地中海热、排尿困难、青春期延迟、关节疼痛或肿胀；报警标志：生长曲线下降、腹膜炎的迹象、白细胞升高、低蛋白血症、腹部局部远离脐部的压痛、炎症标志物升高、葡萄膜炎、口腔病变、黄疸、面色苍白、不明原因的皮疹、器官包括肝或脾大、关节炎、肋脊角压痛、脊椎上压痛、肛周异常(肛门皮赘、肛裂);或者高度怀疑器质性疾病的患者,可以进行进一步的实验室及影像学检查。这些检查包括:①血液系统检查:血常规、C 反应蛋白、血沉、电解质、尿酸和肌酐、葡萄糖、肝功能检查、淀粉酶和脂肪酶、乳糜泻抗体、人绒毛膜促性腺激素(hCG)检测;②大小便检查:大便常规及隐血试验、尿常规及尿培养、粪便幽门螺杆菌抗原检测、粪便钙卫蛋白检测;③影像学检查:腹部 X 线片、腹部和盆腔超声检查、头颅 MRI 检查、上消化道和小肠的对比造影研究;④内镜检查:胃镜检查、结肠镜检查。

【诊断】

AM 是一种功能性胃肠病,在 2013 年国际头痛协会更新发布的国际头痛分类和诊断标准Ⅲ试用版(ICHD-Ⅲ β 版)和 2016 年发布的罗马Ⅳ诊断标准下具有特定的诊断标准。

根据 ICHD-Ⅲ 诊断标准:反复发作的中度至重度的腹痛,伴有血管舒缩症状、恶心和呕吐,持续 2~72 小时,发作间歇期无症状,发作时不伴有头痛。发作至少 5 次,符合条件①~③:①腹痛至少具有以下 3 个特征中的 2 个:a. 中线位置、脐周或定位不佳;b. 疼痛表现为钝痛或只是酸痛;c. 中度或重度强度;②疼痛可伴随至少以下两种症状:畏食、恶心、呕吐、面色苍白;③未经治疗或治疗不成功时,发作持续 2~72 小时;④发作间歇没有任何症状;⑤不归因于另一种疾病,需要特别指出的是,病史和体格检查不支持胃肠道或肾脏疾病,或已通过适当的检查排除此类疾病。

根据罗马Ⅳ诊断标准,诊断前至少 6 个月内有 2 次腹痛发作,且符合以下所有条件:①持续 1 小时或更长时间的突发急性脐周、腹中线或弥漫性剧烈腹痛(最严重和最痛苦的症状);②发作间隔数周至数月;③疼痛难以忍受,影响正常活动;④患儿有特定的发病模式和症状;⑤疼痛可伴随以下 2 种或多种症状:畏食、恶心、呕吐、头痛、畏光、面色苍白;⑥经过适当评估,症状不能用其他疾病来完全解释。

【鉴别诊断】

如前所述,结合患儿是否具有报警症状、体征,经适当辅助检查后,可与相应疾病做鉴别。比

如:①胃肠道疾病:急性消化道疾病、嗜酸性粒细胞胃肠炎、乳糜泻、胆囊疾病(胆总管囊肿、胆结石、胆囊炎)、胃食管反流、小肠梗阻、炎症性肠病、胰腺炎、乳糖不耐症、慢性肝炎、外科性疾病(疝气、阑尾炎、肠套叠);②中枢神经系统疾病:后颅窝疾病、癫痫、颅内高压;③遗传代谢性疾病:急性间歇性卟啉病、铅中毒、糖尿病;④泌尿道疾病:尿路感染、输尿管狭窄、肾结石;⑤血液系统疾病:镰状细胞性贫血;⑥肿瘤:肠息肉;⑦感染性疾病:寄生虫感染、幽门螺杆菌感染相关性胃炎、肺炎;⑧风湿系统疾病:胶原血管病;⑨其他:异物、孟乔森综合征、外伤。

另外,其他有类似腹痛症状的功能性胃肠病也需鉴别:

1. **CVS**　CVS 是以固定性的、反复发作的、剧烈呕吐为特点的一组综合征,可持续数小时至数天,发作间期恢复至基础健康水平。其发作时可能经常伴有腹痛,但其标志性特征通常是突发、持续的呕吐并伴有恶心,在 6 个月内,有 2 次或以上的上述症状的发作。

2. **非特异性功能性腹痛**　是指在儿童和青少年中发生的腹痛,病程≥2 个月,症状不符合 IBS、功能性消化不良或腹型偏头痛的诊断标准,疼痛不能完全用其他医学情况来解释,但可以与其他医学情况(如炎症性肠病或食物过敏)共存,且疼痛不只是在生理情况下发生(如进食、月经期)。

【治疗】

对于 AM 目前尚无明确的治疗方案,有关 AM 发作时的药物治疗罕见报道,目前着重于预防性用药防止发作。治疗方案是由腹型偏头痛发作的频率、严重程度和对儿童和家庭日常生活的影响决定的,包括非药物治疗及药物治疗。

1. **非药物治疗**　在管理 AM 患儿时可以使用 STRESS 记忆工具,即压力管理、旅行警示、休息、报警症状、强光刺激和要避免的零食。压力管理指的是医生提前就压力应对机制与患儿及其家属进行沟通,对于有反复腹痛的患者,认知行为疗法可能有用。旅行警示指的是寻找避免晕车的方法,例如在没有足够长时间停留的情况下避免长途汽车和高海拔旅行。另外,充足的休息对患者至关重要。应确定良好的就寝环境和规律的就寝时间,因为睡眠障碍会诱发疾病。如前所述,应与父母一起确定报警症状,以便准备好在患者出现

任何这些症状时寻求医疗救助。此外,应避免视觉干扰,例如闪烁的灯光。最后,不良饮食习惯的改变也可能有助于减轻症状。应鼓励父母找出可能诱发孩子 AM 发作的食物,并将其从孩子日常饮食中剔除。

2. 药物治疗　目的在于消除或减少发作频率、减轻发作严重性及缩短发作持续时间。

(1)赛庚啶:抗组胺药,其作用机制可能与抗组胺、抗 5-HT 和钙离子通道阻滞有关。按 $0.2\sim0.4mg/(kg\cdot d)$ 给药,用药后至少 3~4 周才起效,疗程为 6~12 个月或更长。一般起始剂量为 2~4mg/d,睡前口服,逐渐加量至出现效果或不良反应能耐受为止,大多数患儿适应剂量为 4~12mg/d。

(2)普萘洛尔:β 受体阻滞剂,可按 $2mg/(kg\cdot d)$ 给药,分 3 次口服。为防止低血压及心率减慢,开始时小剂量应用,按 $0.5\sim1.0mg/(kg\cdot d)$ 给药,缓慢加量直至不良反应能耐受,有哮喘病史者要慎用。治疗可持续 6~12 个月,停药时应缓慢渐停,否则可发生症状反跳现象。

(3)丙戊酸钠:抗癫痫药,其作用机制尚不清楚,推测与主要的脑抑制性神经递质 γ-氨基丁酸(gamma-aminobutyric acid,GABA)有关,丙戊酸钠可通过各种途径增加脑 GABA 水平,如阻滞 GABA 的再摄取、抑制分解 GABA 的酶,增加 GABA 神经间隙的释放。偏头痛时用于合成 GABA 的兴奋性氨基酸的活性增加,GABA 增加

时可抑制这些兴奋性氨基酸,继而抑制偏头痛发作。推荐开始剂量为 $10mg/(kg\cdot d)$,分 2 次口服,第 2 周增至 $15\sim20mg/(kg\cdot d)$。

(4)氟桂利嗪:钙离子通道阻滞剂,2.5~10.0mg 睡前 1 次口服,最好每周连续用 5 天。

(5)阿米替林:三环类抗抑郁药,口服剂量从 $0.1\sim0.2mg/(kg\cdot d)$ 开始,渐增至起效或不良反应能耐受[$1.0\sim1.5mg/(kg\cdot d)$]。5~10 岁患儿开始一般为 5~10mg/d,睡前口服;青少年为 10mg/d,连续 6 周后加量至有效或出现可耐受的不良反应。对伴抑郁、焦虑及睡眠障碍的患者更为适用。

(6)舒马普坦:曲坦类药物,片剂,发作时口服,50~100mg/次,24 小时不超过 300mg;注射剂,60mg 皮下注射,24 小时可用 120mg。主要用于终止发作。

> **⊕ 拓展知识点**
>
> 　　儿童 AM 研究展望:主要聚集于 AM 的预防性治疗,治疗偏头痛的较新方法尚未针对腹部偏头痛的管理进行评估,包括非侵入性迷走神经刺激、降钙素基因相关肽单克隆拮抗剂;AM 的发病机制目前尚不十分明确,目前研究重点为脑-肠轴互动功能调节的改变。

(江米足)

第十五节　非特异性功能性腹痛

> **导　读**
>
> 　　非特异性功能性腹痛(FAP-NOS)为罗马Ⅳ诊断标准分类最新提出的,代替了罗马Ⅲ标准中的功能性腹痛综合征,临床表现为发作性或持续性腹痛,每个月至少 4 次,病程持续 2 个月及以上,且症状不符合肠易激综合征、功能性消化不良或腹型偏头痛的诊断标准。目前尚无特异性辅助检查可协助诊断,其为基于罗马Ⅳ标准特定症状的临床诊断。治疗分为随访和管理、非药物治疗和药物治疗。

非特异性功能性腹痛(functional abdominal pain-not otherwise specified,FAP-NOS)是指在儿童和青少年中发生的腹痛、病程≥2 个月,症状不符合肠易激综合征(irritable bowel syndrome,IBS)、功能性消化不良(functional dyspepsia,FD)或腹型偏头痛的诊断标准,疼痛不能完全用其他医学情况来解释,但可以与其他医学情况(如炎症性肠病或食物过敏)共存,且疼痛不只是在生理情况下发生(如进食、月经期)。

【流行病学】

罗马Ⅳ诊断标准分类中 FAP-NOS 代替了罗

马Ⅲ诊断标准中的功能性腹痛综合征。据报道，35%~38%的小学生每周都有腹痛，在这些儿童中，大约只有 1/3 符合功能性腹痛疾病（functional abdominal pain disorders，FAPD）的诊断。按照罗马Ⅲ标准对应的条件，FAP-NOS 学龄儿童的患病率在哥伦比亚是 2.7%，在斯里兰卡是 4.4%。父母报告的 FAP-NOS 儿童患病率在美国社区是 1.2%，在德国学校是 2%。在三级医院就诊并被诊断为 FAPD 的患儿中，符合 FAP-NOS 罗马诊断标准者占 5%~15%。

【病因和发病机制】

1. **内脏高敏感** 有研究显示，与器质性疾病（如克罗恩病或乳糖不耐受）患儿相比，FAP-NOS 和 IBS 患儿存在躯体和内脏高敏感。不过，将 FAP-NOS 独立于 IBS 的研究表明，与 IBS 患儿相比，FAP-NOS 患儿通常没有直肠高敏感性。

2. **动力** 据报道，FAP-NOS 患儿与健康对照组相比，有较弱的胃窦收缩力和较慢的液体胃排空速度。

3. **饮食** 有证据显示食物过敏或不耐受可导致 FAP-NOS。

4. **心理因素** 有证据表明，儿童和青少年的慢性腹痛与心理疾病（焦虑、抑郁、躯体化和情绪症状）相关。另外，慢性腹痛与应激性事件也有关系，如父母离异、住院、受恐吓和儿童时期的虐待。儿童及其家庭应对疼痛的方式也会影响 FAPD 的后果。

【临床表现】

根据罗马Ⅳ标准，FAP-NOS 为发作性或持续性腹痛，每个月至少 4 次，病程持续 2 个月及以上，与 FD 诊断标准不同之处在于疼痛部位不同和缺少与饮食的关联性；与 IBS 诊断标准不同之处在于缺少症状与排便的相关性。疼痛可频繁发作，间歇期时间长短不同。不到 10% 的患者疼痛发作比较频繁，50% 的患者疼痛发作持续时间 <1 小时。典型的疼痛位于脐周，无放射痛。疼痛的程度随家长描述的不同而不同。类似 IBS，FAP-NOS 患儿也存在内脏高敏感性。FAP-NOS 患儿还有躯体不适主诉及抑郁症状。

【辅助检查】

FAP-NOS 患儿经常有非特异性的胃肠道外躯体症状，但不一定需要进行实验室和影像学检查。为了使患儿父母安心，通常会进行有限的诊断性检查。但具体做哪些检查，尚无基于循证医学证据的指南推荐意见。如果患儿没有警示的症状或体征，内镜检查（如胃镜和结肠镜检查）的临床价值不肯定或有限。与功能性消化不良类似，并不推荐在 FAP-NOS 患者中常规进行幽门螺杆菌检测。虽然胃肠道感染常会导致 FAPD，但当 FAPDs 发生时，感染的病原体往往已经消失，所以病原学检查的作用有限。应特别关注有自主神经症状的，尤其是体位性心动过速综合征的患儿。如有腹痛报警征象，建议进行其他的相关检查。

【诊断】

根据 2016 年发布的罗马Ⅳ诊断标准，诊断前至少 2 个月症状符合以下所有条件，且每个月至少发生 4 次腹痛：①发作性或持续性腹痛，不完全与生理事件相关（如进食、月经期）；②不符合 IBS、FD 或腹型偏头痛的诊断标准；③经过适当评估，腹痛不能用其他疾病来解释。

【鉴别诊断】

腹痛/不适症状符合 FAP-NOS 的罗马标准，体格检查结果和生长曲线正常，且无明确相关因素的体重下降、贫血或非便秘相关的便血，常提示 FAP-NOS 诊断。有时需与一种少见的腹痛原因鉴别，即皮神经卡压综合征，若轻捏受损区域皮肤即触发严重疼痛，而阻滞腹壁皮肤神经可完全缓解疼痛，据此可作出诊断。

【治疗】

大部分 FAPD 的治疗是把所有疾病都归并在一起，限制了结果的适用性。FAP-NOS 治疗包括：①核实和解释相关症状，进一步明确诊断，并进行有效的随访和管理；②非药物治疗；③药物治疗。

1. **随访和管理** 治疗 FAP-NOS 患儿的基础首先是核实相关症状，然后根据生物-心理-社会模式正确解释诊断。以证据为基础的多学科治疗计划对于改善症状、康复和长期预后至关重要。第一步是核实疼痛是真实存在的，即使没有严重的器官损伤。解释疼痛可能是由敏感的神经引起的。有足够的时间对所有支持诊断 FAP-NOS 的证据进行讨论并确定诊断。对患者家长解释该病的长期预后是良好的，消除其焦虑。FAP-NOS 的主要治疗目标不是完全消除疼痛，而是提高生活质量，包括上学、正常睡眠和参加课外活动。医护人员可通过电子邮件和/或电话与患者和家长保持联系,每4~12周对每个病例进行量身定制的随访,以提高治疗依从性,减少患者和家属出院后得不到医护关心产生的焦虑。

2. 非药物治疗

(1)饮食干预:据报道,超过90%FAPD患儿认为至少一种食物与其胃肠道症状加重有关。因此,他们经常避免该类食物并实施饮食限制策略。然而,这些与食物相关的症状可能更多是由胃结肠反射引起的,而不是由食物不耐受引起的。事实上,研究发现几乎没有证据表明饮食干预对其有帮助。另外,膳食纤维摄入不足已被认为是引发儿童FAPD的危险因素。最近一项针对FAPD儿童的荟萃分析,包括5项随机对照试验,发现使用可溶性纤维,特别是车前草有一些有益效果,其证据的确定性非常低,但考虑到低成本、没有严重副作用且易于获得,可在日常实践中考虑用可溶性纤维。尚无研究报道在FAP-NOS患儿中剔除谷类食物或降低FODMAP的效果,虽然对成人和儿童IBS患者的研究显示这些措施可能有效。

(2)心理干预:两项随机对照研究证明,催眠疗法对FAPD患者比药物治疗更有效,且效果可持续4~5年。一些研究显示认知行为治疗在FAPD的治疗中有效。

3. 药物治疗 虽然成人研究已经证实解痉药的疗效,但儿童应用解痉药美贝维林的效果并没有明显优于安慰剂。一项小样本的阿米替林试验证实了其疗效,而一项大样本的多中心研究却没有发现。一项大样本的西酞普兰的研究发现,与安慰剂组比较,西酞普兰对FAP患儿的治疗是有效的。但临床医生、患者和家长意识到美国食品药品监督管理局对应用西酞普兰发出的黑框警告,即使用西酞普兰的青少年自杀意愿的风险增加。一项安慰剂对照试验评估多潘立酮对FAPD儿童的疗效后发现其治疗成功率无显著差异,然而,与安慰剂组相比,多潘立酮组的腹痛程度显著降低,且没有明显副作用。因此,多潘立酮治疗可作为FAPD合并恶心患儿的对症治疗。然而,由于多潘立酮的使用与Q-T间期延长有关,因此需谨慎,注意心血管疾病的并发症及应用的禁忌证。

> **🌐 拓展知识点**
>
> 儿童FAP-NOS研究展望:主要聚集于FAP-NOS的治疗,包括益生菌的使用、神经电刺激疗法及补充疗法(如针灸、草药疗法、顺势疗法、整脊疗法或整骨疗法)的功效及相应副作用。

(江米足)

参考文献

[1] SCHECHTER NL,HYAMS JS,DI LORENZO C,et al. 儿童功能性胃肠病罗马Ⅳ标准. 耿岚岚,刘明南,龙高,等译. 中华儿科杂志,2017,55(1):4-14.

[2] 江米足,龚四堂. 加强对婴儿期常见消化道问题的科学管理. 中华儿科杂志,2020,58(7):550-552.

[3] 中国中药协会儿童健康与药物研究专业委员会消化学组,中华医学会儿科学分会消化学组,《中华儿科杂志》编辑委员会. 婴幼儿功能性消化不良综合征诊断共识. 中华儿科杂志,2022,60(7):618-620.

[4] 中华医学会儿科学分会消化学组,中国中药协会儿童健康与药物研究专业委员会消化学组,《中华儿科杂志》编辑委员会. 中国儿童功能性消化不良诊断和治疗共识(2022版). 中华儿科杂志,2022,60(8):751-755.

[5] 王天有,申昆玲,沈颖. 诸福棠实用儿科学.9版. 北京:人民卫生出版社,2022.

[6] 胡晨旻,江米足. 婴儿排便困难诊治进展. 中国小儿急救医学,2022,29(2):86-89.

[7] 马源培,董笑梅. 微生物-肠-脑轴机制及其与儿童疾病相互作用的研究进展. 中华儿科杂志,2018,56(12):957-960.

[8] 朱天琦. 先天性巨结肠的诊断及治疗专家共识. 中华小儿外科杂志,2017,38(11):805-815.

[9] 江米足. 儿童功能性慢性腹痛的诊断与治疗. 中华实用儿科临床杂志,2014,11(29):1689-1691.

[10] FERGUSON TD. Gastroesophageal Reflux:Regurgitation in the Infant Population. Crit Care Nurs Clin North Am,2018,30(1):167-177.

[11] CHEW KS,EM JM,KOAY ZL,et al. Low prevalence of infantile functional gastrointestinal disorders(FGIDs)in a multi-ethnic Asian population. Pediatr Neonatol,2021,62(1):49-54.

[12] LAM TML,CHAN PC,GOH LH,et al. Approach to infantile colic in primary care. Singapore Med J,2019,

60（1）：12-16.

［13］FREEDMAN SB，AI-HARTHY N，THULL-RREEDMAN J. The crying infant：diagnostic testing and frequency of serious underlying disease. Pediatrics，2009，123：841-848.

［14］MURRAY HB，JUARASCIO AS，DI LORENZO C，et al. Diagnosis and treatment of rumination syndrome：a critical review. Am J Gastroenterol，2019，114（4）：562-578.

［15］HALLAND M，PANDOLFINO J，BARBA E. Diagnosis and treatment of rumination syndrome. Clin Gastroenterol Hepatol，2018，16（10）：1549-1555.

［16］VACHHANI H，RIBEIRO BDS，SCHEY R. Rumination syndrome：recognition and treatment. Curr Treat Options Gastroenterol，2020，18（1）：60-68.

［17］NAKAGAWA K，SAWADA A，HOSHIKAWA Y，et al. Persistent postprandial regurgitation vs rumination in patients with refractory gastroesophageal reflux disease symptoms：identification of a distinct rumination pattern using ambulatory impedance-pH monitoring. Am J Gastroenterol，2019，114（8）：1248-1255.

［18］VENKATESAN T，LEVINTHAL DJ，TARBELL SE，et al. Guidelines on management of cyclic vomiting syndrome in adults by the American Neurogastroenterology and Motility Society and the Cyclic Vomiting Syndrome Association. Neurogastroenterol Motil，2019，31（Suppl 2）：e13604.

［19］LI BU，LEFEVRE F，CHELIMSKY GG，et al. North American Society for Pediatric Gastroenterology，Hepatology，and Nutrition consensus statement on the diagnosis and management of cyclic vomiting syndrome. J Pediatr Gastroenterol Nutr，2008，47（3）：379-393.

［20］BENNINGA MA，FAURE C，HYMAN PE，et al. Childhood Functional Gastrointestinal Disorders：Neonate/Toddler. Gastroenterology，2016，S0016-5085（16）00182-00187.

［21］HYAMS JS，Di LORENZO C，SAPS M，et al. Functional Disorders：Children and Adolescents. Gastroenterology，2016，S0016-5085（16）00181-00185.

［22］KOVACIC K，LI B. Cyclic vomiting syndrome：A narrative review and guide to management. Headache，2021，61（2）：231-243.

［23］KOVACIC K，SOOD M，VENKATESAN T. Cyclic Vomiting Syndrome in Children and Adults：What Is New in 2018？ Curr Gastroenterol Rep，2018，20（10）：46.

［24］LI B. Managing cyclic vomiting syndrome in children：beyond the guidelines. Eur J Pediatr，2018，177（10）：

1435-1442.

［25］RAJINDRAJITH S，HETTIGE S，GULEGODA I，et al. Aerophagia in adolescents is associated with exposure to adverse life events and psychological maladjustment . Neurogastroenterol motil，2018，30（3）．

［26］SAPS M，VELASCO-BENITEZ CA，LANGSHAW AH，et al. Prevalence of Functional Gastrointestinal Disorders in Children and Adolescents：Comparison Between Rome Ⅲ and Rome Ⅳ Criteria . J Pediatr，2018，199：212-216.

［27］WAHEED A，MALONE M，SAMIULLAH S. Functional Gastrointestinal Disorders：Functional Gastrointestinal Disorders in Children . FP Essentials，2018，466：29-35.

［28］WASEEM S，RUBIN L. A comprehensive review of functional dyspepsia in pediatrics . Clin J Gastroenterol，2022，15（1）：30-40.

［29］MILLER J，KHLEVNER J，RODRIGUEZ L. Upper Gastrointestinal Functional and Motility Disorders in Children . Pediatr clin North America，2021，68（6）：1237-1253.

［30］KOPPEN IJ，NURKO S，SAPS M，et al. The pediatric Rome Ⅳ criteria：what's new？ . Expert Rev Gastroenterol Hepatol，2017，11（3）：193-201.

［31］SAVARINO E，ZINGONE F，BARBERIO B，et al. Functional bowel disorders with diarrhoea：Clinical guidelines of the United European Gastroenterology and European Society for Neurogastroenterology and Motility. United European Gastroenterol J，2022，10（6）：556-584.

［32］HUANG Y，TAN SY，PARIKH P，et al.Prevalence of functional gastrointestinal disorders in infants and young children in China.BMC Pediatr，2021，21（1）：131.

［33］VERNON-ROBERTS A，ALEXANDER I，DAY AS. Systematic Review of Pediatric Functional Gastrointestinal Disorders（Rome Ⅳ Criteria）.J Clin Med，2021，10（21）：5087.

［34］SOUTHWELL BR. Treatment of childhood constipation：a synthesis of systematic reviews and meta-analyses. Expert Rev Gastroenterol Hepatol，2020，14（3）：163-174.

［35］TABBERS MM，DILORENZO C，BERGER MY，et al. Evaluation and treatment of functional constipation in infants and children：evidence-based recommendations from ESPGHAN and NASPGHAN. J Pediatr Gastroenterol Nutr，2014，58（2）：258-274.

［36］VRIESMAN MH，KOPPEN IJN，CAMILLERI M，et al. Managementof functional constipation in children and adults. Nat Rev GastroenterolHepatol，2020，17（1）：

21-39.

［37］VAN MILL MJ，KOPPEN IJN，BENNINGA MA. Controversies in the Management of Functional Constipation in Children. Curr Gastroenterol Rep，2019，21（6）：23.

［38］BONGERS MARLOES EJ，TABBERS MERIT M，BENNINGA MARC A. Functional Nonretentive Fecal Incontinence in Children. J Pediatr Gastroenterol Nutr，2007，44（1）：5-13.

［39］RAJINDRAJITH S，DEVANARAYANA NM，THAPAR N，et al. Functional Fecal Incontinence in Children：Epidemiology，Pathophysiology，Evaluation，and Management. J Pediatr Gastroenterol Nutr，2021，72：794-801.

［40］TRAJANOVSKA M，KING SK，GIBB S，et al. Children who soil：A review of the assessment and management of faecal incontinence. J Paediatr Child Health，2018，54（10）：1136-1141.

［41］ENCK P，AZPIROZ F，BOECKXSTAENS G，et al. Functional dyspepsia. Nat Rev Dis Primers，2017，3：17081.

［42］FORD AC，MAHADEVA S，CARBONE MF，et al. Functional dyspepsia. Lancet，2020，396（10263）：1689-1702.

［43］NIGHTINGALE S，SHARMA A. Functional gastrointestinal disorders in children：What is new？ J Paediatr Child Health，2020，56（11）：1724-1730.

［44］THAPAR N，BENNINGA MA，CROWELL MD，et al. Paediatric functional abdominal pain disorders. Nat Rev Dis Primers，2020，6（1）：89.

［45］SCARPATO E，KOLACEK S，JOJKIC-PAVKOV D，et al. Prevalence of Functional Gastrointestinal Disorders in Children and Adolescents in the Mediterranean Region of Europe. Clin Gastroenterol Hepatol，2018，16（6）：870-876.

［46］FORD AC，SPERBER AD，CORSETTI M，et al. Irritable bowel syndrome. Lancet，2020，396（10263）：1675-1688.

［47］DEVANARAYANA NM，RAJINDRAJITH S. Irritable bowel syndrome in children：Current knowledge，challenges and opportunities. World J Gastroenterol，2018，24（21）：2211-2235.

［48］Headache Classification Committee of the International Headache Society（IHS）. The International Classification of Headache Disorders，3rd edition（beta version）. Cephalalgia，2013，33（9）：629-808.

［49］JEFFREY H，CARLO L，MIGUEL S，et al. Childhood Functional Gastrointestinal Disorders：Child/ Adolescent. Gastroenterology，2016，150：1456-1468.

［50］MANI J，MADANI S. Pediatric abdominal migraine：current perspectives on a lesser known entity. Pediatric Health Med Ther，2018，24（4）：47-58.

［51］ALBERS L，VON KRIES R，STRAUBE A，et al. Do pre-school episodic syndromes predict migraine in primary school children？ A retrospective cohort study on health care data. Cephalalgia，2019，39（4）：497-503.

［52］AZMY DJ，QUALIA CM. Review of Abdominal Migraine in Children. Gastroenterol Hepatol（N Y），2020，16（12）：632-639.

［53］REXWINKEL R，VLIEGER AM，SAPS M，et al. A therapeutic guide on pediatric irritable bowel syndrome and functional abdominal pain-not otherwise specified. Eur J Pediatr，2022，181（7）：2603-2617.

第十章 食物过敏

第一节 食物过敏总论

导　读

任何食物都可诱发免疫反应，引起免疫反应的食物抗原被称为"食物变应原"，即"过敏原"。几乎所有食物变应原都是蛋白质，并且蛋白质分子量越大，越容易引起过敏。过敏反应轻重不一，严重的可导致死亡。不同食物的变应原性强度不同，同种食物的变应原性强弱存在易感者年龄及地区、种族的差异。食物过敏的临床表现涉及皮肤、呼吸系统、消化系统等。皮肤可出现红斑、风团、血管性水肿、湿疹、荨麻疹等。呼吸系统可出现喷嚏、鼻痒、鼻塞、鼻涕、喘息、咳嗽、哮喘等。儿童期食物过敏症状中的 60% 为消化道症状。目前较为肯定的与过敏相关的消化道症状有呕吐、反流、腹痛、腹泻、便血、喂养困难等。食物过敏的诊断主要依据病史、实验室检查以及与食物摄入密切相关的症状进行诊断，食物回避+口服食物激发试验是食物过敏诊断的金标准方法。治疗主要是回避饮食和营养替代治疗。

食物过敏（food allergy，FA）是指某种或几种食物进入人体后，机体对之致敏，食物再次进入时产生的异常的免疫反应，导致机体生理功能的紊乱和/或组织损伤，进而引发消化系统、呼吸系统、皮肤及全身症状。

【流行病学】

目前尚缺乏儿童 FA 的流行病学资料，但多数学者认为儿童 FA 比成人常见，全球婴幼儿 FA 的发病率（3%~8%）高于成人（1%~2%）。美国的一项报道显示 2.27%~2.5% 的儿童 FA 发生在 2 岁之内，5 岁以下儿童 FA 患病率为 5%，青少年和成人患病率为 4%；国内的研究结果表明，≤24 个月儿童患病率约为 5.2%，≤12 个月婴儿患病率为 6.1%，其中 4~6 个月为 FA 的高发年龄。

任何食物都可诱发免疫反应，引起免疫反应的食物抗原被称为"食物变应原"，也就是人们常说的"过敏原"。几乎所有食物变应原都是蛋白质，并且蛋白质分子量越大，越容易引起过敏。虽然，有报道 170 种食物可引起过敏，但 90% 以上的过敏反应是由八大类食物引起：牛奶、鸡蛋、有壳海鲜、虾、花生、坚果、豆类、小麦。在欧洲，花生是最常见的过敏原。在我国，引起过敏的最常见的食物有牛奶、鸡蛋、鱼、虾、花生、小麦、大豆、某些水果等。

食物引起过敏的途径有胃肠道摄入、呼吸道吸入、皮肤接触等。过敏反应轻重不一，严重的可导致死亡。不同食物的变应原性强度不同，同种食物的变应原性强弱存在易感者年龄及地区、种族的差异。每种食物蛋白质可能含有几种不同的变应原，其中鸡蛋中的卵类黏蛋白，牛奶中的酪蛋白和 β-乳球蛋白，花生蛋白中的 Arah1 和 Arah2 被认为是主要的过敏原。两种不同蛋白质的氨基酸序列部分相同或者两者结合特定抗体的三维构象相似时可具有交叉反应性。如 50%~90% 牛奶过敏儿童也对山羊奶过敏。对鸡蛋过敏儿童可能对其他鸟类的蛋也过敏。但交叉反应一般不存在于牛奶和牛肉之间，鸡蛋和鸡肉之间。植物蛋白的交叉反应比动物蛋白明显：如对大豆过敏者可能对豆科植物的其他成员如扁豆、苜蓿等过敏。对桦树花粉过敏者对苹果、桃、杏、樱桃、胡萝卜等有反应。对艾蒿过敏者对芹菜、茴香和胡萝卜有反应。食物加热、胃酸和消化酶的作用可减低食物变应原性。

儿童期的 FA 不是终生的，但可因过敏原的不同而不同。如：对经过食物激发试验证实牛奶蛋白过敏的儿童进行研究，发现大多数患儿 3 年后不再过敏，56% 在 1 年内、77% 在 2 年内、87% 在 3 年内对牛奶耐受。而 85% 的儿童对于牛奶、鸡蛋、小麦、大豆等过敏原可逐渐耐受。但对花生、坚果、有壳海鲜过敏儿童发生耐受的比例很小,一般来说,对于这些过敏原的过敏可能是终生存在的。

【病因和发病机制】

FA 的病因与遗传因素和环境因素密切相关。

1. 病因

(1)遗传因素:FA 与遗传因素肯定有关系,临床研究显示,父母一方有 FA 病史的,孩子患FA 的可能性是 30%~50%,而父母双方有 FA 病史的,孩子患 FA 的可能性是 50%~80%。人类白细胞抗原(human leukocyte antigen,HLA)基因家族、丝聚合蛋白(flament-aggregating protein,FLG)基因、白细胞介素(interleukins,IL)基因、JAK-STAT信号转导通路(the JAK-STAT signaling pathway)基因、T 细胞相关基因(如 *FOXP3* 基因)的多态性被认为与食物过敏的风险密切相关。

(2)环境因素:

1)表观遗传学:尽管遗传因素在 FA 的发生中起着关键性作用。然而类似遗传背景下,不同个体的表型不尽相同,诸多研究显示表观遗传学在遗传因素作用于环境因素中起重要的中介作用。关于过敏性疾病的表观遗传学研究主要集中于 DNA 的甲基化、组蛋白修饰两种表观遗传方式,基因启动子区域 CpG 岛的甲基化水平越高,其对应基因的表达水平就相对越低。Majumder等的研究表明 DNA 甲基化通过改变染色质结构下调和沉默 HLA-DQ 基因座表达。也有文献支持甲基化还可以影响 *FOXP3* 基因、IL 相关基因的表达进而影响 FA 的发生。

2)大分子蛋白的暴露及肠道黏膜屏障的损伤:口服免疫耐受(oral tolerance,OT)建立的不完善、肠道菌群紊乱、肠道黏膜机械屏障的损伤、食物抗原的跨上皮运输、嗜酸性粒细胞在肠道上皮内的聚集以及食物抗原对胃肠道动力的影响也是FA 的病因。

消化系统最重要的生理功能是对食物进行消化吸收。食物在消化管内被分解成可被吸收的小分子的过程称为消化(digestion);食物经过消化后,透过消化管黏膜,进入血液或淋巴的过程,称为吸收(absorption)。消化过程可分为化学性消化和机械性消化两个方面。机械性消化是指通过消化管肌肉的运动,将大块食物磨碎,与消化液混合,并向消化管远端推送。最后将未消化吸收的物质排出体外。消化腺分泌的消化液中含有多种消化酶,能催化蛋白质、脂肪和碳水化合物的分解过程,使其成为可吸收的小分子物质。这种消化酶对食物的分解,称为化学性消化。这两方面互相配合而不可分割。当消化腺分泌活动障碍或者消化管运动功能紊乱时,都会引起食物的消化不良,使吸收过程难以进行。同时由于食物中的大分子蛋白消化不彻底,增加了其对肠道黏膜的抗原攻击性,容易发生过敏反应。

消化道每天暴露于大量的外源性蛋白质,但FA 很少发生,主要依赖于胃肠道的屏障作用。该屏障包括物理屏障和分子免疫屏障。通过紧密连接而形成的上皮细胞和覆盖其上的厚厚的黏液层构成了胃肠道黏膜的机械、化学屏障。正常菌群构成其生物屏障。完整的胃肠道黏膜上皮能够阻止过敏原的渗透及吸收。黏液层中的胃酸和蛋白酶的水解作用可以改变抗原的分子结构,使其抗原性减低或消除。菌群有调节肠道免疫的作用,也可减少过敏反应的发生。

肠道分子免疫屏障由分布于胃肠道黏膜中的集合淋巴滤泡、上皮内淋巴细胞、固有层淋巴细胞、浆细胞、肥大细胞及肠系膜淋巴结构成。它能够识别无害的异体蛋白质抗原、共生的微生物及有害的病原体。婴幼儿的胃肠道黏膜及免疫系统发育不完善,例如酶的功能不健全、免疫系统功能不成熟、胃肠道黏膜的完整性遭到破坏或其通透性升高有可能使患 FA 的风险性增加。消化后的食物抗原经消化道黏膜进入血液循环,由抗原呈递细胞呈递给 Th 细胞识别,Th 细胞发出刺激信号,并产生相关细胞因子激活 B 细胞产生特异性IgE 抗体,IgE 抗体结合于肥大细胞和嗜碱性粒细胞表面,导致机体致敏。当机体再次接触相同食物抗原时就会与肥大细胞和嗜碱性粒细胞表面的IgE 抗体结合,导致 IgE 抗体桥联,活化的细胞脱颗粒,释放组胺等活性物质,引发过敏反应。人体内众多细胞因子构成细胞因子网络,发挥复杂而精细的免疫调节功能。而 Th 细胞是免疫调节的核心细胞,其作用是通过细胞因子调节网络实现的。在 IL-4 的作用下,Th0 细胞可分化为 Th2 细胞。Th2 细胞主要产生 IL-4、IL-5、IL-6、IL-10 等细胞因子。Th2 细胞因子刺激 B 淋巴细胞分化增殖,产生抗体,这其中就包括 IgE 抗体。Th0 细胞在 IFN-r 的作用下分化为 Th1 细胞。Th1 细胞产生包括 IL-2、IFN-r 等 Th1 细胞因子。Th1 细胞和

Th2 细胞通过细胞因子相互调节,Th1 细胞因子可抑制 Th2 细胞反应,而 Th2 细胞因子可抑制 Th1 细胞反应。正常情况下机体可以通过这种调节使 Th1/Th2 反应处于平衡状态。而 FA 的发生可能是这种平衡被打破的结果。

啮齿类动物研究显示宿主暴露抗原后是否产生变态反应取决于抗原的质和量、蛋白质的消化能力、宿主肠道的成熟度,抗原在肠道内的加工处理及免疫环境。

2. 发病机制 FA 的发病涉及复杂的免疫学机制,从理论上来说,4 种基本免疫应答类型(IgE 介导的 I 型变态反应,II 型变态反应——细胞毒性,III 型变态反应——抗原抗体补体复合物,IV 型变态反应——T 细胞)均可介导 FA,对于一个个体来说,摄入的食物可能同时激活上述一种或几种反应。但是目前仅对 IgE 介导的 FA 的发病机制研究比较明确并有确定的检测方法。

FA 可分为 IgE 介导、非 IgE 介导、IgE 和非 IgE 混合介导三类。IgE 介导的食物过敏,主要指临床最常见的 I 型变态反应。发生过程主要包含致敏期、发生于数分钟到 2 小时内的早期反应和接触过敏原后 2~48 小时甚至更长的迟发相反应,与新合成前列腺素 D_2、白三烯、肝素、血小板活化因子及细胞因子相关。迟发相反应早期引起黏膜渗出,长期反复发作造成组织损伤和增生性炎症。其特点:发生较快,往往在摄入食物后数分钟内发生;机制明确,有确诊的方法;容易发生严重过敏症。常见引起的食物有:花生、鸡蛋、牛奶、大豆。剂量依赖性较弱。

非 IgE 介导的食物过敏,目前机制不明,细胞介导的免疫反应可能充当了主要角色。其特点为:发生较慢,摄入食物后数小时甚至数天内发生,回避食物和再激发以及斑贴实验有助于诊断。引起非 IgE 介导的食物过敏的常见食物有:牛奶、鸡蛋、大豆、小麦。剂量依赖性较强。

【临床表现】

食物过敏的临床表现涉及皮肤、呼吸系统、消化系统等。

皮肤:红斑、风团(如急性荨麻疹,可以局部或泛发)、口唇、眼周、阴茎等部位肿胀(如血管性水肿)、湿疹等。

呼吸系统:喷嚏、鼻痒(揉鼻、挖鼻)、鼻塞(张口呼吸、打鼾)、鼻涕、喘息、咳嗽、哮喘等。

消化系统:儿童期食物过敏症状中的 60% 为消化道症状。目前较为肯定的与过敏相关的症状有呕吐、反流、腹痛、腹泻、便血、喂养困难等。存在争论的症状有便秘等。较为肯定的与过敏相关的疾病有 IgE 介导的口腔过敏综合征(oral allergy syndrome,OAS)、严重过敏反应(anaphylaxis);非 IgE 介导的食物蛋白诱导的肠病(food protein-induced enteropathy,FPIE)、食物蛋白诱导的小肠结肠炎综合征(food protein-induced enterocolitis syndrome,FPIES)、食物蛋白诱导的直肠结肠炎(food protein-induced proctocolitis,FPIP)、乳糜泻(celiac disease,CD);IgE 和非 IgE 混合介导的嗜酸细胞性食管炎(eosinophilic esophagitis,EoE)、嗜酸细胞性胃肠炎(eosinophilic gastroenteritis,EG)等。对于过敏是否与功能性胃肠病、肝脏、胆道疾病、急性胰腺炎等疾病有关,目前存在争论。

严重过敏反应是一种严重的、威胁生命的全身多系统速发变态反应,一般通过 I 型变态反应机制诱发,部分通过其他免疫学机制诱发。患儿在暴露于变应原的环境下,可迅速出现全身皮肤瘙痒、潮红、荨麻疹、血管性水肿、呕吐、腹泻、腹痛、哮喘、呼吸困难、喉头水肿、窒息、血压下降、心律失常、意识丧失、休克甚至死亡。由于严重过敏反应发病急骤,在治疗前往往来不及进行实验室检查,所以主要依靠病史、临床表现和体征来帮助判断。

符合以下 3 项标准的任何 1 项可诊断为严重过敏反应:

1. 急性起病(数分钟到数小时),累及皮肤或黏膜,或两者均累及(如广泛风团、瘙痒、充血、唇或舌部水肿)和至少以下 1 项:

(1)呼吸系统受累[如呼吸困难、哮鸣-支气管痉挛、喘鸣、最大呼气流量(peak expiratory flow,PEF)下降、低氧血症]。

(2)血压下降或终末器官功能障碍的症状(低张力、晕厥、便失禁)。

2. 暴露于已知的或可能的变应原急性起病(数分钟到数小时内),出现以下 2 项或 2 项以上表现:

(1)累及皮肤或黏膜,或两者均累及(如广泛风团、瘙痒、充血、唇或舌部水肿)。

(2)呼吸系统受累(如呼吸困难、哮鸣-支气管痉挛、喘鸣、PEF 下降、低氧血症)。

（3）血压下降或终末器官功能障碍的症状（低张力、晕厥、便失禁）。

（4）持续的消化道症状（如肠绞痛、呕吐、腹泻）。

3. 暴露于已知的变应原后几分钟或几小时内出现的低血压

（1）婴儿或儿童：收缩压降低或收缩压下降达 30% 以上。

（2）成人：收缩压 <90mmHg 或收缩压下降达基线 30% 以上。

还有一些患儿，在食入特殊食物后随着运动出现过敏反应称为食物依赖运动诱发过敏反应（food-dependent exercise-induced anaphylaxis，FDEIA）。

【辅助检查】

1. 过敏原检测

（1）皮肤点刺试验（skin prick tests，SPT）：是比较方便、简单、快速、重复性好、阳性率高的试验，试验主要判断 IgE 介导的过敏反应，测得每个过敏原反应强度，为进行免疫治疗和过敏原回避提供依据。

（2）血清特异性 IgE 检测（allergen-specific IgE）：可协助了解 IgE 介导的食物过敏的机体致敏情况，但值得注意的是结果判断因年龄、过敏原、检测方法不同而不同。并且其结果阴性的临床意义要大于结果阳性。过敏原组分检测将是进一步明确诊断的手段。

（3）斑贴试验（patch test，APT）：标准过敏原制成的贴剂，贴于皮肤表面，在 48 小时后移刮去，观察皮肤的变化及是否有其他临床表现。对非 IgE 介导特别是小麦导致的食物过敏有一定诊断价值。

（4）口服食物激发试验：自 1976 年 Charles May 提出双盲安慰剂对照口服食物激发试验（double-blind，placebo-controlled food challenges，DBPCFC）以来，口服食物激发试验一直被誉为食物过敏诊断的"金标准"。但是此后专家们发现开放性口服食物激发试验（open food challenges，OFC）或者单盲安慰剂对照试验的结果在特定条件下同样可被接受，并且也同样被作为食物过敏诊断重要的一种方法。适应证：怀疑食物过敏的患儿，需要确定过敏的食物种类；需要确定食物的交叉过敏的存在。高敏儿添加易过敏的新食物时，为安全起见先进行 OFC。禁忌证：皮肤点刺试验强阳性；sIgE>95% 阳性预测值；有其他急慢性疾病；严重

湿疹；中度至重度营养不良；畸形；先天性皮肤疾病。

1）DBPCFC：用食物模拟、混合食物、胶囊食物等方法将试验食物隐藏，分 2 次进行试验，分别含有试验食物和安慰剂。

2）单盲食物激发试验（single-blind food challenges）：用食物模拟、混合食物、胶囊食物等方法将试验食物隐藏，进行 1 次试验，医生知道食物的种类，患者不清楚，且尝不出试验食物的味道，看不出试验食物的外观。

3）OFC：医生和患者都知道试验时摄入食物种类。

2. 其他检查

（1）血常规：部分食物过敏患儿会出现外周血嗜酸性粒细胞升高。

（2）乳糜泻特异性抗体检测：抗麦胶蛋白抗体（anti-gliadin antibody，AGA）、抗肌内膜抗体（anti-endomysial antibody，EMA）和抗组织谷氨酰胺转移酶（tissue tranglutaminase，tTG）抗体的 IgA 阳性，提示乳糜泻可能性大。

3. 内镜检查

（1）以下情况不需要内镜检查：IgE 介导的食物过敏相关消化道疾病常常有明确的食物暴露史，容易诊断，如：OAS、Anaphylaxis 等；已经明确症状或疾病与食物摄入有关，且回避饮食后症状明显好转，如：FPIES、FPIP。

（2）有以下情况之一必须进行内镜和黏膜组织病理检查：疾病与食物摄入有关，但经过回避饮食 4 周，症状仍不缓解；病情需要进一步诊断和鉴别诊断；需要明确 EG、EoE、FPIE 和乳糜泻诊断。

【诊断】

FA 诊断主要依据病史、临床表现、实验室检查、食物激发试验。内镜不作为常规推荐。在诊断时，首先明确食物过敏与症状之间的关系：有症状反复出现或持续存在，伴或不伴生长发育障碍；症状出现可能与某种摄入食物有关；不能用其他疾病解释。再者对症状的轻重进行评估：如有以下情况之一，则考虑病情为重度：①症状持续存在；②有生长发育障碍；③对多种过敏原过敏；④症状累及多个器官。

1. 病史 病史可以有助于诊断：有过敏性疾病家族史，之前有过类似发作，喂养食物的种类、量等对食物过敏的诊断有提示作用，诊断时应收集详细的病史，寻找症状与摄入食物的关系。可

以记录饮食日记,去除混杂因素。

当出现以下情况时要考虑食物过敏的可能:摄入某种食物后出现严重过敏反应或上述一个系统或多个的症状,或再次摄入同一食物出现相同症状。

2. 临床表现 食物过敏的临床表现涉及皮肤、呼吸系统、消化系统等。

3. 辅助检查 过敏原相关辅助检查包括皮肤点刺试验、特异性血清 IgE 检测、斑贴试验等,前两者用于 IgE,后者非 IgE 检测,但受影响因素较多,不能单凭检查进行诊断。必要时还需要进一步激发试验确诊。食物激发试验是金标准。

【鉴别诊断】

FA 症状呈非特异性,并累及全身各个系统,需要仔细进行鉴别诊断,防止漏诊和误诊。食物过敏与消化系统有关的症状和疾病中,以呕吐为主要表现的,需要与胃食管反流病、反流性食管炎、贲门失弛缓症、再发性呕吐、功能性消化不良等疾病鉴别。以腹泻和/便血为主要表现的需要与感染性肠炎、炎症性肠病、先天性免疫缺陷病、小肠吸收不良综合征、先天性失氯性腹泻、小肠淋巴管扩张症、胃肠道血管病变、肠息肉、肠套叠、梅克尔憩室、全身性疾病导致肠道出血等鉴别。伴有生长发育障碍的需要除外遗传代谢疾病。以皮疹为主的食物过敏需要除外其他原因引起的皮肤改变。以喘息为主要表现的需要与吸入过敏原引起的哮喘相鉴别。以皮肤症状为主要表现的需要与其他引起皮疹的疾病鉴别。

临床上还需要仔细鉴定过敏原性质和进入体内的途径,比如吸入过敏原(花粉等)也可引起消化系统的症状,如腹痛、腹泻、便血等。

【治疗】

1. 饮食管理

(1)过敏原明确时,进行回避或采用加热或者消化酶处理,减轻过敏原性。

(2)过敏原不明确,可以短期采用限制性食物疗法。即在 2~4 周内限定患儿只食用很少引起过敏的食物,如大米、蔬菜、猪肉等。如果在这段时间过敏症状消失,可以定期有计划、有步骤地引入单一食物,如果对该食物过敏,则进行回避。按此办法,经过一段时间的尝试,可以探明孩子可能的过敏食物,对于不过敏的食物继续食用,对于过敏的食物则进行回避。

(3)营养替代:为了保证儿童的正常生长发育,需要用代用品来代替回避的饮食。比如:对于牛奶蛋白过敏的儿童,可以给予深度水解蛋白配方或者氨基酸配方粉。特别提示的是其他动物奶来源的奶粉会含有与牛奶蛋白相同的抗原决定簇,对牛奶蛋白过敏的儿童也会对其他动物来源的奶粉中的蛋白产生过敏反应。所以,不推荐以其他动物奶来源的奶粉作为牛奶蛋白过敏患儿的替代品。

2. 对症治疗 对于腹泻患者可以给予肠道黏膜保护剂治疗。对于合并湿疹患儿给予局部保湿、润肤、外用激素及免疫抑制剂治疗。

3. 益生菌及益生元治疗 虽然有一些研究提示益生菌和益生元用于食物过敏的预防和治疗,但目前对过敏性疾病预防和疗效仍不明确。

4. 免疫治疗 口服免疫治疗、舌下含服免疫治疗、单克隆抗体(奥马珠单抗)等治疗仍需要进一步研究在食物过敏患儿的临床应用效果。

5. 严重过敏反应治疗 关键是迅速缓解呼吸道阻塞和循环衰竭,应首选肌内注射肾上腺素。一项回顾性研究显示,90% 因严重过敏反应死亡的患者未使用肾上腺素。剂量如表 10-1-1 所示。

表 10-1-1 严重过敏反应肾上腺素治疗剂量

年龄	剂量(1:1 000)
>12 岁	0.5mg(同成人)
6~12 岁	0.3mg
6 个月~6 岁	0.15mg
<6 个月	0.15mg

6. 食物的再引入和辅食添加

(1)家庭再引入食物适应证:轻度症状者;过去 6 个月无过敏反应者;SPT 显著降低(IgE 介导)者。

(2)医院内再引入食物适应证:中重度过敏反应者(包括 FPIES);微量食物暴露出现严重反应者;常规哮喘预防性治疗者;多种过敏原过敏或过敏累及多个器官者;患儿父母无法理解激发试验方案者。

(3)家庭食物重新引入,以牛奶蛋白为例:患儿 12 月龄起可考虑再引入牛奶蛋白,每 6~12 个月评估一次(如果是 IgE 介导的,再次进行 SPT),从引入致敏性低的烘烤后的牛奶蛋白开始,采用牛奶阶梯方法逐步引入牛奶蛋白。第一步：少许每块牛奶蛋白 <1g 的饼干，逐渐增加至整块饼干超过 5 周；第二步：其他含牛奶蛋白的烘烤产品，如饼干、蛋糕、华夫饼、苏格兰饼、黄油、人造奶油、调味的奶酪粉等。第三步：含熟奶酪或加热的全奶成分，如奶油冻、芝士酱、披萨、大米布丁、巧克力、巧克力包被的食品、发酵甜品、酸奶等。第四步：鲜奶制品。如果出现过敏再返回上一步。

（4）辅食添加：食物过敏的患儿 4~6 个月添加辅食可先加含铁米粉、蔬菜、水果等，逐步过渡到肉类食物、鸡蛋、海产品。如果同时需要进行从氨基酸配方到深度水解蛋白配方转换时，则暂停添加新辅食，进行转换。对于非 IgE 介导的过敏患儿鼓励尽量尝试多种食物。

> **⊕ 拓展知识点**
>
> 　　食物过敏（特别是非 IgE 介导的）诊断方法仍然缺乏，除传统的免疫标志物外，近年来组学研究的兴起为食物过敏的生物标志物研究提供了新的思路，如肠道通透性相关生物标志物以及组学标志物如转录组标志物、表观基因组标志物、微生物组学标志物以及代谢组学标志物等，各种生物标志物及免疫标志物的探索可以为今后食物过敏的诊断提供新的手段。

（李在玲）

第二节　婴幼儿牛奶蛋白过敏

> **导　读**
>
> 　　牛奶蛋白过敏患儿主要是对牛奶蛋白中的 β-乳球蛋白、α 酪蛋白和 κ 酪蛋白过敏。不同种系哺乳动物的奶的变应原间存在交叉反应。最有同源性的是牛、绵羊和山羊的奶蛋白，因同属反刍动物牛科家族。牛奶蛋白过敏和其他食物过敏的诊断方法相同，主要依据特应性病史和家族史、实验室检查、牛奶蛋白激发试验等进行诊断。治疗牛奶蛋白过敏的最佳方法是回避牛奶蛋白及奶制品，同时给予低过敏原性配方替代治疗，以提供生长所需的能量及营养。

　　牛奶蛋白过敏（cow's milk protein allergy, CMPA）是指牛乳中的某些蛋白分子未经充分消化裂解，直接进入机体致敏，再次摄入牛奶蛋白后引起的有免疫系统参与的食物不良反应。

【流行病学】

　　据不完全统计，各国牛奶蛋白过敏在婴幼儿食物过敏中占到第一或第二位，其发病率约为 0.7%~3%。男性婴儿发病略多，发病年龄多在生后 3 岁以内。部分病例有家族性过敏性疾病史。

【病因和发病机制】

　　CMPA 的病因与遗传因素和环境因素密切相关。根据发病机制可分为 IgE 介导、非 IgE 介导、IgE 和非 IgE 混合介导三类。

　　牛奶蛋白过敏是由于牛奶蛋白的变应原性引起的。牛奶中最主要的变应原是乳清蛋白和酪蛋白。乳清蛋白中的变应原包括：α-乳清蛋白（Bos d4）、β-乳球蛋白（Bos d5）、牛血清白蛋白（Bos d6）和牛免疫球蛋白（Bos d7）。酪蛋白中的变应原（统称 Bos d8）包括 4 种不同的蛋白质（α_{s1}、α_{s2}、β 和 κ 酪蛋白）。牛奶蛋白过敏患儿主要是对 β-乳球蛋白、α 酪蛋白和 κ 酪蛋白（91.7%）过敏。牛奶蛋白引起过敏的途径可以通过摄入、吸入或皮肤接触。

　　不同种系哺乳动物的奶的变应原间存在交叉反应。最有同源性的是牛、绵羊和山羊的奶蛋白，因同属反刍动物牛科家族。绵羊和山羊 β-乳球蛋白序列与牛的同源性为 93.9%、94.4%，α_{s1} 酪蛋白为 83.3%、87.9%，α_{s2} 酪蛋白为 89.2%、88.3%，κ 酪蛋白为 84.9%、84.9%。牛科类的乳蛋白成分与猪科（猪）、马科（马和驴）和骆驼科（骆驼和单峰驼）的乳不同，也和人乳不相同。单峰驼奶中不含 β-乳球蛋白，α_{s1} 酪蛋白、α_{s2} 酪蛋白、κ 酪蛋白序列与牛的同源性分别为 42.9%、58.3%、58.4%，马奶中β-乳球蛋白、κ酪蛋白与牛的同源性分别为59.4%、57.4%,其$\alpha_{\delta1}$酪蛋白、$\alpha_{\delta2}$酪蛋白序列与牛不具有同源性。猪奶中β-乳球蛋白、$\alpha_{\delta1}$酪蛋白、$\alpha_{\delta2}$酪蛋白、κ酪蛋白序列与牛的同源性分别为63.9%、47.2%、62.8%、54.3%。

【临床表现】

1. IgE介导的速发型牛奶蛋白过敏,症状多在进食牛奶后数分钟到2小时出现。典型的临床症状涉及皮肤、胃肠道、呼吸道等靶器官。消化道症状包括恶心、呕吐、腹部绞痛、腹泻,有时伴血便。皮肤症状是牛奶蛋白过敏最常见临床表现,如荨麻疹、全身性斑丘疹、皮肤潮红及血管性水肿。呼吸道症状有鼻痒、鼻塞、鼻涕、喷嚏等。速发型牛奶蛋白过敏中少数患儿可出现严重过敏反应(anaphylaxis),有致命的危险。

2. 非IgE介导的迟发型牛奶蛋白过敏,症状于进食牛奶后数小时到数天出现。多为胃肠道症状,也可出现皮疹、喘息等皮肤和呼吸道症状。迟发型牛奶蛋白过敏可出现恶心、呕吐、腹痛、腹泻、血便等消化道症状;可出现食物蛋白介导的肠病、食物蛋白介导的小肠结肠炎综合征、食物蛋白介导的直肠结肠炎等。对于IgE和非IgE混合介导的牛奶蛋白过敏可以导致嗜酸细胞性食管炎、嗜酸细胞性胃肠炎等疾病。

牛奶过敏的患儿可伴发特发性肺含铁血黄素沉着症,即Heiner综合征。Boat曾报道6例有牛奶蛋白抗体滴度升高的患儿,其中5例伴发特发性肺含铁血黄素沉着症,认为属于第Ⅲ型变态反应。此类病例当停食牛乳后,肺部症状可逐渐好转,其预后较其他原因特发性肺含铁血黄素沉着症为好。

牛奶蛋白过敏也有引起肠梗阻及肠套叠的报道,但肠梗阻症状经食物中除去牛奶后症状迅速消失。发生肠套叠时往往需要空气灌肠或外科复位治疗。

牛奶蛋白过敏出现以下情况为重度:IgE介导的严重过敏反应;非IgE介导的牛奶蛋白过敏有以下情况之一:症状持续存在、有生长发育障碍、对多种过敏原过敏、症状累及多个器官。

母乳喂养儿中同样存在牛奶蛋白过敏,主要因为有些母乳中含有β-乳球蛋白或者母亲喝牛奶或进食奶制品的活性片段可以通过乳汁分泌传给孩子。

牛奶蛋白过敏患儿在查体时可能发现皮肤有湿疹,由于瘙痒出现抓痕,腹部可能有腹胀、肠鸣音异常等;肺部听诊可能出现喘鸣音。此外,长期牛奶蛋白回避的患儿可能出现生长发育落后,身长、体重、头围低于同龄儿童。

【辅助检查】

1. **过敏原检测**　IgE介导的牛奶蛋白过敏:皮肤点刺试验、血清牛奶蛋白特异性IgE可能阳性;非IgE介导的牛奶蛋白过敏斑贴试验可能阳性。

2. **牛奶蛋白激发试验**　是诊断牛奶蛋白过敏的金标准,但临床经常用开放性激发试验进行诊断。试验前先禁食牛乳及其制品14天,观察症状是否消失,如果症状消失,然后试服牛乳(唇剂量),如无症状,20~30分钟后每次加20~30ml,2小时左右直到达到120ml或者日常服用剂量。密切观察是否有症状出现。如在1周内再次出现上述症状则可确诊。如为重度过敏且IgE明显升高者,可直接诊断。

3. **其他实验室检查**　血常规:部分牛奶蛋白过敏患儿会出现外周血嗜酸性粒细胞升高。

4. **内镜检查**　不作为常规推荐。

【诊断】

CMPA诊断主要依据病史(包括摄入食物与症状的关系)、临床表现、实验室检查、食物激发试验。

1. **病史**　诊断时应收集详细的病史,寻找症状与摄入牛奶蛋白的关系。有过敏性疾病家族史、之前有过类似发作、喂养史可有助于诊断。可以记录饮食日记,去除混杂因素。

2. **临床表现**　牛奶蛋白过敏症状呈非特异性,涉及呼吸、消化、皮肤等多个器官,需要仔细观察和鉴别。

3. **实验室检查**　牛奶蛋白过敏的实验室检查结果的影响因素很多,包括发病机制、年龄、地区、患儿的疾病状态等。一般作为参考指标,不能作为确诊标准。

4. **牛奶蛋白激发试验**　牛奶蛋白激发试验仍然是目前诊断食物过敏的金标准。

【鉴别诊断】

牛奶蛋白过敏的症状往往累及皮肤、消化系统和呼吸系统,呈非特异性,特别是有以下消化系统症状时需要仔细鉴别:①腹泻:需要与乳糖不耐受、功能性腹泻等相鉴别。乳糖不耐受指各种原因导致的小肠微绒毛分泌乳糖酶不足或障碍，使得摄入的乳糖不能在小肠消化吸收，而在结肠被细菌酵解，产生大量气体和有机酸小分子，肠道渗透压增加，水分向肠道转移并排出体外，出现水样便和腹胀。从临床症状较难与牛奶蛋白过敏区分。确诊的标准为氢呼气试验和小肠黏膜活检乳糖酶检测。但因为婴幼儿做这两项检查非常困难，故可用无乳糖的完整牛奶蛋白基质配方乳进行初步鉴别，如果摄入后腹泻好转则考虑乳糖不耐受，否则要考虑牛奶蛋白过敏等其他因素。②便血：与炎症性肠病、免疫缺陷病、嗜酸细胞性胃肠炎、肠套叠、胃肠道血管病变、麦胶性胃炎、梅克尔憩室等鉴别。③呕吐、反流需要与胃食管反流、先天畸形/遗传代谢疾病鉴别。临床上，以呕吐、反流为主要表现的牛奶蛋白过敏与胃食管反流难以鉴别，需要进行牛奶蛋白激发试验协助确诊。回避牛奶蛋白后症状好转，激发后症状出现，则考虑牛奶蛋白过敏。如回避牛奶蛋白后症状无好转，则考虑胃食管反流可能性大，进一步做24小时食管 pH-阻抗监测协助诊断。

【治疗】

1. 饮食管理 治疗牛奶蛋白过敏的最佳方法是回避牛奶蛋白及奶制品，同时给予低过敏原性配方替代治疗，以提供生长所需的能量及营养。

（1）母乳喂养儿发生牛奶蛋白过敏时，继续母乳喂养，母亲需回避牛奶及其制品至少2周，若母亲回避牛奶及其制品后症状明显改善，母亲饮食中可逐渐加入牛奶和奶制品，如症状未再出现，则可恢复正常饮食；如症状再现，则母亲在哺乳期间均应进行饮食回避，并在暂停母乳后给予氨基酸配方替代。因牛奶为钙的主要来源，母亲回避饮食期间应注意补钙剂和维生素 D。此外，母亲饮食回避无效时；或者患儿症状一直持续，出现生长发育迟缓时；母亲出现营养不良及其他身体和心理问题时，可考虑直接采用氨基酸配方替代。

（2）配方奶喂养儿发生牛奶蛋白过敏时，患儿应完全回避含有牛奶蛋白成分的食物及配方，并以低过敏原性配方替代。

1）氨基酸配方：氨基酸配方不含肽段、完全由游离氨基酸按一定配比制成，故不具有免疫原性。对于牛奶蛋白合并多种食物过敏、严重非 IgE 介导的胃肠道疾病、生长发育障碍、不能耐受深度

水解蛋白配方者推荐使用氨基酸配方、母乳喂养儿不能继续母乳喂养的也推荐使用氨基酸配方。

2）深度水解配方：深度水解配方是将牛奶蛋白通过加热、超滤、水解等特殊工艺使其形成二肽、三肽和少量游离氨基酸的终产物，大大减少了过敏原独特型抗原表位的空间构象和序列，从而显著降低抗原性，故适用于轻至中度牛奶蛋白过敏患儿。10% 牛奶蛋白过敏患儿不能耐受深度水解配方，故在最初使用时，应注意有无不良反应。

3）大豆蛋白配方：以大豆为原料制成，不含牛奶蛋白，其他基本成分同常规配方。由于大豆与牛奶间存在交叉过敏反应且其营养成分不足，一般不建议选用大豆蛋白配方进行治疗，经济确有困难且无大豆蛋白过敏的 >6 月龄患儿可选用大豆蛋白配方；但对于有肠绞痛症状者不推荐使用。

4）其他动物奶：考虑营养因素及交叉过敏反应的影响，故不推荐采用未水解的驴乳、羊乳等进行替代治疗。

对于轻至中度的牛奶蛋白过敏，在规避牛奶蛋白6个月以上，宝宝无过敏症状时，就可以考虑重新引入牛奶蛋白。传统引入方式是从氨基酸配方粉→深度水解蛋白配方粉→适度水解蛋白配方粉→普通奶粉→纯牛奶。这种重新引入方法用时至少6个月，耗时时间长。氨基酸配方粉喂养6个月或至9~12月龄后，或者是用氨基酸配方粉做诊断性回避2~4周后，如果症状缓解，是否能转奶及转奶的时机需要由医生评估后决定，转奶过程需要循序渐进，逐量添加，不可操之过急。如果明确是非 IgE 介导的牛奶蛋白过敏，氨基酸配方粉的转奶方法如表10-2-1所示。

无论医生还是家长往往不知道宝宝的过敏是 IgE 还是非 IgE 介导的，可以通过开始较慢速度的换奶进行，即：先转1天中的1顿，比如：全天6顿氨基酸配方，先转早上的1顿。其他5顿不变。以1顿120ml 为例，这一顿先加30ml 深度水解蛋白配方，剩余90ml 氨基酸配方，连续看3~5天，如果没有出现大范围皮疹、便血或其他症状，大便常规加潜血为阴性，再加30ml 深度水解蛋白配方，即60ml 深度水解蛋白配方，60ml 氨基酸配方。以此类推，直至整顿都换成深度水解蛋白配方粉。此后，隔3~5天可以将全天的第二顿氨基酸配方整顿换为深度水解蛋白配方，以此类推，至6顿氨基酸配方粉全部换为深度水解蛋白配方。

表 10-2-1 非 IgE 介导牛奶蛋白过敏宝宝氨基酸配方粉转奶方法

天数	奶瓶总奶量/ml	氨基酸配方粉（第 1 瓶）/ml	加深度水解蛋白配方粉（第 1 瓶）/ml
第 1 天	210	180	30
第 2 天	210	150	60
第 3 天	210	120	90
第 4 天	210	90	120
第 5 天	210	60	150
第 6 天	210	30	180
第 7 天	210	0	210

说明：每天以第 1 瓶（顿）奶做转换，即将氨基酸配方粉逐渐转为深度水解蛋白配方粉。如婴儿第 1 瓶的奶量为 200ml 或以上，经 7 天转换过程以确定婴儿是否已经耐受深度水解配方粉，如能耐受则可将一天的氨基酸配方粉全部转换为深度水解蛋白配方粉；如婴儿第 1 瓶的奶量未达到 200ml，则需在第 1 瓶奶转换后，继续转换第 2 瓶奶，直到达到奶量为 200ml 或以上才可以将一天的氨基酸配方粉全部转换为深度水解蛋白配方粉。

由于有约 10% 牛奶蛋白过敏宝宝不能耐受深度水解蛋白配方粉，所以氨基酸配方粉是否能转为深度水解蛋白配方粉以及转奶的时机，需要由医生评估后决定。主要是评估转奶的风险，以避免转奶过程中可能发生的严重过敏反应。

深度水解配方转部分水解或者整蛋白配方的方法相同。

引入牛奶蛋白时机：①IgE 介导的速发型牛奶蛋白过敏，如果宝宝长时间没有发作史，检测的特异性 IgE 水平较之前逐渐降低，比 95% 阳性预测值低，在家长同意时，可尝试在医疗机构进行添加烘焙后奶制品的试验；②对于发病时病情非常严重的食物蛋白诱导的小肠结肠炎的患者，应在医院的密切监测下进行激发试验，评估能否添加牛奶蛋白。

总之，婴幼儿对于牛奶蛋白的耐受基于宝宝的症状和医生的评估，引入牛奶蛋白时机是个体化的，一定要遵从医嘱。

除已明确含有过敏原的食物外，其他辅食引入时间与正常婴儿一致，也就是 4~6 月龄开始引入。

不同国家对辅食的定义稍有不同。我国 7~24 月龄婴幼儿喂养指南对辅食的定义是除母乳和/或配方奶以外的其他各种形状的食物，包括各种天然的固体、液体食物，以及商品化食物。辅食的种类多种多样，根据婴儿生长发育对营养物质的需求，主要以蛋类、水果类、乳类、肉类、蔬菜类、豆类及粮谷类为主。

对于辅食添加的时间，欧洲过敏及临床免疫学会指南指出 4 月龄前添加固体辅食会增加食物过敏和湿疹风险，欧洲儿科胃肠肝病营养学会指南指出辅食添加不应早于 4 个月，但也不应晚于 6 个月。

一项基于人群的横断面研究，纳入 2 589 例婴儿，按照暴露于鸡蛋的时间分 <4 个月、4~6 个月、7~9 个月、10~12 个月和 >12 个月。对比不同时期暴露于鸡蛋与 1 岁时发生过敏反应的关系，发现 4~6 月龄婴儿接触熟鸡蛋致过敏反应发生的概率为 10 月龄后再接触的 1/5，提示婴儿早期暴露于鸡蛋能降低远期过敏反应的发生。对于过敏高风险儿，欧洲和美国的建议比较一致，都是不早于 4 个月，但也不应该晚于 6 个月。

2. 药物对症治疗 对于牛奶蛋白诱发的严重过敏反应因可危及生命，迅速规范处理十分重要。一旦发生严重过敏反应需立即使用 1% 肾上腺素（1mg/ml）肌内注射，必要时可 15 分钟后重复 1 次（具体见第十章第三节）。

3. 其他治疗 ①对于腹泻患者可以给予肠道黏膜保护剂治疗，对于合并湿疹患儿给予局部保湿、润肤、外用激素及免疫抑制剂治疗；②益生菌及益生元治疗：目前对过敏性疾病疗效仍不明确；③免疫治疗：口服免疫治疗、舌下含服免疫治疗、单克隆抗体治疗等仍需要进一步研究在食物过敏患儿的临床应用效果。

4. 牛奶蛋白过敏相关的消化道疾病的治疗见本章其他小节。

【随访】

牛奶及其制品回避过程中应由专科医生及营养师共同监测患儿生长发育状况；同时教育家长在购买食品前应先阅读食品标志，避免无意摄入。国外共识或指南：如世界变态反应组织、英国过敏和临床免疫学学会等组织的指南建议试验性饮食回避的时间为 2~4 周。而对于已经明确诊断为牛奶蛋白过敏的宝宝，国内外指南均建议：饮食回避时间原则上不少于 6 个月，且年龄越小建议回避时间越长，一般需要回避至 9~12 月龄。

在决定是否恢复常规饮食前应进行再评估，包括皮肤点刺试验或 sIgE、牛奶蛋白激发试验。对于重症牛奶蛋白过敏患儿，再评估时 sIgE 仍处于高水平时，建议不再进行牛奶蛋白激发试验，应继续进行饮食回避。食物过敏对患儿及其家庭、社会造成影响。通过对食物过敏患儿及家长的教育与管理，建立良好医患关系，有助于疾病恢复，包括：①建立专科门诊，建立疾病档案进行管理；②进行营养风险筛查评估以及干预；③建立随访机制和家长宣教平台。

【预防】

1. 母亲妊娠及哺乳期干预　无证据显示母亲妊娠期回避牛奶和鸡蛋会减少子代过敏性疾病发生率；而母亲哺乳期饮食干预除可短时降低湿疹的发生率或严重程度外，并不能减少后期其他过敏性疾病的发生。故为避免母亲、胎儿、婴儿营养不良，不推荐限制母亲妊娠期、哺乳期饮食来预防牛奶蛋白过敏。

2. 纯母乳喂养　对于母乳喂养能否预防或延缓过敏性疾病仍存争议。

3. 部分水解配方　与纯母乳相比，部分水解配方对于预防高危儿牛奶蛋白过敏不具优势；但对于不能纯母乳喂养的高危儿，与普通牛奶蛋白配方相比，采用部分水解配方可预防或推迟婴幼儿早期特应性皮炎和牛奶蛋白过敏的发生。不推荐用大豆蛋白或其他动物乳预防婴儿牛奶蛋白过敏。

4. 其他　现有证据显示，高风险特定人群添加益生菌或益生元虽可减少近期湿疹的发生，但并不能有效预防其他过敏性疾病及食物过敏。

> ### 🌐 拓展知识点
>
> 牛奶蛋白过敏目前越来越得到儿科医生的关注，有部分牛奶蛋白过敏的患儿在 3 岁后仍然不能耐受牛奶蛋白，甚至患有嗜酸细胞性胃肠炎等疾病，这部分患儿的治疗是目前牛奶蛋白过敏治疗难点。糖皮质激素的使用、针对胃肠道过敏的抗过敏药的使用以及针对 IgE 介导或非 IgE 介导的过敏的靶向性治疗药物的使用需要更多的临床研究来探索。

（李在玲）

第三节　食物过敏相关胃肠道疾病

一、口腔过敏综合征

> ### 导　读
>
> 口腔过敏综合征（OAS）是 IgE 介导的花粉过敏原与植物源性食物之间的交叉反应引起的一种单一的食物过敏反应，表现为一组以嘴唇、舌和口腔黏膜、喉咙瘙痒、肿胀为特征的综合征，少数可出现严重过敏反应综合征。可靠的临床病史是诊断 OAS 的主要指标，通过口服食物激发试验可以明确诊断。回避已知可引发过敏反应的未加工水果和蔬菜或进行热加工处理的食物，严格回避引发全身性反应的食物，如坚果类。对单纯表现口咽部症状通常不需要药物治疗。

口腔过敏综合征（oral allergy syndrome，OSA）是一种以暴露于特定食物过敏原为主引起的、可重复的特定免疫反应所产生的一种特殊类型。又称"花粉相关食物过敏综合征""桦树花粉相关食物过敏""花粉-食物过敏综合征"和"乳胶水果综合征"等。OAS 的术语是 Amlot 等在 1987 年提出的，它是指由吃特定食物出现的包括口腔黏膜症状，偶尔全身症状。随后 OAS 被描述为对花粉过敏的患者摄入新鲜水果和蔬菜后出现的一组症状。有专家建议定义为，OAS 可能是花粉-食物综合征或其他食物过敏引起的一组以嘴唇、舌和口腔黏膜、喉咙瘙痒、肿胀为特征的综合征。OAS 是由 IgE 介导的口腔黏膜或咽喉部的急性速发型变态反应性疾病，该综合征可并发咽喉部过敏甚至喉头水肿，因此可能导致呼吸困难甚至窒息危及生命，且由于 OAS 致敏原与花粉间的强烈交叉过敏反应，少部分患者可出现严重过敏反应。应给予足够的重视。

【流行病学】

目前有关儿童 OAS 流行病学的数据非常有限。一些研究报道，儿童 OAS 患病率为 5.0%~29.7%，成人患病率为 4.1%~70.0%。2014 年澳大利亚的一项研究评估了 163 例 4~17 岁的儿童 OAS 的发生率为 14.7%，2016 年一项对 267 例 6~14 岁患有过敏性疾病的墨西哥儿童首次需抗过敏治疗的患儿进行结构化问卷调查及皮肤点刺试验结果显示，OAS 患病率为 8.9%。2017 年韩国发布的对 2~18 岁的儿童有特应性皮炎和桦树致敏的 186 例患者回顾性研究，其中 43.5% 在就诊时患有 OAS，其研究显示 2~6 岁患有特应性皮炎和桦木过敏症的儿童的 OAS 患病率为 36.6%，可见儿童 OAS 并不少见。诊断不足的原因可能是由于患儿年龄小，无法准确表达；仅限于口咽部黏膜，症状短暂而轻微，家长不易发觉，亦无法客观检测，可能被漏诊。

【病因和发病机制】

OAS 是由食物过敏原引起的，它是花粉过敏原与植物源性食物之间的交叉反应引起的一种单一的食物过敏反应。对花粉过敏的患者在食用新鲜水果和蔬菜后会发生过敏。由于过敏原组分结构类似而引起的交叉过敏反应，是一种由香料、坚果、生水果、生蔬菜引起的食物过敏。花粉和不同蔬菜水果中的同源蛋白和交叉反应抗原决定族及细胞因子，如白介素-10（interleukin 10，IL-10）、IL-17、IL-23 及转化生长因子 β（transforming growth factor β，TGF-β）可能引发口咽部过敏的症状。桦树花粉相关食物过敏被认为是普遍存在的，是桦树花粉和结构相关食物蛋白之间的一种常见的免疫交叉反应，桦树过敏通常与 OAS 有关。接触口咽的大部分是未煮熟的水果和蔬菜。引起 OAS 的过敏食物的致敏原被胃酸、胃蛋白酶等的作用有效地灭活了，所以这种食物被吞咽进入胃内后一般不具有致敏原性。因此，OAS 较少引起严重或危及生命的反应。

烹饪或加热会进一步减弱过敏原，所以烹饪或罐装食品很少引发 OAS 症状，但有一些食物，尤其是坚果，可能是例外，因为它们的蛋白质在加热、消化过程中是稳定的。某些触发 OAS 的传统食物样品被记录下来，同时记录下与这些食物相关的花粉种类。花粉食物过敏综合征涉及的花粉类型和最常见的触发食物，如桦树花粉过敏症，食用猕猴桃、杏子、桃子、苹果、梨、李子、樱桃、西红柿、胡萝卜、芹菜、茴香、香菜、大茴香、大豆、土豆、青椒、孜然、扁豆、豆类、花生、杏仁、榛子、核桃等可能出现口腔过敏症状；豚草花粉过敏症，患者在食用香蕉、甜瓜、黄瓜、西瓜、南瓜、猕猴桃、西葫芦后可能出现口腔过敏症状；草花粉过敏症，患者进食橘子、西红柿、桃子、芹菜、甜瓜、西瓜、猕猴桃或花生后，可引起口周和口腔过敏症状和体征；艾蒿花粉过敏症，食用桃子、荔枝、芒果、葡萄、芹菜、胡萝卜、欧芹、茴香、大蒜、卷心菜、西蓝花、香菜、孜然、瓜子、花生可引起 OAS。

苹果、桃子、樱桃等水果和芹菜、胡萝卜、西红柿等蔬菜是一些与 OAS 关系更紧密的食物。大豆或豆浆引起的 OAS 和过敏反应也经常被报道。此外，桤木花粉致敏患者有苹果过敏的报道。在澳大利亚儿童中，西瓜是草花粉和桦树过敏儿童最常见的触发食物。

有对患有过敏性鼻炎患儿，发生 OAS 的相应食物进行研究显示：桦树过敏患儿，食用苹果、樱桃、桃子、胡萝卜、榛子可发生 OAS；草过敏患儿，食用苹果、桃子、胡萝卜、猕猴桃可发生 OAS；对豚草属过敏，食用西瓜、香蕉可发生 OAS。

尽管上面提到的每种花粉都有大量的相关食物记录，但 OAS 患者只对其中一种或几种食物有反应，由于某些草和植物在不同地区生长期不同，以及所食入的食物不同，引起 OAS 的食物具有地理差异，一年中任何时候都可能发生反应，但花粉过敏季节的发病率和严重程度可能更高。

【临床表现】

OAS 的临床症状通常局限于口腔和喉咙瘙痒，在食物进入口腔后立即开始，或 5~10 分钟内出现，一般在吞咽食物后仅持续几分钟。典型的症状是口咽症状包括唇和口咽瘙痒、刺痛、感觉异常和/或口腔黏膜、嘴唇、舌头、上颚和咽或喉咙的血管性水肿、声音嘶哑。症状通常会持续几分钟到 30 分钟。部分食物可能累及口腔以外区域，且症状持续，如豆类和坚果，可能会发展到口腔以外的症状。大多表现为面部红疹，耳鼻瘙痒。报道的病例有 2%~10% 有全身反应，如胃肠道症状：腹痛、恶心、呕吐和腹泻；其他症状，如鼻炎、结膜炎、呼吸困难、皮疹、血管性水肿，低血压和过敏性反应，通常在进食大量食物后发生，已有严重过敏反应报道。小婴儿可表现为口水多，出现"口水疹"。据报道,OAS伴花粉过敏的发生率为58%;有花粉过敏的OAS患者中有12%表现出严重过敏反应。

【辅助检查】

1. 皮肤点刺试验 采用新鲜蔬菜和水果在前臂掌侧皮肤上进行皮肤点刺,20分钟后测量点刺部位丘疹的大小。直径>3mm时,应考虑阳性过敏反应。丘疹的大小可能与过敏反应的强度有关。皮肤点刺试验优于血清特异性IgE抗体测定。

2. 抗原特异性IgE抗体检测 通常用于无法进行皮肤测试的情况;如在测试区域有皮肤异常、使用药物影响结果而不能停药的;皮肤划痕现象、婴幼儿,或有严重过敏反应史等。

3. 口服激发试验 目前双盲安慰剂口服激发试验是诊断IgE介导食物过敏的金标准,采用新鲜食物舌下给入方法,由于这项技术复杂且持续时间长,这项测试仅限于被评估者是否长期回避健康饮食的基本食物,如牛奶、鸡蛋等。对于过去有严重食物反应的患者,这项测试是禁忌的。

4. 成分分析诊断(component resolved diagnostics,CRD) CRD是微阵列技术的成分解析诊断,是诊断花粉-食物过敏综合征的可靠工具,使用重组或纯化的天然成分,因此它提供了建立和比较基于交叉反应蛋白的个体过敏谱的概况。这些试验已被证明比全过敏原体外试验或皮肤点刺试验具有更高的特异性。

【诊断】

临床诊断OAS综合征的基本要素包括花粉过敏病史和与引起过敏的食物等(通常是水果、蔬菜)接触引起口腔、咽喉的过敏反应。过敏原间交叉反应的复杂性导致OAS诊断困难。目前OAS诊断依靠详细病史、抗原特异性IgE抗体检测、皮肤点刺试验、口服食物激发试验、双盲安慰剂口服激发试验及CRD协助诊断。

可靠的临床病史是诊断OAS的主要指标,具有较高的敏感性和特异性,通过口服食物激发试验可以明确诊断。应用食物日记是非常有意义的,有助于初步判断哪些食物可能引发症状,再通过口服食物激发试验以确定诊断。

【鉴别诊断】

1. 灼口综合征(burning mouth syndrome,BMS) 是以舌部为主要发病部位,以口腔烧灼感、烧灼样疼痛为主要表现的一组综合征,常不伴有明显的临床体征,无特征性的组织病理变化。成人多见,尤以女性居多。症状多持续,进食或喝水时疼痛不会加重,常伴有一些症状,包括味觉障碍和口干等。

2. 血管神经性水肿 是一种发生于较疏松部位的真皮深部和皮下组织或黏膜的局限性水肿,通常发生于口腔和口腔周边的疏松结缔组织,如唇部、舌、喉头、颊,也可见于眼睑、外生殖器、胃肠道等部位的无痛性肿胀,可与荨麻疹同时发生。分获得型和遗传型两种。昆虫叮咬、过敏、感染、物理刺激、疾病、药物、精神因素等可引起发病。每次发作不一定同一个部位或表现为多部位,不伴有口咽异常感觉有助于鉴别。

3. 花粉症 是指具有特异性遗传体质的患者吸入致敏花粉后,由特异性IgE介导的非特异性炎症反应及其引发的变应性鼻炎、过敏性哮喘、花粉性皮炎等一系列疾病,偶可引起结膜、耳、咽喉、胃肠道等症状。

4. 药物过敏性口炎 是药物通过口服、注射、吸入、敷贴或局部涂擦、含漱等途径进入体内,使得过敏体质者发生过敏反应从而引起的黏膜及皮肤过敏反应性疾病。多种药物均可引发此病,常见的有抗生素类药、解热镇痛药、安眠镇静药等,也有中药引发过敏性口炎的报道。发病前有明确用药史,突然发生,常见于唇、颊、舌或者上腭,药物过敏性口炎可单发于口腔,也可能伴有皮肤损害,口腔病损先于皮肤损害出现。再次服用该种药物使过敏反应发作,病损部位较为固定,称固定性药疹。

5. 接触过敏性口炎 是过敏体质者口腔黏膜与变应原直接接触后引发的口腔黏膜炎症性疾病,属于Ⅳ型超敏反应。接触物本身并不具有刺激性。牙科材料、漱口水或牙膏、食物、药物等物质。接触变应原后48~72小时后出现口腔局部黏膜症状,疼痛、烧灼感和瘙痒等,病损形式多样。通常需要做斑贴试验确定过敏原。当除去变应原后病变好转,才能诊断。

6. 口、咽、喉部感染性疾病 以口腔、咽喉不适为主的临床症状应排除局部细菌、病毒等感染性疾病,如咽炎、咽喉炎、口腔溃疡、急性扁桃腺炎等疾病。

【治疗】

回避已知可引发过敏反应的未加工水果和蔬菜或进行热加工处理,但对加热稳定的过敏原无效,如芹菜的和大豆的过敏原。严格回避引发全身性反应的食物,如坚果类。营养师作为多学科团队的一部分,可以帮助患者确定安全食用的食物以及准备这些食物的方法,正如其他食物过敏治疗中建议的那样,个体化的营养干预将有助于最大限度地降低暴露过敏原的风险,并保障 OAS 患者的充足营养。

1. 一般治疗　OAS 症状局限且多数刺痛感、瘙痒感和肿胀感,在 30 分钟~1 小时内消失,因此通常不需要药物治疗。建议患者保持镇静,用清水漱口,休息。

2. 药物治疗　食物过敏的药物治疗包括抗组胺药物、糖皮质激素和肌内注射的肾上腺素。

(1)在一些情况下,如伴有皮疹等口腔以外的轻度反应可以使用 H_1 受体拮抗的抗组胺药物,包括:盐酸西替利嗪:>12 岁同成人用量,10mg/ 次,每天 1 次口服;6~11 岁,10mg/d,每天 1 次,或 5mg/ 次、每天早晚各 1 次,口服;2~6 岁,5mg/ 次,每天 1 次,或 2.5mg/ 次,每天早晚各 1 次口服。左旋西替利嗪:成人及 6 岁以上儿童用量,5mg/ 次,每天 1 次口服;2~6 岁,2.5mg/ 次,每天 1 次口服。地氯雷他定:≥12 岁同成人用量,5mg/ 次,每天 1 次口服;6~11 岁,2.5mg/ 次,每天 1 次口服;1~5 岁,1.25mg/ 次,每天 1 次口服。

(2)有呼吸困难或心血管累及的严重过敏反应应使用肌内注射肾上腺素治疗,1:1 000 肾上腺素 0.01mg/(kg·次)。

(3)糖皮质激素治疗:在急性发作期可以考虑口服泼尼松或肌内注射或静脉应用地塞米松或甲泼尼龙等糖皮质激素。

🌐 拓展知识点

1. OAS 的特点　OAS 临床症状局限于口咽喉部,持续时间短,相对症状轻,加之儿童时期对局部瘙痒、刺痛、感觉异常的描述有限,往往容易被家长及医护人员忽略,我们需不断提高对 OAS 的认识。尤其有过敏性鼻炎和花粉过敏的患儿食用新鲜水果和蔬菜后的

局部异常感觉和/或局部血管性水肿、声音嘶哑应想到 OAS。

2. 预防　IgE 介导的食物过敏应严格回避过敏性食物,对所有过敏性鼻炎和/或花粉过敏患儿,应询问是否曾经出现 OAS 症状。在确诊 OAS 后,应充分告知患儿对某些新鲜水果和蔬菜可能存在过敏反应的风险,告知食物准备的方法,关注食品标签,鼓励看护者做好饮食日记。对于饮食回避时限,多数(80%)建议回避触发食物 1 年,且不仅限于花粉季节。

3. 口腔过敏综合征的研究展望　儿童 OAS 不同地区植物的分布不同,当地花粉的种类、出现的时期及风向的变化影响着局部地区过敏疾病的发病不同,相对发生引起过敏的食物也有区别。即局部的植被与引起过敏的食物的关系、儿童 OAS 的发病率等。

(张艳玲)

二、嗜酸细胞性食管炎

导　读

嗜酸细胞性食管炎(EoE)是一种由免疫介导的以食管功能障碍和嗜酸性粒细胞浸润食管壁为特征的慢性疾病。婴幼儿常表现为反复呕吐,拒绝喂养或喂养不耐受,学龄前及学龄儿童通常会表现出类似胃食管反流的症状。食管黏膜组织病理可见明显的嗜酸性粒细胞浸润,≥15 个/HPF 则考虑诊断 EoE。治疗方法主要采用饮食治疗、药物治疗、食管扩张,被称为"3D 疗法"。

嗜酸细胞性食管炎(eosinophilic esophagitis,EoE)是一种由过敏原驱动、免疫介导的以食管功能障碍和嗜酸性粒细胞(EOS)浸润食管壁为特征的慢性疾病。儿童患者在 1995 年被 Kelly 等首次报道,主要通过组织学、内镜下异常变化和临床表现来诊断。组织学定义为食管一处或多处黏膜每高倍视野嗜酸性粒细胞(EOS/HPF)≥15 个。伴有食管功能障碍的临床症状,症状表现因年龄而异:婴儿和蹒跚学步的孩子经常会出现喂养障

碍、拒食,婴幼儿还可出现生长发育障碍;学龄前及学龄儿童通常会出现腹痛、恶心和/或呕吐、出现呕吐或胸痛或两者均有;而青少年则经常出现吞咽困难。其特点是食管嗜酸性粒细胞明显增多伴严重的鳞状上皮增生,通常与上消化道症状相关,胃和十二指肠黏膜未受影响。主要的治疗方式为局部皮质类固醇、质子泵抑制剂、饮食剔除治疗和内镜下食管扩张等。如果未经有效的治疗,会发展为严重食管狭窄。

【流行病学】

在 20 世纪 90 年代早期被确定为一种独特的临床疾病后,EoE 的发病率明显上升。是真正的发病率增高还是对疾病的认识提高,仍有争议。目前在欧洲和北美的发病率估计为(1~6)/10 000,据推测,儿童 EoE 的发病率为每年(0.7~10)/10 万。发病率因研究的所在地区、城市或环境而异,其他影响因素包括患者的年龄组、社会经济地位和种族等,EoE 在发达国家和白种人中很常见。加拿大的一项研究表明,与欧洲或美国血统的儿童相比较,这种疾病在亚洲儿童(中国和日本)中是不常见的。EoE 的危险因素包括性别(男性)、种族、已知的特应性和其他过敏性疾病。欧美报道男性明显多于女性。

【病因和发病机制】

EoE 发病机制比较复杂,目前尚未完全阐明。其发生及发展被认为涉及遗传、免疫和环境等因素,有可能是多因素共同作用的结果。它的特征是一种食管炎症,由与食管内壁接触的抗原的免疫反应引起。有研究表明食物及空气中的过敏原引起的变态反应可能是 EoE 的重要因素,尽管在许多患者中,某些特定食物可诱发出临床及组织学的相关表现,EoE 却并非全是 IgE 介导的疾病。EOE 常与过敏相关,尤其是在儿童中,约 75% 的患儿同时伴过敏性疾病,如食物过敏、哮喘、特应性皮炎、过敏性鼻炎等。

EoE 是 Th2 细胞介导的免疫反应在具有遗传易感性、易感的早期环境因素的个体中起病,嗜酸性粒细胞、肥大细胞、细胞因子如白细胞介素(IL)-4、IL-5 和 IL-13,其中 IL-5 可诱导 EOS 分化和成熟,IL-5 和 IL-13 刺激食管上皮细胞产生 EOS 趋化因子(eotaxin)-3,将 EOS 募集入食管,活化的 EOS 释放促进局部炎症和组织损伤的多种因子。遗传因素的研究显示遗传变异在 EoE

发病中起一定作用,尽管有研究单一的候选基因确定 eotaxin-3 和聚丝蛋白(filaggrin,FLG)在 EoE 遗传中的作用,但多认为非单一基因导致,是多基因的共同作用。有研究将特异性遗传疾病与 EoE 联系起来,EoE 患者结缔组织疾病风险显著增加,包括马方综合征 II 型、洛伊斯-迪茨综合征(Loeys-Dietz syndrome)、严重皮炎-多重过敏症-代谢消耗综合征(severe dermatitis,multipleallergies,and metabolic wasting syndrome,SAM)和内瑟顿综合征(Netherton syndrome)、常染色体显性遗传性高 IgE 综合征等均可表现为伴有嗜酸细胞性食管炎,而非单纯 EoE,需要进行鉴别。有大量证据表明,EoE 患者有空气变应原致敏并发特应性疾病,包括哮喘、变应性鼻炎和湿疹。这些特应性疾病之间有密切的相互作用,在 EoE 和其他特应性疾病中可能存在常见的触发过敏抗原。另外,生命早期奶粉喂养、剖宫产、抗生素应用与 EoE 发病有关。

【临床表现】

EoE 的临床表现是非特异性的,与疾病严重程度无关,即使存在相对严重的炎症,也可能没有症状或症状轻微,并与年龄呈明显的相关性,因此儿童和成人 EoE 的症状有较多不同。

婴幼儿常表现为反复呕吐,拒绝喂养或喂养不耐受,反流性咳嗽,以致出现生长发育障碍。学龄前及学龄儿童通常会表现出类似胃食管反流的症状,出现腹痛、恶心和/或呕吐、胃烧灼感、反酸、胸痛、食欲减退,学龄儿童更容易出现呕吐或疼痛。青春期儿童和成人 EoE 临床表现比较一致,主要为恶心、呕吐、腹痛、吞咽困难和胸骨后疼痛,对固体食物吞咽困难及食物嵌顿和哽噎。EoE 也通常与其他特应性体质(食物过敏、哮喘、湿疹、慢性鼻炎、环境过敏)相关。其临床表现多种多样,可以一种或多种胃食管反流样症状就诊。体格检查对于诊断 EoE 无特异性。

【辅助检查】

1. 胃镜检查 内镜下所见为非特异性、非连续性改变且为多种多样,包括正常的外观,纵向线性裂隙,固定的食管黏膜环,皱纸样黏膜,食管黏膜表面白色渗出物附着,呈点状、颗粒状、斑块或隆起于黏膜表面,水肿(为黏膜苍白、血管纹理不清或消失)(图 10-3-1)、糜烂,小口径食管、食管狭窄(图 10-3-2),黏膜脆弱,在内镜检查时可致食管

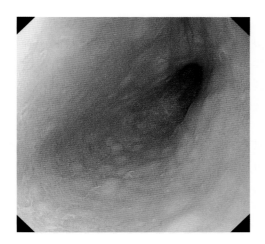

图 10-3-1　食管中段,血管纹理不清

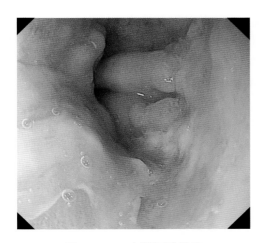

图 10-3-2　食管下段狭窄

撕裂。在儿童常表现黏膜水肿提示活动性炎症,成人可表现慢性炎症提示组织重建。

　　由于内镜下表现难以发现特征且不具特异性,所以对于所有怀疑 EoE 的患者均需黏膜活检病理评估食管嗜酸性粒细胞浸润的水平。由于该疾病嗜酸性粒细胞浸润呈灶性分布,行内镜检查时需进行多点活检。有异常发现的区域(如食管黏膜环、斑块、沟等)要进行活检,即使黏膜正常临床疑似 EoE 通常建议在食管远段及近端各取 2~4 个活检标本。除食管黏膜活检外,所有儿童应进行一次胃窦和十二指肠黏膜活检,以排除食管嗜酸性粒细胞增多的其他潜在原因。

　　2. 组织病理学检查　对 EoE 诊断必不可少,目前多数共识及指南认为儿童 EOE 组织病理学改变与成人相同,即至少 1 处食管黏膜组织可见明显的嗜酸性粒细胞浸润,≥15 个/HPF 则考虑诊断 EoE(图 10-3-3)。EoE 活检标本显微镜下除

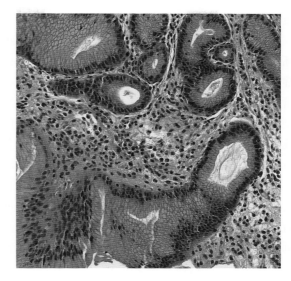

图 10-3-3　HE×200,嗜酸性粒细胞浸润

了可以观察到嗜酸性粒细胞增多外,还可观察到嗜酸性粒细胞微脓肿、嗜酸性粒细胞脱颗粒、基底细胞增生、细胞间隙增宽和固有层纤维化等表现。

　　3. 实验室检查外周血 EOS 计数、IgE 水平,以及食物特异性过敏原 IgE 检测等。由于其影响因素较多,这些检测对诊断无特异性。

　　4. 食管造影可以通过吞咽造影剂及 X 线检查,检测 EoE 中的食管纤维狭窄变化,可呈黏膜不均匀增厚(图 10-3-4)。然而,因该病相对少见,儿童以活动性炎症为主,需要专业有经验的影像医生对图像进行解读,增加了诊断的难度。

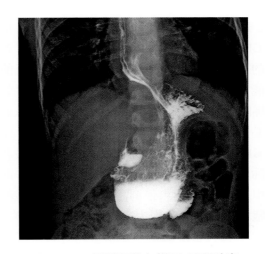

图 10-3-4　黏膜不均匀增厚,下段狭窄

【诊断】

　　诊断需结合临床、内镜、病理组织学特征和实验室检查等综合进行。临床表现与病理组织学检

查缺一不可。

根据 2018 年 AGREE 会议上关于 EoE 的最新国际共识诊断标准：①食管功能障碍相关的症状；②伴随的特应性疾病；③内镜检查发现食管环、沟槽、渗出物、管腔狭窄、黏膜脆性及黏膜裂隙；④食管活检中嗜酸性粒细胞≥15 个/HPF；⑤黏膜嗜酸性粒细胞增多局限于食管；⑥评估 EoE 以外的可能导致嗜酸性粒细胞浸润的疾病。

2018 年更新的诊断标准提出：由于 EoE 可发生于儿童和成人，因此制定的标准要适用于所有年龄。取消了将 PPI 试验作为诊断标准的一部分。伴随的特应性疾病如哮喘、特应性皮炎或速发型食物过敏，以及有 EoE 或吞咽困难的家族史，应增加临床怀疑 EoE 的可能。强调需要评估可能导致食管嗜酸性粒细胞增多的条件。确诊的 EoE 定义为食管功能障碍症状，活检显示至少一个食管活检标本≥15EOS/HPF（或约 60EOS/mm^2），且评估显示无其他明显原因导致的临床症状和/或食管嗜酸性粒细胞增加。

【鉴别诊断】

并不是只有 EoE 可引起食管嗜酸性粒细胞增多，需要鉴别的疾病有胃食管反流病（gastroesophageal reflux diseases，GERD）、感染（如血吸虫感染、线虫病等）、嗜酸性粒细胞增多症、嗜酸性粒细胞性胃肠炎、克罗恩病伴食管病变、贲门失弛缓症、药物超敏反应、自身免疫性疾病和血管炎、结缔组织疾病、移植物抗宿主病等。其中 GERD 与 EoE 最难以鉴别，最初认为有食管黏膜 EOS 增多的 GERD 和 EoE 是相互独立的两种情况。近些年的研究认为 EoE 可能通过损害食管反流的清除能力诱发 GERD，同时 GERD 通过破坏食管上皮屏障导致抗原的暴露及后续的过敏反应从而诱发 EoE。因此认为对于有反流症状的患者，EoE 和 GERD 可能是共存的疾病。在 2018 年最新的国际诊断共识中将 PPI 治疗反应情况从诊断标准中剔除，并且不再强调需要除外引起嗜酸性粒细胞增多的 GERD，因为它们可能为共存的关系。

1. 胃食管反流病　是指胃内容物反流到食管，甚至口咽部，引起一系列症状。表现为胸骨后烧灼感、咽下疼痛、反流性呼吸道症状，24 小时食管 pH 动态监测异常酸反流，胃镜检查主要表现为黏膜红斑、糜烂、溃疡。剔除饮食及抗过敏治疗无效。

2. 嗜酸性粒细胞性胃肠炎　是嗜酸性粒细胞浸润胃肠道引起各种胃肠道症状的一种疾病。主要表现腹痛、腹泻、便血、腹胀、腹水。从食管到结肠的胃肠道有除食管外 1 个或 1 个以上部位的嗜酸性粒细胞异常浸润。

3. 嗜酸性粒细胞增多症　以无法解释的持续的外周血成熟的 EOS 持续明显升高 >1 500×10^9/L 以及多个器官功能受损为主要表现的少见疾病。可累及泌尿系统、肺、心、消化道及皮肤等。

【治疗】

治疗目的以缓解临床症状、消除食管嗜酸性粒细胞浸润、改善内镜下状态、预防食管炎症进展及狭窄形成等长期并发症。治疗方法包括生活方式的调整、药物治疗和定期复查胃镜以判断病情并评估疗效，主要包括饮食治疗（dietary）、药物治疗（drugs）、食管扩张（dilation）称为"3D 疗法"。

2020 年美国胃肠病协会和过敏免疫实践指南联合工作组（AGA/JTF）发布的嗜酸细胞性食管炎管理指南提出：应用质子泵抑制剂（proton pump inhibitors，PPI）、局部糖皮质激素和饮食回避治疗。推荐短期治疗 EoE 缓解后继续维持治疗。

1. 饮食治疗　食物抗原被认为是 EoE 最重要的致病因素，剔除食物源性抗原的刺激是一种有效的治疗方法，对患者的组织学和临床缓解是有效的。有以下 3 种主要选择：

（1）要素饮食：主要由人体必需氨基酸组成的配方为主要成分，用 4~6 周评估。其有效率达到 93.6%~96%，但长期应用也需要考虑其带来的负面影响。

（2）经验性剔除饮食：①六类食物剔除饮食（6-FED），包括牛奶、小麦、鸡蛋、大豆、花生和树坚果，以及鱼类和贝类，缓解率为 52%~81%；②四种饮食剔除（4-FED），包括牛奶、鸡蛋、小麦和大豆，缓解率 41%~87%；③两种剔除饮食（2-FED），排除了牛奶和含谷物的麸质；④剔除牛奶（CM-FED），50% 的儿童有组织学缓解。

（3）依据过敏原试验选择剔除饮食，通过皮肤点刺试验、斑贴试验或特异性血清 IgE 检测来发现潜在致 EoE 的食物加以剔除，临床价值有限。

确定饮食改变的疗效完全取决于评估食管活

检的组织学缓解和 EoE 症状的控制。

2. 药物治疗 包括 PPI、局部糖皮质激素以及生物制剂。

（1）PPI：是目前广泛认可的 EoE 一线治疗药物，PPI 治疗除了抑制酸性环境外，还能阻断 Th2 免疫反应。代表药有奥美拉唑（omeprazole），0.6~0.8mg/（kg·d），每天 1 次，晨起餐前 30 分钟服用，病情缓解后减量长期维持。国外选用剂量为每次 1mg/kg，每天 2 次。

（2）糖皮质激素：包括局部和全身用药。①局部糖皮质激素采用吞咽布地奈德或丙酸氟替卡松，布地奈德 0.5mg 或 1mg 可与 5 包三氯蔗糖（Splenda）混合，形成可吞咽的黏性浆液，每天 2 次，如三氯蔗糖不能耐受，可以用少量苹果酱或蜂蜜作为替代。丙酸氟替卡松应直接从吸入器中吞服。8 岁以下的儿童每天 2 次，220μg/次；8 岁以上的儿童每天 2 次，440μg/次，所有患者在服用类固醇后 30 分钟内应避免进食或饮水。②短期全身型糖皮质激素治疗用于严重的吞咽困难或体重下降者，口服泼尼松 1~2mg/（kg·d），最大剂量为 40mg。以后逐渐减量。如果患儿不能口服药物，则可以静脉用甲泼尼龙治疗。

（3）生物制剂：目前有针对 IL-5、IL-13、IL-4 的单克隆抗体，尽管后期研究显示超过 70% 的难治性 EoE 患者可达到黏膜嗜酸性粒细胞减少的目标，但试验结果仍参差不齐，AGA/JTF 建议仅用于临床试验。鉴于研究较少且证据质量较低，不建议临床使用孟鲁司特、色甘酸钠、免疫调节剂和抗肿瘤坏死因子治疗 EoE。

需要强调的是，推荐一线治疗为 PPI、局部类固醇和饮食剔除疗法，具体方案主要根据患者的临床表现和疾病的程度。治疗 6~8 周评估病情以便逐渐调整治疗。EoE 理想的治疗目标应为临床症状缓解、内镜下表现和组织学缓解，有研究定义为食管黏膜≤5EOS/HPF，但回顾性数据显示，仅 10% 的患者可以实现。

3. 食管扩张术 食管扩张是解决食管狭窄的最好方法，但其并不能缓解食管的慢性炎症状态。

以药物治疗或饮食疗法减轻黏膜水肿对年幼、处于疾病早期的 EoE 患者较为有效，而伴有明显食管狭窄的 EoE 患者则可从食管扩张治疗中获益。

> 🌐 **拓展知识点**
>
> 1. 对于 EoE 诊治存在一定的难度。EoE 是近些年逐渐被认识的疾病，目前病因及发病机制尚不完全清楚，国外的研究显示，儿童不同年龄临床表现不同，症状有些与 GERD 相似以致增加诊断的难度，有些镜下食管黏膜观察与其他炎症病变相似，容易忽略。无论是临床医生还是病理科医生提高对本病的认识是关键，病理的特点和治疗的效果不同有利于鉴别 GERD。
>
> 2. EoE 是一种慢性非致命性疾病，如果不治疗，病变从早期的炎症表型（以低龄多见）逐渐进展至食管狭窄表型（多见成人及年长儿）。临床试验表明，EoE 可在一年内复发。自发缓解的报道很少。因此，需要长期治疗和管理。

（张艳玲）

三、嗜酸性粒细胞性胃肠炎

> **导 读**
>
> 嗜酸性粒细胞性胃肠炎（EGE）是以胃肠壁嗜酸性粒细胞（EOS）浸润为特征的儿童消化系统疾病，多见于 <5 岁的儿童，临床表现不一，以腹痛最为常见，胃肠黏膜组织病理学检查是确诊的依据。治疗以膳食回避疗法、激素治疗为主，基于免疫炎症靶点的生物制剂治疗是研究的热点之一。该病诊断较困难，容易复发，需进行规范治疗及随访。

嗜酸性粒细胞（eosinophilic，EOS）性胃肠炎（eosinophilic gastroenteritis，EGE）是一种儿童少见的慢性消化系统疾病，是嗜酸性粒细胞性胃肠道疾病（eosinophilic gastrointestinal disorders，EGID）中少见的一种类型，以胃肠壁 EOS 浸润为特征。病变可以累及整个消化道，该病多见于 <5 岁的儿童，临床表现多种多样，常隐匿起病，反复发作，组织病理学检查是确诊的依据。EGE 儿童时期病变尤以小肠多见，部分患儿有食物过敏史。根据嗜酸性粒细胞浸润的部位分为黏膜型、肌型、浆膜

型及混合型。

【流行病学】

目前国内缺乏具体发病率的统计，美国一项流行病学研究显示儿童 EGE 的发病率为 5.3/100 000，略高于成人（5.1/100 000），Yoon 等报告了在亚洲 0.6/100 000 的患病率，且呈现逐渐增高的趋势。

【病因和发病机制】

EGE 病因和发病机制尚不明确，较为普遍的认识是由食物过敏引起的辅助性 T 细胞介导的 2 型免疫反应，环境、遗传及肠道微生态等多种因素均参与疾病的发生发展。嗜酸性粒细胞作为成熟细胞在血液中循环，在胃肠道几乎不浸润食管。胃肠道黏膜固有层中的嗜酸性粒细胞参与黏膜组织的结构形成、损伤的修复重建、免疫反应和调节能量代谢等重要生理过程，在维持消化道自身稳态中起着重要的作用。不同于其他组织，消化道中的嗜酸性粒细胞在生理状态下高表达唾液酸结合免疫球蛋白型凝集素，能诱导嗜酸性粒细胞的死亡和抑制肥大细胞的活化，这也是嗜酸性粒细胞高度活化的标志。此外，嗜酸性粒细胞表达多种表面标记，能与固有免疫和适应性免疫相联系，促进 IgA 的类别转换，而分泌型的 IgA 是肠道防御的第一道防线。

90% 的 EGE 患者中发现了十二指肠和结肠组织中白介素 3（interleukin 3，IL-3）、IL-5 及粒细胞-巨噬细胞集落刺激因子升高；此外，嗜酸性粒细胞趋化因子 1 和 α4β7 整联蛋白有助于固有层内嗜酸性粒细胞的归巢，IL-5 和趋化因子是嗜酸性粒细胞聚集的强有力趋化因素，IL-4、IL-13、白三烯和肿瘤坏死因子 α 可增强嗜酸性粒细胞的转运、活化及脱颗粒。嗜酸性粒细胞脱颗粒可释放阳离子蛋白，具有核糖核酸酶活性，可杀灭微生物，同时对胃肠道上皮细胞具有细胞毒性。阳离子蛋白也可能引发肥大细胞脱颗粒和细胞因子、趋化因子、脂质介质和神经介质的释放，共同参与疾病病理过程。嗜酸性粒细胞释放颗粒蛋白和其他直接激活肥大细胞的可溶性介质具有调节肠神经系统的潜力，这被称为嗜酸性粒细胞-肥大细胞轴，与内脏敏感性增加和运动障碍有关。

【临床表现】

不同类型的嗜酸性粒细胞性胃肠炎表现不一，腹痛是最常见的临床症状，但腹痛的部位、性质及腹痛的规律性、特异性不强。部分患儿表现为消化道出血、肠梗阻、腹膜炎、胃肠穿孔、腹水及生长发育迟缓、青春期延迟或闭经。Klein 等依据胃肠壁主要受累的部位将 EGE 分为黏膜型、肌型及浆膜型三种类型，三种类型可单独出现或混合出现（混合型）。不同类型临床表现有所不同：①黏膜型：最为常见，表现为腹痛、腹泻、消化道出血、贫血和蛋白丢失性肠病、吸收不良、体重下降等；②肌型：以梗阻、肠狭窄为特征的肌型，伴有腹痛、恶心和呕吐，可致肠壁增厚、幽门及肠梗阻；③浆膜型：较为少见，可出现渗出性腹水、腹膜炎甚至穿孔及肠套叠，腹水中可检出大量 EOS。两项相隔 10 年的研究发现，疾病的模型已经发生了从肌层到黏膜层的转移，黏膜型的占比由 57.5% 上升至 76.5%，而肌型由 30% 降至 17.6%。这一现象的出现一方面是因为内镜的广泛使用，外科手术的减少，另一方面可能是因为病变存在由内向外的累及过程。

国外有学者根据临床表现、实验室检查、影像学、内镜和组织学检查损伤的严重程度，将 EGE 分为轻度、中度、重度和合并并发症四种类型，并提出了依据疾病严重程度指导患者治疗策略的选择。此外，一些少见的初发症状也有报道，比如胰腺炎、胆管炎和对质子泵抑制剂治疗无效的深大溃疡等。EGE 也可合并嗜酸性粒细胞性食管炎、幽门螺杆菌感染、结缔组织病。与大多数 EGE 患者有自我报告的过敏性鼻炎、皮炎、哮喘或食物过敏来定义的特应性体质不同，合并结缔组织病者中未见到这一特征。

【辅助检查】

1. **实验室检查** 可有外周血嗜酸性粒细胞计数、红细胞沉降率、C 反应蛋白、血清 IgE 升高、贫血和低蛋白血症。外周血、腹水和骨髓中 EOS 增多是诊断 EGE 的重要依据。有报道显示黏膜层受累 EOS 绝对计数约为 2 000 个/μl，肌层受累约为 1 000 个/μl，浆膜层受累约为 8 000 个/μl。高 EOS 绝对计数是 EGE 复发的独立预测因子，复发率高达 60%~80%，并提示广泛的肠道受累。

2. **影像学检查** 影像学改变是非特异性的。X 线可以观察到胃皱襞增大、结节状充盈缺损等，在肌型 EGE 中，局部的狭窄和梗阻导致远端胃窦变窄和胃潴留的出现。超声和 CT 可能显示腹水、肠壁增厚及因肠壁分层出现的"晕征"和"蜘蛛痣样征"。部分研究表明，儿童 EGE 患者 CT 扫描可见类似克罗恩病改变,出现右半结肠、盲肠、末端回肠增厚,需注意鉴别。^{99m}Tc 六甲基丙烯胺肟标记的白细胞进行放射性核素扫描为评估疾病程度和监测治疗反应提供了有用的工具,但缺乏诊断价值,因为这种方法不能将 EGE 与其他肠道炎症原因区分开来。

3. 内镜及组织学病理活检

（1）内镜检查:儿童常为胃体、胃窦、十二指肠、小肠、结肠多部位受累,EGE 在内镜下可见黏膜充血水肿、红斑、结节隆起、溃疡、息肉样改变,但没有特异性,部分患儿可出现小肠绒毛萎缩,报道称 8%~65% 的患儿中可见到上述内镜改变。超声内镜可能显示黏膜和黏膜下层增厚。多点活检及必要时的重复内镜检查可提高检出率。

（2）组织病理学活检:是 EGE 诊断的关键,胃肠道 EOS 浸润常呈局灶性分布,多部位、多块活检可明显提高 EGE 的诊断率。目前 EGE 病理诊断尚无统一标准。以 >20/HPF 为标准确定嗜酸性粒细胞的浸润、≥30 个/HPF 考虑中度 EOS 浸润,≥50 个/HPF 考虑重度 EOS 浸润。有报道认为上消化道黏膜 EOS>20 个/HPF、下消化道黏膜 EOS>60 个/HPF 可诊断 EGE。在一些研究中,嗜酸性粒细胞性结肠炎 EOS 浸润不同的肠道部位,诊断标准有差异:右半结肠 >50 个 EOS、横结肠 >35 个 EOS、左半结肠 >25 个 EOS。不同部位组织嗜酸性粒细胞浸润见图 10-3-5~ 图 10-3-8。

【诊断】

目前诊断多采用 Talley 标准:①反复出现的腹痛、腹泻、呕吐等消化道症状;②胃肠道组织活检 1 个或 1 个以上部位 EOS 浸润或高 EOS 腹水;

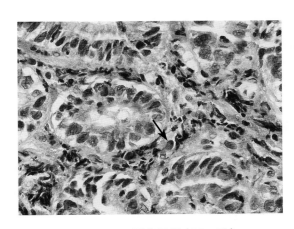

图 10-3-5　胃窦黏膜（20×40）
显微镜下显示嗜酸性粒细胞浸润。EOS>100/HPF

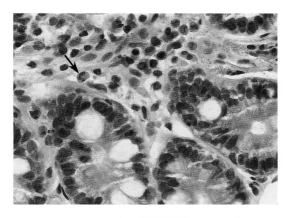

图 10-3-6　十二指肠黏膜（20×40）
显微镜下显示嗜酸性粒细胞浸润

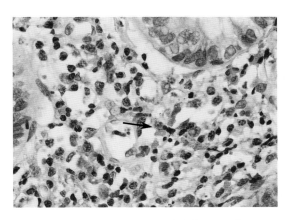

图 10-3-7　乙状结肠黏膜（20×20）
显微镜下显示嗜酸性粒细胞浸润

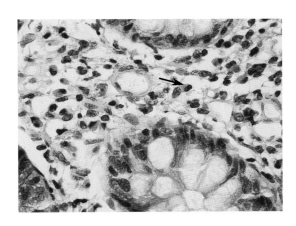

图 10-3-8　直肠黏膜（20×20）
显微镜下显示嗜酸性粒细胞浸润

③需除外寄生虫、肠外疾病及其他嗜酸性粒细胞增多的疾病。同时满足以上三点时考虑 EGE。

临床上可以根据多项指标进行严重程度分级,疾病的分度对于疾病的治疗有指导意义(表 10-3-1）。

表 10-3-1 嗜酸性粒细胞性胃肠炎严重程度分度

项目	轻度	中度	重度	并发症
临床表现				
腹痛	轻度	中度	重度	
呕吐	<3 次/d	3~7 次/d	>7 次/d	
腹泻	<6 次/d	6~12 次/d	>12 次/d	
体重降低丢失	不显著	1 周 1%~2%	1 周 >2%	
		1 个月 5%	1 个月 >5%	
		3 个月 7.5%	3 个月 >7.5%	
		6 个月 10%	6 个月 >10%	
实验室检查				
血清白蛋白（g/L）	>30	25~30	<25	
血红蛋白（g/L）	95~100	80~95	<80	
嗜酸性粒细胞绝对值计数（个/μl）	<1 500	1 500~5 000	>5 000	
影像学				穿孔/梗阻/肠套叠
腹水	无或少量	中等量	大量	
肠壁增厚（cm）	轻度（1~2cm）	明显（>2cm）	部分梗阻，扩张（>30cm）	
	局灶性（<10cm）	节段性（10~30cm）		
内镜				
黏膜炎症	正常或轻度红斑	中度	假性息肉/出血	幽门梗阻/狭窄
组织学				
结构损伤	微小	中度	重度	

【鉴别诊断】

1. **肠道寄生虫感染** 临床上表现为腹痛等消化道症状，可伴有外周血、骨髓和局部组织内嗜酸性粒细胞增多。多发生于卫生条件差的区域，大多可以通过病史的询问和大便找寄生虫以除外。

2. **炎症性肠病** 对于反复发作、治疗效果不好的 EGE 需警惕炎症性肠病。Mutalib 等报道了 3 名 EGE 患儿在治疗后数年症状反复，最后明确诊断为炎症性肠病。与溃疡性结肠炎和克罗恩病相比，在 EGE 中发现了更高水平的粪便嗜酸性阳离子蛋白、血清阳离子蛋白和嗜酸性粒细胞源性神经毒素（eosinophil-derived neurotoxin，EDN）。建议对胃肠道嗜酸性粒细胞持续升高、症状持续或 EGE 反复发作、治疗无效的患者应该重新评估，以排除炎症性肠病。

3. **特发性高嗜酸性粒细胞增多综合征**（hyp-ereosinophilic syndromes，HES） 是一组以外周血嗜酸性粒细胞显著增多以及嗜酸性粒细胞侵犯组织并造成器官功能损害为特征的疾病。外周血嗜酸性粒细胞绝对值 >1 500 个/HPF，连续≥6 个月，且合并组织受损，尤其以心脏、肺、皮肤和中枢神经系统及胃肠道受累。需排除遗传性、反应性高嗜酸性粒细胞增多症。

4. **其他引起肠道嗜酸性粒细胞升高的疾病** 嗜酸性粒细胞性肉芽肿、血管炎、结缔组织病、某些药物所致超敏反应（利福平、他克莫司、吗替麦考酚酯和非甾体抗炎药等）、淋巴瘤等也可引发嗜酸性粒细胞增多。

【治疗】

治疗的总体目标是症状消失、黏膜愈合、组织学炎症的控制，以及预防重塑和相关并发症。与此同时，注意避免药物副作用，保持适当的营养状态，恢复社会活动和提高生活质量。

1. 膳食疗法　膳食疗法包括要素饮食、经验性饮食剔除疗法和消除特定食物的饮食回避疗法。婴幼儿对膳食疗法反应良好。一篇荟萃分析显示消化道症状的缓解率在要素饮食和经验性剔除饮食的治疗中分别达到了 75.8% 和 85.3%，而前者组织学缓解则达 83.3%。国内研究显示单纯饮食疗法和饮食剔除治疗有效率分别在 90% 和 60%~70%。值得注意的是，日本报道了在抗过敏及激素治疗后出现症状及组织学反复的病例，通过使用食物剔除饮食达到症状和组织学缓解。进一步证明了膳食疗法的基础作用。

2. 药物治疗

（1）糖皮质激素：糖皮质激素是治疗 EGE 的一线用药。泼尼松：初始剂量 0.5~1.0mg/(kg·d)，最大剂量为 40mg/d，2 周后，随着临床症状的缓解，剂量开始以每 2~3 周 2.5~5mg 的速度递减，总疗程 6~8 周。对于减量过程中或停药后复发的 EGE 患者，应恢复初始用药剂量并予所需的最低剂量维持治疗。布地奈德局部起效，可避免全身性的副作用，研究报道了布地奈德在儿童 EGE 患者中的疗效与泼尼松类似。费城儿童医院亦报告了使用改良的布地奈德口服肠溶制剂可能是治疗儿童 EGE 的较好选择。

（2）白三烯受体拮抗剂：一项随机安慰剂对照交叉试验报告了孟鲁斯特对十二指肠嗜酸性粒细胞浸润患儿的疗效，结果显示在 62.1% 接受孟鲁司特治疗的患者中观察到阳性临床反应，而安慰剂组为 32.4%。孟鲁斯特 4mg/d，每天 1 次，可作为激素依赖 EGE 的维持治疗。

（3）肥大细胞稳定剂：可阻止免疫介质的释放和嗜酸性粒细胞的活化。肥大细胞稳定剂酮替芬 0.5~1.0mg/d，可作为难治性 EGE 的辅助用药。目前研究的样本量较小，缺乏对照，药物有效性需进一步验证。

（4）免疫抑制剂：硫唑嘌呤是巯嘌呤的前体药，剂量为 2~2.5mg/(kg·d)。由于其不良反应，应在最初的 8~12 周内每周检查一次血常规、转氨酶和胰淀粉酶，此后每 3~6 个月复查一次。有报道对硫唑嘌呤使用中不良反应严重的患者改用巯嘌呤。必要时可在药物使用前检测硫嘌呤甲基转移酶活性。报道的病例均为成人，且对类固醇依赖。

（5）质子泵抑制剂：部分研究表明质子泵抑制剂可阻断 IL-4、IL-13 活性。尤其对十二指肠 EOS 浸润的 EGE，可使症状和组织学得以缓解。

3. 生物制剂　随着 EGE 的免疫通路靶点研究的不断深入，新型生物制剂的靶点治疗是目前热点领域。肿瘤坏死因子-α 单抗，以及针对 IL-4、IL-5、IL-13、IgE 的临床疗效均有报道。目前，新型生物制剂抗整合素、唾液酸结合免疫球蛋白型凝集素单克隆抗体等靶向治疗药物正在二、三期临床试验。单克隆抗体的治疗与免疫介导的风险有关，如超敏反应、过度刺激、免疫失衡，以及由于抗体被中和后需要增加药物剂量，缩短治疗间隔和使用相关免疫抑制剂。因此，潜在的治疗靶点是能够特异性阻断细胞内信号通路的小分子抑制剂，与单克隆抗体相比，其优势包括易于口服、结构稳定、非免疫原性结构、半衰期短和成本较低等，具有较好的应用前景，如针对 JAK-STAT 信号通路的抑制剂及鞘氨醇-1-磷酸受体调节剂等。

4. 粪菌移植　国内在 2014 年报道了一例反复肠梗阻及腹泻的成人患者，通过粪菌移植联合泼尼松治疗取得临床和影像学缓解的病例。在这项报道中，患者早期被误诊为克罗恩病时使用的泼尼松、硫唑嘌呤都无效果。

5. 手术治疗　合并肠穿孔、肠狭窄诱发肠梗阻时可外科手术治疗。

> **🌐 拓展知识点**
>
> 1. EGE 的正确诊断需要详细的病史询问，有内镜、病理活检多方支持，疾病的自然病程尚不明确，需要不断地识别并总结归纳疾病的发生发展及预后过程；疾病的治疗也需要个体化选择。
>
> 2. 儿童 EGE 的研究展望　早发现、早治疗，准确评估病情，针对疾病发生、发展过程进行基础研究，阐明机制及相关通路，并运用相对有特异性治疗解决疾病，减少并发症的发生。

（朱莉　王颖）

四、食物蛋白诱导的肠病

导 读

食物蛋白诱导的肠病是以间断呕吐和肠吸收不良综合征为特征的食物过敏相关性消化道疾病,绝大多数为非 IgE 介导,目前没有公认的诊断标准,详细的病史、体格检查、食物激发试验及组织学检查是确诊的关键,有文献推荐的诊断标准为:①初次诊断时 <9 个月;②反复接触致敏性食物会引起胃肠道症状,而无其他原因,主要症状是呕吐和发育不良;③有症状的儿童小肠黏膜活检,显示绒毛损伤、隐窝增生和炎症;④虽然绒毛损伤的完全愈合可能需要几个月的时间,症状在去除致敏食物数周内缓解;⑤排除其他疾病。治疗的主要手段是规避过敏食物,进行营养替代。

食物蛋白诱导的肠病(food protein-induced enteropathy,FPIE)是以间断呕吐和肠吸收不良综合征为特征的食物过敏相关性消化道疾病,绝大多数为非 IgE 介导,与食物蛋白诱导的小肠结肠炎综合征(food protein-induced enterocolitis syndrome,FPIES)、乳糜泻(celiac disease,CD)等疾病难以区分,而 FPE 严重者亦可影响儿童生长发育及远期生活质量。因此,提高 FPE 的诊断和治疗水平是儿科医生面临的挑战。

【流行病学】

目前关于 FPE 的发病率的研究并不多,该病被认为是相对罕见的。在芬兰的一项研究中,年龄较大的儿童牛奶蛋白相关的 FPE 患病率较高,为 2.2%。FPE 的致敏原仅限于少数主要食物,常见的过敏原有牛奶、大豆,其他过敏原有小麦、鸡蛋、贝类、牛肉、香蕉等。芬兰的另一项研究表明 FPE 患者中,牛奶蛋白过敏更常见。20%~40% 的 FPE 患儿可以合并其他特应性疾病。但近年来,牛奶蛋白引起的 FPE 发病率呈下降趋势,这可能是与母乳喂养率增加以及低敏水解蛋白配方粉应用增多有关。

【病因和发病机制】

FPE 绝大多数是非 IgE 介导的,细胞免疫在该病的发生发展中起重要作用。FPE 的组织病理学改变为小肠黏膜损伤,进而导致一系列肠道吸收不良的表现。有研究表明,空肠黏膜的结构损伤可能是由致敏食物特异性 T 细胞浸润引起的,其中细胞毒性 CD8[+] T 细胞起主要作用,也有报道显示 FPE 患者肠道上皮内 γδ-TCR 细胞的密度增加,嗜酸性粒细胞减少和牛奶蛋白特异性的 Th2 细胞增多可能与 FPE 发病有关。小肠黏膜局部可检测到 IgE 升高,全身食物特异性 IgE 并不增多,提示肠相关淋巴组织可能参与了 FPE 的病理过程。十二指肠球部和结肠伴或不伴糜烂的淋巴结节增生是婴儿 FPE 的特征,除外 CD 情况下发现上皮内淋巴细胞(intraepithelial lymphocyte,IEL)数量增加 >25/100 上皮细胞亦提示 FPE 可能。空肠活检标本中 γ 干扰素(interferon-γ,IFN-γ)和 IL-4 水平的升高也被报道,并且与病理提示的绒毛损伤一致。但是目前关于 FPE 的发病机制仍不清楚,尚需更多研究探索。

【临床表现】

FPE 多在 2~24 月龄内起病,罕见在学龄期发病,典型病例在摄入致敏食物数周内即出现症状。该病通常无性别差异,主要累及的部位是小肠,主要表现为小肠吸收不良综合征,首发症状往往在引入致敏食物后的数周内出现,为间歇性呕吐、慢性腹泻、脂肪泻、腹胀、早饱和畏食等,血便罕见,有些患儿出现蛋白丢失性肠病的表现,如低蛋白血症、贫血、水肿等。症状的发生呈渐进性。超过 50% 婴儿远期伴发生长发育迟滞(failure to thrive,FTT),体重和身高落后,其中前者受影响更大。应充分评估胃肠道、呼吸道及皮肤症状,明确有无其他过敏性疾病的证据,并排除其他可能类似食物过敏的疾病情况。FPE 的婴儿除了有生长发育迟缓外,还可能伴有贫血貌、腹胀和中度可凹性水肿。

【辅助检查】

1. **内镜组织病理学检查** 对于非 IgE 介导的消化道过敏的诊断在大多数患者仍然是临床诊断,内镜检查和活检是确诊 FPE 的必要条件。十二指肠球部和结肠伴或不伴糜烂的淋巴结节增生是婴儿期 FPE 的一个特征;小肠活检标本显示绒毛损伤、隐窝增生和炎症细胞浸润为确诊标准,也可表现为淋巴管增生、上皮内淋巴细胞增加和细胞外主要碱性蛋白(嗜酸性颗粒蛋白)的沉积,绒毛与隐窝比是空肠损伤引起的形态学变化的敏感标志;除外 CD 的情况下发现肠道 IEL 增多（>25/100 上皮细胞）同样提示 FPE。有些患儿表现为被激活的固有层 CD4$^+$细胞和上皮间 CD8$^+$细胞增多,回避过敏原后,这些细胞恢复到正常水平。

2. 其他实验室检查　①粪便:粪便研究的结果可能包括 D-木糖检测异常（由于碳水化合物吸收不良）和脂肪检测;虽然血便通常不存在,但仍有 5% 的患者可发现潜血阳性;FPE 患者中观察到粪便中嗜酸性粒细胞源性神经毒素（eosinophil-derived neurotoxin,EDN）升高,但该检查临床不常用。②肠吸收不良的相关实验室检查:包括血红蛋白、白蛋白、前白蛋白、维生素 K、凝血功能等。③外周血嗜酸性粒细胞:有些患儿血常规可见轻度嗜酸性粒细胞升高,回避过敏原后恢复正常。④过敏原检测:皮肤点刺试验和血清特异性 IgE 抗体水平通常为阴性,在没有其他过敏并发症的情况下,FPE 的初步评估中不推荐该检查。⑤食物激发试验:口服食物激发试验（oral food challenge test,OFC）仍然是诊断 FPE 的金标准,但不推荐常规使用。⑥腹部超声:有报道提出腹部多普勒超声探测患儿的小肠血管密度可以作为非 IgE 介导的消化道过敏诊断和评估的参考。

【诊断】

对于 FPE,目前没有公认的诊断标准,详细的病史、体格检查、食物激发试验及组织学检查是确诊的关键。详细的病史（包括膳食记录、家族史）和患儿对回避可疑食物及重新摄入该可疑食物的反应诊断该病。本病的家族史与疾病发生的关系并不十分明确,很少有患儿对两种以上食物过敏,目前也没有报道该病患儿可转为 IgE 介导的过敏性疾病。22% 患儿伴有其他特应性疾病。多数患儿在 9 月龄内起病,少数患儿发病年龄较大,但多在 2 岁内发病。主要表现为间歇性呕吐和肠吸收不良综合征。可疑致敏食物摄入与 FPE 症状发生之间的有规律的时间关系,起病前往往为普通配方粉喂养,可在引入致敏食物后的数周内出现发病;通常找不到其他致病原因;再引入致敏食物后临床症状重现。

有文献推荐的诊断标准为:①初次诊断时 <9 个月;②反复接触致敏性食物会引起胃肠道症状,而无其他原因,主要症状是呕吐和发育不良;③有症状的儿童小肠黏膜活检,显示绒毛损伤、隐窝增

生和炎症;④虽然绒毛损伤的完全愈合可能需要几个月的时间,症状在去除致敏食物数周内缓解;⑤排除其他疾病。

【鉴别诊断】

FPE 的临床表现与 CD 类似,但不同的是:CD 可合并疱疹性皮炎等消化系统外症状,FPE 在 3 岁左右可好转,小肠黏膜损伤不会持续。由于严重的小肠黏膜损伤,FPE 患者也可能有继发性碳水化合物不耐受,如乳糖不耐受。在唐氏综合征患儿中亦有 FPE 的报道,而且其病程较长,这可能与唐氏综合征患儿存在固有免疫缺陷有关。FPE 症状与慢性 FPIES 有重叠,如生长迟滞、呕吐、腹泻、贫血和低血钾症等。

FPE 患儿还需注意除外以下几类疾病:①过敏性疾病:慢性 FPIES、嗜酸性粒细胞胃肠炎;②病毒性、细菌性、寄生虫性胃肠炎;③早发炎症性肠病、囊性纤维化;④先天性代谢性病、先天性双糖酶缺乏、1 型糖尿病;⑤先天性肾上腺发育不全;⑥原发性免疫缺陷病、自身免疫性肠病;⑦畏食症。

【治疗】

1. 规避过敏食物　避食可疑致敏食物是治疗 FPE 的基石,症状通常在规避过敏食物后 3 天~3 周内缓解,只有极少数婴儿可能需要长时间肠外营养。首先避食最可疑的致敏食物,避免非必要的饮食限制,因为它可能进一步导致营养缺乏。牛奶是 FPE 最常见的触发因素,如果避食牛奶仍不能缓解症状,则可以尝试对大豆、鸡蛋、小麦或其他可疑食物进行其他回避试验。FPE 患者饮食多样化可以遵循通常的建议,而不受任何特殊限制。

2. 替代治疗　在配方奶粉喂养的婴儿中,对牛奶蛋白或大豆的过敏者,特别是在 6 个月以下的婴儿中,可用深度水解的配方粉（extensively hydrolyzed protein formula,EHF）,大多数患者对 EHF 替代治疗有效;对于有生长迟滞者或 EHF 疗效欠佳者,可选用氨基酸配方粉（amino acid formula,AAF）。对于单纯牛奶蛋白过敏而大豆耐受者,基于大豆的配方粉可作为一种替代,但一般不作为常规选择,因为在 10%~30% 的 FPE 患者大豆与牛奶有共同致敏作用。关于牛奶和大豆的共同致敏的报道主要在美国,在其他人群未见明确报道,对于 6 个月以上且不伴有生长迟滞的婴

儿可选择基于大豆的配方奶可作为一种替代;需要注意,应避免将部分水解配方粉作为替代,因为它们残留致敏抗原含量较高。

3. 过敏食物再引入 应定期进行 OFC 来确定患者是否对过敏食物产生了耐受性。症状轻微而没有任何提示 IgE 介导的食物过敏或具 FPIES 的特征的 FPE 患者可进行家庭激发试验(home challenge),可以在 2~4 周的回避饮食后重新引入可疑食物,并记录症状日记。黏膜完全修复与双糖酶活性正常可能需要几个月。再引入失败后,应该再次避食该过敏食物,间隔 6 个月可重新引入一次;与所有非 IgE 介导的食物过敏一样,建议 FPE 进行消化专科营养咨询,以帮助综合饮食管理。

FPE 通常是暂时的,预后较好,通常 2~3 岁内缓解。然而,在某些情况下 FPE 可能会持续到儿童期,甚至可能影响生长发育。因此需要更多的研究探索该病的发病机制,以及寻找潜在的生物标志物,以改善诊断,更需要综合的疾病管理策略以维持患者良好的营养状况。

> **拓展知识点**
>
> 对于 FPE 的诊断目前仍然是个难点,只依据临床症状很难与乳糜泻以及食物蛋白诱导的小肠结肠炎综合征鉴别,内镜检查是必需的,并要进行相关组织学检查。
>
> (李在玲)

五、食物蛋白诱导的小肠结肠炎综合征

> **导 读**
>
> 食物蛋白诱导的小肠结肠炎综合征(FPIES)是一种易被误诊且病情严重的疾病,在 1970 年被正式命名。临床上分为急性 FPIES 和慢性 FPIES。其临床表现缺乏特异性。急性 FPIES 常以急性剧烈呕吐为主要临床表现,伴或不伴有腹泻,部分患儿可出现嗜睡、精神萎靡、面色苍白,严重者可出现低血压、休克等循环障碍表现。慢性 FPIES 主要表现为间歇性呕吐、慢性腹泻、体重不增或生长发育迟缓。慢性 FPIES 在摄入致敏食物后可出现急性发作。FPIES 的诊断主要依靠病史、临床表现和口服食物激发试验(OFC)。急性期的治疗主要包括对症止吐、纠正脱水等,部分患儿需紧急抢救。长期管理需严格规避过敏原,监测生长发育及过敏情况,加强家长宣教,记录饮食日记。FPIES 大多预后良好,随年龄增长,对致敏食物可产生免疫耐受。

食物蛋白诱导的小肠结肠炎综合征(food protein-induced enterocolitis syndrome,FPIES)是一种主要发生于 2 岁以内,尤其婴儿期的非 IgE 介导的食物过敏相关胃肠道疾病。FPIES 常急性发病,以剧烈呕吐、腹泻,甚至循环障碍为主要表现,至少 15% 的患儿最终出现血流动力学不稳定。若不能及时诊断,易再次引起急性症状,并可引起患儿生长发育障碍等远期影响,加重患儿家庭医疗负担。

【流行病学】

1970 年 FPIES 被证实并正式命名。各国报道 FPIES 患病率差异较大,但发病率逐渐升高,可能与对该疾病认知的提升有关。我国目前尚无关于 FPIES 的大规模流行病学资料。以色列的一项前瞻性大型人群出生队列研究表明,婴儿期牛奶引起的 FPIES 累计发病率为 0.34%。澳大利亚研究显示,2 岁以下儿童 FPIES 的每年发病率为 15.4/10 万。西班牙一项单中心非特定人群的出生队列研究表明,FPIES 在婴儿中的发生率为 0.7%。美国 2020 年的一项研究显示,儿科 FPIES 发病率为 0.17%~0.42%,平均诊断年龄为 6.8 个月。急性 FPIES 多于慢性 FPIES。急性 FPIES 的过敏原主要包括牛奶、鸡蛋、大豆和谷物(大米和燕麦)等。而牛奶和大豆是慢性 FPIES 的最常见过敏原。大年龄儿童也有鱼和贝类致 FPIES 者。牛奶、大豆引起的 FPIES 出现较早,多为 3~6 月龄。固态食物引起的 FPIES 发病年龄中位数为 5~7 月龄。

【病因和发病机制】

FPIES 为非 IgE 介导,但其确切的发病机制尚不十分明确。抗原特异性 T 细胞、抗体、细胞因子等可能共同参与了肠道炎症的发生,导致肠黏膜通透性增加,肠腔内液体增加,引发消化道及全

身症状。有研究认为 FPIES 是 T 细胞介导的Ⅳ型过敏反应,发现接受食物特异性抗原刺激后 T 细胞出现增殖,从而引起体内如肿瘤坏死因子 α、白介素(interleukin,IL)-5、IL-13 和 IL-9 等细胞因子的释放。通过内镜和病理活检也证实结肠和回肠组织中存在非特异性的炎症反应。此外,最新研究表明固有免疫细胞如单核细胞、中性粒细胞、自然杀伤细胞和嗜酸性粒细胞也参与疾病的发生。

【临床表现】

FPIES 的临床分型:

1. 按发病年龄　分为早发型 FPIES(<9 月龄)和迟发型 FPIES(≥9 月龄)。

2. 按疾病严重程度　分为:①轻至中度 FPIES:主要表现为反复呕吐,伴或不伴腹泻、面色苍白、轻度嗜睡;②重度 FPIES:主要表现为反复呕吐,伴或不伴腹泻、面色苍白、嗜睡、脱水、低血压、休克、高铁血红蛋白血症、代谢性酸中毒。

3. 按食物特异性 IgE(specific IgE,sIgE)检测是否阳性　分为典型 FPIES(食物 sIgE 阴性)和非典型 FPIES(食物 sIgE 阳性)。

4. 按症状出现时间和持续时间　分为急性 FPIES 和慢性 FPIES。①急性 FPIES:摄入致敏食物后 1~4 小时内出现较剧烈的呕吐,可在 5~10 小时内出现腹泻,伴嗜睡、面色苍白,严重病例出现脱水、代谢性酸中毒、低血压、高铁血红蛋白血症甚至休克,患儿规避致敏食物后 24~48 小时内症状消失。患儿规避致敏食物期间无症状,生长不受影响。②慢性 FPIES:摄入致敏食物后出现症状,致敏食物通常为牛奶或大豆,主要症状为间歇性呕吐、慢性腹泻、体重增长不良或发育迟缓,可伴有低蛋白血症,严重病例出现脱水甚至休克。通常在规避致敏食物后 3~10 天呕吐、腹泻停止,症状消失。经过一段时间的食物规避后,若再次摄入致敏食物,可出现急性 FPIES 发作。值得注意的是,呕吐是 FPIES 的重要症状。

【辅助检查】

目前诊断 FPIES 没有特异性的实验室指标,但可以辅助诊断,并排除其他疾病。

1. 血液检查　急性期 FPIES 行全血细胞计数检测可见白细胞总数增多伴中性粒细胞增多,可以在食物摄入后 6 小时达到峰值,多数患儿伴有血小板计数增加,C 反应蛋白可正常或轻度升高,严重病例出现高铁血红蛋白血症和代谢性酸中毒。慢性 FPIES 实验室检查多表现为贫血、低蛋白血症及外周血中性粒细胞和嗜酸性粒细胞增加。

2. 粪便检查　FPIES 患儿的粪便可有红细胞增加或潜血阳性。此外,粪便中白细胞、嗜酸性粒细胞以及碳水化合物含量增加,但粪便培养、粪便病原微生物学检查阴性。

3. 内镜检查　内镜下表现缺乏特异性,不常规推荐内镜检查用于评估 FPIES,但对于规避致敏食物 4 周后症状仍不缓解或不能除外其他胃肠道器质性疾病的患儿需要行内镜及组织病理学检查。FPIES 内镜下可表现为小肠、结肠黏膜水肿、红肿和轻度绒毛萎缩。病理检查无特异性改变,可有不同程度的黏膜绒毛萎缩,组织水肿、隐窝脓肿、固有层内淋巴细胞和浆细胞浸润以及嗜酸性粒细胞增多。

4. 口服食物激发试验(oral food challenge,OFC)　是食物过敏诊断的金标准。若患儿临床表现典型且自饮食中去除致敏食物后症状缓解,则首次诊断时不必行 OFC。当存在以下情况者,可考虑进行 OFC:病史不清,临床表现不典型,尚未确定食物诱因,规避可疑致敏食物后症状仍然持续以及需要评估 FPIES 是否已经缓解。由于 OFC 可能引起严重的过敏反应,所以应当在医院且有严密监护的情况下进行,试验开始前开通静脉通路,必要时提供较长时间的留院观察。OFC 阳性的判定标准见表 10-3-2。

表 10-3-2　OFC 阳性结果判定标准

主要标准	次要标准
呕吐(进食可疑食物后 1~4h 内出现),不伴典型 IgE 介导的皮肤或呼吸道症状	1. 嗜睡 2. 苍白 3. 摄入可疑食物后 5~10h 出现腹泻 4. 低血压 5. 低体温 6. 中性粒细胞计数较基准水平 ≥1 500 个/μl

注:急性 FPIES 的 OFC 诊断需要患者符合主要标准及 2 条或以上次要标准。OFC 需在医疗机构进行。

5. 食物 sIgE 检测　FPIES 是非 IgE 介导的食物过敏,所以不推荐常规进行食物 sIgE 检查。超过 90% 的患儿在首次诊断时皮肤点刺试验呈阴性,且未检测到血清 sIgE。有合并速发过敏反应的患者可行 sIgE 检查以确定是否共存 IgE 介导的过敏反应。有研究表明,IgE 介导的 FPIES 发生率为 0.5%,存在 IgE 介导机制者其免疫耐受建立更晚。

【诊断】

目前儿童 FPIES 的诊断主要依赖于病史、临床表现、排除其他病因以及必要时的 OFC 结果。临床医生需详细询问病史包括可能存在的过敏反应,任何可疑的食物诱因,摄入可疑致敏食物到症状发生的时间,回避致敏食物后临床症状是否改善以及再次摄入可疑致敏食物时是否有同样的过敏症状出现。急、慢性 FPIES 诊断标准分别见表 10-3-3、表 10-3-4。

表 10-3-3　急性 FPIES 诊断标准

主要标准	次要标准
进食可疑食物后 1~4h 内出现呕吐,不伴急性皮肤或呼吸道症状	1. 再次进食同样食物后,出现第二次或反复多次同样的呕吐症状 2. 在进食另外一种食物后,1~4h 内也出现反复呕吐 3. 发病时嗜睡 4. 伴有皮肤苍白 5. 需要去急诊就诊 6. 需要静脉补液支持 7. 进食后 24h 内出现腹泻(通常为 5~10h) 8. 低血压 9. 低体温

注:急性 FPIES 的诊断需符合主要标准及 3 条以上次要标准。典型 FPIES 急性反应会在数小时后完全缓解。避食致敏食物后,患者应当完全无症状,正常生长发育。如果仅有 1 次发作,则强烈推荐进行 OFC 以明确诊断。

【鉴别诊断】

1. 急性 FPIES 需与以下疾病相鉴别

(1)急性胃肠炎:是胃肠黏膜的急性炎症,单次发病,临床表现多伴发热,有类似症状感染患者接触史或喂养不当、饮食不洁史,通常有数天的病程,急性 FPIES 反应通常会在致敏食物被剔除后几小时内彻底恢复。

(2)脓毒症(sepsis):是由细菌等病原微生物侵入机体引起的全身炎症反应综合征。除全身炎症反应综合征和原发感染病灶的表现外,重症患

表 10-3-4　慢性 FPIES 诊断标准

| 重症:如果患儿每天规律进食致敏食物(如婴儿配方奶粉)就会引起间歇性发作但逐渐加重的呕吐和腹泻症状,有时合并脱水和代谢性酸中毒 | 慢性 FPIES 最重要的诊断标准是:在回避致敏食物后,数天内患儿症状缓解;而再次摄入致敏食物时,引起急性症状发生,即 1~4h 内呕吐,24h 内腹泻(通常为 5~10h);若没有 OFC 结果的支持,慢性 FPIES 的诊断仍然是推断性的 |
| 轻症:低剂量的致敏食物(如固体食物或母乳中的食物变应原)会引起间歇性的呕吐和/或腹泻,通常伴有体重不增/发育迟滞,但是不伴脱水或代谢性酸中毒 | |

注:FPIES,食物蛋白诱导的小肠结肠炎综合征(food protein-induced enterocolitis syndrome);OFC,食物口服激发试验(oral food challenge)。

者还常有器官灌注不足的表现。仅液体复苏治疗无效。

(3)坏死性小肠结肠炎:主要见于新生儿和小婴儿,症状快速出现,可表现为血便、休克,腹 X 线片或腹部超声可见肠壁内积气,重症者腹部超声可见门静脉积气。

(4)速发型过敏反应:接触过敏原数分钟~2小时出现症状,IgE 检测阳性,常有其他皮肤、呼吸道表现(如荨麻疹)。

2. 慢性 FPIES 需与以下疾病相鉴别

(1)畏食症:是一种和心理障碍相关的疾病。常有家庭背景因素。

(2)先天性代谢病:如尿素循环障碍、遗传性果糖不耐受、高氨血症综合征、丙酸/甲基丙二酸血症、高胰岛素-高氨血症综合征、丙酮酸脱氢酶缺乏症、线粒体疾病、枫糖尿病、酮硫解酶缺陷等,常有生长发育迟缓、神经系统表现、脏器肿大等,进食水果后出现不适。

(3)乳糖不耐受(重型):在摄入液态奶和大量含乳糖的食物后出现腹胀、腹部绞痛、腹泻、肠鸣音活跃及呕吐。

(4)周期性呕吐综合征:症状出现与摄入特定食物无关。

(5)胃食管反流:慢性呕吐更多见,通常不会导致脱水,仅出现上消化道症状。

(6)先天性巨结肠:是由于结肠缺乏神经节

细胞导致肠管持续痉挛,粪便淤滞于近端结肠,近端结肠肥厚、扩张,是儿童常见的先天性肠道疾病之一。腹胀明显,有胎粪排出延迟。

(7)食物蛋白介导的肠病:同属非 IgE 介导的食物过敏相关胃肠道疾病,常表现为慢性腹泻、吸收不良、低蛋白血症、营养不良等,呕吐较轻。组织学常表现为小肠绒毛的扁平萎缩。

(8)嗜酸细胞性胃肠病:如嗜酸细胞性食管炎或嗜酸细胞性胃肠炎,通常与特定食物摄入无关,症状多为慢性而非急性发作性,呕吐较轻,IgE 检测可能阳性。

(9)乳糜泻:是一种对麸质(麦胶)不耐受引起小肠黏膜病变为特征的一种原发性吸收不良综合征。症状与特定的食物摄入之间没有明显的时间关系,进行性吸收障碍,乳糜泻血清学检查结果阳性。

(10)其他与特定食物摄入无关的疾病:消化道梗阻性疾病,包括肠旋转不良、腹膜系带畸形或肠扭转等;免疫性肠病,包括炎症性肠病、自身免疫性肠病;α_1-抗胰蛋白酶缺乏症;原发性免疫缺陷等。

【治疗】

FPIES 的治疗主要包括急性期的紧急治疗和长期管理。

1. **紧急治疗** 15% 的急性 FPIES 患儿可出现低血容量性休克,对于这些重症患儿应进行医疗急救,及时建立静脉通路并维持血流动力学稳定,可选用等张盐水进行积极的液体复苏。昂丹司琼是一种 5-羟色胺受体拮抗剂,可用来预防和抑制呕吐,可在 6 月龄以上人群中使用,剂量为 0.15mg/(kg·次)肌内注射,最大剂量为 16mg,但是需要注意其可能延长 Q-T 间期,有心脏疾病患儿需慎用。单剂量静脉注射甲泼尼龙(1mg/kg,最大剂量 60~80mg)可减轻细胞介导的炎症反应。可根据患儿呼吸、血氧情况给予吸氧、无创通气支持或机械通气治疗,应用血管活性药物维持血压,纠正电解质紊乱,碳酸氢钠纠正酸中毒和亚甲基蓝纠正高铁血红蛋白血症。尽管 IgE 介导的过敏反应可使用肾上腺素,目前不推荐肾上腺素常规用于 FPIES 急救。轻至中度急性 FPIES 患儿可应用口服补液盐治疗,同时严格规避过敏原。

2. **长期管理** FPIES 的长期治疗策略主要为严格规避致敏食物,监测生长发育、营养状况及其他系统过敏症状,以及再次暴露时的对症治疗

和关注 FPIES 的缓解情况。通常建议疑诊牛奶或大豆过敏的 FPIES 患儿避免食用各种含有牛奶、大豆的食品,包括烘培及加工过的食物,可予母乳或使用低敏配方粉喂养,如酪蛋白深度水解配方粉或氨基酸配方粉。母乳喂养婴儿中发生 FPIES 者,首先母亲饮食中应完全规避致敏食物,若仍存在症状,应予氨基酸配方粉喂养。FPIES 患儿在引入新辅食时应观察更密切,尤其是易引起过敏的八类食物。需强调,婴儿期是诱导免疫耐受的关键时期,目前指南不推荐这部分患儿将添加辅食的时间推迟至 6 月龄之后,建议 4~6 月龄时在家中添加辅食,从水果蔬菜开始,再续贯添加其他辅食,如红肉和谷物,推荐每次只添加一种单一成分的食物,如果是高危致敏食物,则在添加后应至少观察 4 天,再添加另一种食物,以确保没有过敏反应的发生。对于牛奶和/或大豆过敏的重度 FPIES 患儿推荐在医生监护下开始进食固态食物,提供营养指导,保证营养均衡、充足。应认识到,即使是单一食物的剔除,也可能造成严重的营养缺乏,避免不必要的规避饮食措施引起的营养不良。同时应注意到适时添加各种口味和口感的食物,促进感官系统发育,避免出现厌恶摄食等行为。

【预后】

FPIES 大多预后良好,随年龄增长,患儿对致敏食物可产生免疫耐受。以色列群组研究发现牛奶引起的 FPIES 60% 耐受时间为 1 岁、75% 为 2 岁、85% 为 3 岁。美国大型研究指出牛奶引起的 FPIES 耐受中位年龄为 5.1 岁。目前尚无应何时采用 OFC 确定免疫耐受的报道。美国通常在最近发生反应后的 12~18 个月进行诊断性 OFC。

🌐 **拓展知识点**

1. 提高对 FPIES 的认识 FPIES 是一种在临床上易漏诊、误诊的食物过敏相关的消化道疾病,常就诊于多科室,例如急诊科、外科、营养科、消化科等,结合其疾病发作的特征性表现,综合家族及个人过敏史、饮食记录、饮食规避后的效果,排除其他常见疾病后可诊断,必要时需进行 OFC 明确诊断。FPIES 一旦被漏诊、误诊误治,患儿再次接触过敏原

后将再次出现症状,影响患儿健康,并可出现远期影响,如生长发育迟缓等。临床医生,不仅是儿童消化科医生,应加强对本病的认识,以便多科室协作,正确、规范诊治,避免抗生素滥用,同时应注意患儿的长期管理及随访,加强家长宣教,更好地帮助食物过敏患儿及家庭走出过敏的困扰。同时,相较于急性FPIES,慢性FPIES更缺乏特异性表现,应关注慢性FPIES的临床特征,有助于对其诊断。

2. FPIES研究展望 主要聚焦于急性FPIES和慢性FPIES发病机制的研究,识别危险因素;开发用于诊断和监测免疫耐受情况的非侵入性且特异的检查;制定出该疾病群体的饮食添加及生长发育、其他过敏情况监测方案,关注FPIES患儿营养缺乏、生长不良情况及家庭生活质量,提供预防和干预手段;通过大型人群研究,确定我国FPIES的患病率,研究其特点,制定符合我国人群特点的FPIES的诊断标准和指南,并研究其免疫耐受情况及预后。

(吴捷)

六、食物蛋白诱导的过敏性直肠结肠炎

导 读

食物蛋白诱导的过敏性直肠结肠炎(FPIAP)主要是由非IgE介导的免疫反应,致病机制复杂,与多种因素有关,其症状可表现为哭闹、腹泻、便血、皮疹等,可累及消化、呼吸、皮肤等一个或多个系统。回避饮食有效加上口服食物激发试验阳性为其诊断的金标准。目前治疗FPIAP的主要方式是避免可疑的致敏食物,并定期对患儿情况进行评估。全面认识并掌握其临床特点,早期诊治,合理实施营养,其临床症状通常在12个月后消退,预后良好。

食物蛋白诱导的过敏性直肠结肠炎(food protein-induced allergic proctocolitis,FPIAP)又称为嗜酸性直肠结肠炎或过敏性直肠结肠炎,其是由免疫反应介导的一种或多种食物蛋白引起的远

端结直肠黏膜的炎症变化。其发病机制尚不明确,目前认为主要与非IgE免疫介导有关。FPIAP是引起新生儿和小婴儿腹泻常见的病因之一。

【流行病学】

FPIAP目前被认为是最常见的非IgE介导的食物过敏之一,也是婴儿直肠出血的常见原因。目前FPIAP在国际范围内发病率均较高且差异性较大:美国的一项研究通过对直肠出血婴儿进行电子结肠镜黏膜活检发现,FPIAP的患病率高达64%;而芬兰通过牛奶蛋白回避和激发试验作为诊断标准有18%的直肠出血婴儿诊断为FPIAP。一项对2004年6月—2006年6月在以色列某医疗中心出生的13 234例新生儿的跟踪研究中,发现只有0.16%的新生儿患FPIAP。FPIAP在我国也有较高的发病率。研究发现在便血的婴儿中,约60%的病例是由FPIAP引起的。但FPIAP具体的流行病学资料尚不明确。有研究表明,婴幼儿FPIAP发生率为5%~15%。目前普遍的观点认为儿童FPIAP的发生率远高于预期,原因可能是由于没有正式、统一的诊断标准。

【病因和发病机制】

FPIAP的致病与多种因素有关:

1. **外源蛋白的摄入** FPIAP的特征是摄入外源蛋白后引发的免疫反应,继而导致结肠和直肠的炎性改变。母亲摄入乳制品后,乳汁中的蛋白质会从母乳中分泌出来。目前已证明,母乳中的乳球蛋白可以在母亲喝下牛奶后的4~6小时内在母乳样本中检测到。牛奶含有超过25种不同的蛋白质,其中乳清蛋白、α-乳蛋白、β-乳球蛋白、牛血清白蛋白、乳铁蛋白以及四种酪蛋白已被确定为过敏原。最易引起过敏的蛋白质是β-乳球蛋白。有研究表明,母乳中的β-乳球蛋白可能是母乳喂养的婴儿对牛奶过敏的原因之一。在足月和早产初乳中检测到完整的牛α-S1酪蛋白,牛α-S1酪蛋白是一种主要的牛奶过敏原,在母乳中容易分泌,因此可以认为是纯母乳喂养婴儿致敏的可能原因。其他受影响的蛋白质可能包含于婴儿配方奶粉中的牛奶蛋白或大豆。

2. **肠黏膜屏障因素** FPIAP的发病也与婴幼儿肠道黏膜发育不完善有关。肠道发育不成熟和明显的嗜酸性粒细胞浸润可能会显著改变肠上皮细胞间紧密连接,导致食物蛋白的肠道通透性增加。肠道上皮屏障功能的改变,包括早期儿童

肠道屏障成分的发育不成熟,可能是婴儿食物过敏发病率增加的原因。此外,消化酶分泌不足会导致消化能力降低,增加肠腔内未消化蛋白质的数量;婴儿经常发生胃肠道感染,损害上皮细胞,也可使蛋白质渗透到固有层。同时,作为保护肠上皮的第一道防线的分泌型 IgA(sIgA),其缺乏也可增加食物过敏的风险。

3. 肠道微生态因素　肠道微生物群具有调节黏膜生理、屏障功能、系统免疫和炎症反应的功能。在正常新生儿中,兼性厌氧菌在出生后立即在肠道内定植。此后,专性厌氧菌如双歧杆菌、拟杆菌、梭状芽孢杆菌和乳酸菌等数量增加并建立定植,兼性厌氧菌数量减少。然而,带血丝粪便的纯母乳喂养婴儿粪便中的专性厌氧菌数明显低于健康母乳喂养婴儿,这可能是过敏性肠炎发生的原因之一。由于婴幼儿肠道菌群的延迟成熟,导致促进肠道内稳态的 Treg 细胞和 IgA 诱导受损,可能与 FPIAP 有关。

4. 免疫因素　免疫反应在 FPIAP 的致病过程中发挥非常关键的作用。研究发现嗜酸性粒细胞、T 淋巴细胞等均参与 FPIAP 的致病过程。FPIAP 的组织学检查常在大肠上皮、固有层、隐窝上皮和肌层黏膜中发现局灶性嗜酸性粒细胞聚集物。腹泻可能与嗜酸性粒细胞衍生介质刺激上皮细胞的分泌反应有关。研究发现,持续症状的 FPIAP 婴儿与对照组相比,表现为调节性 T 细胞(Tregs)数量较少,Th1/Th2 失衡并向 Th2 方向转移。一项回顾性研究发现,白介素-6(interleukin 6,IL-6)、趋化因子 CCL11、CXCL13、转化生长因子(transforming growth factor,TGF-β)、肿瘤坏死因子 α(tumor necrosis factor α,TNF-α)等均参与 FPIAP 致病过程中免疫反应的发生。

5. 遗传因素　一项临床研究中,60 例 FPIAP 婴儿中 6.7% 是兄妹。FPIAP 发生在患者一级亲属中虽然比较少见,但较早已有报道:5 个患有 FPIAP 的婴儿,他们是来自两个不同家庭群体的表亲。因此,可以猜测,遗传因素可能在这种变态反应性疾病的表达中发挥重要作用。

【诱发食物】

FPIAP 与某些食物密切相关。牛奶和大豆是最常见的诱发食物,鸡蛋、小麦和玉米也可诱发 FPIAP。FPIAP 多发生于 6 个月内的婴儿,特别是 1~3 个月,其中 60% 发生于母乳喂养患儿,其

发病机制可能是由于胎儿期抗特殊食物抗原 IgG 抗体通过胎盘传到婴儿体内,当患儿再次接触这种食物抗原后引起患儿的免疫反应。在一项已发表的系列研究中,95 例母乳喂养的婴儿血便,65% 被确定是由母亲摄入牛奶导致的,鸡蛋、玉米和大豆引起的血便分别占 19%、6% 和 3%。对 60 例 FPIAP 患儿的研究显示,3.3% 的患者存在多种食物过敏。此外,诱发 FPIAP 的食物亦有地域差异:美国人群对大豆和大豆-牛奶复合过敏的比例可达到 25%~50%,而澳大利亚、意大利和以色列则少见。且在美国和澳大利亚,大米、燕麦复合过敏占大米过敏总病例数的 1/3。相对而言,鱼肉过敏在意大利和西班牙常见,但在其他国家则不太常见。而我国则以牛奶和大豆过敏为主。

【临床表现】

FPIAP 在母乳喂养的婴儿中较为常见,症状通常出现在出生后的前 3 个月,但也可能出现在婴儿期的后期。典型表现为哭闹、稀便、良性血便和黏液便。一部分患儿还可能出现湿疹、拒绝进食、烦躁、夜眠不安稳等症状。部分 FPIAP 患儿大便性状没有明显改变且大便病原体培养呈阴性,但会出现肠胀气、间歇性呕吐、排便时的疼痛或腹痛等症状,粪便涂片通常显示多形核中性粒细胞增加。但患儿的生长发育及智力发育一般不受影响。少部分体重下降患儿,考虑与频繁呕吐及喂养不当有关。虽然 FPIAP 最常见于年幼的婴儿,但也有大龄儿童发生 FPIAP 的相关报道。

【辅助检查】

1. 实验室检查　所有关于 FPIAP 诊断和预测的生物标志物研究较少。实验室研究对非 IgE 介导的食物过敏的诊断有些帮助,但这些结果通常是非特异性的。

(1)血常规检测:血常规可见平均血小板体积和平均血小板指数增高,外周血嗜酸性粒细胞可增多。

(2)粪便检测:粪便检测结果多为非特异性的。大便隐血可为阳性,部分患者可见粪便钙卫蛋白升高,粪便培养或粪便病原微生物的检查一般是阴性的。

(3)过敏原检测:包括皮肤点刺试验(skin prick,SPT)和血清食物特异性 IgE 的检测,大部分是阴性的,一般不作为常规检查。

2. 饮食回避+口服食物激发试验(oral food

challenge test，OFC） OFC 是 FPIAP 诊断的金标准。如果患儿具有典型的临床表现和体征，并且自膳食中去除致敏食物后临床症状缓解，则首次诊断时可不进行 OFC。当存在以下情况者，可考虑进行 OFC：病史不清、临床表现不典型、规避可疑致敏食物后症状仍然持续存在。必要时可进一步完善影像学检查及内镜检查协助诊断。

3. 影像学检查 超声（ultrasonography，US）和彩色多普勒超声（color doppler ultrasonography，CDUS）已越来越多地用于评估肠道炎症。肠道炎性疾病会导致肠壁增厚，使用 US 可以发现。对美国报道的 13 例诊断为过敏性结肠炎的婴儿的回顾性分析显示，在 13 例婴儿中，有 12 例（92.3%）的 US 异常。结肠炎的阳性表现主要是血管增加和肠壁增厚，特别是在降结肠和乙状结肠。CDUS 可以评估腹痛和直肠出血的婴儿肠壁的血管改变，有助于确认结肠炎的存在，可以排除坏死性小肠结肠炎、肠套叠等其他可引起异常哭闹、便血的疾病。

4. 内镜检查 对于诊断困难的患儿，建议进一步完善结肠镜检查。结肠镜检查可以排除其他可引起直肠出血的疾病，例如感染、肛裂、肠套叠以及早发性炎症性肠病（inflammatory bowel disease，IBD）。在 FPIAP 中，肠镜可显示肠黏膜疱疹糜烂（图 10-3-9A）、点片状红斑（图 10-3-9B）、溃疡（图 10-3-9C）及结节样改变（图 10-3-9D）。结肠活检组织学可有嗜酸性粒细胞浸润。但是内镜、黏膜活检毕竟属于侵入性检查，对于婴儿患者不作为常规检查项目。

【诊断】

FPIAP 的诊断过程是多个因素综合考虑的过程，主要依赖于病史、临床症状、排除其他病因以及必要时的 OFC 结果。

1. **病史** 详细的病史了解是诊断 FPIAP 非常重要的第一步。临床医生必须详细询问完整的病史以全面获取病史细节，甄别是否具有 FPIAP 典型的症状和体征。

2. **症状、体征** 1 岁以内，尤其是 6 个月以内患儿无明显诱因出现哭闹、稀便、黏液便、血便、拒绝进食等症状，一部分患儿还可能合并湿疹、特应性皮炎、过敏性鼻炎等疾病，但不影响其生长和发育，则高度怀疑 FPIAP。

3. **金标准** 诊断回避饮食有效加上激发试

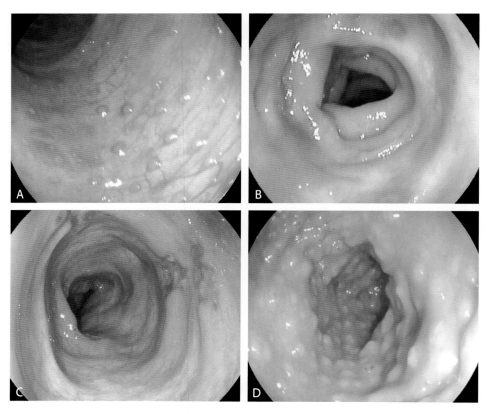

图 10-3-9　FPIAP 肠镜下表现
A. 疱疹、糜烂；B. 点片状红斑；C. 溃疡；D. 结节样改变

验阳性是目前临床上诊断 FPIAP 的金标准。如果患儿母亲或患儿回避饮食后(通常是 2~4 周)临床症状缓解,再次摄入致敏食物后,症状再次复发,即可确诊 FPIAP。

4. **辅助检查**　血常规可见白细胞升高、嗜酸性粒细胞升高、血小板升高、贫血等;大便常规可见潜血阳性、大便细菌培养阴性、粪便钙卫蛋白升高等;部分患者可见血清 IgE 正常或升高、食物变应原 IgE 可见牛奶、鸡蛋、大豆等部分指标升高;腹部彩超检查可见血管增加和肠壁增厚;电子结肠镜可见点片状红斑、糜烂、溃疡或弥漫性结节等典型改变;结直肠黏膜病理对于内镜下嗜酸性粒细胞浸润没有统一标准,目前普遍认为嗜酸性粒细胞≥15~20/HPF 视野有意义。

5. 要排除其他引起婴儿便血的原因。

【鉴别诊断】

临床确诊 FPIAP 须与以下疾病相鉴别:

1. **细菌性痢疾**　多于夏季发病,腹泻、黏液脓血便、大便有腥臭味,伴有里急后重感,多伴高热等感染中毒症状。常有不洁饮食史,起病急,有自限性,完善大便细菌培养可鉴别。

2. **坏死性小肠结肠炎**　多见于新生儿和小婴儿,病情进展快,临床表现可见高热、腹胀、哭闹、频繁呕吐、便血、休克等。腹部 X 线片及门脉彩超可协助诊断。

3. **肠套叠**　典型表现为突然发生的阵发性腹痛或哭闹、呕吐、便血和腹部可触及腊肠样肿块,腹部 B 超扫描可见"同心圆"或"靶环状"肿块图像。

4. **嗜酸性粒细胞性胃肠炎(eosinophilic gastroenteritis,EGE)**　目前病因和发病机制不明,可有腹痛、恶心、呕吐、肠梗阻、腹水、贫血、低蛋白血症、营养不良等临床表现;辅助检查可见外周血嗜酸性粒细胞升高、血清 IgE 升高,影像学可见胃肠壁水肿增厚或结节样改变、肠腔狭窄、腹腔积液等;病理活检是诊断 EGE 的关键。

5. **极早发型炎症性肠病**　炎症性肠病是指病因不明的一组非特异性慢性胃肠道炎症性疾病,包括溃疡性结肠炎、克罗恩病和未定型结肠炎。年龄 <6 岁的 IBD 是一种特殊形式的 IBD,被定义为极早发 IBD(very early-onset inflammatory bowel disease,VEO-IBD)。VEO-IBD 发病早、病情重、严重影响生长发育、多伴严重肛周病变等特点,VEO-IBD 的病因与单基因突变(*IL-10RA*、*IL-10RB*、*FOXP3*、*XIAP* 等)密切相关,临床表现及内镜下表现与 IBD 相似,基因检测可确诊。

【治疗】

1. **饮食回避**　FPIAP 治疗主要是回避可疑的致敏食物,定期对患儿病情进行评估。对于母乳喂养的患儿,可以通过母亲回避相关可疑致敏食物而使症状得以解决。在 FPIAP 中,绝大多数纯母乳喂养的婴儿对母亲严格回避过敏原后有较好的反应。最新的欧洲指南建议母亲进行 2~4 周的回避饮食。

对于母亲回避饮食效果不好的婴儿,可用深度水解配方粉(extensively hydrolyzed infant formula,eHF)代替。由于婴儿 FPIAP 直肠出血的进展具有自限性,专家建议在出现症状的第一个月采用"观察和等待"的方法,然后再进行排除饮食。配方粉喂养的婴儿,如果怀疑是牛奶导致的 FPIAP,转换成 eHF 来替代喂养可缓解临床症状。大多数改用 eHF 后临床症状有明显改善,但 10%~20% 的患儿可能需要氨基酸配方(amino acid formula,AAF)。需要注意的是,低过敏性配方会改变大便的黏稠度,这需要和结肠炎进行鉴别。在耐受的情况下,豆制品配方粉对于 6 个月以上婴儿是一种可选择的替代品,但它与牛奶有交叉过敏的可能性,FPIAP 患者中这种交叉过敏的概率约为 30%。然而,对牛奶和大豆的交叉过敏的病例主要在美国的研究中报道,在其他人群中并不多见。

2. **食物再摄入**　在 FPIAP 中,大多数患儿可以在 12 月龄时逐步重新引入牛奶。如果诊断不明确,可以尽早尝试再次引入致敏食物。对于初始症状轻微的 FPIAP 患儿,若无任何提示 IgE 介导的食物过敏或小肠结肠综合征的表现,通常可在家中再少量引入致敏食物。如果失败,可再次从饮食中排除,每 6 个月重新尝试 1 次。

3. **营养管理**　食物过敏患儿生长发育指标可能会低于一般人群。患儿进行排除饮食(各种食物)可能导致一些关键的微量营养素的摄入量减少,包括维生素 D、叶酸、钙、锌、铁和维生素 B 等。因此,有必要向家长提供适当的营养指导,避免不必要的剔除饮食(因为即使是单一的食物避免也可能导致严重营养缺乏)。如果确实需要回避小麦和其他食物时,最好听从有经验的消化科医师或营养师建议,以确保足够的营养摄入。

🌐 拓展知识点

1. FPIAP 主要影响母乳喂养的婴儿,坚持母乳喂养 4~6 个月是预防牛奶蛋白过敏最重要的措施。对哺乳的母亲进行有针对性的高风险食物回避可以起到预防过敏性疾病的作用。但不建议哺乳期母亲常规回避食物过敏原,在母乳喂养过程中出现症状时才需要母亲回避饮食。对于不能进行母乳喂养或者进入转奶期的婴儿,必须根据婴儿过敏性疾病风险程度选择适当的低敏配方。此外,在儿童早期由于食物过敏而施行的去除牛奶对喂养困难有长期的影响。

2. 一般认为,FPIAP 预后良好,通常在 12 个月后消退。在一大批患有 FPIAP 的儿童中,成功重新引入牛奶的平均年龄为 11 个月。然而,有些患儿的病情持续时间更长,但很少持续到 1~2 岁以后。有研究发现,在完全不限制饮食的 23 名患儿(15%)中,所有患儿的症状最终都消退了,这些患儿随后在整个婴儿期都能耐受牛奶,提示其为良性病程。然而,也有研究表明,FPIAP 患儿可能增加了儿童期功能性胃肠紊乱的风险,尤其是那些初始症状较严重且病程较长的患儿。

(李小芹)

七、乳糜泻

导　读

乳糜泻(CD)临床表现复杂,且无特异性,消化道受累包括慢性腹泻、腹痛、便秘、腹胀等;消化道外表现如生长发育迟缓、牙釉质发育不全、关节痛、慢性贫血、转氨酶升高等。实验室检查可有 CD 特异性抗体如抗组织谷氨酰胺转移酶抗体(TGA)、抗肌内膜抗体(EMA)和抗脱酰胺麦胶蛋白抗体(DGP)阳性、十二指肠黏膜病理改变、上皮内淋巴细胞浸润、隐窝增生、小肠绒毛萎缩。CD 唯一有效的治疗方法是终生严格的免麸质饮食,其可以诱导肠道和肠外症状改善、自身抗体转阴以及肠道绒毛的再生。

乳糜泻(coeliac disease,CD)是由遗传易感个体摄入麦麸而诱发的全身免疫性疾病。典型临床表现以消化道症状为主,如腹泻、脂肪泻、腹胀、腹痛、便秘等;非典型临床表现多为消化系统外的症状,如生长发育迟缓、疱疹性皮炎、牙釉质发育不全、关节痛、缺铁性贫血、转氨酶升高等。如果 CD 诊断延迟,会严重影响儿童的生长发育;及时诊断,尽早进行免麸质蛋白及其制品饮食,可以明显改善预后。

【流行病学】

既往认为 CD 发病具有区域性特点,西方国家发病率相对较高,在欧洲和美国儿童 CD 的患病率为 3‰~13‰。在我国一直被认为是罕见病,儿童 CD 更没有引起大家的重视,但是近年来我国关于儿童 CD 的病例报道并不少见,有研究显示我国健康青少年血清学特异性抗体阳性率 2.19%,说明我国普通人群可能存在一定比例无症状的 CD 患者。

【病因和发病机制】

CD 发病机制尚未完全明确,一般认为是遗传、环境及免疫因素相互复杂作用的结果。

1. **遗传易感性**　人类白细胞抗原(human leukocyte antigen,HLA)在 CD 的发展和发病机制中起着至关重要的作用。*HLA-DQA1* 和 *HLA-DQB1* 基因是 CD 的主要遗传易感因素,编码 HLA-DQ2 和 HLA-DQ8 分子。大约 90% 的 CD 患者携带异二聚体 HLA-DQ2.5,少部分患者携带低风险异二聚体 HLA-DQ8、HLA-DQ2.2 或 HLA-DQ7.5。这些 HLA-DQ 分子作为受体存在于抗原呈递细胞表面,对脱酰胺谷蛋白肽表现出高度亲和力,其与谷蛋白肽结合并呈递给 CD4[+]T 细胞,引发免疫反应,最终演变成 CD。由于几乎所有 CD 患者都存在特定的 HLA 基因,HLA 分型具有很高的阴性预测价值,可用于支持特定情况下的诊断。约 99% 的 CD 患者 HLA-DQ2 和/或 HLA-DQ8 阳性。

2. **环境因素**　麸质暴露是遗传易感个体 CD 发病的关键因素,麸质是各种谷物中醇溶性蛋白质的总称,由几种不可消化的免疫原性肽组成。主要存在于大麦、小麦、黑麦等麦类中。麦醇溶蛋白是麸质的关键成分,是一种富含脯氨酸和谷氨酰胺的复杂蛋白质,不能完全被肠道酶消化,这种部分消化的最终产物是一种肽的混合物,能够触发宿主反应(引起肠道通透性增加以及先天和适应性免疫反应)。此外,有研究表明在生命早期广泛接触大量共生的非致病性微生物与预防 CD 发生有关,提示肠道微生物群组成的环境因素也可能在 CD 的发展中起作用。

3. 免疫因素 先天免疫在启动 CD 中起着关键作用,白介素(interleukin,IL)-15 和干扰素α 等细胞因子可以通过极化树突状细胞和上皮内淋巴细胞功能来启动先天免疫反应。此外,谷蛋白肽和主要组织相容性复合体Ⅱ类 HLA-DQ2/8 抗原限制性 T 细胞之间错误适应性免疫反应在 CD 发病机制中起着至关重要的作用。在先天免疫介导的肠细胞凋亡和转谷氨酰胺酶 2(transglutaminase 2,TG2)作用下,醇溶蛋白肽部分脱酰胺,脱酰胺醇溶蛋白被 DQ2/8$^+$抗原呈递细胞识别,然后呈递给 T 辅助细胞。辅助性 T 细胞触发 B 细胞的激活和成熟,产生抗组织转谷氨酰胺酶的 IgM、IgG 和 IgA 抗体。辅助性 T 细胞还产生促炎症细胞因子(干扰素γ 和肿瘤坏死因子α),从而进一步增加肠道通透性,并与自然杀伤 T 细胞一起引发肠病。

【临床表现】

CD 的临床表现复杂,并且无特异性,除消化道受累表现外,可有多种肠外表现。

1. 胃肠道表现 常见有慢性或复发性腹泻,可有脂肪泻,常规治疗无效的便秘、慢性腹痛、腹胀、反复恶心、呕吐。

2. 肠外表现 包括体重减轻、生长发育迟缓、身材矮小、青春期延迟、闭经、易怒、慢性疲劳、神经病变、关节炎/关节痛、慢性缺铁性贫血、骨矿化减少(骨质减少/骨质疏松)、反复骨折、复发性阿弗他口炎、疱疹性皮炎、牙釉质缺损。

3. 其他 肝功能损伤出现转氨酶升高;神经系统受累出现反复头痛、外周神经病、小脑共济失调等。对于一些特殊的免疫性疾病群体可能会同时伴有 CD,如 1 型糖尿病、甲状腺疾病、特纳综合征、选择性 IgA 缺乏症等。

【辅助检查】

1. 常规血液检查 常规血液检测可提示可疑 CD。血红蛋白、白蛋白、钙、钾、镁和磷的血清水平减低在典型的 CD 患者中常见。大多数 CD 患者出现铁蛋白减低的缺铁性小细胞性贫血,正常细胞性、大细胞性或双向性贫血在 CD 患者中不太常见。合并骨质减少/骨质疏松症的 CD 患者的碱性磷酸酶水平升高,维生素 D₃ 严重缺乏。即使在没有其他相关症状的情况下,转氨酶的隐性增加也可能预示着 CD 的出现。

2. 血清特异性抗体 目前 CD 的特异性抗体包括抗组织谷氨酰胺转移酶抗体(transglutaminase antibodies,TGA)、抗肌内膜抗体(endomysial antibodies,EMA)、抗脱酰胺麦胶蛋白抗体(deamidated gliadin peptide antibodies,DGP)三种。据 2020 年版欧洲儿科胃肠病学、肝脏病学和营养学会(European Society Pediatric Gastroenterology,Hepatology and Nutrition,ESPGHAN)指南指出,TGA-IgA 应作为 CD 患者的首选筛查指标。对于血清 IgA 正常的患者来说,TGA-IgA 不受年龄的限制均应作为首选方法。即便是增加 EMA 和 DGP 作为辅助的血清学筛查指标,也并没有增加诊断的敏感性和特异性。对于 IgA 缺乏的患者,应将进行相应的 IgG 抗体筛查作为首选。在成人 CD 中,血清学应包括检测 TGA-IgA 和总 IgA。如果抗 TGA-IgA 抗体滴度高且总 IgA 水平正常,则可以在不评估 EMA 的情况下进行十二指肠黏膜活检。对于低滴度的抗 TGA-IgA,EMA-IgA 检测是必要的,如果阳性,建议进行十二指肠黏膜活检以确认 CD 诊断。

3. 小肠黏膜病理 小肠黏膜病理是诊断乳糜泻的"金标准",但并不是诊断的唯一标准。推荐在进行十二指肠黏膜活检时,为了提高诊断的准确率,需要进行多处黏膜病理活检,至少钳取 4 处黏膜组织,其中至少包含十二指肠球部 1 块组织黏膜。活检结果如有以下特征即可确诊:①小肠绒毛部分或完全萎缩;②隐窝增生;③上皮内淋巴细胞数增多。根据小肠黏膜的损害程度,Marsh 分类主要将其分为 4 型:0 型,正常;Ⅰ 型,小肠绒毛正常但上皮内淋巴细胞浸润增多;Ⅱ 型,上皮内淋巴细胞浸润增多伴隐窝增生;Ⅲ 型,小肠绒毛部分至完全萎缩。此种分型有助于明确患者病情严重程度及预测预后情况。

4. HLA 检测 易感基因 *HLA-DQ2* 和 *HLA-DQ8* 对于 CD 的诊断有重要的意义,阳性虽然不能诊断 CD,但是阴性结果基本可以排除 CD。约 99% 的 CD 患者 HLA-DQ2 和/或 HLA-DQ8 阳性。有国外指南认为可以通过无活检的方法诊断儿童 CD,即在 TGA-IgA 高滴度和 EMA-IgA 阳性的个体中进行 HLA-DQ2 和 DQ8 检测,考虑到 CD 在 HLA-DQ2/DQ8 阴性个体中不太可能发生,DQ 分型进一步增加了诊断的准确性。然而,HLA 检测在一些国家并不是普遍可行的,而且成本相当昂贵。此外,可有少数血清特异性抗体阴性的 CD 患者。

【诊断】

1. CD 的诊断标准是结合临床表现、十二指肠黏膜病理改变和血清学试验阳性(TGA、EMA、DGP)。目前诊断标准主要依据 2020 年版 ESPGHAN 指南诊断标准:①TGA-IgA≥10×ULN,且 EMA-IgA 阳性,对无麸质饮食有明确临床应答,即 TGA-IgA 滴度恢复正常且症状缓解;②TGA-IgA 阳性,且 <10×ULN,小肠黏膜病理分级Ⅱ~Ⅲ级;③血清 IgA 减低,TGA-IgA 阴性,检测 TGA、EMA、DGP 的 IgG 抗体阳性,小肠黏膜病理分级Ⅱ~Ⅲ级。

2. 尽管绝大多数 CD 患者都能检测到特异性抗体,但少数 CD 患者(约 2%~3%)的血清学标志物检测呈阴性。在这种情况下,诊断主要依赖于十二指肠黏膜组织活检及基因检测。

【鉴别诊断】

CD 主要与其他引起胃肠道症状及吸收不良、小肠绒毛萎缩的疾病进行鉴别诊断,如寄生虫感染(贾第鞭毛虫)、自身免疫性肠病、小肠细菌过度生长、免疫缺陷病、嗜酸性粒细胞性胃肠炎、肠道淋巴瘤、克罗恩病、人类免疫缺陷病毒(human immunodeficiency virus,HIV)肠病等,结合其他实验室检查及组织病理学检查,比较容易鉴别。

【治疗】

目前,对 CD 唯一有效的治疗方法是终生严格的免麸质饮食,可以诱导肠道和肠外症状的缓解、自身抗体的阴性以及肠道绒毛的再生。治疗失败案例多是由于再次进食含有麸质及麦胶蛋白的食品,故对乳糜泻患者需严格随访。目前国外乳糜泻患者相对常见,有人工加工的无麸质食品,由于国内乳糜泻发病率低,对于乳糜泻的认识和重视也不够,尚无人工无麸质食品。由于终生避免麸质饮食管理难度大,往往难以做到,新的治疗方案也正在研发之中。目前已开展多项临床试验,包括分解代谢麦胶蛋白的药物、抑制麦胶蛋白渗透吸收的药物、抑制免疫反应的疫苗等。

拓展知识点

近年来,越来越多的 CD 患者具有 HLA-DQ2/HLA-DQ8 及抗体阳性(EMA-IgA 和抗 tTG),但缺乏绒毛萎缩。这类患者约占 CD 患者的 10%,被称为潜在 CD 患者。潜在 CD 患者的肠黏膜可能正常(Marsh 0)或轻度炎症(Marsh 1)。尽管肠黏膜没有严重病变,但这些患者可能有胃肠道和/或肠外症状,或完全无症状。潜在的 CD 仍然是一个缺乏研究的领域。在儿童中,超过 80% 的潜在 CD 患者无症状,剩下的 20% 常见的是肠道症状,如吸收不良、慢性腹泻和反复腹痛,而不是肠外症状,如缺铁性贫血、转氨酶增高和身材矮小。然而,在成年人中,几项研究表明,潜在 CD 患者的症状比儿童更常见,其主要特征是肠外症状。一个有争议的问题是,患有潜在 CD 的患者是否应该接受免麸质饮食治疗。有研究证据表明,免麸质饮食应该只推荐给有症状的潜在 CD 的患者,而无症状的潜在 CD 患者可以继续食用含麸质的饮食,同时进行密切的临床、血清学和组织学对照随访(每 6 周 1 次),食用含麸质饮食的潜在 CD 患者很少会出现完全性绒毛萎缩。

(徐樨巍　宋琳)

参考文献

[1] 中华医学会儿科学分会消化学组.食物过敏相关消化系统疾病诊断与管理专家共识.中华儿科杂志,2017,55(7):487-491.

[2] 杨敏.儿童口腔过敏综合征.中国实用儿科杂志,2017,32:736-739.

[3] 尹茜,孙正.灼口综合征的研究进展.国际口腔医学杂志,2018,45:150-154.

[4] 杨一帆,金建.过敏性疾病在口腔中表现的研究进展.中国临床医生杂志,2021,49:523-526.

[5] 孙明芳,江米足.儿童嗜酸细胞性食管炎的临床研究进展.中华儿科杂志,2017,55(7):550-553.

[6] 李东丹,徐樨巍.儿童嗜酸性粒细胞性食管炎.中国实用儿科杂志,2017,32(10):739-743.

[7] 吴捷,陈云燕.儿童食物蛋白诱导的小肠结肠炎综合征[J].中国实用儿科杂志,2017,32(10):746-750.

［8］詹学.食物蛋白性小肠结肠炎的诊治进展［J］.中华实用儿科临床杂志,2017,32(19):1444-1451.

［9］秦秀敏,吴捷.儿童食物蛋白诱导的小肠结肠炎综合征［J］.中国实用儿科杂志,2021,36(4):249-254.

［10］李迪,沈惠青,徐樨巍.食物蛋白诱导的婴儿小肠结肠炎综合征5例临床特点并文献复习［J］.中华实用儿科临床杂志,2021,36(17):1344-1348.

［11］耿岚岚,林文浩.儿童乳糜泻.中国实用儿科杂志,2021,36(4):261-265.

［12］KIM KI,LEE B,MIN TK,et al. Clinical Characteristics of Oral Allergy Syndrome in Children with Atopic Dermatitis and Birch Sensitization:a Single Center Study. J Korean Med Sci,2019,34(2):e11.

［13］MULUK NB,CINGI C. Oral allergy syndrome. Am J Rhinol Allergy,2018,32(1):27-30.

［14］MASTRORILLI C,CARDINALE F,GIANNETTI A,et al. Pollen-Food Allergy Syndrome:A not so Rare Disease in Childhood. Medicina(Kaunas),2019,,55(10):641-652.

［15］JEON YH. Pollen-food allergy syndrome in children. Clin Exp Pediatr,2020 Dec,63(12):463-468.

［16］EBISAWA M,ITO K,FUJISAWA T,et al. Japanese guidelines for food allergy 2020. Allergol Int,2020,69(3):370-386.

［17］TORDESILLAS L,BERIN MC,SAMPSON HA. Immunology of Food Allergy.Immunity,2017,47(1):32-50.

［18］CALVANI M,ANANIA C,CAFFARELLI C,et al. Food allergy:an updated review on pathogenesis,diagnosis, prevention and management. Acta Biomed,2020,91(11-S):e2020012.

［19］MURARO A,MENDOZA HERNANDEZ DA. Managing food allergy and anaphylaxis:A new model for an integrated approach. Allergol Int,2020,69(1):19-27.

［20］PAPACHRISANTHOU MM,DAVIS RL. Clinical practice guidelines for the management of gastroesophageal reflux and gastroesophageal reflux disease:birth to 1 year of age. J Pediatr Health Care,2015,29(6):558-564.

［21］AYERBE JIG,HAUSER B,SALVATORE S,et al. Diagnosis and management of gastroesophageal reflux disease in infants and children:from guidelines to clinical practice. Pediatr Gastroenterol Hepatol Nutr, 2019,22(2):107-121.

［22］RUTTURA F,BRONZINI F,CAMPIGOTTO M, et al. Refractory gastroesophageal reflux disease:a management update. Front Med,2021.

［23］DELLON ES,LIACOURAS CA,MOLINA-INFANTE J,et al. Updated international consensus diagnostic criteria for eosinophilic esophagitis:proceedings of the AGREE conference. Gastroenterology,2018,155(4):1022-1033.

［24］ROSEN I,MAHAMED A,GARAH J,et al.The management and course of eosinophilicoesophagitis inIsraeli children.Acta Paediatrica,2021,110(5):1653-1657.

［25］RUFFNER MA,SPERGEL JM.Eosinophilic Esophagitis in Children..Curr Allergy Asthma Rep,2017,17(8):54.

［26］MELANIE A RUFFNER,JONATHAN M SPERGEL. Pediatric eosinophilic esophagitis:updates for the primary care settin. Curr Opin Pediatr,2018,30(6):829-836.

［27］HIRANO I,CHAN ES,RANK MA,et al. AGA Institute and the Joint Task Force on Allergy-Immunology Practice Parameters Clinical Guidelines for the Management of EosinophilicEsophagitis. Gastroenterology,2020,158(6):1776-1786.

［28］DE VLIEGER L,SMOLDERS L,NUYTTENS L,et al. A Clinical Perspective on the Dietary Therapies for Pediatric Eosinophilic Esophagitis:The Gap Between Research and Daily Practice. Front Immunol,2021,12:677859.

［29］TALLEY NJ,SHORTER RG,PHILLIPS SF,et al. Eosinophilic gastroenteritis:a clinicopathological study of patients with disease of the mucosa,muscle layer,and subserosal tissues. Gut,1990,31(1):54-58.

［30］LUCENDO AJ,SERRANO-MONTALBAN B,ARIAS Á,et al. Efficacy of Dietary Treatment for Inducing Disease Remission in Eosinophilic Gastroenteritis. J Pediatr Gastroenterol Nutr,2015,61(1):56-64.

［31］ABOU RACHED A,El HAJJ W. Eosinophilic gastroen-teritis:Approach to diagnosis and management. World J Gastrointest Pharmacol Ther,2016,7(4):513-523.

［32］WALKER MM,POTTER M,TALLEY NJ. Eosinophilic gastroenteritis and other eosinophilic gut diseases distal to the esophagus. Lancet Gastroenterol Hepatol,2018,3(4):271-280.

［33］LUCENDO AJ,LOPEZ-SANCHEZ P. Targeted therapies for eosinophilic gastrointestinal disorders. Bio Drugs, 2020,34(4):477-493.

［34］ROSEN R,VANDENPLAS Y,SINGENDONK M,et al. Pediatric gastroesophageal reflux clinical practice guidelines:joint recommendations of the North American Society for Pediatric Gastroenterology,Hepatology, and Nutrition and the European Society for Pediatric Gastroenterology,Hepatology,and Nutrition. J Pediatr Gastroenterol Nutr,2018,66(3):516-554.

［35］MEHR S,FRITH K,BARNES EH,et al. Food-induced enterocolitis syndrome:a study based on the general population of Australia,2012-2014.Chin J Allergy Clin Immunol,2018,12（1）:99-106.

［36］MICELI SOPO S,GRECO M,MONACO S,et al. Food protein-induced enterocolitis syndrome,from practice to theory.Expert Rev Clin Immunol,2013,9（8）:707-715.

［37］NOWAK-WĘGRZYN A,CHEHADE M,GROETCH ME,et al. International consensus guidelines for the diagnosis and management of food protein-induced enterocolitis syndrome:Executive summary-Workgroup Report of the Adverse Reactions to Foods Committee, American Academy of Allergy,Asthma & Immunology.J Allergy Clin Immunol,2017,139（4）:1111-1126.e4.

［38］NOWAK-WĘGRZYN A,KATZ Y,MEHR SS,et al. Non-IgE-mediated gastrointestinal food allergy. J Allergy Clin Immunol,2015,135（5）:1114-1124.

［39］MORI M,OHTSUKA Y,ISHIDA A,et al. Outcome of infants presenting rectal bleeding:A retrospective study in a single institution. Pediatr Int,2015,56（6）:884-890.

［40］KAYA A,TOYRAN M,CIVELEK E,et al. Characteristics and prognosis of allergic proctocolitis in infants. J Pediatr Gastroenterol Nutr,2015,61（1）:69-73.

［41］MEYER R,CHEBAR-LOZINSKY A,FLEISCHER DM,et al. Diagnosis and management of non-IgE gastrointestinal allergies in breastfed infants An EAACI Position Paper. Allergy,2020,75（1）:14-32.

［42］SOPO SM,MONACO S,BERSANI G,et al. Proposal for management of the infant with suspected food protein-induced allergic proctocolitis. Pediatr Allergy Immunol, 2018,29:215-218.

［43］MARTIN VM,VIRKUD YV,SEAY H,et al. Prospective assessment of pediatrician-diagnosed food protein-induced allergic proctocolitis by gross or occult blood. J Allergy Clin Immunol Pract,2020,888（5）:1692-1699.

［44］QAMER S,DESHMUKH M,PATOLE S. Probiotics for cow's milk protein allergy:a systematic review of randomized controlled trials. European Journal of Pediatrics,2019,178（8）:1139-1149.

［45］BAHÇECI S,KARAMAN S,NACAROĞLU HT, et al. Changing epidemiology of non-cystic fibrosis bronchiectasis. Turk J Pediatr,2016,58（1）:19-26.

［46］WU J,ZHONG Y,SHEN X,et al. Maternal and early-life vitamin D deficiency enhances allergic reaction in an ovalbumin-sensitized BALB/c mouse model. Food Nutr Res,2018,62.

［47］YUAN J,ZHOU C,GAO J,et al. Prevalence of Celiac Disease Autoimmunity Among Adolescents and Young Adults in China. Clin Gastroenterol Hepatol,2017,15 （10）:1572-1579.

［48］ESPINO L,NÚÑEZ C. The HLA complex and coeliac disease. Int Rev Cell Mol Biol,2021,358:47-83.

［49］CAIO G,VOLTA U,SAPONE A,et al. Celiac disease:a comprehensive current review. BMC Medicine,2019,17 （1）:142.

［50］HUSBY S,KOLETZKO S,KORPONAY-SZABÓ I, et al. European Society Paediatric Gastroenterology, Hepatology and Nutrition Guidelines for Diagnosing Coeliac Disease 2020. J Pediatr Gastroenterol Nutr, 2020,70（1）:141-156.

［51］LUDVIGSSON JF,CARD T,CICLITIRA PJ,et al. Support for patients with celiac disease:A literature review. United European Gastroenterol J,2015,3（2）: 146-159.

第十一章　临床营养

第一节　临床营养风险筛查和评定

导　读

临床营养管理的核心目标是对存在营养风险患者通过规范化营养支持治疗改善患者临床结局和成本效果比。营养筛查、营养评定、营养干预是营养诊疗的三个关键步骤。通过营养风险筛查，发现具有营养风险的患儿，并借助营养评定制定营养支持治疗处方，是临床营养管理的基础。应对每位住院患儿在入院时进行营养筛查，判断其是否存在营养风险，即是否存在营养支持治疗的适应证。

营养筛查是指为"判断对营养风险筛查阳性（即存在营养风险）的患者，应进行营养评定个体是否已有营养不良或有营养不良的风险，以决定是否需要进行详细的营养评定"。对营养风险筛查阳性（即存在营养风险）的患儿，应进行营养评定。营养评定定义为"使用以下组合诊断营养问题的全面方法：病史、营养史、用药史、体格检查、人体测量、实验室数据"。营养评定能全面了解患儿营养状况以及分析营养不良的病因，有利于实施个体化的营养干预。

充足的营养不仅是维持机体生存的基础，也是儿童生长发育的基本要素。然而，无论是发达国家，还是发展中国家，疾病状态下患儿营养不良的现象仍普遍存在。儿童时期许多疾病如慢性腹泻、恶性肿瘤、烧伤或外科手术等，均会引发营养不良，影响预后。一些国际性的大宗病例报道认为大多数儿童的死亡原因与营养不足相关，在死亡危险因素中营养不良的相对危险度较高。儿童疾病相关的营养不良（disease-associated malnutrition）造成的原因可能有营养素的丢失，能量消耗的增加，营养物质摄入减少或营养素合成利用途经改变等。住院患儿营养不良主要指蛋白质能量摄入不足引起的营养不足。

关于住院儿童营养不良发生率的报道，绝大多数研究是根据体格测量的结果。据国外发达国家报道，住院儿童疾病相关性营养不良总体发生率在 6%~51%。不同疾病间营养不良的发生率也各不相同：神经系统疾病为 40%，感染性疾病为 34.5%，囊性纤维化为 33.3%，心血管疾病为 28.6%，肿瘤疾病为 27.3%，消化系统疾病为 23.6%。如果同时合并多种系统疾病，营养不良发生率可高达 43.8%。2015 年欧洲最新发表的一项多中心研究（14 家医院，$n=2\,400$）表明，根据体质指数 Z 值（BMI-Z）<-2 的诊断标准，住院患儿入院时营养不良的发生率为 7%（4.0%~9.3%），其中婴儿和 1~2 岁儿童发生率较高，分别为 10.8% 和 8.3%。国内相关研究的数据有限，2000 年于黎华等对入住上海交通大学医学院附属上海儿童医学中心准备行外科矫治手术的 512 例先天性心脏病患儿的术前调查中发现，营养不良发生率随年龄增加上升，最高可达 63.8%；其中青紫型患儿慢性营养不良发生率显著高于非青紫型患儿。PICU 入院时营养不良发生率为 24%，住院期间急性营养不良发生率高达 84%。2007 年，陶晔璇等对上海 3 家医院共 2 274 例患儿入院时进行体格测量，结果发现营养不良的发生率分别为：生长迟缓（年龄别身高 Z 值 <-2）7.1%、低体重（年龄别体重 Z 值 <-2）5.5%、消瘦（身高别体重 Z 值 <-2）5.2%。2013 年，谢琪等对广西地区 3 家医院的住院儿童进行调查发现，1 506 例患儿中，生长迟缓发生率为 10.16%（153/1 506），消瘦为 9.36%（141/1 506）。国内研究多为单中心研究，或者是同一地区不同家医院的多中心研究，缺少覆盖全国范围的多中心大样本流行病学研究数据结果。

营养筛查（nutrition screening）、营养评定（nutrition assessment）与营养干预（nutrition intervention）是营养诊疗（nutrition therapy）的 3 个关键步骤（图 11-1-1）。中华医学会肠外与肠内营养

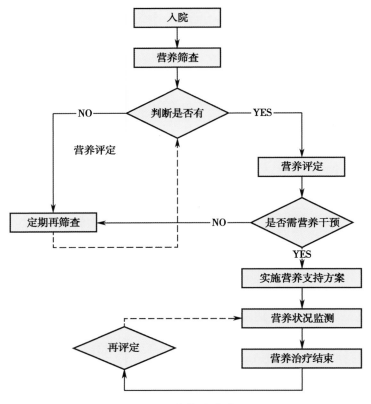

图 11-1-1 营养诊疗流程图

学分会、美国肠外与肠内营养学会和欧洲儿科胃肠病学、肝脏病学和营养学会指南均推荐对住院患者入院时进行营养筛查。儿科营养状况和生长发育较成年人更应受到重视。有研究进一步表明，住院期间20%~50%患儿的营养状况会继续恶化。因此临床需要快速、简便、准确的营养筛查工具，对入院患儿快速完成营养不良风险的筛查，并在住院期间能定期复查，以提高临床医师对住院患儿营养状况的重视程度，使需要营养干预的患儿及时得到营养支持。

一、营养筛查

营养筛查是指为"判断个体是否已有营养不良或有营养不良的风险，以决定是否需要进行详细的营养评定"。应注意的是，营养不良风险与营养风险在内涵上有区别。营养风险这一概念来自欧洲肠外与肠内营养学会（European Society of Parenteral and Enteral Nutrition，ESPEN）提出的营养风险筛查2002（NRS 2002）工具，以Kondrup为首的专家组在基于128个随机对照临床研究的基础上，明确"营养风险"的定义为"现存的或潜在的与营养因素相关的导致患者出现不利临床结

局的风险"。营养不良风险筛查的关注点在于发生营养不良风险的存在与否。基于现有的儿科营养筛查工具的目标，尽管有些工具的名称包含"营养风险"，但本质上还是在于筛查营养不足的风险，而非筛查营养不良风险。营养不足不仅基于较低的体重或身高，同时也要考虑是否存在近期饮食摄入不足和近期疾病状态，这些指标也可反映营养不足，尤其对那些入院时体重尚处于正常范围的患儿。

（一）营养筛查工具介绍

迄今为止，有超过70种营养筛查工具问世，营养筛查在成人中已得到普遍应用。在儿科领域，近15年来，陆续在不同国家出台了多个针对儿科的营养筛查工具，如儿科营养风险评分工具（Pediatric Nutritional Risk Score，PNRS），主观全面营养风险评价（Subjective Global Nutritional Assessment，SGNA），儿科营养不良筛查工具（Screening Tool for the Assessment of Malnutrition in Pediatrics，STAMP），营养状况和生长发育风险筛查工具（Screening Tool For Risk of Nutrition Status and Growth，STRONGkids），儿科Yorkhill营养不良评分工具（Pediatric Yorkhill Malnutrition Score，

PYMS），简易营养筛查工具（simple Pediatric Nutrition Screening Tool，PNST）和儿科数字化营养不良风险筛查工具（Pediatric Digital Scaled Malnutrition Risk Screening Tool，PeDiSMART）等。以下逐一简述之。

1. **儿科营养风险评分工具（Pediatric Nutritional Risk Score，PNRS）**　2000 年，Sermet-Gaudelus 等提出一项儿科营养风险评分工具，并在法国一家医院儿科病区首次使用。该工具针对 296 例年龄 >1 个月的患儿入院后 48 小时内完成评估，内容包括饮食情况（是否达到推荐量的 50%）、疼痛、消化系统症状（包括呕吐、腹泻等）和疾病严重程度等。根据收集资料评分，结果判断分为低（0 分）、中（1~2 分）、高（≥3 分）风险 3 组。提出，如果患儿处于中、高风险组则需采取不同层面的营养干预。Sermet-Gaudelus 等认为，这种采用综合评分的方法能很好地预测营养不良的风险，建议常规采用该工具对患儿入院时进行营养风险筛查。然而，评分工具需详细记录入院 48 小时的膳食，因过于烦琐和费时使应用受限，直到 2006 年仍未在法国普及推广。

2. **儿科主观全面营养风险评定（Subjective Global Nutritional risk Assessment，SGNA）**　2007 年，由加拿大 Secker 和 Jeejeebhoy 学者将适用成人的主观全面评价法（subjective global assessment，SGA）经过修正改良后，提出了应用于儿科主观全面营养风险评定（SGNA），适用于 31 天~ 18 岁的患儿。内容包括近期身高体重变化、父母身高、有无基础疾病、膳食调查（进食种类，量，固体和液体食物比例等）、胃肠道症状（包括恶心、呕吐、腹泻、食欲情况等）、生理功能状况以及皮脂肌肉消耗程度（主要根据体检和体格测量结果判断）。然后综合上述几方面指标评估营养风险程度，分别为营养良好、轻中度营养不良和重度营养不良。但 SGNA 很大程度上依赖评定者对有关指标的主观判断，还需要回顾大量既往史，较费时费力，不能满足快速临床筛查的目的。

3. **儿科营养不良筛查工具（Screening Tool for the Assessment of Malnutrition in Pediatrics，STAMP）**　McCarthy 等在 2008 年提出并于 2010 年修正的儿科营养不良评估的筛查工具（STAMP），适用于 2~17 岁患儿。内容包括三大参数：临床诊断和营养不良相关风险判断、住院期间膳食摄入

调查及身高体重的测量和评价。评分标准：每项最高 3 分；总分 4~5 分，为高度风险；2~3 分，为中度风险；0~1 分，为低度风险。随后 STAMP 在英国、西班牙包括国内部分医院进行有效性的验证，被认为是较为可靠的筛查工具。

4. **营养状况和生长发育风险筛查工具（Screening Tool for Risk of Nutrition and Status and Growth，STRONGkids）**　2009 年，荷兰学者 Hulst 等发表的营养状况和生长风险筛查工具（STRONGkids），内容包括 4 个方面：营养不良主观评估、疾病相关营养不良风险评估、营养摄入和丢失情况（摄入减少、腹泻、呕吐）、体重丢失和增长情况。评分标准：每项最高 2 分；总分 4~5 分，为高度风险；1~3 分，为中度风险；0 分，为低度风险。该筛查工具首次在荷兰 44 所医院内 424 例 >1 个月的患儿中成功应用，根据标准评分，结果分为低、中、高风险，并发现 62% 的儿童存在营养不良风险。存在高风险的儿童比无风险者 WHZ 评分更低，发生急性营养不良的比例更高，且住院时间延长。因其操作简便，耗时短，被多位学者推荐应用于临床。

5. **儿科 Yorkhill 营养不良评分工具（Pediatric Yorkhill Malnutrition Score，PYMS）**　2010 年，英国人 Gerasimidis 等提出的儿科 Yorkhill 营养不良评分工具（PYMS）。适用于 1~16 岁儿童，筛查分 4 个方面，包括体重指数（body mass index，BMI）、近期体重变化、近期（过去 1 周）膳食情况、预计当前疾病对营养状况的影响。每项最高 2 分，总分 1 分提示中度营养不良风险，≥2 分则表示存在高风险。Gerasimidis 对该工具进行了多项临床验证，发现与作为金标准的全面营养评估（包括膳食调查、人体测量、营养相关生化指标、能量需要等）相比，Kappa 系数为 0.46。而护士和营养师评分者间一致性比较的 Kappa 系数为 0.53，一致性水平中等，说明其具有较好的临床可靠度和适用性。2014 年 Wonoputri N 等验证发现，以 SGNA 为参考标准，PYMS 较 STAMP 及 STRONGkids 具有更高的可靠性。

6. **简易营养筛查工具（simple Pediatric Nutrition Screening Tool，PNST）**　2014 年，澳大利亚学者 White 提出简易营养筛查工具（PNST），包括 4 个方面的问题：近期体重是否有体重丢失、最近几个月内是否体重增加、最近几周是否有饮食摄

入减少、患儿目前是否消瘦或肥胖。若 2 个及 2 个以上的问题回答"是"则考虑存在营养不良的风险。该工具和 STRONGkids 一样不涉及人体测量，不耗时，操作简便。

7. 数字化测量营养不良风险筛查工具（PeDiSMART） 2015 年，希腊学者 Karagiozoglou-Lampoudi T 提出的数字化测量营养不良风险筛查工具（PeDiSMART）。通过四个方面进行评估：①根据体重 Z 值评分得到营养状况的评价；②营养摄入水平；③影响膳食摄入的症状；④疾病整体的影响。每一项评分为 0~4 分，考虑到年龄越小，营养不良发生率越高，< 1 岁的患儿有 2 分的调整范围，总分为 0~18 分，轻、中、重度营养不良风险分别为 0~5 分、6~8 分、>8 分。

（二）营养筛查工具临床应用评价

大多数国外出台的儿科营养筛查工具如 STRONGkids、PYMS 和 STAMP 均是基于 ESPEN 提出的营养筛查工具的原则开发构建的，即反映实际的营养状况（身高和体重）；体重的变化情况；疾病状况对营养状况的影响；饮食摄入情况。有些营养筛查工具则是从成人营养筛查工具改良而来的，如 SGNA。由于不同的筛查工具设计有不同的筛查目的和适用范围，如何选择合适的营养筛查工具仍然困扰临床工作者。

就儿科筛查工具的筛查目标而言，除了 SGNA 和 PNRS 工具外，其余均在入院时即可完成。所有的筛查工具均以识别是否需要营养干预为目的，其中 PeDiSMART、PYMS、STAMP 和 SGNA 工具还具备营养评估的功能，可评估儿童住院时的营养状况，而 STRONGkids 和 PNST 不具备，因为这两项工具均不包含体格测量，仅通过筛查者的主观经验判断患儿是否有营养不良。PeDiSMART、PYMS、STRONGkids 和 PNRS 工具一样，可预测无营养干预下的临床结局。

目前认为，评价一项筛查工具的临床有效性（usefulness）应具备四项基本原则：实用性（practicality）、可重复性（reproducibility）、一致性（concurrent）和预测效度（predictive validity）。决定筛查工具效度的好坏，重要的是要考虑灵敏度（sensitivity）和特异度（specificity），以便能对筛查结果准确地分类。灵敏度反映筛查工具正确识别营养不良或营养风险的概率，即真阳性率。特异度反映筛查工具正确识别未发生营养不良或营养

风险的概率，即真阴性率。关于金标准的选择仍有争议。以往，临床上多采用综合营养评定作为检验效度的金标准，但由于不同国家的营养师判断的标准把握不尽相同，造成结果之间无法进行比较的可能。除了综合营养评定外，STRONGkids 采用客观评估标准（人体测量指标分别为 HFA 和 WFH）作为金标准，得出该工具灵敏度为 69% 和 71.9%，特异度为 48.4% 和 49.1%。而 PNST 采用 SGNA 作为金标准进行比较，得出灵敏度为 77.8%，特异度为 82.1%，阳性预测值 69.3% 和阴性预测值 87.6%，而采用 BMI 作为金标准时灵敏度为 89.3%，特异度为 66.2%，阳性预测值 22.5% 和阴性预测值 98.4%。因此，在评价不同筛查工具间的准则效度时，需注意金标准选择不同会带来不同的研究结果。由于 SGNA 综合体格测量、既往病史、膳食调查、消化道症状、生理功能等多方面的评估，结果分为营养良好，轻、中、重度营养不良，接近于营养评估的金标准要求，因此，近 3 年来已逐步被作为营养不良评定的"金标准"使用。

Gerasimidis 等报道 PYMS 工具在护士和营养师之间的一致性水平同样是中等（Kappa=0.46），而 STRONGkids 的一致性水平在护士和儿科医师间稍高（Kappa=0.61）。临床实践中，营养筛查工具应由护士执行较为合理，然而由于护士缺乏营养专业知识背景，如果未经过专业的培训，执行可能会降低准确性，如果筛查工具的执行者是护士的话，应用前需对护士进行相关的培训。

论筛查工具的便捷性，STRONGkids 由于不包括体格测量，所以相对花费的时间较少，平均为 3~5 分钟，仅 0.4% 患儿花费时间超过 5 分钟，被认为操作简便、实用性强。而 STAMP 需 10~15 分钟左右完成。然而也有作者认为，在临床实践中，身高和体重本身是临床常规监测的指标，不会过多增加临床工作者的负担，因此建议将体格测量包含入营养筛查评分中。

营养不良包括营养不足和营养过剩两个概念，几乎所有的儿科营养筛查工具只考虑了营养不足的问题。PNST 工具虽包含营养过剩的筛查，然而其准确性似乎不令人满意。考虑到儿童超重和肥胖的发生率较以往明显增高，建议儿科营养筛查工具应包含这方面的筛查。

由于合适的营养干预能影响临床结局，如住院天数或并发症的发生等，因此入院时对临床结

局的预测能力,可能是一项营养筛查工具最有价值的部分,即预测效度高,将证明早期营养干预具有成本效益比。评价一种筛查工具的临床预测有效性,需观察经该工具筛查阳性的患者接受治疗后,能否改善临床结局。NRS 2002 是唯一以发现医院内哪些患者可通过应用支持改善结局为目标的筛查工具。目前还没有一项儿科营养筛查工具完成预测效度的检验,即通过营养支持对有营养不良风险的患儿临床结局是否会产生影响。我们不能认为所有营养不足或有营养不足风险的住院患儿均能从营养支持中获益。某些患儿因疾病本身对病程产生巨大影响,营养支持与否带来的益处可能并不明显。仅基于观察性研究所获得的工具,其筛查阳性结果不足以反映对不良结局的预测。因此,国际上至今仍没有对儿科营养筛查工具的推荐达成共识。

(三)营养不良风险发生率

近 10 年来,国际上关于住院患儿营养不良风险发生率见陆续报道,但由于使用的营养筛查工具及研究人群的不同,故发生率存在一定的差异,且研究的结果大多来自于小样本的研究。2000年,Sermet 等通过 PNRS 筛查工具对法国一家儿童医院来自不同科室的 296 例患儿进行营养不良风险的筛查,约 44.3% 存在高度营养不良的风险,约 40.9% 存在中度营养不良的风险。2010年,Geradimidis 等应用 PYMS 筛查工具,调查发现约 13.8% 存在高度营养不良风险(n=247)。2011年,Hulst 等用 STRONGkids 工具对住院患儿进行评分,结果显示 8% 患儿存在高度风险,54%患儿存在中度风险。2012年,西班牙学者 Lama等用 STAMP 对 250 例患儿进行营养筛查发现,48.4% 患儿存在营养不足的风险。2014年,澳大利亚学者 White 等应用 PNST 筛查结果表明 295例住院患儿中 37.6% 存在营养不良风险。同年,新西兰学者 Moeeni 等用 STRONGkids 筛查发现,162 例患儿中 84% 存在营养不良的风险(系护士完成调查)。土耳其学者 Durakbaşa 等对儿外科患儿同样应用 STRONGkids 筛查发现,35.7%患儿存在中/高度营养不良的风险。2015年,希腊学者 Karagiozoglou-Lampoudi 等提出并应用PeDiSMART,对 500 例住院儿童评分,结果 6.6%患儿存在高度营养不良风险,26% 存在中度风险。我国南京市儿童医院采用 STRONGkids 工具对住院患儿进行营养风险筛查,发现 1 325 例住院患儿约 9.1% 存在高度营养风险,43.3% 存在中度营养风险。同时,南京儿童医院研究发现心脏疾病、呼吸疾病和血液及肿瘤疾病居高度营养不良风险发生率前三位。此外,婴儿相较其他年龄段儿童,其营养不良风险发生的比例较高。Cameron 等对先天性心脏病患儿调查发现,1 岁以内患儿营养不良的发生率高达 80%,显著高于其他年龄段的儿童(18%)。婴儿期生长发育迅速,而自身能量储备少、消化吸收功能不完善,易患肠炎等消化道感染性疾病。同时婴儿疾病谱多为发育畸形或慢性消耗性疾病如反复发作的肺炎,易影响食欲,导致摄入减少,增加了婴儿住院期间营养不良的风险。因此,婴儿是临床营养监测的高危人群。

二、营养评定

营养评定定义为"使用以下组合诊断营养问题的全面方法:病史、营养史、用药史、体格检查、人体测量、实验室数据"。营养评定能全面了解住院患儿营养状况以及分析营养不良的病因,有利于实施个体化的营养干预。儿童营养评定的方法较多,但至今也没有统一的标准。传统的营养评定方法包括膳食调查、体格测量和实验室指标等,多由富有经验的营养师完成,记录烦琐,较为费时耗力。在繁重的临床工作中,医务人员通常先对住院儿童进行营养筛查,再进行更进一步综合的营养评价。

1. 病史分析　了解患儿是否存在急、慢性疾病及用药情况,评估疾病的严重程度。询问患儿生产史、喂养史、手术史、食物过敏史等。

2. 膳食调查　膳食调查是营养调查的基本组成部分之一。通过膳食摄入(喂养)量和种类的详细询问和记录调查对象每日每餐的所有食物的实际消耗量,再经食物成分表或营养软件计算和分析,将结果与相应性别与年龄组的每日膳食能量和营养素参考摄入量(dietary reference intakes,DRI)进行比较,得到的结果较为准确,有临床参考价值。针对住院患儿的膳食调查通常采用回顾记录法和称重法两种,可根据调查目的和实际条件选择单一或混合的方法,每次调查时间一般为 1~7 天。为了使所收集的资料和数据尽量准确完整,通常需配备一些食物模具或图谱,指导被调查者或其监护人能够准确描述摄入量。另外,因儿童的生长发育受到长期饮食习惯的影响,可在膳食回顾记录法的同时,通过询问既往6个月或1年食物摄入种类、频数和估量来获得被调查对象的平时膳食构成和模式,即称为食物频数法。称重法是将被调查对象的每日每餐(包括零食或点心)每种菜肴的实际消耗量,通过各种食物的生重、熟重和剩余量的精确称重,计算出营养素的摄入量,此方法得到的结果较为准确,但较单纯的回顾记录法烦琐,且需一定的称重设备和条件。由于上述膳食调查方法记录烦琐,较为费时耗力,通常需富有经验的营养师完成。

3. 体格测量 因操作简便,又无创,能较客观地评估人体生长及短期和长期的营养状况,也是目前临床上常用的评价营养不良的方法。体格生长参数是评价儿童营养状况的重要指标,能快速评估人体生长及短期和长期营养状况。精确测量获取真实生长数据是正确评价的基本要素。体格测量指标包括体重、身高(长)、头围、胸围、肱三头肌皮褶厚度、上臂中围等。应用最广的人体测量学营养评定方法包括Z值评分法、生长曲线法等。

4. 参考标准选择 若要客观准确评价和比较儿童营养不良发生率,需要有一个统一的得到公认的参考标准。目前国内外评价儿童生长发育和营养状况常用的有5种参考标准,即:①2006年WHO生长参考标准,此标准适用于6岁以下儿童;②美国国家卫生统计中心(National Center for Health Statistics,NCHS)和疾病预防控制中心(Center for Disease Control and Prevention,CDC)2000年建立的CDC2000生长曲线,适用于0~18岁儿童;③中国2005年九大城市体格发育参考值,适用于7岁以下儿童;④国际肥胖任务小组建立的肥胖标准;⑤中国肥胖问题工作组推荐的中国学龄儿童青少年超重、肥胖筛查BMI值分类标准,适用于7~18岁肥胖人群。由于这些参考标准数据来源的人种、地区因素,使其在每个国家间,尤其是发展中国家的应用中存在局限性。因此,对儿童生长发育和营养状况进行评价时,需根据不同研究目的选择适当的评价标准,同时注意评价指标的选择,将年龄别身高(height for age,HFA)、年龄别体重(weight-for-height,WFA)、身高别体重(weight-for-height,WFH)、体重指数(body mass index,BMI)和腰围等指标综合运用。只有在了解各标准的优缺点后,才能合理解释选用不同评价标准和指标所得出的研究结果,最终得出正确结论。

在儿童(<10岁)的生长评价中将Z值-2和2作为各指标的界值,即相当于百分位数法的P3和P97。

5. 人体测量学营养评定方法

(1)Z值评分法:通过评价年龄别身高Z值(height-for-age Z score,HFA-Z)、年龄别体重Z值(weight-for-age Z score,WFA-Z)和身高别体重Z值(weight-for-height Z score,WFH-Z)来判断儿童的营养状况,以<-2和<-3位界值点来分别判断儿童中度和重度营养不良。5岁以下儿童常采用WFH-Z、HFA-Z和WFA-Z值这些指标来评估,5~19岁儿童及青少年由于生长曲线参考值标准的限制(WFA-Z值参考标准年龄上限为10岁),通常采用BMI-Z值进行评估。WFA-Z<-2为低体重,是反映儿童急性营养不良的指标,也是评价5岁以下儿童营养状况的常规指标,WFA-Z>2提示可能超重肥胖,但通常很少运用该指标进行评价,因为WFH-Z或BMI-Z指标比其更有价值。HFA-Z<-2为生长迟缓,是慢性营养不良的指标。HFA-Z>2提示身材高大,在临床上对某些内分泌疾病的诊断如分泌生长激素的肿瘤有意义。WFH-Z<-2为消瘦,是判断儿童近期及长期营养状况的综合指标。WFH-Z>2提示可能营养过剩即"超重"。需要注意的是,尽管高WFH-Z与肥胖的脂肪组织间有较强的相关性,但瘦体块在高WFH-Z中也占有较多的比重,因此,在个体评价中,通常不用高WFH-Z来描述肥胖,而用"超重"一词较为恰当。Z值评分法在一定程度上消除了种族、发育水平和地区差异,可比较不同年龄、不同性别儿童生长发育情况,是最常用的儿科营养不良评价方法。

(2)生长曲线法:对于儿科患者来说,由于机体营养状况对生长速度非常敏感,故采用生长曲线图来评估非常必要。对于早产儿2岁以内的体格生长指标的测量结果,应按校正年龄来对照生长曲线表。头围测量是筛查婴幼儿潜在脑发育或神经功能异常的常用指标,通过定期头围监测,可及时发现头围过大或过小的异常现象,以便及时进一步诊断和治疗。

肱三头肌皮褶厚度可以评估皮下脂肪消耗情况,上臂中围的测量可以间接反映人体骨骼肌消耗程度。陈芳芳等认为,测量肱三头肌皮褶厚度和上臂围对于评价严重营养不良更为敏感。有研究发现,上臂围低于50%的危重患儿死亡率更高。但由于测量工具不统一和测量的准确性对评价结果影响很大,至今又尚未制定统一的评价标准,故目前临床未被广泛使用。

（3）中位数百分比法:也是目前医疗机构使用较为广泛的评价儿童营养不良的方法,其分级标准见表 11-1-1。

表 11-1-1　中位数百分比法评价营养不良的分级标准

	年龄别体重	年龄别身高	身高别体重
正常	90~110	≥95	≥90
轻度营养不良	75~<90	90~<95	80~<90
中度营养不良	60~<75	85~<90	70~<80
重度营养不良	<60	<85	<70

（4）体重指数（BMI）法:是另一种利用身高、体重评价营养的方法,其实际含义是单位面积中所含的体重值。由于 BMI 与身体脂肪存在高度的相关性,对青春期超重肥胖的判断好于WFH-Z,而且是儿童期、青春期及成年期均可使用的营养监测指标。中国肥胖问题工作组建议将体重指数的 P85 和 P95 分别作为超重和肥胖的界值点,即体重指数大于或等于同年龄同性别人群P95 值为肥胖,在 P85 和 P95 之间为超重。

需注意的是,如果患儿存在腹水或水肿情况时,体重的测量结果则会受到影响。

6. **实验室检查**　由于营养缺乏症的各种临床症状和体征常常混杂在一起,通常需要根据疾病和膳食史的线索设定实验室检查项目。临床常用的生化检验内容包括:血浆(清)蛋白水平、免疫指标和各种营养素的测定。①血浆(清)蛋白测定:是临床评价蛋白质营养状况的常用指标,其灵敏度受半衰期、代谢库的大小影响。目前临床常用的指标有白蛋白、前白蛋白和视黄醇结合蛋白,其中白蛋白是目前评价蛋白营养状况的最常用生化指标,持续低白蛋白血症是判断营养不良的可靠指标之一,但由于其半衰期较长,短期蛋白质摄入不足时,机体可通过分解肌肉释放氨基酸,提供合成蛋白质的基质,同时循环外白蛋白可向循环内转移,使血浆白蛋白维持在一定水平,因此,不能发现边缘性蛋白质营养不良。前白蛋白和视黄醇结合蛋白的半衰期短,故对体内蛋白质的储备评价的敏感性更高,在疾病稳定期或长期营养支持时则是较理想的动态观察指标。白蛋白反映体内蛋白储存的敏感性低;前白蛋白反映体内蛋白储存的敏感性好,铁缺乏时会代偿性增高;视黄醇结合蛋白反映体内蛋白储存的敏感性强,维生素缺乏时下降。除了血浆蛋白外,还有氮平衡、血清游离氨基酸浓度、尿 3-甲基组氨酸、尿羟脯氨酸、肌酐身高指数和血红蛋白等指标也可用于蛋白质营养状况的评价。②免疫指标测定:大多数营养素缺乏对免疫功能有着不可忽视的影响。当长期蛋白质-能量营养不良时,可表现为血清免疫球蛋白(如 IgA、IgG、IgM)和外周血总淋巴细胞计数下降等。③其他营养素指标:目前临床上已常规开展的其他营养素指标有血清总胆固醇、血清总甘油三酯(三酰甘油)、游离脂肪酸和磷脂;锌、铜、铁、硒等微量元素;维生素 B_{12}、叶酸、维生素 D_3、维生素 A、维生素 E 和 β-胡萝卜素等的测定。

（陆丽娜　王莹）

第二节　肠外营养

导　读

肠外营养(PN)是指通过中央导管或静脉输送营养物质,满足患儿营养需要,当胃肠道没有功能或能量需求大于胃肠道营养量时使用,是必要的治疗方法。进行肠外营养时先对患儿进行综合评估,如体重、身高、身体质量指数测量,血清电解质、镁、钙、磷、甘油三酯、锌、铁或维生素 B_{12} 水平等检测,根据评估结果和疾病计算出营养所需量,并合理有效实施。因肠外营养需多专科参与共同完成,为此建立多学科营养支持团队。肠外营养应关注相关的并发症,尽可能避免或减少其发生。也应关注肠内营养,从最小量肠内营养开始到足量肠内营养,直至停止 PN。

肠外营养（parenteral nutrition，PN），是指不能口服或肠内提供足够的营养需求，通过中央导管或静脉输送营养物质，以满足患儿营养需求的营养方法。当胃肠道没有功能、无法获取或热量需求大于胃肠道获得时使用，应尽可能避免使用。因为 PN 比肠内营养（enteral nutrition，EN）更昂贵，风险更高，副作用更大。PN 的时间取决于患者的疾病、年龄等，如小早产儿，仅饥饿几小时就可能发生低血糖，如果不能耐受足量的 EN，则必须在出生后不久实施 PN。年龄较大的儿童和青少年，可以耐受较长时间的营养供给不足（最多 7 天），这取决于患者的年龄、营养状况和疾病以及干预的类型（手术或医疗等），只要有可能，PN 应该与 EN 一起应用。营养的实施应建立多学科的儿科营养支持小组，以保证患儿的营养需求。

一、概述

当患儿在较长时间内无法通过肠内营养方式补充营养时，肠外营养是非常必要的。3~5 天内不能经肠内营养摄入充足的营养物质，这是应用肠外营养的指征。极低出生体重婴儿（very low birth weight，VLBW）和已患营养不良的患儿，2~3 天内不能经肠内营养摄入足够的营养，有可能严

重消耗体内有限的储备，则需肠外营养。对那些能够经口或胃管进行喂养的患儿，PN 不是他们的首选。虽然 PN 被认为是一种挽救生命的治疗，也被临床广为接受，但 PN 会导致机体代谢紊乱、感染等并发症，所以选择 PN 应慎重（表 11-2-1）。PN 组成是依据人体营养所需各种营养素配制而成，其量根据患儿年龄、生长发育和疾病状况确定，肠外营养各种营养素推荐量参考表 11-2-2。

二、营养的需求

（一）能量

WHO 推荐的方案对 >1 岁儿童的评估相对准确，方案提供了静息状态下的能量消耗（resting energy expenditure，REE），估计日常能量需求在照顾导致营养不良或肥胖的儿童时尤为重要。他们的能量需求很难估计，因为疾病和身体活动的代谢需求和身体的变化，以及由瘦组织组成的比例。REE 占每日总支出的 60%~70%，用于估计总能量需求，以实现一个特定的临床目标：体重维持、减少或增加。建立基于年龄、性别、体重和长度/身高的预测方程，以估计无法直接测量时的 REE，对疾病状况或身体成分改变的儿童测量不准确。最佳的方法是通过间接热量法精确测量的 REE，

表 11-2-1　肠外营养的指征

类别	疾病
外科性胃肠功能紊乱	腹裂、脐膨出、气管食管瘘、多重肠道闭锁、胎粪性肠梗阻合并腹膜炎、肠旋转不良和肠扭转、先天性巨结肠合并小肠结肠炎、膈疝
婴幼儿难治性腹泻病	
炎症性肠病	克罗恩病、溃疡性结肠炎
短肠综合征	
严重的急性营养性疾病	胰腺炎、伪膜性小肠结肠炎、坏死性小肠结肠炎
严重的吸收障碍	特发性肠绒毛萎缩
慢性先天性假性肠梗阻	
胃肠道瘘	克罗恩病等疾病导致的瘘
高代谢状态	严重的烧伤和外伤
肾衰竭	
低出生体重婴儿	有窒息史的婴儿、极低出生体重儿、呼吸窘迫综合征
恶性肿瘤	放射性肠炎、化疗导致的严重呕吐和肠功能紊乱
骨髓和器官移植	
特殊状态	神经性畏食、囊性纤维化、心力衰竭、肝功能衰竭、败血症
少见的肠功能紊乱	先天性肠微绒毛萎缩、乳糜胸、乳糜腹、隐孢子虫感染所致的分泌性腹泻

表 11-2-2　肠外营养各种营养素推荐量

年龄组	水 ml/kg	能量 kcal/kg	氨基酸 g/kg	葡萄糖 g/kg	脂肪 g/kg	钠 mmol/kg	钾 mmol/kg	钙 mmol/kg	磷 mmol/kg	镁 mmol/kg
早产儿	140~160	110~120	1.5~4	18	3~4	3~5	2~5			
新生儿	140~160	90~100	1.5~3	18	3~4	2~3	1.5~3			
0~1 岁	120~150	90~100	1~2.5	16~18	3~4	2~3	1~3	0~6 个月 0.8、7~12 个月 0.5	0.5	0.2
1~2 岁	80~120	75~90	1~2	1~3	2~3	1~3	1~3	0.2	0.2	0.1
3~6 岁	80~100	75~90	1~2	1~3	2~3	1~3	1~3	0.2	0.2	0.1
7~12 岁	60~80	60~75	1~2	1~3	2~3	1~3	1~3	0.2	0.2	0.1
13~18 岁	50~70	30~60	1~2	1~3	2~3	1~3	1~3	0.2	0.2	0.1

在测试过程中,患者应处于平静和清醒的状态,仰卧位,没有进行任何体育活动或接受任何已知的改变心率的药物(如支气管扩张剂等)。5 岁以上发育正常的儿童这个值乘以一个系数就能得出机体处在生长、活动及药物治疗状态下的能量消耗,由此推断出机体总的每日能量需要量(表 11-2-3)。间接能量计算法(呼吸商)能够提供精确且实用的测量 REE 的方法,当患儿对能量需求越来越大或营养治疗对患儿没有起到应有的作用时,应该要采用这种测量方法。对没有使用鼻导管的患儿,运用间接能量测定法测定能量消耗值是准确的。各种状态下所需能量见表 11-2-4。

(二)液体

液体的需要量取决于患儿的机体状态、体型、年龄、环境因素(如辐射的加热作用、光照疗法等)和患儿本身的疾病。儿童每日的液体需要量如表 11-2-5 所示。早产儿有自己特殊的液体需求量。导致体内液体需求量增加的因素有辐射的加热作用、单面保温箱和光照疗法,而减少液体需求量的因素则包括防热设施、热毯、双面保温箱。另外,对于低出生体重(low birth weight,LBW)婴儿而言,过多的液体摄入[150ml/(kg·d)]会导致患儿动脉导管未闭、支气管肺发育异常、新生儿坏死性小肠结肠炎等。

通过 PN 提供足量液体来保证足够的能量是必需的,特别是外周静脉,但必须避免液体过量。常用高浓度的葡萄糖溶液和 20% 的脂肪乳剂来提高能量,以便减少总液体量。液体中除电解质外还有蛋白质、维生素和矿物质。推荐的 PN 方案不仅要满足机体的液体量的需要,而且经改良后能补充机体正在损失的液体。

(三)碳水化合物

PN 中非蛋白能量的主要来源是右旋葡萄糖,它在静脉中以单糖形式存在,每克产生 3.4kcal 热量,不像肠内葡萄糖或其他碳水化合物那样,每克葡萄糖产生 4kcal 热量。在 PN 溶液中,葡萄糖是构成渗透压的主要成分。外周 PN 中葡萄糖的浓度 >10%,静脉炎的发生率增高,导致缩短了外周静脉的使用时间。碳水化合物的负荷增加,会刺激胰岛素分泌,从而防止糖尿的发生;溶液中含有过多的糖也会导致肝脏脂肪变。如果溶液中只有葡萄糖作为能量物质,与同时含有脂质的溶液相比,容易导致水潴留。正如前面所提到的,平衡的 PN 溶液,包括碳水化合物、氨基酸和脂肪等,能避免:①肝脏脂肪变性;②水潴留;③机械通气患儿呼吸系统损伤加重。当葡萄糖作为溶液中唯一的非蛋白能量来源时,二氧化碳的释放量比溶液中含脂肪乳剂作为能量来源的溶液产生二氧化碳量高。

早产儿在出生后的早期对葡萄糖的耐受能力较低,时常发生高糖血症(125mg/dl)。如果在输液中除葡萄糖外还有其他的碳水化合物(如半乳糖和果糖),这样能提高总的碳水化合物能量,又可避免高血糖症的发生。如果一开始葡萄糖的输注速度不超过肝脏所能承受的葡萄糖的代谢能力时[6~8mg/(kg·min)],那么新生儿就能够较好地

表 11-2-3 健康状态下能量需求

年龄	能量预测公式				
0~3 个月	89×重量（kg）-100+175				
3~6 个月	89×重量（kg）-100+56				
6~12 个月	89×重量（kg）-100+22				
12~24 个月	89×重量（kg）-100+20				
男	能量预测公式	久坐不动的 PA 系数	低活性 PA 系数	活动 的 PA 系数	非常活跃的 PA 系数
3~8 岁	88.5-61.9×年龄+ PAL，[（26.7×重量）+903（高度）]+20	1.00	1.13	1.26	1.42
9~18 岁	88.5 61.9×年龄+ PAL，[（26.7×重量）+903×（高度）]+25	1.00	1.13	1.26	1.42
>18 岁	662-9.53×年龄+ PAL，[（15.91×重量）+539.6×（高度）]	1.00	1.11	1.25	1.48
超重 3~18 岁	114-50.9×年龄+ PAL，[（19.5×重量）+1 161.4×（高度）]	1.00	1.12	1.24	1.45
女	能量预测公式	久坐不动的 PA 系数	低活性 PA 系数	活动 的 PA 系数	非常活跃的 PA 系数
3~8 岁	135.3-30.8×年龄+ PAL，[（10×重量）+934×（高度）]+20	1.00	1.16	1.31	1.56
9~18 岁	135.3-30.8×年龄+ PAL [（10×重量）+934×（高度）]+25	1.00	1.16	1.31	1.56
>18 岁	354-6.91×年龄+PAL，[（9.36×重量）+726×（高度）]	1.00	1.12	1.27	1.45
超重 3~18 岁	389-41.2×年龄+ PAL，[（15×重量）+701.6×（高度）]	1.00	1.18	1.35	1.60

注：PA（physical activity）=体力活动, PAL（physical activity level）=体力活动水平。

预测公式中重量（kg）和高度（m），估计的能量需求计算中包含一个 PA 系数。

基于 PAL（计算总能量消耗与 REE 之比）的 PA 类别如下：久坐= PAL 估计为≥1.0 和 <1.4；低活性= PAL 估计为≥1.4 和 <1.6；活性= PAL 估计为≥1.6 和 <1.9；非常活跃的= PAL 估计为≥1.9 和 <2.5。

表 11-2-4 不同状态下能量需求

REE×1.3	卧床状态下营养状态较好的儿童、轻至中度应激强度、小手术
REE×1.5	伴有轻至中度应激强度可正常活动的患儿、严重应激状态下不活动的患儿、败血症、癌症、大手术、可最低限度活动伴有营养不良及需要追赶生长的患儿
REE×1.7	需要追赶生长的可活动的患儿、严重应激状态下可活动的患儿

注：REE×调整系数用来评估儿童的日常能量需要量。

表 11-2-5 肠外营养推荐的液体量
（心血管和肾脏功能正常的患儿）

体重（kg）	液体量
<10kg	100ml/（kg·d）
10~30kg	2 000ml/（m²·d）
30~50kg	100ml/h（2.4L/d）
>50kg	124ml/h（3L/d）

注：婴儿的液体量可先从 10ml/（kg·d）增加，然后逐渐增加到需要量[如果可以耐受，液体量最大可达到 200ml/（kg·d）]。

>10kg：每天增加最初液体量的 10%，直到能量摄入达到需要量[如果可以耐受，液体量最大可达到 4 000ml/（m²·d）]。

耐受葡萄糖。早产儿即使是在较低的输注速度时也会发生高糖血症。新生儿推荐葡萄糖的输注速度为 5~12mg/(kg·min)，而对稍年长的儿童及青少年则推荐 2~5mg/(kg·min)，应注意监测血糖。

（四）蛋白质

蛋白质的足量供给是维持正氮平衡的基础，才能保障儿童正常生长发育，不同年龄儿童所需蛋白质不同（表 11-2-6）。蛋白质水解成氨基酸供机体利用，其中必需氨基酸供给最为关键，只能从体外获得，如氨基酸配方不均衡，则易发生高氨血症等，在配方中精氨酸的增加，氨基乙酸减少，高氨血症的发生越来越少。代谢性高氯酸血症是早期应用晶体氨基酸配方出现的问题，赖氨酸盐中用醋酸盐代替氯化物以及组氨酸的应用，使得代谢性高氯酸血症明显降低。除了毒副作用降低外，晶体氨基酸还能够增加体内氮保留率，而不是蛋白质的水解。专门为婴儿和儿童设计的配方提供足够的非蛋白能量时，这样的溶液能使新生儿和婴儿体重增加以及达到正氮平衡。晶体氨基酸的应用会导致血浆中部分氨基酸浓度发生变化，如氨基乙酸、苯丙氨酸、蛋氨酸的浓度升高，支链氨基酸（branched-chain amino acids，BCAAs）、酪氨酸和半胱氨酸浓度降低。健康儿童必需氨基酸需求与成人不同，除正常维持新陈代谢外，还需要生长发育所需。因此，根据蛋白质沉积的速率、全身蛋白质的氨基酸组成和蛋白质的利用效率估计，计算出不同年龄儿童氨基酸需求量（表 11-2-6~表 11-2-8）。

表 11-2-6　婴儿、儿童和青少年的蛋白质需求

年龄	需要量（EAR）[g/(kg·d)]	推荐摄入量（RDA）[g/(kg·d)]	每天摄入总量（g）
7~12 个月	1.0	1.2	11
1~3 岁	0.87	1.05	13
4~8 岁	0.76	0.95	19
9~13 岁	0.76	0.95	34
14~18 岁（男）	0.73	0.85	52
14~18 岁（女）	0.71	0.85	46

注：平均需要量（estimated average requirement，EAR）=身体维持量+生长需要量；推荐摄入量（recommended dietary allowance，RDA）= EAR +2×SD。

表 11-2-7　0~6 月龄婴儿必需氨基酸需要量

必需氨基酸	推荐摄入量[(mg/(kg·d)]	摄入总量（mg）
组氨酸	36	214
异亮氨酸	88	529
亮氨酸	156	938
赖氨酸	107	640
蛋氨酸+半胱氨酸	59	353
苯丙氨酸+酪氨酸	135	807
苏氨酸	73	436
色氨酸	28	167
缬氨酸	87	519

早产儿 2.5~3.5g/(kg·d) 氨基酸和 80kcal/(kg·d) 能量，氮保留能力接近宫内水平。年长儿及青少年的氨基酸量 1.0~2.0g/(kg·d)。新生儿从 1.5~2.5g/(kg·d) 开始，然后逐渐加量到需要量。对没有与蛋白质代谢有关的肝病和肾功能不全的婴幼儿和年长儿，开始就给予其目标剂量氨基酸。枫糖尿病患儿需要特殊的氨基酸，应每日监测血清中的氨基酸浓度，以便及时增加和减少蛋白质。肝衰竭和肝性脑病的患儿，溶液中应添加较高浓度的 BCAAs。<6 个月的胆汁淤积的患儿，含有高比例的 BCAAs 的配方可减少胆汁淤积及肝功能紊乱。

（五）谷氨酰胺

谷氨酰胺在溶液中的半衰期很短，但越来越多的含谷氨酰胺的 PN 溶液应用于临床。谷氨酰胺是肠上皮细胞、淋巴细胞和巨噬细胞的主要能量物质，是核苷和谷胱甘肽的合成前体；是一种抗氧化剂，起保护作用，是非必需氨基酸，在代谢性疾病中，如果细胞摄入的谷氨酰胺超过了合成的需要量，那么它就会从骨骼肌中释放出来，在这些情况下，谷氨酰胺就成了必需的物质。谷氨酰胺有如下作用：①增加蛋白质的合成；②减少蛋白质的分解；③改善氮平衡；④加快肠大部分切除后肠道功能的恢复；⑤减轻 PN 或要素饮食所致的肠道上皮细胞和胰腺的萎缩；⑥减少放射治疗后细菌移位；⑦降低化疗后的菌血症和死亡率。危重患者应用谷氨酰胺能增加小肠的吸收能力，能抑制小肠绒毛的萎缩，提高与 PN 相关的肠道渗透

表 11-2-8 儿童必需氨基酸需要量

年龄	需求量 [mg/(kg·d)]	推荐量 [mg/(kg·d)]	年龄	需求量 [mg/(kg·d)]	推荐量 [mg/(kg·d)]
7~12 个月			蛋氨酸+半胱氨酸	18	22
组氨酸	22	32	苯丙氨酸+酪氨酸	33	41
异亮氨酸	30	43	苏氨酸	19	24
亮氨酸	65	93	色氨酸	5	6
赖氨酸	62	89	缬氨酸	23	28
蛋氨酸+半胱氨酸	30	43	9~13 岁（女）		
苯丙氨酸+酪氨酸	58	84	组氨酸	12	15
苏氨酸	34	49	异亮氨酸	17	21
色氨酸	9	13	亮氨酸	38	47
缬氨酸	39	58	赖氨酸	35	43
1~3 岁			蛋氨酸+半胱氨酸	17	21
组氨酸	16	21	苯丙氨酸+酪氨酸	31	38
异亮氨酸	22	28	苏氨酸	18	22
亮氨酸	48	63	色氨酸	5	6
赖氨酸	45	58	缬氨酸	22	27
蛋氨酸+半胱氨酸	22	28	14~18 岁（男）		
苯丙氨酸+酪氨酸	41	54	组氨酸	12	15
苏氨酸	24	32	异亮氨酸	17	21
色氨酸	6	8	亮氨酸	38	47
缬氨酸	28	37	赖氨酸	35	43
4~8 岁			蛋氨酸+半胱氨酸	17	21
组氨酸	13	16	苯丙氨酸+酪氨酸	31	38
异亮氨酸	18	22	苏氨酸	18	22
亮氨酸	40	49	色氨酸	5	6
赖氨酸	37	46	缬氨酸	22	27
蛋氨酸+半胱氨酸	18	22	14~18 岁（女）		
苯丙氨酸+酪氨酸	33	41	组氨酸	12	14
苏氨酸	19	24	异亮氨酸	16	19
色氨酸	5	6	亮氨酸	35	44
缬氨酸	23	28	赖氨酸	32	40
9~13 岁（男）			蛋氨酸+半胱氨酸	16	19
组氨酸	13	17	苯丙氨酸+酪氨酸	28	35
异亮氨酸	18	22	苏氨酸	17	21
亮氨酸	40	49	色氨酸	4	5
赖氨酸	37	46	缬氨酸	20	24

注：需要量（estimated average requirement，EAR）=身体维持量+生长需要量，推荐摄入量（recommended dietary allowance，RDA）= EAR +2×SD。

力。骨髓移植的患者应用添加了谷氨酰胺的 PN 研究已取得了较多成果。谷氨酰胺在儿科疾病的治疗中发挥较大的作用。早产儿用含谷氨酰胺的 PN（氨基酸液中 15%~20% 是左旋谷氨酰胺）是安全的，它能够提高血浆中谷氨酰胺的水平，又不升高血氨或谷氨酸酯的水平，蛋白质的吸收力增强，粪便中蛋白质的排出减少；降低患儿对 PN 作为营养供给的依赖性。肠内营养或 PN 配方中加入稳定的二肽丙氨酰谷氨酰胺或在 PN 配方中加 α-酮戊二酸,它们能转化成谷氨酰胺,以利长期营养治疗。

(六)能量/氮的比例

为了提高蛋白质的有效利用率,蛋白质不作为能量来源,氮与能量的比例是 1g∶150~200kcal 非蛋白热量(蛋白质∶非蛋白热量=1g∶24~32kcal)

(七)脂肪

脂质乳剂以等渗浓度提供必需的脂肪酸和能量。脂质一般应提供 25%~40% 的非蛋白 PN 热量。婴儿的肠外脂质摄入量通常限制在每天 3~4g/kg [0.13~0.17g/(kg·h)],而儿童则限制在每天 2~3g/kg [0.08~0.13g/(kg·h)]。在需要 PN 的极低和超低出生体重儿(very low birth weight infants,VLBWI)中,脂质乳剂的供应应从第一天开始,剂量至少为每天 2g/kg。每天的脂质输注速率逐步增加 0.5~1g/kg,还没有被证明可以改善耐受性,但它可以监测高甘油三酯血症。建议定期测量血浆甘油三酯,特别是在 PN 期间的危重症或感染患者。在婴儿输注 >250mg/dl 或儿童输注 >400mg/dl 甘油三酯浓度时应考虑减少剂量,应始终保持最低亚油酸摄入量,以预防必需脂肪酸缺乏(早产儿:亚油酸≥0.25g/kg;足月婴儿/儿童:≥0.1g/kg)。对于需要 PN 的新生儿,脂质可以从生命的第 1 天开始,不迟于第 3 天。婴儿脂质应在 24 小时内持续使用。

以橄榄油和大豆油或中链甘油三酯和大豆油的混合物为基础的商业脂质乳剂,以及与鱼油的混合乳剂被认为是安全的。在一项 VLBWI 随机对照试验的荟萃分析中,使用无鱼油和含鱼油的混合乳液肝损伤比使用 100% 大豆油乳液低 25%。鉴于这些数据和对脂肪酸组成不平衡和肝损伤明显高风险的关注,不鼓励对婴儿使用仅基于大豆油的脂质乳剂,这些乳剂不适合用于儿科患者。

(八)电解质

儿童 PN 配方中推荐的每日摄入的电解质和矿物质的量(见表 11-2-2)。钙和磷的需要量随着年龄的变化而变化,早产儿对钙和磷的需求量比足月儿、年长儿和成人大。孕 6~8 月后,钙和磷在骨基质中沉积,所以早产儿患佝偻病和发生骨折的风险大。检测血清钙磷和碱性磷酸酶水平,血清钙是由骨脱钙来维持,因此血清钙处在正常水平并不意味机体钙含量充足;血清磷水平不会轻易波动,所以能够较好地反映机体磷的储备。检测早产儿血清碱性磷酸酶,以监测是否发生佝偻病,碱性磷酸酶超过正常成人参考范围上限的 6 倍,应给予患儿 X 线检查。某些患儿钙和磷的需求量可能会超过这两种物质在 PN 溶液中的溶解度,特别是液体量限制或同时还有其他静脉通道的患儿。PN 配方中能添加钙和磷的量取决于溶液的 pH,而溶液的 pH 主要由氨基酸的浓度决定。PN 配方中持续输入钙比输入高浓度钙的效果好,输入高浓度钙时大量的钙将从尿中排出;高浓度钙渗出对组织的损伤比低浓度钙大。输入同时含钙和磷的溶液能保持钙和磷浓度的稳定。钙磷重量比按 1.7∶1 供给,婴儿钙磷在体内储存量的增加接近胎儿宫内增加水平。钙磷的供给量为 76mg/(kg·d) 和 45mg/(kg·d),甘油磷酸钙因可溶而比葡萄糖酸钙好。

(九)维生素和矿物质

维生素和矿物质应提供所有的 PN,并在几天内提供。从 3~6 月龄开始,应考虑循环 PN(超过 8~14h/d),推荐的肠外维生素的摄入量见表 11-2-9。

表 11-2-9　婴儿和儿童肠外营养的维生素的摄入

维生素	足月新生儿和儿童(每天量)	早产儿(每天每公斤体重、最大量不超过足月儿量)
脂溶性		
维生素 A(μg)	700.00	500.00
维生素 E(mg)	7.00	2.80
维生素 K(μg)	200.00	80.00
维生素 D(μg)(U)	10.0(400U)	4.00(160U)
水溶性		
维生素 C(mg)	80.00	25.00
维生素 B_1(mg)	1.20	0.35
维生素 B_2(mg)	1.40	0.15
维生素 B_6(mg)	1.00	0.18
烟酸(mg)	17.0	6.80
泛酸(mg)	5.00	2.00
生物素(μg)	20.00	6.00
叶酸(μg)	140.0	56.00
维生素 B_{12}(μg)	1.0	0.30

三、管理方式

（一）途径的选择

选择外周静脉或中心静脉作为营养支持的方式，能量的需要是主要决定因素。外周静脉给予的能量比中心静脉给予的能量要少。中心静脉进行肠外营养发生感染的比例接近 10%，外周静脉营养组中，穿刺部位软组织病变发生率较高。预计 PN 治疗在 2 周内则选择外周静脉，超过 2 周则选择中心静脉。总之，中心静脉比外周静脉的并发症高，这可能是与肠外营养的时间相关。

（二）肠外营养治疗

开始肠外营养治疗前，应对患儿进行全面的营养评估，这样才能够推算出体内营养的潜在需要量以及机体对能量的需求。PN 配方有两种，度身定制和标准化。度身定制的营养配方是为满足不同患儿日常的营养需求而专门设计的，而且营养素的剂量是按体重进行计算；标准化配方是为了满足大多数患儿的营养需求而提供的配方，这部分患儿的生化和代谢参数一般都比较稳定。度身定制的营养配方能够更好地满足患儿的能量需求。对于 10 多岁的患儿来说，已可接受成人的标准营养配方。根据患儿的电解质水平及营养状态来决定能量、液体和电解质的需求量，这样的溶液是比较合适的。

（三）肠外营养向肠内营养的过渡

动物实验证明正常动物采用肠外营养而没有肠道刺激时，有近 50% 肠道黏膜功能的下降，小肠各个部位的上皮细胞增殖能力及迁移下降，胰腺萎缩及功能下降。营养因素对胃肠道黏膜的影响可以直接或间接通过胃肠道激素控制。研究证明患儿采用肠外加肠内营养方式，双糖酶的恢复较单一采用肠外营养方式快。没有经口摄入营养时，胃酸和胃蛋白酶的分泌会下降，但是一旦恢复持续的肠内营养，则两者的分泌水平又会恢复正常。肠外向肠内营养应该逐渐过渡，因为突然停止肠外营养会发生严重的低血糖（继发于高糖摄入引起的高胰岛素水平）。从少量的口饲喂养逐渐过渡到全口饲喂养，而肠外营养的量相应地减少，直到完全替代。

四、并发症

接受 PN 治疗的患儿的并发症包括操作、感染、代谢等方面。通过正规的管理、严格的无菌操作，科学的营养支持，这些并发症是可以避免或最小化的。

（一）导管相关的并发症

1. 导管相关感染　与导管相关的主要并发症是感染，通常是导管的护理不当所导致。绝大多数感染能够在不拔除导管的情况下治愈。表皮葡萄球菌是常见的细菌，所以早期根据经验选用敏感的抗生素，但是最终要根据培养和药敏结果来确定。如果患儿仍然发热，而血培养结果阳性，虽然用了敏感抗生素，这时也应该将导管拔除，否则不拔管的话，应用抗生素 2~3 周。导管引起的败血症，通过导管内应用抗生素，75%~86% 的感染可以完全治愈。肠道细菌移位是败血症的主要微生物来源，近年来，谷氨酸盐的应用，起到预防细菌移位的作用。

2. 导管阻塞　导管阻塞可能是由于血块阻塞或栓塞、钙磷沉积或脂肪沉积，常能用尿激酶清除，一般不出现与尿激酶相关的临床出血现象。钙磷沉积导致患儿中心静脉导管阻塞，应用盐酸溶液和肝素溶液冲洗，可消除钙磷沉积疏通导管。同时，脂肪沉积导致导管阻塞，在尿激酶清除无效的情况下，可用乙醇清除。

（二）代谢并发症

1. 脂肪　脂肪输注超过了它的最大清除率，就会发生高脂血症，导致肺功能的损伤，血浆中游离的脂肪酸取代蛋白结合胆红素及脂肪超负荷综合征（高甘油三酯血症、发热、萎靡、肝脏损害、凝血异常）。所以要定期监测血清中甘油三酯的水平。

2. 碳水化合物　当碳水化合物摄入的剂量不合适时会发生高糖血症或低糖血症。如果尿糖达 250mg/dl 以上，则血葡萄糖会升高。PN 中的葡萄糖含量必须降低，以防止出现渗透性利尿，过多碳水化合物的摄入可能会导致呼吸商升高和二氧化碳潴留，这样会影响患者无法撤离呼吸机。

3. 蛋白质　过多的氨基酸摄入会导致本身耐受能力较差患有肝脏和肾脏疾病的患者和 LBW 婴儿血尿素氮（blood urea nitrogen，BUN）升高、氨生成增多和代谢性酸中毒。因此，要定期监测血清中的电解质、pH、BUN 和血氨。虽然蛋白质的摄入是充足的，但是由于患儿有进行性的蛋白丢失或血液蛋白不足,收集 24 小时尿测定尿素氮(urine urea nitrogen,UUN),用来评估氮平衡状态。

4. 早产儿的骨质疏松 早产儿"骨质疏松"或早产儿"佝偻病"是常见但定义模糊的代谢性骨病,这种病导致骨钙化能力下降。在很多病例中,骨钙化能力下降是亚临床表现;只有当疾病进一步发展出现骨折或出现明显的佝偻病表现时才能被诊断。有专家认为,早产儿的骨质疏松可能是钙和磷的缺乏,而不是维生素 D 代谢的缺陷引起。

5. 肝损害 肝功能障碍是 PN 治疗中最常见的也是最严重的并发症,在早产儿和接受 PN 治疗超过 2 周的婴儿易发生胆汁淤积,表现为血清转氨酶和胆红素水平缓慢升高,由于过多的能量摄入而导致的肝脏细胞脂肪变性,这一现象只要减少总能量的摄入是可以逆转的。对于长期接受 PN 治疗的患儿,肝功能检验结果异常是比较常见的。以大豆油、橄榄油和大豆油或中链甘油三酯和大豆油三酯混合物为基础与鱼油混合的乳剂减少了肝损害;另外,尽可能行肠内营养,可减少胆汁淤积和胆结石的发生。

6. 再喂养综合征 对接受 PN 治疗且伴有营养不良的患者过快过渡到肠内喂养,机体会发生代谢性紊乱,血清磷、钾、镁水平下降,维生素缺乏,葡萄糖代谢紊乱,机体对液体的需求量改变都是有可能发生的。重要预防措施是确定哪些是高危患儿,对这些患儿首先予其 75%REE 能量进行肠内营养,注意观察患者的情况,然后每天以 10%~15% 的比率递增,且提供的电解质(如钙、磷、镁)的水平应该要在正常范围内。

五、肠外营养的监测

PN 治疗过程中需对患儿进行动态检测,主要是短期和长期监测(表 11-2-10)。

儿科 PN 的个体化处方被广泛使用,但标准的 PN 解决方案适用于多数儿科患者,可以提高 PN 的质量和安全性,并降低成本。通过限制 PN 的数量和持续时间,并持续尝试增加能耐受的肠内喂养量,可以更好地降低 PN 的风险。

总之,肠外营养作为一种治疗方法,正处在不断发展中。近年来,对需要长期进行 PN 治疗的患儿,采用家庭肠外营养,我国已开展了少数病例。目前已经设计出评估能量需要量更好的新方法,而且也已经建立了住院患儿营养支持的标准,但是需要进一步规范和推广。

表 11-2-10 肠外营养的监测

体格检测		实验检查
短期 PN（<2 周）	每日体格检查、测体重	开始 PN 治疗时要做的实验室检查: 全血细胞计数、血清电解质、甘油三酯、胆固醇、钙、镁、磷、碱性磷酸酶、总蛋白、铝、BUN、肌酐、丙氨酸氨基转移酶（ALT）、γ-谷氨酰转肽酶（GGT）、胆红素（总和直接）、铁、前白蛋白 每日实验室检查: 血清电解质、甘油三酯、BUN、钙、镁、磷、总蛋白 每周实验室检查: ALT、碱性磷酸酶、GGT、胆红素、胆固醇、前白蛋白、白蛋白
长期 PN	体格检查 <2 岁 体重、身高、头围、上臂围（2 次/2~4 周） >2 岁 体重、身高、上臂围（每月）	每月实验室检查:全血细胞计数、血清铁、铁蛋白、总铁结合力 一年两次的实验室检查:血清、硒、锌 维生素 A、E、D（25-二羟）、凝血酶原时间（PT）/部分凝血酶原时间（PTT） 铜/镁（如果胆汁淤积） 铬（如果肾脏功能不全）

（龚四堂）

第三节 肠内营养

导 读

肠内营养(EN)是一种安全有效的营养治疗方法,经口进食不能维持患儿需求时给予,首先评估患儿胃肠道功能,根据评估结果和临床状况选择合适配方、量、途径、方法、速度,EN 开始后应评估是否合适并进行调整,如达到能耐受的最大量仍不能满足患儿营养所需时,则加用 PN。观察并发症并积极处理,以达到最佳效果。

肠内营养(enteral nutrition, EN)是指用口服或管饲等途径经胃肠道提供代谢需要的能量及营养物质的营养治疗方式。目前在临床已广泛应用,有正常或部分胃肠道功能,而不能正常进食的患者进行基本营养补充或营养治疗。肠内营养的途径主要取决于患者胃肠道解剖的连续性、功能的完整性、肠内营养实施的预计时间、有无误吸可能等因素。根据途径不同可以将肠内营养分为口服营养补充和管饲营养支持。肠内营养配方同普通食物相比,化学成分明确,营养全面合理,易于消化吸收,无渣或残渣极少,粪便量显著减少;常不含乳糖。根据组分不同,肠内营养制剂分为要素型、非要素型、疾病特异型、组件型四类。肠内营养应该让胃肠道有一个逐步适应、耐受的过程,如无明显腹泻、腹胀等并发症,逐步增量。进行肠内营养时,可能出现导管相关性、感染性、胃肠道、代谢方面等的并发症,所以,应进行相关的监测,了解营养支持的效果和重要脏器功能状态,以便及时调整营养支持方案,应对和处理相关并发症。

一、肠内营养的适应证和禁忌证

(一)肠内营养适应证

存在营养风险或营养不良的患者,只要胃肠道有功能,应尽早开始肠内营养支持。肠内营养的可行性主要取决于小肠是否具有吸收各种营养素的功能。当患者原发疾病或因治疗与诊断的需要而不能经口摄食或摄食量不足时,根据胃肠道功能,应首先考虑采用肠内营养。

临床上以下多种情况适合肠内营养:

1. **不能经口摄食** 因口腔和咽喉炎症或食管手术后。

2. **经口摄食不足** 营养素需要量增加而摄食不足,如大面积烧伤、创伤、脓毒症、甲亢、肿瘤的化疗/放疗;此外如畏食、抑郁症,或严重恶心、呕吐等症状时。

3. **经口摄食困难** 不能吞咽者,如中枢神经系统功能紊乱,知觉丧失,脑血管意外以及咽反射丧失等。

4. **短肠综合征** 由于肠系膜动脉或静脉栓塞,肠扭转而需要小肠切除的患者,术后应以 PN 为主要营养支持,有时甚至需要长期 PN。但在适当的阶段采用或兼用肠内营养,更有利于肠道康复。

5. **胃肠道瘘** 适用于低位小肠瘘、结肠瘘及远端喂养的胃十二指肠瘘。高位胃和十二指肠瘘应由空肠造口给予要素肠内营养,要素肠内营养较非要素肠内营养更能降低瘘液的排出量。

6. **炎症性肠病** 可作轻中度克罗恩病诱导缓解的治疗,亦可提供充分的能量与蛋白质。

7. **胰腺炎** 胃或空肠持续喂养可减轻胰液分泌,并可给予营养支持。

8. **消化吸收不良** 肠道憩室炎,胆盐腹泻,吸收不良综合征及顽固性腹泻。

9. **肠道准备** 要素型肠内营养常常无渣,适用于结肠手术或结肠镜检查的准备,因其可使肠道干净及降低感染发生。

10. **围手术期** 需要择期手术的营养不良患者,于术前 1~2 周给予肠内营养,使营养状况得到改善。

11. **肿瘤恶病质等**

(二)肠内营养禁忌证

肠功能障碍(衰竭、感染、手术后消化道麻痹)、完全性肠梗阻、无法经肠道给予营养(严重烧伤、多发创伤)、高流量的小肠瘘,则是肠内营养常见的禁忌证。临床上以下情况要根据消化道功能评估后,确定是否适合肠内营养:

1. **小肠广泛切除后** 以 PN 为主,根据患儿情况给予持续管饲,从小量开始,逐步增量。

2. **高流量空肠瘘的患者** 不论在瘘的上端

或下端喂养,均有困难。由于缺乏足够的小肠吸收面积,只能行微量管饲,以免加重病情。

3. 特殊疾病状态　处于严重应激状态,麻痹性肠梗阻,上消化道出血,严重腹膜炎均不宜给予肠内营养。

4. 严重吸收不良及衰弱的患儿　以 PN 为主,根据肠消化道功能可行微量管饲。

5. 年龄 <3 个月的婴儿　不能耐受高渗透压肠内营养,应用等渗或低渗透压的婴儿肠内营养。

二、肠内营养的途径与方法

肠内营养的途径主要取决于患者胃肠道解剖的连续性、功能的完整性、肠内营养实施的预计时间、有无误吸可能等因素。根据途径不同可以将肠内营养分为口服营养补充和管饲营养支持。

(一)经口营养补充

口服营养补充是肠内营养的首选,适合能口服摄食但摄入量不足者,是最安全、经济、符合生理的肠内营养支持方式。

(二)鼻饲管管饲营养支持

如口服营养补充持续不足,应考虑进行管饲营养支持。管饲的优点在于管饲可以保证营养液的均匀输注,充分发挥胃肠道的消化吸收功能。常见的管饲途径有鼻饲管和经消化道造口。

鼻饲管在临床中较为常见,主要用于短期患者(一般≤12 周),优点是并发症少,价格低廉,容易放置。鼻饲管经鼻腔植入导管,管端可置于胃、十二指肠或空肠等处。根据其位置不同,分为鼻胃管、鼻十二指肠管和鼻空肠管。鼻胃管喂养适用于胃肠道连续性完整的患者,缺点是存在反流与误吸的危险。鼻十二指肠管或鼻空肠管是指导管尖端位于十二指肠或空肠,主要适用于胃或十二指肠连续性不完整(胃瘘、幽门不全性梗阻、十二指肠瘘、十二指肠不全性梗阻等)和胃或十二指肠动力障碍的患者。此法可一定程度上减少营养液的反流或误吸。经鼻放置导管可导致鼻咽部溃疡、鼻中隔坏死、鼻窦炎、耳炎、声嘶以及声带麻痹等并发症。聚氨酯或硅胶树脂制成的细芯导管比较光滑、柔软、富有弹性,可以增加患者舒适度、减少组织压迫坏死的风险,能保证鼻饲管的长期应用,尤其适于家庭肠内营养患者。置管操作可以在患者床旁进行,也可在内镜或 X 线辅助下进行。床旁放置肠内营养管可以先放鼻胃管,然后让其自行蠕动进入小肠。

在放置鼻-胃管进行肠内营养输注时应经常检查导管位置,避免放置胃内的导管迁移到小肠,导致腹泻。因此应在每次推注或间歇性喂食前应复查胃液 pH。必要时需进行腹部 X 线检查以判断导管位置。

在放置鼻-胃-肠导管的患者中,建议对持续滴注的患者每天至少 1 次检查小肠抽吸物的颜色和 pH。

(三)经消化道造口管饲营养支持

经消化道造口管饲营养避免了鼻腔刺激,且可用于胃肠减压、pH 监测、给药等。适用于营养支持时间较长(>12 周)和不耐受鼻饲管者。消化道造口常见的有胃造口、经皮胃造口、空肠造口等。

1. 经皮胃造口(percutaneous endoscopic gastrostomy,PEG)

(1)适应证:神经性吞咽困难、上消化道肿瘤、创伤、长期机械通气和口咽部手术的围手术期者。

(2)绝对禁忌证:①所有肠内营养的禁忌指征;②口咽喉部有梗阻而不能行内镜检查者;③胃或小肠梗阻而不能行肠内营养者;④临终患者。

(3)相对禁忌证:①大量腹水;②腹膜透析;③严重门静脉高压;④重度肥胖;⑤严重肝大;⑥既往手术或炎症所致的解剖变异。

(4)并发症:PEG 置管的并发症各异,可分为置管即时和长期并发症。严重并发症发生率为 1%~4%,轻微并发症为 4%~33%。急性并发症大多与内镜操作有关。

1)严重并发症:①吸入性肺炎;②腹膜炎;③穿孔;④出血;⑤胃皮肤瘘;⑥严重的造口处皮肤感染或坏死性筋膜炎;⑦管帽胃内包埋。

2)常见的轻微并发症:①造口处皮肤感染,局部的感染伴穿刺点渗液,局部护理及抗生素处理即可;②导管堵塞;③喂养管或接口套管受损。

2. 经皮胃造口空肠管(PEG-jejunal tube,PEG-J)　存在吸入性肺炎的危险,可将 PEG 扩展为 PEG-J。将喂养管在导引钢丝或内镜的引导下越过幽门,PEG-J 法允许在胃肠减压的同时进行幽门后的肠道喂养。空肠喂养管由于管径小而易堵管,并且容易折断和渗漏。

(1)适应证:①需要通过鼻饲且直接进入

十二指肠或空肠的患者;②肠道功能基本正常而胃功能受损以及吸入风险增高的患者;③除可用肠内营养,也可适用于对梗阻的胃肠道进行引流。

（2）禁忌证:肠道吸收障碍,麻痹性肠梗阻,急腹症,有中度腹水的患者。

（3）注意事项:①每次更换营养液时均应检查管道是否正确,如果有怀疑时应进行检查,另外每天至少检查不少于 3 次;②每次更换营养液以及给药前后,每隔 8 小时均应用 10~20ml 无菌氯化钠注射液或灭菌水冲洗管道以免堵塞;③最好采用肠内营养泵输注。

3. 外科手术置管（胃造口术、空肠穿刺造口术） 当不能经皮内镜穿刺置管时,需要通过外科手术进行置管,多见于消化道梗阻而不能做内镜者。目前大多数胃造口术和空肠造口术都是在消化道手术同时进行。与经皮内镜胃穿刺造口术相比,术后恢复时间较长,手术造口置管的成功率(约 100%)高于内镜下经皮穿刺造口术(约 97%)。

（四）肠内营养输注设备

1. 肠内喂养泵 输注肠内营养时应该使用肠内营养专用泵,而不用其他输注泵替代。应按说明书的指示进行操作,特别是关于输液管的安装和预充盈,使用者应接受培训。要定期维护,保持清洁,以确保设备的正常工作。

以下情况应考虑使用喂养泵输注肠内营养:①肠内营养液较稠厚时,如高能量/高营养密度配方;②营养液直接进入十二指肠或空肠;③营养液需在限定的时间内输完,如给儿童行肠内营养时,为防止药物与营养素之间潜在的相互作用等情况;④防止短时间内输入过量的营养液,如高渗液体。

2. 喂养管 喂养管的选择范围很广,可依当地的实际情况和习惯而定。根据患者的病情需要更换喂养管。胃造口术和空肠造口术的喂养管选择也应依据相似的规则。规范护理是减少并发症和建立良好医患关系的关键。

（五）肠内营养的输注管理

管饲途径及营养配方确定后,要选择最合适的输注方式。多学科的小组评估,保证所有的临床常规(如治疗、护理计划等)都考虑到,患者或监护人也应参与此项决定,尤其是需要长期管饲的患者。

1. 管饲喂养的原则

（1）必须满足所有的营养需求(包括所有的微量元素)。

（2）输注系统必须能尽量减少被污染的机会(规范的操作、尽可能减少接口等)。

（3）如要经喂养管注入药物,必须征得药剂师的许可(以避免喂养管堵塞和药物-营养素的相互作用)。

2. 肠内营养制剂的输注方式

（1）分次管饲(bolus):将一定量的营养液在一定时间内用注射器缓慢推注,时间在 30~60 分钟之间,此种方法多用于能够耐受的患者。

（2）间歇管饲(intermittent bolus):24 小时循环滴注,但有间隙休息期,输注时间在 60~120 分钟之间。如输注 2 小时,休息 1 小时;如此循环重复。这种方法可让患者有较大的活动度。

（3）夜间连续管饲(overnight):患者晚上输注,白天不输。此法作为补充口服摄入不足很有用。但应注意避免给予过多的液体量。

（4）连续管饲(continuous):不间断输注肠内营养。

最好能用肠内营养喂养泵,没有条件也可以采用重力滴注法,虽然不是很精确,但依然有效。不合适的肠内营养容易出现并发症,所以肠内营养应该让胃肠道有一个逐步适应、耐受的过程,在肠内营养开始 1~3 天内,采用低量、低速度的喂养方式,而后根据患者的耐受情况逐步增量,3~5 天内达到维持量,即说明胃肠道能完全耐受这种肠内营养。肠内营养的实施需要考虑下面几个因素。

3. 输注注意事项

（1）速度:目前临床上多用营养泵连续 12~24 小时匀速输注肠内营养液,特别是危重病患者及空肠造口患者。也可用重力滴注的方法来匀速滴注肠内营养液。速度建议从 1~2ml/(kg·h),体重 >10kg,可从 20ml/h 开始,根据耐受情况逐步增量,每 4 小时后进行评估,如胃内残留量 <2 小时输注量,则可耐受;胃内残留量 >2 小时输注量,用原量输注 4 小时后,如胃内残留量 >2 小时输注量,则为不耐受,选择间歇管饲;如果患者在输注肠内营养液过程中出现明显腹胀、严重呕吐和腹泻等表现,可能为不耐受,选择间歇或持续管饲;间歇管饲评估同分次管饲,不耐受则选择持续管饲;持续管饲评估同上,不耐受则减少管饲量。

（2）温度:输注肠内营养液的温度应保持在37℃左右,过凉的肠内营养液可引起患者腹泻。

（3）浓度:肠内营养初期应采用低浓度的肠内营养制剂,而后根据患者的耐受情况,选择合适浓度的配方。

（4）角度:对于长期卧床、吞咽功能不良、误吸风险高的患者,口服或者胃内管饲肠内营养时,应注意保持坐位、半坐位或者将床头抬高30°~45°的体位,以减少反流误吸的风险。

（5）导管冲洗:所有肠内营养管均有可能堵管,含膳食纤维的混悬液制剂较乳剂型制剂更易发生堵管。因此在持续输注过程中,应每隔4小时即用10~20ml温水脉冲式冲洗导管,在输注营养液的前后、不同药物输注前后也应给予冲洗,营养液中的酸性物质可以引发蛋白质沉淀而导致堵管,若温水冲洗无效,则可采用活化的胰酶制剂、碳酸氢钠冲洗。

（6）其他注意事项:如记录出入量、一般情况、生命体征等;注意避免营养液污染;维持患者水电解质和酸碱平衡等。

4. 肠内营养的监测 进行肠内营养时,可发生导管相关性感染、胃肠道、代谢方面等并发症,应进行相关的监测,了解营养支持的效果和重要脏器功能状态,及时调整营养支持方案,应对和处理相关并发症。

（1）胃内喂养开始应定时监测胃残液量,放置鼻胃管的危重病者胃底或胃体的允许残留量应≤200ml/次,而胃肠造口管的允许残留量应≤100ml/次。如发现残余量过多,说明胃的耐受性较差,应降低输注速度。

（2）监测出入量。

（3）监测肝肾功能和钾、钠、氯等电解质水平。

（4）营养评估。

（5）导管的定期更换。

三、肠内营养配方

肠内营养配方同普通食物相比,化学成分明确;营养全面,搭配合理;更加易于消化、稍加消化或无需消化即可吸收;无渣或残渣极少,粪便量显著减少;通常不含乳糖,适用于乳糖不耐受者。肠内营养配方多选用商用配方,其符合国标,安全和方便使用,配方中各种营养素均衡,还可根据不同疾病选择特殊配方。如自制肠内营养制剂,要关注能量密度,各种营养素,如糖、脂肪、蛋白质及各种微量营养素,不同来源食物其脂肪酸不同(见表11-3-1、表11-3-2)。

（一）肠内营养制剂

根据组分不同,肠内营养制剂分为要素型、非要素型、疾病特异型、组件型四类。

1. 要素型肠内营养制剂 主要是氨基酸或短肽类制剂,这两类制剂成分明确,无需消化即可直接吸收,不含残渣,适用于胃肠道消化和吸

表 11-3-1 不同来源脂肪中各种脂肪酸含量

脂肪来源	脂肪（g）	饱和脂肪酸（g）	单不饱和脂肪酸（g）	多不饱和脂肪酸（g）	n-6 PUFA（g）	n-3 PUFA（g）	胆固醇（mg）
加拿大油菜籽	100.0	7	59	30	20	9.3	0
玉米油	100.0	13	24	59	58	0	0
向日葵	100.0	10	19	66	66	0	0
油菜籽	100.0	7	56	33	22	11.1	0
大豆	100.0	15	43	38	35	2.6	0
橄榄	100.0	14	74	8	8	0.6	0
蔬菜脂肪	100.0	25	45	26	3	1.6	0
猪油	100.0	39	45	11	10	1	95
乳脂	81.0	50	23	3	21	1.2	219

表 11-3-2　推荐的鱼类作为 EPA 和 DHA 的来源

EPA 和 DHA（>1 000mg/100g）	鲱鱼、小梭鱼、鲑鱼蓝鳍金枪鱼、格陵兰大比目鱼
中等量（500~1 000mg/100g）	偏口鱼、大比目鱼、白色金枪鱼罐头
低量（≤300mg/100g）	减脂金枪鱼罐、鳕鱼、鲶鱼

注：二十碳五烯酸（eicosapentaenoic acid，EPA）；二十二碳六烯酸（docosahexaenoic acid，DHA）。

收功能部分受损的患者，但口感较差，更常用于管饲。

由不同程度水解的宏量营养素组成，几乎不需要消化，基本可以完全被小肠吸收。两种配方都是无乳糖和麸质的商品化制剂，几乎不产生残渣。在肠内营养剂中，溶液的渗透压与成分中的营养素分子大小成反比。氨基酸和小分子肽，由于其粒子大小减少，对水解配方的渗透压有重要影响。

（1）单体配方：单体配方是由游离氨基酸、单糖和双糖，以及不同量的中链甘油三酯（medium chain triglycerides，MCT）和/或必需脂肪酸组成。大多配方含有所有已被肯定的必需营养素，如矿物质、维生素、微量元素、必需脂肪酸等。已证实双肽和三肽可促进肠道氮的吸收，对吸收不良患者采用低聚配方，对蛋白过敏患者选用氨基酸或深度水解蛋白配方。

（2）低聚配方：低聚配方是由蛋白水解成的二肽、三肽和一些游离氨基酸作为氮的来源。碳水化合物主要是双糖和麦芽糖糊精提供。配方中含有不同量的长链甘油三酯（long chain triglycerides，LCT）和 MCT 作为能量来源。低聚配方中也同样含有每日推荐剂量的微量营养素，因此，其营养是完全的。相对于单体配方，低聚配方的渗透压较低，并且也能很好被小肠吸收。

要素和低聚配方都可应用于消化和吸收功能不良，或胰腺外分泌功能不良的患者，可能对炎症性肠病、短肠综合征、肠梗阻、肠瘘和肿瘤患者的放射性肠炎有效。

2. 非要素型肠内营养制剂　也叫整蛋白肠内营养制剂，以整蛋白作为主要氮源，临床中较为常见，需要胃肠道部分或全部消化吸收，味道相对可口，渗透压接近等渗，口服与管饲均可，适用于胃肠道基本正常的患者。

作为肠内营养的标准配方，多聚配方（polymeric formulas）营养全面且大多由完整的营养素组成，这就意味着需要有功能健全的消化系统，在医院和家庭护理中均适用。

多聚配方中不含有乳糖，大部分去除麸质。由于营养素均未水解，其渗透压保持在一个较合理的接近生理的水平（大约在 300mOsmol/L），利于肠道耐受性。能量密度从 0.5kcal/ml 到 2kcal/ml 不等，适应不同患者。

3. 疾病特异型肠内营养制剂　疾病特异型肠内营养制剂从功能上又可分为糖尿病、肾功能不全、肿瘤、肝衰竭、肺病专用等类型，适用于特殊疾病的患者进行营养支持。

特殊配方可提供给各种疾病或器官功能受损患者的营养需要，也称专病配方。这是肠内营养不断发展的领域，随着对疾病认识的不断深入，促进了多种特殊配方的发展。现有专门为肝病、肾病、呼吸功能不全、心力衰竭、胃肠道功能不全、严重的代谢应激状况如创伤和败血症等疾病设计的特殊肠内配方。这些产品的价格高于标准肠内营养配方，不合理使用可导致并发症。

（二）肠内营养配方的选择与应用

临床上可以选用的肠内营养配方很多，成分与营养价值差别很大，选择配方时主要根据患者的疾病、胃肠道功能、营养状态、代谢特点确定营养配方和需要量。

四、肠内营养并发症的防治

肠内营养作为一种营养疗法，其目的是作为患者自主摄食能力障碍的一种补充。EN 是一种相对安全的过程，其并发症有限而且是可以避免和控制的。并发症通常由于不恰当的配方选择，和/或使用的途径及速度不当引起，也可由疾病或治疗间接引起。并发症可分为胃肠道反应性、机械性和代谢性。并发症出现时，明确发生原因尤为重要。

（一）机械性并发症

1. 吸入性并发症　肺部吸入是一个极其严重且可能危及生命的并发症，发生率为 1%~4%。症状包括呼吸困难、呼吸急促、喘息、心动过速和发绀。发热在肠内喂养患者可能是由于少量配方液吸入后引起吸入性肺炎的晚期症状。引起吸入的危险因素包括：①意识水平降低；②恶心反射减低;③神经损害;④食管括约肌无力;⑤胃肠反流;⑥仰卧体位;⑦使用大管径喂养管;⑧大量胃潴留。为了减少吸入的风险需要定期监测胃残留量。鼻空肠喂养时伴发吸入性肺炎较少,因此高危患者应优先考虑。要求床头抬高 45° 半卧位。

2. 喂养管相关并发症　喂养管移位可导致出血、气管和肺实质损伤、胃肠道穿孔等。经过培训的医务人员操作可减少此类并发症。喂养管接触的咽、食管、胃和十二指肠的黏膜表面坏死、溃疡和脓肿。还可导致上和下呼吸道并发症、加重食管静脉曲张、黏膜坏死、瘘和伤口感染。小管径和质地柔软的喂养管和精心护理可减少并发症发生。当估计需长期喂养时,应选择胃造口来替代鼻饲管。

3. 导管堵塞　导管堵塞是肠内营养过程中最常见并发症之一。多由营养物凝固和管饲后不及时冲洗所致,多见于整蛋白和黏稠配方,其他可由于药物碎片、药物沉淀和导管扭曲所致。导管堵塞发生与导管内径、护理、导管类型(空肠造瘘管与胃造瘘管)及导管放置的持续时间有关。解决导管堵塞可用冲洗法,如用温水轻度压力冲洗和吸引交替,胰酶和碳酸氢钠盐有助于"消化"沉淀物。

(二)胃肠道并发症

1. 腹泻　腹泻是 EN 常见的并发症,发生率为 2%~63%。可通过输注途径、耐受评估、配方选择和规范操作来预防,如发生了腹泻应采取以下措施:①检查使用的配方;②排除感染性腹泻;③查找可引起腹泻的药物,特别是长期应用抗生素;④减慢输注速率;⑤如果怀疑吸收功能受损,则换用低聚或单体配方。如果采用了以上方法,腹泻无改善,则应考虑肠外营养支持。

2. 恶心和呕吐　近 20% 肠内营养患者可发生恶心和呕吐,后者增加了吸入性肺炎的风险。多种原因引起的胃排空延迟是导致呕吐最常见的原因,如果怀疑胃排空延迟,需考虑减少镇静剂使用、换用低脂配方、减慢输注速率和给予促胃肠动力药。

3. 便秘　便秘是由卧床不活动、肠道动力降低、水摄入减少、粪便阻塞或缺乏膳食纤维引起,应与肠梗阻鉴别。充分水供给和用含不溶性纤维的配方可改善便秘,持续便秘需要使用软化剂或肠道蠕动刺激剂。

4. 腹胀　腹胀是由于营养素吸收不良、过快输注冷的营养液、间歇输注营养液过量或推注过多的表现。根据成因加以处理可改善腹胀。

(三)导管相关并发症

肠内营养管相关的并发症见表 11-3-3。

表 11-3-3　肠内营养途径并发症

途径	并发症
鼻-胃管	(1)鼻、咽及食管损伤 (2)反流、吸入性肺炎
鼻-胃-肠管	(1)鼻、咽及食管损伤 (2)倾倒综合征 (3)腹胀、腹痛、腹泻或肠痉挛 (4)导管移位
胃造瘘术	(1)反流、吸入性肺炎 (2)造口出血、造口旁皮肤感染 (3)导管堵塞、脱出 (4)胃内容物漏出
空肠造瘘术	(1)导管堵塞或脱出,导管拔除困难 (2)造口出血、造口旁皮肤感染 (3)肠液外漏 (4)倾倒综合征 (5)肠痉挛或腹胀、腹痛、腹泻

(四)代谢性并发症

肠内营养的代谢并发症发生率和严重程度较肠外营养低,类型相似(表 11-3-4)。

(五)再喂养综合征

重度营养不良或长期禁食患者再次喂养时可能会出现再喂养综合征。

五、肠内营养的监测和评估

肠内营养时周密的监测和评估很重要,可以及时发现和处理相关并发症,了解营养支持的效果和重要脏器功能状态,以便及时调整营养支持方案。

(一)监测

1. 胃肠道耐受性监测　进行肠内营养时,由于速度过快、配方不合理或污染等原因,可出现肠内营养不耐受,应注意监测。

肠内营养不耐受常见的表现有腹胀、恶心、呕吐和腹泻,空肠喂养时尤为常见。开始喂养时,应定时检查患者,询问有无不耐受症状;如患者出现不适表现,应分析原因,及时调整。评价肠内营

表 11-3-4 常见肠内营养代谢并发症

类型	原因	处理方法
低血钠症	水分过多	更换配方,限制液体
高血钠症	液体摄入不足	增加自由水
脱水	腹泻,液体摄入不足	评估腹泻原因,增加自由水摄入
高血糖	能量摄入过量,胰岛素不足	评估能量摄入,调整胰岛素剂量
低血钾症	腹泻,再喂养综合征	纠正钾缺乏,评估腹泻原因
高血钾症	钾摄入过量,肾功能不全	更换配方
低血磷症	再喂养综合征	增加磷摄入,减少能量负荷
高血磷症	肾功能不全	更换配方

养支持安全性及有效性的一个重要指标是胃肠道有无潴留。胃内喂养开始应定时监测胃残余量,鼻胃管喂养的危重病者胃底或胃体的残余量应≤200ml/次,胃造口管的残余量应≤100ml/次,如残余量过多,可能是不耐受,应暂停输注1次或者降低输注速度。

2. 代谢监测

(1)监测出入量:特别是对于小年龄、心功能不全、肾脏功能不全和营养不良的患者。

(2)监测脏器功能和电解质:监测肝肾功能和钾、钠、氯等电解质水平。

3. 途径相关监测

(1)敷料干净。

(2)导管固定情况,有无断裂、渗漏。

(3)导管位置。

(4)导管的定期更换。

4. 营养素监测

(1)开始肠内营养前,全面评估患者营养需求,制订合理营养方案。

(2)体重、三头肌皮褶厚度、人体成分测量等应定期监测。

(3)蛋白质水平,如白蛋白、前白蛋白等定期监测。

(4)长期肠内营养者要注意微量营养素、维生素和电解质的监测。

(二)评估

人体测量法、体格检查、血液和生化测量应用于评估营养支持的反应(表11-3-5)。

总之,定义EN启动的标准支持更准确。应通过对照临床研究评估儿科患者中疾病特异性配方的适宜性和益处,确定经管喂养的作用,建立一种实用和安全的床边方法,检查饲管尖端的位置,确定并发症的危险因素,并制订尽量减少并发症的方案,特别是关于细菌污染,以满足患儿营养需求,尽快过渡到自主进食。

表 11-3-5 评估营养支持的反应

指标	评估的频率	目的/注释
人体测量法		
体重	每天1次	疗效的指征;患者体重应逐渐增加或保持原水平;以既往或理想体重为预期体重的指导;每日体重增加0.1~0.2kg经常提示液体潴留
体格检查		
摄入量和排出量	每天1次	水过多:检查身体相关部位的水肿,气短,肺部啰音,液体摄入量持续大于排出量 脱水:皮肤弹性差,黏膜干燥,口渴,排出量>摄入量(如果便溏,测量其体积),站立和平卧时血压相差>10%

续表

指标	评估的频率	目的/注释
胃肠道动力(管饲者)(例如:肠鸣音,腹胀,肛门排气或排便情况,恶心、呕吐)	开始喂养时,每2~4小时评估1次;稳定后每8小时评估1次	胃肠道动力和喂养耐受的指标
血生化测量		
血糖	每天3次直到稳定后2~3次/周	评估糖的耐受性;决定肠内或肠外喂养或胰岛素输注的速度
血清电解质	每天1次直到稳定后2~3次/周	修改液体/电解质输入的指标
BUN	1~2次/周	升高:液体输入不足,肾脏损害,输入蛋白质过多 降低:可能蛋白质摄入不足
血清Ca、P、Mg	1~2次/周	确保稳定性;防止再喂养综合征
血细胞计数	1次/周	适宜的铁、蛋白质、叶酸、维生素B_{12}的评价指标
血清甘油三酯(全肠外营养)	每次增加脂肪剂量时;稳定后2~3次/周	水平升高预示脂肪清除不足需要降低脂肪的剂量
血清转铁蛋白或前白蛋白	1次/周	是维持或提高蛋白质营养状态的效能指标

(龚四堂)

参考文献

[1] DOS SANTOS CA,RIBEIRO AQ,ROSA COB,et al. Nutritional risk in pediatrics by StrongKids:a systematic review. Eur J Clin Nutr,2019,73:1441-1449.

[2] MARINO LV,THOMAS PC,BEATTIE RM. Screening tools for paediatric malnutrition:are we there yet? Curr Opin Clin Nutr Metab Care,2018,21:184-194.

[3] RINNINELLA E,RUGGIERO A,MAURIZI P,et al. Clinical tools to assess nutritional risk and malnutrition in hospitalized children and adolescents. Eur Rev Med Pharmacol Sci,2017,21:2690-2701.

[4] KLANJSEK P,PAJNKIHAR M,MARCUN VARDA N, et al. Screening and assessment tools for early detection of malnutrition in hospitalised children:a systematic review of validation studies. BMJ Open,2019,9:e025444.

[5] DELVIN E,HARRINGTON DJ,LEVY E. Undernutrition in childhood:Clinically based assessment tools and biological markers:Where are we and where should we go? Clin Nutr ESPEN,2019,33:1-4.

[6] CARTER LE,SHOYELE G,SOUTHON S,et al. Screening for Pediatric Malnutrition at Hospital Admission: Which Screening Tool Is Best? Nutr Clin Pract,2020, 35:951-958.

[7] MINOCHA P,SITARAMAN S,CHOUDHARY A,et al. Subjective Global Nutritional Assessment:A Reliable Screening Tool for Nutritional Assessment in Cerebral Palsy Children. Indian J Pediatr,2018,85:15-19.

[8] DE LONGUEVILLE C,ROBERT M,DEBANDE M,et al. Evaluation of nutritional care of hospitalized children in a tertiary pediatric hospital. Clin Nutr ESPEN,2018,25: 157-162.

[9] KOLETZKO B,BHATIA J,BHUTTA ZA,P.Pediatric Nutrtion in Practice. 2nd ed. Basel:Karger,2015:34-40, 152-162.

[10] COLIN D. RUDOLPH J.Rudolph's Pediatrics. 22nd ed.New York:The McGraw-Hill Commpanies,Inc, 2017:126-134.

[11] RT BOEYKENS K,DUYSBURGH I,Wim VERLINDEN W. Prevention and management of minor complications in percutaneous endoscopic gastrostomy,BMJ Open Gastroenterol,https://pubmed.ncbi.nlm.nih.gov/35851280/ 2022,9(1):e000975.

[12] CRESCI GAM.Forty-fifth ASPEN Presidential Address: Medical nutrition therapy,is it time to get personal? J PARENTER ENTERAL NUTR,2023,47(3):334-341.

[13] KLEINMAN RE,GREER FR. 儿童营养学. 8版. 申昆玲,译. 北京:科学出版社,2022,9:327-347.

第十二章　肠道微生态学

第一节　肠道微生态学总论

导　读

对肠道菌群结构的深入研究和功能挖掘也推动着微生态制剂不断的研发和推广应用，目前对于微生态学的研究空前关注，覆盖了从健康生活方式、母婴健康、合理均衡饮食到防病治病等诸多领域。但也存在着一些不合理应用的现象，这是需要重点关注的问题。临床医师应正确认识人体微生态学，掌握微生态制剂的概念、分类、正确使用方法，搜集其临床应用证据，注重应用的安全性，才能更合理应用微生态产品。

微生物与人类共同进化，彼此间相互依存、相互影响，又相互制约，共同构成了一个"超级生物体"。微生态学是指微生物生态学或微生境的生态学。人体微生态学是特指研究人体微生物的生态学，肠道微生态学极早受到关注。人体微生态学研究的是微生物群（microbiota）和/或微生物组群（microbiome）的特征，及其与宿主间的相互作用关系。目前国内外对微生态学的研究已达到空前的关注高度，覆盖了从健康生活方式、维护母婴健康、科学均衡饮食到防病治病等更多领域。

一、微生态学概念的提出和研究历程

（一）微生态学概念的提出

微生态学（microecology）一词最早由 Haenal 和 Lohmann 在 1964 年召开的第一届国际微生态学研讨会上首次提出。1977 年，德国 Volker Rush 博士首次对微生态学给出定义：微生态学是研究机体正常微生物群与其宿主之间相互关系的学科，是微观层次的生态学，即细胞或分子水平的生态学。1985 年，康白教授则认为"微生态学是研究微生物与微生物、微生物与宿主，以及微生物、宿主与环境间相互关系的学科"。微生态学研究的内容包含了探索微生物群与其宿主之间的关系，维护微生物与宿主，以及微生物组群之间动态平衡与人类健康的关系等，涉及正常微生物在细胞水平、分子水平与机体之间的相互关系。因此，微生态学与细胞学、分子生物学、基因工程学、免疫学、信息学、酶学等领域关系密切。近年来，中国微生态学有了长足的发展，其研究成果已引发了生命科学、医学、药学等多领域的重大变革。

（二）微生态学研究历程

微生态学是人们对自身内外环境微生物从致病性角度上升到生理功能学角度的认知转变的环境下建立起来的，微生物与人类健康疾病之间相互关系的研究最早始自 1676 年荷兰列文虎克发明第一台显微镜，让人们看到了微生物，并开始了微生物学研究。法国 Louis Pasteur（1822—1895）首次揭示了微生物是造成腐败发酵的原因，认为肠内发酵是必需的，是人类和动物获得营养不可缺少的过程。俄国 ElieMetchnikoff（1845—1916）发现乳酸杆菌能拮抗大肠埃希氏杆菌引起的腐败，起到延年益寿的功效。法国巴黎儿童医院 Tisser 教授（1899 年）在母乳喂养儿粪便中发现了双歧杆菌，并认为双歧杆菌不仅与腹泻发生频率有关，还与儿童营养有关。1928 年，亚历山大·弗莱明发现青霉素，在挽救亿万人生命的同时也发现其引发的肠道菌群失调、耐药性等问题，由此引起对正常菌群结构和功能研究的兴趣，推动了对微生态学基本规律的研究进程。魏曦教授在 1950 年就注意到了抗生素应用引起的菌群失调问题，指出："光辉的抗生素时代之后，将是伟大的活菌制剂时代"。康白教授在总结前人各种论述的基础上，提出了对应于宏观生态平衡的微生态平衡理论，之后开启了中国微生态学研究的新篇章。

二、儿童微生态学的建立和发展

儿童微生态学（children microecology）是专门研究儿童微生态的学科，不仅具有微生态学共

同点,更具有儿童各年龄阶段由于其生理和生长发育的特点,其微生态系统在初始建立、形成、完善和成熟过程中会受到自身与外界的诸多因素影响,显得十分脆弱,极易发生生态失衡等许多特点。儿童时期处于生长发育的时期,易受到自身和周围环境的影响,也是最容易受到伤害的时期。人的一生经过胎儿期、新生儿期、婴儿期、幼儿期、学龄前期、学龄期、青春期步入成年期。随年龄增长逐渐建立起自身的微生态体系,这对儿童的免疫发育、消化吸收、器官成熟等都具有重要意义,并影响其一生的健康。因此研究儿童微生态学具有特殊重要的意义。

(一)儿童微生态学的特点

以往研究认为胎儿在分娩前均是"无菌"的,胎儿在分娩时通过接触产道和外界环境后数小时才会在新生儿体表与肠道开始有细菌出现。随着近年来分子生物学技术突飞猛进的发展,以及基因技术的广泛应用,人们从羊水、胎盘、乳汁等发现微生物基因片段,认为肠道菌群的建立起源于宫内,并提出"母子菌脉相连"。生命早期微生物的暴露决定了婴儿肠道菌群的初始化定植和菌群发育路线,其演替受诸多因素影响,如胎龄、分娩方式、喂养方式、抗生素应用、疫苗接种等。肠道菌群的定植是个复杂的过程,体现在大肠埃希氏菌、肠球菌等需氧菌或兼性厌氧菌的早期定植,并为后期双歧杆菌、乳酸杆菌、酪酸杆菌等厌氧菌定植打下基础,双歧杆菌为代表的厌氧菌群定植不仅取代了以大肠埃希氏菌为主的需氧菌成为优势群体,并逐渐形成了自身肠道微生态体系,与机体始终保持动态平衡,维护健康。了解儿童时期微生态系统形成特征,对保护儿童免疫系统、消化吸收系统,促进器官功能发育、维护儿童健康成长有着极其重要的推动作用。

(二)儿童微生态学的研究范畴

抗生素在杀灭病原微生物,控制感染方面挽救了亿万患者的生命,但抗生素使用后的另一个阴影随之凸显,即新的病原菌不断出现,耐药菌日趋严重,乃至超级细菌的出现,以及抗生素导致机体微生态平衡紊乱和正常微生物群在宿主内转移,由不致病转变成致病菌引起自身感染,或机会菌感染。从微生态学角度来看,正常生理情况下,人体正常微生物群与宿主之间保持动态平衡,如

果这种平衡被来自体内或体外致病因素所打破,如各种疾病、创伤、生活习惯、生活环境、各种用药,特别是抗生素和抗肿瘤药物的应用,导致机体生态失衡,就会导致各种疾病的发生。一旦疾病发生,机体健康受到影响,反过来又会不断加重这种生态失衡而形成互为因果的恶性循环,这正是我们需要不断研究和解决的问题。对于儿童微生态学的研究涉及诸多方面,包括生命早期肠道菌群定植与演替,肠道菌群发育与儿童健康,微生物暴露与儿童免疫发育,以及益生菌制剂开发与儿童防病治病等方面。

三、微生态学研究的热点与面临的挑战

(一)微生态学研究热点

1. 微生态平衡理论在临床实践中的运用 康白教授提出的微生态平衡理论指明了长期历史进化过程中形成的正常微生物群与其宿主在不同发育阶段中形成的内部结构和生存状态。李兰娟院士提出的感染微生态学理论,认为感染不一定是致病微生物的入侵所致,而是生态平衡与生态失调相互转化的结果。对正常微生物群的理解是相对的,在某一宿主及特定环境属于正常微生物,而在另一个宿主或环境来讲可能致病。因此,感染或疾病的发生都是由于微生态链被打破所致。

2. 肠道菌群是人类第二套基因组的认识 越来越多研究显示,肠道微生态异常可能影响肥胖症、糖尿病、代谢综合征等疾病的发生发展。赵立平等研究证实,以肥胖为代表的代谢异常疾病的发生发展与不合理的膳食引发肠道菌群结构失调存在密切关系,可以通过膳食干预改变肠道菌群结构,使已经破坏的肠道菌群得到恢复,使代谢损伤得到恢复。

3. 临床医疗措施应基于保护机体微生态平衡为理念 传统医疗观点是将人体当成"战场",将人体内微生物当成"敌人",采用高级别抗生素与致病菌进行殊死搏斗。这种疗法曾经发挥过有效作用,但同时也出现了耐药、菌群失调、二重感染等一系列问题。微生态学专家将人体与人体微生物看作是一个不可分割的整体,将人体微生物看成是一个动态平衡的"群落",临床治疗方案应由"杀菌抗菌"模式转向"杀菌保菌"策略,在抗感染抑制致病微生物同时,应采用微生态制剂恢

复机体微生态平衡。

4. 从微生态学角度看中医理论　中药有很多药物成分不能很好地进入血液,用西方药理学不能解释其临床疗效。中医学理论更注重个体、整体、动态、平衡、协调,这与微生态学理念不谋而合。微生态制剂和中药方剂有着相同的靶点,即"肠道微生态"。中医中药讲究"阴阳平衡""扶正祛邪","扶正"就是调整肠道微生态平衡,"祛邪"就是抑制宿主体内致病菌。研究也证明,扶正的中药如人参、黄芪、丹参、灵芝、茯苓等,驱邪的中药如黄连、菊花、金银花、蒲公英等实际就是微生态制剂中的益生元。微生态学不仅能为传统中医学提供现代理论依据,也能为微生态制剂开辟新的药源。

(二)微生态学研究面临的挑战

虽然我们在微生态学领域已经做了很多工作,但面临的问题和挑战也很多。

1. 如何定义健康状态人体微生态　健康状态下人体微生态基线指标的正常范围和变化规律是研究不同疾病状态下人体微生态变化规律的基础,但由于人体微生态的高度多样性和复杂性,目前对于何为健康状态下的人体微生态尚没有明确和清晰的定论。健康状态下的人体微生态的正常波动是随共生部位、不同时间点,以及复杂的宿主遗传因素、饮食因素、生活方式和行为习惯等因素产生的高度变异性,使得完整地定义健康状态下人体微生态成为一项复杂而艰巨的任务。

2. 如何破解人体微生态学的各种影响因子　由于种族、年龄、性别、环境、饮食等千变万化因素的影响,且人体微生态学研究只能选取其中相对较小的样本,这些被研究的样本是否能在某种程度上反映出整体的变化规律,目前仍未有严谨的论证。一方面是这些因素十分复杂且难以精确定义,很难界定单一因素的影响,另一方面这些因素会随时间推移而发生变化,这些变化所带来的影响和因素本身难以准确区分和定义。所以,完整、精确地了解某些因素对人体微生态学的影响仍是一项复杂而艰难的工作。

3. 如何解决多学科通力合作的问题　从科研角度来讲,包括实验课题的设计、样本选择标准以及预测参数的控制等内容都需要进一步完善。人体微生态学是一个多学科交叉的新领域,需要临床医师、微生物学家、分子生物学家、计算机学专家以及生物信息学家的通力合作才能顺利完成。

四、微生态学的研究展望

(一)微生态学策略对医疗模式的影响

近半个世纪以来,人类的医学模式遵循着单纯治疗的医学模式理念,花了大量时间和精力在研究各种致病微生物的病原学特征、流行病学状况,以及致病微生物引起的发病机制、临床特征和治疗手段,期望使用大量抗生素杀灭病原微生物而达到治疗的目的,这种单纯治疗医学模式挽救了不计其数患者的生命。但随着时间不断推移,大量抗生素的使用出现了越来越多的严重问题,如耐药、新的致病微生物不断出现而导致二重感染、机会菌感染等,这些问题对人类的危害,似乎又将我们带回到没有发现和使用抗生素之前的困难。

随着医学理念的不断从单纯治疗医学模式转向预防医学和保健医学模式的同时,让我们又重新审视人体内大量正常微生物群对机体的作用,唤醒人类不能再把所有微生物当作"敌人"对付。人类对微生物的认知态度由第一次世界大战的"恐菌时代"至第二次世界大战的"抗菌时代",到如今的"保菌时代",时代的跨度,认知的变迁,让我们为人类健康作出贡献。

(二)儿童微生态学的探索与发展

1. 探索儿童微生态体系建立和变迁的影响因素　儿童微生态系统在初始建立、成熟和出现动态平衡过程中受到的影响因素十分广泛。有必要进一步研究各种相关影响因素、影响结果、特点和发生机制,不断寻找干预手段和防治措施。

2. 儿童三大系统的相互协调的内涵研究　儿童微生态系统、免疫系统、消化系统是儿童时期重要的三大系统。这三个系统如何联系、相互影响、互相促进又共同协调维护儿童健康成长,防病治病,三大系统间联系机制、联系信息、联系途径等都是需要不断深入研究探索的内容。

3. 儿童各系统微生态与疾病关联机制的研究　儿童肠道微生态与小儿腹泻病等相关疾病之间关系的研究和认识已取得不少共识,但对儿童呼吸道微生态、口腔微生态、皮肤微生态和泌尿生殖道微生态的特点、构成状态以及与相关疾病之间相关性,还知之甚少,值得在这方面研究和探索。婴幼儿时期的一些常见病、多发病,如营养性贫血、维生素 D 缺乏症以及反复呼吸道感染等,其微生态有何特征性变化,是否可以采用微生态防治策略防病治病,也是值得研究和探讨的问题。

4. 儿童微生态制剂临床合理应用　当前可供选择的微生态调节剂、益生菌保健品品种繁多,也逐渐被儿科医师,儿童家长逐渐认识和广泛使用。长期大量使用、重叠使用、联合使用等不合理现象不断显现出来。使用微生态调节剂的目标是通过补充机体外来益生菌或共生菌使自身微生态系统达到生理性平衡稳定状态。尽管每个制剂均有其自身菌株组成的特点,但盲目的滥用、乱用带来的弊端,以及益生菌使用后的依赖现象,是否会影响到自身微生态系统的平衡稳定值得进行科学对比研究做出定论,以指导儿科医师和家长正确选择使用益生菌产品,以及科学评价粪菌移植的适应证、疗效和安全性。

5. 微生态学相关技术创新和评价体系建立　以往的显微镜技术、微生物培养分离鉴定技术、分子生物学技术、酶学技术以及基因工程技术等不断为微生态学研究提供了新平台。进一步探索快速准确、简便易行、经济适用、重复性好的,能为临床广泛使用的微生态学评价体系是亟待解决的问题,我们不仅要了解菌群数量变化、定植部位变化和菌群多样性变化以及个体微生态变化特点,更重要的是还要开展微生态制剂精准治疗,为今后精准的防病治病提供可能。

总之,微生态学各个方面的研究方兴未艾,儿童微生态学研究更是如此。在我们面前还有很长的路要走,还有大量的工作需要去做,让我们为人类健康共同努力。

🌐 拓展知识点

1. 关于微生态学研究,虽然我们已经做了很多工作,但仍面临许多问题和挑战:如何界定健康状态下的人体微生态体系,如何破解各种影响人体微生态学的因素以及如何解决多学科合作配合等问题。

2. 随着医学理念从单纯治疗医学模式转向预防和保健医学模式的同时,让我们更加注重定植在人体内大量的正常微生物组群对机体的作用,唤醒人们不能再把所有微生物当"敌人"看待。对微生物的认知态度已从"恐菌时代"到"抗菌时代",至如今的"保菌时代",关注微生态学策略对医疗模式的影响。

3. 研究与发展儿童微生态学,从儿童微生态体系建立、变迁,到研究各种相关影响因素、影响结果、特点和发生机制,寻找干预手段和防治措施。注重儿童微生态系统、免疫系统、消化系统间相互协调的内涵研究,以及系统微生态与儿童疾病关联机制的研究,积累儿童应用微生态制剂的临床证据,建立微生态学相关技术创新和评价体系,为开展微生态制剂的精准治疗提供可能。

（张琳　郭城）

第二节　微生态制剂的临床应用

导　读

对微生态学的研究推动了微生态制剂在临床的广泛应用,但一些不合理应用现象是需要重点关注的问题。临床医师有必要在对微生态制剂的概念、分类、临床应用证据、正确应用方法,包括剂量和安全性等充分理解基础上合理应用。

随着微生态组学技术的不断深入研究,微生态制剂（microbial ecological agents,MEA）对各种原因引起的肠道微生态失衡起到了较好的调节作用,已被广大学者所认可,研发的微生态制剂的品种和应用也越来越广泛。但因各个国家微生态制剂应用法规不同,产品形式也多种各样,而其菌株构成和质量也参差不齐。尽管各个国家和国际学术组织依据微生态制剂应用的临床效果进行了循证评价,也制定了相应的专家共识和指南,但如何合理应用,其有效性及安全性仍是需要关注和进一步探索的问题,尤其因为益生菌产品存在菌株和剂型差异,以及研究对象的种族、生活环境、饮食习惯的不同等,所以其研究结论存在异质性。故临床应用微生态制剂时不但要结合国内外的相关专家共识或指南,也应结合临床经验和患者的实际情况综合评估,合理使用。

一、微生态制剂的概念

(一)微生态制剂的定义和分类

微生态制剂又称"微生态调节剂",是指在微生态学理论指导下生产的一类能够调节肠道微生态失衡,提高宿主健康水平或增进健康状态的生理性活菌(微生物)制品,也包括这些菌体的代谢产物及促进这些生理性活菌生长繁殖的物质制品。微生态制剂从广义上讲,包括活菌体、死菌体、菌体成分、代谢物及生长促进物质。目前国内外较为一致的意见是把微生态制剂分成 3 个类型,即益生菌(probiotics)、益生元(prebiotics)和合生元(synbiotics)。世界胃肠病学组织(World Gastroenterology Organization,WGO)在《2011 WGO 全球指南:益生菌和益生元》中把益生菌定义为一种活的微生物,指在给予足够剂量时,对宿主的健康产生有益作用,并符合以下几个标准:①必须具有存活能力,能工业化规模生产;②在使用和贮存期间,能保持其存活和稳定状态;③在宿主的肠内或其他环境内具有存活能力;④必须对宿主产生有益作用;⑤无毒、无害、安全、无不良反应。益生菌所采用的菌种主要来源于宿主正常菌群中的生理性优势细菌、非常驻共生菌和生理性真菌。生理性细菌多为产乳酸细菌,包括 7 个菌属的上百个菌种;非常驻共生菌在宿主体内的占位密度低,是具有一定免疫原性的兼性厌氧菌或需氧菌,也可以是原籍菌群、外籍菌群或环境菌群如芽胞菌属、梭菌属等;生理性真菌主要包括益生酵母菌。益生元是指能选择性刺激宿主肠道内一种或多种有益菌的活性或促其生长繁殖,又不被宿主消化和吸收的一类物质如乳果糖(lactulose)、蔗糖低聚糖(oligosucrose)、棉子低聚糖(oligofaffinose)、异麦芽低聚糖(oligomaltose)、玉米低聚糖(cornoligossacharides)和大豆低聚糖(soybeanoligosaccha-rides)等。合生元是指益生菌与益生元同时并存的制剂,服用后到达肠腔使益生菌在益生元作用下再行繁殖,发挥更有利的作用。近年来提到的后生素(postbiotics),又称"益生素",是指由活菌代谢产物或细菌死亡溶解后释放的一些可溶性因子,对宿主产生有益作用,这些可溶性因子包括短链脂肪酸(short chain fatty acid,SCFA)、酶类、多肽类、磷壁酸、肽聚糖衍生物-胞壁肽、内源性和外源性多糖、细菌外膜蛋白、维生素、胆汁酸、缩醛磷脂以及长链脂肪酸等。

(二)微生态制剂的发展与现状

益生菌的发现始于 19 世纪中期,法国微生物学家 Louis Pasteur 在显微镜下观察比较牛奶和酸牛奶的组成时,发现酸牛奶中含大量极小的生物,即乳酸杆菌。之后在 1899 年,法国巴黎儿童医院的 Henry Tissier 从健康母乳喂养婴儿的粪便中分离出第一株双歧杆菌,它与婴儿营养和腹泻发生风险存在密切关联。随后益生菌的发现进入了蓬勃发展时期。1917 年,Alfred Nissle 首次发现了乳酸菌外的其他类型益生菌如"大肠埃希氏菌"。1965 年,Daniel Lilly 和 Rosalie Stillwell 首次提出了益生菌概念。1989 年,Fulle 把益生菌定义为"能促进肠内菌群生态平衡,对宿主起有益作用的活微生物"。1992 年,Fulle 又对益生菌的菌株作了更详细描述,认为应具备能在宿主肠内或其他生境中存活的能力,能工业化生产,在使用和贮存期间能保存其活的和稳定性状态,对宿主产生有益作用,且无毒、无害、无副作用。2001 年,联合国粮食及农业组织(Food and Agriculture Organization of the United Nations,FAO)和世界卫生组织(World Health Organization,WHO)再次明确了益生菌定义,并延用至今。

随着对微生态制剂进一步深入的研究和认知,新型益生菌、新型益生元,以及其他新型微生态制剂产品也孕育而生。"新型益生菌"是指在现有干预或治疗基础上可定位至具体发挥作用的微生物菌株,其确切疗效还需基础和临床验证。"新型益生元"是指在肠道微生物群作用下可产生 SCFA 如乙酸、丁酸等,它们会影响肠上皮细胞转运、代谢,并为其提供能量,降低肠道 pH,促进有益厌氧菌生长和繁殖,抑制病原微生物生长。

二、微生态制剂的临床应用

目前越来越多研究者将肠道微生物群作为疾病治疗的靶标,根据不同生理和/或病理状态下,依据人体肠道微生态失衡的具体情况,选择适宜的微生态制剂调节肠道环境,调理菌群结构,恢复肠道微生态平衡,达到防病治病的目的。目前临床上将微生态制剂广泛用于儿童感染性腹泻、抗生素相关性腹泻、功能性便秘和过敏性疾病的防治,以及炎症性肠病、新生儿黄疸及新生儿坏死性小肠结肠炎等疾病的治疗,已获得一定临床疗效。微生态制剂的临床应用,应根据每个患儿的实际病情,并结合不同微生态制剂的特点,综合评估判断,合理应用。

1. **感染性腹泻**　感染性腹泻是儿科的常见病、多发病,也是导致婴幼儿死亡的重要原因之一,目前微生态制剂已广泛用于儿童感染性腹泻的预防和辅助治疗。此前 R. Hemalatha 等调查不同益生菌菌株对感染性腹泻的影响显示,儿童服用副干酪乳杆菌 Lpc-37 可有效降低腹泻患病率;乳双歧杆菌 HN019 有助于减少儿童腹泻和儿童感染沙门氏菌的频数。*JAMA* 上一项研究明确了益生菌对艰难梭菌性肠炎的预防和治疗作用。益生菌制剂主要通过恢复肠道菌群平衡达到感染性腹泻的预防和治疗目的,但不同益生菌菌株对感染性腹泻的疗效差异性较大,可能与侵袭菌的种类、患儿自身免疫功能和疾病状态有关,仍需大样本、多中心的研究探索。目前益生菌制剂治疗儿童急性腹泻已获世界多个指南及权威机构认可,欧洲儿科胃肠病学、肝脏病学和营养学会(ESPGHAN)支持微生态制剂用于儿童急性感染性腹泻,推荐使用鼠李糖乳杆菌(*Lactobacillus rhamnosus*,LGG)、布拉氏酵母菌(*Saccharomyces boulardii*,*S. boulardii*)、罗伊乳杆菌(*Lactobacillus reuteri*,*L. reuteri*)和灭活嗜酸乳杆菌(*Lactobacillus acidophilus*),使用益生菌可减少腹泻频数和腹泻持续时间。2017 年,中华预防医学会微生态学分会儿科学组发布"益生菌儿科临床应用循证指南",提出急性腹泻病治疗原则是预防和纠正脱水、继续进食及合理用药物,使用益生菌可缩短腹泻病程,减少住院时间。

2. **抗生素相关性腹泻**　抗生素相关性腹泻(antibiotic associated diarrhea,AAD)是抗菌药物使用后最常见不良反应,可延长原发疾病恢复时间、增加医疗费用,甚至引起死亡。2021 年发布的《儿童抗生素相关性腹泻诊断、治疗和预防专家共识》指出,AAD 是指近期曾使用或正在使用抗生素出现腹泻,呈稀便或水样便、黏液便、脓血便、血便,或见片状或管状假膜,且不能用其他明确病因所解释。建议应用益生菌制剂恢复肠道菌群平衡,但在特定菌株、剂型、剂量和使用时间上无具体推荐。近期 23 项的临床研究荟萃分析结果显示,芽孢杆菌属、双歧杆菌属、丁酸梭菌属、乳酸杆菌属、乳球菌属、酵母菌属或链球菌属可显著降低 AAD 发生率,益生菌在预防 AAD 方面具有保护作用。2014 年,ESPGHAN 推荐使用鼠李糖乳杆菌和布拉氏酵母菌(boulardii)制剂预防儿童 AAD,布拉氏酵母菌可预防艰难梭菌相关性腹泻(*Clostridium difficile*-associated diarrhea,CDAD),推荐预防量布拉氏酵母菌 250~500mg/d,LGG 1~2×10^9CFU/d,建议在抗生素使用期间使用,延长使用时间效果不明显。2015 年,第四届耶鲁/哈佛益生菌研讨会共识意见中指出,预防 AAD 除推荐布拉氏酵母菌、鼠李糖乳杆菌外,还推荐干酪乳杆菌 DN114 G01、保加利亚乳杆菌和嗜热链球菌组成的复合制剂,推荐布拉氏酵母菌、鼠李糖乳杆菌 GG 预防 CDAD 复发。2017 年,我国益生菌儿科临床应用循证指南推荐布拉氏酵母菌、酪酸梭菌二联活菌散、双歧杆菌三联活菌散/胶囊和双歧杆菌四联活菌片预防 AAD。总之,益生菌制剂因其应用的菌株、剂量和应用时间,以及被使用对象不同等均会影响其临床疗效,因此,针对不同疾病的预防及治疗所需使用益生菌制剂的类剂,仍需进一步研究细化。

3. **过敏性疾病**　过敏性疾病已成为目前重要的公共卫生问题,1989 年 Strachan 提出的"卫生假说"被认为是导致过敏性疾病的患病率增加的主要理论依据。多项实验结果表明,儿童生命早期不同微生物的暴露均会决定其免疫发展方向,并与婴儿健康和过敏性疾病的发生风险存在关联。

17 项临床研究荟萃分析提示,妊娠后期和/或出生 1 个月内使用益生菌可降低远期湿疹发生风险,但对哮喘、喘息和过敏性鼻炎、过敏性结膜炎作用不明显。对 150 对有家族过敏史的母子,出生前孕母服用鼠李糖乳杆菌 HN001 和动物双歧杆菌乳糖亚种 HN019,新生儿生后 24 个月内服用益生菌动态观察发现,2 岁时湿疹累计发病率较对照组减少 49%,6 岁时湿疹累计发病率减少 44%,提示益生菌对湿疹具有预防作用。进一步对健康人群皮肤菌群的研究发现,湿疹发生前和湿疹发生后的菌群特征并不一致,其中球形马拉色菌、疱疹马拉色菌、合轴马拉色菌的丰度存在显著差异。另外的研究也指出当皮肤菌群中链球菌属、孪生球菌属丰度出现富集,球菌属减少时,皮肤更易发生湿疹。

最近一项研究证实,牛奶蛋白过敏患儿使用深度水解蛋白配方粉(EHF)联合 LGG 干预,其临床疗效优于单纯使用 EHF,并且粪便菌群明显改善,随访 3 年后发生其他过敏性疾病的发生概率明显降低,提示益生菌能加速肠道对牛奶蛋白过敏的口服耐受。因此,2015 年,世界过敏组织(WAO)在益生菌预防过敏性疾病指南中指出,尽管目前使用益生菌预防儿童过敏性疾病证据不足,但以下几种情况使用益生菌是可以获益的,如有过敏家族史孕母妊娠后期使用;过敏高风险婴儿母亲哺乳期使用;过敏高风险婴儿生后即刻使用等情况,并推荐鼠李糖乳杆菌 GG(LGG)、乳双歧杆菌(B.lactis)和其他双歧杆菌或混合菌株。目前研究哮喘与儿童肠道菌群组成也存在关联,Susan V Lynch 等对 298 例婴儿从出生随访至 2 岁和 4 岁时对其粪便菌群分析发现,新生儿期粪便菌群中双歧杆菌属、Akkermansia 菌属以及 Faecalibacterium 菌属丰度较低,念珠菌属及红酵母菌属(真菌)丰度较高时,2 岁时发生哮喘风险会增加 3 倍。该团队另一项对 10 例哮喘高危儿 LGG 菌株干预 6 个月的研究发现,肠道中 Akkermansia 菌属、栖粪菌属和罗氏菌属丰度明显提高,肠道菌群成熟度也明显提升,认为生命早期益生菌干预可预防哮喘的发生。

4. 炎症性肠病 炎症性肠病(inflammatory bowel disease,IBD)是一种原因不明、以慢性炎症为特征的肠道炎性疾病,主要包括溃疡性结肠炎(ulcerative colitis,UC)和克罗恩病(Crohn's disease,CD)和未定型结肠炎(indeterminate colitis,IC)。IBD 发病机制目前不十分清楚,以往研究认为与遗传、免疫、环境和感染等因素有关,目前认为宿主与其肠道微生态之间的平衡被打破是触发宿主易感基因,以及引起异常免疫应答的基础。

Joossens 等对 68 例 CD 患者肠道菌群分析发现,CD 患者存在明显菌群失调,双歧杆菌、柔嫩梭菌属、小类杆菌属和某一梭状芽胞菌属增多,活泼瘤胃球菌减少。Macfarlane 等采用 16S rRNA 基因技术对 UC 患者直肠活检标本菌群检测发现,UC 患者双歧杆菌数量为正常对照组的 1/30,链球菌仅在 UC 患者标本中发现。Machiels 等对 127 例 UC 患者肠道菌群分析发现,UC 患者肠道菌群中人罗斯拜瑞氏菌和柔嫩梭菌属较健康者减少。

IBD 患者肠道菌群紊乱,一方面引起遗传易感个体肠黏膜上皮通透性增加,另一方面肠道中致病菌代谢物可作为抗原持续刺激肠上皮细胞,激活肠黏膜免疫,引发自体免疫应答而诱发 IBD。所以,微生态制剂成为 IBD 的治疗手段之一。HelenSteed 等对 35 例 CD 患者行双歧杆菌干预 3~6 个月后,患者的活动指数和组织学指数明显下降,肿瘤坏死因子-α 表达量也显著降低。对 90 例 UC 患者行双歧杆菌四联活菌(婴儿双歧杆菌、嗜酸乳杆菌、粪肠球菌、蜡样芽胞杆菌)治疗,能显著提高 UC 患者临床症状缓解率。但因缺少大样本量的系统性临床研究,益生菌制剂在 IBD 的诱导和维持缓解作用中的有效性尚需进一步证实。由于国内缺乏基于儿童 IBD 人群的益生菌高质量、大样本量研究,因此尚未形成对此人群的益生菌使用推荐意见。

5. 营养代谢相关性疾病

(1)营养不良:众所周知,肠道菌群在营养物质的消化吸收方面发挥重要作用,一方面肠道菌群结构改变可致营养不良,另一方面肠道菌群发育迟滞或异常也可造成营养不良。Subramanian 等评估了 64 例 6~20 月龄重度营养不良患儿的肠道菌群,发现其肠道菌群成熟度明显低于同龄健康儿童,提示营养不良患儿肠道菌群发育迟滞,不能适应随年龄成长而发生的饮食结构变化,阻碍了营养物质的消化与吸收。此外,与健康儿童相比,营养不良患儿不但肠道菌群结构丰度发生了变化,还潜伏着更多致病菌的威胁如致病性大肠埃希氏菌、沙门氏菌、金黄色葡萄球菌、幽门螺杆菌等,这些致病菌不仅影响营养物质吸收,还可增加感染风险。尽管目前发现了一些与儿童营养不良相关的肠道菌群和功能通路,但仍难以确认其为直接致病菌。Blanton 等从营养不良患儿粪便微生物群中分离出 11 株可被 IgA 靶向识别的致病菌株，将其移植到无菌小鼠体内后出现了饮食依赖性肠病，提示该菌株可能是致病菌株之一。该研究小组又从健康儿童粪便中分离出两株可被 IgA 特异识别的菌株即活泼瘤胃球菌和共生梭菌植入至菌群发育迟滞营养不良小鼠肠道后，其症状得到了缓解，由此证实肠道菌群中的确存在可导致儿童营养不良的关键特征菌，以及与之相拮抗的益生菌，但具体致病机制有待进一步研究。近年一项 RCT 研究发现，将瘦人粪菌移植到有代谢综合征肥胖患者体内后，增加了患者的胰岛素抵抗，增加肠道菌群多样性，且产丁酸盐细菌数量增加，更证实了益生菌在营养不良防治中的作用。

（2）肥胖：肥胖不仅会给身体带来极大负担，还会增加其他疾病如糖尿病、心脑血管疾病、慢性肾病、高血脂、高血压等的发生风险。研究发现，肥胖的发生受肠道菌群影响，肠道中有益菌通过分泌短链脂肪酸增强机体胰岛素敏感性，刺激饱腹感激素的分泌从而抑制肥胖。GuolinLi 等研究发现间歇性禁食能有效改善肥胖状态，这种改善与肠道菌群中乙酸盐代谢菌丰度的增加有关。MoranYassour 等研究发现，肥胖发生前肠道 Akkermansiamuciniphila 的丰度就已经发生了改变，且该菌的数量与体重指数（body mass index，BMI）、空腹血糖、机体胰岛素水平等呈负相关。研究者建立了肠道菌群与血清胆固醇的线性相关模型，辅助预测血清胆固醇含量，提示肥胖及高脂血症的发生风险。赵立平等通过营养膳食配合益生元对肥胖儿童进行干预，不但体重下降，肠道菌群也有了很大改善，且全身慢性炎症也逐渐消失，说明肠道菌群不仅可作为肥胖干预的潜在靶点，还可改善机体炎症状态。基于肠道菌群与营养代谢的关联，我们不仅能通过肠道特征菌变化对肥胖风险进行预测，还能为其治疗提供潜在菌群靶点。

6. 其他疾病 此前已有很多研究报道了肠道菌群与 2 型糖尿病、结直肠癌、风湿性关节炎、孤独症等疾病的发生密切相关，也有部分研究报道了益生菌或益生元在这些疾病中的辅助治疗作用，但由于有效证据的缺乏以及临床应用标准化等问题，益生菌对于这些疾病的预防或治疗作用仍需要更多的研究来确定。

三、微生态制剂临床应用的安全性

尽管已证实益生菌具有良好的安全性，但不同人群对不同益生菌制剂的耐受性也不尽相同。

菌血症是益生菌使用中关注的重要问题之一，Rautio 报道了 1 例 74 岁女性糖尿病患者服用 LGG 4 个月后出现肝脓肿和肺炎。Land 报道了 1 例 4 月龄婴儿心脏手术后服用 LGG 发生心内膜炎。因此，目前基于临床研究证据也提出了益生菌应用的一些危险因素，如多脏器功能衰退、伴有恶性肿瘤、免疫功能缺陷，以及未成熟新生儿是服用益生菌的主要危险因素；中央静脉置管、肠道黏膜屏障受损、空肠造口术后，以及心脏瓣膜病是服用益生菌的次要危险因素。目前临床报道的益生菌不良反应病例均出现在上述高危人群中，正常人群尚未见不良反应报道，但健康个体长期使用益生菌的安全性仍缺乏足够临床证据。

细菌耐药是益生菌使用中关注的另一个重要问题，Matteuzzi 对人粪便中 15 种、459 株双歧杆菌行药敏试验发现，所有菌株均对氯霉素和林可霉素敏感，对新霉素、链霉素和四环素出现不同程度耐药。D.Aimmo 从常用益生菌制剂中分离出 34 株双歧杆菌和鼠李糖乳杆菌行药敏试验发现，所有菌株均对氨曲南、环丝氨酸、卡那霉素和多黏菌素 B 耐药。由于屎肠球菌 SF68 可能存在传递万古霉素耐药基因，故在儿童中不推荐应用。益生菌菌株的耐药性是由菌株本身所携带的天然耐药基因决定的，随着益生菌制剂广泛使用，耐药因子有可能在不同菌群中传递扩散而导致抗生素对患者效果欠佳，甚至无效。因益生菌可能存在潜在感染风险，并有可能传递耐药基因，故在免疫缺陷或免疫力低下、危重症患儿、中心静脉置管、短肠综合征及心脏瓣膜术后患者使用益生菌时应需谨慎。另外，部分益生菌产品的辅剂中含有牛奶成分，对于牛奶蛋白过敏的患儿会引发过敏风险。新生儿特别是早产儿、低出生体重儿应用益生菌应谨慎，目前没有足够证据支持在早产儿使用益生菌是绝对安全的。

四、临床应用微生态制剂一些注意事项

1. 早产儿应用时的一些问题 早产儿因其消化系统发育不成熟，肠道内细菌定植无论在时

间和性质上均不同于足月新生儿,部分早产儿因各种原因进入重症监护病房常使用抗生素治疗,加之母子分离等因素延迟了早产儿肠道菌群的初始定植和微生态稳态的建立,从而影响肠黏膜屏障的发育。故早产儿应用益生菌制剂时要充分与家长沟通,让其了解应用益生菌的潜在好处和风险。在安全条件满足情况下,建议应用 LGG、婴儿双歧杆菌、乳双歧杆菌和嗜热链球菌等可降低 NEC 和晚发败血症发生风险。有报道 434 例极低出生体重儿生后服用益生菌(嗜酸乳杆菌、两歧双歧杆菌)6 周,未发生脓毒症。2 000 例早产儿预防性应用益生菌也未发现短期不良影响,上述研究只是对特定的益生菌菌株短期安全性的验证,但未来还需更多不同菌株在新生儿甚至早产儿中应用的短期和长期安全性的随访观察数据。

2. 与抗生素合用的问题　当微生态制剂与抗菌药物合用时,抗菌药物会抑制益生菌制剂中活菌的生长繁殖,降低其疗效,甚至失效。若需同时应用,应加大益生菌剂量或错开服药时间,最好间隔 2~4 小时以上。最好选用耐抗生素的微生态制剂如布拉氏酵母菌、酪酸梭菌和芽孢杆菌制剂,因对抗生素不敏感,可以与抗生素同时使用。

3. 不宜与收敛剂等配伍应用　微生态活菌制剂不宜与具收敛作用的制剂合用如单宁、铋剂、活性炭、氢氧化铝及碱性药物,以免吸附或杀灭益生菌活菌。

4. 服用方法　冲调益生菌产品时水温不宜超过 40℃,以免使其活性降低或失活。服用时间应依据菌株特性不同而不同,服用不耐胃酸的菌株时,可饭后服用;服用耐胃酸的菌株时,饭前饭后均可;肠溶制剂最好整粒服用,不宜分开或弄碎服用。

5. 储存与保管　微生态制剂的贮存条件直接影响其质量。活菌一般怕光、怕热,有的怕冻、怕湿。温度越高、湿度越大,活菌存活时间越短。益生菌制剂一般保存在 2~8℃,有效期长短因产品不同而各异。

总之,选用微生态制剂应依据其应用目的的不同,以及其菌株的特异性、剂量的依赖性和个体的差异性,同时要权衡微生态制剂临床的有效性和安全性,选择质量可靠、循证证据强的微生态制

剂产品。由于使用益生菌制剂的菌株和剂量不同,目前很难评价多种菌与单一菌制剂的优劣,尚无证据证明多种益生菌联合使用较单一菌株药物有更好的临床疗效。

五、微生态制剂临床应用的未来发展方向

随着精准医疗和个性化医疗概念的提出,微生态制剂的未来发展也应满足更多亚健康和疾病状态、不同种族人群及预防和治疗的需求等。基于此点,未来的可能发展方向更趋向于:

1. 将不同微生态制剂产品组合用于不同临床症状或疾病,以及用于不同人群的个性化干预或治疗。

2. 建立个人自体益生菌菌库,保存不同人群健康状况下有益菌菌株,疾病时可行自体益生菌菌株移植。

3. 通过基因组编辑调控益生菌的基因表达,使其在不同环境信号下如生理或病理信号时表达特定产物,如抗菌肽、激素、酶等,从而最终形成适用于不同人群、不同临床症状和疾病的微生态制剂产品。

为了更好地维持人体肠道微生态平衡,保护和促进儿童健康,需更全面深入了解肠道微生态学的运行机制,依据人体微生物群、免疫、宿主基因的互作关系,研发新型微生态制剂,促进微生态和人体健康的协同发展。

🌐 **拓展知识点**

1. 肠道菌群与宿主存在漫长共同进化的密切的共生关系,对于不同宿主存在不同菌属种的个体差异,微生态制剂如何做到个性化精准干预是未来研究的热点。

2. 早产儿应用微生态制剂一直是重点关注的问题。早产儿消化道发育不成熟,延迟了肠道菌群的初始化定植和达微生态稳态的建立时间,从而影响肠黏膜免疫的发育和成熟,故对于早产儿应用益生菌存在一定风险,未来还需更多不同菌株在新生儿乃至早产儿应用的短期和长期安全性的研究和数据支持。

（张琳　郭城）

第三节 粪菌移植

导 读

粪菌移植即粪微生态移植（FMT），是将经过医学规程严格筛查的健康个体（供体）的新鲜或冻存粪便经稀释、过滤制备的粪菌液以及粪便中的天然抗菌物质移植到患儿消化道内，重建肠道菌群平衡，修复肠黏膜屏障，调控炎症反应，最早用于复发性或难治性艰难梭菌感染的治疗，现也用于炎症性肠病、肠易激综合征、难治性便秘等胃肠道疾病及孤独症谱系障碍等肠道外疾病的治疗，其疗效、安全性及并发症尚需进一步评估。

粪菌移植应掌握适应证、禁忌证、供体的标准选择、粪菌液的制备，以及对短期和长期毒副作用的观察。

一、定义

粪菌移植即粪微生态移植（fecal microbiota transplantation，FMT），是一种针对和调节人类肠道微生物群的新兴治疗方法，是将经过医学规程严格筛查的健康个体（供体）的新鲜或冻存粪便经稀释、过滤制备的粪菌液以及粪便中的天然抗菌物质通过鼻胃管、十二指肠空肠管、胃镜、结肠镜、直肠导管等技术移植到患儿消化道内，重建肠道菌群平衡，恢复肠道菌群的多样性，修复肠黏膜屏障，调控炎症反应，维持肠道内环境稳定，以达到对特定肠道内和肠道外疾病的治疗。

二、FMT 的基本理论

肠道微生态复杂性堪比机体的一个器官系统，在健康与功能上发挥极其重要的作用。研究证明，健康人体消化道有近百万亿个微生物，包括细菌、真菌、病毒、噬菌体等，构成了人体消化道的微生物群，对人体的健康起着非常重要的作用。健康成人胃肠道菌群约 1 000 余种，总量达 $10^{13} \sim 10^{14}$ 种，10 倍于人体细胞总量，是人体基因总量的 150 倍。健康人消化道的绝大多数微生物对人体有益。其主要功能包括参与营养素的生物利用，促进短链脂肪酸的生成和必需营养素

的生成，防御病原体的定植，促进肠道黏膜和肠上皮屏障的发育功能，指导婴幼儿免疫系统的发育，并帮助建立适当的口服免疫耐受，预防炎症性、特应性及自身免疫性疾病，调节能量平衡，产生代谢产物，促进肠道感觉和运动功能的发育和维持。基于宏基因组学研究进展，肠道菌群的分子进化分为：①厚壁菌门（65.0%~79.4%），多数为革兰氏阳性菌，包括芽孢杆菌属、李斯特菌属、葡萄球菌属、肠球菌属、乳杆菌属、乳球菌属、明串珠菌属、链球菌属、梭菌属和优杆菌属等；②拟杆菌门（16.9%~32.0%），包括拟杆菌属和黄杆菌纲；③放线菌门（2.5%），为革兰氏阳性菌，包括双歧杆菌属和微球菌属等；④变形菌门（1.0%），为革兰氏阴性菌，包括大多数肠道致病菌，如沙门氏菌属、克雷伯菌属、志贺氏菌属、埃希氏菌属、结肠耶尔森菌属、假单胞菌属和弧菌属等；⑤梭杆菌门（<0.1%），为革兰氏阴性菌，包括梭杆菌属；⑥疣微球菌门（0.1%）；⑦蓝细菌门（<0.1%）。这些消化道中的大多数微生物对人体必不可少，消化道微生态平衡是肠道微生态的核心，肠道细菌与人体经历长期的互相选择和基因进化，彼此间相互依存、相互作用、相互制约，形成动态、稳定的生理平衡，是人体健康的基础。如果正常肠道微生物群之间、正常微生物群与其宿主之间的微生态平衡遭到破坏，就会导致许多相关性疾病。FMT 的核心是重建肠道菌群的平衡，修复肠道黏膜屏障。治疗性 FMT 通过同时激活不同的免疫介导的途径来减少结肠炎症并启动肠道稳态的恢复，最终导致先天性和适应性免疫细胞［包括 CD4 T 细胞，iNKT 细胞和抗原呈递细胞（antigen-presenting cells，APC）］产生白介素-10（interleukin 10，IL-10），并降低树突状细胞、单核细胞和巨噬细胞向结肠 T 细胞呈递主要组织相容性复合体Ⅱ（major histocompatibility complex class Ⅱ，MHCⅡ）依赖性细菌抗原的能力。

三、FMT 适应证

FMT 适应证为艰难梭菌感染（clostridium difficile infection，CDI），包括难治性、复发性以及重度 CDI。其他适应证还包括炎症性肠病

（inflammatory bowel diseases，IBD）、肠易激综合征（irritable bowel syndrome，IBS）和难治性便秘，以及非胃肠道疾病如慢性疲劳综合征、代谢综合征（肥胖、2型糖尿病）、自身免疫性疾病（特发性血小板减少性紫癜）、神经系统疾病（孤独症谱系障碍、多发性硬化、帕金森病）等。

四、FMT 操作流程

1. 儿童供体筛查标准　开展 FMT 必须具备所在单位医学伦理委员会审查和批准，具备熟练的儿童胃镜或肠镜操作技术、十二指肠空肠插管技术和 FMT 必备条件等。供者包括患儿母亲、患儿同胞以及健康儿童；无论哪种来源供者均需进行严格筛查。鉴于儿童生长发育的特点，对于健康儿童供菌者，需生长发育正常，且与患儿同性别、同年龄段；对于 1 岁以内的婴儿供菌者，需生长发育正常，且为自然分娩的母乳喂养儿；对于患儿母亲供菌者，要求心理健康、无焦虑、无消化系统症状及非月经期内。通过病史询问及问卷方式：①排除消化系统疾病，如慢性腹泻、便秘、IBD 等；②排除自身免疫性疾病及风湿性疾病等，如类风湿关节炎、慢性淋巴细胞性甲状腺炎、1 型糖尿病等；③排除近 6 个月内使用过可对肠道微生物有影响的药物，如抗生素、质子泵抑制剂、类固醇等。初筛合格后，则行进一步检查，包括：血清学检查常见病原体，如甲型肝炎病毒、乙型肝炎病毒、丙型肝炎病毒、EB 病毒、人类免疫缺陷病毒、结核感染 T 细胞斑点试验、弓形虫、风疹病毒、巨细胞病毒、单纯疱疹病毒等；食物过敏原测定；血常规；肝肾功能；淋巴细胞亚群；血型；粪便检查（粪常规及粪便培养）；常见致病生物，包括细菌、真菌、病毒以及寄生虫；其他检查包括胸部 X 线片、腹部超声以及 ^{13}C 尿素呼气试验。

2. 粪菌液制备　目前暂无关于粪便稀释液的种类与疗效的相关报道，但大多数文献均采用无菌生理盐水。在无氧环境下，将新鲜粪便与生理盐水充分混匀并均质化过滤，然后迅速移植至受者消化道内。此外，亦可将获得的新鲜粪菌液加入无菌甘油后置于 -80℃ 作为冷冻样本保存 1~8 周，即"粪便银行"或"粪菌银行"，该预处理库的存在将有利于患儿在短时间内接受治疗。为避免细菌死亡或变异，应在 6 小时内及时移植；但

也有学者认为，对粪便进行冷藏处理不影响临床疗效，其可能的原因为冷冻储存没有破坏有效菌株。简易方法采用从供体收集新鲜粪便并迅速置于厌氧袋运输至 FMT 操作室；在厌氧箱内提取粪菌液，将每克粪便加 5ml 生理盐水充分混匀，用 3 层无菌纱布过滤 2 次，就得到新鲜粪菌液，在 1~2 小时内完成移植。

3. 受者准备　包括血常规、肝肾功能、免疫全套、食物过敏等，以及肠道菌群的检测。当有发热、肠梗阻、肠穿孔、肠出血、多器官功能衰竭及严重免疫缺陷时，不宜进行 FMT。

4. 粪菌液移植途径和剂量　FMT 大多采用保留灌肠的方式，随着技术发展，FMT 实施途径也不断多元化，从 1991 年的鼻胃管到 2000 年的结肠镜，再到 2010 年的自控式灌肠。与传统方式相比，口服粪菌胶囊治疗复发性 CDI 不仅疗效显著，且更简易安全。关于粪菌移植量，成人粪菌液容积 >500ml 时，97% 的成人 CDI 患者得到缓解，<200ml 时，仅有 80% 得到缓解。研究资料显示，移植粪便质量 <50g，可使 CDI 复发的风险增加 4 倍。目前暂建议儿童粪菌液移植量为每次 5ml/kg（每 1g 粪便加 5ml 生理盐水），移植方式及次数应视疾病种类、严重程度及移植效果而定。

5. FMT 安全性　FMT 的临床安全性包括术中、近期和远期 3 个阶段。术中风险包括麻醉风险、肠穿孔、消化道出血、腹膜炎等。近期风险包括一过性腹泻、腹胀、腹痛、低热等移植后不良反应，及传染性和/或非传染性病原体的传播、细菌移位和脓毒症等。远期风险包括肥胖症、2 型糖尿病等。文献报道，FMT 后一个月，13.6% 的轻度不良事件发生，包括频繁的排便、发热、腹痛、肠胃气胀、便血、呕吐、腹胀和带状疱疹。其他不良事件包括胃肠炎、上消化道出血、感觉异常、短暂性喉咙痛和头痛、低血压、带状疱疹、大肠埃希氏菌血症、溃疡性结肠炎或肠炎发作、结肠微穿孔、诺如病毒传播、腹膜炎、肺炎、无供体筛查的巨细胞病毒感染等。呕吐后的吸入性肺炎发生在经鼻空肠管接受 FMT 治疗后。

五、粪菌移植的临床应用

（一）FMT 在儿童肠道疾病中的应用

1. 儿童复发性或难治性 CDI　自 1978 年开

始,艰难梭菌被认为与抗生素相关性腹泻有关。随着广谱抗生素的广泛使用,全球范围内艰难梭菌相关腹泻发生率不断升高,患者病死率及感染复发率升高。艰难梭菌感染的临床表现轻重不一,包括无症状、轻度腹泻、结肠炎和严重的假膜性小肠结肠炎等。近年来,随着抗生素的广泛使用,CDI 的发病率越来越高。在过去的 10 年里,儿童和成人 CDI 的发病率增加了 1 倍,其中儿童发病率最高的年龄段在 1~4 岁。常规治疗 CDI 的抗生素有万古霉素、甲硝唑和非达霉素等。经抗生素初阶段治疗后的 CDI 的复发率为 10%~20%,但经抗生素第二阶段治疗后的 CDI 的再次复发率高达 45%~60%。目前,普遍认为导致 CDI 难以控制的一个重要原因是抗生素的滥用导致的肠道菌群紊乱,CDI 是院内腹泻的主要原因,其在住院患者中的发病率为 0.1%~1%。来自北美和欧洲地区的数据表明,20%~27% 的 CDI 是社区获得性的,社区获得性 CDI 的发病率为 0.02%~0.03%。美国的一项调查显示,儿童 CDI 的中位发病年龄为 3 岁,在总住院患儿中的发病率为 0.335%;CDI 患儿往往有更长的住院时间、更高的结肠切除率和院内死亡率。有关研究显示,甲硝唑治疗 CDI 的失败率高达 35%,万古霉素治疗的失败率为 31%,而粪菌移植治疗复发性 CDI 的成功率在 90% 以上。2013 年,《美国胃肠病学杂志》发表了关于粪菌移植治疗 CDI 的建议,内容包括患者的肠道准备、治疗剂量、患者和供体的评估等。与成人复发性 CDI 的粪菌移植治疗研究相比,对儿童复发性 CDI 粪菌移植治疗的研究不多,且以病例报告为主。儿童复发性 CDI 的粪菌移植治疗主要通过上消化道(即经鼻胃管或经幽门管)或下消化道(即经结肠镜)途径移植,治疗的成功率达 90%~100%。现阶段大量临床研究表明 FMT 对复发性 CDI 的治疗已取得良好的效果,治愈率约为 90%。Brandt 等开展的一项多中心经结肠镜 FMT 治疗 CDI 的长期随访观察报道,FMT 治疗症状缓解率可达 91%。2013 年,一项随机对照临床试验表明 FMT 治疗复发性 CDI 的疗效明显优于抗生素组(缓解率 94% vs. 23%~31%)。鉴于 FMT 临床上的显著疗效,美国传染病学会目前已将 FMT 治疗方案列入复发性 CDI 的治疗指南中,并规定对于超过 3 次的复发性和难治性 CDI,应首先考虑应用 FMT。

2010 年,Russell 等首次报道了经鼻胃管途径 FMT 治疗难治性 CDI 患儿(益生菌、甲硝唑、万古霉素、利福昔明和硝唑尼特治疗失败),在移植后 36 小时内症状完全缓解,随访 6 个月未复发,且无不良反应。Kronman 等回顾性分析了 FMT 治疗 10 例儿童复发性 CDI,90%(9/10 例)的 CDI 患儿临床症状缓解,艰难梭菌毒素检测阴性,仅 1 例 2 月龄婴儿 FMT 治疗无效。10 例患儿均能耐受 FMT,未发生严重不良事件。肖咏梅等用 FMT 治疗 1 例 13 月龄 CDI 致重症难治性假膜性小肠结肠炎患儿,移植 24 小时后症状缓解,大便每天 1 次,仅于 FMT 当天有轻度腹泻和恶心,随访 4 周,未观察到其他不良反应。

临床资料显示,FMT 治疗儿童复发性及难治性 CDI 安全、有效,但仍需要大规模的随机对照研究进一步证实。临床医师也需了解 CDI 的临床特点,并有效把握 FMT 的时机。对于复发性 CDI 相关性腹泻,符合以下条件可考虑施行 FMT:①在早期抗生素治疗后出现持续性反复发作;②水样便腹泻,每天至少 3 次,持续 2 天以上;③粪便艰难梭菌毒素检测阳性。

2. 儿童 IBD IBD 是一种慢性复发性非特异性肠道炎症性疾病,包括溃疡性结肠炎(ulcerative colitis,UC)、克罗恩病(Crohn's diseases,CD)和未分类 IBD(IBD-unclassified,IBD-U)。其病因和发病机制尚未完全明确,目前普遍认为与环境因素、遗传易感性、肠道免疫异常以及肠道菌群失衡等有关。越来越多的证据表明肠道菌群失衡与 IBD 发生发展密切相关。

FMT 用于治疗 IBD。一项纳入 17 篇病例报道,共 41 例 IBD 患者的系统评价报道 FMT 可使 63% 的 IBD 临床缓解,76% 的患者停用 IBD 相关药物且消化系统症状减少。2003 年,Borody 等一项回顾性分析表明,UC 患者采用连续 5 次粪液保留灌肠,此后 1~13 年随访中,患者病情基本获得缓解。这项 13 年的随访研究说明 FMT 治疗 UC 长期有效。然而,也有研究认为 FMT 治疗 UC 效果差。Angel Lerger 等对 5 例经标准治疗无效的中重度活动性 UC 患者(Mayo 评分为 6 分)经鼻空肠管和灌肠 2 种途径进行 FMT 治疗,仅 1 例患者有临床应答,但进一步随访至 12 周时无一例临床缓解。

FMT 治疗儿童 IBD 的有效性和安全性数据

比较少,且 FMT 治疗 IBD 患儿的临床疗效结论不一。2013 年,Kunde 等报道了 9 例轻中度 UC 患儿实施 FMT 的结果,患儿父母为供菌者,采用灌肠的方式进行移植,6 周后随访,3 例达到临床缓解。

Suskind 等的一项前瞻性研究中纳入 9 例 12~19 岁的轻至中度 CD 患儿,经鼻胃管进行 FMT,随访 2、6、12 周。结果显示,2 周后 78.0% 的临床症状缓解,随访至 6~12 周,55.6% 在停用其他药物的情况下仍达到临床缓解,未见严重不良反应。但在 UC 患儿未见获益。

截至 2016 年底,关于 FMT 治疗儿童 IBD 的病例报道或研究报道共 9 篇,包括 33 例患儿。其中男性 20 例,女性 13 例,年龄为 1~20 岁。根据 IBD 类型,分为 22 例 UC、10 例 CD(其中 1 例合并 CDI)、1 例 IBD-U(合并 CDI)。这些患儿的发病持续时间为 0.6~7 年不等,最小发病年龄为 3 个月。根据病变累及部位分类,UC 可分为全结肠炎型 18 例、左半结肠炎型 2 例、直肠炎型 3 例;CD 患儿的病变累及部位包括末端回肠、结肠、回结肠,合并或者不合并上消化道病变。9 例儿童克罗恩病活动指数(PCDAI 为 10~29)通过鼻胃管 FMT 治疗,并在 2 周、6 周和 12 周进行复查评估。患者的平均 PCDAI 评分改善:2 周时改善 68%,6 周时改善 56%。根据 PCDAI,9 例患者中有 7 例在 2 周时缓解,9 例未接受其他治疗的患者中有 5 例在 6 周和 12 周时缓解。

3. IBS　是一种以腹痛或腹部不适伴排便习惯及性状改变为特征的功能性疾病。国内外许多研究发现,IBS 的发生与肠道菌群失调密切相关。在 IBS 中,患者肠道微生物群种类减少,肠杆菌数量明显增加,双歧杆菌和乳酸杆菌数量较低。IBS 患者的丁酸盐分泌不足以及醋酸盐和丙酸盐产生过多,引起腹胀和腹痛。目前治疗 IBS 的主要方法包括解痉药、止泻药、抗抑郁药及改善肠道微生态治疗等。益生菌能重建 IBS 患者的肠道微生态。从某种意义上说,FMT 可能较益生菌更为有利。一项 13 例难治性 IBS 患者接受 FMT 治疗的研究结果显示,症状有所改善者占 70%,包括腹痛(72%)、排便习惯(69%)、消化不良(67%)、腹胀(50%)和排气(42%)。

4. 儿童功能性便秘　慢传输型便秘(slow transit constipation,STC)以结肠动力减弱和传输时间延长为主要特征。研究表明,STC 患者的粪便菌群有特征性改变,表现为专性厌氧菌相对减少,伴随潜在的致病菌和真菌相对增多,而肠道菌群的变化又将影响胃肠动力。FMT 治疗后患者肠道菌群的改变可引起肠道神经内分泌系统和免疫系统的改变,进而引起结肠动力增加,血清一氧化氮和 5-羟色胺水平上升。2015 年,国内一项应用 FMT 治疗 STC 的临床研究,随访至第 8 周临床症状改善率为 60.0%(12/20 例),治愈率为 35.0%(7/20 例),随访期间无明显不良反应。邹标用粪菌移植治疗儿童难治性功能性便秘 4 例,有效改善了临床症状,具有疗程短、治疗方便、无明显不良反应等优点。

5. 过敏性结肠炎　过敏性结肠炎(allergic colitis,AC)是婴儿时期常见的一种消化道疾病,其是由外来食物蛋白引起、非 IgE 免疫介导的,以直肠和结肠炎性病变为主要表现的过敏性胃肠道疾病之一。AC 的发病机制可能与非 IgE 介导的食物过敏导致肠道内菌群失调、肠道黏膜屏障受损有关。AC 主要的治疗方式包括过敏食物回避及深度水解蛋白配方粉或氨基酸配方粉喂养。研究表明,联合使用益生菌和深度水解蛋白配方粉的 AC 患儿较单纯用深度水解蛋白配方粉的 AC 患儿血便消失更快,进一步证实肠道菌群在 AC 的发病过程起非常重要的作用,同时也为通过回避过敏食物及深度水解蛋白配方粉或氨基酸配方粉喂养后临床症状仍不缓解的难治性 AC 患儿的治疗提供了新的思路。应用 FMT 治疗 AC 患儿相关病例的文献报道较少,华中科技大学同济医学院附属同济医院儿科自 2014 年 8 月来采用 FMT 治疗难治性 AC 婴儿(母乳喂养的经母亲回避可能的过敏性食物或人工喂养的换氨基酸配方粉症状不缓解或反复)共 18 例,有效率为 88.9%(16/18 例),除治疗当日有 2 例患儿出现轻度腹胀及呕吐外,其余患儿未观察到不良反应,且随访 2 年未见明显不良反应。

(二)FMT 在儿童非肠道疾病中的应用

孤独症谱系障碍(autism spectrum disorder,ASD)是一种复杂的神经生物学疾病,影响患者的社会交往,导致其行为、兴趣或活动受限,呈现重复、刻板的行为模式。其患病率呈上升趋势,ASD 的发病原因目前仍未被充分阐明。患者主要表现为语言学习障碍以及缺乏社交能力,高达 70%

的患者并发胃肠道症状,并且这种症状与 ASD 的严重程度相关,这表明人类肠道中肠道菌群可能与 ASD 有关联,脑-肠-微生物轴是一种双向"通信系统",为肠道微生物与大脑、大脑与肠道微生物的相互交流提供便利。肠道菌群在情绪、认知和内脏痛方面发挥重要作用。因此,认为该疾病也与脑-肠轴紊乱有关。Patterson 等通过动物实验证明肠道微生物群失调会导致神经发育障碍,从而诱发行为和生理异常。越来越多的研究表明儿童孤独症患者存在肠道菌群紊乱,动物实验也表明孤独症模型鼠肠道内脆弱类杆菌数量明显增多。因此,改变孤独症患儿的肠道菌群可能会改善患儿的行为和脑功能。越来越多的研究者对 FMT 在孤独症儿童中的实施及疗效感兴趣。有研究显示,对 13 例孤独症谱系障碍儿童进行肠道菌群分析,发现与 9 例正常儿童相比,孤独症谱系障碍儿童肠道内梭状菌属的数量和种类明显增多。有报道表明,2 例孤独症谱系障碍患儿在接受 FMT 治疗后,孤独症样症状有所改善。

2019 年,美国 FDA 已批准 FMT 应用于 ASD 儿童的治疗。由美国亚利桑那州立大学 Dae-Wook Kang 等组成的研究团队开展了一项小规模的双盲临床试验,在 18 例 ASD 患儿中评估了菌群移植治疗对肠道菌群构成以及胃肠道症状和 ASD 症状的影响。

菌群移植治疗包括 2 周的抗生素治疗,1 次肠道清洗,随后再进行粪便微生物移植(起始高剂量,随后逐日降低剂量,持续 7~8 周)。胃肠症状评定量表评估显示,治疗结束时,患儿的便秘、腹泻、消化不良与腹痛等胃肠道症状减少了约 80%,并且这些改善在治疗后可持续 8 周。同样,临床评估显示,治疗后患儿的 ASD 症状显著改善,且在治疗结束后 8 周改善仍可持续。菌群与噬菌体深度测序分析显示,供体微生物群成功地部分定植,患儿的肠道菌群环境也得到改善。具体而言,随访 8 周期间,患儿总体的肠道菌群多样性以及双歧杆菌属、普雷沃菌属、脱硫弧菌属的丰度均有显著提升。

可改变 ASD 患儿的肠道微生物组与病毒组,从而改善其胃肠道症状与 ASD 行为表现,且胃肠道症状、ASD 症状以及肠道微生物群的改善在治疗结束后至少持续 8 周,这表明该治疗方案具有长期效应。

六、安全性评估

FMT 未见严重不良反应。轻度不良反应有腹痛、发热、腹胀、腹泻、呕吐等,上述症状于移植后 2 天内可自行缓解。Shimizu 等报道 1 例传统方法治疗无效的中至重度 UC 患儿,在接受连续 5 次 FMT 治疗后症状加重。尽管在接下来的 FMT 治疗中,该患儿病情获得缓解,但值得注意的是,FMT 有加重肠道炎症活动的风险。并且 FMT 相关风险不仅于此,特别是对儿童受体,更需关注伴有长期影响的某些表型遗传风险。动物实验已经证实生理、代谢和免疫表型可通过 FMT 传递。人类证据也显示 FMT 可能改变受体代谢表型,这意味着 FMT 可能会对受体的代谢健康产生有害影响。因此,关于 FMT 的长期安全性,如对远期感染、肿瘤、自身免疫性疾病、内分泌疾病等,以及与儿童息息相关的生长发育、神经、免疫系统发育等的影响,仍需长期随访。

七、粪便菌群移植存在的问题与对策

粪便移植的安全性主要集中在诸如粪便来源、捐赠者的筛选、接受粪便移植后患者的其他并发症的发生,以及粪便移植疗法在医疗领域尚且缺乏一套国际标准。因此,依据儿童肠道菌群的特点,精准化开展临床实践,必须规范儿童 FMT 临床应用的研究。

1. 应先期进行伦理申请和审批方案 FMT 是一个备受关注和热议的问题,尽管越来越多的研究为 FMT 提供了具有一定优势的证据,其接受度也正在逐渐提高,但其应用并未得到普遍认可,所以 FMT 应严肃科学进行,防止滥用。目前,我国儿童 FMT 尚处于临床研究阶段,仅数家儿童医疗机构开展了有限的临床研究工作,积累的经验甚少,特别是缺乏循证医学证据,具有一定的医疗风险。因此,儿童 FMT 必须完成伦理审查和审批、临床试验注册、组织专家认真评估,开展正规的临床研究和试验。

2. 严格掌握 FMT 的适应证 关于儿童 FMT 的适应证、安全性和有效性的临床数据非常有限,主要用于治疗儿童复发性或难治性 CDI 和/或 IBD 患儿。FMT 治疗未合并 IBD 的 CDI 患儿的治愈率在 92% 左右,并未出现严重不良反应和并发症。FMT 治疗复发性或难治性 CDI 具有显著效果,2013 年被写入美国 CDI 治疗的临床实践指南。FMT 对儿童 IBD、儿童食物过敏、孤独症及慢性腹泻病尚处于临床研究阶段。

3. 供体必须严格筛查　供体的选择是 FMT 成功与不良事件发生的最重要因素,绝不可随便纳入或随便接受捐赠者粪便,应严格制定供体的筛查与评估标准。儿童 FMT 的供体选择除与成人一样外,还需依据儿童微生态理论进行选择。目前有限的资料建议供者的筛选可以先通过病史和初步的实验室检查,采用排除法进行初筛。建立健康、预筛的供者库有利于 FMT 的开展。华中科技大学同济医学院附属同济医院儿科学系采用献血类似的供体调查问卷,并进行相关的实验室检查进行筛查,符合条件才能纳入,方能进行严格的标准血清学和粪便检测。

4. 粪菌液的工艺　必须严格建立粪菌液制备工艺,不断探索样本采集、分离和纯化技术,制备过程应在生物安全柜中按无菌操作进行,技术人员在制备过程中应戴手套、口罩。供体粪便应新鲜(<2 小时),最好收集新鲜大便后立即进行,每次 FMT 后应留 5ml 粪菌液进行细菌培养。FMT 途径主要根据疾病的种类、病变的部位决定,如全消化道病变者可采用上、下消化道途径联合进行移植,结肠病变者可采用下消化道途径进行移植。

5. 严格观察 FMT 的不良反应　儿童 FMT 的安全性与疗效临床资料十分有限,需要大样本、前瞻性研究来明确。FMT 的风险包括近期和远期风险。近期风险有腹痛、腹部不适、腹胀、嗳气、腹泻、便秘、肠鸣、呕吐及一过性发热,严重不良反应包括内镜检查的相关并发症,如肠穿孔、出血、麻醉风险、传播传染源或肠道菌群改变发生相关疾病,如肥胖、糖尿病、动脉粥样硬化、IBD、结肠癌、IBS 等。

6. 建立儿童 FMT 的合作团队　合作团队包括儿科消化科团队、儿童重症抢救室团队、儿外科团队和儿科实验室团队。这个团队应具备儿科微生态理论知识,具有熟练操作胃肠内镜、胃空肠插管和直肠导管技术,危重症抢救技能,善于与患儿家长和患儿建立可信任沟通的技巧。

拓展知识点

肠道菌群与人体健康的重要关系已经在众多研究中得到证实,肠道菌群紊乱导致便秘、肠易激综合征、炎症性肠病、神经系统疾病、心血管疾病、肥胖、代谢综合征、过敏性疾病和自身免疫性疾病等发生。除了粪菌移植对艰难梭菌性肠炎治疗,其他适应证还需要更多循证证据。粪菌移植是具有前沿研究的领域,进行随机对照试验有助于提高诸多的挑战:①FMT 的机制涉及免疫、代谢组学、微生态学/病毒组学、宏基因组学和转录组学作用、营养和移植的定植。②临床应用,涉及新鲜或冷冻粪便、贮存温度和贮存时间。a. 移植途径:上消化道途径包括鼻胃管、鼻十二指肠管、鼻空肠管、胶囊;下消化道途径,肠镜或灌肠方式。b. 剂量、重量及浓度。c. 移植频率。d. 移植前后药物影响,如肠道准备、促动力药、止泻药、质子泵抑制剂等。③供体选择,单一还是多个供体,捐赠者标准、长期随访及长期安全性。COVID-19 大流行以及即使在呼吸道症状消退后在粪便中检测到 SARS-CoV-2 遗传物质(包括活病毒)也引起了人们对未知未来病原体潜在传播的担忧,粪菌移植的远期安全性需要进一步探讨,还需要更多的研究证据。

(黄志华　舒赛男)

参考文献

[1] 康白. 微生态学. 大连:大连出版社,1988:1-30.

[2] 康白. 微生态学原理. 大连:大连出版社,2002:1-53.

[3] 袁杰利. 中国微生态学研究历史及现状. 中国实用儿科杂志,2010,25:497-498.

[4] 李兰娟. 感染微生态学. 2 版. 北京:人民卫生出版社,2012:559-581.

[5] 康白. 微生态学发展的历史轨迹. 中国微生态学杂志,2002,14(6):311-314.

[6] 中华预防医学会微生态学分会儿科学组. 益生菌儿科临床应用循证指南. 中国实用儿科杂志,2017,32(2):81-90.

[7] 郑跃杰,武庆斌,方峰,等. 儿童抗生素相关性腹泻诊断,治疗和预防专家共识. 中华实用儿科临床杂志,

2021,36（6）:7.

[8] 张发明,范志宁,季国忠. 粪菌移植的概念、历史、现状和未来. 中国内镜杂志,2012,18（9）:930-934.

[9] 杨云生. 消化道微生态研究聚焦与展望. 中华内科杂志,2015,54（5）:396-398.

[10] 中华预防医学会微生态学分会儿科微生态学组,关于儿童粪菌移植技术规范的共识. 中国微生态学杂志,2016,28（4）:479-481.

[11] 黄志华,郑跃杰.《儿童粪菌移植技术规范的共识》解读. 中国微生态学杂志,2017,29（10）:1188-1191.

[12] 舒赛男,黄志华. 聚焦儿童粪菌移植. 中华实用儿科临床杂志,2017,32（7）:481-483.

[13] 何嘉怡,黄志华. 儿童粪菌移植. 中国实用儿科杂志,2017,32（2）:129-132.

[14] 刘艳,黄志华. 儿童粪菌移植现状及前景. 中华实用儿科临床杂志,2017,32（7）:483-487.

[15] 何嘉怡,黄志华. 粪菌移植在儿童炎症性肠病中的应用. 中国微生态学杂志,2017,29（10）:1192-1196.

[16] 邹标,黄志华,舒赛男,等. 粪菌移植治疗儿童难治性功能性便秘4例. 中国微生态学杂志,2018,30（12）:1414-1419.

[17] QIN J,LI R,RAES J,et al. A human gut microbial gene catalogue established by metagenomic sequencing. Nature,2010,464（7285）:59-65.

[18] LI M,WANG B,ZHANG M,et al. Symbiotic gut microbes modulate human metabolic phenotypes. Proc Natl AcadSci USA,2008,105（6）:2117-2122.

[19] QIN J,LI Y,CAI Z,et al. A metagenome-wide association study of gut microbiota in type 2 diabetes. Nature,2012,490（7418）:55-60.

[20] Fei N,Zhao L. An opportunistic pathogen isolated from the gut of an obese human causes obesity in germfree mice. ISME J,2013,7（4）:880-884.

[21] LIPING ZHAO,FENG ZHANG,CHENHONG ZHANG, et al. Gut bacteria selectively promoted by dietary fibers alleviate type 2 diabetes. Science,2018,359:1151-1156.

[22] QIN N,YANG F,LI A,et al. Alterations of the human gut microbiome in liver cirrhosis. Nature,2014,513（7516）:59-64.

[23] XU J,LIAN F,ZHAO L,et al. Structural modulation of gut microbiota during alleviation of type 2 diabetes with a Chinese herbal formula. ISME J,2015,9（3）:552-562.

[24] XU ZHANG,YUFENG ZHAO,LIPING ZHAO,et al. Structural Changes of Gut Microbiota during Berberine-Mediated Prevention of Obesity and Insulin Resistance in High-Fat Diet-Fed Rats. PLoS ONE,2012,7（8）: e42529.

[25] FIOCCHI A,PAWANKAR R,CUELLO-GARCIA CA, et al. World Allergy Organization-McMaster University Guidelines for Allergic Disease Prevention（GLAD-P）: Probiotics. World Allergy Organization Journal,2015,8（1）:4.

[26] NI J,WU GD,ALBENBERG L,et al. Gut microbiota and IBD:causation or correlation?. Nat Rev Gastroenterol Hepatol,2017,14（10）:573-584.

[27] YAMASHIRO,YUICHIRO. Gut Microbiota in Health and Disease. Annals of Nutrition & Metabolism,2017: 242-246.

[28] BERNARD R,HOURIGAN SK,NICHOLSON MR. Fecal Microbiota Transplantation and Microbial Therapeutics for the Treatment of Clostridioides difficile Infection in Pediatric Patients. J Pediatric Infect Dis Soc,2021,10（Supplement_3）:S58-S63.

[29] SANDHU A,CHOPRA T. Fecal microbiota transplantation for recurrent Clostridioides difficile,safety, and pitfalls. Therap Adv Gastroenterol,2021,14: 17562848211053105.

[30] CHEN CC,CHIU CH. Current and future applications of fecal microbiota transplantation for children. Biomed J, 2022,45（1）:11-18.

[31] MERRICK B,ALLEN L,ZAIN NMM,et al.Regulation, risk and safety of Faecal Microbiota Transplant.Infect Prev Pract,2020,2（3）:100069.

[32] JO HG,SEO GS.Efficacy and Safety of Fecal Microbiota Transplantation and Prospect of Microbe-based Therapies for Inflammatory Bowel Disease.Korean J Gastroenterol, 2021,78（1）:31-36.

[33] FEUERSTADT P,ARONIADIS OC,SVEDLUND FL, et al. Heterogeneity of Randomized Controlled Trials of Fecal Microbiota Transplantation in Recurrent Clostridioides difficile Infection. Dig Dis Sci,2022,67（7）:2763-2770.

[34] NÚÑEZ FP,QUERA R,Bay C,et al. Fecal microbiota transplant,its usefulness beyond Clostridioides difficile in gastrointestinal diseases. Gastroenterol Hepatol, 2022,45（3）:223-230.

[35] CHIU CW,TSAI PJ,LEE C,et al. Application of Microbiome Management in Therapy for Clostridioides difficile Infections:From Fecal Microbiota Transplantation to Probiotics to Microbiota-Preserving Antimicrobial Agents.Pathogens,2021,24,10（6）:649.

[36] YADAV D,KHANNA S. Safety of fecal microbiota transplantation for Clostridioides difficile infection focusing on pathobionts and SARS-CoV-2. Therap Adv

Gastroenterol,2021,14:17562848211009694.

[37] BORODY TJ,CAMPBELL J. Fecal microbiota transplantation:techniques,applications,and issues. Gastroenterol Clin North Am,2012,41(4):781-803.

[38] CAMMAROTA G,IANIRO G,TILG H,et al. European consensus conference on faecal microbiota transplantation in clinical practice.Gut,2017,66(4):569-580.

[39] FANG H,FU L,WANG J. Protocol for Fecal Microbiota Transplantation in Inflammatory Bowel Disease:A Systematic Review and Meta-Analysis. Biomed Res Int, 2018,13(2018):8941340.

[40] KÖNIG J,SIEBENHAAR A,HÖGENAUER C. Consensus report:faecal microbiota transfe-clinical applications and procedures.Aliment Pharmacol Ther,2017,45(2):222-239.

第十三章　消化道诊断与微创技术

第一节　消化内镜技术

一、胃镜

> **导　读**
>
> 胃镜是食管、胃及十二指肠疾病最有价值的诊疗方法。胃镜可以明确黏膜病变情况及严重程度、进行黏膜活检行病理检查明确病变性质,同时可以完成胃镜下微创治疗,是消化内科医生需要掌握的一项必备技术。

【概述】

1957年,美国 HirschoWitz 制成了第一台纤维内镜,通过光导纤维将胃内图像导出,肉眼通过光导纤维进行直接观察。1983年,美国开发了第一台电子胃镜,将光学信号转化成数字信号实时传出,显示在监视器上,具有清晰度高、可拍照存档等优点。我国自20世纪70年代初引进纤维内镜,逐渐开展胃镜(gastroscope)、结肠镜等检查,90年代初内镜检查推广至全国基层医院。儿童胃镜技术的应用晚于成人,最早由浙江大学医学院附属儿童医院叶瑞云教授在1984年率先建立儿童胃肠镜室,开展儿童纤维胃镜和纤维结肠镜检查。经过近70年的发展,伴随着现代电子和光学技术的进步,新一代的电子胃镜技术更先进、图像更清晰,同时在诊断功能的基础上,发展出很多治疗功能,成为儿童及成人上消化道疾病最重要的诊断和治疗技术。

【原理】

胃镜是采用头端带有摄像头的柔软、细小管子来观察上消化道管腔的方法。胃镜镜端安装有微型电荷耦合元件(charge-coupled device,CCD),将光能转换为电能,经视频处理器处理后,直接在监视屏上显示图像,同时可以通过胃镜器械管道送入活检钳及其他胃镜器械在胃镜直视下进行病变活组织检查及内镜下微创手术。

【适应证与禁忌证】

1. **适应证**　①不明原因上腹痛或脐周疼痛;②上消化道出血,如呕血、黑便;③不明原因呕吐;④吞咽困难、吞咽痛;⑤难治性胃食管反流病;⑥上消化道异物,包括腐蚀性异物;⑦不明原因腹泻;⑧炎症性肠病;⑨移植物抗宿主病;⑩不明原因胸痛;⑪不明原因贫血;⑫体重减轻、生长迟缓;⑬其他系统疾病累及上消化道。

2. **绝对禁忌证**　①有严重的心肺、神经系统疾病或处于休克、昏迷等不能耐受者;②疑有腹膜炎、严重腹胀者;③用于诊断上消化道穿孔。

3. **相对禁忌证**　①有出凝血机制障碍的出血性疾病者;②有腹水者;③有发热、急性咽喉炎、扁桃体炎者;④严重脊柱畸形。

【术前准备】

1. 术前禁食8小时,禁水4小时　纯母乳或配方奶喂养婴儿禁奶6小时。幽门梗阻者视梗阻程度禁食2~3天或更长,必要时胃肠减压或者洗胃。钡餐造影后需胃内钡剂排空后行胃镜检查。

2. 术前了解病史、检查目的、检查要求、有无抗凝药物使用及有无传染病等,确认有无胃镜检查禁忌证,确认已经签署知情同意书。

3. **仪器设备**　术前检查内镜主机、内镜的控制按钮、送气送水功能正常,图像采集系统功能正常,确认检查需要的器械、急救药品及设备准备齐全。

4. **术前用药**　术前常规不使用镇静药及解痉药。精神紧张年长儿,术前可给予咪达唑仑0.1mg/kg 静脉推注。无痛胃镜患儿,可在麻醉医生的监护下用药,常用药物为丙泊酚、依托咪酯、纳布啡等。目前儿童胃镜诊疗首选无痛胃镜。

【胃镜操作方法及记录】

1. **体位摆放**　取左侧卧位,双下肢屈曲,放置牙垫,下颌微抬,由助手扶持患儿头部并固定牙垫,保持患儿口、咽及食管处于同一水平,便于进镜。如患儿有活动牙齿,放置及取出牙垫时要注意牙齿有无脱落。

2. **操作** 医生面向患儿,左手持内镜操纵部,保持操作部直立状态,以虎口及腕部力量支撑内镜,仅以左手无名指及小指持握操纵部,不要抓持过紧影响操作的灵活性。左手拇指调节大(上下)、小(左右)旋钮,调整小旋钮(左右旋钮)视野晃动幅度较大,可以左手旋转镜身代替。左手中指控制注气、注水,左手示指控制吸引按钮及控制冻结图像及解除冻结。右手持软管部,控制内镜的进退,同时辅助旋转镜身。右手抓持镜身距镜端至少15cm以上,确保胃镜前端插入食管前,握持胃镜软管部的右手不必频繁更换位置。

3. **进镜步骤**

(1)胃镜前端通过舌根,沿左侧梨状窝进镜并轻轻右旋镜身(左手操作手柄,右手稍顺时针旋转),顺势插入食管;沿右侧梨状窝进镜时则需稍微左旋镜身。插入食管的过程中,手下会感知到轻微阻力,胃镜前端通过食管入口后会有"落空感",插镜过程中避免暴力硬插,否则易导致咽部损伤甚至梨状窝穿孔(图13-1-1)。

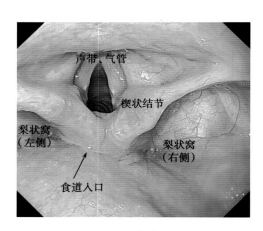

图 13-1-1 食管入口部

(2)胃镜进入食管后,需边送气边进镜,保持食管腔在视野正中,观察食管、齿状线、贲门病变,并记录。食管病变需同时记录距门齿距离以及前后左右侧壁(在没有旋转镜身情况下:视野上方为右侧壁、下方为左侧壁、左侧为前壁、右侧为后壁)(图13-1-2)。

(3)胃镜通过贲门后,继续注气,循腔进镜,此时胃腔在视野的左下方,左旋镜身,大钮向前推(Down),即可进入胃体(图13-1-3);循大弯侧纵行皱襞方向前进,至胃体下部后,大钮向上(Up),

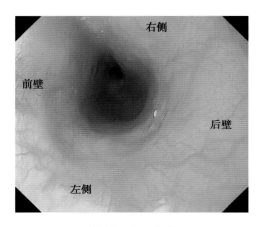

图 13-1-2 食管

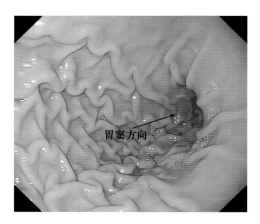

图 13-1-3 胃体

胃镜沿胃体小弯侧进入胃窦部观察,视野的上、下、左、右分别为胃窦的小弯、大弯、前壁及后壁(图13-1-4)。进入胃窦后,使幽门孔始终保持在视野中央,便于进入球部。

(4)胃角观察:在胃窦部可用低位反转法(进镜至胃窦体交界正对幽门,用大拇指适度按下大旋钮,推进胃镜),可见两个腔,上方为胃体腔(可

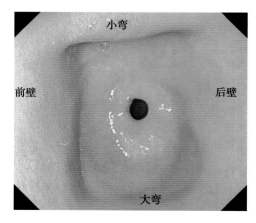

图 13-1-4 胃窦

见镜身),下方为胃窦腔(可见幽门),交界的切迹即为胃角切迹,视野的左侧为前壁,右侧为后壁,胃角处为小弯,胃角对侧为大弯;当胃镜退至胃体中下部时,可对胃角作正面观察,可见一拱形切迹即为胃角(图13-1-5)。

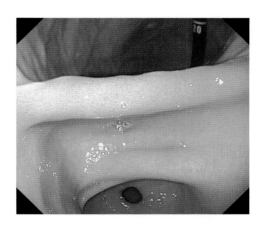

图 13-1-5　胃角

(5)通过幽门进入十二指肠球部,少量注气,使球部展开。通过幽门后若无视野,提示胃镜紧贴球部前壁,可稍稍向后退镜并注气或注水,即可看到十二指肠球腔四壁。视野正前方为前壁,视野的上方是小弯,视野的下方是大弯,后壁位于视野的右方,显示不清的时候稍后退并且右旋可观察后壁(图13-1-6)。

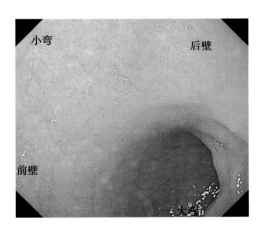

图 13-1-6　十二指肠球部

(6)胃镜进入球部后,看清十二指肠上角后,此时胃腔一般在视野的右上方,向右旋转镜身(顺时针转向,一定要充分但是不要过分)及向上(缓慢将 Up 旋钮拧到底并保持固定不变),在此过程中看到光亮就说明进入十二指肠降部。进入降部

后,保持旋钮位置,充气的同时向后提拉,取直镜身,胃镜在胃内拉直的时候就会自动进入降部远端(图13-1-7)。

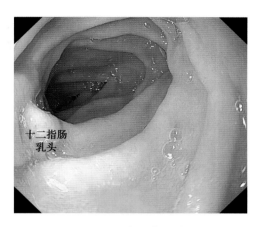

图 13-1-7　十二指肠降部

(7)胃底、贲门的观察:①低位反转法:将胃镜退至胃窦胃体交界部,上调大旋钮(Up),继续推进胃镜转向胃体腔,同时轻度左旋绕过胃角后右旋,向后提拉胃镜,胃镜前端沿胃体小弯侧提拉至胃底部,小弯侧在视野的上方,大弯黏液湖在视野的下方,若胃镜前端浸到黏液湖中,及时吸引,做到吸水不吸气,回拉镜身使镜面接近贲门处,即可观察胃底及贲门;左右旋转观察,不要遗漏镜身后贲门小弯侧(图13-1-8);②高位反转法:将胃镜退至胃体上部时,大拇指压住大旋钮同时推送镜身,此时胃镜紧贴贲门口处反转,调整角钮即可仔细观察贲门。

(8)观察顺序:进镜时观察一遍,退镜时再观察一遍。进镜时观察顺序:食管—贲门—胃体—贲门下部—吸干胃穹窿黏液池黏液—看清胃腔方

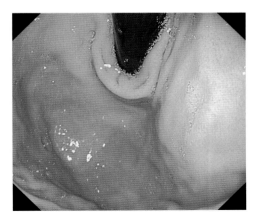

图 13-1-8　胃底(低位反转)

向—胃体上、中、下部—胃角—胃窦—幽门-十二指肠球部—十二指肠上角—十二指肠降部—十二指肠乳头—退镜；退镜时观察顺序：十二指肠球部—胃窦—反转胃镜—胃角—胃体—胃底—贲门—穹窿—贲门—食管。

（9）黏膜活检：①活检位置：常规活检部位为胃窦，病变黏膜需要进行活检。根据疑诊疾病可能的病变位置进行活检（例如嗜酸性粒细胞胃肠炎、嗜酸细胞性食管炎，需要行多点活检）；②活检要求：活检钳伸出镜端 1~2cm 取活检最佳、活检部位最准确。活检时以活检钳垂直压迫病变为宜，不宜过度充气。尿素酶检查以距离幽门孔 3cm 以内胃窦黏膜为宜，建议小弯侧或前壁胃窦黏膜。溃疡病变取溃疡边缘接近正常组织的部位而非溃疡部位。黏膜正常的隆起病变，一般不需取活检，避免因血管瘤活检引起出血。

4. 胃镜报告

（1）纸张要求：A4 光面纸。

（2）图文要求：①图片要求 8 张，应包含食管、贲门、胃体、胃底、胃角、胃窦、十二指肠球部、十二指肠降部，图片下标注相应位置；②图片要求记录病变图像为主，同时尽可能显示标志性位置，例如幽门孔、胃角、胃底镜身等；③位置图片顺序建议从近端到远端；④胃镜报告应包含胃镜型号、胃镜编号、活检部位及数量、快速尿素酶结果、检查医生及签名、操作护士、并发症、术后注意事项、建议与随访等。

（3）病变部位描述要求：①食管病变应描述病变的近端及远端距门齿的距离，四壁（前壁、后壁、左侧、右侧）的位置，贲门距门齿的距离；②胃黏膜病变除描述胃底、胃体、胃角、胃窦部位外，胃窦病变需要描述四壁（前壁、后壁、小弯、大弯），胃体病变还应描述胃体的上、中、下部。③十二指肠病变描述部位分为球部、球降交界部、降部及水平部，球部病变位置描述与胃窦相似（前壁、后壁、小弯、大弯）。

（4）病变性质描述要求：①黏膜病变：充血、糜烂、水肿、出血等；②溃疡病变：溃疡部位、形状、大小、数量、深浅、溃疡底部情况、溃疡边缘情况，及溃疡分期和有无合并出血等；③黏膜下病变：是否为隆起病变、表面黏膜是否正常、活检钳触及病变的硬度、中央有无溃疡或开口等；④静脉曲张：曲张静脉位置、数量、形态、色泽、红色征、出血等。

【注意事项】

1. 严格的术前评估充分，确保患儿胃镜诊疗的耐受性及安全性。

2. 考虑患儿年龄因素，选择合适的术前准备方式、选择合适直径的内镜及匹配内镜器械管道的配件等。

3. 轻柔仔细操作，避免并发症发生

（1）胃镜操作不可暴力插入，遵循"循腔进镜"原则。

（2）常规胃镜操作，按一定顺序仔细观察，避免漏诊。

（3）进入胃腔，胃穹窿黏液池有液体时需要先吸引再进镜，避免误吸；从十二指肠球部退至胃窦前以及从胃腔退至食管前，吸引以减轻胃镜检查后患儿腹胀感。

4. 严密的术中、术后监测，一旦出现并发症及时有效处理。

5. 新生儿及婴儿胃镜

（1）尽可能选择外径较细的内镜，推荐采用鼻胃镜。

（2）尽量减少术前麻醉及镇静用药，避免抑制呼吸。

（3）新生儿咽部反射不敏感，为避免检查后误吸呛奶，可不使用咽部麻醉。

6. 医患沟通与人文关怀

（1）知情同意：术前详细告知胃镜检查目的、术中潜在的风险及处理措施，取得家长和患儿的知情同意。

（2）术后告知初步的胃镜检查结果、下一步的处理方案等。

【并发症及处理】

1. **口咽部并发症**　常见的有咽部及梨状窝损伤、出血或穿孔等，多发生于新手或暴力进镜所致。文献报道梨状窝穿孔约占全部胃镜下穿孔的 50%，而预防穿孔关键是不要强行进镜，对于反复多次未能进入食管者需及时请上级医师协助。

2. **鼻出血和眼睑结膜充血**　多见于普通胃镜检查患儿，由于不合作或过度紧张等所致。鼻出血多数按压止血，少数需耳鼻喉科行鼻腔填塞止血。眼睑结膜充血数天后可自行消退，无需处理。

3. **食管、贲门黏膜出血**　多由于患儿剧烈恶心、呕吐导致，一般少量出血可自行止血，对于出血量大或反复出血不止,可内镜下喷洒去甲肾上腺素溶液。

4. 消化道穿孔 发生率低,但是后果严重。一般发生在食管下段或梨状窝,其他穿孔部位包括胃和十二指肠,多数发生在较深的十二指肠球部溃疡、胃溃疡创面上。预防方法除了在检查中动作轻柔、循腔进镜外,需严格掌握胃镜检查指征,对怀疑有胃肠穿孔的患儿暂不宜行胃镜检查。如发生的穿孔较小时可在内镜下处理,并给予胃肠减压、抗感染等内科治疗。内镜处理及内科保守治疗失败,需外科处理。

5. 颞下颌关节脱位 张口过大或过久引起,表现为开口状不能闭合、语言不清、唾液外流等,应尽快手法复位。

6. 气管或喉头痉挛 盲目进镜或者胃镜误插入气管、镜内水分或唾液进入气管所致,表现为剧烈呛咳、喘鸣、呼气困难、发绀等,应立即退镜,必要时电动吸痰或雾化吸入治疗,待症状消失后再进行检查。

7. 唾液腺或者腮腺肿胀 检查中唾液分泌增加或腺管痉挛、腺管开口阻塞引起,一般数天内肿胀消失。

8. 肺部并发症 常见为吸入性肺炎,多由于无痛胃镜下,胃内液体或大量出血时,发生反流误吸所致。部分小婴儿因胃镜部分压迫气道可致一过性低氧血症。

9. 麻醉相关并发症 麻醉过深,可有不同程度的呼吸、心跳抑制;麻醉过浅会因胃镜检查刺激出现反流及误吸。麻醉前应评估患儿的心肺功能,术中监测呼吸、心率、血压及血氧饱和度,常规准备加压面罩、气管插管的器械和药物。心率减慢时可给予阿托品,血氧饱和度降低时,增加吸入氧浓度及氧流量。肥胖或者舌后坠者,可抬举下颌,无效时可行鼻咽通气道通气或气管插管辅助通气。

(楼金玕)

二、结肠镜

导 读

结肠镜是通过内镜的操作,使结肠缩短变直,顺利通过直肠、乙状结肠、降结肠、横结肠、升结肠,进入回盲瓣到达回肠末端,观察回肠末端及结肠、直肠黏膜及肠壁情况,同时可进行活组织检查及内镜下治疗,是结肠及直肠疾病的最重要的诊疗技术之一。

【概述】

自 1957 年美国人 Hirschowitz 制成了第一台纤维胃镜后,1969 年开发出供临床使用的纤维结肠镜。1983 年,将纤维内镜改为微型电荷耦合元件(charge-coupled device,CCD)摄像电子内镜,并于次年由 Sivak 研发出电子结肠镜(colonoscope)。儿童结肠镜技术的应用晚于成人,最早由浙江大学医学院附属儿童医院叶瑞云教授于 1984 年建立儿童胃肠镜室,开展纤维结肠镜检查。经过 50 多年的发展,结肠镜检查技术已经成为儿童结直肠疾病首选的诊疗技术,尤其是大肠息肉、炎症性肠病等。

【原理】

同胃镜检查技术。

【适应证与禁忌证】

1. 适应证 ①下消化道出血;②不明原因腹痛;③不明原因腹泻;④炎症性肠病;⑤肛周病变(肛瘘、肛周脓肿);⑥肠息肉;⑦移植物抗宿主病;⑧不明原因贫血;⑨体重不增、生长迟缓;⑩其他系统疾病累及下消化道。

2. 绝对禁忌证 ①有严重的心肺、神经系统疾病或处于休克昏迷无法耐受者;②疑有肠穿孔、腹膜炎、腹腔内有广泛粘连者;③严重的坏死性肠炎、巨结肠危象、完全性肠梗阻。

3. 相对禁忌证 ①有出凝血机制障碍的出血性疾病者;②肠切除 7 天以内;③近期有肠穿孔;④明显腹胀者。

【术前准备】

1. 饮食准备 限制性饮食(清流质、流质、少渣半流质饮食,婴幼儿流质饮食首选母乳或配方奶粉)可提高肠道准备的效率,一般不宜超过 24 小时。便秘或需要延长肠道准备时间的患儿,限制性饮食时间可适当延长,同时可适当口服缓泻剂。检查日禁食 8 小时,禁水 4 小时,纯母乳或配方奶喂养婴儿禁奶 6 小时。

2. 肠道准备 首选容积性导泻剂,常用的为聚乙二醇电解质散,常用剂量为 80~100ml/kg,最大量不超过 3 000ml,可在术前分 2~3 次口服。不能耐受短时间大量服用液体者或无法口服需鼻饲患儿,推荐在麻醉禁食前 10 小时开始,每小时服用/鼻饲 8~10ml/kg。服完导泻剂至结肠镜检查开始等候的时间不宜过长,<5 小时的肠道准备效果较好。6 个月以下婴儿一般不口服导泻剂,可选择生理盐水灌肠或联合开塞露通便。已添加辅食的患儿,建议肠道准备前一天暂停辅食。

3. 术前了解　病史、检查目的、检查要求、有无抗凝药物使用及有无传染病等,确认有无结肠镜检查禁忌证,确认已经签署知情同意书。

4. 仪器设备　内镜主机、内镜的控制按钮、送气送水功能正常,图像采集系统功能正常,确认检查需要的器械、急救药品及设备准备齐全。

5. 术前用药　术前常规不使用镇静药及解痉药。精神紧张年长儿,术前可给予咪达唑仑 0.1mg/kg 静脉推注。无痛结肠镜患儿,可在麻醉医生的监护下用药,常用药物为丙泊酚、依托咪酯、纳布啡等,目前儿童结肠镜诊疗首选无痛结肠镜。

【操作方法及记录】

1. 体位摆放　患儿一般选择左侧卧位,双腿弯曲贴近腹部。根据检查中情况可以改为仰卧位或右侧卧位。患儿躯体长轴与镜身轴线保持平行。

2. 结肠镜检查　分为单人操作法和双人操作法,两种方法均需循腔进镜,避免过度拉长,不断缩短大肠长度,即轴缩短法,目前通常采用单人操作法。

(1)单人操作法:整个结肠镜检查过程由一人完成。内镜医生站在患儿身后,左手控制内镜控制按钮、送气送水、吸引,同时右手插镜及旋转内镜。左手放在与胸平行高度握持内镜的操作部,右手以握羽毛球拍方式握住距离肛门 20~30cm 处的内镜镜身软管。选择操作空间大及合适高度、位置方向的检查台。

(2)双人操作法:由内镜医生和助手共同配合完成检查。内镜医生负责控制操作部各旋钮、实施拉退镜,助手负责将内镜向肠腔内送、把持及防止内镜外滑。医生和助手各自的经验水平以及配合默契程度决定了整个结肠镜操作过程是否顺利。医生站在患儿的足侧,协调左右手调控各种按钮,指挥助手(站在患儿臀部后方)进镜或退镜,在肠腔内完成镜身的旋转并协助进镜。

3. 操作要领

(1)循腔进镜:是指努力寻找肠腔的走向,镜端的前进力求沿着肠腔的走向插入,而非紧贴腔壁滑进,以免使肠腔被额外撑长,并减少被检者的不适感及减少肠道损伤等并发症的发生。当内镜越过肠腔弯曲部位后视野消失时,通过吸气、旋转拉镜等手法短缩肠管,重现视野。保持肠腔在视野中央是循腔的一种基本原则。

(2)注气和吸气:尽量少注气,如需要注气也只注到肠腔稍微张开,能看到肠腔走行方向即可。在插镜过程中,尽可能多吸气,可缩短肠腔,使锐角变为钝角。吸气时对腔吸引,避免黏膜误吸及保证吸引效果。

(3)防袢和解袢:结肠镜检查过程中,弯曲和成袢会导致进镜效率下降、患儿疼痛加剧,甚至容易导致损伤及穿孔等。因此在检查过程中,要避免一直进镜,注意随时解袢,尤其是乙状结肠的袢。如果乙状结肠取直缩短了,脾曲角度变钝,接下来的进镜会很轻松。防袢可以采取通过吸气、拉镜、旋转镜身等措施。当患儿痛苦感加重或进镜阻力明显增加时,需退镜解袢。退镜解袢时,要保持肠腔在视野中央,通过旋转镜身增加弯曲加扭转的镜身与肠黏膜的摩擦力获得支撑,若解袢得当,可明显缩短肠管,镜端保持不变甚至前进而非后退。解袢成功后镜身复位到自然状态呈 U 形,再进镜。如果解袢不成功,应将内镜退出,重新进镜,进镜中反复吸气拉镜,尝试取直镜身通过该弯曲部位,避免成袢。确实无法解袢及不可避免成袢时,可带袢进镜,越过前方的转弯部位后再拉镜解袢。

(4)拉镜:在结肠镜检查全过程中,应不断拉镜,反复回拉、吸气以缩短肠管。拉镜过程中配合旋转镜身寻找阻力感,保持肠腔在视野中央,以提高缩短肠管的效果。

(5)腹部按压和变换体位:目的在于找到支撑点。切记,没有拉直镜身情况下腹部按压和变换体位往往是无效的,而且有穿孔危险。按压主要压住下垂的横结肠(从脐向上按压),左弯曲乙状结肠(左侧卧位时,从左腰部托起左下腹部),右弯曲乙状结肠(仰卧位时按压右下腹)。

4. 操作过程　插镜前先肛门指检,确认有无肛门狭窄,同时可润滑肛门便于进镜。用左手拇指和示指将肛门分开,用右手握住已涂有润滑剂的前端,镜端侧面斜贴肛门一侧,用示指轻按使镜端滑入直肠内。在保证内镜不会滑脱的情况下右手退至距肛门 20~30cm 处握持镜身,保持右手至肛门间的镜身成直线状态并与直肠同轴,向肠内少量注气并寻找肠腔走向,寻腔进镜。各肠段通过方式如下:

(1)直肠:较固定,肠腔较大,稍注气,旋转上下按钮,循腔进镜通过三个直肠横皱襞,到达直肠-乙状结肠移行部,不易过多注气(图 13-1-9)。

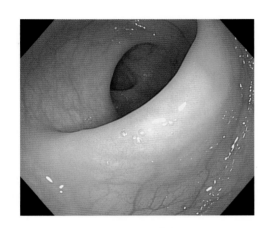

图 13-1-9　直肠

(2)直乙交界:在内镜进入乙状结肠前的直乙交界处,充分吸引,推拉镜身,进行取直缩短操作。

(3)乙状结肠:乙状结肠是整个结肠镜操作的关键和困难部位。大部分人的乙状结肠系膜较长,游离度较大,通过较困难。在通过时手法要轻巧,角度钮尽量不要打紧,半腔进镜即可,尽可能在镜身取直的状态下通过,使肠管充分缩短。若无法完全短缩、取直,镜端通过乙状结肠-降结肠移行部时,镜身在乙状结肠处形成 α 袢或 N 袢,则应在镜端到达降结肠后进行乙状结肠短缩操作,解除乙状结肠上形成的肠袢,使镜身恢复取直状态。确实解袢困难时应将内镜退回至直肠,使肠镜恢复自由感后重新尝试取直状态下进镜,力求在内镜不结袢的状态下通过乙状结肠(图 13-1-10)。

(4)降乙交界:该段需要反复吸气,使肠管变软缩短,消除肠腔曲折。运用右旋缩短技术,一边退拉内镜,同时右旋内镜,使乙状结肠缩短直线化过程中进入降结肠。

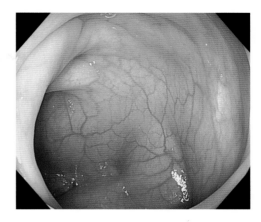

图 13-1-10　乙状结肠

(5)降结肠:降结肠较直且固定,容易通过。但是在通过过程中要检查镜身自由度是否恢复正常。可反复吸气、快速进退,把乙状结肠均匀套在镜身上,充分取直缩短肠袢进镜(图 13-1-11)。

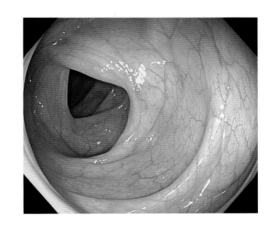

图 13-1-11　降结肠

(6)脾曲:镜端到达脾曲后,镜头有阻力感,尽量抽吸肠腔内的空气,吸住右侧肠腔,左旋内镜插入。过脾曲后再拉直,缩短脾曲以下的肠管(图 13-1-12)。

(7)横结肠:横结肠较宽大,进镜时需反复吸气,向肝曲靠近。横结肠较长或下垂时,反复吸气、钩拉、循腔旋转镜身、退镜,取直进镜。如仍无法取直,可在仰卧位由助手从脐部向剑突方向推顶,再进镜(图 13-1-13)。

(8)肝曲:到达肝曲时,需耐心旋转镜身寻腔,吸气,适当拉镜取直镜身,进入升结肠(图 13-1-14)。

(9)升结肠:进入升结肠后,不必直接进镜,可把肠腔置于视野中央,右旋拉镜,取直肝曲以下肠管,再进镜至回盲部(图 13-1-15)。

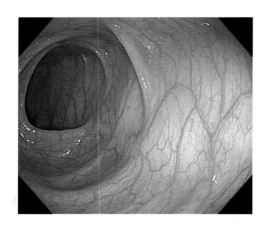

图 13-1-12　结肠脾曲

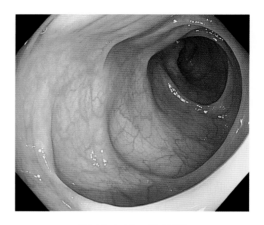

图 13-1-15　升结肠

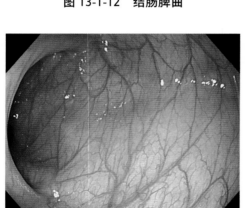

图 13-1-13　横结肠

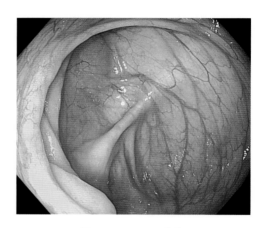

图 13-1-16　回盲部

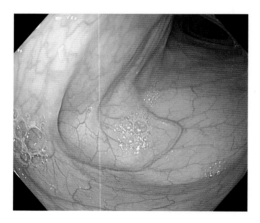

图 13-1-14　结肠肝曲

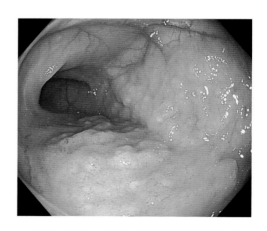

图 13-1-17　回肠末端(可见淋巴滤泡)

（10）回盲瓣及末端回肠:镜身充分自由时,回盲瓣位于视野左上方。轻微上调镜端,左旋镜身,拨开回盲瓣进镜,进入回肠末端。适当注气,循腔进镜 10~20cm 观察小肠黏膜结构,可见淋巴滤泡及绒毛(图 13-1-16~ 图 13-1-18)。

5. 单人法结肠镜要点

（1）手握与肛门的距离,保持 20~30cm 的镜身,以肛门口为支点,时刻留意保持直线,镜身保持自然状态呈 U 形,这样力量容易传到头端。镜身时刻保持润滑,保护肛门及减少摩擦。尽量少换把,尤其在弯曲部位。

（2）强调右手操控镜身与左手调节大小旋钮,各司其职,协调一致。一开始训练时要训练纯粹的左手操作大小旋钮,发挥左手中指、无名指的

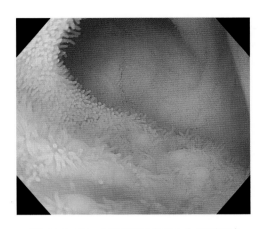

图 13-1-18 回肠末端(可见小肠绒毛)

作用。

(3)螺旋状进镜,左右旋转进镜,及时复位,保持镜身自由度,随时吸气拉镜,缩短镜身。

(4)镜身轴线和肠腔尽量保持平行,肠腔中心点的连线就是进镜的方向。

(5)由于角度钮弯曲度的限制,肠腔方向最好调在视野中央或左右侧上方。

(6)操作中可以通过旋转镜身让镜身保持一定的张力,有一定的张力镜身才会直,才能保持内镜轴呈直线,手上的力才会传到镜端,进而有效控制内镜。

6. 结肠镜报告

(1)纸张要求:A4 光面纸。

(2)图文要求:①图片要求 8 张,应包含回肠末端、回盲部、升结肠、横结肠、降结肠、乙状结肠、直肠、肛管或肛周,图片下标注相应位置;②图片要求记录病变图像为主,同时要求每个标志性部位正常留图,例如阑尾开口、回盲瓣、回肠末端、升结肠、肝曲、脾曲、直肠、肛门齿状线等;③位置图片顺序建议从近端到远端;④结肠镜报告应包含内镜型号、内镜编号、活检部位及数量、并发症、肠道准备评分(波士顿肠道准备评分或渥太华评分)、检查医生及签名、操作护士、术后注意事项、建议与随访等。

(3)病变部位描述要求:以不同肠段病变位置描述,同时记录退镜时距肛门的距离,例如距肛门 25cm 乙状结肠。病变位置靠近标志性部位时,可以标志性部位进行描述,例如升结肠近肝曲。

(4)病变性质描述要求:①黏膜病变:充血、糜烂、水肿、出血等;②溃疡病变:溃疡部位、形状、大小、数量、深浅、溃疡底部情况、溃疡边缘情况,

有无合并出血等;③息肉:大小、形状、数量、蒂部情况、周围黏膜白斑等;④黏膜下病变:是否为隆起病变、表面黏膜是否正常、活检钳触及病变的硬度等。

【注意事项】

1. 详细询问病史,严格术前评估,明确结肠镜检查的适应证和禁忌证,确保患儿结肠镜诊疗的耐受性及安全性。

2. 考虑患儿年龄因素,选择合适的肠道准备方法、选择合适直径的内镜。年长儿可选普通结肠镜,婴幼儿可以用普通胃镜来代替结肠镜进行检查。

3. 肠道准备过程中应注意患儿的身体状况及电解质平衡问题。

4. 轻柔操作,避免盲目进镜

(1)肠缩短操作:在旋镜和角度操作过程中,向后退镜缩短肠管的操作非常必要。如果只是往前插入的话,肠管容易形成弯曲或成袢,内镜将难以进一步插入。

(2)尽量避免操作过程中滑镜,尤其是长距离的滑镜。因滑镜容易增加患儿不适感,且易损伤肠黏膜,甚至穿孔。

5. 退镜时要缓慢,适当注气,尽量显示清楚肠腔黏膜。保持镜端位于视野中央,确保观察整个肠腔黏膜。若观察不清或退镜时快速滑脱,应反复进镜、退镜,并利用注气、吸引或改变体位等观察每处肠腔,减少盲区。

6. 医患沟通与人文关怀

(1)知情同意:术前详细告知结肠镜检查目的、术中潜在的风险及处理措施,取得家长和患儿的知情同意。

(2)术后告知初步的结肠镜检查结果、下一步的处理方案等。

【并发症及处理】

1. **肠穿孔** 文献肠穿孔发生率为 0.17%~0.9%,多数为操作过程中不循腔进镜、暴力滑行、注气过多、解袢手法不当及活检过深等所致。营养不良、合并结肠深溃疡患儿,穿孔风险更高。确诊肠穿孔患儿多数需要外科手术治疗。

2. **出血** 多数是由于原有黏膜变脆、滑镜损伤、镜端擦伤、活检过深等。少量出血无需治疗,出血不止或出血量大可采取内镜下止血,包括喷洒去甲肾上腺素溶液、氩离子凝固术止血或金属

钛夹止血。

3. 肠系膜牵拉综合征　表现为恶心、呕吐、面色苍白、心动过速、血压下降等，随着时间推移症状可逐渐缓解，严重者需要胃肠减压及输液支持治疗。

4. 肠系膜、浆膜撕裂，脾破裂　多以腹腔出血为主要表现，临床可见腹膜刺激征、腹部移动性浊音、肠鸣音减弱及休克症状。一旦明确腹腔内出血，需要外科手术修补或脾切除，无出血者可保守治疗，密切观察腹部体征及腹腔出血情况。

（楼金玕）

三、小肠镜技术

导　读

小肠疾病一直是消化系统疾病诊治难点之一。小肠镜诊疗技术的逐步成熟，扫除了儿童消化道内镜检查的盲区，大大提高了儿科小肠疾病的诊治水平。小肠镜，又称气囊辅助小肠镜，包含单气囊小肠镜和双气囊小肠镜，适用于常规胃肠镜检查及其他相关无创检查手段及胶囊内镜未能明确诊断，或需要进行小肠疾病的治疗或随访。儿童常见小肠疾病的分类及镜下特征包含小肠炎症性病变、小肠先天结构畸形、小肠肿瘤、小肠血管性发育不良和淋巴管病变和小肠肠腔狭窄等；镜下治疗包括小肠息肉切除术、小肠出血内镜下治疗、小肠狭窄治疗术和小肠镜-腹腔镜联合治疗。作为一项总体上安全的内镜诊疗技术，小肠镜的并发症发生率低，但仍然需要警惕，做好术前准备、术中观察与评估以及术后监护与护理。

【概述】

小肠疾病一直是消化系统疾病诊治中的难点，小肠镜技术的开展为临床提供了新的诊疗手段。2001年，日本Yamamoto等发明了双气囊小肠镜（double-balloon enteroscopy，DBE）并应用于临床。随后2007年日本又推出了单气囊小肠镜（single-balloon enteroscopy，SBE），2008年美国推出螺旋式小肠镜（spiral enteroscopy，SPE）。我国临床应用最广泛的小肠镜是DBE和SBE，因两者均有气囊辅助，故又统称为气囊辅助小肠镜（balloon-assisted enteroscopy，BAE）。我国开展成人小肠镜技术的时间与国际同步，但儿童小肠镜诊疗操作难度较大、耗时长、技术要求高，操作者需具备熟练的消化内镜技术，尤其是结肠镜技术。随着小肠镜技术逐渐在儿科临床中应用，攻克了儿童消化道内镜检查的盲区，大大提高了儿科小肠疾病的诊治水平。

【原理】

小肠是位于胃和大肠之间的器官，长6~7m，由十二指肠、空肠、回肠等组成。从Treitz韧带到回盲部的空肠及回肠外形屈曲的肠管游离在腹腔。这种解剖结构特点是胃肠镜难以深入的主要原因。使用气囊辅助式小肠镜时，使用外套管可有效防止屈曲肠管延长，在保持内镜插入长度同时，完成内镜前端前行，从而保证了进镜的深度。电子小肠镜的操作原理主要是依靠控制好外套管气囊充气后固定肠管利用有效镜身约2m的内镜与外套管交替插入来完成检查的，控制充气、放气及气压需要一个压缩泵来完成。

【小肠镜技术的适应证与禁忌证】

1. 适应证　常规胃肠镜检查及其他相关无创检查手段，如磁共振小肠成像（magnetic resonance enterography，MRE）或CT小肠成像（computerized tomography enterography，CTE）及胶囊内镜未能明确诊断，或需要进行小肠疾病的治疗或随访。具体适应证如下：

（1）不明原因的消化道（小肠）出血。

（2）不明原因的慢性腹泻。

（3）小肠息肉病。

（4）小肠先天结构畸形。

（5）小肠肿瘤或增生性病变。

（6）小肠疾病的治疗：如小肠息肉的切除、小肠血管病变的治疗、小肠狭窄的扩张及切开治疗等。

（7）胃肠道解剖结构改变的困难结肠镜检查。

（8）小肠疾病复查。

2. 禁忌证

（1）绝对禁忌证：①严重心肺等器官功能障碍；②无法耐受内镜检查；③疑似胃肠道穿孔。

（2）相对禁忌证：①小肠梗阻无法完成肠道准备；②有多次腹部手术史；③其他高风险状态如中度以上食管-胃静脉曲张、大量腹水等；④凝血功能障碍;⑤年龄<3岁和/或体重<14kg的儿童。

【术前准备】

1. 术前评估　评估患儿病情及小肠镜诊疗操作适应证、禁忌证和进镜方式,必要时进行多学科会诊讨论具体方案。

2. 知情同意　告知监护人及有行为能力的儿童小肠镜检查的风险,替代方案包括但不限于胶囊内镜、外科手术探查等。

3. 进镜方式确定　根据患儿临床症状、病变好发部位及辅助检查,初步判断病变在小肠部位。考虑空肠病变者经口进镜,考虑回肠病变者经肛进镜,不能确定小肠病变部位者经口+经肛进镜。如果有备用小肠镜时,先经肛再经口进镜。

4. 饮食准备　检查前24小时内需限制饮食,予以清流质饮食,若有便秘或需要延长肠道准备时间的患儿可适当延长限制饮食时间。

5. 胃肠道准备　经口进镜检查患儿检查前禁食6~8小时,禁水2~4小时。肠道准备参照《麻醉状态下儿童择期结肠镜检查肠道准备专家共识》相关内容实施。

6. 器械准备　注射针、活检钳、圈套器、止血夹、电凝电切刀、氩气等器械装置。建议有条件单位使用二氧化碳注气泵,有利于减少小肠气体潴留。

7. 麻醉准备　术前由经验丰富的麻醉医师访视患儿并确定麻醉方式。

【术中注意事项】

1. 术中观察　小肠镜诊疗时间较长,发生不良事件的风险增加,需观察患儿的面色、呼吸、心率及血压等生命体征,并注意有无腹胀、皮下气肿等操作相关的并发症,及时调整进镜方式,避免不良事件发生。

2. 进镜深度及病变部位的判断　一般空肠肠腔大、黏膜皱襞高、皱襞间距短,而回肠肠腔小、黏膜皱襞平坦、皱襞间距长、可见树枝状血管。但当内镜进入小肠较深部位以后,判断进镜深度需要综合计算评估。目前可采用成人小肠镜操作常用的距离累加法、外套管深度估算法。

（1）距离累加法:可根据每次小肠镜的有效进镜距离(插入深度)进行累加,通过每个回合记录小肠镜镜身前进的距离(A),减去脱落或无效进镜的距离(B)。进镜深度(cm)=(A1-B1)+(A2-B2)……+(An-Bn)。

（2）外套管深度估算法:依据检查结束时套叠在外套管上的小肠长度,按照一定的拉伸系数计算进镜深度。进镜深度(cm)=(末次回拉-首次回拉时外套管在门齿或肛缘刻度)×(5~8)。

【诊疗技术方法及记录】

1. 操作方法

（1）DBE 经口进镜:患儿一般取左侧卧位,循腔进镜。当内镜进入十二指肠水平段甚至越过屈氏韧带后,先将镜前端的气囊充气膨胀,使内镜不易滑动,然后将外套管沿镜身滑至155cm,使外套管与内镜头端保持2cm的距离,再将外套管前端的气囊充气膨胀。当两个气囊均处于充气状态时,内镜、外套管与肠壁已相对固定,同时牵拉内镜和外套管,使其在肠道内处于拉直状态。然后将内镜前端的气囊放气,镜身缓慢向前插入,最大程度进镜后,再次将内镜前端的气囊充气,使内镜不易滑动,然后将外套管气囊放气并沿镜身继续向前滑动。进镜及推送外套管时必须在明视野下进行,尽量保持内镜取直状态下进行操作。多次重复上述充气、放气和"推-拉"动作,使小肠镜尽量插入深部小肠。

（2）DBE 经肛进镜:操作方法与经口进镜基本类似,一般进镜至乙状结肠、结肠脾曲、横结肠肝曲和回盲瓣时,重复经口进镜充气、放气和"推-拉"动作,使小肠镜逐步插入深部小肠。

（3）SBE 操作技术与DBE基本相同。SBE技术要点在于当外套管气囊放气后准备滑送外套管时,必须调节内镜角度钮至前端弯曲最大,保持内镜下视野固定,吸引住肠黏膜,用内镜前端钩住小肠,以此代替DBE内镜前端气囊的作用,固定小肠不致滑脱。

2. 报告格式及内容　采图清晰,内容应包括黏膜、皱襞、绒毛形态,肠腔特征,肠道内血管分布和特征,病灶特征的全面描写(大小、形状、质地、移动度、数量、其他),是否行黏膜标记与标记数量,内镜和/或X线下相关操作的名称、过程和结果。

【结果分析或特征性表现】

小肠镜检查不仅可以直观地发现小肠病变,并能行内镜下活检明确病变性质,是小肠疾病诊断的"金标准"方法。儿童常见小肠疾病的分类及镜下特征如下:

1. 小肠炎症性病变　黏膜表面可见充血、水肿、糜烂、溃疡,部分病变伴有出血、狭窄、内外瘘、假性息肉形成等。

2. 小肠先天结构畸形　常见有憩室和重复畸形等。内镜下可见肠管异常扩张、开口、分叉和通道,部分肠管为盲端结构。

3. 小肠肿瘤　小肠常见的良性肿瘤包括错构瘤、腺瘤和淋巴管瘤等,常见的恶性肿瘤包括淋巴瘤、间质瘤、神经内分泌肿瘤等。

4. 小肠血管性发育不良和淋巴管病变　常见的小肠血管病变包括血管发育不良、Dieulafoy病、动静脉畸形、血管瘤小肠淋巴管扩张症、蓝色橡皮疱痣综合征、毛细血管扩张症等。

5. 小肠肠腔狭窄　肠腔明显狭小、肠管扭曲成角,造成内镜通过困难或无法通过。

【临床应用与评价】

小肠镜应用于儿童小肠疾病治疗的比例为40%~64%,常见治疗方式如下:

1. 小肠息肉切除术　小肠镜下切除息肉能有效预防和治疗息肉相关并发症(如套叠、出血、梗阻及恶变等)。目前对小肠息肉多采用内镜下圈套器切除术,因小肠肠壁较薄,采用黏膜下注射后内镜下黏膜切除术(endoscopic mucosal resection,EMR)可降低出血和穿孔的发生率。当息肉较大时,可分次分片切除。

2. 小肠出血内镜下治疗　小肠镜下止血方法包括止血药物喷洒、黏膜下注射肾上腺素(0.9%氯化钠溶液稀释)、出血病灶切除术、氩离子凝固术、金属夹止血术、尼龙圈缝扎止血及硬化剂注射等。

3. 小肠狭窄治疗术　小肠狭窄具备肠梗阻症状或经影像学提示狭窄近端有肠腔扩张,狭窄长度≤5cm,纤维性狭窄及狭窄不成角的患者可行小肠镜下三级球囊扩张术及狭窄切开术。

4. 小肠镜-腹腔镜联合治疗　当疑似小肠出血不能明确病因,或已完成对接但未找到病变,或多发小肠息肉全部切除有困难等,可行术中小肠镜,即开腹或腹腔镜后从可疑病变部位处的肠管做一个切口并由此进行内镜检查,在内镜直视下协助确定病灶,并可同时开展镜下微创治疗,尽可能保留患儿肠道完整性。

【并发症】

小肠镜是一项总体上安全的内镜诊疗技术,儿童 DBE 的并发症发生率约为 1.9%,包括与操作相关和与麻醉相关的并发症,前者主要包括肠穿孔、消化道出血、黏膜损伤、感染等,后者主要包括呼吸抑制和吸入性肺炎。

(赵红梅　游洁玉)

四、胶囊内镜

导　读

胶囊内镜或视频胶囊内镜(VCE)可以对胃肠道进行简便、快速、无创、连续的可视性检查,更直观地观察整个小肠黏膜,解决了全小肠黏膜病变检查的盲区问题,在小肠疾病病变部位的判断、诊断、治疗疗效评估等方面发挥重要作用,已成为小肠疾病诊断的一线检查工具。此外,专用食管胶囊内镜、专用结肠胶囊内镜和专用胃磁控胶囊内镜亦已应用临床,胶囊内镜已经成为消化道疾病重要的检查手段。

【概述】

1999 年,以色列的光学工程师 Gavriel J. Iddan 和英国伦敦大学的 Paul Swain 研制成功了世界上第一颗无线胶囊内镜,并继而推出了第一代无线胶囊 M2A(mouth to anus),也称为视频胶囊内镜(video capsule endoscopy,VCE)。M2A 胶囊内镜在 2001 年 8 月被美国食品药品监督管理局批准用于小肠疾病诊断的辅助工具,2003 年 7 月正式批准为小肠疾病的一线检查工具。2004 年,推出了用于食管检查的胶囊内镜,从此 M2A 更名为 PillCam。此后,中国、日本、韩国也生产出不同的胶囊内镜并在世界不同的地区应用。2004 年我国自主研发了世界上第二个胶囊内镜——OMOM 胶囊内镜,在 2005 年经过中国国家食品药品监督管理总局批准应用临床,并在多个国家广泛使用。自胶囊内镜临床应用以来,小肠疾病的检出率得到大幅度提高,已经成为检查小肠疾病的重要手段,而针对食管、胃、结肠等部位的胶囊内镜也相继推出,实现了全消化道黏膜的可视化。经过20 多年的探究,胶囊内镜也由最初的被动驱动发展到现在的磁控驱动的磁控胶囊内镜,同时也被赋予视频以外的更多其他功能,包括活检、超声探测、止血、靶向给药的功能,统称为功能性胶囊内镜。2009 年,美国 FDA 批准胶囊内镜用于 2

岁以上儿童。目前,中国国家市场监督管理总局认证磁控胶囊胃镜用于 8 岁以上儿童,但对于小肠胶囊内镜未规定应用年龄。

【原理】

胶囊内镜是一种一次性胶囊状的无线检查工具,吞服后借助胃肠道动力作用推进前行,自动连续拍摄未扩张状态的肠道黏膜情况,拍摄的图片通过无线传输方式传送到患者佩戴的数据记录仪中。胶囊内镜检查系统主要由 3 部分构成:胶囊内镜、带有数据记录仪的传感系统和用于图像查看分析的计算机工作站。临床上常用的小肠胶囊内镜主要有 PillCam、Endocapsule、OMOM、Miro-Cam、NaviCam 等。胶囊内镜检查系统构成见图 13-1-19(A~C)。

【适应证与禁忌证】

1. 胶囊内镜适应证

(1)小肠胶囊内镜适应证:①不明原因消化道出血;②不明原因缺铁性贫血;③小肠影像学检查提示存在异常;④疑似克罗恩病或监测指导克罗恩病的治疗;⑤疑似小肠肿瘤;⑥监控小肠息肉综合征的发展;⑦慢性腹痛疑似小肠器质性疾病;⑧慢性腹泻;⑨疑似或难以控制的吸收不良综合征;⑩观察小肠手术吻合口情况。

(2)食管专用胶囊内镜适应证:①疑似 Barrett 食管;②疑似食管炎;③疑似食管静脉曲张;④需要食管内镜检查,但不愿接受或不能耐受者。

(3)结肠专用胶囊内镜适应证:①需要结肠镜检查,但不能耐受或条件不允许者;②结肠镜检查无法到达回盲瓣,同时无消化道梗阻者;③溃疡性结肠炎的随访,以指导治疗。

2. 胶囊内镜禁忌证

(1)绝对禁忌证:无手术条件或拒绝接受任何外科手术,一旦胶囊内镜滞留将无法通过手术取出。

(2)相对禁忌证:①已知或怀疑胃肠道梗阻、狭窄或瘘管;②严重动力障碍,包括未经治疗的贲门失弛缓症和胃轻瘫;③各种急性肠炎、严重缺血性疾病及放射性肠炎;④心脏起搏器或其他电子仪器置入者;⑤严重吞咽障碍;⑥对高分子材料过敏。

【术前准备】

1. 饮食准备　一般患儿在检查前 1 天晚餐进食清流质,检查当日禁食,检查前 4 小时禁水。便秘患者建议检查前 2 天开始少渣饮食。

2. 肠道清洁准备　胶囊内镜检查前一天晚 8 点开始行必要的肠道清洁准备,以提高图像的

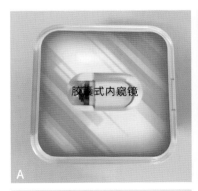
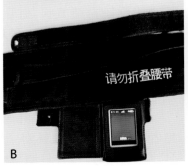
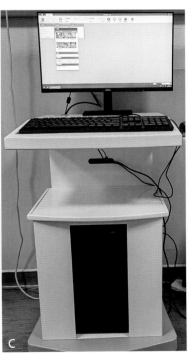

图 13-1-19　胶囊内镜检查系统构成
A. 胶囊内镜;B. 数据记录仪;C. 计算机工作站

清晰度,肠道清洁可参考相关内镜检查前肠道准备。

3. 术前用药 检查前30分钟服用适量祛泡剂消除胃肠道气泡,以减少泡沫对视野的影响,提高黏膜可视化程度。目前研究尚不支持促动力药能够帮助提高全小肠检查完成率,故不推荐使用促胃肠动力药。

4. 术前了解病史、检查目的,确认适应证,排除禁忌证。

5. 签署知情同意书 鉴于胶囊内镜检查可能发生检查不完全、失败、胶囊滞留及诊断的不准确性,检查前应对患儿家属予以告知并签署知情同意书。

6. 仪器设备确认记录仪充满电,记录仪中数据已经下载备份。

【胶囊内镜操作方法及记录】

现阶段儿童胶囊内镜主要用于小肠病变的检查,以下主要阐述小肠胶囊内镜操作方法。

1. 穿戴图像记录仪 帮助患儿穿好背心式图像记录仪或系上绑带式图像记录仪。

2. 记录受检者信息 打开影像工作站,通过连接线连接影像工作站和图像记录仪,登录影像工作站的软件,在工作站输入患儿一般信息建立档案。

3. 吞服胶囊 打开胶囊包装,取出胶囊内镜,确认胶囊激活并开始工作,将胶囊内镜放入口腔,让患儿饮少许水吞下胶囊内镜,确认胶囊已经进入患儿胃内,并确认记录仪上的指示灯闪烁,设备正常运行。如患儿无法吞咽胶囊或具有吞咽困难相关疾病,可在胃镜辅助下将胶囊送入十二指肠降部。

4. 实时监控胶囊位置 胶囊内镜检查过程中推荐使用实时监测设备观察胶囊位置和状态,及时指导检查医师采取恰当的干预措施,以提高小肠胶囊内镜检查成功率。在吞服小肠胶囊4小时并确认胶囊已进入十二指肠降部后可进食少量清淡固体食物。

5. 结束检查保存数据 在胶囊通过回盲瓣进入结肠后或胶囊电池耗尽后取下患儿穿戴的记录仪,并连接到工作站保存于事先建立的信息档案并进行数据处理。结束后可正常饮食。

6. 胶囊内镜检查阅片

(1)阅片人员:推荐两名医务人员阅片。可以由经过充分培训的有胶囊内镜阅片资历的护士或技师预先阅片,筛选出可疑病灶的图片,由临床医师对病灶进行最终复核,作出诊断。

(2)阅片速率:阅片速率与病变检出率有一定的相关性,2002年国际胶囊内镜共识认为可接受的最快读片速率为15帧/s,实际阅片过程中需根据患儿及阅片者的具体情况调整合适的阅片速率,保证病变检出率。在较高的速率阅片时,一旦发现可疑病变,需放慢速度,甚至逐帧阅片,反复阅读,仔细辨别。近端小肠因为存在胆汁和气泡可能影响局部视野,肠管夹角成锐角胶囊推进速度快,因此观察近端小肠黏膜时尽量降低阅片速率,降低漏诊率。近年来随着适配软件的进步和人工智能的开发应用,胶囊内镜的平均阅片时间已大大缩短,识别小肠病变的灵敏度更高,显著提升诊断效率。

(3)阅片内容:①查找解剖标志:阅片过程需标识胶囊进入胃、通过幽门及回盲瓣的时间,有助于定位病变的位置,并注明胶囊工作总时间。②识别正常小肠黏膜:正常小肠黏膜呈淡红色或淡橘色,表面远看光滑,近看呈天鹅绒样或细颗粒状的微绒毛样,回肠末端可见大小不均匀的细颗粒状白色透亮隆起的淋巴滤泡。从十二指肠到空肠、回肠,绒毛逐渐变短,黏膜逐渐变薄,血管纹理逐渐清晰。十二指肠黏膜较厚,环形皱襞粗,绒毛较长较粗,呈天鹅绒样,血管纹理看不到;空肠黏膜较回肠厚,环形皱襞多而密,绒毛排列密集,血管纹理较难看到,远端可出现圆盘状淋巴滤泡,但少而小;回肠黏膜较空肠薄,环形皱襞逐渐稀疏,绒毛较短,绒毛变短,血管纹理清晰,远端黏膜内淋巴滤泡大且多。小肠肠腔通畅,蠕动良好。正常胶囊内镜图像见图13-1-20(A~F)。③识别病变及病变的描述:包括胶囊进入十二指肠后至病变的时间,病变大小、颜色、表面光滑还是结节状、血管纹理,有无糜烂、溃疡、出血等,肠蠕动情况,有无在一处肠段停滞不前等。

7. 胶囊内镜报告 胶囊内镜标准报告书写规范格式包括两部分,即报告框架和报告内容。

(1)报告框架:即患儿的基本资料和信息,如患者姓名、出生年月、性别、患者编号、住院(门诊)号、科别、床号、检查日期、检查类型(胶囊型号)、胶囊编号、操作医生、病史、检查范围、病变描述、并发症、内镜诊断、建议等。

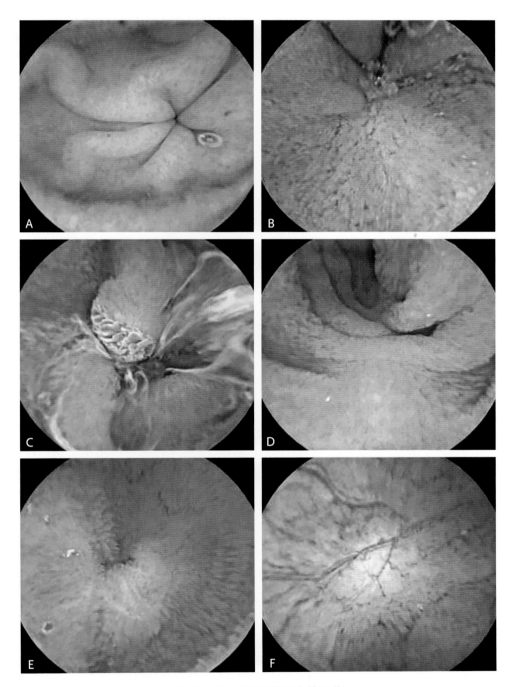

图 13-1-20 正常胶囊内镜图像
A. 幽门；B. 十二指肠球部；C. 十二指肠乳头；D. 十二指肠降部；E. 空肠；F. 回肠

（2）报告内容：注明胶囊内镜工作时间，第一次通过食管、胃和小肠的时间，并对相关消化道黏膜内腔、内容物、黏膜外观和发现的任何病变进行详细描述，具体描述内容与标准内镜相似。①消化道黏膜颜色特征：包括红斑、白色、苍白等；②病灶定位：每个病灶可由解剖位置或时间来定位；③病变类型：每种病变类型均作为一个单项进行观察和描述，具体病变描述内容与标准内镜相似。小肠病变的描述有其特殊性，建议参照胶囊内镜标注术语使用规范。

【注意事项】

1. 吞服胶囊困难是儿童胶囊内镜检查常见问题，尤其幼儿，可在检查前训练指导患儿进行吞咽动作学习，如仍无法吞服，也可借助胃镜将胶囊送入十二指肠内。

2. 右侧卧位有助于胶囊通过幽门，如果胶囊内镜较长时间（1~2 小时）未能通过幽门进入十二指肠，建议经胃镜将胶囊内镜送入十二指肠，以缩短胶囊内镜在胃内停留的时间。

3. 如果胶囊在有效检查时间内未到达结肠，且吞服 2 周后未排出，推荐行腹部 X 线平片检查以确认胶囊是否仍在体内。但需要明确胶囊具体位置，可行超声或者腹部 CT 检查定位，但超声检查准确性受操作医师水平影响。确定胶囊排出前禁止行磁共振成像（magnetic resonance imaging，MRI）。

【临床应用与评价】

1. **克罗恩病** 胶囊内镜可用于克罗恩病的初次诊断、监控疾病复发、明确病变范围和判断严重程度、评估药物及手术治疗疗效。胶囊内镜对克罗恩病的诊断优于小肠磁共振水成像（magnetic resonance enterography，MRE）、小肠 CT 成像（computerized tomography enterography，CTE）、小肠钡剂造影检查。克罗恩病的胶囊内镜下表现主要为小肠绒毛缺失、黏膜充血水肿、糜烂、口疮样溃疡、线性溃疡、纵行溃疡、卵石征、肉芽肿样改变、肠管狭窄、瘘管、多发假性息肉等，病变多呈节段性、跳跃式分布。大多数研究显示已确诊克罗恩病的患者比疑似克罗恩病的患者更有可能发生胶囊滞留，因此，对于确诊克罗恩病的患儿在胶囊内镜检查前推荐先行小肠影像学检查评估是否存在肠狭窄或肠梗阻。

2. **不明原因消化道出血** 对于胃镜和结肠镜检查未明确病因的出血患儿，推荐用胶囊内镜检查小肠病变。胶囊内镜对不明原因消化道出血诊断率的高低与出血状况密切相关，对显性出血诊断率高，而隐性出血、既往有出血史而近期无出血的患者的诊断率低，因此胶囊内镜的最佳检查时机为出血刚停止数天至 2 周内。2022 年欧洲胃肠内镜学会（European Society of Gastrointestinal Endoscopy，ESGE）建议对明显疑似小肠出血的患者在出血发生后尽快行小肠胶囊内镜检查，最好是在 48 小时内，以最大限度地提高诊断以及随后的治疗效果。与气囊式小肠镜相比，胶囊内镜对血管病变和炎症性病灶更敏感且依从性更好，使胶囊内镜成为不明原因消化道出血的一线检查手段。

3. **小肠血管病变** 为最常见的小肠出血病因之一，包括小肠血管瘤、毛细血管扩张征、静脉扩张征、动静脉畸形等。主要表现为血管成丛簇样、黏膜表面见局灶红斑、血管分布错乱，血管扩张明显高出黏膜面等。

4. **遗传性息肉病综合征** 根据组织学特征主要分为腺瘤性息肉病综合征和错构瘤性息肉综合征，胶囊内镜作为一项无创检查方法，其息肉检出率显著高于磁共振小肠水成像，尤其对 <5mm 的息肉检出更具优势。对于家族性腺瘤性息肉病和波伊茨-耶格综合征等遗传性息肉病的患儿来说，其癌变风险较高，在排除肠道梗阻等禁忌证的情况下，胶囊内镜可以用于定期监控小肠黏膜改变，早期发现小肠癌前病变，减少息肉相关并发症如肠套叠的发生，因此具有更好的依从性，将改变患儿的生存质量并改善预后。

5. **其他** 胶囊内镜还有助于一些其他疾病的诊断，如过敏性紫癜、寄生虫等。胶囊内镜还可用于对胃肠动力障碍性疾病的研究、评估小肠移植术后的改变及对不明原因腹痛和腹泻的诊断。

典型病例及图片见图 13-1-21（A~D）。

【并发症及处理】

胶囊内镜检查的并发症包括胶囊滞留、误吸入气道等。胶囊滞留是指胶囊内镜检查后胶囊停留胃肠道 2 周以上，是胶囊内镜最常见的并发症。儿童胶囊滞留率与成人相似（分别为 2.5% 和 2.6%），因此滞留更归因于疾病因素而非年龄因素，胶囊滞留主要发生于克罗恩病及易导致狭窄的小肠疾病，如小肠肿瘤、放射性肠炎、手术吻合口狭窄等。对于已知或怀疑胃肠道梗阻、狭

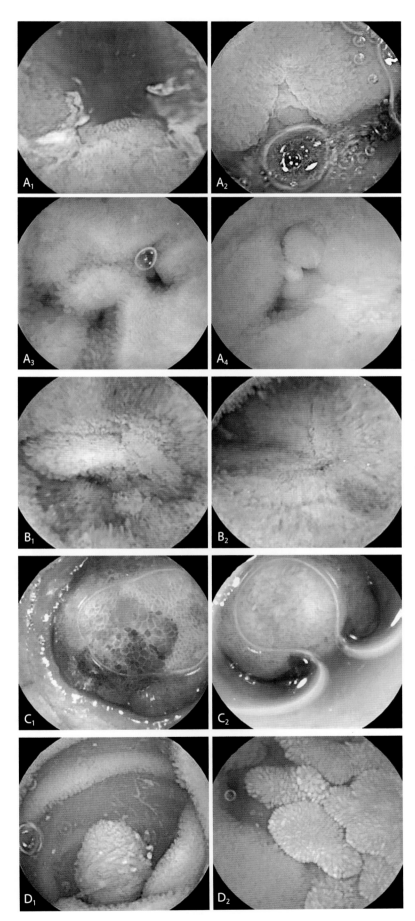

图 13-1-21　典型病例
A₁₋₄. 克罗恩病；B₁₋₂. 过敏性紫癜；C₁₋₂. 血管瘤；D₁₋₂. 波伊茨-耶格综合征

窄、瘘管者进行胶囊内镜检查需十分慎重,应在充分告知及做好相关准备情况下完成检查。腹部 X 线检查能帮助确定胶囊是否排出。胶囊长时间滞留,可能出现胶囊崩解、急性肠梗阻、肠穿孔等情况,可通过内科治疗后排出、外科手术或气囊辅助式小肠镜予以取出。胶囊内镜也可能未在记录时间内完全通过消化道,通常暂时性停留回盲瓣,不会引起临床后果,目前胶囊的电池检查时间延长,大大减少了胶囊的暂时性停留。对于胶囊长时间停留在胃内,可通过实时监测设备观察胶囊,及时采取干预措施将胶囊送入十二指肠。

（余金丹　楼金玗）

五、超声内镜

导　读

消化超声内镜检查术（EUS）是一种结合消化内镜和超声的消化道检查技术,在内镜下可以直接观察消化道管腔黏膜,同时实时超声可以对深部组织进行扫查,为疾病提供了一种由表及里的诊断方法,极大地提高了内镜技术在临床的应用价值。超声内镜检查要求术者具有熟练的内镜操作技术,同时还要具有解剖及超声知识,准确识别病变和认识图像。

【概述】

1980 年,美国 Di Magno 首次将内镜和超声组合在一起的电子线阵超声内镜进行动物实验并获得成功,并首次采用"ultrasonic endoscope";同年,日本研制了机械环扫式超声内镜,通过内镜直接观察腔内的形态,同时进行实时超声扫描获得管道层次的组织学特征及周围邻近脏器的超声图像,从而提高内镜和超声的诊断水平。消化超声内镜检查术（endoscopic ultrasonography,EUS）是一种结合消化内镜和超声的消化道检查技术,在内镜下可以直接观察消化道管腔黏膜,同时实时超声可以对深部组织进行扫查,为疾病提供了一种由表及里的诊断方法。1987 年,北京大学第一医院张齐联教授率先在中国引进超声内镜,并开展临床应用,经过 40 多年发展,EUS 已成为消化系和胆胰系疾病诊治中最重要的手段之一,提高了消化系统疾病的诊治水平。因为儿童胆胰疾病和胃肠道肿瘤、黏膜下病变发病率低,没有专门用于儿童的超声内镜设备以及缺乏熟练操作超声内镜的儿科内镜医生,目前超声内镜在我国儿童中应用非常有限。但国外相关指南指出对于大多数体重≥15kg 或≥3 岁的儿童,超声内镜是安全的,对于小年龄低体重儿童,可使用标准儿童内镜工作通道的小探头或超声支气管镜。

【原理】

EUS 是一种将微型高频超声探头置于内镜前端,当内镜插入消化道管腔后,可通过内镜直接观察管腔黏膜面的形态,又可同时通过高频超声探头进行实时超声扫描获得管壁及周围邻近脏器的超声图像的技术。与传统经腹超声相比,EUS 采用高频技术,能够以较高的分辨率显示消化道壁,其超声探头在体腔内,更接近病变,缩短了声路、降低了声衰,可获得更高的图像分辨力,更易发现微小病灶。

正常消化道管壁在超声内镜图像上,呈 5 层高低交替的条带,其回声特点显示为高-低-高-低-高的层次结构,由内到外分别对应组织学上的浅层黏膜层、深层黏膜层、黏膜下层、固有肌层和外膜（浆膜）层,见图 13-1-22。

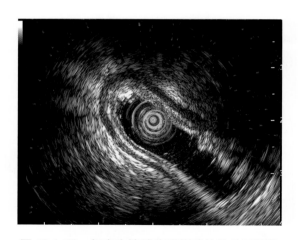

图 13-1-22　超声内镜消化道管壁结构分层图像

【超声内镜种类】

根据扫描方式不同,目前主要有超声小探头和超声内镜,后者分环形扫描式超声内镜和线阵扫描式超声内镜。

1. 超声小探头　超声小探头包含外鞘和超声换能器,外鞘头端内置超声晶片,小探头基部连接驱动电机。超声小探头通过内镜活检孔道到达病灶附近进行旋转环扫探查,适用于消化道壁内比较小的病变。

2. 环形扫描式超声内镜 电子超声探头垂直于内镜长轴,可 360° 旋转扫描,清楚显示消化道管壁层次及周围邻近脏器的超声图像。环扫超声内镜通常为斜视内镜,可以发现和诊断目标病变并进行分期。

3. 线阵扫描式超声内镜 电子超声探头以平行于内镜长轴的 100°~180° 视角获取图像,需对准特定方位才能显示病灶,而不能同时 360° 观察消化道管壁,适用于内镜引导下穿刺,可以在操作过程中实时显像,实时监控穿刺针的部位。

【适应证与禁忌证】

1. 适应证 ①胰腺占位性疾病、囊性病变;②慢性胰腺炎;③胆道疾病;④纵隔肿块;⑤消化道黏膜下隆起性病变的诊断与鉴别诊断;⑥胃腔内的静脉曲张、静脉瘤的评价;⑦消化道可疑溃疡的良、恶性鉴别;⑧判断腔外压迫的起源和鉴别。

2. 禁忌证 多与消化内镜相关:①严重心肺疾病不能耐受镇静或麻醉;②血流动力学不稳定;③已知或可疑内脏穿孔;④存在未经治疗的凝血障碍;⑤腐蚀性食管炎的急性期、食管严重狭窄畸形、严重的食管静脉曲张、巨大食管憩室;⑥消化道透壁性溃疡。

【术前准备】

1. 术前检查 包括内镜术前常规检查:血常规、凝血功能、肝肾功能、输血前四项(乙型肝炎病毒、丙型肝炎病毒、梅毒螺旋体、人类免疫缺陷病毒)、心电图、胸部 X 线片、可疑病变相关影像学检查(如 CT、MRI、体表 B 超等)和已行的常规内镜检查结果和图片。

2. 知情同意 术前了解患儿病史、检查目的和要求、有无使用抗凝药物及有无传染病等,确认有无超声内镜检查禁忌证,确认已经签署知情同意书。

3. 器械准备 包括超声内镜或超声微探头、内镜系统、超声内镜专用水囊、自动注水装置。术前检查内镜主机、超声探头、内镜的控制按钮、送气送水功能及图像采集系统功能正常,确认检查需要的器械、急救药品及设备准备齐全。

4. 饮食准备 超声内镜检查术前饮食准备同常规胃镜和结肠镜,消化道梗阻者视梗阻程度禁食 2~3 天或更长,必要时胃肠减压或者洗胃。消化道梗阻者只能在梗阻水平近端区域成像。

5. 肠道准备 超声结肠镜检查前的肠道准备同常规结肠镜检查。

6. 术前用药 术前 15~30 分钟口服祛泡剂及祛黏液剂,来消除肠道泡沫及黏液,提高超声清晰度。必要时术前可使用解痉药减少胃肠道蠕动,但使用前需排除青光眼等疾病。上消化道超声内镜通常在插管麻醉下进行,减少注水误吸的风险。

【超声内镜检查方法及记录】

消化道超声扫查可选择超声小探头或超声内镜。一般直径 1cm 以下的管壁内病变以超声小探头扫查为主。

1. 超声小探头检查方法

(1)内镜检查:常规消化内镜检查,内镜直视下发现病变。

(2)超声小探头扫描:吸尽腔内空气,插入超声小探头,置于病变附近,通过连接在活检孔道上的 T 形管或内镜附送水装置注入脱气水,完全浸没病灶和探头,打开超声进行扫描。

(3)扫查方法:①水充盈法:最常见,直接向消化道管腔注入脱气水淹没病灶,将探头浸泡在水中靠近病灶进行扫查;②水囊法:少见,需要带水囊的探头,往探头外水囊内注入脱气水,让水囊接触消化道壁再进行扫描;③联合法:联合采用上述两种方法,进一步排除气体干扰,并使探头与病变距离合适。

(4)注意事项:超声小探头可以通过任何直径 2.8mm 以上的活检孔道;小探头扫查的关键在于合理积水,对于特殊部位难以积水,可以通过改变患儿体位或者利用水囊外套管注水后进行扫查;小探头功率有限,扫查范围局限于消化道疾病,探查时小探头与病变表面的最合适距离为 1~2mm;小探头的探查深度与分辨率由探头的工作频率决定,临床常用的超声小探头有 12MHz、15MHz 和 20MHz。

2. 超声内镜检查方法

(1)扫查方法:①直接接触法:在不充盈水的情况下,探头直接接触黏膜,使探头和组织间的其他屏障消失进行扫描,扫描时避免用力过度,以防探头对组织造成过大压力而影响观察管壁结构。适用于病变较大或消化道周围的器官。②水囊法:经注水管道向探头外水囊内注入 3~5ml 脱气水,使其接触消化道壁以显示壁的层次及其外侧相应的器官,根据需要调节注入水囊的水量,避免水量过多,压力过大,使超声内镜检查时管壁结构层次发生变化。③浸泡法(充盈法):向消化道腔内注入脱气水,使病变淹没在水中,探头在水中靠近病变并探查。一般注入适量脱气水后,进行吸引抽尽管腔内的气体,再结合体位改变,将病灶浸没在水中后进行扫查。④水囊法加浸泡法:超声内镜插至检查部位后,先吸尽胃内空气,再注入脱气水,使已充盈的水囊浸泡在水中。该方法适合胃底、胃体中上部及周围邻近脏器的检查。线阵超声内镜更多用于超声内镜引导下的细针穿刺(fine needle aspiration,FNA)和介入治疗,因此直接接触法和水囊法应用相对多,而注水法相对少见。

(2)操作技术:超声内镜的基本动作是顺时针/逆时针旋转镜身、上/下角度钮、左/右角度钮以及推拉内镜,通过组合基本动作来观察病变区域。

1)进镜方法:

①上消化道超声内镜进镜方法:直视超声胃镜进镜方式与普通胃镜类似,斜视超声胃镜进镜方式同十二指肠镜类似,插镜过程中以通过咽喉部和幽门最为困难。患儿取左侧卧位,斜视超声内镜插镜时,使患者头部稍后仰,可先将内镜头端稍弯曲,便于通过舌根,然后左手将大旋钮稍微向上放松,常可在视野中看到部分会厌,右手轻推镜身,顺利进入食管,继续进镜直至超声胃镜的头端到达目标区域。进镜过程与直视镜类似,但镜身位于视野下方。线阵超声内镜以斜视镜为主,但由于内镜的先端部圆滑处理,相对容易通过咽喉部。

②结直肠超声内镜进镜方法:环扫型超声肠镜插入方法与普通肠镜相同。受检患儿左侧卧位,插镜至脾曲部,使内镜取直后改为仰卧位,继续插镜至回盲部。

2)对目标区域成像:

①经胃成像:用于评估腹膜后上部的管腔外结构(胰体和胰尾、腹膜后淋巴结、肝左叶)。步骤如下:

A. 将超声内镜的头端插入胃窦,然后轻柔地逐渐朝胃体回拉。

B. 自胃窦处可以看到胆囊,为 3 层壁的无回声(暗)结构。胆囊结石为强回声(亮)圆形结构,后方形成声影。

C. 自胃窦拉回超声探头,可以观察到脾静脉和门静脉的汇合处,形似高尔夫球杆,故也称"高尔夫球杆头"。

D. 脾静脉和门静脉汇合处后方看见肠系膜上动脉的强回声(亮)管壁,可以据此识别其横断面。

E. 胰腺位于超声探头与脾静脉之间,呈"盐和胡椒"征,相对于肝脏呈强回声(亮)。脾静脉前方可以观察到胰颈和胰体,还可以隐约看到胰管。

F. 缓慢退镜至胃体中,观察胰体和胰管,胰管为无回声结构。

G. 扫查脾血管,脾动脉形态纤曲,脾静脉呈平顺的长管状结构。

H. 沿脾血管向患儿的左侧扫查至脾门,此处标志着胰尾的最左端。

I. 向胃底拉回超声内镜,观察腹腔干分支处肝动脉和脾动脉(鲸尾征)

②经十二指肠成像:用于评估腹膜后下部的管腔外结构(胰腺和胆总管)。检查胰胆管时,可以先经十二指肠成像,再经胃成像,反之亦可。步骤如下:

A. 将超声内镜的头端插入十二指肠球部的最顶端。

B. 膨胀超声内镜的球囊,并将内镜长轴沿着胃大弯放置,以获得纵向视图。

C. 在纵向平面,观察胆总管和胰管汇入十二指肠壶腹,也可以将超声内镜头端缓慢推过球部,进入十二指肠降部获取该视图。

D. 检查壶腹部和胰头区域有无息肉样病变或肿块。识别"堆叠征",即胆总管、胰管和门静脉的位置两两平行。

E. 将超声内镜头端推过十二指肠壶腹时,使其向上偏斜。

F. 逐渐退镜,并微微地左右旋转内镜头端。

G. 进镜至十二指肠降部或水平部,找到下腔静脉和主动脉,在超声探头和主动脉之间可见胰腺钩突。

H. 大多数患者的胰腺钩突平面都可见弱回声（暗带）腹侧胰腺始基。与背侧胰腺相比，腹侧胰腺始基的脂肪含量较少，故呈弱回声。

③ 食管成像：经食管成像时，通常先将超声内镜头端置于食管胃连接部远端，然后向近端回拉。步骤如下：

A. 在食管胃连接远端经食管成像步骤：主动脉呈卵圆形弱回声结构，位于5~6点钟方向，如果未发现主动脉，轻柔地进镜或退镜通常可扫查入视野。沿着主动脉向远端追踪至腹腔干，这是主动脉在膈下的第一个大血管分支。然后扫查该区域有无增大的淋巴结，找到从腹腔干发出的肝动脉和脾动脉，前者向右上方走行，后者向左侧走行。通过彩色多普勒成像确认血管。

B. 在远端食管中的经食管成像步骤：缓慢回拉探头通过食管胃连接部进入远端食管，即可看到食管的5层管壁结构，成人食管壁通常厚约3~4mm。存在食管裂孔疝时，可能同时对食管裂孔疝和胃贲门成像，故可能观察到远端食管壁多于5层。在7点钟方向可见紧邻主动脉的脊柱，在6点钟至12点钟方向可见肝左叶；观察下腔静脉和肝脏的其他结构，如肝静脉、胆管等，胆管穿过肝左叶。缓慢退镜，观察心脏，左心房在12点方向。观察左肺动脉（向升主动脉左后方走行）和肺静脉。继续退镜，左肺出现在2点钟方向，右肺则在9点钟方向。肺呈强回声，即肺实质内的空气。退至食管中段。

C. 在食管中段内的经食管成像步骤：5~6点钟方向为主动脉，之后逐渐移行为主动脉弓，7点钟方向为脊柱，8点钟方向和主动脉右侧为奇静脉，走行于脊柱前方，并沿右肺上行。胸导管位于主动脉左侧，为无回声的小圆形。继续退镜，可见奇静脉向前走行并汇入上腔静脉，左侧可见主动脉逐渐移行为主动脉弓，然后向右侧弯曲。在1点钟和11点钟方向分别可见左、右支气管，呈强回声小圆环，代表支气管软骨和空气。继续退镜，可见左、右支气管在肺门水平形成气管。检查气管远端区域有无纵隔淋巴结肿大。继续退镜进入近端食管。

D. 在近端食管内的经食管成像步骤：颈部血管进入视野，而主动脉弓降至成像平面之下。后方可见锁骨下动脉，在前方可见左颈总动脉，偶尔

可见头臂干。图像中央可见呈弱回声的甲状腺，但也可能观察不到。胸腺位于甲状腺远端、靠近锁骨。继续退镜至食管上括约肌远端的区域，观察颈动脉和颈内静脉。

④ 结直肠成像：抽尽空气，注入脱气水，或同时往水囊内注入一定量的脱气水，边退镜边实时超声扫描。根据病灶的位置调整受检患儿的体位，将病灶完全浸入脱气水中；尽可能把换能器保持在肠腔中心，与病灶平行，使结肠各层得到良好的聚焦；同时将换能器慢慢地在病变前后移动以观察到病变的深层边界，更好地了解病变的全貌。

3）退镜方法：检查完毕，应将水囊抽空后轻柔地彻底退出超声内镜。

3. 超声内镜诊断报告的书写

（1）格式化内镜诊疗报告：报告描述一般分为内镜描述和超声描述。

（2）内镜描述：主要内容与普通内镜描述基本相通，一般位于超声内镜描述的开始。

（3）超声描述：①病变的描述：包括病变的形状、大小、边界、回声（高低、是否均匀）及病变的起源；②病变与周围组织的关系；③恶性病变还要描述局部淋巴结情况；④弹性成像软硬度描述：如对肿块进行弹性成像，根据不同软硬度的弹性超声红、绿、蓝的不同色彩变化，来了解病变与周围组织之间的软硬的相对变化。

【注意事项】

1. 消化超声内镜检查前，通常先行消化内镜或其他影像学检查发现病灶，以识别可能会限制超声内镜检查的异常病变，如食管狭窄等，选择合适的超声内镜检查。

2. 内镜操作大多在超声图像而非内镜图像进行盲视操作，因此在操作时动作轻柔，避免穿孔，尤其在进镜入咽喉部、十二指肠球部以及经十二指肠拉直镜身等操作时。

3. 使用环扫扫描式超声内镜时，使用水囊使探头紧贴消化道壁，以便获得伪影小的优质超声图像。检查前水囊应事先安装在内镜先端，持续按压送气送水按钮膨胀水囊，并确认水囊可积水而不漏水，同时通过反复注水和抽水去除水囊中的气泡。

4. 为获得理想的超声图像，必要时可根据不同病变部位采用不同体位，切记体位变化时应暂

停注水。

5. 对正常解剖结构,特别是各特定部位的标志性结构的熟练掌握是进行超声内镜探查及诊断的基础。无论是环扫型还是线阵型超声内镜,均必须进行连续扫查,全面了解所关注的部位及相邻脏器结构的解剖关系和影像特征,以免遗漏病灶。

【并发症】

EUS 因外径粗、硬性部长、斜视视野、检查需要时间长、需要注水等原因,因此引起的并发症概率要高于常规内镜。

1. 口咽部并发症常见的有咽喉部及梨状窝损伤、出血或穿孔等。

2. 消化道穿孔。

3. 出血。

4. 麻醉意外。

5. 吸入性肺炎。

6. 窒息。

7. 贲门黏膜撕裂。

(余金丹　楼金玕)

第二节　胃肠动力技术

一、食管 24 小时 pH 监测

导　读

食管 pH 动态监测是诊断胃食管反流(GER)较具价值的方法,可区分生理性反流和病理性反流。儿童检测依从性好,其诊断酸反流的敏感性和特异性高。广泛用于胃食管反流病(GERD)的诊断,可分析症状与反流的关系,评估药物或手术抗反流治疗的疗效。

【概述】

食管长时间 pH 测定是 Spenoer 在 1969 年首次倡导的方法。其后 Johnson 与 Demeester 于 1974 年设计出 24 小时食管动态 pH 监测,是反映食管酸反流的监测技术,广泛应用于胃食管反流病(gastroesophageal reflux disease,GERD)的诊断。

【原理】

pH 监测系统由带锑电极的 pH 监测导管、参考电极及可携带的动态监测仪组成。pH 电极置在食管下括约肌(lower esophageal sphincter,LES)上缘以上 3cm 处,每 4 秒钟记录 1 次食管下端 pH 变化,食管 pH 下降到 4 以下持续 15 秒以上定义为一次酸性反流。所有数据存储在可携带的 pH 记录仪上,可持续监测 24~96 小时,监测结束后由电脑进行数据处理。如为双 pH 电极导管,可同时监测食管近端和远端,或咽喉部和食管远端 pH 的变化。

【适应证与禁忌证】

1. 适应证

(1) 胃食管反流的诊断,有助于诊断反酸、恶心、呕吐、反流、反胃症状的患儿,特别是非典型表现的 GRED 患儿(如咽喉部症状、非典型胸痛、复发性肺炎、呼吸暂停、反应性气道疾病、肌张力障碍等)。

(2) 药物或手术抗反流治疗前后评价:如抗反流手术前后评价、判断用药剂量及疗效。

2. 禁忌证　无法耐受鼻插管的患者;有明显出血性疾病但鼻插管禁忌的患者;明确食管阻塞的患者。

【术前准备】

嘱患儿家长于检查前停服抑酸药物、质子泵抑制剂至少 1 周,检查前 48 小时停用促动力剂。检查前禁食 4 小时以上,以防止检查过程中发生呕吐及误吸。了解患儿疾病史是否存在插管风险增加的情况,向患儿及家长说明检查过程,取得患儿及家长配合,并签署知情同意书。

【诊疗技术方法与记录】

患儿取平卧位,平静呼吸,导管涂超声耦合剂,操作者站立于患儿侧方,手持 pH 导管,选择患儿通气较好的鼻孔轻柔地将导管插入鼻腔,当导管前端插入到达鼻咽部时,扶患儿头部前倾至下颌碰到胸部,继续插入导管直至进入口咽,较大儿童可以边嘱患儿做吞咽动作,边继续插入导管至记录仪显示酸性 pH 值,表明导管已进入胃中且无折叠,此时缓慢向外牵拉导管,将 pH 电极置于食管下括约肌（LES）上缘 3cm 处（儿童），或 5cm 处（成人），用胶布固定 pH 监测导管，按"开始记录"按键，调整背带位置避免误触停止按钮，记录开始时间，指导患儿家长如实填写监测日记，内容包括进食时间及食物内容，平卧开始时间及结束时间，症状类型及开始、结束时间。告知患儿及家长 24 小时后要拆除监测仪，拔出导管，将记录仪数据上传至电脑。根据监测日记，分别将进食时间及食物种类，平卧开始时间及结束时间，症状类型及开始、结束时间输入电脑。确认 24 小时数据完整再让患儿及家长离开。

LES 定位：食管测压法、pH 梯度法、放射（X 线）定位法以及身高计算法等方法。<1 岁患儿，根据 Strobel 公式（食管至 LES 长度=身长×0.252+5）计算经鼻至 LES 的距离，导管应置于经鼻至 87% 食管长度处的位置。

【结果分析或特征性表现】

适用于儿童 Biox-Ochoa 评分的六项指标：①总酸暴露时间：24 小时 pH <4 的时间百分比，即反流指数（reflux index，RI），该指标是区分生理性与病理性反流最有效的指标；②酸暴露的频率：pH<4 的次数；③连续酸暴露的持续时间；④24 小时内反流（pH<4）持续时间 >5 分钟次数，该指标反映反流的严重程度；⑤最长反流时间；⑥其他指标：反流与进食、体位、睡眠、活动及症状的关系；症状指数：实际反流症状的次数占总症状次数的百分比，症状指数（symptom index，SI）>50%，症状相关概率（symptom association probability，SAP）积分 >95% 表明症状与反流相关。见图 13-2-1。

患儿有胃食管反流症状，同时 pH 监测 Biox-ochoa 评分≥11.99，Johnson-DeMeester 积分 >14.2（>10 岁儿童），反流指数 >4% 确定为病理性反流，不符合者均为阴性。Biox-ochoa 评分 >100 为重度反流；Biox-ochoa 评分在 50~100 之间为中度反流；Biox-ochoa 评分在 11.99~49 之间为轻度反流。

【注意事项】

监测过程中嘱家长让患儿尽量保持原有的生活习惯，可按正常作息运动、饮食。检查过程中避免进食酸性食物、水果和酸性饮料（包括碳酸饮料）等；禁服抑酸剂、影响胃肠动力药物及非甾体抗炎类药物等；禁止沐浴，适当约束年龄较小患儿上肢，避免胸前及食管内的电极移位，造成监测结果偏差。检查过程中要求患儿家长按照检测仪上显示的时间，记录就餐、睡眠、体位变化及症状等的起始时间。

【临床应用与评价】

食管 pH 测定能监测 24 小时食管的 pH 变化，反映昼夜酸反流的节律和反流程度，并可区分生理性反流与病理性反流，用于 GERD 的诊断；有助于了解胃食管反流与症状的关系，如哮喘、慢性支气管炎、反复吸入性肺炎、咽喉炎等，可将患儿的反流类型分为立位、卧位或餐后反流；并可判断 GERD 药物治疗或手术治疗的疗效。

【并发症及处理】

食管 pH 动态监测总体上是安全的，并发症大多是由于动作粗暴、不规范或患儿极不配合所致：①鼻咽部损伤/出血：停止插管、鼻腔局部压迫止血，如出血量大，建议至耳鼻喉科就诊；②电极

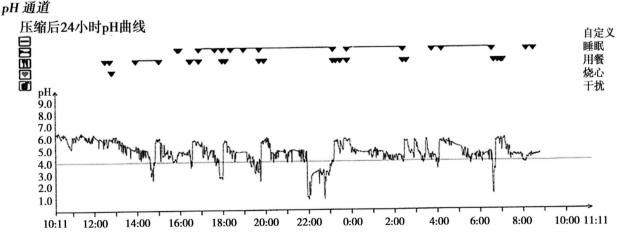

图 13-2-1　食管 pH 监测图

导管插入气管：受试者出现剧烈呛咳、憋喘，甚至窒息，应立即拔出导管，多数即可改善。

（江米足）

二、食管阻抗监测

导　读

不同物质通过两个阻抗电极时产生的阻抗是不同的，多通道腔内阻抗测定（MII）可以了解食管内容物的物理性质（气体、液体、混合）、走行状态（吞咽和反流）。结合食管 pH 监测（MII-pH）以明确反流的发生以及反流物的理化性质，最终区分酸反流（pH<4.0）、弱酸反流（pH 4.0~7.0）和非酸反流（pH>7.0），并能区分是气体反流、液体反流还是混合反流，对于明确胃食管反流病的病因有重要意义。结合高分辨率测压（HRIM）可多方位地明确食管动力状况，并可了解胃食管反流的发生与短暂性食管下括约肌松弛的关系，有助于深入了解胃食管反流的发病机制。

【概述】

根据物质传导性不同阻抗也不同的原理，当不同物质（气体、液体、固体）通过两个电极时产生的阻抗是不同的。记录食管腔内食团通过所引起的阻抗变化来反映食团的性质及运动情况，结合食管 pH 监测既能测定反流物的酸碱度，又能监测反流物的性质、反流物的高度、反流发生的时间及体位。

【原理】

阻抗则是物理学原理在医学临床中的应用，导管中设置 6 个金属环，相邻的两个金属环形成一个通道，小电流测量两个金属环之间的阻抗，高阻抗=低电导率，低阻抗=高电导率。多通道腔内阻抗（multichannel intraluminal impedance，MII）是将含有 6~7 个阻抗感受器（电极）的一根导管置于食管中，每个电极之间的距离相同，根据其阻抗值的不同和变化情况，了解食管反流物的性质（气体、液体和混合反流）和走行状态（吞咽和反流）。阻抗值偏离基线≥50% 时被认为发生了一次反流，液体反流时阻抗值下降，气体反流时阻抗值增加。阻抗技术目前多与 pH 监测或者高分辨率测压（high-resolution manometry，HRM）联用，分别称为24小时 pH-MII 技术和高分辨率测压阻抗（high

resolution impedance manometry，HRIM）技术。24小时 pH-MII 监测可以明确反流的发生以及反流物的理化性质，区分酸反流、弱酸反流和非酸反流，并能区分液体、气体还是气液混合反流，较传统 pH 监测可提高反流检出率，对于明确 GERD 的病因有重要意义。

将 HRM 与阻抗相结合，可以在了解食管各部分压力状况的同时明确食团被蠕动推进和通过胃食管连接部进入胃内的过程，多方位地明确食管动力状况。同时，还可以了解胃食管反流的发生与短暂性食管下括约肌松弛的关系，有助于深入了解胃食管反流的发病机制。

【适应证与禁忌证】

同食管 pH 动态监测。

【术前准备】

嘱患儿家长于检查前停服抑酸药物如质子泵抑制剂至少 1 周，检查前 48 小时停用促动力剂。检查前禁食 4 小时以上，以防止检查过程中发生呕吐及误吸。了解患儿疾病史是否存在插管风险增加的情况，向患儿及家长说明检查过程，取得患儿及家长配合，并签署知情同意书。

【诊疗技术方法与记录】

检查前将 pH 导管电极分别用 pH 为 4.0 和 7.0 的标准缓冲液进行校正。患儿取平卧位，平静呼吸，导管涂超声耦合剂，操作者站立于患儿侧方，手持电极，选择患儿通气较好的鼻孔轻柔地将 pH-阻抗导管插入鼻腔，当导管前端插入到达鼻咽部时，扶患儿头部前倾至下颌碰到胸部，继续插入导管直至进入口咽，较大儿童可以边嘱患儿做吞咽动作，边继续插入导管至记录仪显示酸性 pH，表明导管已进入胃中且无折叠，此时缓慢向外牵拉导管，将 pH 电极置于食管下括约肌（LES）上缘 3cm 处（儿童），或 5cm 处（成人），用胶布固定阻抗电极，按 "开始记录" 按键，调整背带位置避免误触停止按钮，记录开始时间，指导患儿家长如实填写监测日记，内容包括进食时间及食物内容，平卧开始时间及结束时间，症状类型及开始、结束时间。告知患儿及家长 24 小时后拆除监测仪，拔出导管，将记录仪数据上传至电脑。根据监测日记，分别将进食时间及食物内容，平卧开始时间及结束时间，症状类型及开始、结束时间输入电脑。确认24 小时数据完整再让患儿及家长离开（图 13-2-2）。

LES 定位同 24 小时食管 pH 监测。

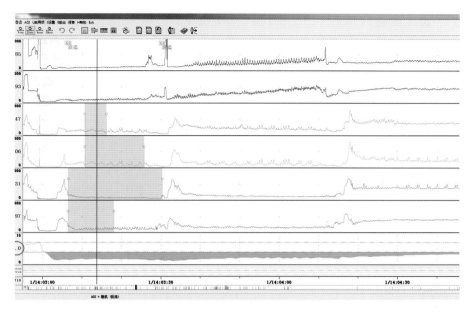

图 13-2-2　24 小时 pH-阻抗监测图

【结果分析或特征性表现】

酸反流监测指标同 24 小时食管 pH 监测。

24 小时阻抗监测标准如下：①反流物的性质（图 13-2-3）：a. 单纯液体反流：为从最末端的阻抗通道起，逆行出现至少 2 个连续的阻抗通道的阻抗值下降 >50%，反流时间持续至少 3 秒；b. 气体反流：为任意两个连续的阻抗通道中阻抗值同步上升 >3kΩ/s，且其中一个阻抗通道中的阻抗绝对值 >7 000Ω；c. 气 - 液混合反流：为反流发生在液体反流前的瞬间或是气体反流、液体反流同时发生。②反流物酸碱性：a. 酸反流（图 13-2-4）：反流

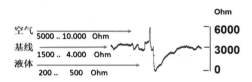

图 13-2-3　反流物性质

物的 pH<4，包括食管内 pH 下降到 4 以下的反流及反流发生时食管内 pH 已经 <4 的反流。b. 弱酸反流（图 13-2-5）：反流过程中，反流物的 pH 最低值 >4，但 <7 的反流事件。c. 弱碱反流：食管内 pH 增加到 ≥7 或反流过程中保持 ≥7 的反流

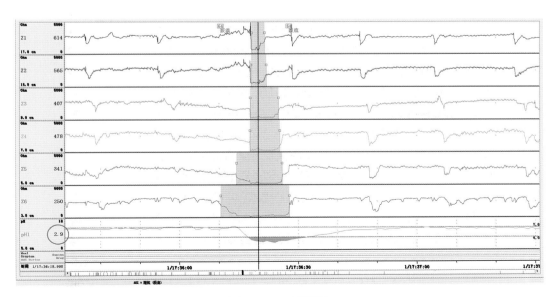

图 13-2-4　酸反流

事件(图 13-2-6)。③反流物高度(图 13-2-6):根据不同型号导管,近端反流指能达到 LES 上方 13cm/15cm/17cm 处阻抗通道的反流。

其他指标:反流与进食、体位、睡眠、活动及症状的关系;症状指数:实际反流症状的次数占总症状次数的百分比,症状指数(symptom index,SI)>50%,症状相关概率(symptom association probability,SAP)积分 >95% 表明症状与反流相关。

【注意事项】

监测过程中嘱家长让患儿尽量保持原有的生活习惯,可按正常作息运动、饮食。检查过程中避免进食酸性食物、水果和酸性饮料(包括碳酸饮料)等;禁服抑酸剂、影响胃肠动力药物及非甾体

类抗炎类药物等;禁止沐浴,适当约束年龄较小患儿上肢,避免胸前及食管内的电极移位,造成监测结果偏差。检查过程中要求患儿家长按照检测仪上显示的时间,记录就餐、睡眠、体位变化及症状等的起始时间。

【临床应用与评价】

2018 年病理性胃食管反流(gastroesophageal reflux disease,GERD)诊断的里昂共识将食管反流监测列为 GERD 的确诊方法。里昂共识相关参数:①酸暴露时间(acid exposure time,AET):即反流指数,远端食管 pH<4 的时间百分比 AET<4% 为生理性反流,AET>6% 可确诊为病理性反流,4%~6% 为中间值;②反流事件(酸、弱酸及非酸反

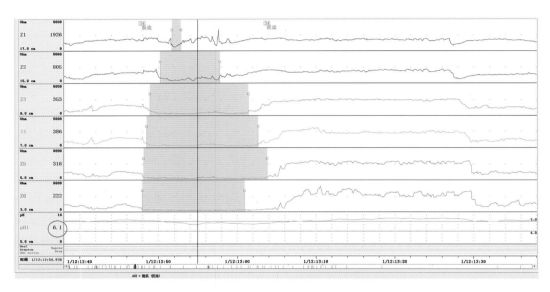

图 13-2-5　弱酸反流

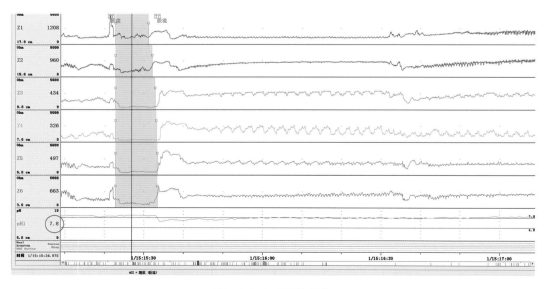

图 13-2-6　弱碱反流

流);③反流事件 >80 次/24h 为异常反流;④反流
事件 <40 次/24h 为生理性反流;⑤40~80 次/24h
为中间值;⑥当 AET 为 4%~6% 无法明确诊断
GERD 时,反流事件可辅助诊断。食管 MII 技术,
不仅能识别食管内容物的运动方向及性质(液体、
气体或混合反流),而且与 pH 监测联合还可以识
别酸反流、弱酸反流、弱碱反流,是一种能全面监
测 GER 反流物性质和成分的方法,对反流诊断的
敏感性增加,对非糜烂性疾病和功能性胃灼热、长
期使用质子泵抑制剂并且经常复发,或有食管外
症状的患儿,能提供比传统 pH 监测更直观的解
释,提供更有效的治疗方案。

【并发症及处理】

同食管 pH 监测。

(江米足)

三、食管测压

导　读

食管测压将测压导管置于食管中,测压
导管上的压力感受器可以反映相应部位的压
力。根据测压原理不同,可分为微量水罐注
测压系统和固态测压系统。食管测压包含静
息状态压力测定以及食团吞咽时压力测定,
可以了解静息时和吞咽时食管各部分结构即
上食管括约肌(UES)、食管体部、食管下括约
肌(LES)和胃内的压力水平,是反映食管动力
最直观的方法,用于诊断贲门失弛缓症和其
他食管原发动力性疾病。高分辨率测压系统
(HREM),可更直观、准确地反映食管动力和食
管功能情况。

【概述】

食管压力测定最早于 1883 年 Kronecker 和
Meltzer 用气囊进行,由于气囊在食管腔内如同一
食丸,可引出继发蠕动,且所测到的压力是气囊内
压力,非食管腔内压力,故此项技术所测压力不准
确,已于 20 世纪 40 年代废弃。以后又淘汰了充
水非灌注导管。目前低顺应性的灌注导管系统和
腔内微型传感器导管系统已成为定型的测压技术
设备。食管测压将测压导管置于食管中,测压导
管上的压力感受器可以反映相应部位的压力。食
管测压包含静息状态压力测定以及食团吞咽时

压力测定,可以了解静息时和吞咽时食管各部分
结构即上食管括约肌(upper esophageal sphincter,
UES)、食管体部、食管下括约肌(lower esophageal
sphincter,LES)和胃内的压力水平,是目前反映食
管动力最直观的方法。

【原理】

食管测压根据测压原理不同,可分为微量水
罐注测压系统和固态测压系统。水罐注系统大
致包括测压导管、灌注泵及连接两者的压力感受
装置。在灌注泵一定压力的支持下,测压导管的
侧孔以一定的速度缓慢出水,导管位于管腔内,
具有一定压力的食管壁作用于出水孔,出水受
到一定的阻力,此阻力传到压力感受器上被感
知,从而间接得出相应食管壁的压力。固态测
压系统的压力感受点直接位于测压导管上。在
传统测压基础上又诞生高分辨率测压系统(high
resolution esophageal manometry,HREM),测压导
管压力感受器排列更密集,插管一步到位,实现
了导管从咽部到胃的全程通道分布。在图像显
示上,引入地形学中时空图的显示技术,图像直
观而细致,可更直观、准确地反映食管动力情况,
见图 13-2-7。

【适应证与禁忌证】

1. 适应证　①不明原因的吞咽困难、非心源
性胸痛、已有食管动力障碍性疾病如贲门失弛缓
症等;②动力障碍性疾病治疗(药物和手术)的疗
效评价;③pH 监测前的 LES 定位,抗反流手术前
排除食管动力障碍性疾病。

2. 禁忌证　①鼻咽部或食管梗阻、肿瘤等致
导管无法插入;②严重心肺疾病,如急性心肌梗
死、严重心律失常、重度心力衰竭、哮喘发作、呼吸
衰竭不能平卧等;③不耐受迷走神经刺激;④主
动脉瘤;⑤严重凝血功能障碍;⑥上消化道出血特
别是食管出血或有出血风险,如食管静脉曲张等;
⑦腐蚀性食管炎急性期、未经修补的气管食管瘘、
已知或可疑的内脏穿孔;⑧精神或意识障碍、年龄
较小不能合作的患儿。

【术前准备】

1. 患儿准备　嘱患儿家长于检测前 48 小时
停用影响食管动力的药物,包括钙离子拮抗剂、硝
酸盐类、促动力药、β 受体阻滞剂、抗抑郁药物、
抗胆碱能药物等。检查前禁食至少 6 小时,禁水
2 小时;了解患儿疾病史是否存在插管风险增加

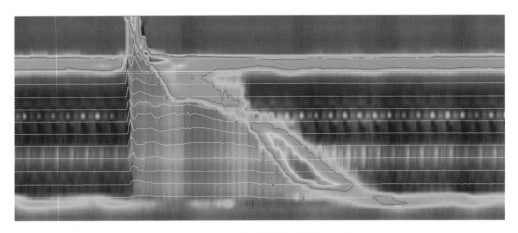

图 13-2-7　正常食管高分辨测压图

的情况,向患儿及家长说明检查目的、过程、持续时间,取得患儿及家长配合,并签署知情同意书。对于怀疑贲门失弛缓症的患者,在测压前应延长禁食时间,以达到食管排空的目的,必要时可考虑予以流质饮食 1~3 天;贲门失弛缓症患者若已行钡剂造影检查,需确保钡剂已排空;进行上消化道内镜检查后需要休息至少 1 天后再进行操作。

2. 测压食团准备　常规测压只进行水吞咽,若测压时拟行激发试验,根据患儿年龄则应准备相应的食团,固体吞咽可选用面包、馒头或米饭,黏胶吞咽可选用果酱、果冻或酸奶。

3. 导管准备　固态测压导管于测压前可酌情使用一次性保护套膜,对于采用套膜的固态测压导管,监测套膜是否漏气并要注意充分排气,水灌注系统导管无需特别准备。

4. 导管压力校准　不管是采用水灌注还是固态测压系统,每次检查前必须进行压力校准。若采用固态测压导管,根据导管要求每周至少进行 1 次体温校准;导管压力置零:导管在正式置入受检者体内前,应先进行压力置零以保证准确的压力测量。

【诊疗技术方法与记录】

1. 导管置入体位　患儿取仰卧位,平静呼吸,家长协助避免因患儿不适抓取导管,操作者站立在受检者前方或右前方。

2. 操作流程　手持测压导管,选择受检者通气较好的鼻孔将导管轻柔地插入鼻腔,导管前端进入咽喉部后,嘱患儿做吞咽动作,可见咽肌收缩波,在吞咽力量的带领下,导管顺利通过 UES,继续插入导管,可见食管体部推进性收缩波,确认导管通过食管-胃底连接部(esophagogastric junction,EGJ)后,对导管位置进行微调,应保证胃内有足够的压力通道,完成置管。当患儿食管过长,无法同时显示咽部、UES、食管体部、EGJ 和胃内压力时,优先保证胃内、EGJ 和食管体部的压力显示。拭去面部分泌物,保证鼻翼处干燥,使用胶布在鼻翼处固定导管。读取导管在鼻孔处的刻度,将此刻度数值录入采集软件。牢固固定导管,以免后期测压时导管移位。

3. 数据采集　根据第 4 版食管动力异常芝加哥分类,测压时患儿需要采取两种体位:

(1)仰卧位:至少适应 60 秒,至少行 3 次深吸气以评估导管位置。①静息压力:嘱受检者平静呼吸,停止吞咽 30 秒,记录静息压力。在采集静息压时,对于部分难以控制吞咽而无法做到 30 秒持续不吞咽的患儿,不应过于苛求;若患儿可坚持 10 余秒不吞咽,可行后续吞咽检测。②10 次 5ml 温水或生理盐水湿咽:检查者用注射器量取 5ml 水后注入患儿口腔,确认患儿并未处于自主吞咽过程中后,检查者发出“吞咽”指令,患儿按指令将水团一次性吞入,并保证吞咽后约 10 秒内不再进行自主吞咽。③激发试验:多次快速吞咽(multiple rapid swallow,MRS)是用注射器抽吸 10ml 温水或生理盐水,以 2~3 秒的节律嘱患儿进行 5 次连续吞咽(检查者可连续发出 5 次吞咽指令),每次注入 2ml 水。MRS 是反映食管体部收缩储备功能的检测方法,主要用于 GERD 患者的术前评估,若 MRS 后食管体部收缩波的力度强于单次吞咽,表示受检者食管体部收缩储备功能好,其接受外科手术后吞咽困难发生可能性较小。注意：当患儿根据操作者指令进行 5 次连续吞咽时，检查者应注意观察患儿吞咽动作，确保受检者完成上一个吞咽动作后再及时发出下一次吞咽指令，每位患儿至少采集 2~3 次 MRS。反映了食管体部收缩储备功能。

（2）直立位：患儿的体位换为直立位（以 80°或更高的角度坐着，双腿悬垂在床边，不要弯腰或倾斜），3 次深吸气以评估导管位置，记录至少 30 秒的基线期。①5 次 5ml 湿咽。②激发试验：快速饮水挑战（rapid drink challenge，RDC）是嘱患儿在 30 秒内快速连续吞咽 200ml 水。该项检测是反映食管体部抑制功能和 EGJ 松弛的检测方法，主要用于吞咽困难患儿的评估；固体吞咽试验（吞咽 10 次 1~2cm³ 软性固体，如面包、软米饭）；固体试验餐（患儿以正常速度进食 200g 软性固体餐，若无法在 8 分钟内完成，停止检测）可检测食管体部蠕动功能和 EGJ 松弛，是对水吞咽的补充，主要用于吞咽困难患儿的评估。试餐可选用能够诱发患者症状的非标准餐，主要用于反流、反刍、嗳气等症状的观察和评估。

【结果分析或特征性表现】

1. 参数意义

（1）静息参数：EGJ 是重要的抗反流屏障，主要包含 LES 和膈肌 2 个部分。芝加哥标准 v4.0 仍是芝加哥标准 v3.0 所述的三种亚型。EGJ 形态分为 3 个类型：Ⅰ型，LES 膈肌完全重叠，吸气时，时空图表现为单峰；Ⅱ型，LES 膈肌出现分离，分离间隔约 2cm 以内，吸气时，时空图表现为双峰，但两峰之间最低点压力并未降至胃内压水平；Ⅲ型，LES 膈肌分离间隔 >2cm，吸气时，时空图表现为双峰。Ⅲ型又分为Ⅲa 型和Ⅲb 型，Ⅲa 型的压力反转点。

（2）吞咽参数（图 13-2-8）：采用食管运动障碍芝加哥分类 v4.0 分析食管测压数据，该标准主要基于 10 次 5ml 水吞咽的食管动力进行诊断。在对每次水吞咽诱发的食管蠕动波进行诊断时，主要依据 4 秒完整松弛压（integrated relaxation pressure，IRP）、远端收缩积分（distal contractile integral，DCI）和远端潜伏期（distal latency，DL）的参数数值。

4 秒 IRP 指 EGJ 松弛窗中压力最低 EGJ 的连续或不连续时间内电子袖套的平均压力，可排除呼吸时膈肌收缩的影响，更真实地反映 EGJ 的松弛功能。

DL 指 UES 开始松弛处至收缩减速点（contractile deceleration point，CDP）的传导时间，正常 DL 应≥4.5 秒，DL<4.5 秒的收缩波称为早熟型（premature）收缩。计算 DL 应先明确 CDP 的位置，CDP 是指 30mmHg（1mmHg=0.133kPa）等压线上收缩波速度减缓处，从功能上而言，该处食管动力由速度较快的食团推进转变为速度较慢的食团排空。

DCI 用于描述中远段食管收缩强度，综合计

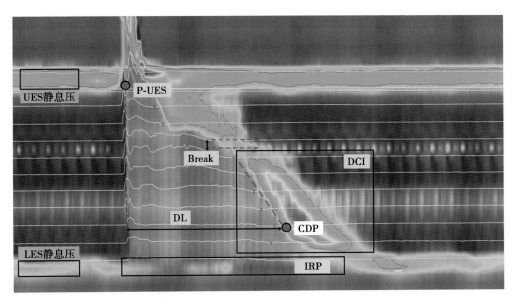

图 13-2-8　高分辨率食管测压下的吞咽参数

算了收缩波压力、传送时间和对应收缩的食管长度,单位为 mmHg·s·cm。

单次吞咽的收缩一般结合上述参数,从收缩力度、收缩模式和食团内压模式 3 个方面进行评估(表 13-2-1)。

2. 综合诊断　了解单次吞咽的食管动力后,综合考虑 10 次水吞咽的食管动力表现,作出最终的动力诊断(表 13-2-2)。

3. HREM 采用时空图的模式显示压力,即用不同的颜色代表不同的压力水平,这些颜色包括暖色系的红紫、红、橘、黄橘、黄等和冷色系的蓝绿、蓝青、蓝、蓝紫等。颜色越暖表示压力越高,颜色越冷表示压力越低,因此对于显著异常的 HREM 图形,可以通过识图进行大致诊断,必要时请参考专业图谱。

【注意事项】

①置管时可以酌情使用局部麻醉药物,并向家长说明。②插管容易引起鼻咽部黏膜擦伤,应注意润滑充分。③插管应在患儿吞咽力量带领下完成,避免快速暴力插管。④插管过程中应时刻注意患儿反应,若有呛咳明显,出现气促、呼吸困难等症状,导管可能进入气管,应立即拔出,安抚患儿情绪,密切观察。⑤插管过程中应注意导管状态,特别是在怀疑贲门失弛缓症患者中,若导管已置入较深仍未见 LES 条带,考虑导管未通过贲门;若吞咽后出现蝶形对称图像考虑导管发生折叠,可将导管后退拉直调整角度再尝试插入;对于采用套膜的固态导管,若吞咽后出现自食管体部收缩波延伸至胃内所有通道的均匀压力条带,考虑套膜进气,应注意复查。⑥某些导管有明确的 EGJ 测量通道(其压力测量通道比食管体部压力测量通道排布更紧密),应调整导管插入深度使 EGJ 处于其测量通道范围内。⑦固态导管虽可在不同体位进行压力测定,但不同体位下食管压力有差异,应建立和参照相应体位的正常参考值。

【临床应用与评价】

食管测压是一项重要的上消化道动力监测技术,能够了解静息和吞咽时食管各部分腔内压力的变化,广泛应用于食管动力相关的临床诊断、治疗和科研工作。儿科中用于诊断贲门失弛缓症和其他食管原发动力性疾病,评价儿童和青少年吞

表 13-2-1　单次水吞咽后收缩波的诊断模式

评估分级	评价参数指标	其他
收缩力度		
无效蠕动	DCI<450mmHg·s·cm	多次快速吞咽(MRS)的完整收缩反应:
失蠕动	DCI<100mmHg·s·cm	MRS 期间 DCI<100mmHg·s·cm
弱蠕动	100<DCI<450mmHg·s·cm	且 DCI 大于 MRS 后单次吞咽平均 DC
正常收缩	450<DCI<8 000mmHg·s·cm	
高压收缩	DCI≥8 000mmHg·s·cm	
收缩模式		
早熟	DL<4.5s	
片段	DCI>450mmHg·s·cm 时,20mmHg 等压线收缩波缺损 >5cm	
完整	不符合上述标准	
食团内压模式(30mmHg 等压线)		
全食管增压	从 UES 到 EGJ>30mmHg 的同时增压	RDC 或固体测试餐食管压力 >20mmHg 支持流出道梗阻
区室性食管增压	从食管收缩波到 EGJ>30mmHg 的增压	
EGJ 增压	LES 与膈肌分离时两者之间的增压	
正常	无食团内压 >30mmHg	

表 13-2-2 芝加哥标准 v4.0 对食管动力的综合诊断

评估分类	评估参数指标
EGJ 松弛异常（4sIRP 中位值 > 正常值上限）	仰卧位 IRP 中位值≥15mmHg（Medtronic 系统）
	≥22mmHg（Laborie/Diversatek）
	直立位 IRP 中位值≥12mmHg（Medtronic 系统）
	≥15mmHg（Laborie/Diversatek）
贲门失弛缓症	
Ⅰ型	食管体部 100% 失蠕动（DCI<100mmHg·s·cm）（图 13-2-9）
Ⅱ型	100% 无蠕动性收缩，且至少 20% 吞咽可引起全食管增压（图 13-2-10）
Ⅲ型	至少 20% 吞咽为早熟型收缩，无正常蠕动
EGJ 松弛正常	
主要蠕动障碍	
远段食管痉挛	至少 20% 吞咽为早熟型收缩
Jackhammer 食管	至少 20% 吞咽 DCI>8 000mmHg·s·cm
收缩缺失	食管体部 100% 失蠕动（DCI<100mmHg·s·cm）
次要蠕动障碍	
无效食管动力	至少 50% 吞咽为无效收缩（DCI<450mmHg·s·cm）
片段蠕动	至少 50% 吞咽为片段收缩（DCI>450mmHg·s·cm，但 20mmHg 等压线上收缩波缺损 >5cm）

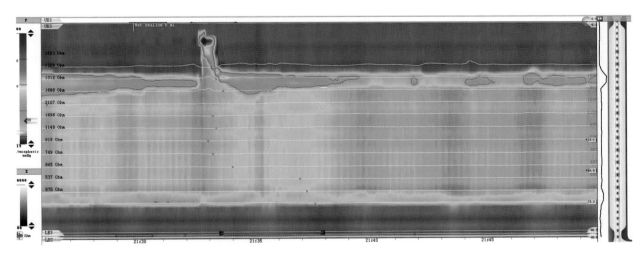

图 13-2-9 高分辨率食管测压的贲门失弛缓症Ⅰ型

咽困难和非心源性胸痛，存在解剖学异常（如食管裂孔疝）或无线 X 线定位时用于食管 pH 监测电极放置定位，协助诊断可能存在食管动力障碍的疾病，如结缔组织病、唐氏综合征或慢性假性肠梗阻。

【并发症及处理】

由于动作粗暴、不规范或患儿极不配合所致的并发症：①鼻咽部损伤/出血：停止插管、鼻腔局部压迫止血，如出血量大，建议耳鼻喉科就诊；②食管损伤/穿孔：极其少见，X 线检查可明确诊断，处理：禁食、抗感染，密切观察病情变化，必要时转外科治疗；③导管插入气管：受试者出现剧烈呛咳、憋喘，甚至窒息，应立即拔出导管，多数即可改善。

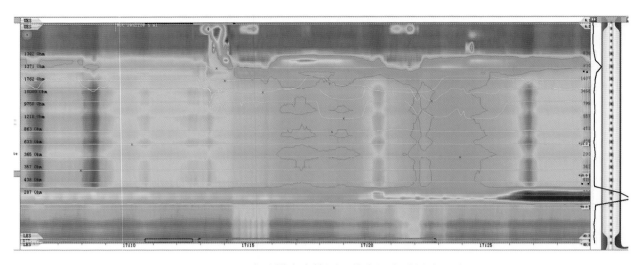

图 13-2-10　高分辨率食管测压的贲门失弛缓症Ⅱ型

（江米足）

四、肛门直肠测压

导 读

　　肛门直肠测压是在测定腔内压力的同时，可观察不同气囊内压时直肠和肛括约肌压力的变化及反射情况。用于评估肛门直肠括约肌和盆底肌的功能以及协调性，是研究直肠肛门生理、病理，评估直肠肛门功能，及诊断肛门直肠相关疾病，特别是便秘和大便失禁的诊断与鉴别诊断（如先天性巨结肠、特发性大便失禁、慢性便秘）、肛门直肠术后功能评定的有效方法。3D 高分辨率肛管直肠测压的出现，使测压结果更加直观、精准，在检查肛管功能学的同时，还能提示解剖结构异常。

【概述】

　　很早就有人观察到直肠肛门紧闭与舒张时存在着一定的压力变化。当粪便进入直肠，达一定量及压力时，便可反射性地引起肛门舒张，使粪便排出。1948 年，Caoton 指出肛门内外括约肌的压力变化与直肠内压力变化有密切关系，是连续性反射性活动。1967 年，Schnaufer 和 Lawson 等先后发表了用直肠、肛门测压法发现了先天性巨结肠症患儿直肠肛门抑制反射消失的报告，使肛门直肠测压法（anorectal manometry，ARM）首先在小儿外科得到广泛应用。之后，作为一种研究直

肠肛门生理、病理，评估直肠肛门功能及诊断肛门直肠相关疾病的方法，用于评估肛门直肠括约肌和盆底肌的功能以及协调性，得到了越来越多的应用。

【原理】

　　测压导管末端带有气囊，在测定腔内压力的同时，可观察不同气囊内压时直肠和肛门括约肌压力的变化及反射情况。有两种类型的测压系统：水灌注和固态常规或高分辨率测压。在水灌注中，导管由多个管腔形成，这些管腔根据导管设计在导管的不同部分沿其长度开口。水通过气动液压泵以恒定流量灌注。外部传感器检测由管腔阻塞引起的流动阻力产生的压力。在固态导管中，导管中内置了许多微型换能器，因此压力变化直接影响换能器以产生电信号输出。在传统的 ARM 中，导管通常具有较少的传感器，大约 3~6 个单向传感器，传感器之间的间隔较宽。因此，建议使用牵拉技术以准确定位肛门括约肌；与高分辨率测压中使用的固定技术相比，这将增加程序的总持续时间。传统测压导管的输出是线图，导管耐用、坚固且不那么昂贵。而高分辨率导管具有多个密集定位的传感器，这些传感器在导管的定义长度上沿圆周分布，设置了多达 36 个传感器，它们可以输出地形颜色轮廓或线图。

【适应证与禁忌证】

　　1. 适应证　功能性便秘；功能性大便失禁；评估手术、生物反馈等干预前后的肛门直肠功能；

先天性巨结肠的诊断;在治疗先天性肛门直肠异常或便秘的器质性原因(例如,肛门直肠畸形和脊髓损伤)后持续排便问题的儿童肛门括约肌功能评估;先天性巨结肠术后儿童肛门括约肌功能评估;评估怀疑有肛门括约肌损伤的儿童(例如,肛门直肠手术或脊髓畸形手术);评估排便动态,包括疑似排便失调的儿童。

2. 禁忌证 肛管直肠存在易出血性疾病;急性下消化道出血;传染性腹泻或严重系统性疾病;昏迷、严重精神障碍患儿;肛管、直肠内有手术切口,术后未满 1 个月;女性月经期。

【术前准备】

详细询问病史,包括症状、过敏史、治疗史(肛门手术)、骨盆创伤史;告知家长或患儿检查的目的与注意事项、持续时间;签署知情同意书;检查前避免钡灌肠和排粪造影;检查前排空尿液和粪便,可提前 2 小时予以 1~2 支快速灌肠剂通便;保护患儿隐私,可以选择穿肠镜检查裤。

【诊疗技术方法与记录】

1. 体位 建议患儿取左侧卧位,膝盖和臀部弯曲。

2. 肛门指检 在插入导管之前进行肛门指检(如果可能)。判断是否存在解剖结构异常;评估患儿肛管内是否充满粪便,如存在粪便则需要进行灌肠或解除嵌塞;明确患儿是否能理解"挤压"和"推动"指令。

3. 操作流程 导管在肛门边缘归零以进行校准,使用非麻醉性润滑剂进行润滑。将导管插入直肠并稍微向后拉,直到找到肛管。定位肛管后,用胶布交叉固定在臀部以避免移动,适应 3 分钟后开始检查。

(1)静息压力:肛门直肠压力是在患儿放松、静止不动的情况下测量的。必要时,应提供音乐或电影以使患儿放松。

(2)短收缩 3 次,每次 5 秒:指示患儿尽可能用力挤压肛管 5 秒,重复 3 次,每次间隔 30 秒,检测自主收缩压。

(3)长收缩 30 秒:指示患儿尽可能用力挤压肛管持续 30 秒,检测持续自主收缩压。放松 60 秒以上再进行后续检测项目。

(4)咳嗽:要求患儿两次用力咳嗽一次。

(5)模拟排便:保持左侧卧位,让孩子向下推进 15 秒,模拟排便动作;在儿童中,我们将其描述为"就像吹泡泡或气球并排出便便"。可以重复多次,每次间隔 1 分钟以上,以确保患儿能理解排便动作。也可以将手放在他们的腹部以确保他们正确执行此操作(腹部应向外扩展)。

(6)直肠肛门抑制反射(rectoanal inhibitory reflex,RAIR):通过在婴儿中以 5ml 增量快速充气直肠球囊和在较大儿童中以 10ml 增量快速充气来评估。引出 RAIR 的体积变化很大,这取决于直肠的大小、导管大小的类型等。因此,需要增加它直到引出反应。

(7)直肠感觉阈:通过以每秒 1ml 的速度充气来评估。部分项目受患儿配合度的限制,如直肠感觉阈、最大收缩压、模拟排便等,需充分配合才能获得较为全面、准确的检查结果,因此,临床上应视患儿个体情况及主要检查目的选择适宜的检查项目。

4. 球囊排出试验 广泛用于怀疑骨盆出口梗阻的成人患者的球囊排出试验,在儿童中并不常用。一项小型儿科研究表明,该测试可以帮助指导患有慢性便秘和出口梗阻的儿童的治疗。

【结果分析或特征性表现】

数据分析:

1. 肛门括约肌静息压(anal sphincter resting pressure,ASRP) 即安静状态下完全放松时测得的肛管压力,主要由内括约肌张力产生。①肛门括约肌静息压升高:多见于便秘、特发性污便、先天性巨结肠术后污便以及部分神经源性排便障碍患儿,提示括约肌痉挛可能;②肛门括约肌静息压降低:多见于肛门直肠畸形术后或者括约肌损伤患儿导致括约肌功能低下(图 13-2-11~图 13-2-14)。

2. 肛管最大收缩压(maximal squeeze pressure,MSP) 即患儿用力收缩肛门时测得的最大肛管压力(图 13-2-15)。主要由肛管外括约肌和耻骨直肠肌收缩产生,是维持肛门自制功能,尤其是应激状态下肛门自制的主要因素。①肛管最大收缩压降低,多见于肛门直肠畸形、外伤所致括约肌损伤患儿(图 13-2-16);②肛管持续收缩时间缩短。

3. 肛管高压区长度 反映耻骨直肠肌和肛门括约肌的功能,儿童一般为 2~4cm 的高压带,在维持正常肛门自制功能中起重要作用。肛管高压区长度缩短:多见于肛门直肠畸形术后或者肛门括约肌严重损伤患儿。

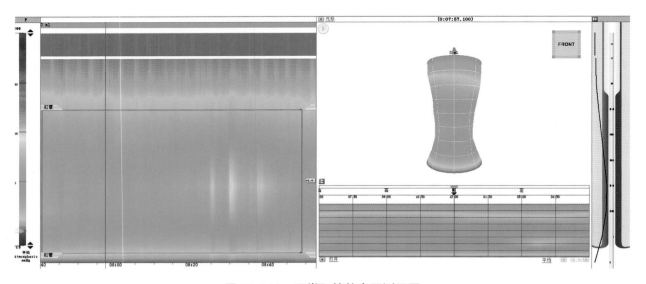

图 13-2-11　正常肛管静息压测压图

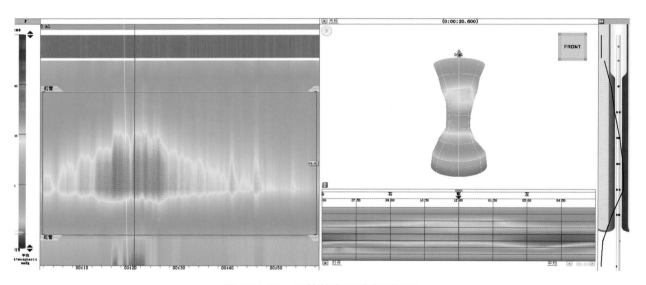

图 13-2-12　肛管静息压升高测压图

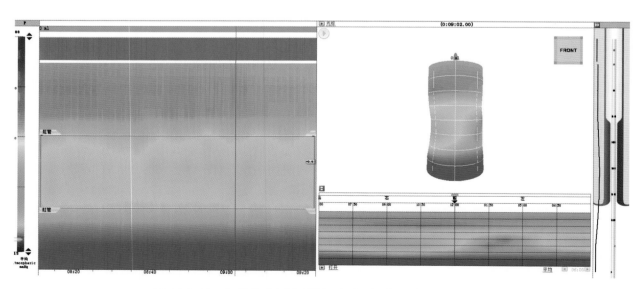

图 13-2-13　肛管静息压降低测压图（肛门直肠畸形术后患儿）

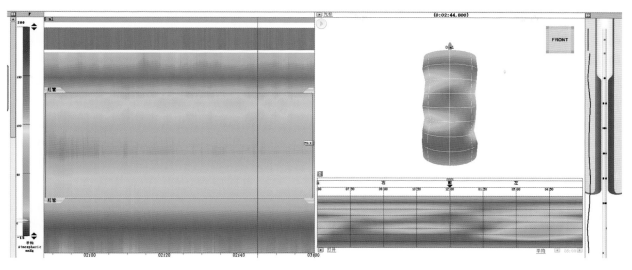

图 13-2-14　肛管静息压降低测压图（括约肌损伤患儿）

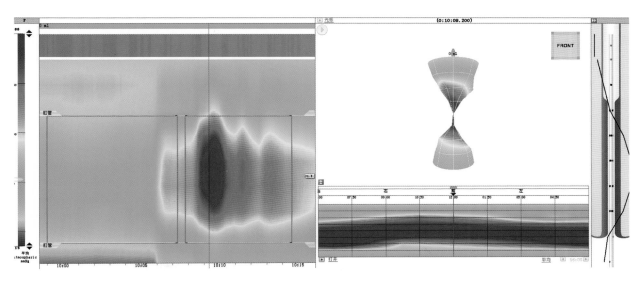

图 13-2-15　正常肛管最大收缩压的测压图

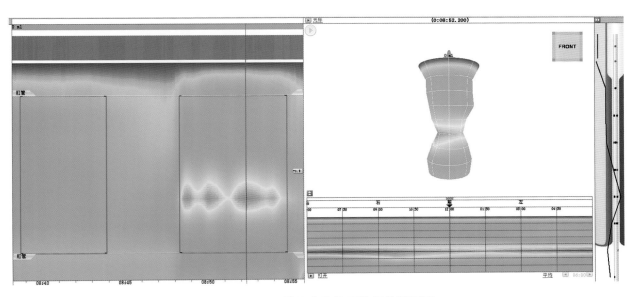

图 13-2-16　肛管最大收缩压降低的测压图

4. 排便迟缓反射（relaxation reflex, RR） 患儿行模拟排便动作，随腹压增加，直肠排便压升高；耻骨直肠肌和外括约肌等盆底肌群放松，肛管压力下降，从而形成有效的排便压力梯度。反映盆底肌协调功能。排便迟缓反射异常多见于排便障碍：①Ⅰ型：模拟排便时，直肠推进力足够，肛管压力同时升高；②Ⅱ型：模拟排便时，直肠推进力不足，肛管压力反而升高；③Ⅲ型：模拟排便时，直肠推动力足够，肛管压力不升高，也不松弛，维持原有压力；④Ⅳ型：模拟排便时，直肠推动力不足，肛管压力不升高，也不松弛，维持原有压力（图 13-2-17~图 13-2-20）。

5. 直肠肛门抑制反射（RAIR） 扩张直肠时，肛门内括约肌反射性松弛，肛管压力曲线自静息压水平迅速下降，持续一段时间后压力缓慢回升至静息水平，一般记录到的曲线值比静息压下降20%。随着直肠球囊体积的增加（剂量-反应），肛门括约肌松弛度通常会增加（图 13-2-21、图 13-2-22）。

6. 咳嗽反射 患儿做咳嗽动作时腹压瞬间加大而引起的肛门括约肌压力升高，反映肛管外括约肌功能。若咳嗽反射消失，提示骶骨反射弧受损。

7. 直肠感觉功能 以恒定速度向直肠球囊内注入空气，患儿对直肠在不同程度充盈时会有不同的感觉，包括直肠初始阈值、直肠排便阈值、直肠最大耐受容量阈值。操作者在检查前要详细向患儿解释该检查的方法和过程，让患儿及家长

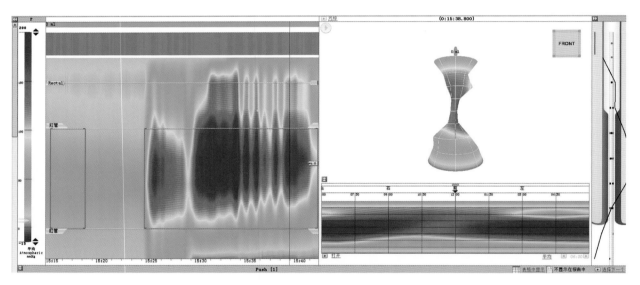

图 13-2-17 Ⅰ型肛管测压图

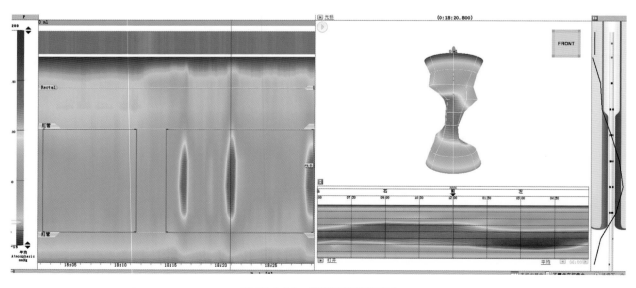

图 13-2-18 Ⅱ型肛管测压图

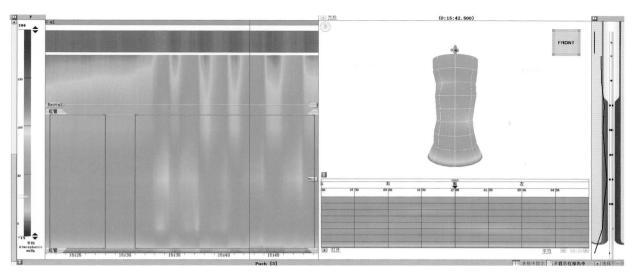

图 13-2-19　Ⅲ型肛管测压图

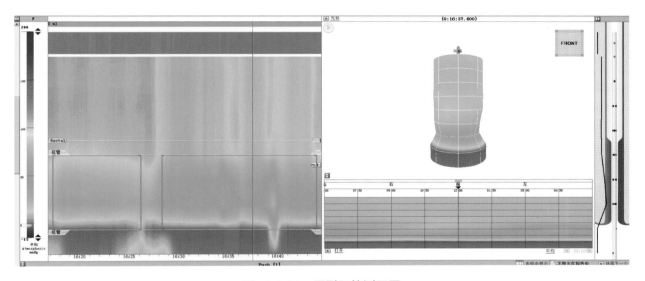

图 13-2-20　Ⅳ型肛管测压图

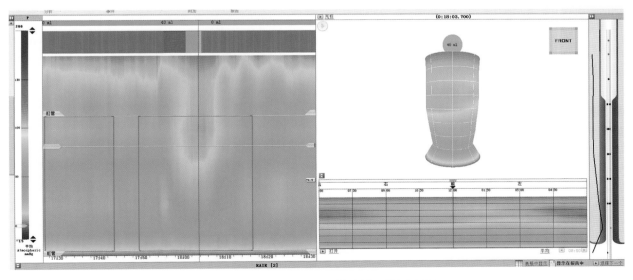

图 13-2-21　直肠肛门抑制反射正常测压图

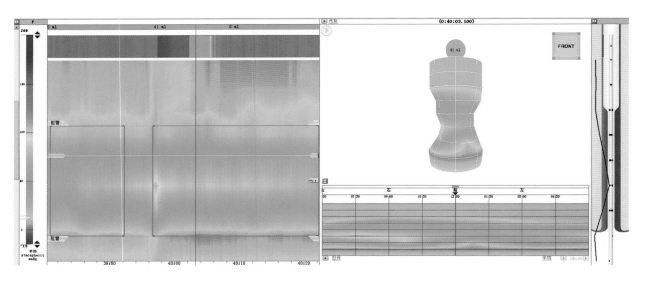

图 13-2-22　直肠肛门抑制反射未引出测压图

理解各种感觉,能配合检查。气囊充气从 10ml 开始,充气速度 10ml/s,匀速充气到 250ml 或患儿无法耐受,完成检查。

【注意事项】

该检查中的部分项目受患儿配合度的限制,如直肠感觉阈、最大收缩压等,需充分配合患儿才能获得较为全面、准确的检查结果,因此,临床上应视患儿个体情况及主要检查目的选择适宜的检查项目。

【临床应用与评价】

近年来,3D 高分辨率肛管直肠测压的出现,使测压结果更加直观、精准,检查肛管功能学的同时,还能提示解剖结构异常。常用于便秘、大便失禁患儿的诊断与鉴别诊断,如先天性巨结肠、特发性大便失禁、慢性便秘的诊断,也可用于肛门部手术的疗效评价。

【并发症及处理】

操作失败:患儿不能充分配合;操作者动作粗暴,导致患儿局部损伤,立即停止检查,建议外科就诊。

(江米足)

五、生物反馈治疗

导　读

生物反馈治疗是一种行为疗法,主要是利用声音和图像的反馈刺激,训练患儿正确

地控制以肛门外括约肌为主的盆底肌的舒缩,获得正确排便动作时的感觉,不断加以体会并反复训练,刺激和建立正常的排便反射,以达到正常排便。主要用于功能性便秘和排便失禁等肛直肠功能障碍患儿的治疗。

【概述】

生物反馈治疗(biofeedback therapy)是一种生物行为疗法,通过电子工程技术,把一些不能或不易被人体感知的生理和病理活动,转化为声音、图像等可被或易被感知的信息,利用生物反馈机制,以达到治疗疾病的目的。近 50 年来,生物反馈技术广泛应用于小儿功能性便秘和大便失禁等肛直肠功能紊乱的治疗,符合了生物-心理-社会医学模式。通过电脑屏幕显示的卡通图像,指导患儿如何有效收缩和放松肛门肌肉,纠正患儿的异常肌电活动,如排便时肛门括约肌与腹肌间的矛盾运动。在模拟排便时收缩腹肌,同时放松肛门肌肉,并保持一段时间;在模拟缩窄肛门时进行向心性收缩,而放松腹肌,以达到排便的协调性,从而完成正常的排便过程。通过反复强化训练,使患儿的症状得到缓解,并达到治愈的目标。生物反馈治疗可帮助患儿改善肛门括约肌和盆底肌肉功能,消除不良排便习惯,在儿童排便功能障碍治疗中得到广泛应用。

【原理】

利用直肠肛管测压、肛门括约肌肌电及计算

机声像等技术，以视、听觉的形式显示体内生理活动，通过指导和自我训练有意识地对某些异常的生理活动进行矫正，达到治疗疾病的目的。主要是利用声音和图像的反馈刺激，训练患儿正确地控制以肛门外括约肌为主的盆底肌的舒缩，学会排便时如何有效地松弛盆底和肛门外括约肌，消除矛盾运动；并获得正确排便动作时的感觉，不断加以体会并反复训练，刺激和建立正常的排便反射，以达到正常排便。

【适应证与禁忌证】

1. **适应证**　应用于功能性便秘，如出口梗阻型便秘和慢传输型便秘；排便失禁，如肛门外括约肌肌张力减弱、直肠感觉障碍、直肠受牵张刺激后肛门内外括约肌反应协调性丧失；肛直肠术后排便功能障碍。年龄>5岁能配合训练的患儿。

2. **禁忌证**　严重的神经系统疾病如脊髓损伤、痴呆、发育障碍、视力障碍等疾病。

【术前准备】

1. **治疗前准备**　开始治疗前，向患儿解释整个过程，以取得患儿的配合，增加其舒适感。要求排空直肠内的粪便，如果患儿长期便秘，检查前2小时用开塞露灌肠。如直肠指检仍留有粪便，建议清洁灌肠。在生物反馈训练之前24小时患者不应使用化学药品或肥皂进入肛门。

2. **肛直肠基本生理功能评定**　通过肛门指检、直肠肛管测压、X线钡灌肠造影以及肛门外括约肌肌电图等检查了解肛直肠功能。以直肠肛管压力测定最为主要，包括肛管静息压、肛管最大缩窄压和排便压力、直肠内压、肛门内括约肌抑制反射、直肠收缩反射、直肠感知阈值和最大耐受量。

【诊疗技术方法与记录】

采用胃肠生物反馈系统，患儿取侧卧位，将带球囊的生物反馈导管经润滑后插入肛管和直肠，将10ml生理盐水注入球囊，充盈的球囊可感应直肠压力变化情况。在患儿一侧大腿及肛周两侧分别放置一个记录电极，以感应肛管肌电活动，将生物反馈系统与电极和导管相连。设定排便时直肠压力升高目标为超过45mmHg，告知患儿生物反馈系统显示屏上出现的2种动物图像分别代表直肠压力和盆底肌电值，2种动物的图像高度分别与直肠压力或盆底肌电值呈正比（图13-2-23）。让患儿注视显示屏上的2种动物图像，同时做排便动作，使患儿了解动物图标高度变化和排便盆底肌运动和直肠压力变化相关。然后向患儿示范排便时腹式呼吸和盆底肌松弛的协调动作，培训患儿排便时正确运用腹式呼吸增加腹压，练习时鼓励患儿尽可能使显示屏上直肠压力图标升高至目标值，并尽量使盆底肌电图标保持高度不变或下降，从而促进排便运动协调的目的。每次训练时间约20~30分钟，每周2~3次，每个疗程10次左右。治疗期间及治疗结束后均要求家长督促患儿在家中自行巩固训练，每天2次，每次10~15分钟。

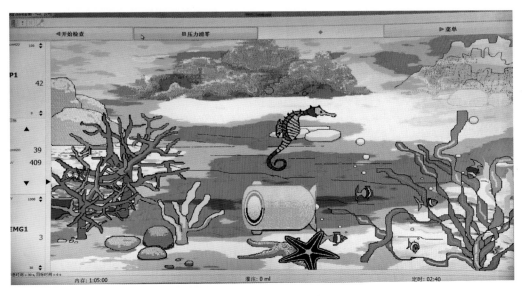

图 13-2-23　生物反馈治疗

【注意事项】

生物反馈训练前,应使患儿明确目的,并耐心反复指导其如何正确进行训练,在训练过程中医护人员、家长应不断给予鼓励,以增强其信心。为了获得良好的效果,生物反馈装置配备适当的视听、可比性及同步的反馈信号,易为患儿接受。接受生物反馈治疗的儿童应具备以下条件:①能听懂医生的指导并配合治疗(一般要求大于 5 岁);②能自主收缩肛门外括约肌;③有一定的直肠感觉。治疗计划要根据患儿的排便功能障碍程度,与家长共同制订,以取得主动配合,并向患儿和家长解释生物反馈疗法的作用原理以及治疗后结果如何,鼓励其配合医生完成训练课程。训练期间家长给患儿增加富含纤维饮食、多喝水、多运动、定时排便,治疗期间家长详细记录排便日记。

并要求患儿治疗期间在家中自行练习,即在脱离了生物反馈治疗仪的情况下,将在医院里学到的生物反馈体验,每天早晚各重复 1 次,每次 15~20 分钟。通过反复有意识练习,形成一种操作性条件反射,养成一种固定的、随意的习惯行为,以提高治疗效果。

【临床应用与评价】

生物反馈治疗优点为安全可靠、操作简单、并发症少,且不需用药,是排便功能障碍患儿的首选治疗方法。一般每次训练课完成 2~3 个周期的模拟排便动作,让患儿努力学会收缩腹肌和松弛肛门外括约肌。当患儿连续 2 个周期在不看屏幕显示的生物反馈图像做排便动作时,能做到 10 次腹肌收缩的同时肛门外括约肌松弛,即达到目的。

(江米足)

第三节　呼气试验

一、^{13}C 尿素呼气试验

> **导　读**
>
> 幽门螺杆菌($H. pylori$)从被发现至今将近 40 年的历史了。世界卫生组织将 $H. pylori$ 列为胃癌的 I 类致癌因子,《幽门螺杆菌胃炎京都全球共识报告》已将 $H. pylori$ 感染定义为一种传染性疾病。$H. pylori$ 感染是一种疾病状态,与众多消化系统疾病的发生密切相关。目前我国人群中的 $H. pylori$ 感染率约 50%,而大部分 $H. pylori$ 感染是在儿童时期获得,一旦感染很难自发清除。在 $H. pylori$ 感染检测方法中,^{13}C 尿素呼气试验具有较高的准确性,可反映胃内 $H. pylori$ 感染的全貌,依从性好,易于实施,广泛适用于儿童和孕妇,是全球使用最广泛、最精确的 $H. pylori$ 感染诊断和治疗效果评估的非侵入性检查方法。

【概述】

幽门螺杆菌($Helicobacter pylori, H. pylori$)感染是人类最常见的慢性感染之一,而大部分 $H. pylori$ 感染是在儿童时期获得,一旦感染很难自发清除。目前研究发现 $H. pylori$ 不仅与儿童慢性胃炎、消化性溃疡等疾病密切相关,还参与了胃肠外疾病的发生发展,如儿童生长发育迟缓、营养性缺铁性贫血、特发性血小板减少性紫癜、慢性荨麻疹等。

$H. pylori$ 的检测方法分为侵入性和非侵入性,侵入性检测包括:$H. pylori$ 培养、病理组织学染色、快速尿素酶试验(rapid urease test, RUT)和核酸检测等。非侵入性检测包括:尿素呼气试验(urea breath test, UBT)、大便 $H. pylori$ 抗原检测($H. pylori$ stool antigen, HpSA)和血清 $H. pylori$ 抗体检测等。在诸多检测方法中,^{13}C 尿素呼气试验(^{13}C urea breath test, ^{13}C-UBT)最受推荐;^{13}C-UBT 特异性和敏感性都很高,均在 95% 以上,并且属于非侵入性检测;可克服胃黏膜 $H. pylori$ 灶状分布的影响,依从性好,易于实施。目前 ^{13}C-UBT 已使用 30 多年,是全球使用最广泛、最精确的诊断 $H. pylori$ 感染的非侵入性检查方法之一。

【原理】

1. ^{13}C-UBT 的检测原理　$H. pylori$ 产生内源

性和特异性的尿素酶,尿素酶可将尿素分解为氨气(NH_3)和二氧化碳(CO_2),CO_2在胃肠道吸收后进入血液循环,经肺呼出。被检测者口服^{13}C核素标记的尿素后,如果胃中存在 *H. pylori*,可以将^{13}C标记的尿素分解为$^{13}CO_2$,$^{13}CO_2$弥散入血液后经肺脏呼出,通过收集被检测者第30分钟与第0分钟呼气,并检测$^{13}CO_2$变化量,即可判断是否存在 *H. pylori* 感染。^{13}C是稳定放射性核素,具有"无衰变、无放射性、安全性高"等特点,可安全地用于儿童、孕妇和生育年龄妇女,并可短期内重复应用。尿素是人体代谢的终极产物,属于人体内正常成分,在人体内分布广泛,服用后人体不会产生不良反应。

2. ^{13}C-UBT 的检测方法 ^{13}C-UBT 分为质谱法和红外光谱法,均是通过测试服用^{13}C标记的尿素30分钟时呼出气体中$^{13}CO_2$比例的升高情况,判断是否有 *H. pylori* 感染。质谱法因使用成本高、分析时间相对较长而逐渐被红外光谱法替代。红外光谱法准确性与质谱法相似,在满足临床要求的同时,明显减少了对昂贵质谱设备的依赖,降低了设备的运行和维护成本。

【适应证】

^{13}C-UBT 适用于所有需要检测 *H. pylori* 人群。但临床检查的目的是寻找潜在病因,而不是检测是否存在 *H. pylori* 感染,参照2023年我国《儿童幽门螺杆菌感染诊治专家共识》对 *H. pylori* 的检测指征,目前以下人群可行检测:

1. 消化性溃疡。

2. 胃黏膜相关淋巴组织(mucosa associated lymphoid tissue,MALT)淋巴瘤。

3. 慢性胃炎。

4. 一级亲属中有胃癌的患儿。

5. 不明原因的难治性缺铁性贫血。

6. 计划长期服用非甾体抗炎药(non steroid anti-inflammatory drug,NSAID)(包括低剂量阿司匹林)。

7. 慢性免疫性血小板减少性紫癜(ITP)的患儿。

8. 有反复腹部不适、恶心、呕吐、打嗝、嗳气等消化道症状的患儿。

9. 家长有强烈检测意愿的。

【检测流程及注意事项】

1. ^{13}C-UBT 检测操作步骤

(1)收集第1次气体:使用集气袋收集气体时,被检测者维持正常呼吸,直至气袋充满后,立即盖紧集气袋。使用收集管收集气体时,被检测者正常呼吸,勿深呼吸,呼气时吸管应插入收集管底部,平缓呼气吹入收集管,持续4~5秒,呼气的同时缓缓拔出吸管,吸管离开管口后,迅速拧紧收集管盖子。收集好后做好标记,此时收集的为样本气体(底气)。

(2)吞服尿素^{13}C试剂:收集第1次气体后,马上服用尿素^{13}C试剂。若服用的尿素^{13}C试剂为颗粒剂或散剂,建议被检测者第1次呼气操作前后清洁口腔(清水漱口);服用胶囊者不必清洁口腔。服药后应保持静坐、禁食、禁烟,等待30分钟,避免剧烈活动。

(3)收集第2次气体:服药等待30分钟后,操作步骤同第1次气体收集,将气体吹进集气袋或收集管内,此时收集的为服用尿素^{13}C试剂后30分钟的呼气样本(样气)。切忌从吸管吸出已呼入收集管中的气体,若怀疑样本采集不规范,可按照上述方法重新采集。

(4)检测样本:将2袋(管)气体交给医护人员,在各厂家配套的仪器上进行检测,仪器自动显示检测结果。没有及时检测的样本应放置于阴凉、干燥、避光的环境下保存,可保存5~7天。

2. ^{13}C-UBT 检测的注意事项

(1)检测前要求空腹(至少禁食4小时以上),检测过程中不宜进行剧烈活动。

(2)应告知患者在吹气前充分了解吹气流程和注意事项,以免造成药品误用或未能采集到合格样本。

(3)检测前停用各类抗生素至少4周,停用PPI、铋剂、H_2受体拮抗剂等2周,停用有抑菌作用的中药4周。

(4)上消化道急性出血等病变情况可能会导致^{13}C-UBT 假阴性,不推荐使用^{13}C-UBT。

(5)曾行胃切除手术可能会导致^{13}C-UBT 假阳性或假阴性,不推荐使用^{13}C-UBT。

【设备试剂要求及质控】

1. 设备要求和管理

(1)设备要求:^{13}C-UBT 可在各级医院、体检中心、诊所等医疗机构开展。各级医疗机构可设立单独的^{13}C-UBT 检查室,也可在内镜诊疗中心等科室设立^{13}C-UBT 检查区,或设立在科室共用的多功能区。

1）安装要求：仪器需安装在室内的非密闭环境，保证环境干燥通风、电源供应稳定；避免阳光直射、强磁场、放射源及电磁场；仪器安装位置应避开空调通风口、化学物品等。

2）日常维护：日常应保持仪器清洁，避免倾斜、振动以及受撞击。运行时应严格按照说明书的要求操作仪器，仪器停止使用一段时间后，若需再次使用，请确保系统功能正常和安全；仪器每次启动后，实时观察软件显示的每部分数据，并在显示自检结束才能使用。

（2）设备质控管理要求：建立健全 ^{13}C-UBT 管理制度，包括设备运行、质量控制、校正、检查登记、消毒、数据报告、岗位职责和不良反应的应急预案等。

1）设备质控及数据管理：每周及每月定期对设备做质控并记录结果；每年定期检查检测仪器以及相关部件。检测仪器上的检测数据保存与管理应由固定工作人员负责，注意保护受试者个人资料、检查结果等个人隐私信息。

2）消毒管理：严格按照医疗环境的管理要求，定期进行环境消毒并记录消毒时间、消毒方式。工作人员在受检者检测前后，均应按照医务人员手卫生规范，做好手卫生。检测室和候检室应具备良好的通风条件。使用后的各种废弃物按照普通医疗废物处理。

3）岗位管理：医疗机构应根据本单位 ^{13}C-UBT 的检测工作量合理配置工作人员，负责检测的工作人员应具备医学背景并接受相关的系统培训，熟悉 *H. pylori* 相关知识，规范熟练地完成 ^{13}C-UBT 检测的各个步骤，并取得合格证，培训合格后上岗。^{13}C-UBT 检查过程中，工作人员应在检查前充分说明注意事项，及时发现并处理检查中潜在的不良事件。

2. 试剂要求和管理

（1）检查 ^{13}C-UBT 试剂是否合格：^{13}C-UBT 配套试剂包含 ^{13}C 尿素试剂和气袋/试管。使用前需核对试剂所含尿素剂量及有效期，检查合格后，按说明书要求的储存条件妥善保存。检测完成后的气袋/试管以普通医疗垃圾分类处理。

（2）^{13}C-UBT 尿素的剂型及剂量：

1）剂型：胃内 *H. pylori* 呈灶状分布，如何保证 30 分钟内 ^{13}C-尿素能与 *H. pylori* 充分接触并发生作用，对于检测的准确性也非常重要。目前 ^{13}C-UBT 的核素尿素有胶囊剂、颗粒剂等。颗粒剂无需胃内崩解，发挥作用快，但可能受口腔细菌的干扰；胶囊剂可减少口腔细菌干扰，但会受胶囊剂胃内崩解速度的影响，一般要求胶囊剂胃内崩解时间 <10 分钟。

2）剂量：^{13}C 尿素剂量越高，^{13}C 检测准确性越高，但相应的成本会增加。75mg 剂量的平均敏感度和特异度均达到 97% 以上，其足够高的准确性使其更为国内外专家临床上所推荐。欧洲药品管理局于 2005 年发布的指南指出，对于 ^{13}C-UBT 中的 ^{13}C 尿素剂量，75mg 的剂量用于成人及 12~17 岁的青少年，45mg 的剂量仅用于 2~11 岁的儿童。

（3）试验餐的应用：由于胃内 *H. pylori* 呈灶状分布，为保证检测的准确性，应尽量缩短 ^{13}C-尿素的崩解和溶出时间，并在 30 分钟内使其最大可能地均匀弥散至全胃，与 *H. pylori* 充分接触。临床上常采用试验餐的方法，如柠檬酸、果汁（苹果汁、橙汁等）以及其他半流食（蛋白质-脂肪-碳水化合物混合物）等。柠檬酸在临床上应用最为广泛。柠檬酸能降低胃 pH，提高尿素酶活性，促进 ^{13}C-尿素在胃内的弥散分布，增加其在胃内同 *H. pylori* 接触的面积和时间。^{13}C-尿素-柠檬酸溶液较为稳定，常温下可保存 2 周以上，临床上应用方便。目前，国外文献建议在 ^{13}C-UBT 检测试剂中加入酸化试剂，但国内的 ^{13}C-UBT 检测试剂尚未完全统一，需要开展更多的临床研究加以证实。

（4）采气时间：*H. pylori* 分布于胃内，在酸性环境下尿素酶活性最强，而口腔、胃及小肠有产尿素酶的非 *H. pylori* 细菌，如变形杆菌，其尿素酶活性在 pH 为 7 时最强。此外，在进行 ^{13}C-UBT 采气时，10 分钟内的采气超基准 δ（delta over baseline，DOB）值增高可能是口腔内杂菌产生的尿素酶对尿素分解造成的，在 30 分钟以后，DOB 值会受到肠道内产尿素酶杂菌的影响。只有在 10~30 分钟内采集气体才真正反映胃内 *H. pylori* 感染的情况，而在 30 分钟达到 DOB 值的峰值，所以选用 30 分钟作为采气时间。

【检测结果的解读】

1. ^{13}C-UBT 检测结果的判读　根据测定其

服药前、后的呼气样本中 $^{13}CO_2/^{12}CO_2$ 浓度比的变化量（即 DOB 值），判断是否感染 *H. pylori*。计算公式为超基准值（DOB）（‰）=〔（样气 $^{13}CO_2$ 浓度/样气 $^{12}CO_2$ 浓度）–（底气 $^{13}CO_2$ 浓度/底气 $^{12}CO_2$ 浓度）/（国际标准物质 $^{13}CO_2$ 浓度/国际标准物质 $^{12}CO_2$ 浓度）〕×1 000‰。目前，国内外一般采用超基准值（DOB）4.0 作为分界值，DOB（‰）≥4.0 为 *H. pylori* 阳性，即有 *H. pylori* 现症感染；DOB（‰）<4.0 为 *H. pylori* 阴性，即无 *H. pylori* 现症感染。当 DOB 值处于可疑区间（4±0.4）时，检测结果不确定，需要间隔一段时间重新进行检测或采用其他方法检测。

2. ^{13}C-UBT 异常检测结果分析　^{13}C-UBT 敏感性和特异性均在 95% 以上，但有可能出现结果假阳性或假阴性。以下情况可能造成 ^{13}C-UBT 检测结果的假阴性或假阳性：

（1）假阴性：①饮食：未按要求禁食，胃内食物可影响试剂同胃壁接触；②药物：包括质子泵抑制剂、H_2 受体拮抗剂、抗生素、铋剂、具有抗菌作用的中药（黄连、大黄等）；③胃黏膜中至重度萎缩/肠上皮化生；④部分胃切除术后，胃酸分泌减少或缺乏，胃排空过快；⑤急性上消化道出血；⑥胆汁反流性胃炎：高浓度的胆汁酸对 *H. pylori* 活性具有较强的抑制作用。

（2）假阳性：当胃内 pH>7 时，其他产尿素酶的杂菌（如变形杆菌、柠檬酸杆菌、阴沟肠杆菌等）活性增加，可能会造成 ^{13}C-UBT 检测结果假阳性。如存在假阴性或假阳性的危险因素时，可结合临床需求，建议换用其他检测方法进行判定。

【药品不良反应的管理】

^{13}C-UBT 检测的不良反应较为罕见，包括过敏反应、皮肤刺痛感、皮疹、胃灼热感、呕吐、腹泻等。一旦发生不良反应，应及时处理，并按照不良事件程序进行报告。每年应对记录的不良事件进行分析总结，提出改进措施。

【展望】

目前 ^{13}C-UBT 仍旧是临床中最常用的非侵入性 *H. pylori* 感染检测方法，其有着较高的敏感性及特异性，且 ^{13}C-UBT 为非放射性核素，可安全地用于儿童。但 ^{13}C-UBT 仍有一定的局限性，如需要口服药物、顺利完成呼气、检测前烦琐的注意事项等；尽管严格按照操作要求，仍可能存在结果的

假阳性或假阴性。随着科技进步与发展，相信新的检测手段会越来越多，未来也将会有更佳的检测方法应用于 *H. pylori* 感染。

（朱莉）

二、氢呼气试验

导　读

氢呼气试验（H_2-BT）是测定呼气中的氢气浓度变化，间接反映肠道吸收、传输功能以及细菌分布状况的检查，具有简便、快速、无创的优点。目前已广泛地应用于乳糖不耐受（LNP）、小肠细菌过度生长（SIBO）、口盲传输时间（OCTT）等。尽管 H_2-BT 在胃肠道功能检测中有重要作用，国外专家对 H_2-BT 有较高的肯定，且制定了相应的专家共识。但目前国内尚无相关共识指南指导 H_2-BT 的检测，大多数儿科医师对其临床应用还不够了解。本文就 H_2-BT 结合国内外相关资料在儿科临床应用予以介绍。

氢呼气试验（hydrogen breath test，H_2-BT）是测定受试者口服产氢气底物后呼气中的氢气含量，以反映消化道生理病理变化的试验。是一种诊断胃肠道功能及相关疾病的非侵入性方法。目前已应用于乳糖不耐受、小肠细菌过度生长（small intestinal bacterial overgrowth，SIBO）等疾病及口盲传输时间（the orocecal transi time，OCTT）等疾病的检测。

【检测原理】

人呼出气体中的氢气（H_2）是由未被吸收的碳水化合物在肠道细菌发酵代谢产生的。绝大多数可吸收碳水化合物在到达结肠前已被完全吸收，当肠道出现病变或缺乏双糖酶等引起碳水化合物吸收障碍，或小肠内存在不被消化吸收的糖时（如乳果糖等），这些糖可直接进入结肠，在结肠菌群作用下产生 H_2，大部分由肛门排出，其中约 14%~21% 的 H_2 弥散入血，然后循环至肺而呼出。正常呼气中仅含极微量的 H_2，呼气中 99% 以上的 H_2 产生于结肠（小肠细菌过度生长时亦可产生较多的 H_2）。当肠内有 2g 以上的糖类物质经细菌发酵后，呼气中的 H_2 含量明显增加，可被准确检测到以达到诊断目的。

【适应证和禁忌证】

1. 适应证

（1）评估碳水化合物吸收不良可疑者(乳糖酶缺乏、乳糖不耐受,果糖、蔗糖、乳糖、木糖等糖类吸收障碍)。

（2）诊断菌群失衡、SIBO。

（3）测定 OCTT。

（4）评估常见的腹部症状,如腹胀、肠胃胀气、腹痛和腹泻等。

2. 禁忌证 消化道大出血、胃肠道梗阻、急性胰腺炎及其他严重应激状态下不能进食者。

【试验设备和试验试剂】

1. H_2-BT 试验设备 ①气相色谱法:采用氢离子探头或以空气为载体的固相探头检测;②电化学检测法:采用电化学法使呼出气标本中 H_2 氧化生成水,由液晶显示,以百万分之一浓度 10×10^{-6}/L 或 ppm(parts per million)表示 H_2 含量,其敏感度为 1~200ppm。

2. 标本收集 ①采用密闭循环面罩,收集规定时间内所有呼出气体备检。例如,使用幼儿面罩,通过 T 形阀连接到双袋收集呼出气体。②鼻腔插管法:采用鼻导管插管、鼻探针及注射器,收集终末呼出气,能较准确显示呼出气中氢浓度;③带活瓣是贮气袋:呼气时气体进入贮气袋,能准确收集呼气末肺泡气;④自动气体标本收集器:非合作儿童最精确的呼吸采样系统是一个带有呼气末相自动检测器的面罩。正确采集呼吸样本是获得呼气末呼吸样本的先决条件,当患儿能合作,学会吹气球动作时,可使用成人呼吸采集技术。对于不能使用成人所用技术的婴幼儿,应使用经过验证的替代收集设备,如面罩、鼻探针或其他设备来收集和测试呼气样本。

3. H_2-BT 使用底物 H_2-BT 所用底物有葡萄糖、乳果糖、乳糖、蔗糖、D-木糖、甘露醇、山梨醇、金属镁、菊粉及试餐等,常用的有乳果糖、乳糖及葡萄糖。根据不同的试验目的,H_2-BT 选择的底物不同。例如,在乳糖吸收不良/乳糖不耐受的检测中采用乳糖呼气试验,而 SIBO 评估则多采用乳果糖或葡萄糖呼气试验。

【操作步骤】

1. 受检者准备

（1）儿童和青少年,呼气试验前应至少禁食 8 小时,婴儿(<1 岁)应禁食 4~6 小时。

（2）要求所有受试者在检查前 4 周内未使用抗生素。

（3）2 周内未行灌肠术、肠镜及外科手术。

（4）呼气试验前一天应尽量避免食用含有纤维和难以吸收可发酵的碳水化合物,如乳糖、果糖、木糖醇和其他可发酵低聚糖、双糖、单糖和多元醇。

（5）在测试当天要刷牙漱口,至少在测试前 2 小时及测试期间避免吸烟。

（6）在测试前和测试期间,身体活动应限制在 2 小时内。

（7）可发酵碳水化合物的药物(例如,含小剂量的乳糖或乳果糖)、促肾上腺素、泻药和益生菌,应在呼气试验前至少 24 小时停止使用。

2. 操作流程

（1）询问:操作前询问患者在试验前 24 小时内服用的胃肠道药物和益生菌的信息。

（2）测定:测定基础(空腹)呼气氢浓度后,快速服用底物溶液,每隔一定时间收集呼出气体并检测各时间点的氢浓度。所用仪器有化学传感器式、电子感应式等,敏感度多为 1ppm(百万分比浓度)。对于呼气样本的采集和测试,应使用经过认证的医疗产品。必须注意呼气样本的采样、储存和稳定性,以及制造商对采样设备和呼气分析仪器的操作说明,以保证呼气试验的准确性。

（3）样本保存时效:呼吸样本在室温下可稳定保存 6 小时,如果检测延迟超过 6 小时,则在需要 -20℃保存。

【H_2-BT 临床应用】

1. 碳水化合物吸收不良 乳糖吸收不良是一种常见的临床症状,通常与腹部疾病有关,临床表现为腹痛、腹胀、恶心、呕吐、排气多及腹泻。空肠黏膜活检测定乳糖酶活性目前被认为是检测乳糖吸收不良的金标准,但其结果可能受到乳糖酶活性在整个小肠黏膜中分布不均匀的影响。而乳糖氢呼气试验是一种简便、可靠,具有良好的敏感性和特异性的非侵入检测方法,优于乳糖耐受试验或空肠黏膜活检乳糖酶活性测定等。方法:首先检测空腹呼气氢,口服一定量的乳糖后,测定呼气中氢浓度的变化,在一定时间内如增值 ≥20ppm 为阳性。

儿科患者乳糖试验的剂量 0.5~2.0g/kg,溶解在 10%~20% 的水溶液中,最高为 25~50g;试验持续时间为 3 小时,采样间隔为 30 分钟。用于儿科患者果糖试验的剂量 0.5~1.0g/kg,溶解在 10% 的水溶液中,最高为 25~50g。

对于碳水化合物吸收不良的 H₂-BT,需根据具体检测目的调整底物剂量、试验持续时间及采样间隔。

2. 小肠细菌过度生长 SIBO 是一种肠道菌群失衡的表现,可出现广泛的临床症状,从轻微和非特异性的肠道症状到严重的吸收不良综合征。空肠吸引物培养被认为是 SIBO 诊断的金标准,但 H₂-BT 目前在临床实践中应用后,在比较呼气测试和培养的研究中,H₂-BT 似乎具有更高的诊断准确性。H₂-BT 评估 SIBO,最常用的底物是葡萄糖和乳果糖。前者是一种单糖,在近端小肠中完全吸收;后者是一种吸收不良的双糖,可到达盲肠。这两种底物都是由小肠中的细菌菌群发酵产生 H₂。但葡萄糖呼气试验(glucose breath test,GBT)和乳果糖呼气试验(lactulose hydrogen breath test,LHBT),其中无论基质剂量和测试持续时间如何,GBT 都显示出比 LHBT 更高的准确性。除了准确无创外,H₂-BT 还具有其他优点,如无毒性、基质成本低和易于临床应用(用于气相色谱仪的广泛推广)。

儿童用氢呼气法诊断 SIBO 时,葡萄糖的标准剂量应为 2g/kg(最大 50g),稀释在 200~250ml 水中;乳果糖的标准剂量应为 10~20g,稀释在 100~200ml 水中。目前使用 H₂-BT 诊断 SIBO 的标准尚未得到确认和统一,阳性结果的临床相关性需要根据个别患者试验前 SIBO 的概率来考虑。

3. 测定口-盲肠传递(通过)时间 口服小肠不可吸收但可发酵的有机化合物(乳果糖或菊粉),到结肠开始被细菌分解发酵产生 H₂,通过测定口服有机化合物后,到呼气中 H₂ 排出升高所需的时间,即为口-盲肠传递时间。几种液体和固体底物已被用于评估口盲传输时间:①在水中稀释或添加到液体膳食中的不可吸收糖(乳果糖);②将多糖菊粉添加到固体膳食中。乳果糖可加速小肠转运时间,并增加 OCTT 的可变性。液体膳食的 OCTT 变异性可能较小。作为乳果糖及其对转运的影响的替代品,菊粉已被用作 OCTT 的可

发酵底物。

儿童患者中,10g 乳果糖被用来确定口盲传输时间,摄入量从 50% 的 20ml 溶液到 10% 的 100ml 溶液不等。同时,在确定热量餐中加入 5g 菊粉,也被用来测试固体餐的口-盲传输时间。

应在基线和之后的每 10~15 分钟收集一次呼气末呼气样本,至少在摄入不可吸收可发酵底物后 240 分钟内,或直到呼气中 H₂ 含量增加。

在健康儿童中,乳果糖呼气试验的口盲传输时间范围为 30~120 分钟。

评估口盲肠传输时间的呼吸测试是一种安全、耐受性良好、无创的技术。然而,正常受试者的口盲肠传输测量差异很大,测试的再现性较差,尤其是液体餐,限制了其在临床环境中的应用。

【H₂-BT 在临床应用中的挑战】

H₂-BT 在临床应用中存在许多的挑战:①临床意义大,但在我国开展不理想;②底物种类及剂量不同,缺少统一标准;③测试前患者准备工作多,且国内尚无相关共识指南等。在儿科应用中,面临着比成人更多的挑战:①呼气样品采集困难,儿童不能像成人那样配合检查,给采集气体样本带来困难。②呼吸中过度通气,儿童在试验时常有哭闹,造成过度通气,造成结果的假阴性。③儿童消化道长度较成人短,对儿童数据的分析不能按照成人的模式分析。④儿童呼气试验时耐受程度差,口服底物难、禁食时间长等,皆会影响测试结果。

有建议,额外测量甲烷(CH₄)的呼吸浓度可能有助于提高非 H₂ 生产者呼吸试验的灵敏度。一些呼吸测试分析仪使用基于呼出空气中 CO₂ 或 O₂ 测量的算法来校正呼吸样本中的无效腔空气。然而,儿童和青少年对 CH₄ 或 CO₂ 的额外测量并未显著影响碳水化合物吸收不良的检出率。目前认为 CH₄ 在呼气中为非特异性,其诊断价值尚待探讨。

呼气试验在胃肠道功能检测中有重要作用,罗马、北美、欧洲共识皆肯定了呼气试验的价值,我国需要进一步加强临床实践,进一步规范开展呼气试验,使其更有效地服务于临床工作。

(朱莉)

第四节　影像学检查技术

一、胸腹部 X 线片与立位片

导　读

影像技术在儿童消化系统疾病中应用非常广泛。目前,X 线仍然是消化系统疾病首选的影像检查技术。尽管 CT 增强、三维重建和 MR 肠管水成像等新兴影像技术在部分消化系统疾病诊断中具有突出优势,传统 X 线检查的地位不能被完全取代。由于大部分婴幼儿无法配合腹部立位摄片,所以腹部仰卧位摄片在临床中更常见,通常作为儿童消化系统疾病的首选放射检查。对于能配合立位摄片的幼儿(>2 岁),可以加拍腹部立位片,以显示腹腔游离气体及胃肠道内液气平面,判断有无肠梗阻或肠穿孔。儿童影像检查手段的选择,应在辐射剂量尽可能低的原则下,回答临床所关心的问题。

【概述】

胸腹部 X 线片是儿童首选的影像检查。美国放射学会(American College of Radiology,ACR)临床应用指南推荐将腹部 X 线片作为首次腹部成像首选检查。婴儿和新生儿的腹部 X 线片通常采取仰卧位摄片,但在 1~2 岁后(儿童开始行走、独立站立),可根据病情增加腹部立位摄片。若临床怀疑患儿便秘、消化道异物,或需要对临床置入的导管如胃管、十二指肠空肠管及脐静脉导管等侵入性管道进行定位,拍摄胸腹部 X 线片即可完成评估,不需增加或重复摄片。

儿童腹部 X 线片与成人 X 线片的影像表现区别明显,主要有以下特点:①肝脏影大,肝脏占儿童腹膜腔内相对较大的空间;②脾脏可能无法显示,通常不会遮盖儿童胃轮廓;③难以区分大肠和小肠,特别是当小肠轻微扩张时;④胃肠道大部分时间都有气体潴留,新生儿尤为显著,肠管呈网格状充气分布。

【原理】

胸部 X 线片可以显示部分食管问题,如典型的食管闭锁和贲门失弛缓症,无需进一步影像学检查即可诊断。

气体是腹部 X 线片中天然的对比剂,腹部 X 线片诊断胃肠道疾病主要是基于气体的分布和变化,同时还可观察脏器大小和位置、腹部包块、结石、钙化等。腹部 X 线片的基本体位是仰卧位。立位片用于评价腹腔游离气体和气液平面。

例如,肠梗阻是新生儿期最常见的急腹症之一,几乎都是先天胃肠道发育异常的结果,手术治疗是婴儿存活的必要条件。未接受手术治疗的患儿死亡率接近 100%,而生存率与手术干预的时间密切相关。新生儿肠梗阻最常见的临床症状包括腹胀、呕吐,胎粪无或少,症状轻重取决于梗阻的程度。针对这些临床症状,放射科医生需要协助临床医生明确三个问题:梗阻是否存在? 梗阻部位在哪? 梗阻的病因是什么?

确定是否存在梗阻最有价值的方法是腹部 X 线片。腹部 X 线片是一种诊断性手段,当不能明确诊断时,有助于提供重要线索,提示后续最有价值的诊断方向和流程。拍摄腹部 X 线片了解婴儿肠道气体分布和数量的变化,有助于理解病理过程,提供诊断信息。健康新生儿的腹部 X 线片,通常可以在出生后的几分钟内观察到气体,在出生后 6 小时气体可到达小肠的近端部分,6~12 小时整个小肠充满气体,12~24 小时后乙状结肠和直肠内可见充气影。消化道中所见到的大部分气体是由于吞咽动作所吞下的空气。出现肠梗阻时,由于气体在胃肠道内由近端向远端流动,直到梗阻处停止,腹部 X 线片显示为梗阻近端肠管明显扩张呈"环状",而梗阻远端肠管内没有气体透亮影。"环状"扩张肠袢的数量取决于梗阻部位:梗阻部位越低,扩张环的数量就越多。

一旦确定存在肠梗阻,放射科医生应进一步确定梗阻的位置,并尽量明确病因。儿童肠梗阻根据梗阻水平分为两类——高位梗阻和低位梗阻。高位肠梗阻又称上位肠梗阻,是指发生在回肠中部近端水平以上的梗阻,包括胃、十二指肠、空肠和回肠近端的梗阻。而累及回肠或结肠的梗阻称为低位或下位肠梗阻。判断高位肠梗阻和低位肠梗阻至关重要,因为高位梗阻的患儿通常在

X线片诊断后很少需要进一步放射学评估,最终诊断依靠手术证实。而低位梗阻的患儿通常需要行对比剂灌肠造影检查,此检查通常既可明确诊断,也可起到一定治疗的作用。

【适应证与禁忌证】

1. 先天性食管闭锁　临床常有胃管留置困难史,胸腹部X线片见食管胸廓入口水平囊袋状透亮影或胃管滞留影,胃肠道内可无气体。

2. 贲门失弛缓症。

3. 十二指肠闭锁、狭窄。

4. 胃肠道穿孔。

5. 新生儿肠梗阻。

6. 坏死性小肠结肠炎　多见于早产低出生体重儿,多发生于生后2周内,主要依靠腹部X线片诊断。早期X线仅表现为肠管充气减少,肠间隙增厚;进展期X线表现为肠管形态不规则,固定僵硬,肠胀气扩张,并出现肠壁积气;继续进展可见门静脉积气征,表现为自肝门向肝内走行的"枯枝状"透亮影。气腹也是坏死性小肠结肠炎进展期的重要表现,发现时应立即急诊手术治疗。

7. 先天性小肠狭窄或闭锁　闭锁以上肠管充气扩张并有液平面形成,闭锁远端肠管内无气体,越接近闭锁处,肠管扩张越显著。

8. 消化道金属异物　各种不透X线异物均可显示,如硬币、发夹、项链、电池等,X线片可判断异物具体位置是位于食管、胃、小肠还是结肠内。

9. 脐静脉置管、脐动脉置管、胃管等置管定位。

【术前准备】

包括术者、受试者、仪器设备的准备及知情同意。

1. 评估病情

(1)核对患者(患者姓名及放射科编号)。

(2)适应证及禁忌证。

1)适应证:临床疾病诊断。

2)禁忌证:儿童无特殊禁忌人群。

2. 知情告知

(1)向患者、患者家属介绍摄片检查流程。

(2)告知患者及家属做好X线防护。

(3)婴幼儿摄片检查,须告知和训练家属协助固定摄片检查体位。

3. 检查前准备　除去衣物或身体部位上可能影响图像质量的任何异物,如非棉质衣物、电极片、纽扣、饰物、肚脐贴等。

【诊疗技术方法及记录】

1. 检查流程

(1)详细阅读申请单:认真核对被检者姓名、性别、年龄、X线号,了解病史,明确检查部位和检查目的。

(2)在操作界面上选择被检者,认真核对申请单被检者姓名、性别、年龄、X线号,确保无误。

(3)除去患者衣物或身体部位上可能影响图像质量的任何异物,如非棉质衣物、电极片、纽扣、饰物、肚脐贴等。

(4)根据被检者检查部位的大小选择探测器的尺寸,探测器应充分包括被检部位。

(5)按照检查部位和检查目的摆好相应体位,尽量减少被检者痛苦;中心线对准摄影部位中心;根据检查部位的大小调整照射野。

(6)辐射防护:做好被检者局部X线防护,特别是性腺的辐射防护。

(7)按照检查部位和检查目的确定曝光技术和参数。

(8)曝光采集图像:让患者按要求做好屏气动作后,选择最佳时机曝光。

(9)图像后处理:对图像进行裁剪及调整窗宽、窗位、灰度后传送PACS系统。

2. 影像诊断　书写诊断报告登录PACS系统查看图像,阅读临床申请单,根据影像所见,出具影像诊断报告。

【结果分析或特征性表现】

1. 双泡征　是新生儿或婴儿十二指肠水平梗阻特异性表现,病理基础是梗阻近端的十二指肠和胃呈进行性积气、积液并扩张,梗阻远端肠管内少或无气体。"双泡征"是十二指肠闭锁的典型表现(图13-4-1),也可见于十二指肠狭窄、环状胰腺或先天性肠旋转不良等。根据双泡征及其伴随征象可大致判断梗阻的程度及梗阻原因,若双泡影较大且远端无充气,提示十二指肠闭锁;双泡较小且远端有充气,多为十二指肠水平不全性梗阻(如先天性肠旋转不良、十二指肠狭窄、环状胰腺等)。

2. 肠管扩张　肠管扩张是一种相对非特异性的征象,大多数成像方式都可以观察到。肠梗

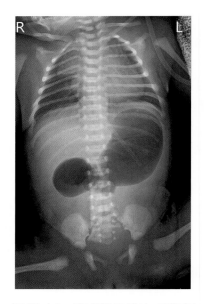

图 13-4-1　胸腹部 X 线片：双泡征

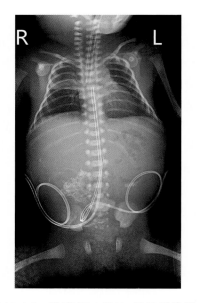

图 13-4-2　胸腹部 X 线片：胎粪性腹膜炎

阻时如果肠内充满气体，X 线片可显示扩张。大龄儿童如腹部 X 线片显示结肠直径超过 3cm 或小肠直径超过 2.5cm，学龄前儿童结肠直径超过 2.0cm 或小肠直径超过 1.5cm，新生儿如结肠直径超过 1.5cm 或小肠直径超过 1.0cm，需怀疑肠管扩张。

3. 腹部钙化　新生儿腹部 X 线片见到散在多发钙化灶，则提示胎粪性腹膜炎可能（图 13-4-2）。

4. 假肿瘤征　也称假肿块征，见于闭袢性小肠梗阻伴绞窄，由于两端闭锁的绞窄肠段中充满大量的液体，周围充气肠管的衬托下形成类似肿瘤的征象，故称假肿瘤征。立位及卧位像上其位置不变（图 13-4-3A、B）。

5. 咖啡豆征　见于闭袢性小肠梗阻，气体可以通过梗阻点近侧进入，无法排出，闭袢肠曲明显扩大，肠曲内壁水肿增厚且相互靠拢，形成条线状致密影。X 线上呈浓密的白线，形似咖啡豆（图 13-4-4）。闭袢肠曲因其内充满气体为主，形态多样，还可呈 C 形、肾形、同心圆形、香蕉形等。

6. 气腹　坏死性小肠结肠炎是新生儿气腹最常见原因之一。另外，外伤、消化道肿瘤、炎症等也可引起气腹（图 13-4-5）。

【注意事项】

儿童腹部成像有多种影像学检查可供临床选择，如使用无辐射的成像方式包括超声检查和磁

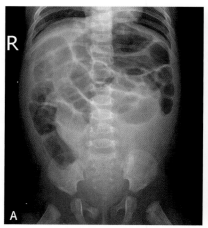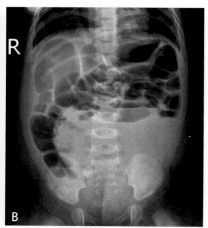

图 13-4-3　腹部立卧位片：绞窄性肠梗阻
A. 卧位；B. 立位

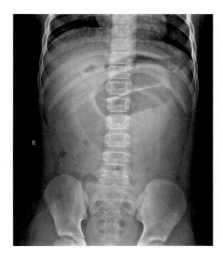

图 13-4-4　腹部卧位片：咖啡豆征

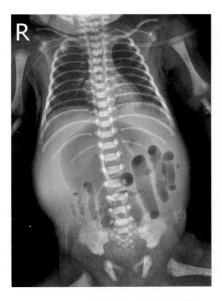

图 13-4-5　胸腹部 X 线片：气腹

共振成像检查,如使用电离辐射的方法包括常规腹部 X 线片(相对低剂量)、腹部透视检查(中等剂量)和计算机断层扫描(CT)(可能是高剂量,尽管新技术的高速发展显著减少了 CT 剂量)。选择影像检查必须尽可能减少儿童的辐射剂量,应该严格筛选使用 CT 检查,考虑是否可以使用非辐射检查方法代替,以达到明确诊断。总之,儿童的影像检查必须始终坚持用最低剂量的检查方式解决临床问题。

【临床应用与评价】

胸腹部 X 线片与立位片是临床诊断消化系统疾病的一种常用 X 线检查。X 线片通常是用于评估胃肠道系统的基础检查手段。

【并发症及处理】

1. 危急患儿的 X 线检查必须有相关临床医护人员监护陪同。

2. 检查过程中如遇患儿病情危急,应观察患儿情况及现场急救处理:清理呼吸道、吸氧、心肺复苏。

3. 迅速通知急诊科医生进行治疗处理。

(刘鸿圣)

二、消化道造影

导　读

对于胃肠道空腔脏器来说,消化道造影是进一步评估可疑病变的检查方法。造影剂首选钡剂,无论是食管造影、上消化道造影还是结肠造影均可应用,口服和灌肠均可。本节仅介绍上消化道造影和全消化道造影,两者是目前评价胃肠道先天性综合征或肠旋转不良相关异常的标准检查方法。

【概述】

伦琴发现 X 线(1895 年)后不久,便有消化科医师开始应用铋剂进行胃肠道检查,铋剂被直接引入患者胃肠道内,在 X 线透视下形成对比度,这是最早的消化道造影。1903 年,铋剂被广泛使用。1910 年,美国医师 Bachen 提出用钡剂代替铋剂。1923 年,德国学者 Fisher 首先用气体+硫酸钡进行双重对比造影显示结肠段小病变,获得成功。1951 年,美国学者 Ruzicka 和 Rigler 报道胃双重对比造影。1953 年,日本学者白壁彦夫用导管注气注钡观察到胃黏膜的微细结构——胃小区和胃小沟。后经过改进,采用口服产气粉的方法,同时与内镜活组织检查、脱落细胞学相结合在早期胃癌的诊断上取得显著突破。20 世纪 70 年代,我国逐渐开展此项检查,目前气钡双重对比造影已成为消化道造影检查的主要方法。气钡双重对比造影对结构性病变的检出率高,操作方便易行,患者易于接受,同时显示范围较大,在观察结构性病变的同时,还能观察胃肠道功能,可以弥补内镜检查的不足。

由于儿童与成人相比,消化道含气量明显多于成年人,且儿童多数不能配合口服产气粉,加上儿童疾病谱也与成人明显不同,单对比造影已能满足临床诊断需求,因此,目前临床工作中的造影检查,包括食管造影、上消化道造影、全消化道造影及钡灌肠造影等,均采用单对比造影,使用对比剂主要是钡剂或者离子型碘对比剂(如泛影葡胺)、非离子型碘对比剂(碘海醇等),双重对比造影主要是结肠双重对比造影,用于发现结肠息肉及其他占位性病变。

【原理】

1. 单对比消化道造影检查　是指通过吞服或注入胃肠道的方法,引入一种阳性对比剂(钡剂),使需要观察的空腔脏器充盈或黏膜涂布,从而获得胃肠道充盈相和黏膜相,了解胃肠道结构是否存在明显病变。

2. 双重对比消化道造影检查　是指把阳性对比剂(钡剂)和阴性对比剂(气体)同时注入胃肠道内,在使用低张药物的情况下,钡剂能更好地、均匀薄片状地涂布在胃肠道黏膜上,而气体使胃肠道膨胀良好,通过双重对比,能更清晰显示出胃肠道黏膜微细结构和小病灶。

【适应证与禁忌证】

1. 适应证　做好检查前准备,全身情况较好,无高热,腹部无压痛及肌紧张,无严重肠梗阻、腹膜炎、肠坏死、消化道穿孔征象者,均可进行上(全)消化道造影检查。

(1)评估食管病变,如先天性食管闭锁修补后并发症、食管术后狭窄及术后食管瘘等;食管异物定位。

(2)贲门失弛缓症。

(3)先天性胃扭转。

(4)先天性肠旋转不良。

(5)先天性肥厚性幽门狭窄。

2. 禁忌证　未做好检查前准备,伴有高热、腹部压痛、肌紧张、腹膜炎、肠坏死、消化道穿孔及肠梗阻合并并发症者。疑有胃肠道穿孔高危风险的患儿禁用钡剂行消化道造影,可与临床沟通后改用离子型对比剂或非离子型对比剂。

【术前准备】

1. 评估病情

(1)核对患者(患者姓名及放射科编号)。

(2)询问患者一般情况(患者营养状态,有否上呼吸道感染、发热)。

(3)询问准备情况(1个月以下住院新生儿留置胃管,6个月以下禁食禁水4小时,6个月以

上幼儿禁食禁水6~8小时,学龄儿童禁食禁水12小时,检查前2~3天禁服金属类药物)。

(4)询问病史(起病时间、腹痛或呕吐否,呕吐量及呕吐物颜色等)。

(5)检查患者(一般情况、呼吸)。

2. 知情告知

(1)告知患者家属本检查的优点及必要性。

(2)向患者家属解释检查流程及告知患者家属需要配合的方式方法。

(3)告知上消化道造影剂使用过程可能出现的主要不良反应及并发症。

(4)签署特殊检查知情同意书:由父母、法定监护人签署。

3. 检查前准备

(1)急救设备:中心供氧、负压吸痰器。

(2)患者准备:患者脱上衣,仰卧于检查床上,家属穿防护服并固定患儿手足。

(3)插管:1个月以下住院新生儿及极度不合作婴幼儿留置胃管。

(4)造影剂选择:重度胃食管反流、食管闭锁患者使用碘造影剂,1个月以下新生儿尽量使用碘造影剂,门诊新生儿未能留置胃管的使用碘造影剂,对存在误吸危险的患儿及早产儿、新生儿使用等渗或接近等渗的溶液,碘造影剂检查阴性而高度怀疑梗阻患者可使用稀钡。

(5)钡剂使用浓度:重量体积比百分浓度约80%(w/v),根据具体情况酌情增减。婴幼儿上消化道检查使用稀释到40%~60%(w/v)的钡剂,年长儿和青少年使用稀释到60%(w/v)的钡剂。

【诊疗技术方法及记录】

1. 检查前透视点片　观察有否肺炎、气腹、肠管充气状况、有无肠梗阻。

2. 明确检查范围　上消化道造影检查包括食管、胃、十二指肠及上段空肠。全消化道造影检查包括食管、胃、十二指肠及空肠、回肠、结肠。

3. 上消化道和全消化道的造影方法　①服入或经胃管注入少量造影剂,观察食管情况(通畅情况、黏膜形态、贲门开放)。观察胃黏膜形态、结构。②服入或经胃管注入较多造影剂,观察食管、胃充盈相,观察其轮廓、形状、蠕动。观察幽门开放情况,十二指肠球部充盈相。③必要时适当

压迫受检部位,推开较多造影剂以显示病变特征。④观察造影剂通过十二指肠情况(黏膜、轮廓、形状、蠕动),十二指肠空肠曲位置。对于怀疑肠旋转不良伴肠扭转时,应使用低渗性水溶性对比剂,最好能通过胃管注入对比剂,以控制第一口对比剂量,以采集清晰的图像。⑤继续观察空肠上段(位置、黏膜、轮廓、形状、蠕动)。⑥约 1 小时后复查继续观察空肠、回肠(位置、黏膜、轮廓、形状、蠕动)。⑦必要时继续复查了解回盲部及结肠情况。

【结果分析或特征性表现】

1. **鸟嘴征**　鸟嘴征是诊断贲门失弛缓症较有特征性的影像表现。造影表现为吞服钡剂或对比剂后,食管中下段管腔扩张,钡剂通过贲门口障碍,食管中下段正常蠕动波消失,食管远端逐渐变细,呈现鸟嘴样改变(图 13-4-6)。

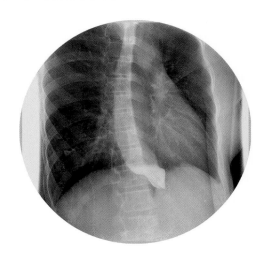

图 13-4-6　食管造影:贲门失弛缓症-鸟嘴征

2. **肠旋转不良伴肠扭转**　追踪是否有正常走行的十二指肠 C 形袢对于诊断肠旋转不良非常重要。正常十二指肠空肠结合部位于左侧椎弓根外侧,与十二指肠球部相同水平。肠扭转的典型表现是十二指肠以肠系膜上动脉为轴心呈螺旋状向下扭曲,位于脊柱右缘水平(图 13-4-7)。

3. **线样征**　线样征是先天性肥厚性幽门狭窄上消化道造影的典型表现。原理是对比剂通过狭窄的幽门管,黏膜被增厚的幽门窦肌肉组织挤压所致线状影(图 13-4-8)。

【注意事项】

消化道造影过程中气道误吸入少量钡剂可耐受,但大量吸入钡剂可严重影响肺功能,甚至

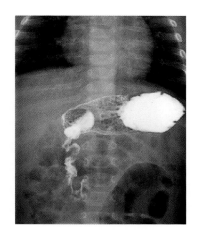

图 13-4-7　上消化道造影:肠旋转不良伴肠扭转

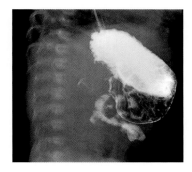

图 13-4-8　上消化道造影:先天性肥厚性幽门狭窄-线样征

致命。

【临床应用与评价】

上(全)消化道造影是目前评价胃肠道先天性综合征或肠旋转不良相关异常的标准检查方法。临床实践表明应用儿科超声诊断先天性肥厚性幽门狭窄更为直观、准确,但在儿童超声经验欠缺的医疗单位,临床更多应用上消化道造影来进行评估幽门管情况。应用上(全)消化道造影目前仍是评估先天性肠旋转不良、十二指肠闭锁/狭窄、先天性膈疝的适宜影像手段。

【并发症及处理】

上消化道造影检查如发现气道误吸,此时应立即停止服入或注入造影剂,迅速竖抱起患儿进行拍背,诱导咳嗽,尽量咳出部分造影剂。如造影剂吸入量大,必要时送呼吸科进行支气管、肺泡冲洗。观察患儿情况,如遇窒息等紧急情况现场急救处理:清理呼吸道、吸氧、心肺复苏;迅速通知急诊科及呼吸科医生进行治疗处理。

(刘鸿圣)

三、腹部超声

导 读

超声诊断是医学影像诊断的重要组成部分。儿童消化系统疾病中的许多病变需借助影像学检查辅助诊断,其中包括胸腹部 X 线片及立位片、消化道造影、超声检查等,随着超声设备的不断完善、高频探头的应用、超声造影剂的应用以及超声从业者经验的不断积累,无创、快捷和经济的灰阶及彩色多普勒超声检查对消化道疾病检出率不断提高,应用范围愈加广泛,超声通常是急性腹痛患儿的首选影像检查。实时动态是超声的独特之处,能够直接观察到肠蠕动增强,肠蠕动减弱或消失。超声是儿童患者家长最容易接受且最便捷的检查方式。

【概述】

医用超声成像是医学、声学和电子学等专业相结合的学科,20 世纪 80 年代以来,超声诊断成像和 CT、磁共振成像(magnetic resonance imaging,MRI)、核医学一起构成了临床医学中必不可少的四大影像诊断技术。

1880 年,法国的 Pierre Curie 和 Jacques Curie 兄弟俩发现压电效应,这是超声探头工作的基础。在 20 世纪 30 年代后期,奥地利神经学家 Karl Theo Dussik 首先用超声穿透法来探测颅脑疾病,并于 1949 年用此方法获得了头部的图像,超声从此开始应用于医学诊断领域。1983 年,日本 Aloka 公司在全世界首先推出具有彩色多普勒血流成像(color doppler flow imaging,CFM)的超声诊断仪器,从此之后医疗超声诊断影像设备迈入了彩超时代。

我国的超声医学起源于 1958 年,上海市第六人民医院周永昌等与汕头超声仪器研究所姚锦钟共同研制了我国第一台超声诊断仪,首次将 A 型超声用于疾病诊断。1960 年,我国制成首台 B 型超声诊断仪,B 型超声可直观地反映组织结构与病变的关系,是目前最常用的显示模式,也是其他超声诊断的基础。M 型超声主要显示组织位移随时间的变化曲线,多用于心脏检查;D 型超声即多普勒超声,可无创地观察人体血流及组织运动速度与方向。

随着超声造影技术的发展和在临床应用中的不断探索,超声造影在胃肠、儿科等领域的创新性应用为临床精准诊断与靶向治疗提供了重要依据,其具有无放射性、可动态观察及相对价廉等优点,尤其适合儿童患者。胃肠超声造影又称为胃肠充盈检查法,通过口服对比剂充盈胃肠腔,清除了胃腔内的气体及黏液干扰,清晰显示胃肠壁的层次结构,提高了病灶的分辨率和检出率。此检查方法也可以用于评估胃蠕动和排空,可作为儿童上消化道疾病的筛查,并可作为胃镜的重要补充。

【原理】

当入射超声波在人体组织中传播,会经过不同器官、组织,包括正常与病变组织的多层界面时,每一界面由于两侧介质的声阻抗不同而发生不同程度的反射和/或散射。这些反射或散射形成的回声,以及超声在传播过程中经过不同组织的衰减信息,经过接收、放大和信息处理后在荧屏上以图像或波形显示,形成声像图,此即超声成像的基本原理。人体组织超声回声强度分级由强到弱分为 5 个等级,分别是强回声、高回声、等回声、低回声和无回声。强回声后方常伴声影,见于结石、肺、胃肠、骨骼表面等。高回声与强回声不同,后方不伴有声影,见于肝脾等脏器的包膜,中等回声见于肝脾实质组织等,典型的低回声见于皮下脂肪组织,典型的无回声见于胆汁、尿液,还有胸腹水等纯液性的物质。

【适应证与禁忌证】

1. **适应证** 先天性肥厚性幽门狭窄、先天性肠旋转不良、先天性直肠肛管发育畸形、急性阑尾炎、肠套叠、胎粪性腹膜炎、大网膜及肠系膜囊肿、胃内异物、肠道蛔虫症等。

2. **禁忌证** 对超声造影对比剂过敏者、无法配合检查的患儿。

【术前准备】

1. 评估病情

(1)核对患者(患者姓名及超声编号)。

(2)询问病史、临床表现、申请检查的目的和要求。

(3)检查患者(一般情况、呼吸)。

2. 知情告知

(1)向患者家属解释病情。

（2）特殊检查应向患者或家长简要说明目的、方法、不适和术中的危险等。

3. 签署超声造影、超声介入治疗等知情同意书：由父母、法定监护人签署。

4. 术前准备

（1）急救设备：中心供氧、负压吸痰器。

（2）检查前准备：室温 24~28℃，冬季应略高，耦合剂加热到 30~35℃，室内光线不能太暗，以免引起患儿恐惧，可配备消毒后玩具，供检查时转移患儿注意力使用；保持室内通风，定期消毒。

（3）探头准备：尽量使用高频探头（新生儿及婴儿 5~7HMz，幼儿及年长儿 3~5HMz），探头要定期消毒及清洁。

（4）患者准备：空腹，禁食时间新生儿 1.5~2小时（下次喂奶之前），婴儿 3~4 小时或以饥饿哭闹为准，较大儿童应该禁食早餐。胃充盈，饮奶或水，新生儿喂饱或饮 30~50ml，婴儿 150~200ml，幼儿及学龄前儿童 250ml，7 岁以上 700ml。

（5）镇静：5% 水合氯醛口服，0.5~1ml/kg。

【诊疗技术方法及记录】

1. **超声胃肠造影**　胃声像图影包括空腹相和充盈相，超声图能显示正常胃壁五层结构，包括浆膜层、肌层、黏膜下层、黏膜肌层、黏膜层。正常幽门肌厚度 <2mm。肠管回声的三种表现：充盈相、收缩相和积液相。空肠黏膜皱襞较多，回肠相对稀少。空肠黏膜皱襞密集，充盈肠腔后长轴呈"鱼刺样"或"琴键征"。回肠壁光滑，黏膜皱襞少。

2. **超声介入**　主要是指在实时超声引导下进行的穿刺活检、穿刺抽吸、置管引流及局部病灶的消融等操作。超声介入可实时显示穿刺针的位置及其与周围组织脏器的关系，具有微创、精准及并发症少等优点。

【结果分析或特征性表现】

1. **先天性肥厚性幽门狭窄的超声表现**　幽门环肌呈低回声，黏膜呈稍强回声，横断面呈"靶环征"，纵断面呈"宫颈征"，幽门环肌厚度≥4mm，幽门管长度≥18mm，幽门管直径≥15mm。由于超声能够直接识别肥厚的幽门而优于上消化道造影检查（图 13-4-9）。

2. **先天性肠旋转不良的超声表现**　上腹部横切，在脾静脉下方扫查，肠扭转是肠系膜根部呈"漩涡征"或螺旋状中等偏低回声，彩色多普勒超

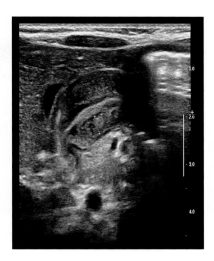

图 13-4-9　胃肠道超声：先天性肥厚性幽门狭窄——幽门环肌厚度超过 4mm

声可显示红蓝相间的环状血流信号，呈动脉或静脉血流频谱，这是肠扭转特征声像图。"漩涡征"是指肠旋转不良合并肠扭转时，肠管及其系膜和肠系膜血管一起以肠系膜上动脉为中心扭转呈螺旋状，形成肠管漩涡征，以顺时针方向最多见（图 13-4-10）。

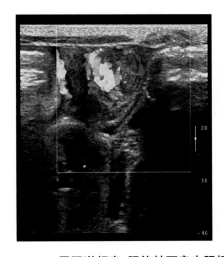

图 13-4-10　胃肠道超声：肠旋转不良中肠扭转

3. **肠套叠**　目前临床多采用超声诊断，空气灌肠复位治疗。超声表现短轴切面呈特征性的"同心圆"征，长轴切面呈假肾征，套入淋巴结时呈偏心性环状低回声，中央可见团状低回声，彩色多普勒显示局部肠壁血流信号增加，缺血坏死时局部肠壁血流信号消失（图 13-4-11）。

4. **阑尾炎**　对正常儿童阑尾的识别率为

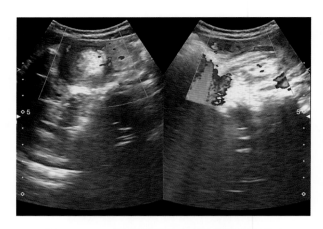

图 13-4-11　胃肠道超声：肠套叠（同心圆征）

75%，但无法识别的阑尾不能除外阑尾炎，分级加压诊断阑尾炎已得到广泛的认可，阑尾区探及腊肠样肿大的阑尾，当阑尾的直径≥7mm 时可确定诊断，同时可见到阑尾腔内结石、阑尾周围积液、脂肪增厚和淋巴结肿大等并发症（图 13-4-12）。

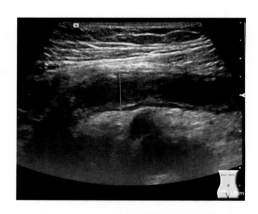

图 13-4-12　胃肠道超声：阑尾炎

5. 先天性肛门直肠畸形　超声可以精准测量直肠盲端距会阴皮肤的距离。先天性肛门直肠畸形者超声表现为直肠管腔较正常扩大，直肠盲端呈圆弧形，与肛门表皮无沟通。

6. 超声引导下置管引流术较多应用于儿童阑尾或盆腔脓肿的治疗中，置管引流联合抗生素治疗与传统的保守治疗相比能显著加快脓肿吸收，缩短疗程。

【注意事项】

1. 在患儿可以接受的情况下，适当加大探头压力，可以提高阑尾的显示率；阑尾异位、位置较深的病变，超声检查可呈假阴性。

2. 每次超声持续检查时间不宜过长。

【临床应用与评价】

超声检查以其费用低廉、无创及适用范围广而成为儿科患者最常用的影像检查技术，其中二维超声作为常规超声技术被广泛用于儿童多种疾病的诊断。特别是高频超声结合彩色多普勒血流显像，在胃肠道病变检查中的应用日益广泛，具经济、快捷、无创性的优势，利于推广，但也存在着依赖操作者手法和经验问题。近年来，由于儿科专业的发展以及超声新技术的临床普及，超声造影及弹性成像等新技术也得到快速发展。

【并发症及处理】

危急重症患者作超声检查必须有相关临床医护人员陪护。检查过程中如遇患者病情危急，应观察患者情况及现场急救处理：清理呼吸道、吸氧、心肺复苏；迅速通知急诊科医生进行治疗处理。

（刘鸿圣）

四、腹部 CT

导　读

随着 CT 软硬件技术的不断发展，CT 小肠造影逐步应用于临床，不仅可以显示黏膜面的改变，还可以观察肠壁、肠腔以及腹腔内其他脏器的改变，动态增强扫描可分析病变血供情况，CT 血管重建和三维重建可清晰显示血管结构和其他病变，通过综合临床影像分析，提供给临床全面及客观的影像学信息，有助于提高小肠病变的诊断率。

【概述】

计算机体层成像（computed tomography，CT）由英国工程师 Hounsfield 在 1969 年设计成功。CT 是人类自然科学发展史上重大发明，是医学史上一个重要的里程碑，改变了人类医学影像诊断的历史。CT 机的发明和应用主要分为两个阶段，第一阶段是非螺旋 CT 阶段，第二阶段是螺旋 CT 阶段。目前螺旋 CT 设备正广泛应用于临床。1989 年，CT 在传统旋转扫描的基础上，采用了滑环技术，去除了 CT 球管和机器相连的电缆，球管探测器系统可以连续旋转，配以连续进床，因而得名螺旋 CT（helical 或 Spiral CT）。1998 年，多层螺旋 CT 面世,使得机架球管围绕人体旋转一圈能同时获得多幅层图像,开启了容积数据成像的时代。16 层螺旋 CT 在 2002 年的北美放射学年会上被推出,其最大的改变是探测器阵列的排数和总宽度增加,并且机架旋转一周的扫描速度最短为 0.37 秒。2003 年后各大 CT 机生产厂商相继推出了 64 层螺旋 CT 产品,64 层螺旋 CT 的主要变化是滑环旋转一周的速度提高(最短 0.33秒),一次扫描层数的增加和扫描范围增大,图像质量和各向同性的分辨率又有提高。2007 年北美放射学年会,多家厂商宣布推出 128 层、256层以及 320 层多层螺旋 CT 扫描,使多层螺旋 CT 发展进程的步伐又迈出了坚实的一步。双源 CT 是 2005 年推出的新型 CT 扫描仪,它的基本结构秉承了 64 层的 CT 设计,但是把传统的一组 X 线管和一组探测器系统,改成了双 X 线管和双探测器系统,使得 CT 检查从形态学检查向功能性检查迈进。能谱 CT 是 2008 年推出的一种新型 CT,基本配置也是 64 层螺旋 CT,但是在 X 线球管、探测器材料高压发生器上作出了重大的改进,配以专用成像软件,可实现能谱成像。

【原理】

CT 是利用 X 线束对人体检查部位一定厚度的层面进行扫描,由探测器接收透过该层面上各个不同方向的人体组织的 X 线,再经过模/数转换输入计算机,通过计算机处理后得到扫描层面的组织衰减系数的数字矩阵,再将矩阵内数值通过数/模转换,用黑白不同的灰度等级在屏幕上显示,即构成了 CT 图像。根据检查部位的组织不同和密度差异,CT 图像重建使用合适的数学演算法,常用的包括标准演算法、软组织演算法、骨演算法、肺演算法等。

CT 小肠造影(CT enterography,CTE)结合了多层螺旋 CT 和小肠钡餐造影的优点,通过口服大量对比剂充盈肠道,并结合静脉注射碘对比剂使肠道与周围组织密度形成良好的对比度,有利于评估肠内病变和肠外并发症。

【适应证与禁忌证】

1. 适应证　不明原因的小肠梗阻、克罗恩病、肠道肿瘤、梅克尔憩室、肠系膜囊肿、不明原因的消化道出血。

2. 禁忌证　山莨菪碱禁忌证患儿;碘对比剂禁忌证患儿;不能耐受口服或经鼻给予造影剂。

【术前准备】

1. 检查前准备　CTE 的检查前准备非常重要,直接影响扫描效果。充分的结肠准备,使盲肠升结肠空虚,可促进造影剂快速通过回肠,有助于造影剂充盈小肠,减少造影剂用量,减少患者不适感。检查前一天低渣饮食,多饮水,应用缓泻剂,检查当日禁食即可,不提倡清洁灌肠,因灌肠液逆流与造影剂混合会影响黏膜涂布。

2. 知情告知

(1)告知患者家属本检查的优点及必要性。

(2)向患者家属解释检查流程及告知患者家属需要配合的方式方法。

(3)告知碘对比剂使用过程可能出现的主要不良反应及并发症。

(4)签署 CT 特殊检查知情同意书:由父母、法定监护人签署。

3. 扫描前准备

(1)急救设备:中心供氧、负压吸痰器。

(2)口服造影剂:选择 2.5% 等渗甘露醇溶液,口服总量按 20ml/kg,最大量不超过 1 350ml。检查前 30~40 分钟开始口服,分 3~4 次服用,每次间隔 10 分钟,以充盈小肠。

(3)肌注药物:肌注山莨菪碱,等待 10 分钟左右开始扫描。

(4)动态增强对比剂:碘对比剂。

【诊疗技术方法及记录】

1. 明确检查范围　扫描定位,CTE 扫描范围大,从膈顶到耻骨联合上缘,以覆盖所有小肠范围。

2. 分期扫描　一般平扫后行动脉期及静脉期双期动态增强扫描,必要时加延时期扫描。

3. 血管重建　利用动脉期图像重建血管,以显示血管性病变以及提高克罗恩病"梳齿征"(肠系膜血管增生,分布如梳齿状)的显示率,显示肿瘤供血血管,累及血管范围。

静脉期图像可重建静脉系统,观察静脉病变,如动静脉瘘、静脉内血栓或肿瘤累及静脉范围。

【结果分析或特征性表现】

1. 炎症性肠病　克罗恩病活动性及程度的判断是近年来炎症性肠病影像研究领域的热点内容。克罗恩病以末端回肠最常见,多节段分布和跳跃式发病为特征。CTE 表现为肠壁增厚和肠腔狭窄。活动期表现为黏膜层强化显著,肠壁增厚,分层呈"三明治"改变,系膜内血管呈"梳齿征"改变,肠周脂肪密度增高。慢性期改变主要是黏膜层增厚,黏膜强化下降,周围脂肪间隙较前清晰,无肠壁分层现象(图 13-4-13)。

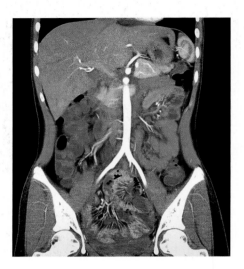

图 13-4-13 腹部 CT 增强图:克罗恩病,肠壁增厚,肠系膜血管呈"梳齿征"改变

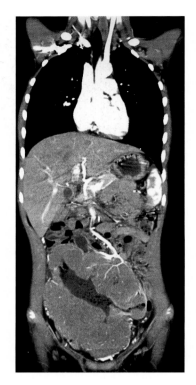

图 13-4-14 腹部 CT 增强图:空肠淋巴瘤,肠壁呈肿块样增厚

2. 小肠淋巴瘤 小肠淋巴瘤好发于空回肠。儿童原发性小肠淋巴瘤主要 CT 征象为节段性肠腔狭窄或扩张,扩张肠腔呈"动脉瘤样",肠壁增厚呈厚环状,单发或多发的肿块突向肠腔或突出于肠壁外和浆膜面,晚期肠腔肿块和肠系膜淋巴结、腹膜后淋巴结融合并包绕肠系膜血管形成"夹心面包"征。多层螺旋 CT 扫描是首选检查方法,不仅能观察到肿瘤向腔内的生长情况,而且还可以判断肠壁外组织的浸润范围,为治疗方案的制订提供可靠的影像学依据(图 13-4-14)。

3. 梅克尔憩室 CTE 对梅克尔憩室的显示准确性高,优于其他影像学检查。与超声相比,CTE 图像评估相对客观,对检查者技术依赖程度低,可重复性强。与常规 CT 相比,CTE 肠道准备好,憩室充盈相对良好。CTE 三维重建技术能更好地显示憩室的解剖学信息,为梅克尔憩室分型奠定基础(图 13-4-15)。

4. 儿童急性阑尾炎的 CT 表现 直接征象:①阑尾自身改变,表现为阑尾增大、增粗,边缘模糊,阑尾外径 >6mm,明显者 >10mm。随着阑尾外径的增大,患儿发生阑尾炎以及相关并发症的可

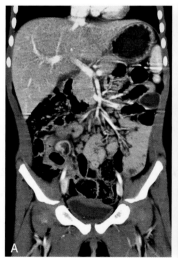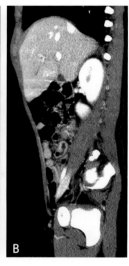

图 13-4-15 腹部 CT 增强图:梅克尔憩室
A. 冠状面;B. 矢状面

能性也就越高。②当儿童发生急性阑尾炎之后,通过 CT 检查可见阑尾壁呈环形增厚,且阑尾壁的厚度 >2mm,并且阑尾管腔内可见到积液和结石。间接征象:阑尾周围炎性改变,阑尾脓肿,蜂窝织炎,盲肠末端肠壁增厚,局部淋巴结肿大(图 13-4-16A、B)。

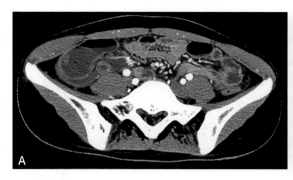
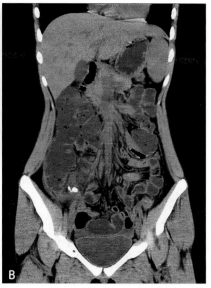

图 13-4-16　腹部 CT 增强图:急性坏疽性阑尾炎并结石
A.显示阑尾壁明显增厚水肿;B.显示高密度阑尾内粪石

【注意事项】

CT 最大的局限是电离辐射,对患儿来说有潜在的风险,特别是对于炎症性肠病的患儿,需定期随访,X 线辐射的累积有增加患癌的风险。CTE 并非适用于所有克罗恩病患儿,肠张力不足或不能耐受静脉造影剂(肾功能损害,严重碘对比剂过敏)都限制了 CTE 的应用,患儿须改用其他检查方式。

【临床应用与评价】

腹部 CT 和钡剂小肠造影能提供各自特点且互补的信息,而 CTE 同时具备了两者的优点。CTE 简便易行,无明显并发症,能全景式显示小肠腔、小肠壁、肠外淋巴结、肠系膜、肠系膜血管以及毗邻结构等,适用于多种小肠病变,图像直观生动,空间分辨率高,诊断符合率较高,扫描时间短,受到临床医生的推崇。CTE 主要缺点是存在一定的辐射损伤,应用于儿童需要注意控制剂量,同时需要患儿配合。

【并发症及处理】

1. 全身性不良反应处理方法　注射碘对比剂过程中,患儿出现任何轻微症状,医护人员都必须引起重视,对患儿的生命体征进行严密观察,直到患儿症状消失。对于发生重度不良反应的患儿,应第一时间停止注射碘对比剂,及时呼叫临床主管医师,进行心、肺、脑复苏,及时给予抗过敏、抗休克治疗。

2. 急性肾损伤处理方法　进行碘对比剂注射时,需要对患儿的肾功能进行评估,根据可能发生的危险情况进行分级,对高危人群慎重行碘对比剂注射。针对慢性肾功能不全者为避免出现急性肾损伤,需要严格控制碘对比剂的剂量。

（刘鸿圣）

五、腹部磁共振

导　读

磁共振小肠成像(MRE)是评估儿童炎症性肠病的有效手段。8 岁以上儿童可配合完成 MRE 检查。放射科医生可通过 MRE 快速了解炎症性肠病的表现。与 CT 小肠成像(CTE)、结肠镜检查和胶囊内镜检查相比,MRE 是检测炎症性肠病更为敏感的一种成像方式。MR 的优势是无电离辐射、软组织分辨率高,多序列、多参数和多方位成像,对儿童和碘对比剂过敏者尤为合适。

【概述】

磁共振小肠造影,又称磁共振小肠成像(magnetic resonance enterography,MRE)主要适用于评估小肠及其黏膜、炎症性肠病的肠外表现,其扫描视野上至腹部下至盆腔。不同于普通腹部和骨盆 MR,MRE 扫描前需口服大量造影剂使肠管管腔扩张、服用药物减少肠道蠕动、设定特定计时方案以及使用动态增强扫描以评估肠黏膜。

【原理】

磁共振成像(magnetic resonance imaging,MRI)

是利用人体内的氢原子核置身于强外磁场后,在特定射频脉冲作用下产生磁共振现象,基于共振现象所进行的一种医学成像技术。通过傅里叶变换等图像重建技术解码出被编码在频域空间的磁共振信号、重建三维空间图像。MRI 可呈现不同组织对比度,决定 MRI 图像对比度的参数主要是被检测者体内磁共振可见核的密度、相关物理或化学性质及其所处的生物物理环境。

1946 年,美国物理学家 Bloch 和 Purcell 团队首次观测到了宏观物体中的磁共振信号。1973 年,美国化学家 Lauterbur 首次获得以水为样本的二维磁共振图像。世界上首台医用 MRI 设备(Fonar 公司)于 1981 年问世,首台 1.5T 医用超导 MRI 设备于 1983 年问世。MRI 领域的先驱 Lauterbur 和 Mansfield 获得 2003 年度的诺贝尔生理学或医学奖。

与其他医学影像技术相比,MRI 具有诸多特点与优点,如无损无创、无电离辐射、软组织对比度高、空间分辨率高、穿透深度无限制、可进行任意层面任意角度成像、多参数成像、图像信息丰富等。MRI 不但可用于显示组织和器官的解剖结构与形态,还能对生物体内生理生化、组织代谢、器官功能等进行多维度、全方位的解析。正是由于这些优点和特点,MRI 目前已经成为临床医学诊断和基础生命科学研究中最基本和最重要的影像学工具之一。

【适应证与禁忌证】

1. 适应证　炎症性肠病(新诊断、疾病活动期、并发症)、肠道肿瘤、非特异性肠炎、乳糜泻。

2. 禁忌证　山莨菪碱禁忌证患儿;增强检查禁忌证患儿;不能耐受口服或经鼻给予造影剂;MRI 检查的禁忌证。

【术前准备】

1. 患儿需能够配合检查、能够耐受检查,学龄以上儿童患儿为宜,能够遵从服用造影剂,能够配合屏气扫描。非山莨菪碱禁忌证患儿。非增强检查禁忌证患儿。

2. 提前 3 日预约磁共振扫描。预约时需出具近期肝肾功能检查结果,并携带相关检查结果(如结肠镜)。检查前 3 日开始肠道准备。检查当日禁食禁水。

3. 检查当日需患儿家属陪同检查,需临床医师提前告知患儿家长需较长时间(2 小时左右)候诊,做检查前准备。

4. 检查当日须按照预约时段,按时到检查候诊室,并携带预约时约定的口服造影剂甘露醇(2.5%)、生理盐水、增强造影剂、山莨菪碱 0.3mg/kg。

5. 评估病情

(1)核对患者(患者姓名及 MR 编号)。

(2)询问患者一般情况(患者营养状态,有否上呼吸道感染、发热)。

(3)询问准备情况(是否做肠道准备)。

(4)检查患者(一般情况、呼吸)。

6. 知情告知

(1)告知患者家属本检查的优点及必要性。

(2)向患者家属解释检查流程及告知患者家属需要配合的方式方法。

(3)告知增强造影剂使用过程可能出现的主要不良反应及并发症。

(4)签署 MR 特殊检查知情同意书:由父母、法定监护人签署。

7. 检查前准备

(1)急救设备:中心供氧、负压吸痰器。

(2)患者准备:患者和陪同检查家属均需除去身上含金属物品的衣物和物品,如手机钥匙等。注意在口服对比剂前建立静脉通道。

(3)口服造影剂要求:选择 2.5% 等渗甘露醇溶液,口服总量按 20ml/kg,最大量不超过 1 350ml。扫描前 45~60 分钟开始,每隔 15 分钟口服造影剂,一般分 3 次服用:第 1 次在检查前 45~60 分钟口服总量的 1/2,第 2 次在检查前 15~30 分钟及第 3 次患儿进入扫描室前 5 分钟分别口服总量的 1/4。

(4)随后肌内注射山莨菪碱,等待 10 分钟左右开始扫描。

【诊疗技术方法及记录】

1. 扫描定位图　观察是否存在金属伪影,胃肠道内是否充盈对比剂,是否达到扫描要求。

2. 明确检查范围　磁共振肠道造影检查范围包括食管、胃、十二指肠、空回肠及结肠。肝、胆、胰、脾及双肾等实性脏器。

3. 扫描参数　MR 检查采用德国 Siemens skyra 3.0T MR 扫描仪和 32 通道腹部相控阵线圈。患者取仰卧位,扫描范围自膈顶至耻骨联合。平扫包括三维容积内插屏气(volumetric interpolated breath-hold,VIBE)序列 T_1WI(TE3.7ms,TR10.0ms)、脂肪抑制和非脂肪抑制屏气半傅里叶采集单次激发快速自旋回波序列 T$_2$WI（TE90ms，TR8 000ms），均行冠状面及横断面扫描。DWI 序列 b 值取 0、800s/mm^2，TE 30ms，TR 2 000ms。增强扫描采用 T$_1$WI-VIBE 序列，以 2ml/s 的流率经手背静脉注入钆对比剂，剂量 0.2ml/kg，依次行冠状面和横断面扫描。

【结果分析或特征性表现】

1. **肠壁增厚**　小肠壁异常增厚 >3mm，肠系膜不对称增厚，急性期常伴有肠壁 T$_2$WI 信号增高，周围脂肪间隙模糊（图 13-4-17）。

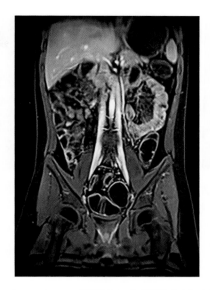

图 13-4-18　MR T$_1$WI 增强图：克罗恩病活动期，降结肠、回肠、空肠壁多处非对称性增厚，且明显强化

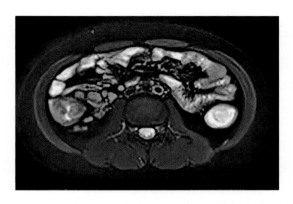

图 13-4-17　MR T$_2$WI 图：克罗恩病，降结肠及空肠壁非对称性增厚

2. **小肠黏膜强化**　与正常肠袢相比，病变小肠黏膜节段性异常强化，与疾病活动性相关（图 13-4-18）；需要注意增强扫描后空肠黏膜强化通常比其他肠管明显，且比其他节段肠管显示更多的褶皱、瓣膜。未扩张或塌陷的肠袢黏膜强化也比其他肠袢明显。

3. **肠壁分层**　可见肠壁分层强化，黏膜层和浆膜层强化，肠壁中间层可见脂肪或液体信号，脂肪信号表明可能存在慢性炎症，而非急性活动性病灶。

4. **跳跃病灶**　小肠炎症病变不连续，存在多个肠黏膜过度强化的区域，是克罗恩病的特征表现。

5. **肠腔狭窄**　诊断局部肠管狭窄需关注周围肠道扩张情况，如果合并近端肠管扩张，则称为狭窄（图 13-4-19）。长段狭窄是指狭窄段 >10cm。

6. **肠瘘**　肠管缠在一起，纠结于共同点上，呈星号或三叶草征。

7. **梳齿征**　肠道炎症引起血流量增加，导致

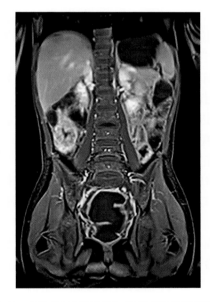

图 13-4-19　MR T$_1$WI 增强图：升结肠下段肠壁增厚且肠腔狭窄

垂直进入受累肠段血管的血流增加，血管扩张形似梳子上的梳齿，故命名"梳齿征"（图 13-4-20）。

8. **肠系膜淋巴结肿大**　大小或数量大于正常淋巴结，短轴通常不 >1cm。

【注意事项】

部分患儿需镇静后检查。部分患儿可能会出现不耐受检查情况，根据患儿情况由检查工作人员判断是否终止检查。

【临床应用与评价】

初诊患儿用 MRE 或 CT 小肠成像评估小

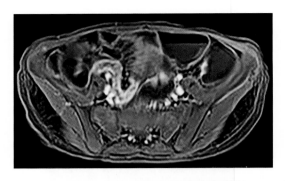

图 13-4-20 MR T₁WI 增强图：回肠末端肠壁增厚，系膜血管呈"梳齿征"改变

肠病变，可发现炎症性肠病（inflammatory bowel disease，IBD）的特征性改变、评估肠道的炎症范围以及破坏程度（狭窄或穿孔性病变）。对于年龄<6 岁患儿首选 MRE 进行小肠影像学检查。盆腔磁共振成像用于检测疑似或合并肛周病变的克罗恩病（Crohn's disease，CD）患儿，评估肛瘘及肛周脓肿的位置及范围，评估手术及药物治疗疗效。

尽管超声通常是急性腹痛患儿的首选影像检查，但 MRI 具有极高的对比分辨率，且无电离辐射，在超声结果正常但临床对急腹症仍有怀疑时，或需要进一步确认异常超声结果以提高诊断准确性并避免腹腔镜检查时可行 MRI 检查。

【并发症及处理】

MRE 扫描失败的原因主要是患儿未能按要求饮用口服对比剂，患儿恶心、呕吐、无法配合完成扫描。若检查过程中患儿呕吐大量口服对比剂，扫描通常仍然可用，因为呕吐一般为胃内容物；需给予异丙嗪治疗严重恶心。MRE 的缺点包括：MR 扫描时间较长，部分患儿不能配合；肠气产生的伪影。这些都会导致 MR 图像质量下降。

（刘鸿圣）

六、钡灌肠造影

导 读

钡灌肠是在 X 线透视下引入钡剂对结肠进行成像的方法。钡灌肠造影依据引入对比剂的种类分为单对比剂钡灌肠造影和双重对比钡灌肠造影。单对比剂钡灌肠造影最常用于先天性巨结肠的诊断。双重对比钡灌肠造影最常用于结直肠息肉的诊断。

【概述】

1923 年，德国学者 Fisher 首次用气体及硫酸钡双重对比造影法成功显示结肠小的占位性病变，发现双重对比技术在显示黏膜方面优于单对比技术。过去双重对比造影法曾被用于结肠肿瘤（例如结肠息肉）筛查，尤其是结肠镜检查失败的后续检查，目前已被 CT 结肠造影所取代。但对儿童来说，结肠双重对比造影仍是一种临床常用的影像技术，主要用于结肠息肉及其他占位性病变的筛查。

钡灌肠是一种透视下通过引入对比剂对结肠进行成像的方法。钡灌肠造影依据引入对比剂的数量分为单对比剂钡灌肠造影和双对比钡灌肠造影。仅使用阳性造影剂的检查被认为是单一造影剂钡灌肠造影，临床简称"钡灌肠造影"。双重对比是指用硫酸钡造影剂的正对比度以及气体的负对比度来进行成像。

【原理】

单对比钡灌肠造影：通过肛门插管引入钡剂，使需要观察的结肠、空肠充盈或涂布黏膜，从而获得结肠充盈相和黏膜相，了解结肠是否存在明显结构性病变。

双重对比钡灌肠造影：把阳性对比剂钡剂和阴性对比剂气体同时引入到结肠内，在双重对比下显示结肠黏膜微细结构和小病灶。

钡灌肠检查所见新生儿正常结肠的肠管宽度约为 1.5~2.0cm。

【适应证与禁忌证】

1. 双重对比钡灌肠

（1）适应证：血便及结肠占位病变。

（2）禁忌证：危重患者或明显虚弱者以及昏迷的患者；疑有结肠穿孔，严重急发性或暴发性溃疡性结肠炎；患者身上有多种治疗性措施，如静脉输液、胃管、导尿管等；有明确的钡剂过敏史。

（3）相对禁忌证：重度腹胀患儿应胃肠减压缓解腹胀病情后方可行本检查。

2. 单对比钡灌肠

（1）适应证：腹痛、腹泻及大便异常等，或因其他症状疑为慢性炎症、结肠先天性畸形或（较大的）肿瘤。

（2）禁忌证：危重患者或明显虚弱者以及昏迷的患者，疑有结肠穿孔，严重急发性或暴发性溃疡性结肠炎，患者身上有多种治疗性措施，如静脉输液、胃管、导尿管等。

（3）相对禁忌证：重度腹胀患儿应胃肠减压缓解腹胀病情后方可行本检查。

【术前准备】

1. 评估病情

（1）核对患者（患者姓名及放射科编号）。

（2）询问病史（起病时间、腹痛、血便多少，有无发热、过往检查经历及相关病史）。

（3）检查患者（一般情况、呼吸）。

2. 知情告知

（1）向患者家属解释病情。

（2）介绍结肠气钡双重对比造影检查/钡灌肠造影检查一般处理流程。

（3）告知其必要性及风险。

（4）患儿行本检查时需 2 名家属陪同。

3. 签署双重对比钡灌肠/被观察检查知情同意书：由父母、法定监护人签署。

4. 术前准备

（1）急救设备：中心供氧、负压吸痰器。

（2）确认患儿肠道准备情况（如有无禁食、洗肠）。气钡双重造影者必要时检查前给患者清洁灌肠，以清除结肠内粪便。

（3）患儿准备：患儿脱去裤子和/或尿布包，仰卧于检查床上，陪同家属穿防护服并固定患儿手足。

（4）钡剂使用浓度：气钡双重对比灌肠使用80%~100%W/V 的钡剂，钡灌肠使用稀释到 40%~60%W/V 的钡剂。

【诊疗技术方法及记录】

1. 双重对比钡灌肠

（1）检查前透视点片：观察有否气腹、判断肠管充气状况、有无肠梗阻及包块影。

（2）插管：用单腔管插入直肠，接灌肠袋。

（3）经肛门插管输入造影剂至结肠脾曲。

（4）接空气灌肠机输入气体至回盲部（压力上限值：8.0kPa），让患者转换体位，使气钡均匀涂抹在肠壁上。

（5）检查后透视点片：在不同体位下点片，观察肠管形态，常规应包含立位片。

（6）嘱患儿去排便后返回复诊观察患儿排便后肠管形态。

（7）检查后工作：告知患者家属何时取结果，并及时书写检查报告。

2. 单对比钡灌肠

（1）检查前透视点片：观察有否气腹、肠管充气状况、有无肠梗阻及包块影。

（2）插管：用单腔管插入直肠，接灌肠袋（3个月以下幼儿使用针筒手推注入造影剂）。

（3）经肛门插管输入造影剂至结肠肝曲，然后通过转动体位使钡剂到达回盲部。

（4）拔管并等直肠恢复正常状态后摄片：灌钡后常规拍摄腹部正侧位片，然后根据病情需要加照其他体位影像，以便观察肠管形态。

（5）嘱患儿家属回家后勿使用开塞露等通便药物，禁止洗肠，并于 24 小时后返回复查；常规摄腹部正侧位片观察肠管内钡剂残留情况。

（6）复查完成后：告知患者家属取结果时间。

（7）及时书写检查报告并发出。

【结果分析或特征性表现】

1. 先天性巨结肠 由于先天性肠壁肌间神经节细胞缺如导致的肠管发育畸形，为儿科最常见的结肠病变。病理解剖与钡灌肠 X 线表现一致，主要分为以下三段：

（1）痉挛段：由于肠壁肌间神经节细胞缺如，肠管不能松弛，呈痉挛状态，粪便通过障碍。X 线表现为肠管管径低于正常水平，肠管僵硬，边缘呈花边状或锯齿状。根据痉挛段累及范围分为以下 6 种类型：超短段型、短段型、常见型、长段型、全结肠型、全肠型。①超短段型：病变部位仅限于肛门括约肌部位，钡灌肠检查图像无法显示，仅表现为检查时插管困难；②短段型：病变部位位于直肠下段，病灶近端在第二骶椎水平以下；③常见型：病变部位位于直肠和乙状结肠远段，是最常见的类型，约 75% 病例属于这个类型（图 13-4-21）；④长段型：病变近端达乙状结肠近段，甚至达升结肠（图 13-4-22）；⑤全结肠型：全部结肠及回肠末端均为病变累及范围（图 13-4-23）；⑥全肠型：结肠、回肠以及空肠均累及。

（2）移行段：痉挛段上方肠管肠壁肌间神经节细胞较稀少，称为移行段。X 线表现为漏斗形或狭窄后扩张的改变。

（3）扩张段：移行段上方肠管神经节细胞分布正常，肠管明显扩张，称为扩张段。肠管扩张加重可导致穿孔及腹膜炎。

2. 结肠息肉 结肠息肉多见于 2 岁以上小儿，以幼年型息肉最多见。息肉直径多为 0.5~

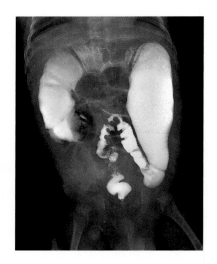

图 13-4-21　钡灌肠图：常见型巨结肠

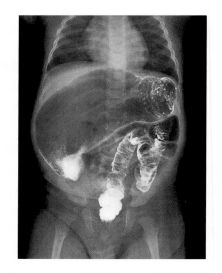

图 13-4-22　钡灌肠图：长段型巨结肠

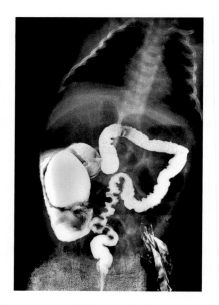

图 13-4-23　钡灌肠图：全结肠型巨结肠

3.0cm，直肠和乙状结肠为好发部位。双重对比钡灌肠为诊断本病的主要方法。结肠息肉多为圆形或类圆形充盈缺损，边缘光滑，有蒂或无蒂与肠壁相连，有蒂者可上下活动，无蒂者通常息肉基底部较宽（图 13-4-24）。

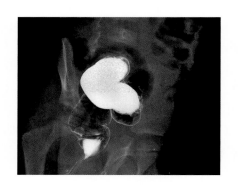

图 13-4-24　双对比灌肠图：直肠上段息肉

【注意事项】

1. 插管时不用润滑剂，防止插管脱落。

2. 每次灌肠钡剂量不宜过多。

3. 每次空气灌肠压力不宜过高，维持在 6~8kPa。

4. 疑似巨结肠患儿，钡剂灌到降结肠时应停止并摄片，有利于直肠及乙状结肠的显示。

5. 怀疑巨结肠患儿拔管后应等待一段时间，待肠管恢复后再摄片，防止肠管被动扩张引起假阴性。

【临床应用与评价】

钡灌肠是先天性巨结肠的确诊的主要方法之一。先天性巨结肠需要与胎粪黏稠综合征鉴别。后者钡灌肠时见结肠内胎粪的"蛇状"充盈缺损，结肠无扩张，直肠与乙状结肠未见痉挛段、移行段。经过洗肠使胎粪排除后，临床症状消失。

双重对比钡灌肠是诊断结肠息肉的主要方法。钡灌肠前必须清洁洗肠避免粪块与息肉混淆，导致误诊，一旦发现息肉应观察其上下活动范围。

【并发症及处理】

肠穿孔、钡剂腹膜炎的表现及处理：

1. 临床表现　患儿突然精神不佳，似乎"安静"，但面色苍白或发青，脉弱而快，腹突胀，肝浊音界消失。

2. X线表现　肠穿孔常在注气不久之后发

生,透视下腹部透亮度突然增加,可见肠管外廓,气体及造影剂外泄较多时,肝影与膈分离,其间可见造影剂影。

3. 此时应立即停止充气加压,并使用灌肠机"排气"功能自肛门排气。

4. 观察患儿情况及现场急救处理:清理呼吸道、吸氧、心肺复苏。

5. 迅速通知外科医生进行治疗处理。

(刘鸿圣)

七、空气灌肠

导　读

空气灌肠是在 X 线透视下将空气注入结直肠的治疗方法,主要应用于小儿肠套叠的诊断和治疗,具有操作相对简便、复位时间短的优点。

【概述】

透视观察下,空气迅速注入结肠。若有肠套叠,即刻在透视下进行空气灌肠直至完全复位。肠套叠空气灌肠复位于 1897 年首次被描述,后经大样本数据系列报道复位成功率较高,在 20 世纪 80 年代后期肠套叠空气灌肠开始流行。据国外文献报道,1980—1991 年水静压技术的复位成功率为 50%~78%,而 1986—1991 年空气灌肠复位成功率达 75%~94%。国外专家认为空气灌肠复位更快、更安全、操作简单,且减少了患儿接受的 X 线辐射剂量。国内于 1954 年由上海的佘亚雄教授首次提出空气灌肠法治疗肠套叠,通过其设计的电磁开关的自动灌肠机,使灌肠时肠内压得到稳定控制,也在当时较先进的 X 线设备下,总结了儿童肠套叠的复位经验。X 线透视下空气灌肠复位具有操作相对简便、复位时间短的优点,现已成为治疗儿童肠套叠的首选方法。空气灌肠复位成功后,患者可入院留观,建立静脉通道、禁水禁食。复位成功后 24 小时内再次出现腹痛需警惕复发性肠套叠可能。空气灌肠复位的缺点主要是灌肠后存在张力性气腹、肠穿孔风险,发生率约为 0.4%~2.5%。近年来,超声引导下水压灌肠复位逐渐应用于临床。其优点之一是可以通过超声明确肠套叠病因,如肠息肉、梅克尔憩室、肠重复囊肿和其他肠内外肿块等,同时可以有效分辨

回盲部水肿及肠套叠残留,避免不必要的多次复位尝试。但缺点是人工注水导致灌肠复位时间较长,一旦发生穿孔,会导致腹腔污染。空气灌肠复位和超声下水压灌肠复位优缺点不同,应根据临床审慎选择。

【原理】

X 线透视下通过空气灌肠机将空气逐步注入结直肠,透视屏可实时显示套叠头随着气柱逆行、通过回盲部缩小直至消失的全过程。婴儿空气灌肠的最大安全气压为 80mmHg,幼儿的最大安全气压为 110~120mmHg。二氧化碳可快速重吸收,造成的腹部不适感少,可代替空气进行灌肠。

【适应证与禁忌证】

1. **适应证**　发病 48 小时以内,全身情况较好,腹部无压痛及肌紧张,无严重肠梗阻、腹膜炎、肠坏死征象,均可进行空气灌肠检查并可试行复位治疗。

2. **禁忌证**　发病超过 48 小时或全身情况较重,如重度脱水、休克等,有明显肠梗阻、腹膜炎、肠坏死征象。

【术前准备】

包括术者、受试者、仪器设备的准备及知情同意。

1. **评估病情**

(1)核对患者(患者姓名及放射科编号)。

(2)询问病史(起病时间、腹痛、血便多少、呕吐量、有无发热、过往肠套叠及相关病史)。

(3)检查患者(一般情况、呼吸)。

2. **知情告知**

(1)向患者家属解释病情。

(2)介绍肠套叠一般处理流程。

(3)告知空气灌肠检查及试复位的必要性及风险。

3. **签署肠套叠空气灌肠检查及试复位知情同意书**　由父母、法定监护人签署。

4. **术前准备**

(1)急救设备:中心供氧、负压吸痰器。

(2)患者准备:患者脱除裤子和/或尿布包,仰卧于检查床上,家属穿防护服并固定患儿手足。

(3)插管:用双腔气囊导尿管(福雷氏导尿管)插入直肠,将气囊充气堵住肛门,接空气灌

肠机。

【诊疗技术方法及记录】

1. **术前透视点片**　观察有否气腹、肠管充气状况、有无肠梗阻及包块影。

2. **诊断性空气灌肠（压力限制：<6.7~8.0kPa）**当气体抵达套入部时，即可发现肠管内圆形、类圆形或马铃薯状软组织包块影（图 13-4-25）。当气体到达套入部后，即可出现杯形或钳形气影。在整复过程中见不同形态肿物影沿结肠逆向移动，时隐时现，于套入较紧处随着肠腔压力增减，肿物影可来回移动。

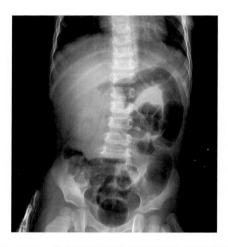

图 13-4-25　空气灌肠肠套叠诊断图：显示套叠头

3. **空气灌肠试整复（压力限制：8.0~12.0kPa，不超过 16kPa）**　灌肠时间约 2~10 分钟，少数患儿需 20~30 分钟。注气时速度宜缓慢，避免冲力过大。少数烦躁患儿给予镇静剂，解痉剂或应用甲氧氟烷麻醉下灌肠。肠套叠复位标准：套入部阴影消失。一旦肿物消失，回肠内气体骤增而结肠内压力下降（图 13-4-26）。

4. **术后透视点片**　了解术后肠管状况，确认有无气腹。

【结果分析或特征性表现】

回回结肠套叠未复位的 X 线表现：通常套入部阴影较大且无明显缩小，回肠近段小肠空气无明显增加（图 13-4-27）。

【注意事项】

1. 插管时不用润滑剂，防止球囊滑脱。

2. 每次灌肠持续时间不宜过长。

3. 对于难复性肠套叠可配合腹部按摩交替进行。

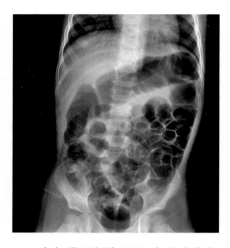

图 13-4-26　空气灌肠复位肠图：套叠头消失，小肠充气明显增多

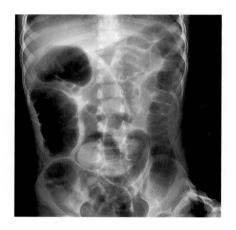

图 13-4-27　空气灌肠图：套叠头消失，小肠充气明显，回回结型肠套叠未整复

【临床应用与评价】

空气灌肠复位是治疗儿童肠套叠应用最多的方法。X 线透视下空气灌肠复位具有操作相对简便、复位时间短的优点。由于钡灌肠有穿孔危险并感染腹腔，目前已不采用。超声下水压灌肠复位也有一定优势。

【并发症及处理】

肠穿孔的表现及处理：

1. **临床表现**　患儿突然精神不佳，似乎"安静"，但面色苍白或发青，脉弱而快，腹突胀，肝浊音界消失。

2. **X 线表现**　穿孔常在注气不久之后发生，透视下腹部透亮度突然增加，可见肠管外廓，气体外泄较多时，肝影与膈分离。

3. 此时应立即停止充气加压，并使用灌肠机"排气"功能自肛门排气。

4. 观察患儿情况及现场急救处理 先判断是否出现呼吸心搏骤停,如需进行心肺复苏,应先启动蓝色预警,后进行心肺复苏流程。

5. 通知普外科医生及急诊科医生进行进一步处理。

（刘鸿圣）

第五节 十二指肠引流术

导　读

十二指肠引流术指用十二指肠导管引流出的引流液辅助进行疾病诊断和治疗的一种方法。用于婴儿胆汁淤积性肝病病因的诊断和鉴别诊断,尤其是在区别胆道闭锁和非胆道闭锁方面,具有直观、操作相对简便,以及基层医院便于执行的特点,若同时结合胆汁成分的检测,分析胆汁形成、分泌、排泄受阻的具体环节,用于遗传性肝内胆汁淤积症的鉴别诊断、肝胆寄生虫病的诊断、了解胰腺的外分泌功能,还可进行胆汁外引流治疗和药物应用治疗。

十二指肠引流术是指用十二指肠导管引流出的引流液辅助进行疾病诊断和治疗的一种方法。十二指肠引流液是引流出的十二指肠液(D液,旧称D胆汁)、胆总管液(A胆汁)、胆囊液(B胆汁)和肝胆管液(C胆汁)的总称。由于以上各分泌液共同排出于十二指肠,故很难取得纯一的液体。十二指肠液中含有胆酸盐、胰蛋白酶、淀粉酶、脂肪酶等,对食物的消化吸收有重要作用,但胰蛋白酶会将引流液中细胞成分迅速消化,故检查稍不及时,即遭破坏。

【检查目的】
目的:①了解肝胆疾病情况,排除或诊断胆道闭锁、遗传性肝内胆汁淤积的鉴别诊断;②了解胰腺外分泌功能;③了解肝胆系统有无梗阻、炎症、结石、肿瘤等;④治疗作用,胆汁对外引流和药物应用治疗;⑤肝胆寄生虫病诊断。

【检查方法】
1. 婴儿十二指肠引流液术 检查前4~8小时禁食并予以静脉输液,以避免低血糖发生。早晨8点,生理盐水清洗鼻腔、口腔后,将受试患儿呈右侧卧位,颌下铺治疗巾,婴儿十二指肠引流管或8号婴儿胃管(图13-5-1),在头部涂少许液状石蜡后缓慢从右侧鼻腔内插入,通过鼻咽部、食管,到胃中(35cm左右)可见胃液流出,若无胃液流出,可能系引流管弯曲造成阻塞,缓慢拔出见管腔内有胃液则继续插管,通过幽门到达十二指肠内,引流管深度40cm左右,双手挤压引流管,不可用注射器抽吸,以免损伤黏膜组织,见到黄色液体后,将引流管固定在鼻部,收集十二指肠液(胆汁)3~5ml入容器内送检。

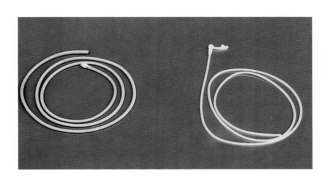

图13-5-1　十二指肠引流管(左)和8号婴儿胃管(右)

2. 较大儿童十二指肠引流术 检查前一天晚上8时后禁食,术当天早晨空腹。取消毒液漱口后,置患者坐位,颌下铺治疗巾,将涂有润滑油备用消毒成人十二指肠引流管或婴儿十二指肠引流管经鼻腔插入,不要抽取胃液。随后,患者取右侧卧位,臀部垫高,缓慢送进引流管,边送边挤压引流管,当见到淡黄色液体时,pH呈碱性液体时,表明引流管尖头已达到十二指肠中下段,即用胶布固定于面部,管外端置于床面之下,液体自然流出称之为十二指肠液(D液),收集D液容器内。D液流毕,将温热的33%硫酸镁液2~5ml/kg缓慢从引流管外口注入,随之用止血钳紧夹管端5~10分钟,使Oddi括约肌松弛,将管置低,放开止血钳,可用注射器轻轻抽取或挤压管腔,引导液体流出,去除管腔内硫酸镁溶液后,再收集管内淡黄色液体 10ml 即胆总管胆汁（A液），置于 A 标本瓶内，继续引流出棕褐色液体 10~20ml，为胆囊胆汁（B 液），置入 B 标本瓶内，再继续引流，当见到柠檬黄色稀薄液体时即为肝胆管胆汁（C 液），置入 C 瓶内。足量引流液引流完毕即可将引流管拔出，将 A、B、C、D 液及时送检。若进行胆汁细菌培养，应准备无菌培养瓶 3 个，分别标记 A、B、C，在胆汁液引流过程中，以无菌标准留取标本液，每个无菌培养瓶各 1ml，立即送检。

3. 注意事项

（1）应严格掌握十二指肠引流术的适应证和禁忌证。儿童禁忌证包括：早产婴儿、重症婴儿胆汁淤积症、严重先天性心脏病、呼吸道感染如肺炎、支气管炎，及脓毒症、多器官功能衰竭等。

（2）在操作过程中，应严密观察患儿的呼吸、循环，若出现呛咳、呕吐、发绀、面色苍白，应立即停止操作。

（3）如插管已达预定的深度，仍未见胆汁颜色，证明引流管可能缠绕在胃中或管腔阻塞，应缓慢拔管、重新置入。

（4）若反复插管不能成功，可考虑在 X 线透视下协助插管或者经消化内镜置管。

【引流液的临床意义】

1. 胆汁排出障碍　①无任何胆汁排出，见于胆道闭锁、严重胆汁淤积、胆总管梗阻，结石；②无浓稠深褐色的 B 胆汁排出，可见于胆总管或胆囊管梗阻，胆囊收缩不良或已行胆囊摘出术所致。

2. 在未用刺激剂之前，即已有多量 B 胆汁流出，常因 Oddi 括约肌松弛、胆囊运动功能过强所致；如 B 胆汁呈褐绿色或暗黑色，常见于胆道扩张伴有感染。

3. 排出异常浓稠或稀薄的胆汁，前者常见于因胆石症所致的胆囊液淤积，后者多因慢性胆囊炎而浓缩功能低下。

4. 排出混浊的胆汁，因大量胃液混入使胆汁中胆盐沉淀所致。

5. 出现颗粒状沉淀物或胆砂，见于胆石症。

【实验室检查】

1. 一般性状检查　引流液的一般性状对诊断有重要参考价值，应注意引流液的分段是否明确（D 液，A、B、C 胆汁）；各部分引流液的颜色性状如何，有无团絮状物、胆砂及坏死组织块等。正常引流液的一般性状见表 13-5-1。

2. 镜检　细胞成分，正常人各部分引流液中无或偶见少量细胞，主要为中性粒细胞，当有关部位的黏膜受到化学、物理、生物学等刺激时，细胞成分可增多。检查细胞成分无需离心沉淀可直接取其团絮状物镜检，否则细胞成分过于密集不便观察。

（1）白细胞：主要为中性粒细胞。正常人各部分引流液中可有 0~10 个/HPF。在硫酸镁刺激后可稍多，但一般不超过 20 个/HPF。呈大小一致的淡灰色圆球形，胞质中有细小颗粒，无折光性。在十二指肠炎和胆道感染时可成堆出现，甚至布满视野，并伴有吞噬细胞。在慢性或病毒性肝胆疾病，还可见到小淋巴细胞和浆细胞。

（2）红细胞：正常引流液中是没有的，少量出现见于引流管擦伤。若量较多，见于十二指肠、肝、胆、胰等部位的出血性炎症、消化性溃疡、结石或肿瘤。遇血性标本应及时离心沉淀染色检查癌细胞。

（3）各种细胞破坏后的碎片：胆道炎症时除以上各类细胞外，还可见因上皮细胞破坏而来的胞质碎片及核碎片，经苏木素-伊红（HE）染色可证实。此外还可见到因引流时混入胃液而来的颊

表 13-5-1　正常十二指肠引流液的一般性状

	D 液（十二指肠液）	A 胆汁	B 胆汁	C 胆汁
量（ml）	10~20	10~20	30~60	随引流管留置时间而异
颜色	无色或淡黄色	金黄色	深褐色	柠檬黄色
性状	透明或稍黏稠	透明	透明黏稠	透明略黏稠
pH（约为）	7.6	7.0	6.8	7.4
比密度		1.009~1.013	1.026~1.032	1.007~1.010

黏膜、胃黏膜上皮细胞及白细胞残核。

（4）黏液：各部胆汁中的少量黏液呈溶解状态，故镜检时看不到黏液丝。黏液系糖蛋白，按氨基己糖计算正常人肝胆汁中的含量为（5.7±4.9）mg/100ml，胆囊胆汁中约为（8.3±5.3）mg/100ml，而在胆道感染时黏液分泌增多，糖蛋白含量可达（30.6±20.6）mg/100ml，遂能于镜检时看到黏液丝。当十二指肠卡他性炎症时，其黏液丝呈平行状排列，附有少量白细胞。胆总管炎症，尤其是胆囊颈部炎症时，其增多的黏液呈螺旋纹状排列，乃因胆囊颈部的黏膜皱襞呈螺旋状之故。因此黏液丝的出现及其排列状态，对胆道炎症的诊断及定位有一定参考价值。

（5）寄生虫类：在有关寄生虫感染患者可于十二指肠引流液，尤其是 B 胆汁中发现蓝氏贾第鞭毛虫滋养体、中华分枝睾吸虫卵、钩虫卵、蛔虫卵、粪圆线虫幼虫等。鞭毛虫滋养体常附于黏液小块上或由虫体聚集成小絮片状物。在肝吸虫患者从胆汁中检出其虫卵的概率远较粪便检查时为高。胆道蛔虫症患者可于胆汁中检出蛔虫卵。肝脓疡患者偶可于胆汁中找到阿米巴滋养体或包囊。为提高检出阳性率，必要时将各部分胆汁离心沉淀后镜检其全部沉渣。

3. 细菌学检查

（1）直接涂片：将标本离心沉淀后，用沉淀物直接涂片，行革兰氏染色后镜检。

（2）细菌培养：用无菌操作采取 A、B、C 胆汁迅速作培养及药物敏感试验。胆汁细菌学检查常遇到的两个问题是：①易因吞咽引流管而沾染咽喉部天然寄居菌。②因有胃液及胰酶的掺入而致细菌培养的阳性率不高。相关试验显示，当胃液的游离酸为"0"时，对各种细菌均无杀伤作用；游离酸为 10~15 时，便可杀死链球菌；游离酸增至 20~40 时，大肠埃希氏菌亦被杀死，但葡萄球菌、乳酸杆菌仍能存活；游离酸达 60~100 时葡萄球菌亦被杀死，只有乳酸杆菌仍可存活。胰酶的存在也会阻碍细菌的生长，为此培养时除应立即送检外，还应同时接种于约 10ml 的肉汤培养基中以利于生长。细菌性胆道感染时，可培养出大肠埃希氏菌、变形杆菌、克雷伯菌属及铜绿假单

胞菌等，以大肠埃希氏菌更为常见。怀疑伤寒杆菌时应注意从胆汁，尤其是 B 胆汁中培养伤寒杆菌。

附：胆汁的功能与组成

胆汁的分泌是一种十分复杂的代谢过程，依赖于肝细胞和胆管细胞的多种结构和功能共同协调完成。正常成人平均每天分泌胆汁 300~700ml，根据其解剖部位分为肝胆汁和胆囊胆汁，肝胆汁是肝细胞分泌的一种透明、金黄色液体，胆囊胆汁是肝胆汁进入胆囊后，经胆囊上皮细胞吸收其中水分和无机盐等，浓缩成为暗褐色或棕绿色黏液。

1. 胆汁重要功能 ①促进脂类物质的消化与吸收。胆汁酸盐可将脂类物质分解成脂肪微粒，有利于脂酶的消化吸收。脂类的消化产物又与胆汁酸盐结合，与汇入磷脂等形成直径 20μm 的混合微团，有利于小肠黏膜上皮细胞的吸收。②排泄胆固醇。人体内约 99% 胆固醇从肠道排至体外。胆固醇与磷脂酰胆碱和胆汁酸盐形成微团，使胆固醇保持于溶液中，降低了游离胆汁酸盐浓度，从而也降低了胆汁酸盐对胆道上皮的毒性去污效应。③是清除各种药物、重金属、铜、铁、镁以及汞等潜在毒性化合物的重要途径。④将不易通过肾排泄的分子量 300~1 000D 脂溶性物质排泄到胆汁中。⑤胆汁通过分泌 IgA 和多种细胞因子防御胃肠道感染。⑥胆汁中的激素和外分泌激素促进小肠的生长和发育。⑦胆汁酸的肝肠循环有利于机体对胆汁酸的再利用。⑧胆汁向肠道内输送维生素 D 代谢产物，这些代谢产物首先在肝细胞内形成 25-（OH）D，促进新生儿的肠道发育及钙代谢中的作用。⑨具有抑制细菌作用和刺激黏液分泌，影响大肠黏膜上皮细胞对水和电解质的吸收，促进肠的运动。

2. 胆汁的组成 胆汁是等渗水溶液，其中水分占 75%。胆汁的主要固体成分是胆汁酸盐（1%~2%），其次是无机盐、黏蛋白、磷脂、胆色素、胆固醇等。胆汁中含有许多酶类，包括脂肪酶、磷脂酶、淀粉酶、磷酸酶。胆汁组成见表 13-5-2。肝胆汁和胆囊胆汁成分比较见表 13-5-3。

表 13-5-2　胆汁的组成

续表

成分	含量	胆汁/血浆比率
水	约95%	
电解质		
Na$^+$	141~165mmol/L	~1
K$^+$	2.7~6.7mmol/L	~1
Cl$^-$	77~117mmol/L	~1
HCO$_3^-$	12~55mmol/L	~1
Ca^{2+}	1.25~3.2mmol/L（2.5~6.4mEq/L）	~1
Mg^{2+}	0.75~1.5mmol/L（1.5~3mEq/L）	~1
SO$_4^{2-}$	2~2.5mmol/L（4~5mEq/L）	
PO$_4^{3-}$	1~2mEq/L	
有机阴离子		
胆汁酸	3~45mmol/L	>1
胆红素	1~2mmol/L	>1
胆固醇	97~310mg/dl	<1
磷脂酰胆碱	140~810mg/dl	<1
蛋白质	<10mg/ml	<1
白蛋白		<1
免疫球蛋白A（IgA）		>1
脱辅基转铁蛋白		>1
碱性磷酸酶		<1
酸性磷酸酶		<1
β-葡萄糖醛酸酶		<1
β-半乳糖苷酶		<1
5′-核苷酸酶		<1
PlgA 受体的 80kD		>1
多肽和氨基酸		
谷胱甘肽	3~5mmol/L	>1
氧化型谷胱甘肽	0~5mmol/L	>1

成分	含量	胆汁/血浆比率
半胱氨酰甘氨酸		>1
谷氨酸	0.8~2.5mmol/L	>1
天冬氨酸	0.4~1.1mmol/L	>1
甘氨酸	0.6~2.6mmol/L	>1
核苷酸		
腺苷三磷酸（ATP）	0.1~6μmol/L	
腺苷二磷酸（ADP）	0.1~5μmol/L	
腺苷单磷酸（AMP）	0.06~5μmol/L	
重金属		
Cu^{2+}	2.8mg/L	>1
Mn^{2+}	0.2mg/L	>1
Fe^{3+}	<1mg/L	>1
Zn^{2+}	0.2~0.3mg/L	>1
维生素		
核黄素	15~200μg/L	
叶酸	4~60μg/L	

表 13-5-3　两种胆汁的成分比较

	肝胆汁	胆囊胆汁
比重	1.009~1.013	1.026~1.032
pH	7.1~8.5	5.5~7.7
水	96~97	80~86
固体成分	3~4	14~20
无机盐	0.2~0.9	0.5~1.1
黏蛋白	0.1~0.9	1~4
胆汁酸盐	0.5~2	1.5~10
胆色素	0.05~0.17	0.2~1.5
总脂类	0.1~0.5	1.8~4.7
胆固醇	0.05~0.17	0.2~0.9
磷脂	0.05~0.08	0.2~0.5

（黄志华　舒赛男）

第六节　口服食物激发试验

导　读

口服食物激发试验，在临床实践中仍然是食物过敏不可或缺的诊断工具，能够确定或否定患者对某种食物存在过敏反应，且可以获得引起临床过敏反应症状所需的食物的最低量，还可以应用于食物过敏患者随访过程中以判定患者对食物的耐受情况。在临床研究中，其有助于更好地了解食物过敏的病理生理学和临床表现，并评估对食物过敏新免疫疗法的反应。口服食物激发试验过程中摄入任何一个剂量的试验食物后出现症状，则判断为阳性。未出现食物过敏，判断为阴性。不能完成试验，或者无法确定症状与摄入食物之间的关系，则判断为不确定。口服激发试验有一定风险，需要掌握适应证和禁忌证，在有经验专业人士指导下进行。

口服食物激发试验（oral food challenge，OFC）是指在医疗机构遵循一定流程以逐渐增加的剂量给予患者可疑过敏食物。在一定时间内，观察患者在给予该食物后出现的症状或生物学、免疫学指标变化，并做出结果判断的过程。

【概述】

1976 年，MAY 提出双盲安慰剂对照口服食物激发试验（double-blind placebo-controlled food challenge，DBPCFC），以后一直被誉为诊断食物过敏的"金标准"。通过研究，目前得到公认的口服激发试验有三种，即开放（open）、单盲（single-blind）和双盲安慰剂对照。OFC 主要用于三个目标：确认食物过敏的诊断，确定阈值剂量，并在可疑过敏的食物引入之前确定其可被耐受的剂量。最简单的方法是开放式食物激发试验，在这种情况下，医生、护理人员和儿童都知道所给食物。医生和患者均知道试验时摄入的食物种类，患者能够看到试验食物的形状，且能尝出其味道。容易实施，但易受偏倚因素如年龄、性格等的影响。在单盲食物激发试验中，只有医生知道提供的食物，家长或儿童不知道，以避免结果可能受到食物已知或尝过的（心理）事实的影响。用食物模拟、混合食物、食物蛋白提取物胶囊等方法将试验食物隐藏，进行 1~2 次试验，医生知道食物的种类，患者不清楚，且尝不出试验食物的味道，看不出试验食物的外观。此检测方法不能避免观察者偏倚。第三种是双盲安慰剂对照食物试验，用食物模拟、混合食物、食物蛋白提取物胶囊等方法将试验食物隐藏，分 2 次进行试验，分别含有试验食物和安慰剂。食物由第三方如营养师准备，医生、患者及患者家属均不知道试验过程中给予的是试验食物还是安慰剂。实施较难，但偏倚因素最小。目前的指南为 DBPCFC 的方法标准化提供了重要步骤，包括试验日期随机化、过敏原掩蔽、过敏原剂量定义、OFC 期间剂量步骤之间的间隔以及体征和症状评分。然而，DBPCFC 是耗时和昂贵的。DBPCFC 的成本大约是开放式食物过敏的 2 倍。很难以一致的方式解释主观和客观体征和症状的发生。虽然已经开发了多种评分系统，但仍然没有通用的评分系统，并且存在不同的方法来对 OFC 期间食物反应的存在和严重程度进行评分。DBPCFC 中，服用安慰剂后可能会出现症状，这也可能会使 OFC 结果的解释变得复杂。除此之外，先前的研究表明，80% 的病例在开放式食物试验期间出现不确定症状，随后在家中成功引入。因此，越来越多的开放性食物激发试验在临床应用。一般少见婴幼儿在心理或精神上对食物存在喜好，因此对于婴幼儿多选择开放性口服食物激发试验。学龄儿童及成年人若在开放性口服食物激发试验过程中出现主观、精神心理等症状，如口腔瘙痒、恶心、头晕、拒食等，与食物过敏不易区分，需再进行 DBPCFC 以去除主观因素干扰。

【原理】

食物过敏是指某种或几种食物进入人体后，机体对之致敏，食物再次进入时产生的异常免疫反应，导致机体生理功能的紊乱和/或组织损伤，进而引发消化系统、呼吸系统、皮肤及全身症状。消化后的食物抗原经消化道黏膜进入血液循环，由抗原呈递细胞呈递给 Th 细胞识别，Th 细胞发出刺激信号，并产生相关细胞因子激活 B 细胞产生特异性 IgE 抗体，IgE 抗体结合于肥大细胞和嗜碱性粒细胞表面，导致机体致敏。当机体再次接触相同食物抗原时就会与肥大细胞和嗜碱性粒细胞表面的 IgE 抗体结合,导致 IgE 抗体桥联,活化的细胞脱颗粒,释放组胺等活性物质,引发过敏反应。人体内众多细胞因子构成细胞因子网络,发挥复杂而精细的免疫调节功能。而 Th 细胞是免疫调节的核心细胞,其作用是通过细胞因子调节网络实现的。在白介素-4(interleukin 4,IL-4)的作用下,Th0 细胞可分化为 Th2 细胞。Th2 细胞主要产生 IL-4、IL-5、IL-6、IL-10 等细胞因子。Th2细胞因子刺激 B 淋巴细胞分化增殖,产生抗体,这其中就包括 IgE 抗体。Th0 细胞在 γ 干扰素(interferon γ,IFN-γ)的作用下分化为 Th1 细胞。Th1 细胞产生包括 IL-2、IFN-γ 等 Th1 细胞因子。Th1 细胞和 Th2 细胞通过细胞因子相互调节,Th1细胞因子可抑制 Th2 细胞反应,而 Th2 细胞因子可抑制 Th1 细胞反应。正常情况下机体可以通过这种调节使 Th1/Th2 反应处于平衡状态。而食物过敏的发生可能是这种平衡被打破的结果。OFC即是运用人体暴露于可疑食物引起症状这一原理,逐渐增加可疑食物,观察症状出现的情况,来进行诊断。

【适应证与禁忌证】

1. 适应证　①怀疑食物蛋白过敏,需要确定出现的症状是否与食物蛋白过敏有关;②评估再引入过敏食物的时机,确定机体能够耐受的量;③对于 IgE 介导和非 IgE 介导的食物蛋白过敏均有诊断意义。

2. 禁忌证　①1 周内出现过严重过敏反应;②生命体征不稳定;③哮喘未控制;④花粉症发作期;⑤湿疹/特应性皮炎、荨麻疹的急性发作期,或病情不稳定期;⑥2 周内曾接种疫苗;⑦中重度营养不良;⑧感染性疾病发病期间。

【术前准备】

由于进行口服 OFC 时患者在再次接触变应原时出现严重过敏反应的危险,因此之前应进行充分准备。

1. 患者准备　①需要严格回避要进行口服食物激发试验的食物以及包括该食物成分的食品至少 2~4 周;②确保患者所患过敏性疾病如哮喘、过敏性鼻炎、特应性皮炎、食物蛋白诱导的小肠结肠炎综合征等得到稳定控制;③需要关注的药物包括:抗组胺药物:一般二代抗组胺药物停用 5~7天;糖皮质激素:全身糖皮质激素停用 1~2 周;吸

入性或局部糖皮质激素一般不影响试验结果,而停用吸入性糖皮质激素有可能增加哮喘发作的风险;短效支气管扩张剂停用 1 天,长效支气管扩张剂停用 3 天。白三烯受体拮抗剂对试验影响不明显,可以不停用。在以下药物应用期间不能进行口服食物激发试验:奥玛珠单抗等新型抑制免疫反应的生物制剂、阿司匹林等非甾体抗炎药、血管紧张素转化酶抑制剂、抑酸药。

2. 医务人员准备　需要具有一定的口服OFC 经验,且受过专业严重过敏反应处理培训。详细了解患儿病史,可能致敏的食物种类以及食物过敏是属于 IgE 介导的还是非 IgE 介导的。

3. 试验场所　轻度中度非 IgE 介导的食物过敏患者,避食 2~4 周后可在家中进行口服食物激发试验(home challenge),重度非 IgE 介导的食物过敏以及 IgE 介导的食物过敏或无法区分者需要在有心肺监护设备、抢救设备、氧气、抢救药品的医疗机构进行 OFC。

4. 增量表　试验食物剂量增量表设置也是保障安全的一个非常重要的环节,因为部分患者会在暴露很小剂量时即出现食物过敏。试验食物摄入量从相当于含有约 3mg 蛋白质的食物量起步。

5. 药物准备　①肾上腺素(1∶1 000 注射液或肾上腺素笔):注射液可根据体重预抽提,即体重 <30kg 准备 0.15mg 注射液,体重 30~60kg 准备0.30mg 注射液,体重 >60kg 准备 0.50mg 注射液,也可以按照 0.01mg/kg 准备;②抗组胺药:盐酸西替利嗪滴剂、马来酸氯苯那敏(扑尔敏);③快速支气管舒张剂;④复苏需要使用的液体,如 0.9% 氯化钠溶液。

6. 知情同意书　OFC 的风险和益处应与患者和家长讨论,试验前需要获得家长书面知情同意。

【诊疗技术方法及记录】

1. 试验食物剂量设置　一般设定试验食物含食物蛋白成分的剂量逐渐递增,如含 3、10、30、100、300、1 000、3 000mg 食物蛋白,间隔时间不少于 20 分钟。观察患儿诱发食物过敏的最小食物剂量和未发生食物过敏时的最大食物剂量。食物剂量设置见表 13-6-1。

2. 材料　OFC 试验所涉及的材料应该具有详细备案,包括原料、来源、加工方式,以最大限度保持食物致敏性。

表 13-6-1 开放性激发试验的食物剂量设置推荐

目标食物	激发的食物	步骤	初始剂量	总剂量	时间
鸡蛋	煮鸡蛋黄	1	1g	15g（1 个蛋黄）	1-2-4-8-15g
	煮鸡蛋白	2	0.1g	2~4g	0.1-0.2-0.5-1-2g
		3	1g	16~32g（1 个鸡蛋）	1-2-4-8-16g
牛奶	鲜奶	1	0.05~0.1ml	15~30ml	0.1-1-2-4-8-15ml
		2	1~5ml	100~200ml	1-5-10-25-50-100ml
小麦	乌冬面	1	0.5g	15~30g	0.5-1-2-4-8-15g
		2	1g	50~100g	1-2-5-15-25-50g
鱼	煮或烤鱼		1g	30~60g	1-2-4-8-15-30g
大豆	豆腐		1g	50~100g	1-2-5-15-25-50g

3. 临床观察 在更换剂量前均应进行如下观察：①主诉症状：主诉口唇或皮肤瘙痒、咽部不适、眼睛不适、鼻塞、喷嚏、咳嗽、喘息、声音嘶哑、胸闷、腹痛、恶心、呕吐、腹泻、低血压、轻度头痛、右心绞痛、发绀、晕厥、行为改变、少动、眩晕、嗜睡或其他不适症状；②生命体征监测：血压、脉搏、呼吸、经皮血氧饱和度，持续监测至试验结束；③皮肤、黏膜：有抓痕、湿疹、荨麻疹、血管性水肿、特应性皮炎的患者需要在试验前后进行 SCORAD（scoring atopic dermatitis index）评分，以观察皮疹的变化；④呼吸系统查体：观察是否存在呼吸困难、喉鸣音、喘鸣音等；⑤腹部查体：观察是否存在压痛、肠鸣音活跃等；⑥心血管系统查体：观察血压、心率变化，心音是否低钝等。

观察时间：①未出现食物过敏、速发型食物过敏患儿住院观察时间不少于 2 小时；②出现食物过敏症状，但不是严重过敏反应者，住院观察时间延长至 4 小时；③严重过敏反应者住院观察时间至少 24 小时。

4. OFC 中止标准 ①如患者出现食物过敏，无论轻重，立即终止试验，并进行相应的治疗或急救；②患者不能耐受试验食物时，即使不是食物过敏也需要终止试验；③患者拒食试验食物时需制订个体化的口服食物激发试验方案、应急预案；④试验过程中患者出现发热等感染征象要终止试验。

【结果分析或特征性表现】

口服食物激发试验的观察时间和结果判断：

1. 观察时间 ①速发型食物过敏：摄入试验食物后 2 小时；②迟发型食物过敏：试验后 2 小时~4 周。

2. 结果判断

（1）阳性：①速发阳性：口服食物激发试验过程中摄入任何一个剂量的试验食物后在 2 小时内出现食物过敏，判断为速发阳性；②迟发阳性：口服食物激发试验结束后 2 小时内未出现食物过敏，可以离院回家继续观察 2 周，必要时可以观察 4 周，每日继续摄入试验食物，食物量为试验的最后一个剂量。如果在观察期内出现食物过敏，判断为迟发阳性。

（2）阴性：在观察期内未出现食物过敏，判断为阴性。

（3）无法确定结果：①患者在口服食物激发试验过程中或口服食物激发试验后的观察期内出现不能确定是否与食物过敏相关的症状，包括心理症状、精神症状、感染、其他疾病症状等；②不能完成应该摄入的剂量。

【注意事项】

1. 应根据患者的病史及过敏原检测结果选择可能致敏的食物。且食物的生熟、烹饪方法、相混合的食物可能会影响试验结果，因此需要进行试验前评估。

2. 试验前需要对患者进行详细的评估，预估严重过敏反应的风险，并准备抢救设备及药品。

【临床应用与评价】

在实践中，OFC 更常用于确定食物的耐受性，如果很可能出现阳性结果（或反应），则不太可能推荐使用 OFC。在临床研究中，即使预期阳性结果，也可以进行 OFC，以证明食物过敏的存在或确定反应性阈值。虽然 DBPCFC 是金标准,但通过改进的诊断测试和预测模型,疫苗接种者可以减少不必要的 OFC 数量,避免引发严重反应。标准的食物过敏评估包括评估临床病史、测量食物 sIgE 水平和皮肤点刺试验风团直径。不同人群和年龄患者的结果和测量结果不同,假阳性结果可能经常发生。认识到 OFC 的价值,结合过敏测试解释的理想模型将允许增加 OFC 的数量,而不会增加速发型反应程度或需要使用肾上腺素。

有研究认为,食物 sIgE 与血清总 IgE 的比值可能是 OFC 结局的有用预测指标。食物 sIgE/总血清 IgE 比值比单独使用食物 sIgE 可能更准确地预测 OFC 结果,但需要进一步探索。

血浆细胞因子谱也可提供预测价值。Health-Nuts 研究的数据比较了食物致敏和 OFC 证实的食物过敏婴儿与非致敏婴儿的血浆细胞因子谱。

与未致敏婴儿相比,花生和牛奶过敏婴儿的 IL-4、IL-13 和 IL-12 水平更高。与致敏(非过敏)和非致敏婴儿相比,食物过敏婴儿的 IL-10 和 IL-6 缺乏。因此,细胞因子档案可能有助于决定是否在致敏个体中形成 OFC。DNA 生物标志物,包括 DNA 甲基化,也可能在未来用于食物过敏的诊断。

总体而言,我们缺乏用于预测阳性 OFC 的体外和体内测试的可靠且统一的 cut-off 值。

【并发症及处理】

1. 最严重的并发症是出现严重过敏反应,或者食物蛋白诱导的小肠结肠炎综合征(急性型),处理可参考本书相应章节。

2. 其他并发症可以针对症状给予对症处理,如止泻、平喘等。

(李在玲)

第七节　微创技术

一、肝穿活检

> **导　读**
>
> 肝穿活检是肝脏穿刺活体组织检查术的简称,可以获取少量肝组织,在显微镜或电镜下直接观察肝细胞形态及病理改变,是肝脏疾病诊断和鉴别诊断的重要依据,也是评估肝脏炎症和纤维化的金标准。

【概述】

1883 年,Paul Ehrlich 在德国施行了世界首次经皮肝活检,但直到 1958 年 Menghini 报道一种更安全、更快的"一秒钟穿刺法"技术,肝穿活检才在临床实践中被广泛应用,经皮肝穿活检被证明是快速、安全和有效的肝组织取样的方法。尽管复杂的生化分析、先进的影像成像、基因突变分析等非侵入性技术应用于肝脏疾病的临床检测,但肝活检标本的组织学检查可提供其他方式无法提供的信息,因此在肝脏疾病的管理中仍有重要作用,可以帮助肝脏疾病诊断,疾病分期和评估预后以及协助制定治疗管理决策。

【原理】

肝脏穿刺活检(简称肝穿活检)通过穿刺获取肝脏组织标本进行病理检查,在光镜或电镜下观察肝脏组织、细胞形态和超微结构,和/或结合免疫组化染色、基因检测等手段,以确定病变类型、程度、帮助判断疾病预后,为肝脏疾病的诊断、预后评估及制订治疗方案提供依据。

【适应证与禁忌证】

1. **适应证**　①不明原因肝功能异常、肝硬化,以及需要明确有无纤维化或肝硬化的临床情况;②不明原因的肝大;③慢性乙型肝炎,评估患儿肝纤维化程度或炎症坏死程度,帮助选择抗病毒时间,评估和监测疗效,判断预后;④疑诊自身免疫性肝病,帮助诊断和制订治疗方案;⑤疑诊遗传代谢性肝病,帮助诊断和制订治疗方案;⑥酒精性肝病和非酒精性脂肪性肝病,帮助诊断及确定肝组织纤维化程度;⑦肝脏肿物性质不明;⑧肝脓肿排除恶性肿瘤;⑨肝移植术后肝脏状态的评估。⑩不明原因发热的评估。

2. **禁忌证**　①临床考虑肝血管瘤、肝多房棘球蚴病;②肝外梗阻性黄疸;③有明显出血倾向,或严重血小板减少、凝血功能障碍;④昏迷或其他疾病不配合者;⑤穿刺路径有感染病灶;⑥肝淀粉样变性、镰状细胞病。

【肝穿活检前准备】

1. 病史　详细询问相关病史,尤其血液系统疾病、心脑血管疾病等个人史和家族史。如近期使用抗凝和抗血小板药物,须停用。一般华法林至少停 5 天,低分子量肝素停 12~24 小时,抗血小板药物停 7~10 天,同时评估停药风险和利弊,决定重新安排活检时间还是相应处理,在即将活检前恢复正常出血时间实施活检。

2. 术前检查　穿刺活检前完善相关的实验室和影像学检查,前者包括血常规、肝肾功能、凝血功能、血气电解质、血型、输血前四项等,后者根据具体情况选择肝脏彩超、CT、磁共振成像(magnetic resonance imaging,MRI)等,来评估肝脏是否存在占位性病变,明确肝脏的解剖以及胆囊、肺和肾脏的相对位置。

3. 术前治疗　①术前血小板计数 $<50\times10^9/L$ 者,如无颈静脉肝穿活检术条件,建议使用升血小板药物或输注单采血小板,使其达到 $50\times10^9/L$ 以上。升血小板药物如阿伐曲泊帕、重组人血小板生成素、白介素-11 等。②国际标准化比值(international standardized ratio,INR)≥1.5 者,如无颈静脉肝穿活检的技术条件,建议积极纠正凝血功能异常,如使用维生素 K_1、输注凝血酶原复合物、人纤维蛋白原或冷沉淀。③血友病者输注凝血因子后需复查凝血功能。经上述处理后,如血小板计数≥$50\times10^9/L$ 且 INR<1.5,尽快行肝穿活检,活检后仍需注意监测并维持上述指标。

4. 术前谈话签字　术前必须与患儿监护人签署知情同意书,知情同意书中必须写明肝穿活检的必要性、潜在风险/并发症和替代治疗方案。潜在风险/并发症主要是出血、空腔脏器穿孔、气胸、血胸、血气胸、败血症和死亡,谈话时同时告知术后注意事项,争取更好的配合。

5. 麻醉类型　可采用全身麻醉或镇静减轻患儿焦虑和疼痛,增加肝穿的安全性。穿刺部位同时使用长效局部麻醉药。

【肝穿活检操作方法】

1. 肝穿方法分类　穿刺方法主要分为:①经皮肝穿刺活检(percutaneous liver biopsy,PLB):彩超或 CT 引导下通过皮肤直接将穿刺针插入肝实质进行活检,因穿刺针会穿破肝包膜,有发生腹腔内大出血的危险。目前肝穿活检术大多数在超声引导下进行,相对于盲穿,其可降低并发症风险。大多数患儿首选经皮肝穿刺活检,其创伤性小,风险低。②经颈静脉肝穿刺活检(transjugular liver biopsy,TJLB):通过介入手术的方法将特殊的活检针经颈静脉或股静脉插管到肝脏进行活检,理论上此活检方法可避免肝包膜破裂,减少出血风险,适用于术前凝血功能差或有大量腹水的患儿。③超声内镜引导下肝穿活检(endoscopic ultrasound-liver biopsy,EUS-LB):采用线阵扫描式超声内镜实时监测进针,可实时观察并有效避开血管及其他重要组织结构,由有经验的专科医师完成。④腹腔镜下肝穿活检:对于出血风险高、腹水较多而又无颈静脉肝穿刺活检技术条件时可考虑实施,优点为可对肝脏表面及大体形态进行评估,能提供更大的组织学标本,且可在直视下凝固肝表面穿刺点,减少术后出血风险;缺点是需要全麻,创伤较经皮肝穿刺活检大,且可能出现腹腔镜手术相关的风险和并发症。

2. 超声引导下经皮肝穿活检操作方法

(1)选择穿刺针:穿刺针可分为抽吸针、切割针和弹簧切割针,一般常规应用弹簧针。肝组织穿刺活检建议 16G 活检针,肝肿块穿刺活检建议 18G 活检针,管径较大的活检针进行活检后出血风险更大。

(2)体位:仰卧位或左侧卧位、身体右侧靠近床边,右手臂上抬弯曲置于枕后。

(3)消毒、麻醉:严格无菌操作,术者戴口罩、帽子及无菌手套,常规消毒穿刺局部皮肤,铺无菌孔巾,在肋骨上缘注射 2% 利多卡因逐层浸润麻醉穿刺点皮肤、肌肉和肝包膜。

(4)经皮穿刺:术者持穿刺针在超声引导下刺入肝实质,到达目标位置后击发。同轴穿刺技术:将活检针配套的同轴针穿刺到病灶的前沿,拔出同轴针芯,活检针通过同轴外鞘从不同方向进行多次活检,取材结束后在屏气状态下拔出同轴针。

(5)包扎:穿刺点消毒,无菌纱布覆盖并固定,多头腹带紧束肋部及上腹部加压包扎。

3. 经颈静脉肝穿活检操作方法

(1)选择穿刺针:18G 或 19G 穿刺活检针,经颈静脉活检套件,直径 0.035 英寸(1 英寸=2.54cm)导丝,9F 导管鞘。

（2）体位：仰卧位于血管造影台上，暴露颈部，头转向拟穿刺部位对侧。优先选择右颈内静脉穿刺，因该穿刺点可更直接进入上腔静脉、下腔静脉和肝静脉。

（3）消毒、麻醉：标准无菌操作技术，术者戴口罩、帽子及无菌手套，常规消毒穿刺局部皮肤，铺无菌孔巾，以2%利多卡因局部麻醉穿刺点。

（4）经颈静脉穿刺：术者予深静脉穿刺针插入颈静脉，顺穿刺针插入导丝，透视监视下操作导丝经导管鞘、上腔静脉、右心房、下腔静脉进入肝静脉，肝静脉造影确认肝静脉解剖和鞘头部位置，退出导丝，插入穿刺活检针，嘱患者屏住呼吸，将活检针快速插入肝实质1~2cm后迅速获取肝组织标本。如标本不足，则重复上述步骤。穿刺完毕后注入造影剂查看有无异常。术毕退出活检针及导管鞘。

（5）包扎：穿刺点消毒，压迫止血3分钟，包扎伤口，术后心电监护及血氧饱和度监测，并卧床4小时。

【肝组织标本病理检查】

1. 肝组织标本预处理与送检

（1）结合患者病史和临床需要可提前与病理科医师沟通并选择不同的标本处理方法。常规标本采用10%的中性甲醛固定，及时送检病理科。

（2）根据临床需要送检常规病理、电镜及免疫组化、基因检测等。在病理申请单上应详细介绍患儿病史、关键检验检查结果，确保病理科医师得到充分的临床信息，作出准确诊断。

（3）高危标本应特别标注，如病毒性肝炎、结核病、人类免疫缺陷病毒（human immunodeficiency virus，HIV）感染等。

2. 病理报告　肝穿活检病理报告应包括：①标本的长度及汇管区的数量，以便客观评估标本质量；理想的标本是肝组织条标本至少长1.5cm，包含至少6个完整的汇管区结构。②评估肝脏的组织结构。③系统地描述组织学异常及免疫组化、特殊染色结果。④尽可能给出明确的诊断，或根据组织学特征与临床情况的相关性，给出提示性诊断或排除性诊断。

【肝穿活检后一般处理】

1. 监护　术后绝对卧床休息，可根据患儿有无出血高危因素实施个体化监护。建议肝穿活检后腹带加压包扎，并予以心电监护；取右侧卧位压

迫穿刺点或用沙袋压迫穿刺点6~8小时，可能对止血有一定帮助，但大多数情况下无此必要。肝穿后第1小时每15分钟监测一次生命体征，随后2小时每30分钟监测一次，之后每1小时监测一次，直到活检后4小时。

2. 饮食　肝穿活检术后禁食4小时，可饮水，适当补液支持治疗。

3. 检验、检查　对于出血风险较大者，可考虑术后当天晚上、次日早晨复查血常规2次，动态观察血红蛋白变化，之后再根据情况复查血常规，必要时复查凝血功能、肝肾功能及电解质等，或使用床旁超声动态监测有无腹腔新发积液及其变化情况。

4. 药物使用　暂无高等级证据支持术后预防性使用抗生素。

5. 其他　对需要抗凝治疗的患儿，穿刺后如无出血证据，抗血小板药物可在肝穿活检后48~72小时重启，华法林可在肝穿活检后24小时重启。病情稳定后再出院，并在出院小结上嘱出院后避免剧烈活动或提举重物，如有头晕、乏力、脸色苍白、心跳加快、胸闷、腹胀、腹痛等不适，需及时到附近医院就诊。

【注意事项】

1. 术前要进行充分严格的评估，排除禁忌证，确保患儿肝穿活检术的安全性，术后严密监测，一旦出现并发症及时有效处理。

2. 根据肝脏病变特征及患儿病情，操作医生的经验和实践，选择合适的穿刺方法。

3. 因肝穿活检术后有迟发出血风险，建议住院观察1~2天。

4. 医患沟通与人文关怀，术前详细告知肝穿刺活检的目的、术中和术后潜在的风险及处理措施，取得家长和患儿的知情同意。

5. 临床医生和病理科医生要密切沟通，可更好地作出准确诊断，增加肝活检的价值。

【术后常见并发症及处理】

1. 局部疼痛　疼痛出现在右上腹或右肩部，通常为钝痛，程度较轻，吸气时加重，少有剧痛，通常不超过24小时，无需特殊处理，必要时给予止痛药。如出现中重度疼痛，或伴血流动力学不稳定，需进一步行实验室和影像学检查，以评估是否有出血或腹膜炎等其他并发症的证据。

2. 出血　通常发生在活检后3~4小时内，活

检后出现低血压、心动过速,特别伴有腹痛时,通常与出血有关。常见的出血类型:

（1）腹腔内出血:是肝活检最常见的严重并发症,可能是活检时肝包膜撕裂,或刺穿肝动脉或门静脉的分支。通过影像学检查发现腹膜腔内存在游离液体。但如果存在少量游离液体且无其他出血临床表现,可能没有临床意义,可密切监测生命体征、观察病情和腹部体征,动态检查血红蛋白及腹腔内游离液体变化。如有出血证据,可使用止血药(如止血敏、止血芳酸、氨基己酸等)和/或改善凝血功能(如凝血酶原复合物),并静脉补液,必要时输注红细胞、血小板、血浆等。如生命体征平稳,血流动力学稳定,无需进一步干预,可密切观察病情、生命体征及腹部体征,动态检查血红蛋白及腹水变化。如存在血流动力学不稳定,则腹腔内大出血可能性大,需及时开腹或腹腔镜手术探查,出血点消融,或血管造影肝动脉栓塞止血等处理。

（2）血肿:可发生在肝内或包膜下,小血肿通常无症状,较大血肿可导致疼痛、心动过速、低血压或迟发性血红蛋白下降。处理上通常保守治疗,很少需要栓塞止血或手术干预。

（3）胆道出血:是最少见的出血性并发症,通常表现为三联征——消化道出血、胆道疼痛和黄疸。胆道出血严重程度不一,可以是隐匿性出血,保守治疗好转,也可以是危及生命的出血,需要血管造影栓塞或手术治疗。

3. 消化道穿孔 发生率很低,但是后果严重,一般为穿刺过程中损伤胃肠道所致,表现为腹痛及腹膜炎体征,可急查床旁 B 超,腹部立位 X 线片或 CT。穿孔较小者可内科治疗,给予胃肠减压、抗感染等,如内科保守治疗失败,需外科手术处理。

4. 胆汁性腹膜炎 出现在肝外胆管机械性梗阻的患者中,或可能胆囊穿孔所致。表现为复发腹痛并有腹膜刺激征,通过活检针抽吸到胆汁,还可能伴有发热,白细胞增多、肠梗阻和血流动力学不稳定,可进行 CT 扫查。治疗包括静脉输液、抗感染治疗,如临床恶化,需要外科干预。

5. 气胸、血胸或血气胸 由于穿刺点过高或者患者深吸气时穿入胸腔所致。患者可表现为胸闷、呼吸困难,经肺部体格检查及查胸部 X 线片、胸腔积液 B 超可明确。多于轻度闭合性气胸、血胸或血气胸,患者肺压缩程度小且无明显呼吸困难,无需特殊治疗,可自行吸收。对于严重气胸、血胸或血气胸,患者肺部压缩范围较大且有明显呼吸困难,应行胸腔闭式引流。发现气胸、血胸或血气胸需要请胸外科会诊处理。

6. 穿刺点感染 少见,考虑为消毒或无菌操作不规范造成,表现为穿刺点皮肤红、肿、热、痛,可使用抗生素。

7. 血管迷走反射 肝穿活检过程中可能会刺激到迷走神经而诱发血管迷走反射,主要表现为心率下降、血压下降,严重者可因反射性冠脉痉挛造成心肌缺血、心律失常,甚至出现心搏骤停,需积极处理。临床上可使用阿托品静脉注射以对抗迷走神经兴奋。

8. 肿瘤针道种植转移 可通过外科手术或放疗处理。

（余金丹 楼金玕）

二、空肠置管术

导 读

一根"小小"空肠营养管,解决喂养困难"大问题"。当营养不良患儿不能耐受胃内喂养时,可考虑经鼻放置营养管至十二指肠或空肠内,以进行肠内营养。本文通过详细介绍空肠置管术的操作原理、适应证和禁忌证、术前准备、手术方法、操作流程及注意事项、术后护理及并发症处理,让大家能理解及掌握这项实用的技术。

【概述】

空肠置管术是将空肠营养管的头端放置于空肠内,以实施肠内营养。根据临床需要,有时候将导管头端放置于十二指肠内进行喂养,与空肠喂养一起统称为幽门后喂养。

【原理】

空肠喂养的放置途径和装置的类型取决于预计的空肠喂养持续时间,鼻空肠管一般放置不超过 1 个月;经内镜或外科胃空肠造瘘术或空肠造口术则适合更长时间的使用;置管的方法取决于当地医疗机构的经验和可用的协作科室(即介入放射学、外科和内镜)、是否有预存的胃造口以及是否需要胃减压。经鼻空肠置管术放置的方法有床边置管、内镜辅助置管、X线或超声辅助置管。本文主要叙述床边经鼻空肠置管和内镜辅助置管。

【适应证和禁忌证】

对于需要肠内营养,但不能耐受口服或胃内喂养的患者,可考虑行空肠置管术进行管饲。

1. 适应证

（1）胃出口梗阻。

（2）危重儿童胃喂养失败时可考虑幽门后喂养。

（3）胃造口喂养失败的儿童假性肠梗阻。

（4）有误吸风险(如神经功能障碍)的严重胃食管反流。

（5）不能耐受口服或胃内喂养的急性胰腺炎。

2. 禁忌证

（1）绝对禁忌证:麻痹性肠梗阻、机械性肠梗阻、肠穿孔和坏死性小肠结肠炎。

（2）相对禁忌证:早产儿、肠动力障碍、中毒性巨结肠、腹膜炎、胃肠道出血、高输出量肠瘘、顽固性腹泻、免疫功能低下。

【术前准备】

1. 术前评估由科室讨论或多学科团队讨论,评估决定患儿是否需要进行空肠置管、有无空肠置管术的禁忌证以及空肠置管术的方法。

2. 知情告知　操作前向患者及家属充分说明病情、诊疗方案、预后及操作可能出现的并发症,置管失败后可替代的治疗方案。取得患者或家属同意后,签署《空肠置管术同意书》。

3. 操作前准备

（1）术前检查:建议完善上消化道造影以排除消化道梗阻,胃镜了解有无上消化道病变往往也是必要的。若采用内镜辅助置管,术前需完善血常规和血型、凝血功能、胸部X线片、心电图等。

（2）器材准备:空肠营养管,导丝,注射器,生理盐水,内镜辅助置管术需准备内镜、异物钳或活检钳。

（3）术前禁食:根据患者年龄及进食食物类型决定禁食时间,术前禁食6~10小时。

（4）医务人员准备:床边经鼻空肠置管术由有经验的护士操作,内镜下辅助置管术由内镜医师操作。行置管术的操作者需"六步洗手法"洗手、戴口罩、帽子、手套、穿隔离衣或手术衣。

【手术方法】

1. 床边经鼻空肠置管术是指在床边将导管经鼻置入患者胃内,尽量使导管头端接近幽门或过幽门,利用胃肠蠕动使空肠营养管头端进入十二指肠或空肠内,术后8~12小时内,借助X线确定导管位置在空肠内。该方法安全、有效,且简单易行,特别适用于危重患者或不适合内镜操作或手术的患者。其缺点是难以将导管头端直接置入空肠内,不能达到立即空肠喂养的目的。

2. 内镜辅助置管术是在内镜直视下将空肠营养管的头端放置于十二指肠内或空肠内的方法,用于辅助经鼻空肠管的放置和经胃造瘘口空肠管的放置。内镜辅助置管术增加了患者的痛苦及费用,有一定的内镜操作风险及麻醉风险,故经鼻空肠置管一般先采用床边置管,若不成功,再考虑内镜辅助置管。

【操作流程】

1. 患者体位　床边经鼻空肠管置管时患者一般采用平卧位,导管进入胃内后变为右侧卧位。内镜辅助置管时患者一般左侧卧位。

2. 麻醉　床边经鼻空肠置管术无需麻醉,内镜辅助置管术需全身麻醉。

3. 置管步骤

（1）床边经鼻空肠管置管术:①先量长度、做标记:测量患者胸骨剑突至鼻尖或至耳垂的距离,并在空肠管上做一记号,然后再在记号后15cm和20cm处各做一记号;②患者平卧位,将带有导丝的空肠管润滑后经鼻孔插入胃内,抽胃液证实管在胃内;③患者变为右侧卧位,握住导管并保持轻柔的推进力,导管在通过幽门时有一定阻力,通过后稍有落空感,置入至第二个标记;④向导管内注入20~30ml生理盐水以利于导丝的退出,拔导丝,最后固定空肠管。

（2）内镜辅助置管术:①内镜进入十二指肠降段,排除上消化道梗阻、溃疡、出血等病变。②经鼻插入空肠管于胃内,内镜引导下用异物钳将空肠营养管头端拖拽入十二指肠屈氏韧带远端的空肠内,拔出导丝。但在儿童,由于肠腔细小,很难直接将管置于空肠内,有时候只能将管尽量置入十二指肠降部深处。③退镜时空肠管容易随内镜一起退出,故退镜时操作者需继续使用异物钳将管保持于十二指肠内。④当内镜退至胃内时,松开异物钳,助手将空肠管再置入5~10cm,内镜直视下确定营养管头端不会反折入胃内。退镜过程中助手固定空肠管防止退出,最后固定导管。有研究显示经鼻内镜辅助置管有较大的成功率,但限于年龄较大的儿童。若是经胃造瘘口置入空肠管,则空肠管从胃造瘘口置入胃内后,进胃镜,用活检钳或异物钳将空肠管拖拽入空肠。

4. **确定导管位置** 经鼻空肠置管术后,右侧卧位有利于导管进入空肠,8~12 小时内行腹部 X 线片,确定空肠管头端位于十二指肠屈氏韧带附近或更远处的小肠(图 13-7-1)。采用内镜辅助置管的,次日也需完善腹部 X 线片以确定导管位置。

【术中注意事项】

1. 空肠营养管头端通过幽门、拔出导丝后,如继续置管有阻力或反折,可边置管边向导管注入生理盐水,以保证导管头端伸直并顺利通过十二指肠生理弯曲处。

2. 采用床边经鼻空肠置管术时,为保证导管能顺利通过幽门或狭窄的吻合口,导管置入胃内后患者宜采取右侧卧位,此时导管头端容易朝向幽门。

3. 导管一旦通过幽门后应及时拔出导丝,以免导丝回撤困难。

4. 导丝拔出有阻力时,可向导管内注入生理盐水。

5. 对于年龄较小的婴幼儿,可使用活检钳替代异物钳,以拖拽较细的空肠管。若导管头端无法钳夹,可先在距导管头端 0.5~1cm 处绑 1 根线供牵拉。

【术后护理及喂养】

一般术后 24 小时内可开始喂养,鼻空肠喂养需采用持续管饲,初期将营养液 24 小时匀速泵入,不同年龄可以采用的输注速度和最大量可参照表 13-7-1,因为间歇持续喂养更符合生理,故患儿适应后可调整输注方式,比如夜间采取最大速

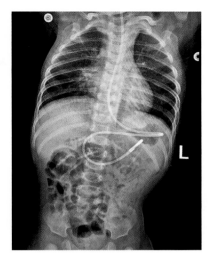

图 13-7-1 置管后行腹部 X 线片确定导管头端位于十二指肠屈氏韧带远端

率的持续输注,白天间歇持续输注。每次输注前后用 10~20ml 无菌水或生理盐水冲洗营养管以免管道发生堵塞。

【并发症及处理】

并发症分为四大类:机械性并发症,如堵塞或管道移位;胃肠道并发症,例如呕吐、腹痛、腹泻;感染性并发症,例如吸入性肺炎、管腔感染;代谢性并发症,如再喂养综合征、高血糖等。胃肠道并发症是最常见的,通过调整营养液成分、食物温度、输注速度和对患者进行有效监管,可以减少相关的并发症。

1. **消化道出血、穿孔** 操作过程应动作轻柔,术后密切监测临床症状、腹部体征,必要时完善腹部超声或腹部 X 线片等检查,如出现肠穿孔,及时外科处理。

2. **反流、误吸** 部分患者进行鼻空肠管管饲时仍有反流症状,甚至出现误吸、吸入性肺炎,可通过调整营养液输注速度减少反流的发生。

3. **腹泻** 部分患者在鼻空肠管管饲后出现腹泻,可通过调整肠内营养制剂及营养液输注速度来改善。

表 13-7-1 输注速率

年龄	初始速率	速率的增加	可耐受的速率
早产儿	0.5~2ml/(kg·h)	0.2~1ml/kg 每 8h	4~8ml/(kg·h)
婴儿	1~2ml/(kg·h)	1~2ml/kg 每 2~8h	5~6ml/(kg·h)
1~6 岁	1ml/(kg·h)	1ml/kg 每 2~8h	1~5ml/(kg·h)
≥7 岁	25ml/(kg·h)	25ml/kg 每 2~8h	100~150ml/h

4. 导管堵塞、移位或脱管　每次管饲后用无菌水或生理盐水冲洗营养管以免管道发生堵塞，加强护理，避免年龄较小的婴幼儿拔管。如发生导管移位应及时就诊。

（耿岚岚　李慧雯）

三、胃造瘘术

导　读

内镜微创手术轻松解决"复杂"的胃造瘘术。当营养不良患儿需长期进行肠内营养时，可考虑经皮内镜胃造瘘术放置胃造瘘管。本文通过详细介绍此微创手术的操作原理、适应证和禁忌证、术前准备、手术方法、操作流程及注意事项、术后护理及并发症处理，让大家能理解及掌握这项技术。

【概述】

经皮内镜胃造瘘术（percutaneous endoscopic gastrostomy，PEG）是在内镜引导下经皮穿刺放置胃造瘘管的微创手术，创伤小，术后护理简便。预计肠内营养的时间会超过 2~3 个月时，可考虑行 PEG。目前报道的有生后 7 天或体重 2.3kg 的患儿成功行 PEG 术的案例。

【原理】

经皮内镜胃造瘘术是在内镜引导下放置胃造瘘管的微创手术，有时候需要在腹腔镜辅助或超声辅助下进行。

【适应证和禁忌证】

1. 适应证

（1）优化营养状况和生长发育。

（2）预防营养不良（如化疗、放疗、移植）。

（3）维持水电解质平衡。

（4）支持不愉快的饮食（如代谢性疾病、全肠内营养）。

（5）缓解胃淤滞。

（6）改善服药依从性。

（7）保证安全的喂养途径及防止误吸。

（8）改善儿童和照护者的生活质量。

2. 禁忌证

（1）绝对禁忌证：

1）不可纠正的凝血障碍：如国际标准化比值（international standardized ratio，INR）>1.5，部分凝血活酶时间（partial thromboplastin time，PTT）>50 秒。

2）血小板计数 <50×10^9/L。

3）明确的合并增大的器官如肝脏或扩张的结肠。

4）明确的腹膜炎。

（2）禁忌证：

1）腹部严重粘连或解剖结构异常。

2）中量或大量腹水、严重低蛋白血症。

3）胃活动性溃疡。

4）凝血功能异常或行抗凝治疗的患者，若血小板计数下降，需升至 50×10^9/L 以上，皮下注射肝素的患者需停药 6 小时以上。

5）1 周内行脑室腹腔引流术的患者。

6）腹膜透析患者。

【术前准备】

1. 术前评估及谈话

（1）患者是否适合 PEG 应由多学科团队作决定，内容包括评估患者是否有适应证和禁忌证、能否耐受手术、是否适合麻醉及麻醉方式。操作由有经验的专科医师完成。

（2）向患者及家属充分告知病情、治疗方案及预后，手术可能存在的风险及替代方案等，并签署《经皮内镜胃造瘘术知情同意书》和《麻醉同意书》。

2. 术前检查

（1）消化道造影：排除上消化道畸形或梗阻。

（2）超声检查定位：明确穿刺部位的腹壁及腹腔内有无炎症、肠粘连或肿大的内脏器官。

（3）其他术前常规检查：血常规和血型、凝血功能、胸部 X 线片、心电图等。

3. 术前禁食　根据患者年龄及进食食物类型决定禁食时间，术前禁食 6~10 小时。

4. 选择造瘘管　根据患者年龄、体重选择适合的胃造瘘管，避免造瘘管内固定盘片无法通过咽喉部或食管入口。通常用法式直径（Fr）代表造瘘管型号，1Fr 导管直径≈0.33mm，常用的造瘘管型号从 12Fr 到 24Fr。部分厂家用 CH 作为导管直径单位，1CH≈1Fr。此外，不同型号造瘘管的长度及内固定底盘直径也不同（图 13-7-2）。更换胃造瘘管时可选用气囊型胃造瘘管或纽扣式胃造瘘管，当通过阀门向气囊注水时，需注意不同型号的造瘘管注水量不同（参考表 13-7-2）。

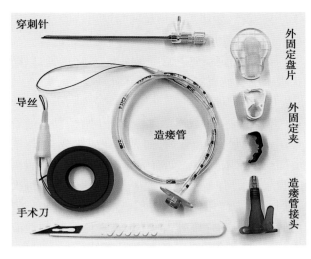

图 13-7-2　PEG 器械

表 13-7-2　各型号气囊型胃造瘘管注水量

尺寸	推荐充注量	最大充注量
12Fr	3ml	5ml
14Fr	5ml	10ml
16Fr	5ml	10ml
18Fr	5ml	10ml
20Fr	5ml	10ml
24Fr	5ml	10ml

【手术方法】

目前内科主要使用的有提拉法和推入法两种置管方法,具体方法如下:

1. **提拉法**　内镜经口腔进入胃腔,利用内镜光源确定腹壁穿刺点,用手术刀切 5mm 左右切口,穿刺针经切口穿刺入胃,导丝通过穿刺针套管送入胃腔,牵引导丝和内镜一起退出,体外将导丝与 PEG 管导丝连接,自腹壁侧牵拉导丝,将 PEG 管经食管、胃、腹壁穿刺点牵拉出体外,直至造瘘管内固定盘片紧贴胃前壁。采用提拉法置管时,造瘘管需通过咽喉部,可能将口腔细菌带到造瘘部位,切口感染风险增加。此外,对于患有咽喉部肿瘤、食管癌的患者,有肿瘤种植的风险。

2. **推入法和一步气囊胃造口术**　内镜直视下确定穿刺点,穿刺点两旁 1~2cm 处分别作为胃壁固定穿刺部位,刺入胃壁固定器,缝线固定胃壁与腹壁,穿刺针经穿刺点刺入胃腔,导丝经穿刺针套管送入胃腔,在导丝引导下插入气囊型胃造瘘管至胃腔。更换胃造瘘管时,拔出旧造瘘管后,经造瘘口插入气囊型或纽扣式造瘘管,向气囊注水,

再用外固定装置固定造瘘管。

【操作流程】

1. **体位**　仰卧位。

2. **麻醉方式**　婴幼儿及儿童多采用气管插管全身麻醉。

3. **其他**　操作前检查内镜设备及造瘘管装置是否完好。

4. **手术者准备**　行穿刺术的手术者需"六步洗手法"洗手、戴口罩、帽子、手套、穿手术衣,并消毒铺巾。另一位手术者操作内镜,并辅助完成置管术。

5. **置管步骤**　①麻醉前核对患者信息、手术部位、手术方式,麻醉师进行全身麻醉。②患者摆好体位,暴露胸腹部,消毒铺巾。检查是否有松动牙齿,放置牙垫入口腔。③确定穿刺点:穿刺区域一般选择脐部、剑突、左锁骨中线与肋缘交界的三角内,若有脏器增大比如肝脾大则须避开。内镜一般不进入十二指肠,内镜进入胃内,向胃内注气,使胃腔充盈、胃前壁贴近腹壁,内镜朝向胃体中下部胃前壁,将三角区域内腹壁透光最亮处作为穿刺点,术者用手指模拟穿刺方向按压腹壁,进一步确定穿刺点,在皮肤处作标记。④用手术刀切开穿刺点皮肤约 5mm。内镜直视下将穿刺针经切口穿刺入胃,退出针芯,导丝经穿刺针套管送入胃腔,钳夹导丝与内镜同时退出口腔。将导丝与造瘘管末端导丝连接,采用提拉法,将 PEG 管经食管、胃、腹壁穿刺点提拉出体外,内镜直视下确定造瘘管内固定盘片紧贴胃前壁。剪去造瘘管末端并连接接头,用外固定装置固定造瘘管,皮肤切口消毒并覆盖无菌纱布(图 13-7-3)。

6. **换管**　有内固定盘片的,如果需要更换为球囊型造瘘管或纽扣式造瘘管,或者拔管,需要全身麻醉下经胃镜取出造瘘管。一般在首次 PEG 后至少 2 个月,这时稳定的瘘道已形成(图 13-7-4)。

【术中注意事项】

1. 为避免食管撕裂或组织挫伤,在造瘘管表面需涂抹润滑剂(如石蜡油),必要时可修剪内固定盘片边缘。牵拉至咽喉部如阻力较大时,让助手使用气管插管钳调整内固定底盘角度,手术者感觉阻力减小后,再牵拉导丝使内固定盘片进入食管。

2. 穿刺前,内镜需向胃腔充分注气,使胃腔充盈、胃前壁紧贴腹壁。如腹壁不透光时,内镜直

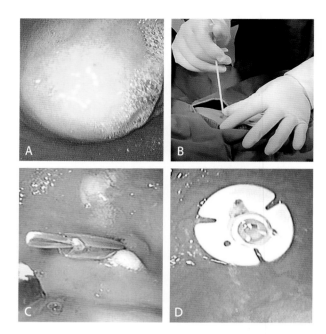

图 13-7-3　牵拉法置管关键步骤
A. 内镜直视下确定穿刺点；B、C. 内镜直视下穿刺针穿刺入胃腔，退出针芯，导丝经穿刺针套管送入胃腔，钳夹导丝与胃镜同时退出；D. 内镜直视下确定胃造瘘管内固定盘片紧贴胃前壁

视下先用注射器边穿刺边抽气，如抽到气体同时见注射器针尖入胃，表明穿刺点位置、穿刺方向正确；如抽到气体但内镜见不到注射器针尖，表明穿刺入小肠或结肠等空腔脏器；如抽到血液，表明可能穿刺入内脏；如无法确定穿刺点，应终止手术。

3. 使用提拉法置管时，若内固定盘片直径大

于牙垫直径，牙垫需与导丝同时退出口腔，内固定盘片进入食管后，再放置牙垫，内镜重新进镜。

4. 外固定装置与腹壁固定时不宜过紧，以防止腹壁皮肤或胃黏膜缺血性坏死。

【术后护理】

1. **管饲**　一般术后 24 小时开始经胃造瘘管管饲，先少量、间断管饲，如无呕吐或渗液，可逐渐增加至正常喂养量。如有喂养不耐受（呕吐、腹泻或腹胀等），可减量、或间歇喂养、持续管饲。每次管饲前后均应用无菌水冲管，避免导管堵塞。管饲药物前需充分碾碎溶解，此外避免管饲酸性液体，尤其是茶和果汁。管饲时及管饲后 1 小时内，保持半坐卧位，避免反流。

2. **造瘘口护理**　术后 24 小时应消毒换药，并观察切口有无感染。在瘘道形成前，需在空腹或抽空胃内容物后进行换药。每天消毒换药 1~2 次，旋转造瘘管 1~2 次，直至瘘道形成。切口愈合后可以洗浴，每 2~3 天换药 1 次。换药具体步骤如下：

（1）"六步法"洗手，戴手套。

（2）松开外固定装置，记录外固定装置在造瘘管上对应的刻度，松开固定夹，取下外固定装置，观察切口有无红肿、渗液等。

（3）清洁伤口、旋管，清洗外固定装置。为防止粘连，先将造瘘管向胃腔推入 1~3cm，再向外牵拉至感受到内固定盘片阻力，最后旋转造瘘管。术后 24 小时可开始旋管，每次同方向旋转 180°或 360°，每天 1~2 次，直至瘘道形成。

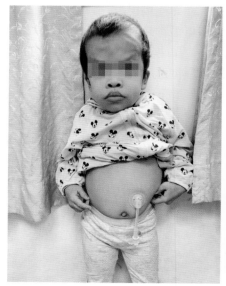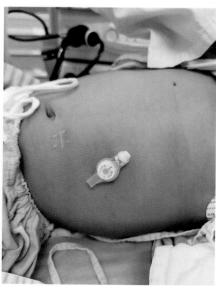

图 13-7-4　气囊型胃造瘘管和纽扣式胃造瘘管

（4）固定外固定装置。参考换药前的固定位置（刻度），重新固定外固定装置。

（5）若手术后早期伤口有渗液，无菌纱布用剪刀剪呈 Y 字形开口，垫至外固定装置下，胶布固定。

3. 气囊型和纽扣式胃造瘘管护理 每周定时抽空气囊 1 次，再重新注水 3~10ml。

【术后随访】

术后定期随访，开始每月 1 次，若无明显并发症，可每 3 个月随访 1 次，如发生切口感染、误吸、造瘘管漏液、移位或断管等并发症，应及时复诊处理。

【并发症及处理】

根据并发症的严重程度，可分为严重并发症和轻微并发症。

1. 严重并发症 主要有胃穿孔、胃结肠瘘、内瘘道裂开、腹膜炎、围手术期吸入性肺炎、皮下脓肿、出血、胃出口梗阻、蜂窝织炎、坏死性筋膜炎、大量气腹、包埋综合征等。

2. 轻微并发症 主要有导管阻塞、导管移位、导管老化、外漏、计划外移除、一过性胃瘫、胃壁溃疡、肉芽组织增生、局部感染等。

3. 并发症处理

（1）内脏器官损伤、穿孔：术前超声检查定位，减少穿刺引起内脏器官损伤及穿孔的风险。术中发现内脏器官损伤或穿孔，立即停止操作转外科手术。肠穿孔的诊断往往较困难，由于穿刺针穿透肠管的伤口小，术中可能无肠穿孔表现，待管饲后才出现明显的症状及体征。此外，造瘘可能引起短暂的气腹，限制了 X 线片在疑似内脏穿孔诊断中的应用。故术后应密切监测腹部体征，采用透视、超声甚至计算机断层扫描检查，必要时外科探查，以及时诊断及治疗。

（2）出血：造瘘通道出血或胃动脉、脾或肠系膜静脉损伤出血（表现为腹膜后大量出血）和腹直肌鞘血肿均有报道。故术前应评估凝血功能，超声检查定位，穿刺时避免损伤内脏器官。出血时先采用局部按压止血，效果不明显时需考虑内镜或外科探查及止血治疗。若血流动力学不稳定，应立即液体复苏、输血治疗。

（3）切口感染：放置造瘘管应确保无菌操作，术前 2 小时预防性使用抗生素（静脉给药），可降低术后感染的风险。当外固定片与腹壁间隙过大

时，易出现消化液及喂养液外漏，引起切口感染。故术后应密切观察，及时消毒换药，并覆盖无菌纱布以保持切口干燥。如切口皮肤红肿伴脓性分泌物，可完善脓液细菌培养及药敏试验，使用抗生素（外用药、口服或静脉给药等）治疗。

（4）吸入性肺炎：对于长期卧床的神经系统疾病患者，经胃造瘘管管饲，仍有发生胃食管反流、吸入性肺炎的可能。预防方法包括喂养时采用半坐卧位，减少喂养量或持续喂养。对于有明显误吸风险的患者，可考虑采用经胃造瘘空肠管喂养，但导管移位及脱管的风险增加。

（5）造瘘管断管：术后加强护理，避免折管、摩擦等引起断管。断管后先内镜下取出残留的内固定盘片，可顺便更换为气囊型或纽扣式胃造瘘管。

（耿岚岚　李慧雯）

四、内镜下逆行胰胆管造影技术

导　读

随着儿童内镜下逆行胰胆管造影技术（ERCP）的开展，临床应用的微创性、有效性和安全性，确定了内镜在处理胆胰疾病的地位，提高了对小儿胆胰疾病的认识，尤其是慢性胰腺炎、先天性胆胰管梗阻性疾病。儿童 ERCP 成为维护胆管、胰管通畅性的首选诊疗措施。

【概述】

我国儿童内镜下逆行胰胆管造影技术（endoscopic retrograde cholangiopancreatography，ERCP）的开展源于成人 ERCP 技术的蓬勃发展，21 世纪初，儿科医师在成人 ERCP 医师协助下，将 ERCP 技术应用于小儿慢性胰腺炎治疗，并逐步应用于胆胰合流异常、胰腺分裂等先天性胆胰管梗阻性疾病的治疗，其安全性和有效性逐步得到认可。ERCP 是消化内镜领域发展起来的一项具有里程碑意义的内镜技术，它重新定义了内、外科在处理胆胰疾病的地位。

【原理】

ERCP 是一种综合使用内镜及 X 线影像进行胆胰疾病诊断及治疗的技术。一般使用十二指肠

镜由口进入,到达十二指肠乳头,利用切开刀或造影导管等完成插管,进入胰胆管,应用合适的造影剂造影,并经 X 线透视显影,评估胰胆管情况,选择合适的治疗方案,以维护胰胆管的通畅性及完整性。

【适应证与禁忌证】

欧洲胃肠内镜学会(European Society for Gastrointestinal Endoscopy,ESGE)和欧洲儿科胃肠病学、肝脏病学和营养学会(European Society Pediatric Gastroenterology,Hepatology and Nutrition,ESPGHAN)对儿童 ERCP 诊治指南的适应证和禁忌证:

1. 适应证

(1)诊断:不建议单独使用诊断性 ERCP,但磁共振胰胆管成像(magnetic resonance cholangiopancreatography,MRCP)无阳性发现而临床考虑以下疾病,可用 ERCP 诊断:新生儿和婴幼儿胆汁淤积;胆总管囊肿;原发性硬化性胆管炎(细胞学检查);胆胰汇合畸形;胰腺分裂。

(2)治疗:>1 岁儿童,MRCP 提示以下的胆胰疾病:胆总管结石;胆漏(术后/创伤后);胆道良性狭窄;慢性胰腺炎;复发性急性胰腺炎;胰腺分裂;胰管损伤(术后/创伤后);胰腺假性囊肿。

2. 禁忌证

(1)同内镜检查的禁忌证。

(2)非结石嵌顿性急性胰腺炎。

【术前准备】

1. 注意对放射性敏感器官(甲状腺、乳房、性腺和眼睛)进行保护,同时根据体表面积大小调整暴露面积。

2. 操作人员要求 ESPGHAN 建议操作者需要完成 200 例 ERCP,或者儿科胃肠病学者与经验丰富的 ERCP 内镜医生组合。

3. 镜子要求 7.5mm 十二指肠镜用于体重 <10kg 的儿童,钳道 4.2mm 的十二指肠镜用于 >10kg 儿童。

4. 麻醉评估 气管插管是首选,但对于 12~17 岁的青少年,也可以考虑采用深度/意识镇静。

5. 术前药物 >14 岁儿童,推荐术前使用非甾体抗炎药(nonsteroidal antiinflammatory drugs,NSAID)预防 ERCP 后胰腺炎;儿童不常规预防性应用抗生素,除非有明确感染,或使用免疫抑制剂患儿。

6. 知情同意 实施 ERCP 操作前,术者或者主要助手应与患儿或家属沟通,告知其操作的适应证、目的、替代方案、可能存在的风险,详细告知 ERCP 术后可能出现的并发症。

【诊疗技术方法及记录】

1. ERCP 主要技术方法 根据不同的治疗目的,ERCP 常见的技术方法分为以下几类:

(1)切开:主要目的为器械通过创造条件,包括 Oddi 括约肌切开术、胆道括约肌切开术以及胰管括约肌切开术。

(2)扩张:十二指肠乳头扩张目的为器械通过或者取石创造条件;胆管/胰管扩张术目的是解除胆管/胰管狭窄或相对狭窄,保持胆胰管的通畅性。

(3)取石:根据结石的大小、位置、硬度、数目等,选择不同的取石方式,包括胆管取石术、胆管碎石取石术以及胰管取石术。

(4)支架、管道置入及引流:目的是保持胰胆管通畅性,包括胆管支架置入术、胰管支架置入术、经鼻胆管引流术、经鼻胰管引流术。

(5)支架取出:作为支架置入的后续措施,包括胆管支架取出术,胰管支架取出术。

(6)其他:困难插管时,可行十二指肠乳头括约肌预切开术、十二指肠乳头括约肌针状刀开窗术;胰腺分裂症的治疗时,可行副乳头插管术、副乳头括约肌切开术。

2. 诊疗报告书写 包括是否到达目的腔道,以及在插管时所应用的器械,还包括术中出现的异常情况、操作的主要目的、操作后的预期结果、术后可能存在的并发症以及应对建议。操作过程的图片在条件允许的情况下应按照相关规定存档管理。

【ERCP 操作】

1. 慢性胰腺炎 ERCP 操作 胰头段主胰管狭窄,以后段主胰管节段性狭窄并扩张,予柱状水囊主胰管狭窄段扩张至6mm,取石球囊清理主胰管,取出少量蛋白石,留置 7F-9cm 单猪尾胰管支架两根于主胰管(图 13-7-5)。

2. 胆胰合流异常 ERCP 操作 胰管部分显影,未见明显扩张,胆管与胰管提前汇合,距十二指肠乳头约 3cm,汇入点及以下段狭窄,以上段肝外胆管及左侧肝内胆管一级分支扩张,予扩张胆胰管汇合点至 4mm,予取石球囊反复清理胆管,取出泥沙样结石,留置一根 7F-5cm 胆管支架及一根 7F-5cm 单猪尾胰管支架于肝外胆管(图 13-7-6)。

3. 胰腺分裂操作 切开刀插入主乳头,数次调整切开刀方向并造影,胰管始终未显影,行经内镜下胰管括约肌切开术(endoscopic sphincterotomy,EPS)小切开,留置 5F-5cm 单猪尾胰管支架于肝外胆管,后找到副乳头,切开刀插入副乳头,背侧胰管与腹侧胰管无交通,导丝超选进入背侧胰管体尾段后行 EPS,见蛋白石流出,留置 5F-5cm 单猪尾胰管支架于背侧胰管体尾段。(图 13-7-7)

【注意事项】

1. 严格掌握 ERCP 的适应证和禁忌证。

2. 充分重视 ERCP 的操作相关危险因素,操作中应注意避免:胰管中注入过多造影剂;5 次以上或插管时间延长(超过 5~10 分钟);完整未行切开的乳头括约肌进行大球囊扩张;使用单纯电切模式;不必要的乳头括约肌切开术,尤其是出血高危患儿;存在食管胃底静脉曲张者放置鼻胆管。

3. 术前凝血功能 有效时间不宜超过 72 小时,指标异常应予以纠正。长期抗凝治疗的患者,如服用阿司匹林、NSAID、活血中药、抗抑郁药物等,应停药 5~7 天;服用其他抗血小板凝聚药物,应停药 7~10 天。

4. 术后注意观察是否存在操作相关并发症。

【临床应用与评价】

ERCP 具侵袭性,存在操作后风险,且有辐射,因此不推荐 ERCP 仅用于诊断,目前仅在诊断困难时选用,ERCP 主要应用于儿童胆胰疾病的治疗。

1. 慢性胰腺炎(chronic pancreatitis,CP)

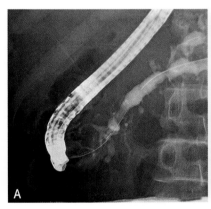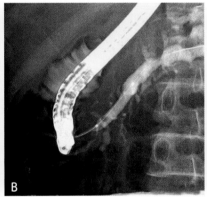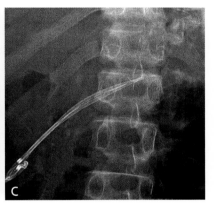

图 13-7-5 慢性胰腺炎 ERCP 操作

A. 胰头段主胰管狭窄,以后段主胰管节段性狭窄并扩张;B. 柱状水囊扩张狭窄;C. 留置 7F-9cm 单猪尾胰管支架两根

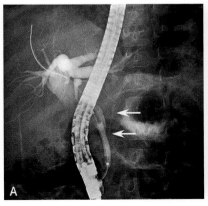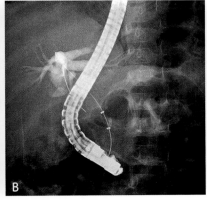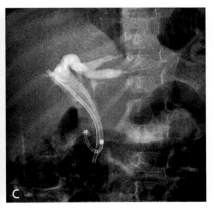

图 13-7-6 胆胰合流异常 ERCP 操作

A. 柱状水囊扩张胆胰管汇合点;B. 取石球囊胆管内取石;C. 留置一根 7F-5cm 胆管支架及一根 7F-5cm 单猪尾胰管支架于肝外胆管

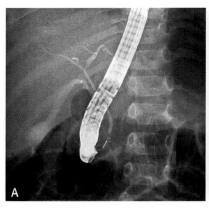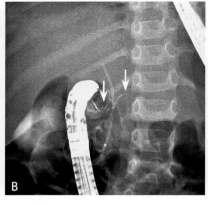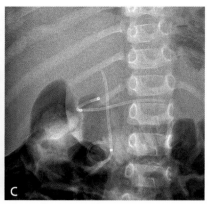

图 13-7-7 胰腺分裂 ERCP 操作

A. 胆管及胆囊显影,胰管始终未显影;B. 副乳头造影,背侧胰管显影;C. 留置 5F-5cm 单猪尾胰管支架于肝外胆管,留置 5F-5cm 单猪尾胰管支架于背侧胰管

ESGE 建议 ERCP 是 8 岁以上 CP 的一线治疗方法。操作指征是胰管狭窄和胰管结石。通过胰管括约肌切开、胰管扩张,胰管支架置入、取石,达到解除胰管狭窄,改善胰液的引流,降低胰腺内压力,有效地减轻疼痛,延缓内外分泌功能的损害。

2. 胰腺分裂症(pancreas divisum,PD) ERCP 是诊断胰腺分裂的金标准,需要进行主、副乳头分别插管造影。操作指征是反复发作急性胰腺炎而内科保守治疗无效以及 PD 合并慢性胰腺炎有临床症状者。内镜治疗 PD 的方法主要是副乳头切开、背侧胰管支架置入或两者联合应用。

3. 胆胰合流异常(pancreaticobiliary malj-unction) 操作指征是梗阻性黄疸、或蛋白石,或急性或复发性胆源性胰腺炎。治疗方法主要是乳头括约肌切开术/乳头括约肌球囊扩张术、取石和胆管支架内引流/鼻胆管引流。

4. 胰腺假性囊肿 早期的假性囊肿有自行吸收的可能,如果囊肿持续存在(超过 6 周)、直径 >5cm、伴有临床症状(如腹痛、胃流出道梗阻等)或出现并发症(如感染、出血、破裂等)时需进行临床处理。内镜下引流胰腺假性囊肿的成功率可达 85%。

5. 胰管破裂与胰漏 一旦怀疑或确诊胰管破裂,应首先考虑 ERCP。内镜下经乳头胰管引流是优先考虑的治疗方式,引流管应尽量越过破裂区域,将断裂的胰管或胰腺组织"架桥"连接起来,以促使破口的愈合及胰管狭窄的扩张。

【并发症及处理】

1. ERCP 术后胰腺炎(post-ERCP pancreatitis,

PEP) PEP 是指 ERCP 术后发生血清淀粉酶或脂肪酶高于正常上限 3 倍以及发生腹痛等一系列临床症状,是 ERCP 操作最常见的并发症。儿童 PEP 发生率高于成人,但严重程度低于成人。识别 PEP 危险因素、早诊断和早治疗是降低 PEP 发生率和病死率的重要手段。PEP 发生后的处理原则同急性胰腺炎,NSAID 以及胰管支架置入对于成人 PEP 有预防作用,对儿童 PEP 预防作用未得到证实。

2. 出血 是内镜下括约肌切开术的并发症之一,操作中发现的出血可在乳头周围的黏膜下注射肾上腺素、电凝止血、氩离子凝固术、局部球囊压迫或金属夹夹闭;内镜下难以控制的出血可采用血管介入止血治疗或外科手术治疗。

3. 穿孔 包括操作内镜镜身引起的管腔穿孔;括约肌切开超过了胆管或胰管壁内部分而引起腹膜后瘘;导丝胆管外穿刺或支架移位。穿孔一旦发生应迅速处理,否则将会引起脓毒症和多器官衰竭,对于迟发型穿孔(ERCP 术后 6 小时以上)且无明显腹部体征及炎症反应的患者,可予内科保守治疗;对于十二指肠壁穿孔,可直接行内镜下闭合。导丝引起的穿孔较小,一般可自行修复,无需外科手术干预,可放置鼻胆引流管对胆汁进行引流;对于金属及塑料支架移位发生穿孔的患者,无明显腹膜炎征象时可行内镜下支架移除及金属夹封闭术,若出现腹膜炎及腹膜后积液者应及时行外科手术。

4. 感染 正确的 ERCP 操作技术能够减少术后急性胆管炎的发生;预防应用抗生素(特

殊患者,如肝移植);预防胆管支架堵塞(更换支架);十二指肠镜高标准严格消毒等可预防或减少感染。

(邓朝晖)

五、经口内镜食管括约肌切开术

> **导　读**
>
> 经口内镜食管括约肌切开术(POEM)通过在食管黏膜下层建立一条隧道,将食管下括约肌(LES)全层切开,可最大程度上缓解LES压力,同时通过封闭保存完整的隧道黏膜起到良好的防止穿孔的作用。目前,POEM是一种相对安全、有效的内镜下微创治疗贲门失弛缓症(AC)方法。

经口内镜食管括约肌切开术(peroral endoscopic myotomy,POEM)是2009年由日本专家发明,通过内镜在食管中下段黏膜下层建立一条隧道,将食管下括约肌(lower esophageal sphincter,LES)全层切开,可最大程度上缓解LES压力,同时通过封闭保存完整的隧道黏膜起到良好的防止穿孔的作用。2010年发表报道应用POEM治疗成人贲门失弛缓症(achalasia cardia,AC),证实了该技术创伤小,并且短期疗效满意;同年引入我国,目前已经成为治疗成人AC的首选,但在儿童中的应用仍在探讨中。

【适应证】

1. 绝对适应证　无严重粘连的AC、胃功能性排空障碍和巨大憩室。

2. 相对适应证　弥漫性食管痉挛、胡桃夹食管等食管动力性疾病,内镜下球囊扩张(pneumatic dilation,PD)、POEM或Heller术治疗AC术后失败者,部分食管黏膜下粘连AC。

【禁忌证】

合并严重凝血功能障碍、严重心肺疾病、一般状态差等无法耐受手术者。

【术前准备】

1. 患者准备

(1)术前了解病史,掌握好适应证;详细告知患者及家属POEM的获益及风险,完善麻醉评估,签署相关知情同意书。

(2)常规进行血常规、出凝血时间、心电图、胸部CT等术前检查。

(3)术前禁食禁水:术前禁食24~48小时,禁水6小时,食管潴留明显者,手术前日可行胃肠减压抽空胃及食管内容物。

(4)术前胃镜使用无菌水反复冲洗胃及食管管腔。

2. 器械准备　胃镜、CO_2气泵、高频电外科系统、黏膜注射针、金属夹、内镜透明帽、内镜切开刀、配制黏膜下注射液(生理盐水+肾上腺素+亚甲蓝)。

【操作方法】

手术主要步骤:明确黏膜下注射(开口)位置;食管黏膜层切开;分离黏膜下层,建立"隧道";肌切开;金属夹关闭黏膜层切口(图13-7-8、图13-7-9)。

1. 体位选择　合适的体位是保证术中视野清晰的前提,也可降低手术操作难度。结合食管的解剖结构,选择食管近后壁建立黏膜下隧道相对安全,因右后壁靠近脊柱,外周重要血管脏器少,术中受心脏搏动影响较小。常用的体位包括左侧卧位、仰卧位和仰卧右肩抬高位。①左侧卧位:该体位是内镜操作更习惯和熟悉的体位;②仰卧位:该体位有利于手术操作,但患者颈部扭转角度大,且该体位右后壁为最低点,易聚集液体于此影响手术操作;③仰卧右肩抬高位:提高患者舒适度,头颈部仅需进行小幅度的扭转;降低手术操作难度,器械通过自然松弛状态下的内镜进入食管后,即处于食管近后壁,无须调整方向;提供清晰的手术视野,管腔内液体常聚集于最低点,该体位避免了食管右后壁成为最低点。

2. 隧道长度的选择　分为标准隧道和短隧道。需根据芝加哥分型及Ling分型,选择相应的隧道,建议芝加哥Ⅲ型及LingⅡc、Ⅲ型选择短隧道。儿童的特点在于长度需根据患儿食管长度相应调整,个体化确定隧道开口位置及长度。隧道末端应超过胃食管结合部。

3. 隧道开口　不同术者根据隧道建立位置不同,常选择不同类型的切开方式,原则上需便于内镜出入隧道。多采用三种方式:①纵开口;②横开口;③倒T形开口:先横切开黏膜,再于横切口中央纵行切开。多推荐倒T形开口,其具有切口短,隧道口较宽,内镜易进入隧道,有利于隧道内气水排出等优点。

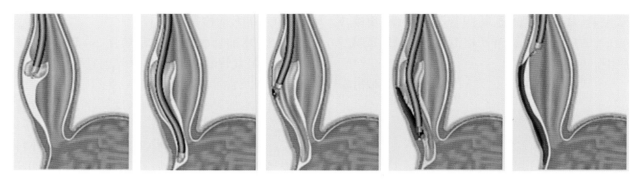

图 13-7-8　POEM 手术步骤示意图

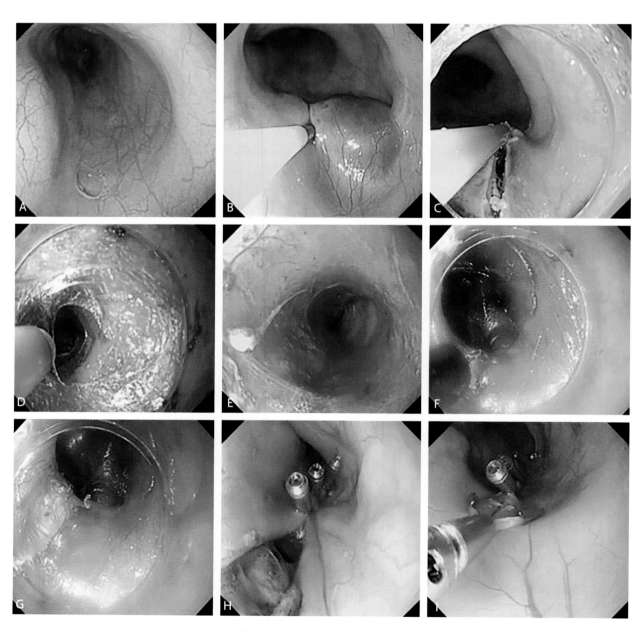

图 13-7-9　POEM 内镜操作图

A. 内镜下观察食管情况并选择开口位置；B. 于选择的隧道开口位置黏膜下注射液体；C. 采用电刀将黏膜切开为隧道开口；D. 隧道内采用电刀分离黏膜下层；E. 已分离的隧道；F. 电刀行肌层切开；G. 环形肌切开后；H、I. 钛夹封闭隧道口

4. 建立黏膜下隧道 ①黏膜下注射液体，保证食管黏膜充分抬举，又不影响内镜操作视野，后行隧道口切开。②分离黏膜下层：内镜进入隧道口后，黏膜下继续注射液体，分离黏膜层与固有肌层，需明确判断视野两侧的结构，将电刀靠近固有肌层侧电切，保护黏膜层，隧道宽度需保证内镜在隧道内的自由度，又防止过多损伤黏膜下层导致的术后愈合困难。③判断隧道已过食管胃结合部：可初步根据进镜深度判断；当进镜通过狭窄段后阻力突然减小，视野开阔，提示通过；将内镜退出隧道进入胃底观察，当隧道已过食管胃交界部，胃底黏膜苍白或呈淡蓝色；④隧道内出血及处理：隧道腔内发现出血立即停止电切，注水确认出血点，电凝止血。

5. 肌切开 肌切开方式主要包括：①环形肌切开：仅切开环形肌层，保留纵行肌；②全层肌切开：完全切断环形肌及纵行肌，仅保留外膜，该方法易损伤壁外血管脏器，气胸发生率高；③眼睛式切开；④环形肌切开+球囊塑形；⑤渐进式全层肌切开：先切开一个小口，挑起环形肌逐渐向肛侧切开，按部分环形肌—切开环形肌全层—切开纵行肌（尽可能保留外膜）的步骤进行。

6. 封闭隧道入口 从隧道开口肛侧至口侧依次放置金属夹。

【术后处理】

1. 术后禁食禁水，建议1周后复查上消化道造影未见渗出或瘘，则从流质开始逐渐过渡到日常饮食。

2. 静脉抑酸使用质子泵抑制剂。

3. 预防性广谱抗生素。

4. 补液及营养支持。

5. 术后常规复查胸部X线片，警惕气胸及纵隔气肿等情况。

【并发症及其处理】

1. 黏膜损伤 成人黏膜破损发生率为2.85%~4.8%，穿孔发生率为0.2%~0.7%。完成隧道内肌切开及充分止血后，使用金属夹封闭损伤创面。

2. 气体相关并发症 包括皮下气肿、气胸、纵隔积气及气腹等，术中使用CO_2气体可有效减少严重气体相关并发症。①轻度皮下气肿一般无需特殊处理；②大量气肿、纵隔气肿，血氧饱和度持续减低者，需紧急联系心胸外科行胸腔闭式引流术；③气腹：腹胀明显时可穿刺排气，一般选择腹部较高部位，局部皮肤消毒，用10ml注射器抽3~5ml生理盐水，穿刺前拔出注射器芯，穿刺排气。

3. 迟发性出血 严重出血应立即行内镜下止血治疗。可拔除隧道入口的金属夹，内镜进入隧道冲洗清理隧道腔，同时电凝止血，止血成功后再次夹闭隧道入口。

4. 感染 主要报道肺部感染、隧道内感染和纵隔感染。应仔细评估感染的具体部位、严重程度，合理选用抗生素，必要时加强引流。

5. 胃食管反流病 处理包括口服抑酸剂及促动力药，严重者可选择内镜下贲门缩窄术。

POEM操作需要术者较高的内镜及附件精细控制能力，应具有丰富内镜治疗的经验，如内镜下黏膜下层剥离术（endoscopic submucosal dissection，ESD）、内镜下黏膜切除术（endoscopic mucosal resection，EMR），且熟练掌握止血、气胸、气腹等并发症的紧急处理技巧。同时，需麻醉医生和助手密切、熟练的配合。而预防并发症，除提高手术技能外，围手术期管理也至关重要。

（刘海峰 汪星）

六、内镜下逆行阑尾炎治疗术

导 读

内镜下逆行阑尾炎治疗术（ERAT）是刘冰熔教授在国际上首次提出的一种阑尾炎微创治疗方案，用于治疗成人非复杂性阑尾炎，后逐渐推广到儿童阑尾炎的治疗。ERAT具有诊断价值，治疗时在内镜下观察阑尾口有无充血水肿、脓液溢出；另外，通过内镜下对阑尾管腔插管、冲洗、取石和放置支架引流来解决阑尾梗阻问题，从而起到治疗作用。随着技术的不断发展，ERAT已经有很大的进步，为阑尾炎患儿提供更优的治疗选择方案。

急性阑尾炎是常见的儿童外科急症，占住院人数的1%~2%；多由阑尾腔阻塞引起，大约1/2的病例存在阑尾腔阻塞。目前，阑尾切除术仍是标准的阑尾炎治疗手段，但有时会引起切口感染、腹腔感染、肠粘连、肠梗阻、阑尾残端炎等并发症，并存在15%~30%的阴性阑尾切除（切除正常阑尾)的风险。研究表明阑尾不是多余和无用的器官,它有丰富的淋巴组织,在调节免疫和肠道微生物组成方面起着重要作用,且阑尾切除术后增加了结直肠癌、胆结石、心血管疾病、慢性肾脏病和终末期肾病的发病风险。越来越多的国际和国内学者倾向于保留阑尾,且更多的研究表明单独使用抗生素可能是治疗阑尾炎的有效方法。但抗生素治疗阑尾炎复发率高,一项系统综述显示抗生素治疗儿童急性非复杂性阑尾炎的初始治疗成功率从 62% 到 92% 不等,阑尾结石的存在与抗生素治疗失败和复发可能存在很大的关联性。

【内镜下逆行阑尾炎治疗术发展历程】

2012 年,刘冰熔教授在国际上首次提出了一种新的治疗方法,即内镜下逆行阑尾炎治疗术(endoscopic retrograde appendicitis therapy,ERAT),用于治疗成人非复杂性阑尾炎,后逐渐推广到儿童阑尾炎的治疗。ERAT 应运而生,可以在保留阑尾的前提下治疗阑尾炎,为阑尾炎的治疗提供新的选择。ERAT 通过内镜下对阑尾腔插管、冲洗、取石和放置支架引流来解决阑尾腔梗阻问题,从而起到治疗的作用;并且具有诊断价值,可在内镜下观察阑尾口有无充血水肿、脓液溢出;还可通过造影显示阑尾形态,了解梗阻是否完全解除等。一项多中心的回顾性研究显示 ERAT 治疗成人急性非复杂性阑尾的治愈率达 97%,插管成功率为 93%,复发率为 7%。考虑到放射线对儿童生长发育可能引起不良的影响,以及传统 ERAT 对手术间要求较高,笔者单位对其进行了改良,用超声替代了 X 线监测阑尾腔造影及支架位置情况,形成了超声引导下内镜下逆行阑尾治疗术,即改良式内镜下逆行阑尾炎治疗术(modified endoscopic retrograde appendicitis therapy,mERAT)用于儿童非复杂性阑尾炎的治疗,其治疗成功率为 97.99%,复发率为 7.19%。

【适应证与禁忌证】

1. 适应证

(1)年龄 6 个月以上或体重 8kg 以上,可耐受结肠镜检查的患儿。

(2)根据临床症状、体征、实验室检查及影像学检查综合判断拟诊为阑尾炎。

(3)伴有穿孔、腹腔脓肿的复杂性阑尾炎患儿,经外科医师会诊,不宜行急诊手术治疗,或需行腹腔外引流(创伤较大),可选择行内镜下逆行

阑尾炎治疗术,对于治疗阑尾炎患儿益处更大。

(4)排除急性胆囊炎、胰腺炎、尿路结石等急腹症。

2. 禁忌证

(1)年龄 6 个月以下或体重 8kg 以下,或其他因素无法耐受结肠镜检查的患儿。

(2)经与外科切除阑尾手术比较,内镜下逆行阑尾炎治疗术无法让患儿获益。

(3)无法排除急性胆囊炎、胰腺炎、尿路结石等急腹症的患儿。

【术前准备】

1. 术前评估　患儿入院后,根据临床症状、腹部体征,以及辅助检查结果,明确诊断阑尾炎,具有 ERAT 治疗的适应证,排除禁忌证。辅助检查结果包括血尿粪常规、肝肾功能、凝血功能、胸部 X 线片、心电图、腹部超声、腹部 CT 等,腹部超声评估阑尾外径、壁厚、腔内粪石情况。

2. 术前用药　对于考虑存在阑尾细菌感染的患儿,可术前静脉给予抗生素抗感染,包括广谱抗生素或抗厌氧菌抗生素。

3. 肠道准备　可参照《麻醉状态下儿童择期结肠镜检查肠道准备专家共识》,以最后一次大便为清水样或淡黄水样为合格。

4. 设备及器械准备　治疗前检查并确认设备运行正常、器械包装完好,设备包括:内镜主机、结肠镜(钳道≥3.2mm)、超声主机、超声探头、心电监护仪、急救箱,器械包括:一次性括约肌切开刀、斑马导丝、取石球囊、取石网篮、一次性使用塑料支架(外径 7~8.5Fr,长度 5~9cm 均应预备)、活检钳、异物钳等,见图 13-7-10。

5. 镇静及麻醉　为减轻患儿痛苦以及更好地配合肠镜操作,可用盐酸右美托咪定注射液滴鼻镇静(表 13-7-3),30 分钟后进行结肠镜检查。条件允许并获得家长同意的情况下,可以选择全身麻醉。

表 13-7-3　盐酸右美托咪定滴注射液滴鼻参考剂量表

体重/kg	总量/ml	单侧鼻腔用量/ml
5	0.08~0.10	0.04~0.05
6	0.10~0.12	0.05~0.06
7	0.12~0.14	0.06~0.07
8	0.12~0.16	0.06~0.08

续表

体重/kg	总量/ml	单侧鼻腔用量/ml
9	0.14~0.18	0.07~0.09
10	0.16~0.20	0.08~0.10
11	0.20~0.32	0.10~0.16
12	0.30~0.36	0.15~0.18
13	0.34~0.38	0.17~0.19
14	0.36~0.42	0.18~0.21
15	0.38~0.44	0.19~0.22
16	0.40~0.48	0.20~0.24
17	0.42~0.50	0.21~0.25
18	0.46~0.54	0.23~0.27
19	0.48~0.56	0.24~0.28
20	0.50~0.60	0.25~0.30
25	0.64~0.74	0.32~0.37
30	0.74~0.90	0.37~0.45
35	0.90~1.00	0.45~0.50
40	1.00~1.20	0.50~0.60

注：盐酸右美托咪定注射液浓度为1ml：100μg。

【操作流程】

1. 结肠镜进镜　结肠镜头端带透明帽，循腔进镜。如采取超声引导，在进镜过程中，避免注气，以免干扰超声判断肠腔情况。进镜时以结肠镜前端透明帽拨开结肠皱襞前行，遇到肠腔走行方向观察不清时，可以少量多次注水，观察清楚后及时吸引，清理肠腔内的空气，可以减少患儿不适。

2. 阑尾腔插管　结肠镜循腔进入盲肠，以透明帽推开阑尾瓣，在超声辅助下，沿阑尾腔走行方向，置入斑马导丝（图 13-7-11）。使用导丝导管技术沿斑马导丝置入一次性括约肌切开刀（图 13-7-11），完成阑尾腔插管，超声协助判断括约肌切开刀抵达阑尾盲端。在切开刀进入阑尾腔的过程中可以一边通过切开刀用 10ml 注射器向阑尾腔注入灭菌注射用水，一边推进切开刀。

3. 超声造影　治疗过程中，通过括约肌切开刀注入水溶性造影剂（主要成分为六氟化硫微泡），在超声实时监视下，观察阑尾腔内部情况，了解有无充盈缺损，有无造影剂外漏，以判断阑尾腔内粪石数量、所处部位、外径大小、致密程度、是否引起穿孔等。根据超声了解的情况，调整切开刀

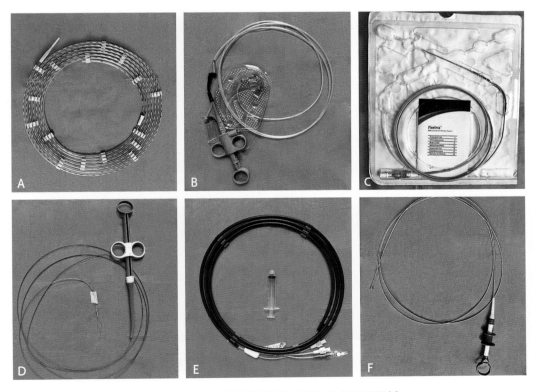

图 13-7-10　内镜下逆行阑尾炎治疗术所需器械
A. 斑马导丝；B. 一次性括约肌切开刀；C. 塑料支架及输送系统；D. 取石网篮；E. 取石球囊；F. 异物钳

的位置,以便进行冲洗。

4. 阑尾腔冲洗 弓刀扩张阑尾腔,以 10ml 注射器注入灭菌注射用水冲洗阑尾腔,观察粪渣、粪石和脓液冲洗出阑尾腔的情况,直至冲洗液转为清亮。对于一些难以冲洗出的粪石,可在超声引导下,通过取石网篮或取石球囊取出(图 13-7-11)。超声造影评估粪石、脓液以及腔内粪渣是否冲洗完全,造影剂有无外渗。

5. 阑尾支架置入 根据术中所见,对阑尾腔内脓液较多、阑尾口肿胀明显或者管腔严重狭窄者,可置入支架进行持续引流。当阑尾口流出的冲洗液转清亮,并由超声确认阑尾腔内清理完全后,沿导丝退出括约肌切开刀,交换导丝时注意保持导丝位置不变,经导丝引导,置入一次性塑料支

架(图 13-7-11)。支架置入过程中,超声可实时评估阑尾支架所处位置,尽量避免支架尾端抵住阑尾盲端,以免持续加压情况下出现阑尾穿孔、支架穿透阑尾壁进入腹腔。如超声提示阑尾支架尾端抵住阑尾壁,可用异物钳钳取支架尾端,向升结肠内后退,超声监视下,支架尾端距离阑尾壁 1~2cm 为佳。

6. 复查 术后密切观察患儿腹痛缓解、体温变化,及时复查了解血感染指标变化情况,并于第 1 天、第 2 天、第 3 天、第 5 天、第 7 天、第 14 天,按时复查腹部超声,了解阑尾外径、壁厚、腔内有无残留粪石、支架位置有无变化等情况。如病情稳定,可于术后 2~3 天安排出院,向患儿家长交代注意事项,按时门诊复查。对于术后 2 周支架未

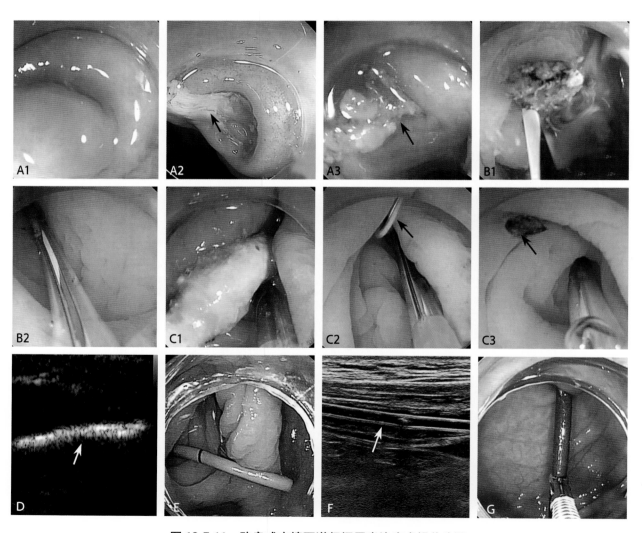

图 13-7-11　改良式内镜下逆行阑尾炎治疗术操作步骤

A. 结肠镜下阑尾口情况:A1. 阑尾口充血水肿;A2. 阑尾口可见脓液溢出;A3. 阑尾口可见粪渣溢出。B. 通过导丝导管技术插入十二指肠乳头切开刀:B1. 斑马导丝;B2. 十二指肠切开刀。C. 对阑尾腔进行冲洗:C1. 粪石;C2. 寄生虫;C3. 食物种子。D. 超声造影显示阑尾腔冲洗干净。E. 置入支架。F. 超声确认支架位置。G. 取出支架

排出的患儿,如阑尾情况恢复理想,可以安排经结肠镜以异物钳拔除阑尾支架(图13-7-11)。

【展望】

内镜下逆行阑尾炎治疗术的优势,在于能够通过对阑尾腔进行冲洗,进而解除阑尾梗阻,且保留了阑尾的正常生理功能。但该技术存在为取阑尾支架而需再次行结肠镜的可能。随着该技术的推广,其适应证也在不断地扩大,目前已有文献报道用于阑尾周围脓肿治疗和阑尾切除。

此外,超声引导ERAT技术仍存在一些不足,如在应用中发现内镜无法直视下观察阑尾腔内及黏膜病变情况,且阑尾较大粪石取出困难,后期仍需手术治疗。Spyglass即数字化胆道子镜直视系统,外径3.3mm,通常用于内镜下逆行胰胆管造影技术(endoscopic retrograde cholangiopancreatogy,ERCP)胆道结石的治疗及胆道狭窄的鉴别诊断。受Spyglass技术在胰胆管疾病成功应用的启发,Kong等于2021年将该技术成功应用于14例成人急性非复杂性阑尾炎的ERAT治疗,研究表明,使用Spyglass用于阑尾腔内成像质量良好,安全性高,平均手术时间为(37.8±22)分钟,术后所有患者腹痛即刻缓解,术后平均住院时间(1.9±0.7)天,术后随访2~24个月无复发。在此,我们首次创新提出Spyglass技术在儿童超声引导内镜逆行阑尾炎治疗术中的应用。改良式内镜下逆行阑尾炎治疗术,可以与胆道子镜技术结合,通过内镜钳道,将子镜送达阑尾内口,子镜进入阑尾腔内,全方位无死角查看阑尾腔内情况,并以直视的方式取出粪石,解除阑尾腔梗阻,有效治疗阑尾炎。期待进一步增加临床实践,为患儿提供更优的治疗选择。

(曾令超 江逊)

参考文献

[1] 许春娣.儿科消化内镜诊疗技术[M].北京:人民卫生出版社,2017.

[2] 中华医学会消化内镜学分会儿科协作组.中国儿童胃镜结肠镜检查规范操作专家共识[J].中华消化内镜杂志,2019,36(1):6-9.

[3] 于中麟.消化内镜诊断金标准与操作手册[M].北京:人民军医出版社,2009.

[4] 黄瑛,耿岚岚,楼金玕,等.麻醉状态下儿童择期结肠镜检查肠道准备专家共识[J].中国循证儿科杂志,2021,16(2):81-87.

[5] 陈李华.单人法大肠镜检查操作心得[J].中国消化内镜,2007,1(11):45-46.

[6] 毛高平,宁守斌,左秀丽.小肠疾病内镜诊治[M].北京:人民卫生出版社,2021.

[7] 中华医学会儿科学分会消化学组.儿童小肠镜临床应用管理专家共识[J].中国当代儿科杂志,2022,24(10):1069-1077.

[8] 罗艳红,游洁玉,刘莉,等.单气囊小肠镜在小肠出血患儿中的临床应用[J].中国当代儿科杂志,2013,15(7):546-549.

[9] 王玉环,黄瑛.小肠镜检查技术在儿童小肠病变中的诊断及治疗价值[J].中国实用儿科杂志,2018,33(11):858-862.

[10] 中华医学会消化内镜学分会.中国胶囊内镜临床应用指南[J].中国消化内镜杂志,2014,34(10):549-558.

[11] 国家消化系统疾病临床医学研究中心(上海),国家消化内镜质控中心,中华医学会消化内镜学分会胶囊内镜协作组,等.中国小肠胶囊内镜临床应用指南[J].中华消化杂志,2021,8(41):509-513.

[12] 冯玉灵,刘海峰.胶囊内镜在儿童消化道疾病中的诊断价值[J].中国实用儿科杂志,2018,33(11):862-865.

[13] 金震东,李兆申.消化超声内镜学[M].北京:科学出版社,2017:40-49.

[14] 诸琦,久保光彦.超声内镜手册[M].北京:人民卫生出版社,2020:1-40.

[15] 中华医学会健康管理学分会,《中华健康管理学杂志》编辑委员会,中华医学会消化病学分会幽门螺杆菌学组.体检人群^{13}C尿素呼气试验技术规范专家共识[J].健康体检与管理,2021,2(2):93-98.

[16] 中华医学会消化病学分会,中华医学会消化内镜学分会.^{13}C尿素呼气试验质量控制专家建议[J].中华消化内镜杂志,2021,38(3):4.

[17] 国家消化系疾病临床医学研究中心(上海),中华医学会健康管理学分会,中华医学会核医学分会.幽门螺杆菌-尿素呼气试验临床应用专家共识(2020年)[J].中华消化杂志,2020,40(12):797-802.

[18] 王茂贵.呼气氢试验的儿科临床应用[J].实用儿科临床杂志,2001,16(001):48-50.

[19] 潘恩源,陈丽英.儿科影像诊断学[M].北京:人民卫生出版社,2007.

[20] 孙国强.实用儿科放射诊断学[M].第2版.北京:人民军医出版社,2011.

[21] 缪飞,吴志远.喜迎《中华消化杂志》创刊40周年回眸消化影像学技术发展[J].中华消化杂志,2021,41(7):433-435.

[22] 姜琳琳,李瑞雪,蒋秋圆.医用超声成像设备发展历

程、现状与趋势综述[J].中国医疗器械信息,2019,25(23):9-16.

[23] 叶菁菁,徐彬.超声新技术在儿科领域中的应用[J].现代实用医学,2020,32(11):4.

[24] 侯岩松.碘对比剂的临床应用与不良反应处理[J].中国医药指南,2022,20(3):4.

[25] 赵庆玲.多层螺旋CT肠道造影在诊断克罗恩病中的应用[J].医学影像学杂志,2016,26(5):4.

[26] 陈颖,唐永华,胡春洪.症状性梅克尔憩室CT小肠造影的分型探讨[J].罕少疾病杂志,2021,28(3):5.

[27] 张艳,代燕增.小儿阑尾炎MSCT研究现状[J].世界最新医学信息文摘,2017,17(94):2.

[28] 严福华.小肠病变的影像学诊断[J].中华胃肠外科杂志,2015,18(3):3.

[29] 高家红,雷皓,陈群,等.磁共振成像发展综述[J].中国科学:生命科学,2020,50(11):11.

[30] 胡思佳,白玉作.空气灌肠复位与水压灌肠复位治疗小儿肠套叠研究进展[J].临床小儿外科杂志,2018,17(01):75-81.

[31] 黄志华,董永绥.动态持续十二指肠液检查鉴别诊断婴儿期持续性阻塞性黄疸[J].中华儿科杂志,2004,42(1):54-56.

[32] 张建玲,董琛,舒赛男,等.Citrin蛋白缺陷所致新生儿肝内胆汁淤积症胆汁成分分析[J].中国实用儿科杂志,2013,28(4):292-294.

[33] 王克霞,崔玉宝,杨庆贵,等.从十二指肠溃疡患者引流液中检出粉螨一例[J].中华流行病学杂志,2003,24(9):793.

[34] 冷广贤,宋明枝,金盛义.十二指肠引流液检查中的几个问题[J].中华医学检验杂志,1980,03(2):115.

[35] 肝脏穿刺活检湘雅专家共识编写组.肝脏穿刺活检湘雅专家共识.中国普外科杂志,2021,30(1):1-8.

[36] 刘丽英.鼻空肠营养管在小儿急性胰腺炎中的疗效观察及护理[J].广州医药,2016,47(1):55-57.

[37] 中华医学会消化内镜学分会ERCP学组,中国医师协会消化医师分会胆胰学组,国家消化系统疾病临床医学研究中心.中国ERCP指南(2018版).中华消化内镜杂志,2018,35(11):777-813.

[38] 令狐恩强,熊英,柴宁莉,等.经口内镜肌切开术标准操作程序[J].中华胃肠内镜电子杂志,2015,2(004):25-29.

[39] 令狐恩强,李兆申,柴宁莉.中国贲门失弛缓症诊治专家共识(2020,北京).中华消化内镜杂志,2021:256-275.

[40] 刘冰熔,王宏光,孙相钊,等.内镜逆行阑尾炎治疗术应用多中心回顾性分析[J].中华消化内镜杂志,2016,33(8):514-518.

[41] 刘向增,郭宏伟,曾令超,等.超声引导下内镜逆行性

阑尾炎治疗术在儿童非复杂性阑尾炎中的应用[J].中华实用儿科临床杂志,2021,36(10):763-766.

[42] 黄勤,刘冰熔,方从诚,等.内镜下阑尾切除术一例[J].中华消化内镜杂志,2018,35(6):444-445.

[43] TRINGALI A,THOMSON M,DUMONCEAU JM,et al. Pediatric gastrointestinal endoscopy:European Society of Gastrointestinal Endoscopy(ESGE)and European Society for Paediatric Gastroenterology Hepatology and Nutrition(ESPGHAN)Guideline Executive summary. Endoscopy,2017,49(1):83-91.

[44] DI NARDO G,CALABRESE C,CONTI NIBALI R, et al. Enteroscopy in children [J]. United European Gastroenterol J,2018,6(7):961-969.

[45] PENNAZIO M,SPADA C,ELIAKIM R,et al. Small-bowel capsule endoscopy and device-assisted enteroscopy for diagnosis and treatment of small-bowel disorders: European Society of Gastrointestinal Endoscopy(ESGE) Clinical Guideline. Endoscopy,2015,47(4):352-376.

[46] PENNAZIO M,RONDONOTTI E,DESPOTT EJ,et al. Small-bowel capsule endoscopy and device-assisted enteroscopy for diagnosis and treatment of small-bowel disorders:European Society of Gastrointestinal Endoscopy (ESGE)Guideline - Update 2022. Endoscopy,2023,55 (1):58-95.

[47] TRINGALI A,THOMSON M,DUMONCEAU JM,et al. Pediatric gastrointestinal endoscopy:European Society of Gastrointestinal Endoscopy(ESGE)and European Society for Paediatric Gastroenterology Hepatology and Nutrition(ESPGHAN)Guideline Executive summary. Endoscopy,2017,49(1):83-91.

[48] KELLER J,HAMMER HF,AFOLABI PR,et al. European 13C-breath test group. European guideline on indications, performance and clinical impact of 13 C-breath tests in adult and pediatric patients:An EAGEN,ESNM, and ESPGHAN consensus,supported by EPC. United European Gastroenterol J,2021 Jun,9(5):598-625.

[49] GASBARRINI A,CORAZZA GR,GASBARRINI G, et al. Methodology and indications of H2-breath testing in gastrointestinal diseases:the Rome Consensus Conference. Aliment Pharmacol Ther,2009 Mar 30,29 (Suppl 1):1-49.

[50] REZAIE A,BURESI M,LEMBO A,et al. Hydrogen and Methane-Based Breath Testing in Gastrointestinal Disorders:The North American Consensus. Am J Gastroenterol,2017 May,112(5):775-784.

[51] ERDRICH S,HARNETT JE,HAWRELAK JA,et al. Re:European guideline on indications,performance, and clinical impact of hydrogen and methane breath

tests in adult and pediatric patients. United European Gastroenterol J, 2022 Feb, 10 (1): 124.

[52] HALLER J, SLOVIS T, KUHN JP, et al. Caffey's Pediatric Diagnostic Imaging, 2-Volume Set, 12th Edition [M]. Mosby, 2013.

[53] STAFRACE S, JOHAN G. Blickman. Radiological Imaging of the Digestive Tract in Infants and Children [M]. 2nd Edition. Springer, Cham, 2016.

[54] HARRIET J. PALTIEL, EDWARD Y. LEE. Pediatric Ultrasound [M]. Springer, 2021.

[55] CORAN AG, CALDAMONE A, ADZICK NS, et al. Pediatric Surgery. 7th Edition [M]. Mosby, 2012.

[56] HOLCOMB GW. Ashcraft's Pediatric Surgery. 5th edition [M]. Saunders/Elsevier, 2011.

[57] ROCKEY DC, CALDWELL SH, GOODMAN ZD, et al. Liver biopsy. Hepatology, 2009, 49 (3): 1017-1044.

[58] DEZSŐFI A, BAUMANN U, DHAWAN A, et al. Liver biopsy in children: position paper of the ESPGHAN Hepatology Committee. J Pediatr Gastroenterol Nutr, 2015, 60 (3): 408-420.

[59] VOLPE A, MALAKOUNIDES G. Feeding tubes in children. Curr Opin Pediatr, 2018, 30 (5): 665-670.

[60] BROEKAERT IJ, FALCONER J, BRONSKY J, et al. The Use of Jejunal Tube Feeding in Children: A Position Paper by the Gastroenterology and Nutrition Committees of the European Society for Paediatric Gastroenterology, Hepatology, and Nutrition 2019. J Pediatr Gastroenterol Nutr, 2019, 69 (2): 239-258.

[61] MAZZEO PA, MASCARENHAS MR. Feeding and nutrition in children with medical complexity. Curr Probl Pediatr Adolesc Health Care, 2021, 51 (9): 101071.

[62] MCCANN C, CULLIS PS, MCCABE AJ, et al. Major complications of jejunal feeding in children. J Pediatr Surg, 2019, 54 (2): 258-262.

[63] HOMAN M, HAUSER B, ROMANO C, et al. Percutaneous Endoscopic Gastrostomy in Children: An Update to the ESPGHAN Position Paper. J Pediatr Gastroenterol Nutr, 2021, 73 (3): 415-426.

[64] GREAVES JR. Head and Neck Cancer Tumor Seeding at the Percutaneous Endoscopic Gastrostomy Site. Nutr Clin Pract, 2018, 33 (1): 73-80.

[65] NUNES G, FONSECA J, BARATA AT, et al. Nutritional Support of Cancer Patients without Oral Feeding: How to Select the Most Effective Technique? GE Port J Gastroenterol, 2020, 27 (3): 172-184.

[66] BALOGH B, KOVÁCS T, SAXENA AK. Complications in children with percutaneous endoscopic gastrostomy (PEG) placement. World J Pediatr, 2019, 15 (1):

12-16.

[67] BAWAZIR OA. Percutaneous endoscopic gastrostomy in children less than 10 kilograms: A comparative study. Saudi J Gastroenterol, 2020, 26 (2): 105-110.

[68] TRINGALI A, THOMSON M, DUMONCEAU JM. Pediatric gastrointestinal endoscopy: European Society of Gastrointestinal Endoscopy (ESGE) and European Society for Paediatric Gastroenterology Hepatology and Nutrition (ESPGHAN) Guideline Executive summary. Endoscopy, 2017, 49 (1): 83-91.

[69] THOMSON M, TRINGALI A, DUMONCEAU JM J, et al. Paediatric Gastrointestinal Endoscopy: European Society for Paediatric Gastroenterology Hepatology and Nutrition and European Society of Gastrointestinal Endoscopy Guidelines. J Pediatr Gastroenterol Nutr, 2017, 64 (1): 133-153.

[70] NIJHUIS RABO, ZANINOTTO G, ROMAN S, et al. European guidelines on achalasia: United European Gastroenterology and European Society of Neurogastroenterology and Motility recommendations. United European Gastroenterol J, 2020, 8 (1): 13-33.

[71] VAEZI MF, PANDOLFINO JE, YADLAPATI RH, et al. ACG Clinical Guidelines: Diagnosis and Management of Achalasia. Am J Gastroenterol, 2020, 115 (9) 1393-1411.

[72] ALMARAMHY HH. Acute appendicitis in young children less than 5 years: review article. Ital J Pediatr, 2017, 43 (1): 15.

[73] RENTEA RM, PETER SDS, SNYDER CL. Pediatric appendicitis: state of the art review. Pediatr Surg Int, 2017, 33 (3): 269-283.

[74] POPROM N, NUMTHAVAJ P, WILASRUSMEE C, et al. The efficacy of antibiotic treatment versus surgical treatment of uncomplicated acute appendicitis: Systematic review and network meta-analysis of randomized controlled trial. Am J Surg, 2019, 218 (1): 192-200.

[75] VITETTA L, CHEN J, CLARKE S. The vermiform appendix: an immunological organ sustaining a microbiome inoculum. Clin Sci (Lond), 2019, 133 (1): 1-8.

[76] SONG MY, ULLAH S, YANG HY, et al. Long-term effects of appendectomy in humans: is it the optimal management of appendicitis?. Expert Rev Gastroenterol Hepatol, 2021, 15 (6): 657-664.

[77] MOSUKA EM, THILAKARATHNE KN, MANSURI NM, et al. A Systematic Review Comparing Nonoperative Management to Appendectomy for Uncomplicated Appendicitis in Children. Cureus, 2021, 13 (10): e18901.

［78］LIU BR,SONG JT,HAN FY,et al. Endoscopic retrograde appendicitis therapy：a pilot minimally invasive technique （with videos）. GastrointestEndosc,2012,76（4）:862-866.

［79］KANG J,ZHANG W,ZENG L,et al. The modified endoscopic retrograde appendicitis therapy versus antibiotic therapy alone for acute uncomplicated appendicitis in children. Surg Endosc,2021,35（11）: 6291-6299.

［80］SONG M,ULLAH S,LIU B. Endoscopic Retrograde Appendicitis Therapy for Treating Periappendiceal Abscess：First Human Case Report. Am J Gastroenterol, 2021,116（6）:1119.

［81］KONG LJ,ZHANG JY,ULLAH S,et al. SpyGlass-Guided Laser Lithotripsy for the Treatment of Giant Appendiceal Fecalith：First Human Case Report. Am J Gastroenterol,2021,116（10）:1981-1982.

中英文名词对照索引

^{13}C 尿素呼气试验	^{13}C urea breath test，^{13}C-UBT	608
Cajal 间质细胞	interstitial cells of Cajal，ICC	282
Caroli 病	Caroli disease	357
CT 小肠造影	CT enterography，CTE	623
EB 病毒	Epstein-Barr virus	327
EB 病毒性肝炎	hepatitis caused by Epstein-Barr virus	329
PTEN 错构瘤综合征	PTEN hamartoma tumor syndrome，PHTS	294
α_1-抗胰蛋白酶缺乏症	alpha-1-antitrypsin deficiency，AATD	402

A

阿拉杰里综合征	Alagille syndrome，ALGS	371

B

白塞病	Behcet's disease	265
斑贴试验	patch test，APT	496
半乳糖血症	galactosemia	379
贲门失弛缓症	achalasia cardia，AC	200,653
丙型病毒性肝炎	viral hepatitis type C	322
病毒性肝炎	viral hepatitis	316
病理诊断	pathological diagnosis	18
波伊茨-耶格综合征	Peutz-Jegherss syndrome，PJS	301
不明原因消化道出血	obscure gastrointestinal bleeding，OGIB	77
布拉氏酵母菌	*Saccharomyces boulardii*，*S. boulardii*	557

C

餐后不适综合征	postprandial distress syndrome，PDS	478
肠白塞病	intestinal Behcet's disease，intestinal BD	265
肠闭锁	intestinal atresia	154
肠重复畸形	intestinal duplication	152
肠道线虫感染	intestinal nematode infection	269
肠道原虫感染	intestinal protozoan infection	271
肠梗阻	intestinal obstruction	100
肠内营养	enteral nutrition，EN	433,536,544
肠套叠	intussusception	52,306
肠外营养	parenteral nutrition，PN	433,536
肠狭窄	intestinal stenosis	154
肠易激综合征	irritable bowel syndrome，IBS	49,477,481
成分分析诊断	component resolved diagnostics，CRD	504
磁共振成像	magnetic resonance imaging，MRI	625
磁共振小肠成像	magnetic resonance enterography，MRE	625

磁共振胰胆管成像	magnetic resonance cholangiopancreatography，MRCP	650
磁共振胰胆管造影	magnetic resonance cholangio-pancreatography，MRCP	173

D

大肠	large intestine	227
单气囊小肠镜	single-balloon enteroscopy，SBE	578
胆道闭锁	biliary atresia，BA	164,421
胆管发育不良	biliary hypoplasia，BH	168
胆囊	gallbladder	313
胆囊炎	cholecystitis	425
胆石症	cholelithiasis	425
胆胰合流异常	pancreaticobiliary maljunction	652
胆总管囊肿	choledochal cyst，CC	171
蛋白丢失性肠病	protein-losing enteropathy，PLE	285
低可发酵的低聚糖、双糖、单糖和多元醇	fermentable oligosaccharides，monosaccharides，disaccharides and polyols，FODMAP	451
短肠综合征	short bowel syndrome，SBS	273
短链脂肪酸	short chain fatty acid，SCFA	556
短暂性 LES 松弛	transient lower esophageal sphincter relaxation，TLESR	194

E

鹅口疮	thrush，oral candidiasis	191
儿科 Yorkhill 营养不良评分工具	Pediatric Yorkhill Malnutrition Score，PYMS	530
儿科营养不良筛查工具	Screening Tool for the Assessment of Malnutrition in Pediatrics，STAMP	531
儿童急性肝衰竭	pediatric acute liver failure，PALF	414
儿童疾病相关的营养不良	disease-associated malnutrition	529
儿童假性肠梗阻	pediatric intestinal pseudo-obstruction，PIPO	282
儿童微生态学	children microecology	552

F

反刍综合征	rumination syndrome	453
反流指数	reflux index，RI	591
非酒精性脂肪性肝病	nonalcoholic fatty liver disease，NAFLD	337
非特异性功能性腹痛	functional abdominal pain-not otherwise specified，FAP-NOS	488
非潴留性粪溺	non-retentive fecal drowning	474
粪菌移植即粪微生态移植	fecal microbiota transplantation，FMT	561
腹水	ascites	65
腹痛	abdominal pain	45
腹泻病	diarrhea	230
腹型偏头痛	abdominal migraine，AM	486
腹胀	abdominal distension	48

G

改良式内镜下逆行阑尾炎治疗术	modified endoscopic retrograde appendicitis therapy, mERAT	656
肝功能异常	abnormal liver function	69
肝脓肿	liver abscess	333
肝脾大	hepatosplenomegaly	61
肝移植	liver transplantation	421
肝硬化	liver cirrhosis	408
肝脏	liver	313
感染后吸收不良性腹泻	postinfectious malabsorption, PI-MAS	277
肛管直肠测压	anorectal manometry	140
肛门括约肌静息压	anal sphincter resting pressure, ASRP	601
高分辨率测压	high resolution manometry, HRM	453,592
高分辨率测压系统	high resolution esophageal manometry, HREM	595
高分辨率测压阻抗	high resolution impedance manometry, HRIM	592
戈谢病	Gaucher disease	393
功能性便秘	functional constipation, FC	470
功能性大便失禁	functional fecal incontinence, FI	474
功能性腹痛疾病	functional abdominal pain disorders, FAPD	489
功能性腹泻	functional diarrhea	466
功能性胃肠病	functional gastrointestinal disorders, FGID	444,449
功能性消化不良	functional dyspepsia, FD	475
孤独症谱系障碍	autism spectrum disorder, ASD	564
果糖-1,6-二磷酸酶	fructose-1,6-bisphosphatase 1, FBP1	383
过敏性紫癜	Henoch-Schönlein purpura, HSP	253

H

坏死性小肠结肠炎	necrotizing enterocolitis, NEC	52
环状胰腺	annular pancreas	183
黄疸	jaundice	54

J

极早发型炎症性肠病	very early onset IBD, VEO-IBD	242
急性腹膜炎	acute peritonitis	94
急性腹泻	acute diarrhea	230
急性结石性胆囊炎	acute calculous cholecystitis, ACC	425
急性阑尾炎	acute appendicitis, AA	52,89
急性胃炎	acute gastritis	215
急性胰腺炎	acute pancreatitis, AP	430
计算机体层成像	computed tomography, CT	622
继发性腹膜炎	secondary peritonitis, SP	97
家族性肝内胆汁淤积症	familial intra-hepatic cholestasis	366
家族性结肠息肉病	familial polyposis coli, FPC	298
家族性腺瘤性息肉病	familial adenomatous polyposis, FAP	298

艰难梭菌感染	clostridium difficile infection, CDI	561
艰难梭菌相关性腹泻	*Clostridium difficile*-associated diarrhea, CDAD	557
结肠镜	colonoscope	573
进行性家族性肝内胆汁淤积症	progressive familial intrahepatic cholestasis, PFIC	366
经口内镜食管括约肌切开术	peroral endoscopic myotomy, POEM	653
经皮肝穿刺活检	percutaneous liver biopsy, PLB	641
经皮内镜胃造瘘术	percutaneous endoscopic gastrostomy, PEG	646
经皮胃造口	percutaneous endoscopic gastrostomy, PEG	545
经皮胃造口空肠管	PEG-jejunal tube, PEG-J	545
巨细胞病毒性肝炎	cytomegalovirus hepatitis	325
聚乙二醇	polyethylene glycol, PEG	472

K

抗肌内膜抗体	endomysial antibodies, EMA	525
抗生素相关性腹泻	antibiotic associated diarrhea, AAD	237,557
抗脱酰胺麦胶蛋白抗体	deamidated gliadin peptide antibodies, DGP	525
抗组织谷氨酰胺转移酶抗体	transglutaminase antibodies, TGA	525
克罗恩病	Crohn's disease, CD	242
口服补液盐	oral rehydration salts, ORS	35
口服食物激发试验	oral food challenge, OFC	517,637
口腔	oral cavity	189
口腔过敏综合征	oral allergy syndrome, OSA	502
口炎	stomatitis	191
溃疡性结肠炎	ulcerative colitis, UC	242
溃疡性口炎	ulcerative stomatitis	193

L

酪氨酸血症	hereditary tyrosinemia, HT	386

M

慢性腹泻	chronic diarrhea	230,237
慢性假性肠梗阻	chronic intestinal pseudo-obstruction, CIPO	461
慢性胃炎	chronic gastritis	217
慢性胰腺炎	chronic pancreatitis, CP	434,651
梅克尔憩室	Meckel's diverticulum	148
门静脉高压症	portal hypertension, PHT	404
糜烂性或反流性食管炎	erosive or reflux esophagitis, EE	194

N

囊性纤维化	cystic fibrosis, CF	398
囊性纤维化相关肝病	cystic fibrosis-associated liver disease, CFLD	398
内镜下逆行阑尾炎治疗术	endoscopic retrograde appendicitis therapy, ERAT	656
内镜下逆行胰胆管造影技术	endoscopic retrograde cholangiopancreatography, ERCP	174,649
内脏高敏感	visceral hypersensitivity, VH	481

能量消耗	resting energy expenditure, REE	536
尼曼-皮克病 A/B 型	Niemann-Pick type A/B, NPA/B	395
尼曼-皮克病 C 型	Niemann-Pick type C, NPC	396
年龄别身高	height for age, HFA	534
年龄别体重	weight-for-height, WFA	534
尿素呼气试验	urea breath test, UBT	608
尿素循环障碍	urea cycle disorders, UCDs	389
牛奶蛋白过敏	cow's milk protein allergy, CMPA	498

O

呕吐	vomiting	39

P

排便习惯训练	defecation habit practice, DHP	471
疱疹性口炎	herpetic stomatitis	192
皮肤点刺试验	skin prick tests, SPT	496

Q

气囊辅助小肠镜	balloon-assisted enteroscopy, BAE	578
迁延性腹泻	persistent diarrhea	230,237
氢呼气试验	hydrogen breath test, H_2-BT	611

R

人巨细胞病毒	*human cytomegalovirus*, HCMV	325
人类白细胞抗原	human leukocyte antigen, HLA	524
溶酶体贮积症	lysosomal storage disease	393
乳糜泻	celiac disease, CD	219,495,514
乳糖不耐受	lactose intolerance, LI	237

S

膳食纤维	dietary fiber, DF	472
上腹痛综合征	epigastric pain syndrome, EPS	478
上食管括约肌	upper esophageal sphincter, UES	595
上消化道出血	upper gastrointestinal bleeding, UGIB	76
上消化道造影	upper gastrointestinal series, UGI	123
身高别体重	weight-for-height, WFH	534
生物反馈治疗	biofeedback therapy	606
十二指肠	duodenum	212
十二指肠隔膜	duodenal septum	132
食管	esophagus	190
食管高分辨率测压	high resolution manometry, HRM	201
食管静脉曲张	esophageal varices, EV	205
食管裂孔疝	esophageal hiatal hernia	112
食管狭窄	esophageal stenosis	115

食管下括约肌	lower esophageal sphincter, LES	194,446,653
食物蛋白诱导的肠病	food protein-induced enteropathy, FPIE	514
食物蛋白诱导的过敏性直肠结肠炎	food protein-induced allergic proctocolitis, FPIAP	520
食物蛋白诱导的小肠结肠炎综合征	food protein-induced enterocolitis syndrome, FPIES	495,514,516
食物蛋白诱导的直肠结肠炎	food protein-induced proctocolitis, FPIP	495
食物过敏	food allergy, FA	493
视频胶囊内镜	video capsule endoscopy, VCE	580
嗜酸细胞性食管炎	eosinophilic esophagitis, EoE	495,505
嗜酸细胞性胃肠炎	eosinophilic gastroenteritis, EG	495
嗜酸性粒细胞	eosinophilic, EOS	509
鼠李糖乳杆菌	*Lactobacillus rhamnosus*, LGG	557
双盲安慰剂对照口服食物激发试验	double-blind placebo-controlled food challenge, DBPCFC	637
双气囊小肠镜	double-balloon enteroscopy, DBE	578

T

糖原贮积症	glycogen storage disease, GSD	373
体液	body fluid	29
体液平衡	body fluid balance	29
体重指数	body mass index, BMI	531,534
吞气症	aerophagia	460
吞咽困难	dysphagia	42

W

微生态学	microecology	552
微生态制剂	microbial ecological agents, MEA	555
胃	stomach	212
胃肠道	gastrointestinal tract, GIT	212
胃镜	gastroscope	569
胃扭转	gastric volvulus	127
胃食管反流	gastroesophageal reflux, GER	194,465
胃食管反流病	gastroesophageal reflux disease, GERD	194,219,446,448,590
无痛消化内镜	painless digestive endoscopy	27

X

吸收不良综合征	malabsorption symptoms, MAS	277
下消化道出血	lower gastrointestinal bleeding, LGIB	76
先天性胆道扩张症	congenital biliary dilatation, CBD	171
先天性肥厚性幽门狭窄	hypertrophic pyloric stenosis, HPS	51,122
先天性腹泻和肠病	congenital diarrhea and enteropathies, CODEs	237
先天性肝内胆管扩张症	congenital intrahepatic bile duct dilatation	357
先天性肛门直肠畸形	congenial anorectal malformation, ARM	157
先天性巨结肠症	Hirschsprung's disease, HD	136
先天性幽门闭锁	congenital pyloric atresia, CPA	129
消化道出血	gastrointestinal bleeding, GIB	76

消化道化学性烧伤	chemical burns of the digestive tract	84
消化道黏膜活检	digestive tract mucosal biopsy	18
消化道息肉	digestive tract polyps	290
消化道异物	foreign body in the digestive tract	80
消化道诊疗技术	gastrointestinal technology	13
消化系统	digestive system	1
消化性溃疡	peptic ulcer	222
小肠	small intestine	227
小肠细菌过度生长	small intestinal bacterial overgrowth, SIBO	239
新生儿坏死性小肠结肠炎	necrotising enterocolitis, NEC	258
新生儿胃穿孔	gastric perforation in newborn	125
新生儿自发性肠穿孔	spontaneous intestinal perforation, SIP	262

Y

严重过敏反应	anaphylaxis	495
炎症性肠病	inflammatory bowel disease, IBD	242,558
炎症性息肉	inflammatory polyp	25
药物性肝损害	drug-induced liver injury, DILI	341
胰胆管合流异常	anomalous arrangement of pancreatic biliary duct, APBD	171,177
胰腺	pancreas	313
胰腺分裂症	pancreas divisum, PD	652
移行性复合运动	migrating motor complex, MMC	466
遗传性果糖不耐受症	hereditary fructose intolerance, HFI, MIM229600	381
乙型病毒性肝炎	viral hepatitis type B	316
乙型肝炎病毒	hepatitis B virus, HBV	316
婴儿肠绞痛	infant colic	448
婴儿胆汁淤积症	infantile cholestasis	350
婴儿反流	infant regurgitation	446
婴儿排便困难	infant dyschezia	468
营养干预	nutrition intervention	529
营养评定	nutrition assessment	529
营养筛查	nutrition screening	529
营养诊疗	nutrition therapy	529
营养状况和生长发育风险筛查工具	Screening Tool for Risk of Nutrition and Status and Growth, STRONGkids	531
幽门螺杆菌	*Helicobacter pylori*, *H. pylori*	20,220,222,475,608
幽门前隔膜	prepyloric diaphram	129
幼年性息肉	juvenile polyp	26,290
幼年性息肉病	juvenile polyposis syndrome, JPS	292
原发性腹膜炎	primary peritonitis, PP	94

Z

症状相关概率	symptom association probability, SAP	591
症状指数	symptom index, SI	591

质子泵抑制剂	proton pump inhibitors，PPI	79,199
中链甘油三酯	medium chain triglycerides，MCT	548
周期性呕吐综合征	cyclic vomiting syndrome，CVS	456,486
自身免疫性肝炎	autoimmune hepatitis，AIH	345
自主神经系统	antonomic nervous system，ANS	481